肥満の疫学

Obesity Epidemiology

フランク・B・フー =著
Frank B. Hu

監訳＝
小林身哉・八谷 寛・小林邦彦
Miya KOBAYASHI, Hiroshi YATSUYA, Kunihiko KOBAYASHI

名古屋大学出版会

Lisa へ

Obesity Epidemiology : Methods and Applications, First Edition
By Frank B. Hu

Copyright ⓒ 2008 by Oxford University Press, Inc.

"Obesity Epidemiology : Methods and Applications, First Edition"
was originally published in English in 2008.
This translation is published by arrangement with Oxford University Press.

日本語版への序文

　肥満は，今や世界的な流行となっている．西欧諸国の成人の大部分は過体重または肥満であり，発展途上国においてもその割合は増えている．小児の肥満の増加は特に憂うべき問題であり，もしこの状態が続くなら，世界中の過体重または肥満（BMI が $25\,\text{kg/m}^2$ 以上）は，統計上，2005 年の 13 億人から，2030 年には 20 億人に達するであろう．アジアにおける肥満の蔓延も特に危険な状態である．中国における過体重の成人の割合は，1992 年から 2002 年までの 10 年間で，15% から 25% に増加した．インドでは，2003 年から 2005 年のデータによると，過体重の人は農村地域の男性で 9%，都市部の女性で 40% にも上るという．一方，日本では，経済の発展や食事の西欧化にもかかわらず，過体重や肥満の人の割合はおよそ 25% と比較的低い．これには，いくつかの要因が考えられる．肥満に対する社会的圧力の強さ（やせてスリムな体型が周囲から望まれる），ポーションサイズが小さいこと，そして日本の物理的環境が，移動や他の身体活動を促進しやすいことなどである．しかし，日本においても，肥満の主要な帰結のひとつである 2 型糖尿病の有病率が，急速に米国の状態に近付いている．日本人を含むアジア人は，白人に比べ，肥満の初期や低い BMI で糖尿病を発症する傾向にある．米国やブラジルで生まれた日本人の肥満や糖尿病の有病率は，日本で生まれ育った日本人と比べ劇的に高い．このことは糖尿病に対する遺伝的感受性（susceptibility）のより高いアジア人に西欧的生活習慣が組み合わさると重大な結果がもたらされることを示している．

　肥満疫学は，疫学の比較的新しい分野であり，人における肥満の原因およびその帰結を研究するために疫学的アプローチを用いるものである．肥満疫学研究から得られた知見は，いずれは肥満や肥満に関連する健康状態の予防とコントロールのために公衆衛生の政策や臨床に生かされる．

　本書は，研究デザイン，食事や身体活動の評価，肥満研究におけるデータ解析と結果の解釈に際しての多くの方法論的な問題点を明らかにすることを意図している．そして，肥満についての生物学的，行動学的，精神社会的決定要因，そして医学的，社会的，経済的な帰結についての読者の理解を深めることを目的としている．

　本書が日本の読者，例えば，医学や公衆衛生を学ぶ学生，肥満や慢性疾患の研究者，栄養士，医師，公衆衛生の研究者および公衆衛生活動に実際に従事する方々，そして政策決定者にとって幅広く役立つものであることを願う．

　肥満は全世界的な健康への脅威であり，肥満の世界的流行の原因およびその帰結の両方を深く理解する必要がある．本書が肥満の研究方法を前進させ，日本でも肥満と闘う公衆衛生戦略を高める助けとなることを期待している．

　私の著書 "肥満の疫学" の日本語版が出版されるのは誠に光栄であり，非常に優れた翻訳の業を成し遂げていただいた小林身哉教授とその仲間の研究者の皆さん，そして名古屋大学出版会に心よりお礼を申し上げる．

Frank B. Hu

謝　　辞

　本書におけるそれぞれの考察や着想，そして全体の構想をまとめることができたのは多くの研究者のおかげである．特に Walter Willett 博士には，当初からの励ましと貴重な助言と変わらぬ支援をいただいた．Willett 博士は本書の多くの章にわたって，貴重な助言をくださった．他にも，Eduardo Villamor 博士，Meir Stampfer 博士，Donna Spiegelman 博士，Rob van Dam 博士，Matthias Schulze 博士，Cuilin Zhang 博士，Lu Qi 博士，Vasanti Malik 博士，Russell de Souza 博士，JoAnn Manson 博士，Peter Kraft 博士，Marilyn Cornelis 博士，James Meigs 博士，Steve Heymsfield 博士，George Bray 博士，の諸氏には，それぞれ関わりの深い章について有用な助言をいただき，私の肥満疫学クラスの学生たちも貴重な意見を与えてくれた．この仕事の大部分は，他にも，Frank Speizer 博士，Sue Hankinson 博士，David Hunter 博士，Eric Rimm 博士，Simin Liu 博士，Edward Giovannucci 博士，Eric Ding 博士，Dariush Mozaffarian 博士，Hannia Campos 博士，Alberto Ascherio 博士，Teresa Fung 博士，Frank Sacks 博士，David Ludwig 博士，Steve Gortmaker 博士，Christos Mantzorous 博士，Alessandro Doria 博士，George Blackburn 博士，の支援と助言に負うところが大きい．さらに，分担執筆をしていただいた，Eugenia Calle 博士，Ichiro Kawachi 博士，Daniel Kim 博士，Graham Colditz 博士，Y. Claire Wang 博士，Sanjai Patel 博士，Gary Bennett 博士，Dustin Duncan 博士，Kathleen Wolin 博士，Matthew Gillman 博士，Alison Field 博士，の諸氏には心からの謝意を表したい．

　各章で紹介されているデータには，現在進行中の大規模コホート研究である Harvard School of Public Health と Channing Laboratory, Brigham and Women's Hospital と Harvard Medical School で行われている Nurses' Health Study および Health Professionals' Follow-up Study から得られたものが含まれる．過去 11 年以上にわたり，私はこれらの研究にたとえわずかでも関わり，かつ方向性を示すという幸運に恵まれた．これらのコホート研究は，肥満の原因および肥満の結果起こる疾患や，肥満に関連する種々の健康状態を研究する上で比類のない優れた資料を与えてきただけではなく，若い研究者が成長するための知的刺激を与える環境を作り出している．

　編集者としての優れた力量を発揮下さった Oxford University Press の Rita Buckley 氏と Paul Guttry 氏，グラフや表のいくつかを作成していただいた Vanessa Boulanger 氏に感謝する．また，Bill Lamsback 氏と Carrie Pedersen 氏には，この本の出版にあたり多大な支援をいただいたことに深謝する．最後に私の妻 Lisa の何年にもわたる愛情深い励ましと，子どもたち Emily と Peter がこの仕事を理解して何カ月も耐えてくれたことに心からの感謝を捧げる．

Frank B. Hu
マサチューセッツ州　ボストンにて

はじめに

　全世界に肥満が蔓延する中で，肥満の原因および肥満の結果起こる疾患に関する疫学的研究はこの数十年間で劇的に増加した。膨大な新しいデータは，肥満が健康に与える影響や肥満につながる環境要因への理解を深めつつあるだけでなく，肥満の疫学的研究を進め，また解釈する上で，多くの方法論的問題があることを示したといえる。肥満は複雑な「変数」である。その変数は，多種多様な方法によって測定・定義され得る。また，解析においては曝露変数，結果変数，交絡因子，あるいは環境要因と疾患リスクを結ぶ生物学的因果経路の介在因子としても扱われる。肥満と疾病や死亡に関する多くの疫学研究には方法論的な限界があり，そのために研究結果の不一致や混乱を招いている。肥満の疫学的調査結果を吟味するにあたっては，これらの方法論的限界点を十分に理解することがきわめて重要である。また，急激に発展している領域のひとつである肥満の遺伝的関連研究のデザイン，解析，解釈に際しては，さらに独特の方法論的な試みが必要である。

　本書は，肥満の研究に使われる疫学的方法，疫学データの分析と解釈の仕方について詳述し，肥満の原因および肥満の結果起こる疾患に関する最近の研究を要約したものである。肥満に関する書物は数多く出されているが，疫学的方法論に焦点をあてたものや，肥満の社会的，行動学的，生物学的決定因子について深く掘り下げて総説したものは見当たらない。本書は全編を通して疫学研究の原則を正しく適用することを強調しており，肥満研究のこれまでの不十分な部分を補うことを意図している。本書が，肥満研究のデザイン，分析手法，データの解釈の力を涵養し，肥満の原因とその結果起こる疾患についての理解を深めさせ，今後の肥満研究に必要な要素や方向性を明らかにするものであることを願う。

　本書は3つの部に分けられる。第Ⅰ部は，研究デザインと測定に関するものである。第1章は肥満の疫学研究への序論で，疫学と肥満の研究を歴史的文脈から説明し，肥満疫学が取り扱う研究領域について述べる。第2章は米国内外の肥満の推移，そして，第3章は肥満の研究で通常使われる研究デザインについて述べる。第4章は，肥満疫学研究における因果推論に関わる概念的分析的事項について意見を展開する。第5章では，疫学研究において脂肪蓄積の程度を評価する種々の方法の妥当性やそれらの適用の仕方を明らかにし，第6章では，栄養疫学研究における個々の栄養素および総エネルギー摂取量を測定する方法について厳密な考察を行う。第7章では，身体活動の測定に関し，その妥当性と肥満疫学研究への適用等について述べる。

　第Ⅱ部では，肥満が健康や社会に及ぼす影響に焦点をあてる。第8章では，肥満がもたらす生理学的反応および代謝異常について述べ，第9章では，肥満と心臓血管系の疾患との関連，特に，冠動脈疾患，脳卒中，心不全について明らかにする。第10章は，故Calle博士［2009年2月逝去］が肥満とがんに関する膨大な文献を簡明にまとめた。第11章では，肥満と死亡率に関する研究によく認められる方法論上の問題点，すなわち，因果の逆転，喫煙による交絡といくつかのバイアス等について述べ，研究デザインやデータの分析の上でこれらをどう取り扱うかにも言及する。第12章は，Kim博士とKawachi博士が，疫学研究におけるQOL（quality of life）の測定および解析に関する方法論的事項，そして肥満や体重増加がHRQOL（health-related quality of life）に及ぼす影響の最新の知見を総説する。第13章は，Colditz博士とWang博士が，肥満の直接費用，間接

費用（direct and indirect costs）についての最新の解析結果について述べる。

　最後の第III部では，肥満をひき起こす要因を取り扱う。第14・15章では，それぞれ食事および身体活動と，肥満や加齢に伴う体重増加との関連について膨大かつ複雑な文献を分析・検討する。第16章は，Patel博士と共同で，睡眠不足が体重を増加させるような代謝反応をひき起こすことを示唆する最近のデータを示し，睡眠時間とその後の体重増加，肥満に関する最新の疫学研究の知見，ならびにその生物学的メカニズムについて検討する。第17章では，Bennet博士らが肥満の社会的決定要因について，人種，民族，社会経済的地位，教育程度，居住地周辺の特徴，ストレス，社会的援助（ソーシャルサポート）の有無について包括的に述べる。第18章では，基礎代謝率，脂肪酸化，インスリン抵抗性，レプチンその他のアディポサイトカインなど肥満の代謝性，内分泌性の決定要因に関する最近の文献を紹介する。第19章では，Gillman博士が，比較的新しく大変興味深い研究領域である肥満の発生期発達期起源説の概念的枠組みを示し，これまでに得られた重要な知見を紹介する。第20章は，Field博士が，小児肥満の食事，生活習慣面の予測因子を検討し，小児期の肥満研究に特徴的な方法論上の問題点について述べる。そして，最後の2つの章（第21・22章）では，肥満の遺伝的研究の最近の発展と今後の方向性および肥満の発生・進展における遺伝子環境交互作用について総説する。

　肥満研究という文脈の中で，首尾一貫した疫学的方法論の表現を保つために，本書のほとんどは私自身が執筆したが，数章は，その道を専門とする同僚に執筆をお願いした。各章の引用文献は目覚ましく進歩する幅広い研究分野から選択したために，多くの重要な論文を省かざるを得なかったことをお詫び申し上げる。さらに，肥満の疫学研究に重要な研究分野として，腎臓，肺，神経変性，筋骨格系，生殖器系に及ぼす肥満の影響などがあるが，残念ながらそれらも紙面の都合で割愛した。また，疫学的視点を保つために，肥満の薬物的，外科的治療については触れないが，実はそれらにも優れた知見が多数含まれている。

　本書は肥満疫学を学ぶ大学院生レベルの読者を想定して書かれたものであるが，大学院生に限らず，肥満や慢性疾患の研究者，行政の研究者，栄養の専門家，運動の専門家，公衆衛生学の専門家など幅広い人々に役に立つと信じている。内容を理解するためには，本書の多くの章で疫学と統計学の知識を必要とするであろうが，生物学や遺伝学の深い知識を必要とする章はごくわずかである。この本は肥満の社会的，行動学的，生物学的決定要因を網羅しているので，肥満の予防や介入（減量）プログラムの資料として，また肥満の公衆衛生施策作成の資料として利用できるであろう。

　肥満は，世界的に増え続けており，疫学的方法は今後も肥満の動向，肥満の原因やその結果起こる疾患を明らかにするための重要な方法であり続けるだろう。疫学的方法に焦点をあてた肥満研究に関する教科書が必要とされる中，本書がその期待に応え得る内容であることを願う。

目　次

日本語版への序文　i
謝　辞　ii
はじめに　iii

第Ⅰ部　研究デザインと調査方法

第1章　肥満疫学への序説 …………………………………………… 3
1　疫学の歴史的発展過程　3
2　肥満研究の歴史的視点　4
3　肥満の疫学モデル　5
4　肥満疫学の研究領域　7

第2章　肥満者割合推移に関する記述疫学 ……………………………… 13
1　肥満者割合の推移をたどる　13
2　米国成人の肥満推移　14
3　米国小児の肥満推移　17
4　肥満の国際的動向　18
5　まとめ　20

第3章　肥満研究における分析疫学研究のデザイン ……………………… 23
1　生態学的研究　23
2　横断研究　25
3　症例対照研究　25
4　コホート研究　27
5　まとめ　32

第4章　疫学研究結果の解釈と肥満研究における原因の推論 ……………… 35
1　無作為化比較試験の役割　35
2　交絡　36
3　因果の逆転　38
4　測定について　39
5　介在と効果修飾　40
6　妥当性と一般化可能性　41

7 人口寄与危険割合の計算と解釈 43
8 肥満疫学における因果の推論 44
9 まとめ 46

第5章 体脂肪蓄積と体組成の測定 …………………………………… 50

1 体組成測定の参照法 52
2 フィールド調査における体組成測定法 56
3 身体計測法 58
4 まとめ 71

第6章 食事調査法 …………………………………………………… 78

1 肥満疫学研究における食事調査法 78
2 バイオマーカー 83
3 食事調査法の妥当性の検証 90
4 繰り返し測定による食物摂取頻度調査票の妥当性の向上 95
5 総エネルギー摂取量の過小申告とその調整 96
6 測定誤差の較正 101
7 食事パターン解析 103
8 まとめ 105

第7章 身体活動の測定方法 …………………………………………… 112

1 概念の定義 112
2 低い身体活動と座位生活 114
3 非運動性エネルギー消費 114
4 身体活動の測定 115
5 客観的な測定方法 117
6 身体適応性 121
7 自己記入法 123
8 身体活動質問票の妥当性研究 125
9 測定誤差の補正 127
10 まとめ 129

第 II 部　肥満の影響に関する疫学研究

第 8 章　肥満がもたらす代謝の病態 …………………………………………… 137

- 1　メタボリックシンドロームを定義づける　138
- 2　内分泌器官としての脂肪組織　139
- 3　肥満と全身性炎症　140
- 4　肥満とインスリン抵抗性　141
- 5　肥満と血管内皮機能障害　142
- 6　肥満と高血圧　143
- 7　肥満と血中脂質異常症　144
- 8　肥満と血栓形成因子　145
- 9　肥満と 2 型糖尿病　145
- 10　肥満とメタボリックシンドロームの"旅路の伴"　148
- 11　まとめ　153

第 9 章　肥満と心血管疾患 ……………………………………………………… 161

- 1　BMI と冠動脈疾患リスク　162
- 2　BMI と体脂肪分布の相対的重要性　165
- 3　肥満と冠動脈疾患リスクを媒介する心血管危険因子の役割　167
- 4　体重増加と冠動脈疾患リスク　168
- 5　意図した体重減少と意図しない体重減少の比較　169
- 6　冠動脈疾患を予測する上での肥満度と身体適応度の比較　170
- 7　肥満と脳卒中　172
- 8　肥満と心不全　174
- 9　肥満と他の心血管疾患　176
- 10　まとめ　176

第 10 章　肥満とがん ……………………………………………………………… 181

- 1　はじめに　181
- 2　脂肪蓄積とがんリスクの疫学　182
- 3　がんの帰結に対する脂肪蓄積の影響　188
- 4　方法論上の問題点　190
- 5　研究上の課題　192

第11章　肥満と死亡率 …… 200

1　肥満と死亡率との関係を解析する際の方法論上の諸問題　201
2　BMI と死亡率　204
3　脂肪の分布と死亡率　210
4　体重の変化と死亡率　212
5　肥満度，身体適応度と死亡率　214
6　肥満・損失生存年数・寿命　214
7　まとめ　215

第12章　肥満と健康に関する生活の質 …… 219

1　はじめに　219
2　HRQOL の測定　220
3　肥満・体重の変化と HRQOL　222
4　主要な論点と今後の課題　232
5　まとめ　233

第13章　肥満の及ぼす経済コスト …… 237

1　はじめに　237
2　肥満による経済負荷の分類　238
3　経済コストの算定方法　240
4　肥満による経済負荷を背負うのは誰か　243
5　知識の差と将来の研究　244

第Ⅲ部　肥満の要因の疫学研究

第14章　食事，栄養と肥満 …… 251

1　主要栄養素　251
2　食品と食品群　256
3　まとめ　268

第15章　身体活動，座位生活と肥満 …… 276

1　身体活動のパターンと年代による傾向　277
2　身体活動と肥満に関する生態学的研究と横断研究　279
3　身体活動と肥満の前向き研究　280
4　身体活動と肥満の疫学研究に関する方法論的問題　285

5　まとめ　288

第16章　睡眠不足と肥満　………………………………………………………………　294

　1　はじめに　294
　2　睡眠と体重調節をつなぐメカニズム仮説　294
　3　子どもにおける研究　296
　4　成人における研究　299
　5　因果の逆転　304
　6　交絡　305
　7　測定誤差　305
　8　睡眠の生物学　307
　9　今後の課題　308

第17章　肥満の社会的規定因子　………………………………………………………　313

　1　はじめに　313
　2　社会人口学的特徴　314
　3　社会経済的位置　317
　4　居住地域の特性　320
　5　心理社会的要因　328
　6　新しい研究方法　334
　7　まとめ　335

第18章　代謝性・内分泌性の肥満予測因子　…………………………………………　345

　1　安静時代謝率　346
　2　呼吸商　348
　3　インスリン抵抗性　349
　4　レプチン　355
　5　アディポネクチン　356
　6　グレリン　356
　7　炎症マーカー　357
　8　コルチゾール　358
　9　まとめ　359

第19章　肥満の発生期発達期起源　……………………………………………………　365

　1　肥満の予防は胎児期からはじめなければならない　365
　2　低年齢の小児の肥満の判定は難しい　366

3　慢性疾患へのライフコースアプローチと健康と疾患の発生期発達期起源説はひとつに収束する概念である　367

　　4　健康と病気の発生期発達期起源説に関する観察研究　368

　　5　研究者は発生期の変容可能な決定要因を明らかにしようとしている　369

　　6　臨床医学，公衆衛生施策への応用の可能性と今後の方向性　374

第 20 章　小児期肥満の原因とその影響　381

　　1　はじめに　381

　　2　定義　381

　　3　肥満の予測因子　382

　　4　食事と体重増加　382

　　5　食行動：外食　385

　　6　身体の健康への影響　388

　　7　社会的，心理的な影響　389

　　8　測定方法　391

　　9　まとめ　393

第 21 章　肥満をひき起こす遺伝的予測因子　400

　　1　単一遺伝子型肥満症の遺伝学　400

　　2　遺伝による肥満の発症　403

　　3　通常の肥満に関連する遺伝子　404

　　4　肥満の関連性研究における方法上の問題　412

　　5　まとめ　415

第 22 章　遺伝子と環境の交互作用と肥満　423

　　1　遺伝子と環境の交互作用の概念的モデル　423

　　2　遺伝子と環境の交互作用の統計学的モデル　424

　　3　遺伝子と環境の交互作用を評価する研究デザイン　426

　　4　方法論的問題　437

　　5　まとめと展望　438

補　章　日本における肥満の疫学 …………………………………………… 445

- 1　日本の肥満の基準および記述疫学　445
- 2　肥満と心血管疾患発症　447
- 3　肥満とがん　449
- 4　肥満度と死亡率　451
- 5　肥満と高血圧・糖尿病・脂質異常症　452
- 6　日本のこれからの肥満対策　453

監訳者あとがき　457
疫学統計学用語集　461
和文索引　465
欧文索引　473
招待著者一覧　477
訳者一覧　478

第Ⅰ部
研究デザインと調査方法

第1章 肥満疫学への序説

Frank B. Hu

　米国や他の工業先進国において，この30年間に肥満者の割合が急激に上昇したことが懸念されている。発展途上国においても低栄養から過栄養へと劇的に変化し，肥満の増加だけでなく，高血圧，2型糖尿病，心疾患などの肥満に関連した疾患が増加している。この「流行（epidemic）」とも呼べる肥満者の増加に呼応するように，肥満の決定要因および肥満の結果起こる疾患に関する研究も指数関数的に増えた。肥満の研究はこれまでになく高い関心を集め，肥満に焦点をあてた新しい疫学の研究分野が形成されることになったのである。

　肥満疫学は，疫学的手法を用いて，人間集団の肥満の原因と肥満の結果起こる疾患の両者を検討することを目的としている。したがって，肥満疫学は以下の(a)から(d)に示すような相互に関連する広範な研究領域をカバーしている。すなわち，(a)特定の集団における肥満の分布，特徴やその推移，(b)肥満が健康や疾患に与える影響，(c)肥満の決定要因すなわち原因，(d)疫学研究で用いられる体組成測定法の開発とその妥当性の評価，である。これらの研究によって得られた知見は，肥満とそれに関連した健康状態の予防および制圧のために，最終的には公衆衛生的指導に採り入れられる。

　千年以上前から肥満の危険性が知られてはいたが，肥満と，体組成や健康への影響の関連について系統的な研究がなされるようになったのは比較的最近であり，栄養素摂取や生活習慣の状況をモニターし，慢性疾患の発症とそれらの関連を調べる大規模な疫学調査やコホート研究が実施されるようになったのは20世紀半ばを過ぎてからである。しかし肥満疫学の方法論の起源は，個人間の脂肪蓄積の程度を評価するためにQuetelet[1]が体格指数（body mass index; BMI）の概念を明らかにした19世紀にさかのぼる。さて，疫学の他の研究分野と同様，この比較的新しい研究分野も古典的な疫学手法を基礎にしており，それに新しい疫学的視点と肥満の生物学的な理解を取り入れて発展させたものである。ここで，疫学手法および肥満研究の歴史的な展開を振り返ることによって，肥満疫学という研究分野がどのように形成されたのかを明らかにしたい。

1　疫学の歴史的発展過程

　疫学的観察は二千年以上前に記録されたのが最初である。当時，ヒポクラテスは疾患をひき起こす環境要因を明らかにするための臨床的観察を行い，健康は魔術のようなものに依存している，という人々の通念を払拭した[2]。また，人間集団の健康状態を数量的に表現するための系統的な試みを最初に報告したのはロンドンのJohn Graunt（1620-1674年）である[3]。彼は，人口統計学的手法を用いて，特定の集団における死亡率のパターンを分析し，この試みは，のちに初めての生命表の開発へと引き継がれた[4]。これらの研究は，イギリスが世界で初めて大規模の死因統計をとり，それを公衆衛生施策に応用するための土台を作ったと言える[5-9]。

古典疫学における画期的な発見は産業革命の時代になされた。例をあげると，William Farr（1807-1883年）による1838年の死因分類の導入[10]や，コレラ菌（*Vibrio cholera*）が発見される44年以上も前に実施され，その後のコレラの流行を予防したJohn Snow（1813-1858年）によるコレラの蔓延と汚染された水の関係についての著名な研究[11,12]，さらに，ペラグラは細菌によるものではなくナイアシン（ビタミンB群）の欠乏によるものであるというJoseph Goldbergerの疫学的観察による発見[13]などがある。

19世紀終盤に微生物が発見され，感染症の疫学の時代が開かれた[10]。コッホ（Robert Edward Koch）（1843-1910年）は，1882年に結核菌に関する先駆的な論文を発表し[14]，感染症疫学において因果関係を証明する基準を明らかにした。彼の仕事は，環境的（衛生状態や生活状態の改善）介入と医学的介入が，ある種の微生物の感染を予防する力となることを示した[10]。この後すぐに，梅毒やジフテリアなどの微生物が他の流行性疾患の原因であることが明らかにされている[15]。そして同じ時期に，Rudolf Virchowによって提唱された「社会医学」の概念が，現在の公衆衛生学と社会疫学の基礎を築いた[16]。

20世紀，特にその後半になって，疫学は感染症から慢性疾患へとその中心を移し，公衆衛生の学問的業績ばかりでなく実践内容にも非常に強い影響を与えるようになった[17]。1912年に，Janet Elizabeth Lane-Clayponは，初めて回顧的（後ろ向き）コホートデザインを用いた研究を実施して，煮沸牛乳で育てた204人の乳児の生後1年間の体重増加を母乳哺育による300人の乳児と比較した[18,19]。慢性疾患の疫学はその後，喫煙と健康に関する一連の画期的な研究によって大きく進歩した。1938年にPearl[20]は，生命保険のデータから喫煙者の寿命は非喫煙者に比べ基本的に短いことを示した。また，1950年には，喫煙と肺がんの関連を示す3つの病院ベースの症例対照研究結果がほぼ同時に報告された[21-23]。さらにその1年後には，DollとHill[24]がイギリスの医師を対象とした最初の大規模前向きコホート研究を開始し，喫煙と肺がんや他の慢性疾患との関連を調べた。

感染症から慢性疾患へと疫学の中心が移行したことによって，現代疫学における因果推論の手順やHillによる因果関係の判定基準の再考が必要になった[25]。また，これに引き続く交絡，バイアス，効果修飾（交互作用）や因果推論などの主要な疫学概念と方法論の開発や進展は，疫学の一連の著名な教科書からたどることができる[26]。例えば，Morris[27]，MacMahonとPugh[28]，LilienfeldとLilienfeld[29]，Miettinen[30]，Rothman[31]などがあげられる。

過去20年の間に，疫学的方法論と実際的研究分野が交叉して，疫学の中に専門化した分野がいくつも生じた。それらは，臨床疫学[32]，栄養疫学[33]，遺伝疫学[34]，社会疫学[35]，環境疫学[36]，産業労働疫学[37]，がん疫学[38,39]，ライフコース疫学[40,41]，精神疾患疫学[42]，生活空間疫学[43]，傷害の疫学[44]などである。肥満の流行が拡大し，肥満研究が急速に進歩する中で，新しい専門分野である肥満疫学の時代がやってきたといえる。

2　肥満研究の歴史的視点

*Handbook of Obesity*という書物[45]の中でBrayは肥満研究の歴史的展開について詳細に述べている。肥満は古代文明の時代にすでに記録されており[46]，石器時代の壁画にも強度の肥満者が描かれ[47]，肥満女性の肖像画は数千年前にさかのぼる[48]。ヒポクラテスは，生来太っている人のほうが

やせている人より突然死が多いことに気がつき[49]，肥満は，病気そのものであるだけではなく，病気のきっかけにもなると述べている[50]。

Shortにより出された小冊子[51]は，運動や他の「自然の手段」による肥満治療について述べた最初の研究論文である。その論文に続いて，Flemyng[52]は肥満の原因を4つ示し，そのひとつは過食であることを報告した。1863年に発行されたWilliam Bantingの『一般人のための手紙』[53]は，最初の大衆的な食事読本であるとみなされている。これは21頁の短い冊子で，高タンパク質食治療により体重を下げた肥満患者によって書かれたものである。

今日の肥満の分野の研究の基礎となる概念のいくつかは18世紀に生み出された[47]。1720年にイタリアのパドヴァ大学医学部教授のSantorioは，体重を計測する秤を開発し，運動と食事に伴う自分の体重の変化を毎日測定した[54]。次いで1777年，ラヴォアジエ（Lavoisier）は人間の酸素消費量を測ることによってエネルギーバランスの概念を導入し，代謝は燃焼と似た現象であることを示した[55]。しかし，Atwaterによりエネルギー保存の法則が人へ応用できることが示され[56]，ベルギーの数学者であるQuetelet[1]が，個人の体格を評価するための体重の指標で，身長との相関が最も低い，いわゆるQuetelet指数を開発するまでにはさらに1世紀を要した。このQuetelet指数は，こんにちBMIとして広く知られ，肥満度を表す尺度の中では最も多く使われている。

20世紀の間に肥満の実験研究は大きく進歩した。細胞レベル，遺伝子レベル，個体のレベルのみならず最新のテクノロジーも貢献している。二重エネルギーX線吸光法（dual energy x-ray absorptiometry; DXA），コンピュータ断層撮影（computed tomography; CT），磁気共鳴画像法（magnetic resonance imaging; MRI）などが体脂肪の測定や体脂肪の分布を調べるのに使われ[55]，二重標識水法がエネルギー消費を測定するのに使われるようになった[57]。これらが突破口となって現在の肥満研究の新しい方法の基礎が作られ，肥満の病態生理学的理解や行動的，薬理学的，外科的治療につながる道を開いた。

そして，20世紀の画期的なできごとのひとつは，食欲とエネルギー代謝を調節するホルモンであるレプチンの発見である[58]。この重要な発見は，肥満の治癒には直接的にはつながらないものの，脂肪細胞由来のその他のホルモンやサイトカインであるレジスチン，アディポネクチンの研究に道を開いた。これら一連の研究により脂肪組織が内分泌機能をもつものであることが広く示されたのである[59,60]。

過去数十年の間に，食事と肥満と慢性疾患の関連を調べる大規模な前向き研究がいくつも開始された。これらの疫学的研究から，肥満が健康に与える影響や肥満の決定因子についてこれまでにない多くのデータが蓄積され，健康や長寿をもたらす適正体重に関する膨大な論争をひき起こすことにもなった。21世紀に入り，ゲノム，プロテオーム，そしてメタボローム研究の飛躍的な進歩が肥満疫学の研究に新しい道を開いている。

3　肥満の疫学モデル

◆疫学の3要素

感染症の因果説は従来3つの要素からなる三角形モデルを用いて示されてきた。つまり，体外からの細菌の侵入などの外来性因子と，それに感受性のある宿主と，外来性因子と宿主をつなぐ環境（気候，衛生状態，虫など）の3つである。この疫学の3要素は感染症疫学研究における強力なモデ

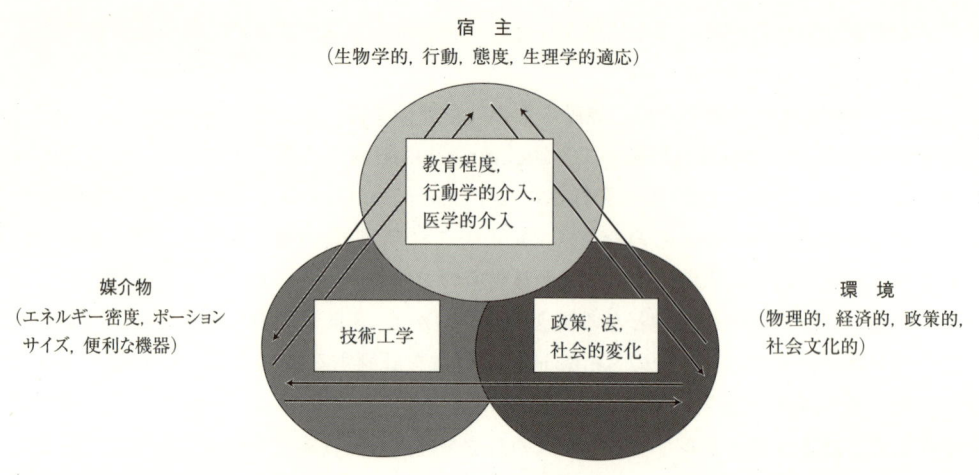

図1-1 肥満に適用した場合の疫学3要素。文献62より許可を得て転載

ルとして知られ[61,62]，傷害予防などの非感染性疾患にも広く応用されてきた[63]が，慢性疾患のモデルとしては単純すぎると考えられている。

肥満の疫学研究とその予防活動を統合する考えがEggerら[61]によって進められてきた。これは肥満生態学的モデルとして知られており，3つの要因，つまり，宿主要因（遺伝，行動，態度，薬剤），ベクター（媒介物）（高エネルギーで低栄養の食品や飲み物，大きなポーションサイズ［1回あたりの摂食量］，エネルギー消費を低下させる機器），そして多様な環境要因（身体的，社会文化的，政治的，経済的）（図1-1）で構成される。このモデルは政策や食の提供に関する立法や都市計画をも考慮しているため，社会的要素と個人的要素の両者に対する介入戦略形成のための包括的なアプローチと考えることができる。

◉ライフコースモデルと肥満の発生学的起源

肥満と多くの慢性疾患は胎児期にすでに始まっていることが多くの事実から明らかになっている（第19章参照）。子宮内発育要因，特に出生時の低体重と成人期における高血圧や糖尿病，心血管疾患，ある種のがんなどの広範な慢性疾患との関連が報告されている[40]。子宮内環境や乳幼児期の生育に関連した要因が複数の経路を介して成人期の肥満の発症に影響を与えると考えられ，そのメカニズムとして，胎児期にその後の代謝活性がプログラムされること，妊娠期の母体の食生活，母乳栄養，出生後発育，アディポシティリバウンド（adiposity rebound）［Rolland-Cachera MFらによって提唱された，幼少期にいったん肥満度が減少した後で再増加に転じる年齢が早いと将来の肥満のリスクが高いとする考えを表す用語］，幼小児期の行動，などが想定されている。このライフコースモデルの考えは，健康と病気が胎児性の起源によることを強調するものであり，特に，胎生期や乳児期に受けた曝露の長期的な影響に焦点を当てている（第19章参照）。

ライフコースモデルに基づいた肥満予防においては，異なるライフステージごとに介入可能な危険因子を明らかにすることが必要であり，それらの因子として，子宮内における種々の曝露，授乳方法，親の影響，学校などの学習環境，成人期への移行の仕方などが含まれる。成長発達期の年齢ごとに肥満と慢性疾患の危険因子を明らかにする出生コホート研究がいくつか開始されている。これらの研究結果は，乳幼児期と児童期の肥満の危険因子を明らかにする上で特に重要であり，成長

発達の決定的な時期における肥満予防の指針として有用となる。

◆肥満の多段階経路モデル

KimとPopkin[64]は，肥満の原因が多くの因子によること，また肥満に起因する健康への影響も複数考えられることを示すために，多段階経路モデルを提唱した。このモデルにおいては，過体重と肥満は，食事因子や身体活動や胎児期・幼少期の成長や遺伝や社会文化的変数が，糖尿病や心血管障害やがんといった慢性疾患発症における因果経路の中間点であるとみなされる。そして，慢性疾患に対する過体重と肥満の影響は，高血圧，脂質異常症，インスリン抵抗性などの代謝障害によって仲介される。

多段階経路モデルはダイナミックで複雑な肥満疫学の特徴を際立たせるものであり，肥満の原因および肥満と死亡率に関するデータを分析し結果を判断する際に重要となる。例えば，肥満と死亡率に関する多くの研究において，血中コレステロール値，高血圧，糖尿病の有無を調整することによって，BMIと心血管疾患および全死亡率との関連が減弱し，ときには消失する[65]。しかし，高コレステロール，高血圧，糖尿病は，部分的にではあるが慢性疾患の発症や死亡率に対する肥満の影響を仲介する生物学的中間因子（intermediate）なので，この分析結果を注意深く解釈する必要がある。

4　肥満疫学の研究領域

肥満疫学は，肥満の決定要因とその結果起こる疾患を明らかにし，それによって肥満の予防および治療介入の戦略を強めることを目標としている。この定義からわかるように，肥満疫学は，多様な研究活動により構成され，その中には，集団における肥満傾向の監視，遺伝的または外的な危険因子の同定，健康障害を含む肥満の帰結の検討，予防や治療の介入研究の実施などが含まれる。身体活動に関する研究で用いられているモデル[66]と類似した概念モデルに示したように（図1-2），肥満研究のそれぞれの領域は相互に関連し，各領域で得られた知見は別の領域の研究に影響を与え

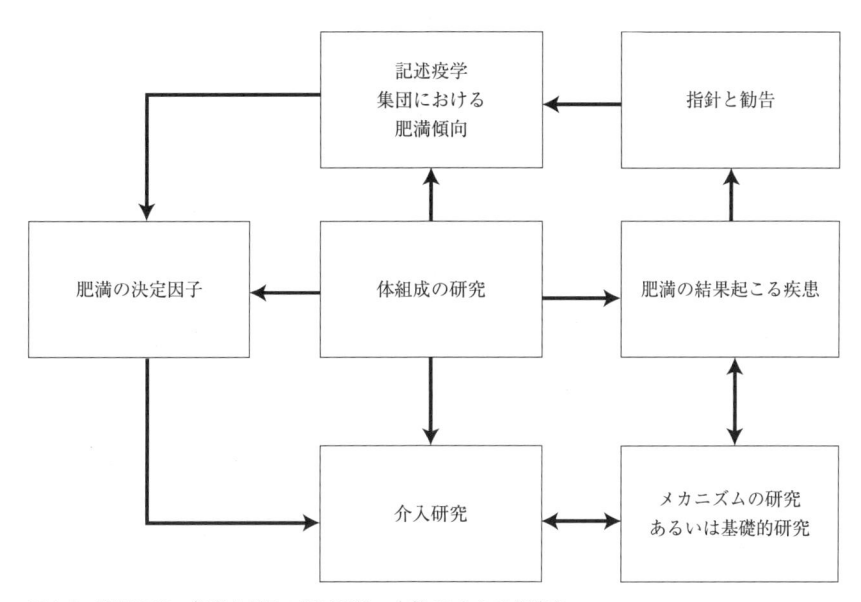

図1-2　肥満疫学の各研究項目の相互関係。文献66より引用改変

る。例えば，記述疫学研究で，ある集団の肥満度の変化が明らかになれば，肥満の危険因子に関する分析疫学が発展するかもしれない。そして，その結果がさらに肥満の予防研究や介入研究に道を開く可能性がある。

　疾病の発症や死亡率と肥満の関連を調べた疫学研究の結果は，健康体重に関する指針を作成する上できわめて重要である。肥満疫学には含まれないが，肥満の基礎的研究も肥満の原因，生物学的メカニズム，肥満の結果起こる疾患の理解に重要な役割を果たしている。基礎研究から得られたこれらの知識は介入研究を含む疫学研究の解釈を助け，新しい危険因子や治療法に関する詳細な検討につながっていくと考えられる。研究計画と分析と結果の解釈が現実的で問題のないこと，妥当性のある方法で体脂肪，エネルギー摂取およびエネルギー消費を測定することは，どの疫学研究においても非常に重要である。詳細については第2章以降で述べるが，ここで，肥満疫学のカギとなる研究領域について簡単にまとめておく。

◆集団における肥満傾向の監視

　記述的疫学調査は集団における肥満分布のパターンや経時推移の傾向を明らかにする上で欠くことができないものである。1960年以来，米国疾病管理予防センター（US Centers for Disease Control and Prevention; CDC）は米国民を対象に肥満，栄養，身体活動の傾向を把握するための国による一連の調査（ナショナルサーベイ）を実施してきた。現在も進行中の米国国民健康栄養調査（National Health and Nutrition Examination Survey; NHANES）は栄養摂取，身体活動，体重，健康状態に関する情報を収集するために計画された調査である（http://www.cdc.gov/nchs/about/major/nhanes）。NHANES調査によって，国内のいかなる社会経済状況や民族であっても，また成人と小児ともに，1970年代以降，肥満が著しく増加していることが明らかになっている（第2章参照）。2001-2002年と2003-2004年実施のNHANES調査では，体組成や身体活動や食事について，一部の集団でより詳しい測定が行われている。しかし，大規模な集団を対象に簡単かつ効率的に栄養や身体活動を測定する方法にはこれからも改良が必要である。同時に，発展途上国で系統的な調査が実施されていないことも対策を要する問題である。

◆肥満によって起こる健康障害およびその他の帰結

　肥満が健康に与える影響を調べた文献はこの10年で非常に増えた。その理由のひとつには，肥満の流行の拡大があり，また他には，体格や脂肪蓄積に関する測定データの利用が，ほとんどすべての疫学研究および臨床研究で可能になったことがあげられる。これらの研究により脂肪蓄積と健康への影響との関わりがよく理解されるようになった。しかし，疑問点や矛盾する事柄も多い。例えば，死亡率に対する肥満の影響の有無，肥満（fatness）［でないこと］と適度な身体能力の保持（fitness）のどちらが重要か，BMIと腹囲またはウェストヒップ比のどちらの予測能が優れているか，健康に対する意図的体重減少と無意識的体重減少の影響の違い，などである。以上の論点はすべて，疫学研究を計画し，分析し，結果を判断するにあたって慎重に取り扱われなければならない。これらについては，主に第II部で取り上げる。

◆肥満の決定要因または予測的因子

　肥満の原因は，エネルギー消費をエネルギー摂取が上回るという一見単純なできごとかもしれな

い．しかし，体重と脂肪蓄積はきわめて複雑な過程で調節され，遺伝，内分泌調節，行動，社会心理，環境などの要因が関与している．過去数十年間に多くの疫学研究によって，肥満をひき起こす危険因子が広く調べられた．これにより肥満の成因を理解する上でかなりの前進がみられたが，それらの危険因子のひとつひとつが肥満と具体的にどのように関係しているか，あるいは危険因子相互の関連はあるのかについてはいまだ明らかではない．肥満の結果起こる健康障害に関する研究と同様に，肥満の決定要因の疫学的研究にも，交絡，因果の逆転，食事や身体活動の計測の不十分さなど，方法論的な問題点が多い．食事を控えるといった行動や，貧乏ゆすり［一定のエネルギー消費があると考えられている］等，測るのが難しい多くの交絡因子もあるので，肥満はやはり研究対象として複雑である．その上，体重は目にみえる変化であり，それにより食行動も変化するために，食事と肥満の疫学研究は，特に横断研究において，因果の逆転バイアスの影響を受けやすい．このような方法論上の問題を理解することは肥満の決定因子に関する幅広い文献の結論を判断する上で重要となる．第Ⅲ部では，肥満の行動的，社会心理的，生化学的，遺伝的要因を取り上げる．

◆体組成測定方法の開発と妥当性の確認

　正確な体組成の測定は，その研究の中で肥満が原因として扱われているか，あるいは結果として扱われているかにかかわらず，肥満疫学研究における最重要課題である．過去数十年間，体組成研究の分野は著しい前進を遂げた．多区画モデルの考案やDXA，CT，MRIなどの精密な画像技術によって体脂肪の割合，組織・器官レベルでの脂肪分布を定量化できるようになったことなどがあげられる．これらの進歩にもかかわらず，疫学研究における脂肪蓄積の測定には，依然として身体計測値，特に身長・体重が最も広く使われている．身体計測の指標をさらに改善し，その妥当性を証明し，新しく開発された体組成測定法を疫学研究へ応用することは，今後も肥満疫学研究の重要な一分野となる．第5章では，脂肪蓄積の程度と体組成計測・評価のさまざまな方法について述べる．

　肥満研究の到達点は，肥満を予防し肥満に悩む人を治療することである．肥満の介入研究には，個人，学校，地域，社会レベルでの食事戦略や生活習慣の改善のための試みが含まれる．具体的には，体重コントロールに対する行動的，薬物的，外科的臨床研究，そして糖尿病や心血管疾患等に対する減量と適正体重維持の効果についての臨床試験などである．近年では，小児肥満の蔓延により，社会環境要因の役割，つまり学校給食プログラム，体育の授業計画と実施施設，自動販売機への対策，家族への支援，などが注目されている．

　多くの研究により，肥満の予防や治療に関する理解が深まったものの，有効性が十分な介入戦略はいまだ明確ではなく，広く取り入れられてもいない．肥満の決定要因およびその結果起こる疾患に関する確かな疫学研究が，介入研究を計画し結果を判断する上で，そして公衆衛生政策や指針を作成する上で不可欠である．なお，介入の方法論は肥満研究の中の重要な分野ではあるが，本書ではその詳細には触れていない．肥満の予防と治療についてさらに詳しく知りたい人は，他のすぐれた書物にあたることをお薦めする[67-73]．

文 献

1. Quetelet A. Sur l'homme et le developpement de ses facultes, ou essai de physique sociale. Paris: Bachelier, 1835.
2. Hippocrates. *On Airs, Waters and Places.* 400 B.C.E. The Internet Classics Archive. http://classics.mit.edu//Hippocrates/airwatpl.html.
3. Grandjean P, Klein G. Epidemiology and precaution 150 years before Snow. *Epidemiology.* 2005;16:271-272.
4. Susser M. *Causal Thinking in the Health Sciences: Concepts and Strategies of Epidemiology.* New York: Oxford University Press; 1973.
5. Eyler JM. *Social Medicine: The Ideas and Methods of William Farr.* Baltimore: Johns Hopkins University Press; 1979.
6. Susser M, Adelstein A, eds. *Vital Statistics: A Memorial Volume of Sections from the Reports and Writings of William Farr.* Metuchen: The Scarecrow Press; 1975.
7. Lambert R. *Sir Jon Simon (1816-1904) and English Social Administration.* London: MacGibbon & Kee; 1963.
8. Hamlin C. *Public Health and Social Justice in the Age of Chadwick.* Cambridge: Cambridge University Press; 1998.
9. Brockington CF. *Public Health in the Nineteenth Century.* London: E&S Livingstone; 1965.
10. Susser E, Bresnahan M. Origins of epidemiology. *Ann N Y Acad Sci.* 2001;954:6-18.
11. Snow J. *On the Mode of Communication of Cholera.* London: John Churchill, New Burlington Street, England; 1855.
12. Buck C, Llopis A, Najera E, Terris M, eds. *The Challenge of Epidemiology.* Washington, DC: Pan American Health Organization; 1988.
13. Goldberger J, Wheeler GA. *The Experimental Production of Pellagra in Human Subjects by Means of Diets.* Washington, DC: Government Printing Office; 1920.
14. Koch RE. Die Aetiologie der Tuberculose. *Berliner klinische Wochenschrift.* 1882;19:221-230.
15. Winslow CEA. *The Conquest of Epidemic Disease: A Chapter in the History of Ideas.* Madison, WI: The University of Wisconsin Press; 1943.
16. Berkman LF. Seeing the forest and the trees: new visions in social epidemiology. *Am J Epidemiol.* 2004;160:1-2.
17. Berlivet L. "Association or causation?" The debate on the scientific status of risk factor epidemiology, 1947-c. 1965. *Clio Med.* 2005;75:39-74.
18. Lane-Claypon JE. *Report to the Local Government Board upon the Available Data in Regard to the Value of Boiled Milk as a Food for Infants and Young Animals, No 63.* London: His Majesty's Stationary Office; 1912: 1-60.
19. Winkelstein W, Jr. Vignettes of the history of epidemiology: three firsts by Janet Elizabeth Lane-Claypon. *Am J Epidemiol.* 2004;160:97-101.
20. Pearl R. Tobacco smoking and longevity. *Science.* 1938;87:216-217.
21. Doll R, Hill AB. Smoking and carcinoma of the lung; preliminary report. *Br Med J.* 1950;2:739-748.
22. Wynder EL, Graham EA. Tobacco smoking as a possible etiologic factor in bronchiogenic carcinoma; a study of 684 proved cases. *JAMA.* 1950;143:329-336.
23. Levin M, Goldstein H, Gerhardt P. Cancer and tobacco smoking: a preliminary report. *JAMA.* 1950;143: 336-338.
24. Doll R, Hill AB. The mortality of doctors in relation to their smoking habits; a preliminary report. *Br Med J.* 1954;4877:1451-1455.
25. Hill AB. The environment and disease: association or causation? *Proc R Soc Med.* 1965;58:295-300.
26. Zhang FF, Michaels DC, Mathema B, et al. Evolution of epidemiologic methods and concepts in selected textbooks of the 20th century. *Soz Präventivmed.* 2004;49:97-104.
27. Morris JN. *Uses of Epidemiology.* Edinburgh: E&S Livingstone; 1964.
28. MacMahon B, Pugh TF. *Epidemiology: Principles and Methods.* Boston, MA: Little, Brown and Company; 1970.
29. Lilienfeld AM, Lilienfeld DE. *Foundations of Epidemiology.* New York: Oxford University Press; 1976.
30. Miettinen OS. *Theoretical Epidemiology: Principles of Occurrence Research in Medicine.* New York: John

Wiley & Sons; 1985.
31. Rothman KJ. *Modern Epidemiology*. Boston, MA: Little, Brown and Company; 1986.
32. Fletcher RH, Fletcher SW. *Clinical Epidemiology: The Essentials*. 4th ed. Philadelphia, PA: Lippincott, Williams & Wilkins; 2004.
33. Willett WC. *Nutritional Epidemiology*. 2nd ed. New York: Oxford University Press; 1998. [Walter Willett 著, 田中平三訳. 栄養調査のすべて—栄養疫学—. 第2版. 第一出版; 2003]
34. Khoury MJ, Beaty TH, Cohen BH. *Fundamentals of Genetic Epidemiology*. New York: Oxford University Press; 1993.
35. Berkman LF, Kawachi I. *Social Epidemiology*. New York: Oxford University Press; 2000.
36. Talbott E, Craun GF. *An Introduction to Environmental Epidemiology*. Boca Raton, FL: CRC Press; 1995.
37. Monson RR. *Occupational Epidemiology*. 2nd ed. Boca Raton, FL: CRC Press; 1990.
38. Schottenfeld D, Fraumeni J. *Cancer Epidemiology and Prevention*. 3rd ed. New York: Oxford University Press; 2006.
39. Adami H-O, Hunter D, Trichopoulos D. *Textbook of Cancer Epidemiology*. New York: Oxford University Press; 2006.
40. Kuh D, Ben Shlomo Y. *A Life Course Approach to Chronic Disease Epidemiology*. 2nd ed. New York: Oxford University Press; 2004.
41. Pickles A, Maughan B, Wadsworth M. *Epidemiological Methods in Life Course Research*. New York: Oxford University Press; 2007.
42. Susser E, Schwartz S, Morabia A, et al. *Psychiatric Epidemiology: Searching for the Causes of Mental Disorders*. New York: Oxford University Press; 2006.
43. Elliott P, Wakefield J, Best N, Briggs D. *Spatial Epidemiology: Methods and Applications*. New York: Oxford University Press; 2001.
44. Robertson L. *Injury Epidemiology: Research and Control Strategies*. 3rd ed. New York: Oxford University Press; 2007.
45. Bray G, Bouchard C, James P, eds. *Handbook of Obesity: Etiology and Pathophysiology*. New York: Marcel Dekker, Inc.; 2004.
46. Boriani F, Taveggia A, Cravero L. Obesity and body contouring: contemporary lessons from a historical example. *Obes Surg*. 2005;15:1218.
47. Bray GA. Obesity: historical development of scientific and cultural ideas. *Int J Obes*. 1990;14:909-926.
48. Gourevitch D, Grmek M. *L'obesite et ses representations figurees dans l'Antiquite. Archeologie et Medecine VIIemes Rencontres Internationales d'Archeologie et d'Histoire*. Juan-les-Pins, France: A.P.D.C.A, 1987:355-367.
49. Bray GA. Risks of obesity. *Endocrinol Metab Clin North Am*. 2003;32:787-804.
50. Bain C. Commentary: What's past is prologue. *Int J Epidemiol*. 2006;35:16-17.
51. Short T. *Discourse concerning the causes and effects of corpulency together with the method for its prevention and cure*. London: J. Roberts; 1727.
52. Flemyng M. *A Discourse on the Nature, Causes, and Cure of Corpulency*. Illustrated by a remarkable case, read before the Royal Society, November 1757 and now first published. London: L. Davis and C. Reymers; 1760.
53. Banting W. *A Letter on Corpulence Addressed to the Public*. London: Harrison and Sons (Reprinted in *Obes Res*, 1993;1:153-156); 1863.
54. Santorio S. Medica Statica. Being the Aphorisms of Sanctorius (Translated into English with large explanations). London: W. and J. Newton, A Bell, W. Taylor and J. Osborne; 1720.
55. Heymsfield SB. Rhoads Lecture. Heat and life: the ongoing scientific odyssey. *JPEN J Parenter Enteral Nutr*. 2002;26:319-332, vii.
56. Bray GA. *A Brief History of Obesity*. New York, NY: The Guilford Press; 2002.
57. Schoeller DA, Ravussin E, Schutz Y, Acheson KJ, Baertschi P, Jequier E. Energy expenditure by doubly labeled water: validation in humans and proposed calculation. *Am J Physiol Regul Integr Comp Physiol* 1986;250:R823-R830.
58. Zhang Y, Proenca R, Maffei M, Barone M, Leopold L, Friedman JM. Positional cloning of the mouse obese gene and its human homologue. *Nature* 1994;372:425-432.
59. Hauner H, Hochberg Z. Endocrinology of adipose tissue. *Horm Metab Res*. 2002;34:605-606.
60. Prins JB. Adipose tissue as an endocrine organ. *Best Pract Res Clin Endocrinol Metab*. 2002;16:639-651.
61. Egger G, Swinburn B. An "ecological" approach to the obesity pandemic. *BMJ*. 1997;315:477-480.

62. Egger G, Swinburn B, Rossner S. Dusting off the epidemiological triad: could it work with obesity? *Obes Rev.* 2003;4:115-119.
63. Hadden W. Advances in the epidemiology of injuries as a basis for public policy. *Public Health Rep.* 1980; 95:411-421.
64. Kim S, Popkin BM. Commentary: understanding the epidemiology of overweight and obesity—a real global public health concern. *Int J Epidemiol.* 2006;35:60-67.
65. Manson JE, Stampfer MJ, Hennekens CH, Willett WC. Body weight and longevity. A reassessment. *JAMA.* 1987;257:353-358.
66. Welk GJ. Introduction to physical activity research. In: Welk GJ, ed. *Physical Activity Assessments for Health-Related Research.* Champaign, IL: Human Kinetics; 2002:3-18.
67. *NHLBI Obesity Education Initiative Expert Panel on the Identification, Evaluation, and Treatment of Overweight and Obesity in Adults.* Bethesda, MD: National Institutes of Health. National Heart, Lung, and Blood Institute; 1998.
68. *Obesity: Preventing and Managing the Global Epidemic.* Report of a WHO Consultation. World Health Organization. Geneva; Technical Report Series World Health Organization, 2000:1-253.
69. Clinical guidelines on the identification, evaluation, and treatment of overweight and obesity in adults. The evidence report. *Obes Res* 1998;6(suppl):51S-209S.
70. Wadden TA, Stunkard AJ, eds. *Handbook of Obesity Treatment.* New York: The Guilford Press; 2002.
71. Bray GA, Bouchard C, eds. *Handbook of Obesity—Clinical Applications*, 2nd ed. New York: Marcel Dekker, Inc.; 2004.
72. Crawford D, Jeffery RW, eds. *Obesity Prevention and Public Health.* New York: Oxford University Press; 2005.
73. Kumanyika S, Brownson RC, eds. *Handbook of Obesity Prevention. A Resource for Health Professionals.* New York: Springer; 2007.

第2章 肥満者割合推移に関する記述疫学

Frank B. Hu

疫学研究は，疾病発生の時間的傾向やパターンを明らかにする記述疫学研究，曝露と健康結果の関連を調べる分析疫学研究，特定の予防あるいは治療戦略の地域，臨床現場における効果を検討する介入研究のような実験疫学研究の3つのカテゴリに通常分類される[1]。記述疫学，分析疫学研究は観察疫学とも呼ばれ，研究者は，介入研究のように実験をするのではなく，健康状態の変化（outcome）を観察する。観察研究は，生態学的研究から前向きコホート研究にいたる多様な研究デザインを含んだ表現であり，その研究結果が疾病の因果推論（causal inference）に貢献できる程度は研究デザインによって異なる。したがって，過去の研究を吟味（review）する場合には，観察研究といった一般的な研究分類ではなく，横断研究，症例対照研究，コホート研究のような具体的な研究デザイン名を用いた方が有益である。

前章で述べたように，肥満疫学の主たる目的は，肥満の決定因子ならびに肥満によって起こる健康結果について疫学手法を用いて調べることである。つまり肥満は，その解析計画において，曝露／予測変数あるいは結果変数の2通りに扱われることになる。また典型的には，疫学研究は記述疫学から分析疫学研究を経て実験的研究へと進展していく。そこで，この第2章では，米国内および国際的な肥満者割合の推移を，記述疫学研究を通して記述し，次の第3章で，肥満の決定因子および健康結果に関する分析疫学研究とそのデザインについて検討する。第4章では，無作為化比較試験の役割，交絡，因果の逆転，一般化可能性，因果関係判断基準を含む肥満疫学における因果推論に関する重要な事項について論ずる。

1 肥満者割合の推移をたどる

典型的な記述疫学研究は，いつ（time），どこで（place），どのような人に（person），疾病が発生したかを記述するものである。記述疫学研究の特殊な一形態であるサーベイランス研究は，特定の健康状態（例：肥満や糖尿病）について，母集団を代表する調査対象集団（sample）を継続的に観察し，健康状態の発症や増減など疫学的に意味のある変化を検出するために用いられる調査方法である。代表的なサーベイランス研究の例が，国民を代表する集団について一定間隔で繰り返し実施される横断調査である。過去数十年間にわたって，米国疾病管理予防センター（US Centers for Disease Control and Prevention; CDC）は米国民の栄養と健康状態の変化を把握するために，いくつかの国民調査（ナショナルサーベイ）を実施してきている。その中で，米国国民健康栄養調査（National Health and Nutrition Examination Survey; NHANES: http://www.cdc.gov/nchs/nhanes.htm）と毎年実施される行動危険因子サーベイランス調査（Behavioral Risk Factor Surveillance System; BRFSS: http://www.cdc.gov/brfss）〔生活習慣，シートベルトの着用，がん検診の受診状況，HIVスクリーニングの受診，インフルエンザ予防接種など，疾患や傷害に関係する人間の行動面の危険因子につい

て，各州の健康局が電話によって毎年実施するサーベイランス調査］が最も重要であろう。これらの調査は，米国の肥満者割合の経時変化に関するきわめて価値の高い情報を提供してきている。後述するように，このような系統的な調査を実施して肥満者割合の推移を追跡している国は米国の他に2，3しかない。

　NHANES は栄養や健康状態に関する横断調査で，在宅生活［高齢者施設は含まない］する米国国民を代表する集団について調査している。対象者に関する情報は，移動式検査施設での身体および医学的検査と，それに続く自宅での面接調査によって得られる。調査デザイン（標本抽出法）は層別多段無作為抽出である。1960 年から 1994 年までに 7 回の NHANES が実施され，1999 年からは毎年調査が行われている。例えば，1999-2001 年調査および 2001-2002 年調査は，15 地点の約 5,000 人を調査対象として含み，公衆衛生学的重要性からアフリカ系アメリカ人，メキシコ系アメリカ人，若年者［12-19 歳］，60 歳以上の者，低所得の非ヒスパニック系白人を人口割合より多く含むよう設計された（oversampling）。この 2 調査の対象者数および対象者抽出のための地理的単位［郡（county），多段抽出の第 1 次抽出単位］の数はどちらも NHANES III［1988-1994 年に 33,994 人に対して実施された］より少なく，標本抽出法，重み付け［oversampling や不参加者割合を層別に補正するため］，分散推定方法［標本抽出の複雑性を考慮したもの］も NHANES III と異なる。しかし，面接調査や各種検査の実施方法は類似している[2・3]。NHANES 2005-2006 年における肥満者割合は NHANES 2003-2004 年より増加しており（http://origin.cdc.gov/nchs），男性で 33.3%，女性で 35.3% に達している。

　BRFSS は，18 歳以上の米国人成人を対象に，各州の健康局が継続的に実施している電話による横断調査である。本調査の目的は，疾病や早世に関係する人間の行動面の主要な危険因子の州単位の保有割合を継続的に観察することで，1994 年以降は米国全州，ワシントン D. C.，3 つの海外領土［プエルトリコ米国自治連邦区，ヴァージン諸島（米国自治領），グアム（米国自治領）］で実施されている[4]。調査の対象者（標本）は，各州住民（在宅）を代表したものとなるように，無作為番号ダイアル法［無作為に抽出された電話番号にダイアルし人々を抽出する方法］に基づいた多段集落抽出法により決定され，各州で約 2,000 人から 4,000 人に電話による面接調査が実施される。州別の調査結果はまとめられて，国の推定値としても用いられる[5]。

2　米国成人の肥満推移

　世界保健機構（World Health Organization; WHO）[6]と米国国立衛生研究所（National Institute of Health; NIH）[7]により，過体重は体格指数（body mass index; BMI）が 25 kg/m^2 以上，肥満は 30 kg/m^2 以上と定義されており，米国成人におけるそれぞれの割合は，NHANES 2003-2004 年調査から 66.3%，32.2% と推定されている[8]。さらに BMI が 40 kg/m^2 以上の病的肥満の割合も約 4.8% に上る。過去数十年間にわたって肥満者割合の顕著な増加傾向が男女とも認められたが（図 2-1），1999 年から 2004 年の間は，女性の肥満者割合は約 33% に安定していたことが調査からは示唆されている。しかし，2005-2006 年調査で肥満者割合はやや増加し，男性で 33.3%，女性で 35.3% になった（http://origin.cdc.gov/nchs）。

　特に劇的なのが，病的肥満の増加であろう。BRFSS 調査結果によると，1986 年から 2000 年までに BMI が 40 kg/m^2 以上の病的肥満者の割合は 4 倍になり，BMI が 50 kg/m^2 以上の人の割合は

5倍になった[9]。BMI が 40 kg/m² 以上とは，超過体重が通常 100 ポンド（45 kg）を超す重症肥満であるが，その人口は 2001-2002 年に 1,100 万人近くに達した[10]。

自己申告の体重・身長から計算する BRFSS 調査の過体重および肥満者の割合は，真の値よりも低く見積もられることが知られており[11]，実際に NHANES 調査結果に比べ明らかに低い。しかし，BRFSS は州ごとの経年調査であり，地域別の肥満の年次推移に関する資料が得られるという利点がある。こうしたデータは CDC による肥満地図[12]に効果的に表現

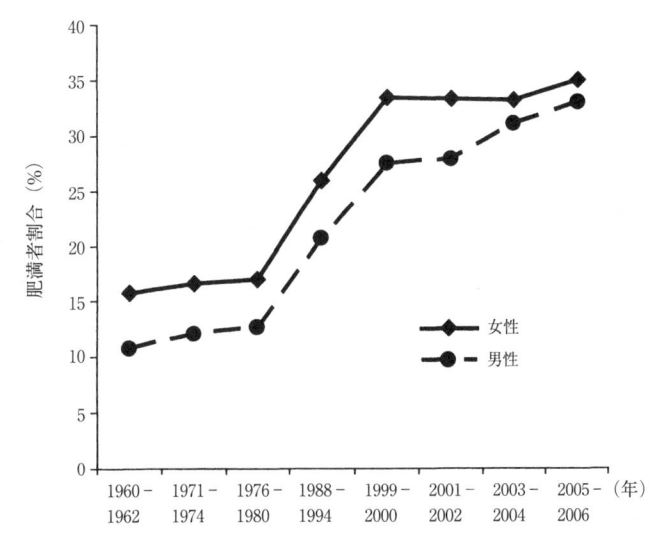

図 2-1 米国 20-74 歳成人の男女別年齢調整肥満者割合。1960-1962: 国民健康調査（NHES），1971-1974, 1976-1980, 1988-1994, 1999-2000, 2001-2002, 2003-2004, 2005-2006: 国民健康栄養調査（NHANES）（http://origin.cdc.gov/nchs）。文献 8 より許可を得て転載

されており，肥満者の割合が中西部から南部で特に高く，西部でやや低いことが示されている。BRFSS 調査において肥満者割合が過小に見積もられていることを説明するために，Ezzati ら[13]は NHANES の身長・体重の実測値を用いて，統計学的に BRFSS の肥満者割合を補正した。補正後の肥満者割合は，予想された通り BRFSS の元の値よりすべての州で明らかに高くなった。なお，BRFSS と NHANES は異なる集団を対象にしており，Ezzati らによる統計学的補正は年齢区分と性で層別化したグループを単位として実施された。BRFSS 調査が肥満者割合を過小に見積もる理由として，Ezzati らは，電話による聞き取りは郵便や面接時の申告に比べて体重の過小申告と身長の過大申告が起こりやすいこと，また BRFSS の不参加率（約 55%）は NHANES 医学検査の不参加率（約 25%）に比べてかなり高いが[13]，肥満者の調査参加率が正常体重者よりも低い可能性があることをあげている。

◘民族および社会経済状況による格差

肥満者割合の増加は国民全体の現象で，性別に関しては男女ともに比較的類似した増加傾向を示しているが，その割合にかなりの差が存在する場合がある[14]。NHANES 2003-2004 年によると，非ヒスパニック系黒人女性の肥満者割合は 53.9% と，メキシコ系アメリカ人女性の 42.3%，非ヒスパニック系白人女性の 30.2% に比べて高く（図 2-2），また BMI が 40 kg/m² 以上の強度の肥満者も非ヒスパニック系白人女性が 5.8%，メキシコ系アメリカ人女性が 7.8% であるのに対し，非ヒスパニック系黒人女性は 14.7% であった[8]。2001 年の BRFSS 結果によれば，アフリカ系アメリカ人女性（38.4%）とアメリカン・インディアン／アラスカ先住民女性（31.9%）で肥満者割合が最も高く，アジア系女性（7.8%）で最も低かった[15]。男性では，民族・人種間で肥満者割合に有意な違いはなかった[16・17]。

Goel ら[18]は，2000 年の国民健康インタビュー調査［National Health Interview Survey; NHIS は全国保健統計センターが毎年実施する訪問による健康状態や健康関連サービスの利用等に関する健康調査で，

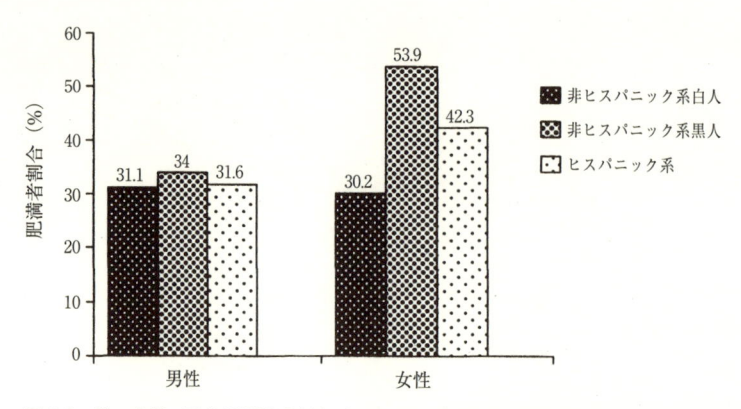

図 2-2　性，人種／民族別肥満者割合（2003-2004 年米国国民健康栄養調査）。文献 8 より許可を得て転載

実際のデータ収集は国勢調査局が担当する］で得られた自己申告データを用いて，移民は米国で生まれた人より肥満者割合が低いことを報告した（16%対 22%）。しかし，この割合は，15 年以上米国に住んでいる移民に限ると米国生まれの人と変わらなかった。Lauderdale と Rathouz[19] は同様の結果をアジア系アメリカ人の移民についても報告している。すなわち米国外で生まれた人が長く米国に住めば住むほど，肥満あるいは過体重になるリスクが高くなる。

特に女性において，社会経済的地位（socioeconomic status; SES）と肥満には密接な関連が存在している[20]。工業先進国においては SES の低い集団は，高い集団に比べ肥満であることが多く，発展途上国では逆に SES の高い集団の方が肥満であるという傾向が一般に認められている[21-23]。米国においては，肥満者の割合が劇的に増えたにもかかわらず，SES と肥満の関連は弱くなっている[20]。すなわち，肥満はやはりまだ SES の低い人により多いものの，SES による格差は過去 30 年の間に縮小しており[24]，例えば両群における肥満者割合の差が NHANES I（1971-1974 年）では 50%であったのに対し，NHANES（1999-2000 年）では 14%になっている。これらの調査結果は，SES の高い集団における肥満増加傾向がより顕著であることから考えれば自然であり，結果として低い SES と肥満の関連がどの民族，性別によらず目立たなくなっている[20]。実際，黒人男性では，SES の高い集団における肥満者割合の増加が最も大きかったが，黒人女性では，中所得階級における増加が最も大きかった[24]。

◆中心性肥満の増加

中心性肥満の指標である腹囲（男性 102 cm（40 インチ）超，女性 88 cm（35 インチ）超）は，米国コレステロール教育プログラム（National Cholesterol Education Program; NCEP）によるメタボリックシンドローム定義に用いられている 5 つの異常の中のひとつである[25]。Li ら[26] は，1988 年から 2004 年の間に実施された NHANES の結果に基づいて米国成人の腹囲の年次推移を検討した。その結果，1988-1994 年と 2003-2004 年の間に年齢調整腹囲は男性で 96.0 cm から 100.4 cm に，女性で 89.0 cm から 94.0 cm に増加した。また年齢調整腹部（中心性）肥満者割合は男性で 29.5%から 42.4%に，女性で 47.0%から 61.3%に増加した。2003-2004 年には，NCEP の基準に従えば，半数以上の米国成人は腹部肥満であるということになる。腹部肥満は，男性では，白人により多く，女性ではアフリカ系アメリカ人で最も多い。腹部肥満の増加はすべての社会経済階層で認められているが，学歴の高い集団における増加が最も著しい。

◆肥満の発症

肥満の発症（incidence）について検討するためには，決められた個人を将来にわたって観察する縦断研究を実施する必要がある．フラミンガム次世代研究（Framingham Offspring Study）（1971-2001年）に参加した30-50歳の白人成人4,117人の4年間の過体重の発症率は，年齢によって異なるものの，正常体重女性で14-19％，正常体重男性で26-30％であった[27]．また，非肥満者からの肥満の発症率は女性で4年間に5-7％，男性で7-9％であった．30年間の長期リスクは男女で同様の傾向があり，年齢によらず2人に1人は過体重となり，4人に1人は肥満，10人に1人はBMIが35 kg/m^{2}以上の重度の肥満になると推定された．

3　米国小児の肥満推移

NHANES 2003-2004年によると，小児期から若年期にある2歳から19歳の約17.1％が，2000年版CDC成長曲線95パーセンタイル値以上のBMIを有する過体重である[28]．その割合は6-11歳の小児で18.8％と最も高く，12-19歳の若年者の17.4％，2-5歳の小児の13.9％と続く．これらの割合は1970年代初頭に比べ3-4倍の増加となっている（図2-3）．また過体重に進行するリスクが高い者（上記成長曲線85パーセンタイル値以上のBMI）の割合は2-5歳の小児で26.2％，6-11歳の小児で37.1％，12-19歳の若年者で34.3％であった．過体重の割合はマイノリティ［非ヒスパニック系白人以外の民族のことで，ヒスパニック，アフリカ系アメリカ人（黒人），アジア系住民，などを指し，2005年国勢調査では米国人口の3分の1を占める］，特にヒスパニック系の男児（25.3％），非ヒスパニック系黒人女児（26.5％）で高い（図2-4）．小児および若年者においても，BMIの増加に並行した腹囲，ウェスト身長比の劇的な増加が過去20年間に起きている[29]．性，人種／民族，年齢区分のいずれの階層においても腹囲平均値の増加が認められている．

Gordon-Larsenら[30]は，米国若年者縦断的健康調査（National Longitudinal Study of Adolescent Health; Add Health）［米国国立小児保健発達研究所（National Institute of Child Health and Human Development）による調査］の，1996年第II期調査（13-20歳）と2001年第III期調査（19-26歳）の実測身長および体重データ（n＝9,795）を用いて成人への移行期における肥満推移について検討した．国際肥満タスクフォース（International Obesity Task Force; IOTF）によるカットオフ値に基づけば[31]，5年間の肥満発症率は12.7％であり，9.4％の対象者は肥満であり続け，1.6％は肥満から非

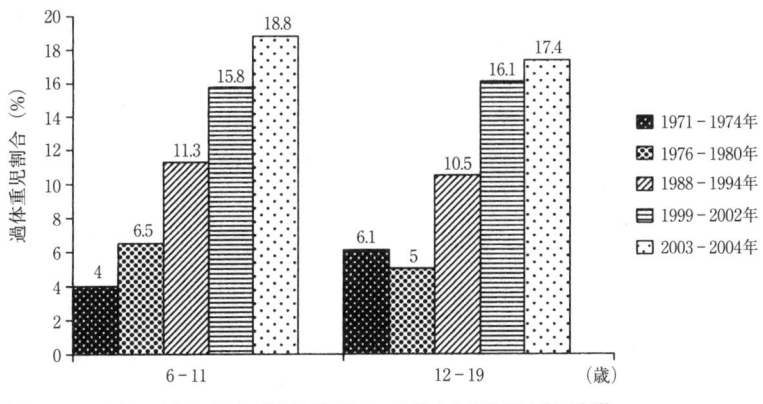

図2-3　6-19歳の小児における過体重児割合．文献8より許可を得て転載

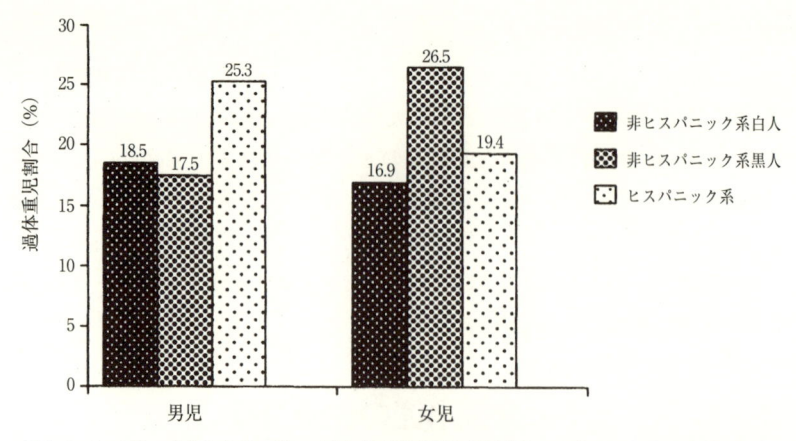

図2-4 6-11歳の小児における性，人種／民族別過体重児割合。文献8より許可を得て転載

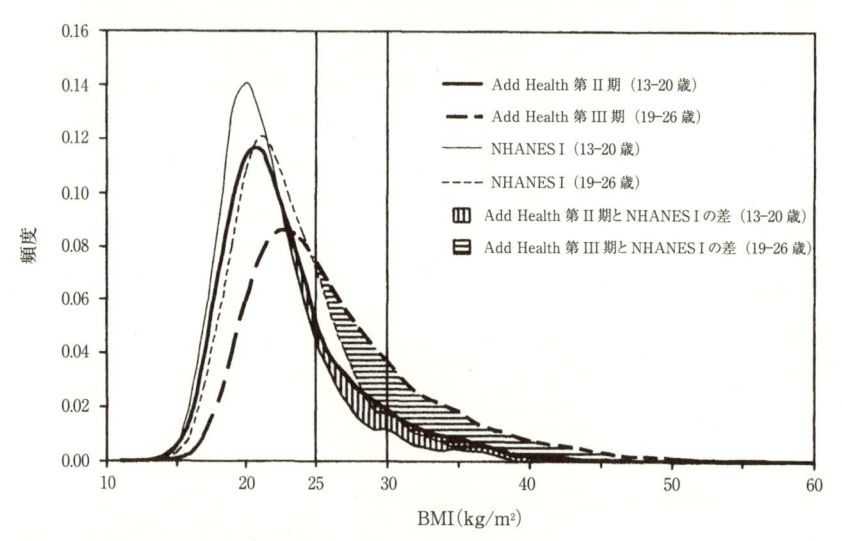

図2-5 第Ⅱ期および第Ⅲ期米国若年者縦断的健康調査（Add Health 研究）と米国国民健康栄養調査（NHANES）におけるBMIの分布。文献30より許可を得て転載

肥満に改善した。肥満の発症率は非ヒスパニック系黒人女性で18.4%と最も高かった。図2-5はNHANES Ⅰ と Add Health（第Ⅱ期，第Ⅲ期調査結果を含む）の両調査における若年者（13-20歳）と若年成人（19-26歳）のBMI分布を比較したものである。両年齢区分とも，NHANES Ⅰ に比較してAdd Healthの分布は右側に長い裾野を有し，重度および病的肥満の増加が示されるとともに，Add Healthの第Ⅱ期から第Ⅲ期の分布の右側への移動は成人への移行に際してのBMIの増加を示唆している。

4 肥満の国際的動向

肥満の流行（epidemic）は米国と他の工業先進国ではじめに起こり，発展途上国のうち特に都市部に広がっていった。例えば，イギリス人成人の肥満者割合は1980年からほぼ3倍になり，小児でもよく似た傾向が認められたことが，その国民調査で示されている[32]。第1回イスラエル国民健

康栄養調査（Israeli National Health and Nutrition Survey）（1999-2001年）では，成人の過体重者および肥満者割合はそれぞれ39.3%，22.9%[33]であった。トルコにおいては，肥満者割合が1990年の18.6%から2000年には21.9%に増加した[34]。韓国においても1995年，1998年，2001年に国民健康栄養調査が実施され，この間の肥満者割合の実質的増加が確認されている。具体的には，2001年調査においてBMIが25 kg/m^{2}以上の過体重者の割合は成人の30.6%（男性：32.4%，女性：29.4%）であった[35]。中国の成人の肥満者割合は，1992年の14.6%から2002年には21.8%に増加した[36]。35-74歳の中国成人を代表する集団15,540人の，2000年から2001年の横断調査における過体重者の年齢調整割合は，男性で26.9%，女性で31.1%であった[37]。またその割合は中国南部より北部で，農村部より都市部で高かった。オーストラリア[38]，日本（国民健康栄養調査）[39]，マレーシア[40]など他の国の疫学的調査からも過去20年間の肥満者割合の急速な増加が認められている。

このように資料が蓄積されつつあるが，数十年という長期にわたり，系統的に肥満の推移を測定し監視してきている国はほとんどない。Katzmarzyk[41]は，1953年から1998年までのカナダの国民調査結果を分析して，身長とBMIの経時変化を検討した。身長の中央値は男性で10年間あたり1.4 cm，女性で1.1 cm増加し，体重の中央値は男性で1.9 kg，女性で0.8 kg増加した。また，身長体重比の平均は男性で5.1%，女性で4.9%増加した。さらに過体重（BMI 25-29.9 kg/m^2），肥満（BMI≧30 kg/m^2）はそれぞれ，1970-1972年の30.3%，9.7%（実測値に基づく）から，1998年の35.8%，14.9%（自己申告値に基づく）に増加した。より最近出された成人（18歳以上）の自己申告調査結果も過体重と肥満者の割合が増加し続けていることを示している[42]。これらの結果は，BMIの分布全体が，特に男性において，1970-1972年から右方移動していることを示すものであり，同様の傾向が米国民においても観察されている。

Prentice[43]は全世界の肥満者割合についてのデータを作成し，以下にあげるようないくつかの事実を確認した。(a)肥満者割合はいくつかの太平洋島嶼国で非常に高く，ナウル共和国のある集団では80%にも上る。(b)肥満者割合は一般的にアジア諸国においては低いが，中国，インドなどでは，特に都市部で急速に増加している。(c)肥満者割合はヨーロッパより北米で高いが，その差は急速に縮小している（当初よりEU加盟の15カ国の2002年の肥満者割合は20%をこえている）[44]。(d)肥満者割合は中東諸国において高く，バーレーンなどいくつかの国では米国と同程度である。(e)肥満者割合は一般にアフリカでは低いが，地域による格差が大きい（例えば，ガーナでは3%であるのに対し，南アフリカ共和国では21%に上る）。

多くの発展途上国は急激な経済的，疫学的（疾病構造），栄養学的な構造変化の真っただ中にあるため，世界的な肥満の流行が加速される傾向にあるようだ。かつて発展途上国において，栄養不良の最も重要な表現型であった低体重は過体重と肥満にとって代わられつつある。中・低所得国においてこの変化は，同じ国民の中に低体重と肥満を同時に存在させるという逆説的な状況を作り出している。例えば，Villamorら[45]は，タンザニアのダルエスサラーム市の産科クリニックを受診した14-52歳の女性73,689人の観察から，肥満者の割合は1995年から2004年に3.6%から9.1%と急激に増加したのに対し，BMIが18.5 kg/m^{2}未満の低体重の割合は3.3%から2.6%に軽度に減少，上腕中央周囲長が22 cm未満のるいそうの割合は不変であったことを報告している。この集団で，肥満は年齢，出産回数，SESと正の関連があり，HIV感染と負の関連をもつ。一方低体重はSESと負の関連があり，HIV感染と正の関連があったと報告されている。

Mendezら[46]は，発展途上国36カ国の20-49歳の女性を代表する集団の1992年から2000年ま

での横断調査資料（$n = 148,579$）を分析し、ほとんどの国で過体重者の割合が低体重者割合より多く、その比の中央値が都市部で 5.8、農村部で 2.1 であることを示し、さらに経済発展が進んだ国においては、低 SES の女性の過体重の割合が都市部で 51％、農村部でも 38％と特に高いことを確認した。

小児肥満については、各調査によって用いられる肥満の定義が異なることや各国を代表する集団での調査に乏しいことから、その世界的動向を把握することが容易ではない。さらに、小児や若年期の肥満に関する調査結果の解釈は、標本抽出法、性的成熟、成長と発達の時代的傾向、発育阻害、アディポシティリバウンド（adiposity rebound）［小児では一般に 6 歳頃に体脂肪の割合が低くなり、その後上昇に転ずる現象について、1987 年に Rolland-Cachera らによって初めて用いられた用語で、アディポシティリバウンドの年齢が若いほどその後の肥満のリスクが高まることが報告されている］、測定誤差（第 20 章参照）などの方法論的問題からも困難である。しかし、利用が可能なさまざまな国の資料から発展途上国・先進国の両者で小児肥満の流行が拡大していることが示されている。

Lobstein ら[47]は、その包括的な総説の中で、小児肥満の世界的な流行について次の事実を確認した。(a)肥満者割合には大きな格差が存在し、北米で最も高く、HIV 感染と貧困の割合が高いサハラ砂漠以南アフリカで最も低い。IOTF の定義に従えば、5-17 歳の小児および若年者における過体重者は全世界で約 10％、うち 2-3％が肥満である。(b)工業先進国および発展途上国のうちで経済発展の進んだ地域においては、小児肥満は貧困層に集中している。さらに、(c)先進国よりブラジルや中国など一部の発展途上国の都市部において小児肥満がより急速に増加している。

5　まとめ

急速に進行する肥満の世界的流行の事実ならびに、その特徴と傾向を明らかにする上で、記述疫学が果たしてきた役割は非常に大きい。しかし、肥満およびその合併症について系統的なサーベイランスを実施している国はほとんどない。それにもかかわらず、肥満が世界の多くの地域で流行段階に達し、発展途上国においても急速に増加していることを示す明らかな証拠がある。多くの集団において、BMI の分布全体が右に移動しており、病的肥満の劇的な増加を示唆している。小児肥満の増加はより急速で、特に問題が大きい。また、多くの発展途上国には低栄養と過体重の二重の負担が存在し、そのことは肥満の流行が過渡期にあることを映し出している。もしこの傾向が続けば、2025 年までに肥満者の割合が米国で 40％、イギリスで 30％、ブラジルで 20％に達すると予測されている[48,49]。

質が高く、相互に比較可能な資料が欠如しているために、特に、経済的・疫学的な構造変化の真っただ中にある発展途上国における肥満者割合の推移を比較することは困難である。世界的な肥満の流行状況を監視するためには、それぞれの国について、それを代表する集団、標準化された調査体系、実測の体格指標が必要であり、特に小児肥満の推移を把握するためには欠くことのできない条件ともいえる。多くの工業先進国や特に米国では小児肥満に関するその国を代表するような資料が収集されてきているが、発展途上国の系統的な資料は限られている。小児肥満の国際比較を容易にするためには、統一した基準を用いて小児肥満を定義することが必要である。肥満は徐々に進行するものなので、同じ人を長期間、縦断的に追跡しデータを収集することは、人生の諸段階における肥満の進展の道すじを明らかにし、介入に重要な時を決定するためにきわめて重要である。

文　献

1. Rothman KJ. *Epidemiology. An Introduction*. New York: Oxford University Press; 2002. ［Kenneth J. Rothman 著，矢野栄二・橋本英樹訳．ロスマンの疫学―科学的思考への誘い―．篠原出版新社：2003］
2. National Center for Health Statistics. Plan and Operation of the Third National Health and Nutrition Examination Survey, 1988-94. Series 1: programs and collection procedures. *Vital Health Stat* 1 1994;21:1-407.
3. Carroll MD, Lacher DA, Sorlie PD, et al. Trends in serum lipids and lipoproteins of adults, 1960-2002. *JAMA*. 2005;294:1773-1781.
4. United States Department of Health and Human Services. Centers for Disease Control and Prevention. National Center for Chronic Disease Prevention and Health Promotion. About the BRFSS. United States Department of Health and Human Services.
5. Nelson DE, Holtzman D, Waller M, Leutzinger CL, Condon K. Objectives and Design of the Behavioral Risk Factor Surveillance System. Proceedings of the Section on Survey Methods of the American Statistical Association National Meeting. August 10, 1998. Dallas, TX; 1998.
6. Obesity: preventing and managing the global epidemic: report of a WHO consultation. Geneva, Switzerland: World Health Organization; 1999.
7. Clinical Guidelines on the Identification, Evaluation, and Treatment of Overweight and Obesity in Adults. The Evidence Report. *Obes Res*. 1998;6(Suppl 2):51S-209S.
8. Ogden CL, Carroll MD, Curtin LR, McDowell MA, Tabak CJ, Flegal KM. Prevalence of overweight and obesity in the United States, 1999-2004. *JAMA*. 2006;295:1549-1555.
9. Sturm R. Increases in clinically severe obesity in the United States, 1986-2000. *Arch Intern Med*. 2003;163: 2146-2148.
10. Commonwealth of Massachusetts Betsy Lehman Center for Patient Safety and Medical Error Reduction. Expert Panel on Weight Loss Surgery. Executive Report. *Obes Res*. 2005;13:205-26.
11. Yun S, Zhu BP, Black W, Brownson RC, A comparison of national estimates of obesity prevalence from the behavioral risk factor surveillance system and the National Health and Nutrition Examination Survey. *Int J Obes (Lond)*. 2006;30:164-170.
12. Mokdad AH, Bowman BA, Ford ES, Vinicor F, Marks JS, Koplan JP. The continuing epidemics of obesity and diabetes in the United States. *JAMA*. 2001;286:1195-1200.
13. Ezzati M, Martin H, Skjold S, Vander Hoorn S, Murray CJ. Trends in national and state-level obesity in the USA after correction for self-report bias: analysis of health surveys. *J R Soc Med*. 2006;99:250-257.
14. Baskin ML, Ard J, Franklin F, Allison DB. Prevalence of obesity in the United States. *Obes Rev*. 2005;6:5-7.
15. Sundaram AA, Ayala C, Greenlund KJ, Keenan NL. Differences in the prevalence of self-reported risk factors for coronary heart disease among American women by race/ethnicity and age behavioral risk factor surveillance system, 2001. *Am J Prev Med*. 2005;29(5 Suppl):25-30.
16. Borders TF, Rohrer JE, Cardarelli KM. Gender-specific disparities in obesity. *J Community Health*. 2006;31:57-68.
17. Hedley AA, Ogden CL, Johnson CL, Carroll MD, Curtin LR, Flegal KM. Prevalence of overweight and obesity among U.S. children, adolescents, and adults, 1999-2002. *JAMA*. 2004;291:2847-2850.
18. Goel MS, McCarthy EP, Phillips RS, Wee CC. Obesity among US immigrant subgroups by duration of residence. *JAMA*. 2004;29:2860-2867.
19. Lauderdale DS, Rathouz PJ. Body mass index in a US national sample of Asian Americans: effects of nativity, years since immigration and socioeconomic status. *Int J Obes Relat Metab Disord*. 2000;24:1188-1194.
20. Zhang Q, Wang Y. Trends in the association between obesity and socioeconomic status in U.S. adults: 1971 to 2000. *Obes Res*. 2004;12:1622-1632.
21. Du S, Lu B, Zhai F, Popkin BM. A new stage of the nutrition transition in China. *Public Health Nutr*. 2002; 5:169-174.
22. Monteiro CA, Conde WL, Popkin BM. Is obesity replacing or adding to undernutrition? Evidence from different social classes in Brazil. *Public Health Nutr*. 2002;5:105-112.
23. Wang Y, Monteiro C, Popkin BM. Trends of obesity and underweight in older children and adolescents in the United States, Brazil, China, and Russia. *Am J Clin Nutr*. 2002;75:971-977.
24. Chang VW, Lauderdale DS. Income disparities in body mass index and obesity in the United States, 1971-2002.

Arch Intern Med. 2005;165:2122-2128.
25. Executive Summary of the Third Report of The National Cholesterol Education Program (NCEP) Expert Panel on Detection, Evaluation, and Treatment of High Blood Cholesterol in Adults (Adult Treatment Panel III). *JAMA*. 2001;285:2496-2497.
26. Li C, Ford ES, McGuire LC, Mokdad AH. Increasing trends in waist circumference and abdominal obesity among US adults. *Obesity (Silver Spring)*. 2007;15:216-224.
27. Vasan RS, Pencina MJ, Cobain M, Freiberg MS, D'Agostino RB. Estimated risks for developing obesity in the Framingham Heart Study. *Ann Intern Med*. 2005;143:473-480.
28. National Center for Health & Statistics. CDC Growth Charts US Department of Health & Human Services, 2000.
29. Li C, Ford ES, Mokdad AH, Cook S. Recent trends in waist circumference and waist-height ratio among US children and adolescents. *Pediatrics*. 2006;118:e1390-e1398.
30. Gordon-Larsen P, Adair LS, Nelson MC, Popkin BM. Five-year obesity incidence in the transition period between adolescence and adulthood: the National Longitudinal Study of Adolescent Health. *Am J Clin Nutr*. 2004;80:569-575.
31. Cole TJ, Bellizzi MC, Flegal KM, Dietz WH. Establishing a standard definition for child overweight and obesity worldwide: international survey. *BMJ*. 2000;320:1240-1243.
32. Rennie KL, Jebb SA. Prevalence of obesity in Great Britain. *Obes Rev*. 2005;6:11-612.
33. Kaluski DN, Berry EM. Prevalence of obesity in Israel. *Obes Rev*. 2005;6:115-116.
34. Yumuk VD. Prevalence of obesity in Turkey. *Obes Rev*. 2005;6:9-10.
35. Kim DM, Ahn CW, Nam SY. Prevalence of obesity in Korea. *Obes Rev*. 2005;6:117-121.
36. Wang Y, Mi J, Shan XY, Wang QJ, Ge KY. Is China facing an obesity epidemic and the consequences? The trends in obesity and chronic disease in China. *Int J Obes (Lond)*. 2007;31:177-188.
37. Gu D, Reynolds K, Wu X, et al. Prevalence of the metabolic syndrome and overweight among adults in China. *Lancet*. 2005;365:1398-1405.
38. Thorburn AW. Prevalence of obesity in Australia. *Obes Rev*. 2005;6:187-189.
39. Yoshiike N, Seino F, Tajima S, et al. Twenty-year changes in the prevalence of overweight in Japanese adults: the National Nutrition Survey 1976-95. *Obes Rev*. 2002;3:183.
40. Ismail MN, Chee SS, Nawawi H, Yusoff K, Lim TO, James WP. Obesity in Malaysia. *Obes Rev*. 2002;3:203-208.
41. Katzmarzyk PT. The Canadian obesity epidemic: an historical perspective. *Obes Res*. 2002;10:666-674.
42. Belanger-Ducharme F, Tremblay A. Prevalence of obesity in Canada. *Obes Rev*. 2005;6:183-186.
43. Prentice AM. The emerging epidemic of obesity in developing countries. *Int J Epidemiol*. 2006;35:93-99.
44. Fry J, Finley W. The prevalence and costs of obesity in the EU. *Proc Nutr Soc*. 2005;64:359-362.
45. Villamor E, Msamanga G, Urassa W, et al. Trends in obesity, underweight, and wasting among women attending prenatal clinics in urban Tanzania, 1995-2004. *Am J Clin Nutr*. 2006;83:1387-1394.
46. Mendez MA, Monteiro CA, Popkin BM. Overweight exceeds underweight among women in most developing countries. *Am J Clin Nutr*. 2005;81:714-721.
47. Lobstein T, Baur L, Uauy R, IASO International Obesity Task Force. Obesity in children and young people: a crisis in public health. *Obes Rev*. 2004;5(Suppl 1):4-104.
48. Kopelman PG. Obesity as a medical problem. *Nature*. 2000;404:635-643.
49. Wang Y, Beydoun MA. The obesity epidemic in the United States—gender, age, socioeconomic, racial/ethnic, and geographic characteristics: a systematic review and meta-regression analysis. *Epidemiolog Rev*. 2007;29:6-28.

第3章 肥満研究における分析疫学研究のデザイン

Frank B. Hu

　前章で述べたように，記述疫学研究の関心は，疾病の分布およびその発生の時間的特徴を明らかにすることであり，病因に対する推論は含まれない。それに対して，分析疫学研究は，曝露因子と特定の健康結果の関連を調べるものであり，仮説検定，疾病の決定要因すなわち危険因子に関する検討，そして曝露と疾病の因果関係の推論を含むものである[1]。典型的な分析疫学研究のデザインには，集団間の比較である生態学的研究，症例対照研究，そして前向きコホート研究がある。疫学研究において，肥満は曝露変数としても結果変数としても扱われる。研究デザインはどちらの場合もよく似ているが，解析の方針や詳細な方法論，結果の解釈が時に異なる。

　因果関係を決定するエビデンス（根拠）の強さの階層において，無作為化比較試験が最も信頼性の高い標準的な方法，すなわち至適基準（ゴールドスタンダード）として広く認められている。しかし，大規模で多年に及ぶ臨床試験は費用がかかり，長期間の治療に対する対象者のコンプライアンス（遵守度）の欠如や倫理的問題から通常は実行が難しい（第4章参照）。症例対照研究は，肥満が稀な疾患の危険因子かどうかを調べる際には有用な方法であるが，思い出しバイアスが起こりやすく，また肥満発症の危険因子に関する研究には，後述するような因果の逆転の問題があり，適切な方法とはなり得ない。前向きコホート研究は［症例対照研究と異なり］，曝露の測定を健康結果の測定の前に行うため，健康な人を対照群に指定することによる選択バイアス，疾病発生の有無で食事や生活習慣要因の思い出し方が異なるといったバイアスを最小限にすることができる。このような理由から，前向きコホート研究は，無作為化比較試験を除けば最も強力な研究デザインであるといえ，本書で取り扱う肥満が原因となって起こる健康結果，ならびに肥満の決定因子に関する知見のほとんどは，前向きコホート研究の結果によるものとなっている。もっとも，前向きコホート研究にバイアスや方法論的な問題がないわけではない。本章では，生態学的研究，症例対照研究，コホート研究の順に，それぞれの研究デザインの長所と短所について検討していく。

1　生態学的研究

　生態学的研究は，疾病の発生率や有病率等と注目した要因への曝露の割合を集団ごとに求め，集団間でのそれらの相関を調べるものであり，その観察の単位は個人ではなく，国，町，地域といったグループや集団である。慢性疾患の発生に環境要因が重要であることを示す証拠が，生態学的研究によって示されたとしても，その解釈には注意が必要である。すなわち，集団間で遺伝的背景，食事や他の生活習慣要因，経済発展の程度など調整が困難な交絡が存在するためであり，このことが，生態学的研究の最も深刻な問題になっている。他にも，集団レベルで変数間に観察された関連を個人レベルの関連として誤って結論する「生態学的錯誤」（ecological fallacy）や食品の消費デー

タ（food disappearance data）には，個人による実際の摂取ではなく，廃棄される量がより多く反映されるといったことが，生態学的研究にまつわる代表的な問題点として知られている[2]。

生態学的研究においては，交絡の存在によって偽の相関が観察されやすい。例えば，食品消費データから得られた脂質エネルギー比と過体重者割合の強い正の相関が，肥満者割合が高い豊かな国と低い貧しい国を含む20カ国の国際比較で認められている[3]。しかし，このような関連は身体活動，食品流通状況，経済発展などの違いから容易に説明できる。実際，その後実施された前向き研究によっては，脂質摂取量（対総エネルギー比）と肥満の発症との間に，はっきりとした関連は認められておらず，また低脂質食が長期間の体重減少に対して有意な便益があることを支持する食事介入試験もほとんどない[4]。

生態学的研究における交絡の存在は真の関連を覆い隠すこともある。例えば，7カ国共同研究（Seven Countries Study）[5]における当初の国際比較では肥満者割合と冠動脈疾患（coronary heart disease; CHD）リスクの間に関連性は認められなかったが[5]，その後の個人レベルデータの前向きの解析からは，肥満とCHDリスクならびに死亡率との間に強い関連が認められた[6]。

肥満者割合の時間的推移と環境要因の時間的変化の関連をみるような相関研究から，肥満流行の責を負う危険因子同定の糸口がつかめるかもしれない。例えば，米国では，過去2, 30年間，肥満者の割合が劇的に増加したにもかかわらず，総エネルギー摂取量に対する脂質摂取の割合は減少しており[7]，脂質摂取量を減らしても肥満の予防には効果がないことが示唆されている。興味深いことに，米国の肥満者割合の増加と精製炭水化物[8]ならびに甘味飲料に含まれる果糖を多く含むコーンシロップ摂取量[9]の増加には強い相関があることが，両者の時間推移の関連を調べた研究から示されている。これらの研究結果は精製炭水化物や飲料に含まれる糖分が肥満流行に一役買っていることを示唆するが，これらの関連も他の食事や生活習慣の変化（特に，自動化した生活による身体活動量の減少，テレビや自動車の使用の増加）が交絡しているかもしれない。イギリスにおける研究では[10]，肥満の流行には食生活の変化よりも身体活動の減少と生活の不活発化が関係していることが，これらの要因の時間的推移の分析から示されている。しかし，個人レベルで詳細に測定したデータがなかったために，食事や身体活動の独立した影響を引き出すことは不可能であった。

移民研究は，環境要因と遺伝要因の影響を分離することができる生態学的研究の特殊な形態のひとつである。異なる移民集団において肥満者割合は米国に居住した年数と関連があるという強い証拠があり[11]，この知見は肥満の第一の原因が食事や生活習慣の変化であることを示している。日本在住の日本人，ホノルル在住の日系人，サンフランシスコ在住の日系人における心血管疾患（cardiovascular disease; CVD）の率を比較したNi-Hon-San（ニホンサン）研究［1965年に開始された心血管疾患に関する日米共同移民観察研究で，日本（NIppon）―ホノルル（HONolulu）―サンフランシスコ（SAN Francisco）の頭文字をとり，NI-HON-SAN研究と呼ばれている］において，CVD死亡率の3地域の違い［日本＜ハワイ＜サンフランシスコと高くなるという勾配］は3地域の過体重者割合や食事，生活習慣の違いに一致していた[12]。特に，米国に移住した日系人における総脂質および飽和脂肪酸摂取量の劇的な増加が，日本在住日本人より肥満ならびにCVDの高いリスクと関係しているようであった（総エネルギー摂取量に対する脂質からのエネルギー摂取量の割合はハワイおよびカリフォルニア在住日系人で日本在住日本人の2倍）[13]。しかし，他の生活習慣（例えば，アルコール摂取量および身体活動量の減少）の交絡があるために因果関係を確立することは不可能であった。これらの解析は，移民集団における肥満とCVDのリスクの増加には遺伝要因よりむしろ環境要因の影響が大

きいことを示唆するが，遺伝的感受性と環境変化の交互作用も何らかの役割を果たしていると思われる（第22章参照）。

　生態学的研究は，方法論的な限界があるものの，仮説を立てる上で有用である。新しい世代の生態学的研究は，既存の多くの異なるコホートに基づいて実施することが可能かもしれない。また，特定の集団だけを対象とした普通の解析の範疇においても，マルチレベル解析手法を用いることによって，集団レベルのデータに注目した解析を実施することも可能であろう[14]。個人レベルのデータと集団レベルのデータを組み合わせることによって，肥満の社会的，マクロ環境的［政治，経済，技術革新などの外的要因を指すビジネス用語］な危険因子を明らかにする上で特に有利と考えられるが[15]，多様な集団について，食事や生活習慣の詳細なデータを，比較が可能で統一した方法で集めることは難しい[14]。

2　横断研究

　横断研究とは，特定の集団において，ある時点あるいは一定期間内の曝露要因と健康結果との関連を調べるものである。米国国民健康栄養調査（National Health and Nutrition Examination Survey; NHANES）Ⅰは同じ対象者を10年後に再調査したため追跡研究となったが，その研究デザインはやはり横断研究である。このように同じ対象者の繰り返し調査は集団の健康状態の推移を推定するには有用であるが，肥満に対する食事や生活習慣の影響を研究する上での役割は限られている。その主たる理由は，食事，生活習慣，体重が同時に測定され，曝露と肥満の時間的前後関係を確立することができないためである。体重が増加したことによって食事が変わるといった因果の逆転は，さらに問題であろう。例えば，過体重の人は，減量のために特定の食物や飲み物（例：砂糖の入った清涼飲料水）の摂取をやめたり，例えばカロリーゼロの清涼飲料水（ダイエットソーダ：diet soda）に代えるかもしれず，この変更によってダイエットソーダの摂取と過体重の間に見せかけの正の関連が認められることがある。

　心疾患やがんとちがい，体重は調査対象者にとって簡単にはっきりとわかる健康結果であり，対象者は体重の変化に応じて食事と生活習慣を変えることができる[7]。これが，後ろ向き研究により典型的な因果の逆転バイアスをひき起こす原因である。前述のダイエットソーダと肥満の関連は恐らく見せかけのものであるが，他の例として脂質摂取と肥満の関連がある。いくつかの横断研究で，脂質摂取の少なさと肥満者割合が低いことに関連があることが報告されている[16]。しかし，健康に関心のある人は，脂質摂取を減らすとともに，食事の他の側面や生活習慣も変えているということを，この相関は示しているだけかもしれない。こうした可能性を統計解析で補正することは困難である。

3　症例対照研究

　典型的な症例対照研究は，疾患を有する一群（症例）と疾患がないという以外は類似した一群（対照）における曝露の程度を比較するものである。この研究デザインは，肥満の原因に関する研究，肥満の結果起こる疾患に関する研究の両方に用いることが可能であるが，普通は，がんのようにあまり多くない疾患と肥満との関係を調べるような場合に用いられる。症例対照研究から，疾

の発症率や絶対リスクを計算することは通常できず，曝露と疾患リスクの関連性の指標には，オッズ比，すなわち症例群におけるオッズ［曝露者数と非曝露者数の比］と対照群におけるオッズの比が用いられる[17]。オッズ比は，正しく設計された症例対照研究においては，研究目的である曝露群と非曝露群の発症率比のバイアスを含まない推定値に等しい。症例対照研究は特に選択バイアスの影響を受けやすいので，対照群の選択が最も重要といえる。対照群は一般集団からも，ある特別な集団（例：症例の親戚，症例と同じ病院の他の症例）からも選ぶことができる。人口ベースの症例対照研究において，症例群は標的集団の中で一定期間内に特定された症例の中から無作為に抽出され，対照群も同じ「研究ベース（study base）［標本抽出の基となる仮想母集団］」，すなわちソース集団（source population）［症例が集められる基となる母集団］から無作為に抽出される。

　すべての症例が，明確な地域あるいは集団から得られていることがわかっているような時を除き，多くの場合はっきりとした研究ベースを定義することは難しい[17]。このことは，特に病院ベースの症例対照研究において，症例群も対照群も病院から選択する場合に当てはまる。選択バイアスの問題点は，対照群が抽出される研究ベースすなわちソース集団が不明であったり，症例群と対照群で，または曝露の状況によって研究への参加率が異なったりするなどして，研究に含まれた人と含まれなかった人の特徴が系統的に異なるようになってしまうことである。別の問題は，後ろ向き研究に共通の問題である思い出しバイアスで，過去の曝露を症例群と対照群が異なる不正確さで申告する時に起こる。健康な対照群に比べ，症例群は曝露をより正確に申告する傾向があり，時には過大に申告さえする。このようなバイアスは，曝露変数に関する誤分類の程度が症例群と対照群によって系統的に異なるという差別的（differential）誤分類をひき起こし，偏った関連性につながる。例えば，症例対照研究では，総エネルギー摂取量と大腸がんリスクの上昇との関連がしばしば認められている。しかし，この関連性は大規模な前向き研究では認められていない[18]。症例対照研究における大腸がん患者は健康な対照群に比べ，食事摂取を過大に報告する傾向がみられるようだ。別の古典的な例として，過去の食生活の思い出しから得られた総脂質および飽和脂質量と乳がんとには有意な関連が認められたが，同じ集団の解析であっても前向き研究では認められなかったというものがある。症例対照研究において，乳がん患者が総脂質および飽和脂質の摂取を過剰に報告したことが想定されている[19]。

　標準的な症例対照研究の主たる利点は，稀な疾患を研究する際の統計学的効率が良いことである。また，症例対照研究は迅速かつ比較的安価に実行可能でもある。ただし肥満研究に関して，症例対照研究の役割は，稀な疾患に関する場合を除いて，大規模なコホート研究にとって代わられている。潜在的な思い出しバイアスと選択バイアスに加え，一般集団においても肥満者の割合が高いことから，食事や生活習慣と肥満発症の関連に標準的な症例対照研究を用いることはあまり好ましくない。しかし，生物学的マーカーの研究には有用かもしれない。例えば，Wuら[20]は，社会経済的地位のほぼ等しい肥満者（症例）とやせた者（対照）についての病院ベース症例対照研究を実施し，ヘリコバクターピロリ菌感染と病的肥満との間に負の関連を見出した。感染しているかどうかは検査によって把握するため，思い出しバイアスは問題にならない。しかし，感染と肥満の時間的関係を立証することはできなかったため，感染が肥満の原因か結果かは不明である。

　遺伝疫学および遺伝子タイピング技術の進歩により，肥満の遺伝的関連解析研究に症例対照研究デザインが広く用いられるようになっている。これらの研究は曝露と疾患の時間的前後関係の問題や思い出しバイアスの問題には無関係であるが，集団の遺伝的階層化［症例群，対照群それぞれの標

本が抽出された母集団（研究ベース）の間に単に民族差に由来する遺伝的差が存在することで，疾患関連遺伝子以外の遺伝子についても有意差が検出される偽陽性の原因となる］による潜在的なバイアスを最小限にするために，対照群の選択に注意を払うことと，特に民族など主要な人口動態的変数についてはマッチングを用いることが必要である（第21章参照）。また，有病症例を研究に用いた場合で，研究目的の遺伝子が，その生存に関連する場合には生き残りバイアスも問題となり得る。

コホート内症例対照研究は症例群と対照群をコホート研究の対象集団から抽出するもので[21]，コホート研究の効率を高めたデザインである。研究ベースは明確にされており，選択バイアスの問題を避けられる。リスク集団標本抽出法あるいは発生密度標本抽出法と呼ばれる，しばしば用いられる標本抽出の仕組みは，ある症例が発生した時に，標的疾患がないコホート構成員から無作為に対照を抽出するもので，たとえその後に発症した人がいてもその時点で発症していなければ，除外することはせず，無作為抽出の対象とするものである[21]。発生密度標本抽出を用いた他の症例対照研究と同様，オッズ比は発生率比あるいは相対危険度（relative risk; RR）のバイアスのない推定値となる。肥満の研究において，コホート内症例対照研究は，生化学的指標など測定が高価な予測因子の研究に非常に有用である。また，試料の保存期間や追跡期間のマッチングにも効果的であろう。さらに，マッチングした症例と対照ペアを同じバッチ［一定の条件下で同時に測定される生物学的試料のまとまり］で解析することによって，バッチの違いによる結果への影響［実験操作に伴う誤差］も除外することが可能である[22]。

4　コホート研究

標準的なコホート研究は対象者を経時的に追跡し，ベースラインの曝露の有無による疾患発生の違いを比較する[1]。この研究デザインでは，疾患の発症率と絶対リスクを直接推定することが可能であり，典型的な場合，曝露群と非曝露群の発症率は，発生件数（イベントの数）を追跡人・年［対象人数と追跡期間の積］で割って計算する。そして曝露のRRは，年齢等の交絡因子を調整した上で，非曝露群の発症率に対する曝露群発症率の比として算出される。

通常，前向きコホート研究は，無作為化比較試験を除けば，最も強力な研究デザインとされている。また，症例対照研究に比べ，選択バイアスの影響を受けにくく，さらに曝露を疾患発症より前に把握するので，症例群と非症例群で曝露に関する申告が系統的に異なるという思い出しバイアスもない。しかし，心疾患やがんも含め発症率の低い慢性疾患のコホート研究は費用がかさむ。また，多くの標本数と長期間の追跡が必要で，対象者が追跡期間中に追跡不能になるような場合には選択バイアスの危険性も発生する。多くの前向きコホート研究は，主要な慢性疾患の危険因子を同定するために過去2, 30年の間に開始された。これらのほとんどすべての研究で，肥満に関する何らかの測定がなされており，過体重や肥満と健康結果に関する関連を調べるのに利用されてきている。また多くの研究で食事と生活習慣の情報が把握されており，肥満の予測因子としての栄養や生活習慣の縦断的な解析も可能になっている。この節では，食事，肥満，慢性疾患に関する現代の前向きコホート研究の重要な特徴について詳述する。

◧体重および食事の繰り返し測定

追跡期間中に体重，食事その他の生活習慣を定期的に調査できることが，前向きコホート研究の

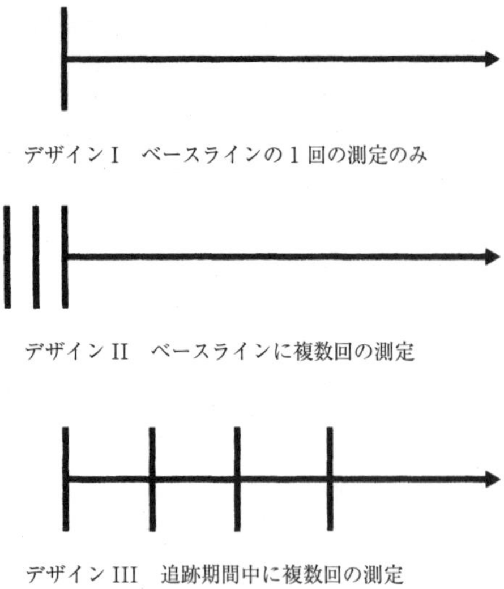

デザインI　ベースラインの1回の測定のみ

デザインII　ベースラインに複数回の測定

デザインIII　追跡期間中に複数回の測定

図3-1　曝露測定方法が異なる前向きコホート研究の3つのデザイン。文献23より許可を得て転載

大きな特長のひとつである。従来、ほとんどのコホート研究は、曝露に関するデータをベースラインに一度だけ調査してきた（デザインI, 図3-1）。これらの研究では食事や体重が変化しないこと、たとえ変化したとしてもそれらの個人間差（順位）は不変であることを前提としている。しかし、この前提は容易にくずれやすく、食事は時とともに変化し、体重や疾病の状態はその変化に影響を与えうる[23]。一般的に、体重は時間が経っても、その個人間の順位は一定であることが多いが、体重の増減にはかなりの個人差がある。過去には、ベースラインデータを複数回にわたって調査したような研究もあったが（デザインII, 図3-1）[24]、看護師健康研究（Nurses' Health Study; NHS）、医療専門職追跡研究（Health Professionals' Follow-up Study; HPFS）、動脈硬化多民族研究（Multi-Ethnic Study of Atherosclerosis; MESA）、地域における動脈硬化研究（Atherosclerosis Risk in Communities; ARIC）、若年成人における冠動脈リスク進展研究（Coronary Artery Risk Development in Young Adults; CARDIA）、フラミンガム心臓研究（Framingham Heart Study）、ボガルサ心臓研究（Bogalusa Heart Study）などの最近のコホート研究は、体重、食事その他の生活習慣の調査を追跡期間中に定期的に実施している（デザインIII, 図3-1）。繰り返し調査の実施には、相当の費用が余分にかかるが、研究の妥当性および統計学的検出力の向上が得られるなど、その効果は大きい。

　体重の繰り返し測定が有用である理由がいくつか挙げられる。第一に、体重を繰り返し測定することで、初めのほうに調べた体重と最近の体重のどちらが疾患リスクの予測因子として優れているか調べることができる。例えば、2型糖尿病発症の予測に関しては最近の体重が[25]、CVDリスクの予測に関しては追跡開始当初の体重の方が優れていることが[26]示されている。このことは恐らく、CVD発症までの誘導期間、潜伏期間［原因が作用してから発症、診断までの期間］は糖尿病の場合に比べてかなり長いという事実が関係していると考えられる。前向きコホート研究においては、より以前の体格指数（body mass index; BMI）の方が、現在のBMIより死亡リスクをより予測しやすいことが普通である。なぜなら、高いBMIが原因となって追跡期間中に発症したような慢性疾患があって、その結果として死に至ったとしても、死亡直前のBMIはその慢性疾患の影響を受けて減少しているはずだからである[27]。第二に、繰り返し測定された体重データから体重増加、体重減少、ウェイトサイクリング［体重の周期的変動］、体重変動を算出し、それらがベースラインのBMIとは独立して慢性疾患や死亡率リスクを予測するのかについても調べることができる（第5章参照）。腹囲を繰り返し測定した研究から、腹囲の増加が体重増加とは独立して2型糖尿病の予測因子であったことも報告されている[28]。

　肥満や慢性疾患の発症に対する食事や身体活動といった生活習慣の影響を調べるためには、それらを繰り返し測定した研究が有用である。定期的に生活習慣データを収集すれば、対象者の生活習慣の変化を考慮することができるだけでなく、個人内の誤差（random error）を減少させることも

できる。過去の NHS コホートの分析において、ベースラインからおおむね2年ごとの食事アンケート結果から食事摂取量の累積平均を算出した[23]。例えば、1980年から1984年の間の疾患の発症は1980年に調査した脂質摂取量との関連について、1984年から1986年の間の発症は1980年と1984年の脂質摂取量の平均値の関連を分析した。その結果、累

表3-1 肥満および慢性疾患発症と食事の関連評価における繰り返し測定された食事データの選択方針

方針	仮説
一番はじめに測定されたデータのみ	長い潜伏期間
直近の測定データ	短い潜伏期間
常に高い摂取量と常に低い摂取量の比較	累積曝露
累積平均	累積曝露
変化、ベースラインデータの補正	比較的短い潜伏期間

文献2より

積平均の食事データを用いた解析で見出された食事性脂質と CHD の間の関連は、ベースラインあるいは直近の食事データを用いた解析の結果に比べより強かった[23]。累積平均を用いることで、経時的な個人内変動による測定誤差が減少することに加え、直近の食事に比べ長期的な食事が反映され、長い潜伏期間をもつ疾患の発症を予測する上で、病因論的により適切な指標となるからともいえる。この方法によって、肥満の発現がより予測しやすくなるかどうかはいまだ明らかになっていない。

　食事の繰り返し測定によって、食事要因と肥満あるいは疾患の発症に関する時間的関係についての種々の仮説を確かめることができる（表3-1）[2]。例えば、ベースラインの測定データは曝露の長期の影響を、直近のデータは短期の影響を調べるのに用いることができる。ベースラインの曝露を調整することによって、肥満の進行や疾患発症に対する食事摂取の経時変化の影響を研究することも可能である。

　食事と体重の経時的な繰り返し測定は、特定の食事の変化が体重増加に与える影響を調べる目的でよく用いられている。例えば、Schulze ら[29]は成人の4年毎の清涼飲料水摂取量の変化と体重および BMI の平均的変化の関連性を計8年間にわたって調べた。その結果、清涼飲料水の摂取が週1回未満から1日1回以上に増加した女性の体重増加が最も大きく、摂取量が減った女性の体重増加が最も少なかったことを見出した。食事や生活習慣（身体活動、喫煙、飲酒など）についてもベースラインだけでなく、その変化をも調整することが、他の食事や生活習慣の同期間内の変化という交絡の影響を最小限にする上で重要である。しかし、測定されていない変数による交絡の可能性は依然として残る。

　さらに、繰り返し測定データを用いた解析であっても横断解析によくある因果の逆転バイアスがないわけではない。対象者は体重の状態（従属変数）を知ることができるため、それにあわせて食事や生活習慣（曝露変数）を変えることが可能である。例えば、Stellman と Garfinkel[30] は1年間の追跡期間中の人口甘味料摂取と体重増加に正の関連があることを報告した。しかし、この結果は人口甘味料が体重増加の原因であることを必ずしも意味しない。体重が増加した対象者が体重のコントロールのために人口甘味料を使用しはじめ、そのことによって人口甘味料と体重増加の正の関連がもたらされた可能性が考えられるからである。

◼︎長期間の追跡

　生活習慣と健康状態の長期間の関連を調べるためには長期間の追跡が必要である。イギリス医師研究（British Doctors' Study）によって、喫煙と長寿の関連が、50年間の追跡後では[31] 中間時点[32]より強いことが報告され、大規模で長期間にわたって続けられているコホート研究の利点が証明さ

長期間の追跡は肥満と死亡率に関する研究において特に重要である．すなわち，ベースラインですでに存在したあるいは無症状期にあった疾患による因果の逆転バイアスは追跡開始当初の2，3年の間に最も起こりやすく，初期に観察された死亡を除外することは，そうしたバイアスを減らす上で有用である．例えば，シカゴ心臓病協会発見研究（Chicago Heart Association Detection Project）の25年間の追跡研究においては，心血管疾患死亡率とBMIの関連は長期の追跡（15年以上）後の方が，より短い（0-15年）追跡期間内に比べ強かったことが認められた[33]．このことから研究開始後15年間の死亡を除外して解析したところ，25年間の心血管疾患死亡率とBMIの関連はかなり強くなった．Framingham Heart Studyでは過体重とCHD発症率の有意な関連は8年間の追跡後はじめて出現し，その後26年間の追跡期間にわたって安定していた[34]．またNHSコホート（1976年開始）における肥満と死亡率に関する分析では，24年間の追跡結果を用いることで，16年間の追跡結果[35]に比べ，より強い関連が認められることを著者らも報告している[27]．55年間に及ぶある長期追跡研究によって，青年期の肥満がその後の死亡率の有意な予測因子であることも示されている[36]．これらの報告は大規模なコホートの長期追跡の重要性を示したものである[37]．追跡期間が短かったり，追跡初期一定期間の死亡の除外ができていないことは，BMIと死亡率に関する研究間の不一致の原因になっているかもしれない[33]．なお，一定期間とは，それ以降であれば致死性疾患のベースラインの体重への影響がないと考えられるのに十分な期間のことである．追跡期間が14年間のNHANES IIや9年間のNHANES IIIにおける肥満と死亡率の関連は追跡期間が19年間のNHANES Iに比べかなり弱いのは，追跡期間の短さによることもあるかもしれない[38]．

　長期間の追跡は肥満と体重増加に関する食事や生活習慣要因を調べる研究でも重要である．例えば，著者らの最近のHPFSにおける研究では，食事性カルシウムの摂取と短期間（4年間），中等度（8年間），そして長期間（12年間）の体重増加との間にいずれも関連は認められず，体重のコントロールに乳製品が有益であるという考えに根拠がないことをはっきりと示した[39]．このような分析は長期間の体重変化への食事の影響を評価するのに有用である．

◆生物学的指標（バイオマーカー）と体組成測定

　最近のコホート研究の多くが生物学的試料を収集し保管している．例えば，NHSでは血液，足指の爪，頬粘膜DNAそして尿の検体などである[40]．これらの試料は肥満に関する疫学研究にとってきわめて価値が高い．例えば，血漿および赤血球中の必須脂肪酸（n-6とn-3）とトランス型脂肪酸の生物学的マーカーは過去数カ月の食事性摂取を正確に反映するため，食事質問票の妥当性の検証の際の基準として，あるいはコホート内症例対照研究においては食事性の曝露因子として使用することができる（第6章参照）．レプチンやアディポネクチンなどの脂肪細胞由来内分泌物質の血中濃度も脂肪蓄積のマーカーとして有用である．生物学的マーカー特有の利点として，その誤差が自己申告による誤差と相関しないことが挙げられる（第6章参照）．さらに，遺伝マーカーが肥満疫学研究に加わったことで，肥満の感受性に影響する遺伝的変異や遺伝子環境交互作用の同定などの新しい道も開けている（第21・22章参照）．

　健康，加齢，体組成に関する研究（Health, Aging and Body Composition; Health ABC）は詳細な体組成データを測定した数少ない研究のひとつである．Health ABCは一般集団を対象とした前向き研究で，70-79歳の3,000人以上の男女を含んでいる[41]．標準的な体格指標に加えて，体脂肪量，

体脂肪率, 脂肪分布が二重エネルギー X 線吸光法 (dual-energy x-ray absorptiometry; DXA) と CT で測定されている. 体組成の変化が高齢者の身体機能, 有病率, 死亡率にどのような影響を与えるのかに関する重要な知見が得られるであろう. しかし 10 万人以上を対象とした大規模な前向きコホート研究において, 体組成に関するデータを得ることは費用面や特殊な機器の必要性から現実的ではない.

◾多施設コホート研究およびプーリング研究

　新しい世代のコホート研究は多様な集団を含むように多施設研究のデザインを採用してきている. 例えば, がんと栄養に関するヨーロッパ前向き研究 (European Prospective Investigation into Cancer and Nutrition; EPIC) コホートはデンマーク, フランス, ドイツ, ギリシャ, イタリア, オランダ, ノルウェー, スペイン, スウェーデン, そしてイギリスの 22 の研究施設で集められたサブコホートから成り, 25-70 歳の対象者 50 万人以上を含む[42]. 食生活と体格指標の測定データに加え, 血液と DNA 試料が収集され, 保存されている. 研究の焦点は主としてがんと栄養にあるものの, 体格指標についての測定データがあるために, 一般的なあるいは稀ながんの発症に対する肥満の危険因子としての意義や関連が集団間で異なるかなどについて調べることができる.

　多民族コホート研究 (Multiethnic Cohort Study; MCS) は 1993 年から 1996 年の間に開始され, カリフォルニアとハワイの 45-75 歳の 215,000 人の男女を含んでおり, 対象者の自己申告による人種／民族はアフリカ系アメリカ人, 日系アメリカ人, ヒスパニック, ハワイ原住民, 白人の 5 つであった[43]. この研究は体格指標とがんのリスクの関連に民族差があるかどうかを調べることが可能な数少ない大規模研究のひとつである. MESA[44], ARIC 研究[45], CARDIA 研究[46] など, これより規模の小さな多民族コホートは, 肥満, メタボリックシンドローム, CVD を特に研究対象としている. 女性の健康イニシアチブ (Women's Health Initiative; WHI) 観察研究コホートは前向きの, 人種／民族的に多様な集団を含む多施設による観察研究で, 閉経後女性の主要な疾患および死亡の原因に関する研究である (対象者数は約 10 万人)[47]. ベースラインと追跡開始後にも体重と腹囲が測定され, 異なる人種／民族における肥満の決定因子ならびに肥満の結果起こる疾患の両方について研究する機会が得られている.

　前向きコホート研究の急激な増加によって, 食事と慢性疾患に関する大規模なプーリング研究が行われるようになってきている. 食事と癌に関する前向き研究のプーリング研究 (Pooling Project of Prospective Studies of Diet and Cancer) は複数の国際コホート研究の共同体であり, その目的は研究間で標準化した基準を用いて食事とがんの関連を解析することである[48]. 個々のコホート研究は別々に開始され, すでに追跡を終了したものも, 追跡が進行中のコホートもある. 最近実施された解析は食物繊維と大腸がんの関連についてであり, 13 の前向き研究に含まれる 725,628 人の男女の 6-20 年の追跡結果が用いられた[49]. それより以前, van den Brandt ら[50] は, 体格指標と乳がんのリスクについて, 7 つの前向きコホート研究をプーリングして解析を実施した. プーリング研究は統計学的検出力を高めるというだけではなく, 特に食事性曝露について共通の定義を開発できたり, 標準的な方法を用いたデータ解析が実施できるといった別の利点もある. 公表された研究のメタアナリシスに比べ, プーリング研究の方が量反応関係, 交絡, そして交互作用の検討を状況に合わせて容易に実施できる. しかし, はるかにたくさんの費用が必要になるし, データ解析の調整に要する努力も大きい[48].

5 まとめ

　分析疫学の目標は曝露変数と健康結果の因果関係について推論を行うことである。肥満の原因と結果の検討にも一連の分析疫学研究デザインを用いることができる。相関研究すなわち生態学的研究では，異なる集団あるいは社会集団における1人あたりの食品摂取量のデータと疾患の発症や死亡率のデータの相関を調べることが多い。(注目した食事データに関係する) 食事の別の側面や他の生活習慣の交絡の影響は除去できないので，生態学的研究の役割は仮説生成過程において最も効果的に果たされる。相関研究に比べ横断研究デザインは曝露と疾患の関連をより詳しく調べることができるが，食事などの曝露は後ろ向きに調べられることが多いため，思い出しバイアスの影響を受けやすい。

　前向き研究は，疾患発生の前に曝露を評価し，食事や生活習慣要因を思い出して申告することによるバイアスの危険を最小限にしているため，非無作為研究の中で最も強力な研究デザインと一般に考えられている。したがって，曝露が詳細に調べられた前向き研究によるエビデンス［研究結果］は，他の分析疫学研究結果より高く評価されるべきである。過去数十年間にわたって，生活習慣と慢性疾患に関する大規模な前向き研究が世界各地で開始されてきている。現代のコホート研究は，非常に大規模で，追跡が長期間に及び，脱落率も低く，また生物学的試料が保存されていたり，体重および食事が繰り返し測定されているといった優れた点がある。こうした特徴は，肥満と慢性疾患に関する疫学研究の力を大いに増し，観察される結果の妥当性を高めている。しかし，だからといってコホート研究にバイアスがないということではない。これらの研究によって，肥満の決定因子とその結果起こる疾患についてきわめて重要な知見がもたらされてきているが，逆に論争が引き起こされている分野もある。次章では，肥満疫学研究における因果推論に関連した方法論的事項について詳しくみていく。

文　献

1. Last JM. *A Dictionary of Epidemiology*. 4th ed. New York: Oxford University Press; 2001.［邦訳最新版は，Miquel Porta 編，日本疫学会訳．疫学辞典．第5版．日本公衆衛生協会：2010］
2. Willett WC. *Nutritional Epidemiology*. 2nd ed. New York: Oxford University Press; 1998.［Walter Willett 著，田中平三訳．栄養調査のすべて─栄養疫学─．第2版．第一出版：2003］
3. Bray GA, Popkin BM. Dietary fat intake does affect obesity! *Am J Clin Nutr*. 1998;68:1157-1173.
4. Willett WC, Leibel RL. Dietary fat is not a major determinant of body fat. *Am J Med*. 2002;113(Suppl 9B): 47 S-59S.
5. Keys A. *Seven Countries: A Multivariate Analysis of Death and Coronary Heart Disease*. Cambridge, MA: Harvard University Press; 1980.
6. Visscher TL, Seidell JC, Menotti A, et al. Underweight and overweight in relation to mortality among men aged 40-59 and 50-69 years: the Seven Countries Study. *Am J Epidemiol*. 2000;151:660-666.
7. Willett WC. Is dietary fat a major determinant of body fat? *Am J Clin Nutr*. 1998;67(3 Suppl):556S-562S.
8. Gross LS, Li L, Ford ES, Liu S. Increased consumption of refined carbohydrates and the epidemic of type 2 diabetes in the United States: an ecologic assessment. *Am J Clin Nutr*. 2004;79:774-779.
9. Bray GA, Nielsen SJ, Popkin BM. Consumption of high-fructose corn syrup in beverages may play a role in the epidemic of obesity. *Am J Clin Nutr*. 2004;79:537-543.
10. Prentice AM, Jebb SA. Obesity in Britain: gluttony or sloth? *BMJ*. 1995;311:437-439.
11. Goel MS, McCarthy EP, Phillips RS, Wee CC. Obesity among US immigrant subgroups by duration of residence.

JAMA. 2004;29:2860-2867.
12. Benfante R. Studies of cardiovascular disease and cause-specific mortality trends in Japanese-American men living in Hawaii and risk factor comparisons with other Japanese populations in the Pacific region: a review. *Hum Biol*. 1992;64:791-805.
13. Curb JD, Marcus EB. Body fat and obesity in Japanese Americans. *Am J Clin Nutr*. 1991;53(6 Suppl): 1552 S-1555S.
14. Prentice RL, Willett WC, Greenwald P, et al. Nutrition and physical activity and chronic disease prevention: research strategies and recommendations. *J Natl Cancer Inst*. 2004;96:1276-1287.
15. Egger G, Swinburn B. An "ecological" approach to the obesity pandemic. *BMJ*. 1997;315:477-480.
16. Lissner L, Heitmann BL. Dietary fat and obesity: evidence from epidemiology. *Eur J Clin Nutr*. 1995;49:79-90.
17. Rothman KJ. *Epidemiology. An Introduction*. New York: Oxford University Press; 2002．[Kenneth J. Rothman 著，矢野栄二・橋本英樹訳．ロスマンの疫学—科学的思考への誘い—．篠原出版新社：2003]
18. Giovannucci E, Goldin B. The role of fat, fatty acids, and total energy intake in the etiology of human colon cancer. *Am J Clin Nutr*. 1997;66(6 Suppl):1564S-1571S.
19. Giovannucci E, Stampfer MJ, Colditz GA, et al. A comparison of prospective and retrospective assessments of diet in the study of breast cancer. *Am J Epidemiol*. 1993;137:502-511.
20. Wu MS, Lee WJ, Wang HH, Huang SP, Lin JT. A case-control study of association of Helicobacter pylori infection with morbid obesity in Taiwan. *Arch Intern Med*. 2005;165:1552-1555.
21. Rothman KJ, Greenland S. *Modern Epidemiology*. 2nd ed. Philadelphia: Lippincott-Raven; 1998.
22. Rundle AG, Vineis P, Ahsan H. Design options for molecular epidemiology research within cohort studies. *Cancer Epidemiol Biomarkers Prev*. 2005;14:1899-1907.
23. Hu FB, Stampfer MJ, Rimm E, et al. Dietary fat and coronary heart disease: a comparison of approaches for adjusting for total energy intake and modeling repeated dietary measurements. *Am J Epidemiol*. 1999;149: 531-540.
24. Shekelle RB, Rossof AH, Stamler J. Dietary cholesterol and incidence of lung cancer: the Western Electric Study. *Am J Epidemiol*. 1991;134:480-484.
25. Wang Z, Hoy WE. Waist circumference, body mass index, hip circumference and waist-to-hip ratio as predictors of cardiovascular disease in aboriginal people. *Eur J Clin Nutr*. 2004;58:888-893.
26. Li TY, Rana JS, Manson JE, et al. Obesity as compared with physical activity in predicting risk of coronary heart disease in women. *Circulation*. 2006;113:499-506.
27. Hu FB, Willett WC, Li T, Stampfer MJ, Colditz GA, Manson JE. Adiposity as compared with physical activity in predicting mortality among women. *New Engl J Med*. 2004;351:2694-2703.
28. Koh-Banerjee P, Chu NF, Spiegelman D, et al. Prospective study of the association of changes in dietary intake, physical activity, alcohol consumption, and smoking with 9-y gain in waist circumference among 16 587 US men. *Am J Clin Nutr*. 2003;78:719-727.
29. Schulze MB, Manson JE, Ludwig DS, et al. Sugar-sweetened beverages, weight gain, and incidence of type 2 diabetes in young and middle-aged women. *JAMA*. 2004;292:927-934.
30. Stellman SD, Garfinkel L. Artificial sweetener use and one-year weight change among women. *Prev Med*. 1986;15:195-202.
31. Doll R, Hill AB. The mortality of doctors in relation to their smoking habits; a preliminary report. *BMJ*. 1954; 4877:1451-1455.
32. Doll R, Peto R, Boreham J, Sutherland I. Mortality in relation to smoking: 50 years' observations on male British doctors. *BMJ*. 2004;328:1519.
33. Dyer AR, Stamler J, Garside DB, Greenland P. Long-term consequences of body mass index for cardiovascular mortality: the Chicago Heart Association Detection Project in Industry study. *Ann Epidemiol*. 2004;14:101-108.
34. Hubert HB, Feinleib M, McNamara PM, Castelli WP. Obesity as an independent risk factor for cardiovascular disease: a 26-year follow-up of participants in the Framingham Heart Study. *Circulation*. 1983;67:968-977.
35. Manson JE, Willett WC, Stampfer MJ, et al. Body weight and mortality among women. *N Engl J Med*. 1995; 333:677-685.
36. Must A, Jacques PF, Dallal GE, Bajema CJ, Dietz WH. Long-term morbidity and mortality of overweight adolescents. A follow-up of the Harvard Growth Study of 1922 to 1935. *N Engl J Med*. 1992;327:1350-1355.
37. Stampfer M. New insights from the British doctors study. *BMJ*. 2004;328:1507.

38. Flegal KM, Graubard BI, Williamson DF, Gail MH. Excess deaths associated with underweight, overweight, and obesity. *JAMA*. 2005;293:1861-1867.
39. Rajpathak SN, Rimm EB, Rosner B, Willett WC, Hu FB. Calcium and dairy intakes in relation to long-term weight gain in US men. *Am J Clin Nutr*. 2006;83:559-566.
40. Colditz GA, Hankinson SE. The Nurses' Health Study: lifestyle and health among women. *Nat Rev Cancer*. 2005;5:388-396.
41. Taaffe DR, Cauley JA, Danielson M, et al. Race and sex effects on the association between muscle strength, soft tissue, and bone mineral density in healthy elders: the Health, Aging, and Body Composition Study. *J Bone Miner Res*. 2001;16:1343-1352.
42. Riboli E, Hunt KJ, Slimani N, et al. European Prospective Investigation into Cancer and Nutrition (EPIC): study populations and data collection. *Public Health Nutr*. 2002;5:1113-1124.
43. Kolonel LN, Henderson BE, Hankin JH, et al. A multiethnic cohort in Hawaii and Los Angeles: baseline characteristics. *Am J Epidemiol*. 2000;151:346-357.
44. Nettleton JA, Steffen LM, Mayer-Davis EJ, et al. Dietary patterns are associated with biochemical markers of inflammation and endothelial activation in the Multi-Ethnic Study of Atherosclerosis (MESA). *Am J Clin Nutr*. 2006;83:1369-1379.
45. Harris MM, Stevens J, Thomas N, Schreiner P, Folsom AR. Associations of fat distribution and obesity with hypertension in a bi-ethnic population: the ARIC study. Atherosclerosis Risk in Communities Study. *Obes Res*. 2000;8:516-524.
46. Burke GL, Savage PJ, Manolio TA, et al. Correlates of obesity in young black and white women: the CARDIA Study. *Am J Public Health*. 1992;82:1621-1625.
47. McTigue K, Larson JC, Valoski A, et al. Mortality and cardiac and vascular outcomes in extremely obese women. *JAMA*. 2006;296:79-86.
48. Smith-Warner SA, Spiegelman D, Ritz J, et al. Methods for pooling results of epidemiologic studies: the Pooling Project of Prospective Studies of Diet and Cancer. *Am J Epidemiol*. 2006;163:1053-1064.
49. Park Y, Hunter DJ, Spiegelman D, et al. Dietary fiber intake and risk of colorectal cancer: a pooled analysis of prospective cohort studies. *JAMA*. 2005;294:2849-2857.
50. van den Brandt PA, Spiegelman D, Yaun SS, et al. Pooled analysis of prospective cohort studies on height, weight, and breast cancer risk. *Am J Epidemiol*. 2000;152:514-527.

第4章 疫学研究結果の解釈と肥満研究における原因の推論

Frank B. Hu

　食事や生活習慣等すべての曝露要因の疾患発症に対する影響は，追跡期間が十分で，対象者のコンプライアンスも完全な無作為化比較試験（randomized controlled trial; RCT）で評価されるのが，それらの間の因果関係を確立するためには理想であろう。しかし，そのような試みは，実現が困難であるばかりか，倫理上の問題もあるのが現実である。結果として，ある曝露要因が肥満の原因かとか，肥満がある疾患の原因かといった因果推論に利用可能なエビデンスは，追跡期間が短くコンプライアンスも低い不十分な介入研究や，観察研究によるものであることが多く，因果関係を結論づけることができないのが通常である。

　こうした問題があるにもかかわらず，疫学研究から得られた知見は，肥満研究における因果関係の判断に重要な役割を果たしている。そこで本章では，疫学研究結果を解釈する上で鍵となる概念，肥満研究において因果を推論する際に重要となる事項について整理検討する。具体的には，RCTの役割，交絡，因果の逆転，測定誤差，介在［中間要因］，効果修飾［交互作用］，妥当性と一般化可能性等の基本的な疫学概念，そして人口寄与危険割合（population attributable risk; PAR）の計算について順に述べていき，最後に，疫学研究でよく用いられる因果関係の判断基準について吟味する。

1 無作為化比較試験の役割

　疾患発症や死亡と，ある曝露（治療）との因果関係を確立するための至適基準（ゴールドスタンダード）は，目的とする曝露の有無に無作為に割付をした無作為化比較試験（RCT）である。なぜならば，無作為に曝露を割り付けることによって，既知未知にかかわらず交絡因子の分布が群間で等しくなり，結果として曝露の影響評価にあたって，交絡の存在を考えなくてもよくなるからである。肥満研究においてもRCTが，抗肥満薬や他の減量のための治療法，地域における予防戦略，食事や生活習慣の介入等の評価に使われてきてはいる。確かに，RCTは概念的には優れた方法ではあるが，その結果の解釈にあたって問題となるような，考慮すべきポイントがいくつかある。第一は，食事や生活習慣介入試験の共通の問題点であるが，対象者が追跡不能になったり，研究から中途で離脱したりする割合，すなわち脱落（ドロップアウト）率が高いことである[1]。特別な制限もなく自由に生活をしている一般集団においては，たった1年間の無作為食事介入試験であっても脱落率が40-50％になることがしばしばある[2,3]。脱落する人と研究にとどまる人の間には，何らかの違いがあることが多いため，脱落による対象者の減少は，実質的な選択バイアスにつながるであろう。最終観測値延長法（last observation carried forward; LOCF［繰り返し測定のあるデータにおける欠損値への対処法のひとつで，欠損値を直近の非欠損データで置き換える方法］）や代入法（imputation［単一代入法や多重代入法がある。後者は SAS の MI プロシージャーや SPSS（IBM SPSS Statistics）の Missing value オプションなど専用の統計ソフトによって実施できる］）などの統計学的方法によっても，こうしたバイアスを容易に取り除くことは難しい[4]。

このことに関連して，割り付けられた食事療法や生活習慣の介入に対象者が従うことができないというコンプライアンスの欠如ももうひとつの問題である。追跡期間が長ければ長いほど，対象者が割り付けられた介入に従い続ける可能性は低くなる。例えば，女性の健康イニシアチブ（Women's Health Initiative; WHI）研究では，8 年間の追跡期間中，脂質摂取量を 20％減少する群に無作為に割り付けられた人のほとんどがその目標を達成することができなかった[5]。脂質摂取量を有意に減少させると通常，高比重リポタンパク（high-density lipoprotein; HDL）コレステロールが減少し，トリグリセリドが増加する[6]。しかし WHI 研究において，低脂質介入群と通常の食事を続けた対照群の間には，低比重リポタンパク（low-density lipoprotein; LDL）コレステロールがやや低くなったという他には，HDL コレステロールやトリグリセリドに明らかな差は認められなかった。この結果は，介入群が実際に達成した脂質摂取量減少の程度に疑問を投げかけた。コンプライアンスの低下は，関連性を減弱させる方向に影響を与えることが通常であるが，研究結果の解釈を複雑にする。

RCT は長期間に及ぶことが通常であり，非常によく計画された介入さえも時代遅れになってしまうことがある。例えば，WHI が計画された 1990 年代初頭には，減量ならびにがんや冠動脈疾患（coronary heart disease; CHD）などの慢性疾患の予防に，低脂質食が勧められることが最も多かった。ところが，研究が遂行されている間に CHD リスクの低下には，脂質の総量ではなく，脂質の種類がより重要であり，また脂質を炭水化物に置き換えることによっても減量や CHD リスクの低下にははっきりとした効果がないという臨床・疫学研究結果が出た[7]。これらの新しい知見は介入の当初の正当性を低下させたが，いったん研究が始まってしまった後に変更はできなかったのである。

さらに，CHD や死亡をエンドポイントにした食事および運動に関する大規模な RCT には，倫理的，人的・物的資源の供給管理面，財政的，そして方法論的にも限界があり，ほとんどの場合，実施がきわめて困難である。このため，肥満の原因と結果に関する研究の主軸は依然として前向きコホート研究である。実際，コホート研究の数は増加しており，また電子データとして公的に利用できるデータベースも増えているため，肥満研究に今までにない機会がもたらされている。同時に，研究者にとっては，研究デザイン，解析，そしてデータの解釈にあたって，疫学原則および科学の厳密性を正しく適用する力が試される機会となっている。なお，統計学的検出力が十分で脱落が最小限に抑えられているようなコホート研究であっても，その内的妥当性を脅かす要因がいくつかある。それらは，交絡，測定誤差，因果の逆転であり，それぞれ以下の節で詳しく述べる。

2 交　絡

◆肥満の結果に関する研究における交絡

交絡とは，曝露と疾患の関連の歪みのことであり，疾患すなわち結果変数に影響を与えるような第三の因子と曝露との関連によってひき起こされる[8]。典型的な交絡因子は，曝露と結果の両変数と相関し，かつ曝露から疾患（結果変数）への因果経路の中間に位置しない変数のことである。交

絡はRCT以外の研究の妥当性を脅かす最も重要な要素である。交絡を同定する決まった検定法はないが，経験的な目安として，交絡因子の調整後に曝露と疾患の関連の強さが10%以上変化したかどうかを用いることが一般的である[9]。交絡の古典的な例が，肥満と死亡に関する研究における喫煙である。喫煙者はやせていることが多く，かつ死亡率も高い。したがって，体格指数（body mass index; BMI）と死亡の関連は，喫煙の調整によって強くなることが一般的で，喫煙は負の交絡因子（すなわち，曝露と疾患の関連を減弱させるような交絡）であるといえる[10]。

交絡の制御には，多変量解析が最もよく用いられるが，残余交絡の余地は残されている。残余交絡を最小化するひとつの方法は，交絡因子の調整をより精細な方法で行うことである。例えば，喫煙状況（非喫煙，過去喫煙，現喫煙）での調整に加えて，現喫煙者の一日の喫煙本数をさらに調整変数に含めることによって，喫煙の影響をよりきちんと制御できるであろう。しかし，それでもタバコの銘柄や吸い込みの程度の調整は依然としてできないままである。したがって強い交絡が存在するような場合には，交絡因子への曝露の有無（程度）で層化して，研究目的である曝露要因と疾患の関連を調べることが，特に交絡要因の曝露のない群における関連を調べる上で必要である。肥満と死亡の例では，交絡を制御する最も優れた方法は非喫煙者に限定して解析することである。このことによって，死亡に対する肥満の影響を，過去の喫煙経験や現在の喫煙によってゆがめられることなく調べることが可能となる。

◘肥満の決定因子の研究における交絡

肥満の決定因子（例えばある食事因子）についての縦断的（経時的）な研究は横断的研究よりも交絡の制御がしやすいであろうが，それでもやはり観察研究であるため，体重に対するある食事因子の影響を，［その食事因子と関連する］他の食事因子や生活習慣が体重に及ぼすであろう影響と，完全に分離して評価することはできない。実際，多くの研究によって悪い生活習慣が複数重なりやすいことが示されている。例えば，Schulzeら[11]は，砂糖の入った清涼飲料水の定期的な摂取，赤身肉および加工肉製品の摂取が多いこと，喫煙習慣，そして身体活動の少ないことが同一人［女性，看護師健康研究（Nurses' Health Study）による］に重なりやすいことを報告している。したがって，体重の増加と清涼飲料水摂取との関連を調べる場合には，交絡因子を詳しく測定して調整することが重要になる。実際Schulzeら[11]は，ベースラインの体重の調整に加えて，喫煙，飲酒，身体活動等の生活習慣，赤身肉，フライドポテト，加工肉製品，甘味菓子，その他の菓子（この集団において「西洋的」食事パターンとして重なる食品項目）のベースラインの値，そしてそれらのベースラインからの変化についても調整した。

マッチングは，症例対照研究でよく用いられる交絡への対処法のひとつである[12]。種々の変数，特に重要な交絡因子の値を症例と対照のペアで一致させてサンプリングするペアワイズマッチングや，マッチング要因の各値［群］から，症例と対照を一定の割合でサンプリングする頻度マッチングとして行うことができる。概念的に，マッチングは（マッチング要因を正しくカテゴリ化し）精巧に実施した層化分析と等価であり，その結果は条件付ロジスティックモデル（conditional logistic model）を使って分析されていれば，層化分析の結果と統計学的にも等しい。マッチングは年齢，性，人種のように，変えることができないような強い交絡因子の影響を除去するだけでなく，交絡因子の各層における症例と対照の人数を等しくすることによって統計学的効率をも高める。マッチングは，症例と対照の間で民族や遺伝的背景の分布が異なることによる遺伝的階層化（混入）

(genetic stratification または admixture［集団構造化（population stratification）と同義］）による交絡を減らす目的から遺伝的関連性研究において広く用いられている（第21章参照）。

過剰（オーバー）マッチングは，曝露から結果への因果経路上に位置する中間変数についてマッチングすることにより起こることがあり，統計学的検出力を減弱させる。例えば，肥満関連サイトカインと心筋梗塞リスクの症例対照研究において BMI をマッチングさせると，脂肪組織から分泌される脂肪細胞由来サイトカインと BMI とは同じ因果経路上にあるので，結果として過剰マッチングとなる。

傾向スコア（プロペンシティスコア）による交絡調整方法が疫学研究において利用される機会がますます増えている。傾向スコアとは共変量［交絡因子］の分布が等しい条件下での，ある曝露因子の保有確率である。傾向スコアの利用によって曝露群と非曝露群の間で，測定された共変量の値を均等にすることができるので，傾向スコアによるマッチング，層化，傾向スコアを回帰モデルで補正，あるいはこれらの組み合わせで交絡を減弱させることができる[13]。この方法はたくさんの共変量を補正する必要があるような場合に最も便利であるが，ほとんどの前向きコホート研究では，共変量の数も比較的少なく，通常の回帰モデルによる補正で十分である。実際，43編の研究で調べられた78件の［曝露と疾患の］関連についての系統的検討では，傾向スコアを用いた交絡の補正でも，通常の回帰モデルによる調整でも，あまり結果が変わらなかったことが示されている[14]。

3 因果の逆転

因果の逆転は結果が原因に影響を与える時に起こる特別な形のバイアスである。例えば，低コレステロール血症とがんによる死亡率の増加との関連が，初期のいくつかのコホート研究によって報告された[15]。しかし，その後の研究で，コレステロール値と心血管疾患死亡の正の関連は追跡期間が延びても持続するのに，コレステロール値とがん死亡率の負の関連は追跡期間が増えるほど弱くなることが示された[16]。また，厳格なコレステロール値低下療法の RCT によって，総死亡率は減少したが，がん死亡率の上昇は認められなかった[17]。これらの研究結果から，コレステロール低値ががんの原因になっているのではなく，まだ検出できない段階のがん，あるいは前臨床期にあるがんがコレステロール低値の原因であることが示唆されている。

◨肥満の結果として起こる疾患の研究における因果の逆転

低 BMI，すなわちやせていることが原因となって発症するというよりむしろ，その病気が潜在していたためにやせていたという因果の逆転は，肥満と死亡率の関連の，特に高齢者における解析において，最も深刻な問題となることが多い。やせ群の死亡率は因果の逆転の存在により見かけ上，上昇し，結果として過体重および肥満群における死亡の相対危険度（relative risk; RR）が低く見積もられることにしばしばつながる。肥満とは流動的な状態であり，25-64歳の間に肥満だった人の多くが，年齢を重ねるととともに，加齢自体の影響および潜在的な疾患の存在により体重を減らし，そのほとんどは70歳を過ぎて死亡する。体重の減少は疾患が体重に直接影響を与えることによって起こることもあるし，重大な疾患の診断による動機付けのために自発的に体重を減らすことによる場合もある。慢性閉塞性肺疾患（chronic obstructive pulmonary disease; COPD）やうつ病のように体重減少の原因となる疾患の多くが長期間にわたって診断されないままになっているかも

しれない。また，やせている人の中には喫煙者，健康で身体活動の習慣がある人，慢性疾患に罹っている人などが含まれているため，原因と結果それぞれに影響を与える種々の因子を明らかにすることは大変な作業である。その対処法のひとつはベースラインに慢性疾患に罹っている人と最近体重がかなり減少した人を除外することである（第11章参照）。身体活動の程度による層化した分析も有用であることが証明されている。なぜならば，慢性あるいは前臨床期の疾患を有する可能性が低い身体的に活動的な人に限定すれば，因果の逆転の影響が少なくなるからである[18]。こうした方法は有用ではあるが，因果の逆転の影響を完全に除去するものではない。

◘肥満の原因に関する研究における因果の逆転

肥満の原因に関する研究における因果の逆転は，肥満と死亡率の研究の場合の因果の逆転とは様相が異なる。肥満の原因となる食事因子に関する横断研究は特に因果の逆転の影響を受けやすい。なぜならば，体重という「結果［アウトカム］」は容易に知覚することができるので，その結果を受けて個人の食行動や生活習慣が影響されうるからである。例えば，過体重の人が，体重をコントロールするための心理的行動的フィードバックにしたがって，低脂質あるいは脂質を含まない食品を食べるようになっているかもしれない[19]。したがって，横断研究においては，体重と低脂質食品摂取量の間に正の関連が認められるかもしれない。因果の逆転バイアス（すなわち，体重の増減が原因となって食事が変わること）の影響を減らすには，食事と体重の繰り返し測定が有用かもしれないが，そうした縦断的な解析によってもこの問題を完全になくすことはできないことを知っておくことが重要である。

4　測定について

疫学研究の内的妥当性は，体脂肪，食事そして身体活動に関する正確で信頼性［再現性］のあるデータを得ることができるかどうかに依拠している。第5章以降の3つの章では，これら3つの変数の測定に関する事項について詳しく述べる。ここでは，肥満の疫学研究における測定に関連した重要な方法論的課題について簡単に要点を述べる。

脂肪蓄積（adiposity）はBMIによって測定されることが最も多い。また，多くの大規模前向き研究においては，測定された身長・体重からではなく，自己申告の身長・体重からBMIが計算されている[20]。肥満者割合の正確な推定という目的のためには，自己申告ではなく，測定された身長と体重を用いることが重要であるが，肥満と健康結果［疾患］の関連性の妥当な評価という目的のために，自己申告によるBMIが信頼しうる指標かどうかは常に議論になっている。妥当性研究は共通して，測定された体重と自己申告体重の強い相関を報告しているが，肥満者は体重を低く見積もって申告し，身長の低い人は身長を高く見積もって申告するという自己申告BMIの差別的（differential）申告バイアスは重要である[21]。第5章において自己申告BMIの妥当性についても論ずる。

食事や身体活動といった多面的で複雑な行動に関する測定を正確に行うことは，肥満に関する疫学研究で最も困難な側面のひとつである。これらの行動を測定するのに通常，質問紙［質問票］が用いられるが，質問紙は偶然および系統的誤差の影響を受けやすいため，曝露と結果の真の関連が弱まったり，歪められたりすることがある。肥満者における摂取エネルギーの過小申告，身体活動

の過大申告がこれらの問題の一部をなしている。疫学研究において食事因子と肥満の間に観察された関連は，何種類もの誤差やバイアスの影響を同時に受けうる。食事および体脂肪測定の両者の測定誤差，因果の逆転，他の食事および身体活動要因の交絡などがそれである。これらの事項を研究デザインと統計解析で取り扱うことが疫学研究における大きな挑戦である。食事と身体活動の測定に関しては第6章と7章で論じる。

　食事と身体活動の客観的な測定法の導入によって疫学研究はさらに進展するであろう。心拍モニター，加速度センサー，歩数計［万歩計は商標］などの電子身体活動記録機器が，小中規模の臨床試験や疫学研究において広く使われるようになっている。しかし，数千人を対象とした大規模疫学研究でそうした機器を使用することは実務的にも経済的な点からも限定的である。同様に，バイオマーカーを用いることで，栄養素摂取が正確かつ客観的に評価できたとしても，食物繊維や炭水化物など重要な栄養素について測定可能なバイオマーカーがないことからその利用は限られている。バイオマーカーは，質問紙による食事評価を代替するものというより，そのデータを用いて自己申告の食事データの測定誤差を較正（キャリブレーション）したり，曝露に関する情報を補完したりするために用いられることが多い[22,23]（第6章参照）。

5　介在と効果修飾

　交絡因子と介在因子（mediator）の違いを理解することは重要である。交絡因子とは異なり，介在因子とは，曝露から結果への関連の少なくとも一部を説明する［仲介する］第三の因子である。例えば，肥満と死亡率の研究における糖尿病は，生物学的には両者を結ぶ因果経路の中間にあると考えられる。糖尿病の有無で補正することは，肥満と死亡率の関連を弱めると予測されるが，これは過剰な補正であり，肥満の影響を低く見積もることにつながる。同様に肥満は身体活動やテレビの視聴といった生活習慣と2型糖尿病の発症リスクに関する関連を研究する際には，介在因子として機能するであろう[24]。介在因子かどうかの一般的な検定方法は，その介在因子をモデルに組み込んだときに関連が弱まるかどうかである[25]。理論的には曝露と結果への関連のうち介在因子によって説明される割合を，介在因子を含むモデルと含まないモデルの比較から算出することが可能である[26]。しかし，そうした解析を実施するためには，結果因子が連続量であること，介在因子から結果への関連に交絡因子が存在しないこと，曝露因子と介在因子の間に交互作用がないことなど，いくつかの前提を満たすことが必要である[27]。これらの前提が崩れた場合，介在因子によって説明されると推定された割合はバイアスの含まれたものになる。

　効果修飾因子（effect modifier），すなわち調節変数（moderator）とは，その値によって曝露と結果変数の関連の方向性あるいは強さが変わるような変数のことである[25]。例えば，BMIと死亡率の関連は年齢区分によって異なり[28]，高BMIの相対危険度（RR）は年齢区分が高いほど低くなることが報告されている。しかし，このことは必ずしも，高齢者における肥満が中年より問題が少ないことを意味しているわけではない。効果修飾すなわち交互作用の有無および程度は，使用するスケール（測定尺度）によって異なって評価される。RRのような比率尺度が用いられる場合には，交互作用は乗法モデルで評価され，死亡率のような絶対リスクの交互作用は加法モデルで評価される。交互作用の評価に加法モデルと乗法モデルのどちらを採用するかによって，結論が異なることもある。例えば，死亡に対する肥満のRRは高齢者で中年の人より低いが，肥満に伴う絶対リスク

［死亡率の差］は高齢者ではるかに大きい[29]（第11章参照）。このように，加齢によって肥満と死亡率の関連［相対危険度］が弱まっているといっても，高齢者における肥満の問題がないということではない。

RothmanとGreenland[30]は，ある要因の交互作用の検討が，「疾病負荷」すなわち公衆衛生上の負担の大きさを評価するためであれば，加法モデルが最も適していると述べている。一方，疾患の原因の解明が目的の場合には乗法モデルが適用されるべきである。交互作用が病因論的，公衆衛生的重要性をともにもつような場合には，加法モデルと乗法モデルの両者の交互作用を計算することも重要である。

乗法モデルによる交互作用は尤度比検定のような標準的な方法で容易に算出が可能であるが，加法モデルの交互作用を検定する方法については，十分開発が進んでいない。加法モデルからの逸脱としての交互作用を評価するために，RothmanとGreenland[30]はロジスティック回帰モデルのパラメータ（係数）推定値に基づくS（synergy index: 相乗効果指標）の計算を提案した。Sは，両方の曝露がある場合の疾患（または死亡）のリスクを，いずれかひとつの曝露しかない場合のリスクと比較した指標である。

$$S = \frac{R_{11} - R_{00}}{(R_{10} - R_{00}) + (R_{01} - R_{00})} = \frac{RR_{11} - 1}{(RR_{10} - 1) + (RR_{01} - 1)}$$

ここで，RR_{11}は曝露なしに対する両方の曝露ありの相対危険度，RR_{10}は曝露なしに対する第一の曝露のみありの相対危険度，RR_{01}は曝露なしに対する第二の曝露のみありの相対危険度である。この値が1より大きい場合は相乗作用の存在が示唆され，1より小さい場合は拮抗作用の存在が示唆されるとされている。Sの95%信頼区間の計算も可能である[31,32]。交互作用由来相対過剰リスク（relative excess risk due to interaction; RERI）や交互作用由来寄与割合（attributable proportions due to interaction; AP）など加法モデルに基づく交互作用の別の指標も文献に登場しているが，これらがSに比べ優れているかどうかははっきりしていない。また，Skrondal[33]も加法モデルに基づく交互作用の評価にはSが用いられるべきであると述べている。

肥満は食事因子と疾患リスクの関係を修飾することもある。例えば，Liuら[34]は10年以上の追跡研究を通してグリセミック負荷量（glycemic load; GL）とCHDリスクに強い正の関連を明らかにしたが，このリスクの上昇は正常体重女性に比べ過体重・肥満女性においてより顕著であった（BMIとGLの交互作用$P<0.01$）。この結果は，高GLの悪影響はインスリン抵抗性の存在下でさらに増すという代謝研究の結果とも一致している[35]。

交絡の存在は疫学研究の妥当性を脅かすため，適切な研究デザインと解析方法によって交絡を除去することが，どんな研究であっても課題となる。一方，疫学研究の重要な目標のひとつは生物学的に意味のある交互作用すなわち効果修飾因子を同定することである[30]。肥満疫学において，そのような研究は肥満の結果起こる疾患および肥満の決定因子の生物学的基盤についての理解を高め，予防・治療対策をより効果的に遂行するための高リスクグループの同定に役立つであろう。

6 妥当性と一般化可能性

どんな科学的探究であってもその最も重要な目標は，妥当な結果，すなわち真実を得ることであ

る。疫学において，ある研究に妥当性があるということは，その研究結果が単に交絡やバイアス，あるいは偶然によって説明されるものではないことを意味する。研究結果に妥当性があることはその研究の最も重要な達成目標であるが，観察された関連を他の集団に適用できるかどうかという一般化可能性もまた重要である。公衆衛生学的に意味のある結論を得るためには，研究に妥当性があり，かつ一般化可能性も必要であるが，後者の成立には前者が必須条件である。つまり，妥当性がないかもしれない研究結果を他集団に一般化することは無理である[36]。

　一般化可能性の統計学的検定法はないため，その評価には判断が要求される。一般化可能性の成立には，研究対象とそれを一般化したい集団の基本的な特徴が類似していなければならないと広く信じられているが，これは誤った推論である。研究結果を，目的とする集団に一般化できるかどうかは，それら2つの集団で曝露と疾患の生物学的関連が等しいかどうかにかかっている[37]。換言すれば，一般化可能性とは，実際の研究対象と一般化したい対象集団で曝露から疾患への生物学的過程が，何の効果修飾もなく，同じように作用することを意味する。一般化可能性がないことは，集団の特徴によって生物学的，統計学的な交互作用が存在すること，すなわち集団によって関連が異なることを示唆する。したがって，一般化可能性とは，単に集団の年齢や性，人種，社会経済的地位（socioeconomic status: SES）のような分布が類似していることではなく，むしろ曝露から疾患に至る生物学的過程に関係がある。ただし，集団の特徴が類似していれば，そうした生物学的過程も同じであることが多いと主張することは可能かもしれない。

　研究対象集団に多様な民族，多様なSESが含まれているほど，一般化可能性が増すかもしれないが，集団が異質になりやすく，測定されていない，あるいは調整されていない交絡の可能性が増すことになる。例えば，国民の肥満者割合や推移を推定するためには，喫煙者や病気の人も国民を代表する標本に含めることになるが，喫煙者や病気の人を含めて肥満と死亡率に関して解析を行えば，喫煙や疾患による重大な交絡につながり，結果として，肥満と死亡率に関する研究結果の妥当性を消失させるかもしれない。一方，居住地，教育，職業などに関してより均質なコホートは米国国民の無作為標本を代表しないであろう。結果として，食事や他の生活習慣の分布は一般集団を反映しないものとなるかもしれない。しかし，だからといって，認められた関連が他の集団に当てはまらないということを意味するものではない。実際，ほとんどのコホート研究は国民代表集団によるのではなく，教育，職業あるいは居住地が類似した参加者を利用している。一般集団に比べ，より均質な集団では，SESや他の要因などによる未測定や未調整の交絡が相対的に少なく，内的妥当性が増す。しかし，もし教育レベルや民族などコホートを規定している要因による効果修飾が存在するような場合には，それを同定することもできないし，結果の一般化可能性にも影響するであろう。一方で，米国国民健康栄養調査（National Health and Nutrition Examination Survey; NHANES）のような国民のデータセットに基づく肥満と死亡率に関する疫学研究はより一般化可能性があると考えられるが，そうした解析には交絡が多く，また民族やSESなどの変数による効果修飾を明らかにするための十分な検出力もないことが多い。それでもなお，疫学研究のデザインはやはり妥当性と一般化可能性のバランスをとることが必要であり，妥当性を犠牲にせずに一般化可能性を改善させることは疫学者にとってひとつの挑戦である。

7 人口寄与危険割合の計算と解釈

ある曝露の人口寄与危険割合（population attributable risk; PAR）とは，特定の人口（集団）において，当該曝露に起因して発症した疾患の割合を表しており，その曝露をなくすことができた時に予防することが可能な患者の割合といえる[38]。PAR は，人口寄与分画（population attributable fraction），病因分画（etiologic fraction），予防可能分画（preventable fraction）と呼ばれることもあるように，疫学と公衆衛生の分野で広く用いられている。PAR はある曝露の公衆衛生学的重要性，つまりその曝露に責のある疾患割合についての情報を提供するので，公衆衛生施策の優先順位を設定する上で有用である[38]。肥満疫学において PAR は肥満に起因する死亡者数の推定[39-41]や，運動など健康的な生活習慣を身につけることによって予防可能な肥満者の割合の推定[24]に使われてきている。PAR の計算には，曝露と疾患の関連を表す推定値 RR（コホート研究によることが一般的）と，曝露の割合 P_e（通常は RR が推定された同じコホートにおける割合，あるいは NHANES のような調査から）が必要で，交絡がなければ以下の式で計算できる。

$$\mathrm{PAR} = P_e(\mathrm{RR}-1)/(1+P_e(\mathrm{RR}-1))$$

この式は，曝露変数のカテゴリが2つより多い場合にも適用できるが，交絡や交互作用がある場合には誤った推定値を導き出す可能性がある[42]。Benichou[43]は危険因子が複数あったり，交絡が存在する場合など多変量解析における PAR 計算方法について詳しく述べている。そのひとつとして Bruzzi[44]によって提案された症例対照研究におけるモデルに基づく方法がある。最近，Spiegelman ら[45]はこの方法をコホート研究に拡張し，完全 PAR（すべての危険因子をなくせた場合の PAR）と部分 PAR（いくつかの危険因子をなくせた場合の PAR）の信頼区間を含む推定値の算出法も示した。この計算を実行するソフトウェアの SAS マクロは以下から入手できる（http://www.hsph.harvard.edu/faculty/spiegelman/par）。

多変量補正 PAR を計算する別の方法に Walter[46]によって推奨された重みづけ総和法（weighted-sum 法）がある。Flegal ら[41]はこの方法を用いて，肥満に起因する死亡者数を計算した。具体的には，例えば年齢など主な交絡因子のカテゴリ別に肥満の死亡に対する無調整 RR を求め，それと各カテゴリの肥満者割合から年齢区分ごとの PAR を計算する。次いで，その割合と年齢区分別死亡者数の積から各年齢区分の肥満に起因する死亡者数を求める。最後に，この総和をもって，その集団における肥満に起因する死亡者総数を求めることができる。本法は交絡因子の数が多くなると効率的ではなくなる[43]。

Flegal ら[47]は，年齢と性の交絡がある仮想的な例を用いて，多変量補正 RR を上の式に代入しただけの交絡補正法では，重みづけ総和法に比べ肥満による死亡者数が 17% も過大に見積もられることを報告した。一方，重みづけ総和法による肥満に起因する死亡者数の推定は RR の変化に特に敏感であった。例えば，RR が 0.20 とわずかに変化しただけで，死亡者数は 97% も増加した。したがって，PAR 推定にあたって最も重要な要因は，正確な（交絡のない）RR を推定できるコホート研究を実施することであると考えられた。肥満と死亡の関連は喫煙および因果の逆転バイアスの影響を受けやすいことから，このことは特に強調される必要があるだろう（第11章参照）。

ある要因の PAR が x% であると計算された場合に，その疾患の $(100-x)$% は他の要因に起因すると誤解されることがよくある。例えば，糖尿病の 90% 以上が不健康な食事と生活習慣が寄与し

て発症することが報告されている[48]。しかし，このことは，遺伝要因を含む他の要因の寄与が10%未満であることを意味するものではない。複数の危険因子がある疾患では，危険因子間の交互作用やいくつかの危険因子を同一個人が同時に保有していることからPARの合計が100%を超すこともある[42]。

複数の危険因子を考慮したPARは公衆衛生学的見地から大変興味深い[49・50]。実際，Wacholderら[50]は，いくつかの危険因子が加法モデル的に影響するような場合のPARの算出にあたっては，低リスク対高リスクのような大雑把な曝露カテゴリを用いるべきであると提唱している。著者らはNurses' Health Studyのデータを用いて，BMIが $25 \, kg/m^2$ 以上の過体重，週あたりの運動時間が3.5時間未満の身体不活発の2要因が，非喫煙女性における31%の総死亡，59%の心血管疾患による死亡，そして21%のがんによる死亡を説明することを示した[51]。身体活動と肥満には密接な関連があることから，両者の影響を完全に分離することは困難であるため，このような分析は有用であると考えられた。著者らは，肥満と糖尿病を結果因子とした別の研究で，30%（95%信頼区間：24-36）の肥満，43%（95%信頼区間：32-52）の糖尿病の新規発症例はテレビ視聴時間を週10時間未満にし，1日30分以上の活発なウォーキングによって予防可能であることを報告した[24]。こうした分析によって，身体活動を増すことと，不活発な生活行動を減らすことの両者が，肥満にどのように影響するかを評価することが可能となった。

8　肥満疫学における因果の推論

疫学における原因に関する考え方は単因子から多因子へと発展してきた。感染症の原因に関するHenle-Kochの古典的なモデルでは原因と結果に1対1の対応が必要である[52]。これは一部の感染症にはあてはまるが，あてはまらないものもある。また事実上，肥満と肥満関連疾患のすべての疾患の原因は多因子であるため，このモデルは慢性疾患に対してはほとんど意味がない。

稀な例を除き，肥満は遺伝，代謝，生活習慣，食事，環境そして心理学的要因の多因子が原因として関与する複雑な状態の典型的な例である。これらの要因のどれひとつも単一では肥満の必要条件にも十分条件にもなりえないが，いくつかの要因が組み合わさることによって，現代の肥満の流行を十分説明するに足る状態を導くことができる。肥満疫学の重要な目的のひとつは，肥満の原因を構成する諸要因およびそれらの交互作用を明らかにすることである。RothmanとGreenland[53]は以下のように指摘している。

> 原因が多因子であることの重要性は，同定された多くの原因がいずれもそれだけでは疾患をひき起こすための必要条件でも十分条件でもないことである。しかし，だからといって疾病の予防にそれら原因の除去が必要ではないとか，十分ではないことを意味するものではない。原因を構成するそのような因子（component cause）のひとつでもブロックすることができれば，疾患のかなりの割合を予防できるかもしれない。

肥満の原因を構成する個々の因子についての因果推論は，不完全で不十分な根拠に基づいた一連の推理過程である。Sir Austin Bradford Hillは因果推論のための基準を提唱した[54]。それらは，関連の強固性（strength），異なる研究間での一致性（consistency），特異性（すなわち，曝露と疾患の1対1の対応：specificity），時間性（曝露が常に結果に先行すること：temporality），曝露と疾患の関

連の量反応関係（gradient, dose-response），生物学的妥当性（biological plausibility），実験による確証である．この基準は，疫学において因果推論を行う際の基本原理として広く受け入れられているが，その有用性については議論があり，因果推論の際のチェックリストとしてこの基準を用いることを警告する報告がある[30]．一方，「これらの基準の適用ルールの緩和」を主張する報告もある．その理由は，「最小限の根拠が明らかになった状態（minimum evidentiary condition）」を同定することが，環境汚染因子の健康影響に関する因果推論では必要であるからというものである[55]．このいわゆる「警戒原則（precautionary principle）」は，「なるべく早く，警戒的に，一次予防介入の実施を目的とするという考えを反映したものであり，それは，証拠が十分でなくても，言い換えれば因果関係に関して最低限度の証拠さえあれば，それに基づいて行動する考えである」[55]．

　Hillによって提案された因果基準の中で，時間性のみが欠くことのできない項目である．Hillも，「私の9つの視点のいずれも因果仮説を証明あるいは反証するために反駁の余地のない根拠をもたらすというものではないし，そのいずれもが必須条件として必要なわけではない」と述べている．例えば，強い関連は交絡の存在によって説明されることは少ないが，中等度の関連であっても，それが複数の研究で確認され，その曝露が一般集団において比較的高ければ，それもまた重要である．BMIとがんに関する疫学研究においては，過体重のRRは，ほとんどのがんに対して1.2から2.0の間にある（第10章参照）．この関連は喫煙と肺がんの関連に比べると比較的弱い．しかし，米国における過体重者割合は高いため，この関連は病因論的，また公衆衛生学的見地から重要である．

　生物学的メカニズムの理解は利用可能な知識が限られていることから通常は限界があるが，疫学データの解釈に大変有用なときもある．例えば，過体重の人は正常体重の人に比べ，心血管疾患死亡率が低いという観察結果がいくつかある．この研究結果は，既知の過体重に伴う代謝および生理学的な有害作用や，数多くの疫学研究で観察されている過体重と心血管疾患発症の正の関連に矛盾する[56]．このことから，過体重と死亡率の間の負の関連は，交絡や因果の逆転といった方法論的なバイアスによるものであるかもしれないなど他の説明が可能であることが示唆される（第11章参照）．

　異なる疫学研究間の結果の一致性は因果推論に際して特に重要である．厳密に計画され実施された実験研究，特に組織培養や動物実験を正確に再現するのは比較的簡単であるが，疫学研究は特定の状態にある特定の集団を扱うため，その結果を本当の意味で再現するのは不可能である．関連性の基盤をなす生物学的メカニズムはほとんどの集団で同じであることが想定されるが，実際の観察結果は対象集団の特徴や環境によって過大あるいは過小に評価されるかもしれない．交絡を排除するために無作為割り付けを行うよりむしろ，疫学研究は多変量調整等の統計学的方法に頼ることが多い．したがって，集団が異なると交絡の構造が異なり，多様な統計学的補正によってさらに異なる結果が導かれやすい．相互に一致しない結果を解釈する場合は，再現性がなかったこと，すなわち研究デザインの不十分さや交絡による研究結果の不一致と，集団の特徴による効果修飾とを明確に区別すべきである．

　結果が再現されないことは，肥満のような複雑な状態に関する遺伝相関研究における最も深刻な問題のひとつと考えられている．よくある理由として集団の層別化（人種民族による交絡），出版バイアス，効果の不均一性（heterogeneity），多重比較，そして統計学的検出力の不足である（第21章参照）．これらの問題は遺伝相関研究に限ったものではないし，またそれぞれに対して理想的な

解決法が決まっているわけでもない。疫学研究の遂行原則に注意深く従うことこそが，再現性のなさに関する問題を減らすことができる方法であろう。出版結果のメタアナリシスや，複数研究の個人レベルデータのプール解析もまた，統計学的検出力を増し，推定効果の重み付け平均の算出，異質性の原因評価を通して非再現性の問題に対処する上で役に立つと思われる。メタアナリシスやプール解析の質は含まれた個々の研究の質に依存するが，こうした解析法には因果推論の質を高める役割がある[57]。

9　まとめ

　本章では，疫学研究結果を解釈する際に，また肥満研究において因果を推論する際に必要な主要な方法論的問題について概説した。アウトカム［結果変数］を明確に定義して実施された RCT は，（曝露と結果の）因果関係を評価するための最もエビデンス［研究結果］の質が高い研究デザインとされている。しかし，ほとんどの場合，大規模で長期間に及ぶ介入研究は実現性が低くかつ倫理的でもない。その次にエビデンスの質が高いのは大規模で注意深く実行された前向きコホート研究であり，そうしたコホート研究は後ろ向きに曝露を評価した研究に比べ思い出しバイアスや選択バイアスの影響を受けにくく，妥当な比較グループを定義することの難しさも少ない。しかしこのことは，コホート研究にはバイアスや方法論的問題がないことを意味するものではない。肥満疫学研究の妥当性を脅かす最も深刻な問題は，交絡と因果の逆転である。これらの問題を完璧に解決する方法はないため，疫学研究の実施原則を正しく適用し，研究デザインとデータ解析に科学的厳密性をもって対処することが不可欠である。不正確な測定も肥満疫学に独特の問題を提起する。つまり，食事や生活習慣要因の測定には，実質的な誤差が含まれるが，その程度が個人の肥満の状態によって増悪しうることも関係している。疫学研究に対するもうひとつの挑戦は妥当性と一般化可能性のバランスをいかにとるかということである。しかし，内的妥当性を高めることが分析疫学研究では常に最も優先されるべきであることを心に留めておかなければならない。

　原因と結果を理解することが分析疫学研究の目的であり，たとえ仮のものであっても原因に関する知識は介入戦略を考え，危険因子に注目し，肥満による健康障害の減少に役立つはずである。因果推論は静的な過程ではなく，単なる統計学的関連から対象集団における因果関係，そしてより広い集団における予防効果へと発展していく動的な思考過程である[58]（表4-1）。我々は，疫学研究で得た知見を，究極的には肥満と肥満に関連した健康障害の予防のための先進的な公衆衛生的施策に応用したいと考えている。因果推論の動的な過程は，確かな証拠を得るまでひ

表4-1　異なるレベルの因果推論とそれぞれの推論に必要な疫学的根拠

因果推論のレベル	推論に必要な疫学的根拠
統計学的関連	十分な検出力 曝露および結果変数の正確な測定
対象集団において，曝露が原因となって疾患（発症）に及ぼす効果	交絡・バイアス・偶然の除去 曝露と疾患の時間性 研究結果の一致性 生物学的妥当性
外部集団において，曝露が原因となって疾患（発症）に及ぼす効果	集団の特徴による効果修飾がないこと（一般化可能性）
曝露の減少または除去による疾患の予防	曝露の変容が可能であること
曝露の減少または除去の実質的な公衆衛生学的インパクト	大きな人口寄与危険（曝露の保有割合が高い，曝露の効果が比較的強い）

文献58より引用改変

と時の休息も許さない。40年以上前のSir Austin Bradford Hillによる因果考は今日にも当てはまる[54]。

> すべての科学業績は，それが観察的なものであっても，実験的なものであっても不完全である。すべての科学業績は，新しい知見が出現すれば，ひっくり返ったり修正されたりする。だからといって，既存の知見を無視したり，次の新たな研究を先延ばしすることは許されない。

文 献

1. Hernan MA. A definition of causal effect for epidemiological research. *J Epidemiol Community Health*. 2004; 58:265-271.
2. Stern L, Iqbal N, Seshadri P, et al. The effects of low-carbohydrate versus conventional weight loss diets in severely obese adults: one-year follow-up of a randomized trial. *Ann Intern Med*. 2004;140:778-785.
3. Dansinger ML, Gleason JA, Griffith JL, Selker HP, Schaefer EJ. Comparison of the Atkins, Ornish, Weight Watchers, and Zone diets for weight loss and heart disease risk reduction: a randomized trial. *JAMA*. 2005; 293:43-53.
4. Ware JH. Interpreting incomplete data in studies of diet and weight loss. *N Engl J Med*. 2003;348:2136-2137.
5. Howard BV, Manson JE, Stefanick ML, et al. Low-fat dietary pattern and weight change over 7 years: the Women's Health Initiative Dietary Modification Trial. *JAMA*. 2006;295:39-49.
6. Mensink RP, Katan MB. Effect of dietary fatty acids on serum lipids and lipoproteins. A meta-analysis of 27 trials. *Arterioscler Thromb*. 1992;12:911-919.
7. Hu FB, Willett WC. Optimal diets for prevention of coronary heart disease. *JAMA*. 2002;288:2569-2578.
8. Last JM. *A Dictionary of Epidemiology*. 4th ed. New York: Oxford University Press; 2001.［邦訳最新版は，Miquel Porta 編，日本疫学会訳．疫学辞典．第5版．日本公衆衛生協会：2010］
9. Grayson DA. Confounding confounding. *Am J Epidemiol*. 1987;126:546-553.
10. Manson JE, Stampfer MJ, Hennekens CH, Willett WC. Body weight and longevity. A reassessment. *JAMA*. 1987;257:353-358.
11. Schulze MB, Manson JE, Ludwig DS, et al. Sugar-sweetened beverages, weight gain, and incidence of type 2 diabetes in young and middle-aged women. *JAMA*. 2004;292:927-934.
12. Schlesselman JJ. *Case-Control Studies. Design. Conduct. Analysis. (Monographs in Epidemiology and Biostatistics)*. New York: Oxford University Press; 1982.［James J. Schlesselman 著，重松逸造監訳．疫学・臨床医学のための患者対照研究—研究計画の立案・実施・解析—．ソフトサイエンス社：1985］
13. D'Agostino RB Jr. Propensity score methods for bias reduction in the comparison of a treatment to a non-randomized control group. *Stat Med*. 1998;17:2265-2281.
14. Shah BR, Laupacis A, Hux JE, Austin PC. Propensity score methods gave similar results to traditional regression modeling in observational studies: a systematic review. *J Clin Epidemiol*. 2005;58:550-559.
15. Neaton JD, Blackburn H, Jacobs D, et al. Serum cholesterol level and mortality findings for men screened in the Multiple Risk Factor Intervention Trial. Multiple Risk Factor Intervention Trial Research Group. *Arch Intern Med*. 1992;152:1490-1500.
16. Pekkanen J, Nissinen A, Punsar S, Karvonen MJ. Short- and long-term association of serum cholesterol with mortality. The 25-year follow-up of the Finnish cohorts of the seven countries study. *Am J Epidemiol*. 1992; 135:1251-1258.
17. Strandberg TE, Pyorala K, Cook TJ, et al. Mortality and incidence of cancer during 10-year follow-up of the Scandinavian Simvastatin Survival Study (4S). *Lancet*. 2004;364:771-777.
18. Baik I, Ascherio A, Rimm EB, et al. Adiposity and mortality in men. *Am J Epidemiol*. 2000;152:264-271.
19. Willett WC. Is dietary fat a major determinant of body fat? *Am J Clin Nutr*. 1998;67(3 Suppl):556S-562S.
20. McAdams MA, Van Dam RM, Hu FB. Comparison of self-reported and measured BMI as correlates of disease markers in US adults. *Obesity (Silver Spring)*. 2007;15:188-196.
21. Nyholm M, Gullberg B, Merlo J, Lundqvist-Persson C, Rastam L, Lindblad U. The validity of obesity based on self-reported weight and height: implications for population studies. *Obesity (Silver Spring)*. 2007;15:197-208.

22. Bingham SA. Biomarkers in nutritional epidemiology. *Public Health Nutr*. 2002;5:821-827.
23. Willett WC. *Nutritional Epidemiology*. 2nd ed. New York: Oxford University Press; 1998. [Walter Willett 著, 田中平三訳. 栄養調査のすべて—栄養疫学—. 第2版. 第一出版：2003]
24. Hu FB, Li TY, Colditz GA, Willett WC, Manson JE. Television watching and other sedentary behaviors in relation to risk of obesity and type 2 diabetes mellitus in women. *JAMA*. 2003;289:1785-1791.
25. Baron RM, Kenny DA. The moderator-mediator variable distinction in social psychological research: conceptual, strategic, and statistical considerations. *J Pers Soc Psychol*. 1986;51:1173-1182.
26. Lin DY, Fleming TR, De Gruttola V. Estimating the proportion of treatment effect explained by a surrogate marker. *Stat Med*. 1997;16:1515-1527.
27. Kaufman JS, Maclehose RF, Kaufman S. A further critique of the analytic strategy of adjusting for covariates to identify biologic mediation. *Epidemiol Perspect Innov*. 2004;1:4.
28. Stevens J, Cai J, Pamuk ER, Williamson DF, Thun MJ, Wood JL. The effect of age on the association between body-mass index and mortality. *N Engl J Med*. 1998;338:1-7.
29. Byers T. Overweight and mortality among baby boomers—now we're getting personal. *N Engl J Med*. 2006;355:758-760.
30. Rothman KJ, Greenland S. *Modern Epidemiology*. 2nd ed. Philadelphia: Lippincott Raven;1998.
31. Hosmer DW, Lemeshow S. Confidence interval estimation of interaction. *Epidemiology*. 1992;3:452-456.
32. Assmann SF, Hosmer DW, Lemeshow S, Mundt KA. Confidence intervals for measures of interaction. *Epidemiology*. 1996;7:286-290.
33. Skrondal A. Interaction as departure from additivity in case-control studies: a cautionary note. *Am J Epidemiol*. 2003;158:251-258.
34. Liu S, Willett WC, Stampfer MJ, et al. A prospective study of dietary glycemic load, carbohydrate intake, and risk of coronary heart disease in US women. *Am J Clin Nutr*. 2000;71:1455-1461.
35. Jeppesen J, Schaaf P, Jones C, Zhou MY, Chen YD, Reaven GM. Effects of low-fat, high-carbohydrate diets on risk factors for ischemic heart disease in postmenopausal women. *Am J Clin Nutr*. 1997;65:1027-1033.
36. Rothman KJ. *Epidemiology. An Introduction*. New York: Oxford University Press; 2002. [Kenneth J. Rothman 著, 矢野栄二・橋本英樹訳. ロスマンの疫学—科学的思考への誘い—. 篠原出版新社：2003]
37. Willett WC, Blot WJ, Colditz GA, Folsom AR, Henderson BE, Stampfer MJ. Merging and emerging cohorts: not worth the wait. *Nature*. 2007;445:257-258.
38. Gefeller O. Comparison of adjusted attributable risk estimators. *Stat Med*. 1992;11:2083-2091.
39. Allison DB, Fontaine KR, Manson JE, Stevens J, VanItallie TB. Annual deaths attributable to obesity in the United States. *JAMA*. 1999;282:1530-1538.
40. Mokdad AH, Marks JS, Stroup DF, Gerberding JL. Actual causes of death in the United States, 2000. *JAMA*. 2004;291:1238-1245.
41. Flegal KM, Graubard BI, Williamson DF, Gail MH. Excess deaths associated with underweight, overweight, and obesity. *JAMA*. 2005;293:1861-1867.
42. Rockhill B, Newman B, Weinberg C. Use and misuse of population attributable fractions. *Am J Public Health*. 1998;88:15-19.
43. Benichou J. A review of adjusted estimators of attributable risk. *Stat Methods Med Res*. 2001;10:195-216.
44. Bruzzi P, Green SB, Byar DP, Brinton LA, Schairer C. Estimating the population attributable risk for multiple risk factors using case-control data. *Am J Epidemiol*. 1985;122:904-914.
45. Spiegelman D, Hertzmark E, Wand HC. Point and interval estimates of partial population attributable risks in cohort studies: examples and software. *Cancer Causes Control*. 2007;18:571-579.
46. Walter SD. The estimation and interpretation of attributable risk in health research. *Biometrics*. 1976;32:829-849.
47. Flegal KM, Graubard BI, Williamson DF. Methods of calculating deaths attributable to obesity. *Am J Epidemiol*. 2004;160:331-338.
48. Hu FB, Manson JE, Stampfer MJ, et al. Diet, lifestyle, and the risk of type 2 diabetes mellitus in women. *N Engl J Med*. 2001;345:790-797.
49. Rowe AK, Powell KE, Flanders WD. Why population attributable fractions can sum to more than one. *Am J Prev Med*. 2004;26:243-249.
50. Wacholder S, Benichou J, Heineman EF, Hartge P, Hoover RN. Attributable risk: advantages of a broad definition of exposure. *Am J Epidemiol*. 1994;140:303-309.

51. Hu FB, Willett WC, Li T, Stampfer MJ, Colditz GA, Manson JE. Adiposity as compared with physical activity in predicting mortality among women. *N Engl J Med.* 2004;351:2694-2703.
52. Evans AS. Causation and disease: the Henle-Koch postulates revisited. *Yale J Biol Med.* 1976;49:175-195.
53. Rothman KJ, Greenland S. Causation and causal inference in epidemiology. *Am J Public Health.* 2005;95(Suppl 1):S144-S150.
54. Hill AB. The environment and disease: association or causation? *Proc R Soc Med.* 1965;58:295-300.
55. Weed DL. Methodologic implications of the Precautionary Principle: causal criteria. *Int J Occup Med Environ Health.* 2004;17:77-81.
56. Manson JE, Bassuk SS, Hu FB, Stampfer MJ, Colditz GA, Willett WC. Estimating the number of deaths due to obesity: can the divergent findings be reconciled? *J Women's Health.* 2007;16:168-176.
57. Weed DL. Interpreting epidemiological evidence: how meta-analysis and causal inference methods are related. *Int J Epidemiol.* 2000;29:387-390.
58. Savitz DA. *Interpreting Epidemiologic Evidence. Strategies for Study Design & Analysis.* New York: Oxford University Press; 2003.

第5章 体脂肪蓄積と体組成の測定

Frank B. Hu

　正確な体組成評価は，肥満研究にとって不可欠である．過去数十年で，体組成測定には大きな理論的，技術的進歩がみられた．伝統的には，身体重量を脂肪量（fat mass; FM）と除脂肪量（fat-free mass; FFM）に分割する2区画モデル（two-compartment model）に基づく手法である水中秤量法（密度測定法）やアイソトープ希釈法（液体比重測定法）が，それぞれ身体密度や体水分量（total body water; TBW）測定のための参照法として用いられてきており，それらの測定値から体組成が算出される[1]．古典的な2区画モデルは現在でも有用であるが，TBW，骨塩，タンパク質，脂肪等を直接測定する多区画モデル（multicompartment model）により体組成のより正確な計測値が得られる[1]．概念的には，Heymsfieldら[2]は人体を異なる4レベル――原子（酸素，炭素，水素など），分子（水，脂質，タンパク質，ミネラル，糖質など），細胞（細胞成分と細胞外基質），そして組織（脂肪組織，骨格筋，骨，内臓器官など）――に整理した．この枠組みを基礎に，多くの多区画モデルが体組成を算定するために開発されてきた．これらのモデルに基づく方法は，二重エネルギーX線吸光法（dual-energy x-ray absorptiometry; DXA）の出現により容易となってきた．

　より近年に開発されたコンピュータ断層撮影（computed tomography; CT）や磁気共鳴撮影（magnetic resonance imaging; MRI）などのハイテク画像撮影法は，体組成を組織や器官レベルで測定するために使用頻度が増加している．これらの方法は正確性と再現性に優れているが，費用，技術的複雑性，また携行性の欠如といった要因が，大きな疫学的研究での一般的利用を妨げている[3]．DXAは比較的大きなフィールド研究でも広く入手，利用できるようになってきたのに対し，CTとMRIは高い正確性を要する小規模研究や参照法として利用されることがしばしばである．

　体組成評価法の技術的進歩にもかかわらず，身体計測，特に体重と身長の計測は簡便で費用がかからないことから，肥満疫学研究では最も一般的に利用される変数である．また腹部肥満，つまり中心性肥満（central obesity）の尺度としての腹囲（waist circumference; WC）はメタボリックシンドロームの診断にとっての主要な判定基準や必須要件として含まれるため，特に注目されてきた[4,5]．

　この章では体組成測定法の「参照」法，すなわち水中秤量法，希釈法，全身カリウム計測法（whole-body potassium counting），DXA，CT，そしてMRIについて，はじめに簡潔に述べる．次いで生体インピーダンス分析（bioelectrical impedance analysis; BIA）について論じ，さらに身体計測，特に自己申告による身長，体重，腹囲とヒップ（殿部）周囲長の疫学研究での有用性について論じる．最後に，脂肪量に関するさまざまな測定値を解析する際の統計手法とその解釈を，罹患と死亡との関係から検証する．なお，表5-1に，体組成を測定するさまざまな方法の長所と短所を要約した．

表 5-1 体組成測定のために一般的に用いられる方法の比較

	方　法	説　明	長所と短所
参照法	水中秤量法（密度法）	脂肪が水分より低密度であるため，脂肪が多い人は密度が低くなるという原理に基づく方法である。手技上は，大気中と水中での被験者の重量測定が含まれる。体脂肪割合は2区画モデルをもとにした予測式から計算される	密度法はこれまで長い間，体組成を測定するための「至適基準（gold standard）」であるとされてきた。ただし実施には時間を要し，被験者の積極的な協力が欠かせない。小児や高齢成人には適さない
	空気置換プレチスモグラフィ（ADP）	近年開発された技法で，身体体積と密度を測定するための水置換のかわりに空気置換を利用する。新しいBOD POD Body Compositon System®は，密度法を基準にした妥当性が確認されている	比較的迅速で不快感もなく，被験者が浸水する必要はない。従来式の密度法にかわるものとして，特に小児での測定法として関心が高まっている
	希釈法（液体比重測定法）	水分は除脂肪量に対して比較的安定した割合（＝0.73）で存在しているという原理に基づき，アイソトープ（重水素が最もよく使用される）を用いて全身水分量を測定する方法である。全身水分量は，妥当性が確認されている希釈式により算出される	簡便，安全で，比較的安価である。全身水分量の測定の精密性と正確性は高い。病的肥満患者の体組成を測定することもできる。ただし除脂肪量に対する全身水分割合が0.73で安定しているという仮定は，病気，体重減少の初期段階，脱水状態の程度が異なる患者ではあてはまらないことがある
	二重エネルギーX線吸光法（DXA）	非常に低いが異なったエネルギーをもつ2種類のX線は，人体を通過する際，骨ミネラル組織と軟部組織で異なった減衰をうけるという原理に基づく手技である。この方法では腕，脚，体幹など特定部位に対し，全身3要素（除脂肪量，脂肪量，骨塩密度）の推定ができる	脂肪量と除脂肪量を測定する際の再現性と正確性は非常に高く，体組成測定の参照法として徐々に受け入れられつつある。X線被爆はきわめて低く小児にとって安全であるが，妊婦には適さない。機器は高価で携行はできない。腹腔内脂肪と皮下脂肪を正確に区分することはできない
	コンピュータ断層撮影（CT）／磁気共鳴撮影（MRI）	CT，MRIとも，選択した組織や器官の高解像度断面走査像が得られる。組織・器官レベルでの体組成評価と局所脂肪分布評価には最も正確な方法と考えられる	両方法とも，正確に体脂肪割合や腹腔内脂肪，皮下脂肪の定量を行う。MRIがCTにまさる利点は，放射線被曝がないということである。どちらも高価で容易には入手できず，また病的肥満者を収容できない
フィールド法	身体計測　BMI	体重（kg）／身長（m²）と定義され，全身的脂肪蓄積の指標として最も広く利用される。参照法で測定された体脂肪を予測する際のBMIの妥当性は，年齢，性別，人種グループ別に確立されている。多数の疫学研究で，BMIは罹患と死亡を予測することが実証されてきた	計算は簡単で容易であり，この指標はほぼすべての疫学研究と臨床研究で入手できる。一般集団で体重過多と肥満を定義するための標準化されたカットオフ値が得られている。ただしBMIは脂肪量と徐脂肪量要素を区分しないので，間接的で不完全な体脂肪の測定法である。中年成人に比べて高齢者では，BMIは予測能に関する妥当性が低い。一定のBMIに対し，アジア人は白人より体脂肪割合が高い
	腹囲（WC）とウェストヒップ比（WHR）	腹囲とWHRは腹部肥満や中心性肥満の間接的指標である。どちらの変数もDXAとCTによる腹部脂肪指標を基準とした妥当性が確認され，疾病罹患と死亡を予測することが示されてきた	測定手順は完全には標準化されてはいないものの，ウェストとヒップの周囲長は，大規模な疫学研究でも比較的容易に得ることができる。腹囲は現在，メタボリックシンドロームを定義する判定基準の主要な要素として含まれている。WHRの解釈はより複雑であり，ヒップ周囲長の生物学的意味はあまり明確でない
	皮下脂肪厚	上腕三頭筋部，上腕二頭筋部，肩甲骨下端部，腹部，大腿部などのあらかじめ設定された部位で，皮膚と皮下脂肪をつまんだ層の厚さを測定するため特殊なキャリパー（測径器）が用いられる。これらの測定値は，一般的には体脂肪分布の間接的評価値として利用される。また予測式にあてはめて，体脂肪割合を予測するためにも用いられる	大規模な疫学研究でも比較的容易に測定値が得られ，それらは特に小児では全身脂肪量と局所の脂肪分布を予測できることが明らかにされてきた。ただし測定者間誤差が比較的大きい。皮下脂肪厚で罹病と死亡を予測できるかについては定まっていない
	生体インピーダンス分析（BIA）	流された交流電流への抵抗は，組織組成の関数であるという原理に基づいており，除脂肪量すなわち水分が多いほど，抵抗は低くなる。体脂肪割合，除脂肪量，そして身体水分量を算出するために，較正された予測式が用いられる。多重周波数BIA技術が，従来型の単一周波数BIAに次第に置き換わりつつある	BIA機器は比較的安価で，運搬しやすく，操作は簡単である。比較的大きなフィールド調査に利用できる。だが機器の操作法や予測式の利用法を標準化する必要がある。この方法は全身水分を測定するので，その正確性は身体構成，脱水状態，疾患状態に影響される

1 体組成測定の参照法

　ある身体計測法の有効性評価や較正［基準となる計測法からのずれを補正すること］を行うためには基準となる参照法が必要であるが，この節では小規模研究で頻繁に利用される体組成測定の参照法について論じる。詳細な情報は，Heymsfield ら[2]の著書を参照されたい。

◆密度法

　密度法（水中秤量法や静水秤量法とも呼ばれる）は身体密度を測定することで体組成を推定する古典的な手技である。この方法は脂肪が水分より密度が低い（体温における脂肪の密度は 0.9 g/cm^3 であり除脂肪量の密度は 1.1 g/cm^3 である），したがって体脂肪が多い人では少ない人より身体密度が低くなるという原理に基づいている。密度法では空気中と水中（密閉タンク内での浸水状態）での被験者の正確な重量の記録が要求される。通常は高感度電子重量計を用いて測定される。これらの測定値から，身体体積（流出水重量を水密度で補正），身体密度（空気中での体重を流出水重量で除した値），そしてすでに確立された公式をもとに体脂肪率が推定される[6,7]。密度法の正確性を左右する重要な方法上の課題は，標準的手技による肺残気量の測定と補正である。肺残気量に対する不正確な補正が，誤差の主な原因になると考えられているからである[1]。密度法はその優れた精密度と正確性のため，長い間，体組成測定の「至適基準（gold standard）」となっており，これからも他の体組成法の妥当性研究における有用な判定基準となるであろう。しかし，その実施には時間を要し，複雑であり，また被験者の積極的な協力が必要なため，小児，高齢者，そして病的肥満者には適さない。

　身体体積や密度の測定で，流出水量のかわりに空気の量を用いるという新たな技法は，研究参加者，特に小児，高齢者，その他特殊な集団にとっては受け入れやすい。空気置換プレチスモグラフィ（air-displacement plethysmography; ADP）と呼ばれるこの方法は，被験者を試験用カプセル内に最小限の着衣（例えば水着）で座位の状態とし，身体体積を測定する。体脂肪率は身体体積と重量から推定される。また密度法と同じように，身体体積は肺内の平均的空気量で補正される必要がある[8]。体組成計測システム（BOD POD Body Composition System®）（Life Measurement Instrument, Concord, California）は，身体体積と身体密度を算定する ADP の中では，現在最も普及している[9]。試験用カプセル内に被験者がいる場合といない場合の気圧差を用い，基本的な気体法則を応用して身体体積が推定される。

　このシステムは，繰り返し測定で優れた日間再現性を示し（$r > 0.90$）[8]，妥当性研究では BOD POD® と密度法による体脂肪率の推定値間に良好な相関がみられた（$R^2 = 0.78\text{-}0.94$）。また BOD POD® 法は体脂肪率を過小評価する傾向があるものの，多くの研究で BOD POD® と DXA による体脂肪率推定値間には，非常に良好な相関がみられた（$R^2 = 0.78\text{-}0.91$）[10]。Ginde ら[11]によって，重篤な肥満症患者（体格指数 body mass index; BMI≧40）における体脂肪測定でも，高度な正確性が実証された。小児においても，BOD POD® による体脂肪測定の妥当性が高いことが観察されてきた[12]。BOD POD® は，妥当性が高く，参加者にとっても負担が少ないため，特に小児，妊婦，そして病的肥満者にとっては，従来からの密度法の代替として優れた方法となりつつある。

◘液体比重測定法

　液体比重測定法（または希釈法）では，体水分量（TBW）を測定するためにアイソトープ（重水素（^2H_2O），トリチウム（^3H_2O），そして酸素18標識水（$H_2^{18}O$））が用いられる[13]。この方法は，生体における除脂肪量と脂肪量を推定する参照法として広く利用されており，除脂肪量の算出は希釈原理に基づいている（除脂肪量中の水の割合は比較的安定であることが知られており，その値は0.73である）。典型的手技では，正確に計量された経口摂取用アイソトープ標識水（トレーサー）が，一夜絶食した被験者に注意深く投与される。血清，尿，あるいは唾液などの生体試料が，アイソトープ摂取前と通常3-4時間経過して平衡［体内での均一分布］に達した後に採取される。TBWは，アイソトープ標識水が全身の体液により希釈される程度から算出され，その公式の妥当性も確立している[13]。次いで除脂肪量がTBW/0.73として算出され，体脂肪量は体重と除脂肪量の差として求められる。なお，この方法の妥当性を決定するいくつか合理的な仮定がある。その仮定とは，トレーサーは体内水分にしか分布しない，経口投与後にトレーサーはすべての解剖学的水分区画に均等かつすみやかに分布する，そして経口投与後の平衡にいたる経過中は，トレーサーも水分も代謝が行われないというものである[13]。手技的には比較的単純であるが，正確かつ精密な測定値を得るために，被験者，投与量，試料（尿，血清，あるいは血液）の回収，またアイソトープ分析の準備には注意深い配慮が要求される[13]。

　重水素は安全で比較的安価なため，最も広く利用されるアイソトープである。酸素18標識水も小児や妊婦にとって安全であるが，重水素よりは高価である。両アイソトープとも，生体試料中の濃度は質量分析法で高精度に測定される。標準手技に注意深くしたがえば，TBW測定はきわめて正確かつ精密なものであり，技術的誤差は1-2%の範囲におさまる[13]。総じて，液体比重測定法による除脂肪量と体脂肪の推定は簡便で安全であるといえる。また本法は，病的肥満者の体組成の測定に用いることができる数少ない方法のひとつである。ただそのような被験者では，TBW対除脂肪量比が0.73で安定しているという仮定が正確でないことがある[13]。疾病，体重減少の初期段階，あるいは脱水の有無によってもまたその比は変化し，除脂肪量と体脂肪推定値の妥当性に影響するかもしれない。妊婦では妊娠の異なるステージや浮腫の有無に応じて，TBWと除脂肪量推定に用いる変法式が開発されてきている[14]。

◘体内カリウム測定法

　体内カリウム測定法は，体脂肪量を推定するための古典的な参照法のひとつである。この方法は，自然界由来の放射性カリウムであるアイソトープ ^{40}K が体内に存在し，体内全カリウム（total body potassium; TBK）の0.0118%を占めること，そしてTBKは除脂肪量の細胞内要素に均等に分布しているという原理を基礎としている[15]［脂肪組織にはカリウムは存在しない］。したがって，^{40}K から出るγ線を検出する特殊な装置を用いることで，TBKが定量化できる。除脂肪量は，その一定割合をカリウムと仮定した次式から推定される。

　　除脂肪量＝TBK/63.3

ここで63.3はmmol/kgという単位で表されるTBK/除脂肪量比の値であり，骨格筋量を平均的な人における量と仮定した除脂肪量1単位（ここでは1kg）あたりのカリウム量を反映する[1]。そして，体脂肪は，体重と除脂肪量の差として算出される。成人ではTBKと骨格筋の関係が安定し

ていることから，TBK を骨格筋量の予測にも利用しうる[16]。体内カリウム測定法は，他には主として，全身細胞重量，すなわち筋肉，内臓器官，血液，そして脳といった身体を構成する細胞成分の重量の測定に応用されている[15]。

体内カリウム測定法の精度は高い（成人では 2-5%）[15]。この手法の正確性は TBK/FFM 比が一定であるという仮定にある程度依存するが，密度法よりは正確に除脂肪量と体脂肪量を測定できる。ただし，年齢に伴う TBK 割合の変化にはかなりの性差と民族差があるため，性や民族が異なる場合の結果の解釈は複雑になる[17]。また方法自体は比較的簡便で，安全，正確でありながら，容易には入手できない特殊で高価な装置を必要とするため，除脂肪量と体脂肪の測定には，体内カリウム測定法の代わりに DXA と画像法が用いられることがほとんどになりつつある。それにもかかわらず，体内カリウム測定法は全身細胞量と骨格筋量を算定するには有用な手段として残っている。

◆画像法

CT と MRI は，組織・器官レベルでの体組成および脂肪分布評価のための最も正確な方法である[18]。CT と MRI はともに，特定の組織や器官の高解像度の断面画像撮影のために用いられ，腹腔内脂肪に対する皮下脂肪の量や分布，筋肉量，臓器の組成の測定に利用できる。CT とは異なり，MRI では被験者がイオン化放射線に曝露されない。このことから MRI は，小児と妊婦には適している。また同一人物に，複数の走査や全身走査が可能である。両技術とも高額で容易には入手できないので，フィールド研究で広く利用されることはない。ただしこれらは，体脂肪分布を測定するためのより簡便で低廉な測定法の較正（キャリブレーション）や妥当性確認のために選択される方法である。

CT と MRI による局所の脂肪組織（量）の測定はきわめて再現性が高く，ヒトの死体解剖による測定との比較の結果からその正確性も示されている[18]。骨格筋，腹腔内脂肪組織，皮下脂肪組織では，死体で調べた値と CT, MRI 測定値の間に優れた相関（$r=0.89$-0.99）が報告されている。また CT と MRI の比較でも，非常に高い一致性がみられる[18]。CT で測定した骨格筋の X 線減衰（吸収）度は，生検による筋脂質含有量とよく相関していた[19]［脂肪含有量が増えるほど低吸収となる］。加えて，CT と MRI はともに肝臓や他の臓器の組成（脂肪沈着）を測定するのに有用で妥当性の認められた手段である[18]。

CT と MRI は，比較的小規模な臨床研究や疫学研究において，全身脂肪組織量，腹部皮下脂肪組織量，腹腔内脂肪組織量，そして肝臓や筋肉内の中性脂肪量を測定するために利用されてきている[20,21]。［皮下脂肪組織量ではなく］腹腔内脂肪組織量がインスリン抵抗性，代謝や心血管へのリスクと有意に相関することを明らかにした研究がいくつかあるが[22]，すべての研究で結果が一致しているわけではない[23]。Weiss ら[24] は，肥満かつ耐糖能異常をもつ小児および若年者において，MRI で測定された筋細胞内脂肪や腹腔内脂肪蓄積がメタボリックシンドロームや重篤な末梢インスリン抵抗性と密接に相関していたことを明らかにした［正確には，文献 24 の研究では，腹腔内脂肪は MRI で測定されているが，筋細胞内脂肪は MR spectroscopy で測定されている。筋肉内脂肪は文献 25 のように画像で定量も可能であるが，細胞内外の局在は spectroscopy を用いなければ，測定できない］。

3,000 人の高齢男女を対象にした健康，加齢，体組成に関する研究（Health, Aging and Body Composition Study; Health ABC Study）で，研究者は CT を用いて腹腔内脂肪，腹部皮下脂肪，筋肉内

脂肪，そして大腿部皮下脂肪を測定した。横断解析の結果，正常体重（BMI＜25 kg/m^2）群でも，筋肉内脂肪量や腹腔内脂肪量が多いことは，メタボリックシンドロームの頻度増加と関連すること[25]，またそれらの値は空腹時インスリン値と正の関連を有することが示された（男性では筋肉内脂肪で $r=0.24$，腹腔内脂肪で $r=0.37$，女性では筋肉内脂肪で $r=0.20$，腹腔内脂肪で $r=0.40$）[26]。また腹部脂肪［腹腔内脂肪および腹部皮下脂肪の両者を含む］蓄積量調整後では，大腿部皮下脂肪量が多いほど血糖値（男性）や脂質値の低値（男女とも）と有意に関連した［大腿皮下脂肪量の高値は中性脂肪値の低値および HDL コレステロール高値と関連][27]。Health ABC Study の前向き調査解析の結果では，CT で評価された腹腔内脂肪が心筋梗塞の有意な予測因子であることが明らかにされたが（ハザード比＝1.67，標準偏差値あたりの 95％信頼区間：1.28-2.17），これは女性のみで男性では明らかでなかった[28]。この結果は，高齢女性において腹腔内に蓄積された脂肪組織量が重要な心血管危険因子であることを示している。

◖二重エネルギー X 線吸光法

　当初，二重エネルギー X 線吸光法（DXA）は骨塩密度の測定と骨粗しょう症の診断のために開発されたが，現在では，臨床研究で人体組成を評価するための最も頻繁に利用される手法のひとつに急速に変わりつつある[29]。DXA は 1991-2000 年の米国国民健康栄養調査（National Health and Nutrition Examination Survey; NHANES）[30]，また他の画像法とともに Health ABC Study でも利用された[31]。DXA を用いて，全身の体組成，すなわち除脂肪量，脂肪量，骨塩密度の 3 区画，あるいは腕，脚，体幹といった特定の部位での同じような 3 区画の評価ができる。操作は比較的簡単で迅速である。DXA による体組成測定は，2 種類の異なるエネルギーをもつ（しかし，2 つとも非常に低エネルギーの）X 線が，人体を通過する際，骨塩，軟部組織，脂肪組織，除脂肪量によって減衰する程度が異なるという原理に基づいている。DXA は体脂肪や除脂肪量（後述）測定では高い再現性と正確性をもっているので，体組成評価の参照法として受け入れられつつある。DXA で被験者が受ける放射線被曝はきわめて低いので，小児を含む広範な対象集団での使用も安全といえる。しかし妊婦には安全とはいえず，また現在利用可能なシステムで，病的肥満の対象者の測定に使えるものもほとんどない。装置そのものは高価で可動性がなく，このことが罹患や死亡に関する大規模な疫学調査での利用普及における障害となっている。

　DXA では非常に精密な体組成評価値が得られる。Kiebzak ら[32] は Lunar DPX-L 密度計® および製造社提供のソフトを用いて，20 人の被験者を対象に連続 4 日間，1 日あたり 1 回，体組成を調べた。その結果，変動係数（coefficient of variation; CV％）［標準偏差の算術平均に対する比で，平均に対する相対誤差を示す量として用いられる］は全身骨塩濃度で 0.62，全身体脂肪率で 1.89，全身組織量で 0.63，脂肪量で 2.0，除脂肪量で 1.11，骨塩量で 1.10，全身骨カルシウムで 1.09 であった。局所（腕，脚，体幹，骨盤，脊柱）での測定値は全身測定値ほど精密ではなく，CV は 1-5％の範囲であった。これらのデータは，DXA による全身と局所での体組成測定の精密度（再現性）が短期間では非常に高いことを示している。また長期間（3 カ月）の再現性も高い（Hologic QDR 4500 A 吸光器® で評価された）[33]。

　DXA 体組成評価値の，参照法に対する妥当性は十分確認されている。例えば，DXA と水中秤量法による体組成評価の比較で，体脂肪率推定値はおおむね高い一致度が得られている[29]。ただ，較正（キャリブレーション）が同一社製であってもモデルによって，またコンピュータソフトに

よっても違い，さらに製造社が異なる機器間で違うため，DXA 推定値には差異が生じうる[34]。

DXA の正確性をさらに確認するため，画像処理中に外来性の脂肪を身体の中心または末梢部位に付着させるという小規模の実験も行われた[35]。また，別の妥当性研究では，CT による腹部総脂肪と腹腔内脂肪推定値［面積で評価された］に対する，DXA による体幹／腹部の脂肪量推定値との相関係数はそれぞれ 0.94-0.97，0.86-0.90 と高いことが確認された[36]。

高齢男女を対象とした Health ABC Study で，Snijder ら[31] は DXA と CT による腹腔内脂肪測定値を比較した。DXA による全身および体幹の体脂肪は Hologic QDR 1500® を用いて測定し，CT による腹腔内脂肪と腹部総脂肪は腰椎 L4-L5 の高さで 10 mm スライスの画像から測定した。DXA の小区域測定値である腹部総脂肪と CT による腹部総脂肪測定値の間には強い相関が認められた（白人男性の 0.87 から黒人女性の 0.98 までの範囲）。なお，DXA の小区域測定値は CT による推定値と比較して，10％過小評価であったが，本研究は高齢者における腹部総脂肪予測に，DXA が CT の代替となるよい方法であることを支持するものである。DXA は，腹腔内脂肪量の予測に関しては，矢状径（腹部と背部の水平距離として測定される）より優れているとはいえなかった。

多くの研究によって，DXA による体脂肪率や脂肪分布の推定値と代謝および心血管危険因子との関連が評価されてきた[29]。一般的にいえば，DXA による体脂肪推定値はインスリン抵抗性，耐糖能異常，血中脂質とよく相関する。ただし，成人でも小児でも DXA 測定値と心血管危険因子との相関は，BMI，腹囲，皮下脂肪厚などの簡便な身体計測法によるものとの相関に比較して高いとはいえなかった[37,38]。体脂肪の DXA 推定値が慢性疾患や死亡の長期的リスクを予測するかについては，今後の解明が待たれる。

2 フィールド調査における体組成測定法

◧生体インピーダンス分析法

生体インピーダンス分析法（BIA）では体組織間（いいかえれば被験者の右足首と右手首に取り付けられた 2 つの探知電極間）を通過する微小電流（通常は 800μA，50 kHz）に対するインピーダンス，すなわち抵抗値を測定することで体組成が推定される。この方法は，流された交流電流に対する抵抗は，組織組成の関数であるという原理に基づいている。つまり対象者の除脂肪量や水分内容が多いほど電流は速く通過し，脂肪組織が多いほど電流に対する抵抗は大きい[39]。

BIA の実質的な技術的進歩は，過去 20-30 年の間にさらに強まり，現在では小児と成人の体組成を推定するための多くの市販 BIA システムが入手可能である。単一周波数に基づく単純なシステムは多重周波数に基づくものに徐々に置き換わりつつあり，体脂肪，除脂肪量，骨格筋，体水分，水分分布を推定するためにより複雑な方法が用いられている。体脂肪率と除脂肪量を推定するために，多数の予測式が開発されてきた[39]。これらの式の開発にあたり，研究者は通常，TBW（アイソトープ希釈を参照法として測定される）と除脂肪量（DXA や水中秤量法により測定される）を従属変数に用い，測定された抵抗値あるいはその値から導き出されたインピーダンスを予測変数に用いる。この電流測定値は通常，身長で調整される。統計的予測能を改善するため，さらに年齢，性別，人種，体重，他の身体計測値をモデルに含めることが普通である。他の体脂肪予測式と同様，BIA のための予測式も集団［性，年齢階層，人種等］ごとに求める必要があることが多い。

1994 年に米国国立衛生研究所（National Institutes of Health；NIH）は会議を組織し，BIA 法の臨

床的，また研究上の適用性について評価を行った[40]。合意委員会（consensus panel）は，当時のBIA が単一周波数で測定されたものであっても，大部分の条件下で TBW の信頼しうる推定となると結論づけた。ただし標準化された方法論がないことから，その臨床的有用性は限定的であった。なぜならば測定時の体位，脱水の有無，食事摂取や飲水の状態，外気温や皮膚温，最近の身体活動，さらに測定盤（examining table）の伝導性など多数の変数により推定値が影響を受けうるからである。1994 年以来，BIA 技術とモデル推定法で 2 つの重要な進展があった[41]。第一に，当初の直列抵抗モデル（series resistance model）が，細胞内水分（intracellular water; ICW）と細胞外水分（extracellular water; ECW）を区別して推定できる並列抵抗モデル（parallel resistance model）に置き換わってきたことである。第二は，単一周波数 BIA よりも正確な体組成測定が可能な多重周波数・セグメント BIA（multifrequency and segmental）に技術が進歩してきたことである[42]。

最近，Sun ら[43] は，591 人の健常人を対象に，多重周波数 BIA と DXA での体脂肪率推定値を比較した。BIA と DXA の間の相関は集団全体で 0.88，男性で 0.78，女性で 0.85 であった。またBIA で算定された平均体脂肪率（32.89% ± 8.00%）は，DXA での測定によるもの（34.72% ± 8.66%）より有意に低かった。体脂肪率が 15% 未満の男性と 25% 未満の女性では，BIA は体脂肪率をそれぞれ 3.03%，4.40% 過大評価していたが，体脂肪率が 25% をこえる男性と 33% をこえる女性では，それぞれ 4.32%，2.71% 過小評価していた。この研究から，BIA は体脂肪が正常範囲内にある対象者では体脂肪率を推定する良い代替法であるが，やせた対象者では過大評価となり，肥満の対象者では過小評価となる傾向があると結論づけられた。

標準化された機器の使用，予測式，そして体組成情報は BIA の臨床的利用にとって必須である[44]。BIA は肥満者において体脂肪率を過小評価し，除脂肪量を過大評価するので[45]，病的肥満者のBIA による体脂肪推定には注意が必要である。また，身体局所それぞれの形とサイズは BIA 測定値に影響することが知られており，脚とか腕のように断面積が小さい部位が最も全身の抵抗値に寄与している。このことから，異なった民族集団における体脂肪率の測定は，身体構成各所の違いにより影響をうける可能性がある。BIA 装置は比較的安価で，持ち運びしやすく，操作が容易であることから，かなり大規模な疫学調査で利用しうる。例えば NHANES III（1988-1994 年）には，12 歳以上の 17,000 人に対する BIA 測定が含まれていた[46]。しかし BIA で導き出された体脂肪率と心血管疾患リスクの指標（例えば血中コレステロール，中性脂肪，血圧）の間の相関は，BMI とそれら指標の相関以上に強くはないことが最近の研究で示された[47]。

マルメ食事とがんに関する研究（Malmö Diet and Cancer Study）[48] では，年齢 45-73 歳の男性 10,902 人と女性 16,814 人からなるスウェーデン人のコホート集団から BIA データが収集された。そして，BIA で推定された調査開始時点での体脂肪率の方が，BMI よりも死亡と強く関連することが見出された。しかしながら，特に女性では，ウェストヒップ比（waist-to-hip ratio; WHR）が体脂肪とも独立したさらに強い死亡予測因子であった。Bigaard ら[49] は，50-64 歳の男性 27,178 人と女性 29,875 人からなるデンマーク人コホート集団で，BIA による体脂肪と除脂肪量の推定値を得た。BIA 法の信頼性と妥当性は，4 区画モデルに基づく体内カリウム測定法と希釈法を参照して確認され，男女それぞれの推定式が除脂肪量測定に使われた[50]。さらに，除脂肪量を身長の 2 乗で除して算出した除脂肪量指数と，BMI から除脂肪量指数を引いた BFM（body fat mass）指数という 2 つの指標がこの研究では用いられた。その結果，BMI は BFM 指数と除脂肪量指数のいずれとも強く相関したが，BFM 指数との相関の方が除脂肪量指数との相関より強かった。また，BMI は全

死因死亡との間にU字型の関連を，BFM指数は死亡との間に軽度のJ字型の関連を，そして除脂肪量指数は死亡との間で左右反転したJ字型の関連を示した。これらの結果から，本高齢者コホート集団で観察されたBMIと全死因死亡とのU字型の関連は，BFM指数，除脂肪量指数と死亡との間の反対方向の関連が組み合わさった結果であること，また高BFM指数と低除脂肪量指数はともに全死因死亡の独立した予測因子であることがともに示唆される。だが，BMIと除脂肪量の間には強い相関があるため，他の大多数の疫学研究において脂肪量と除脂肪量の独立した効果を探ることは困難である。

3　身体計測法

　体重，身長，その他の身体計測変数の測定には標準化された手法が利用可能である[51]。これらの手技は，経時的に肥満傾向を監視する全国調査では特に重要である。NHANESでの検査手技とデータ収集法は，NHANES Anthropometry Procedures Manualに記載され，[52] 調査で使われた実際の測定手技は，NHANES III Anthropometry Proceduresビデオで説明されている[53]。NHANESのすべての身体計測値は研修を受けた検査技師によって測定され，また定期的な機器の較正は研究の精度管理設計での重要な部分である。体重は自動ゼロ点あわせ式デジタル体重計を用い，キログラム単位（少数点以下2位まで）で測定される。被験者は発泡プラスティック製スリッパ（foam slipper）と紙製のシャツ，パンツを身につける。また身長はスタジオメータ（stadiometer）を用いて，最も近いミリメートルまで測定される。

　いろいろな身体計測変数の中で，体重と身長は高い精密度（再現性）と正確性（真値からの偏り）をもって測定され，技術的誤差は最小である[54]。腹囲とヒップ周囲長は技術者間の変動が大きいため，これらの測定は1人の計測者で行うのが最もよい。皮下脂肪厚（skinfold thickness）測定では，技術者間誤差がさらに大きくなる。Marksら[55]はNHANES IIの95人の男性と134人の女性被験者で，8つの身体計測値の信頼性を評価した。身体計測値の中で，最も測定者間信頼性が高かったのは，体重，身長，座高，そして腕の周囲長であり（$R \geq 0.97$），上腕三頭筋部や肩甲骨下端部での皮下脂肪厚，大転子間幅，肘部幅での信頼性は低かったが，利用可能ではあった（$R=0.81-0.95$）。

◆疫学研究での身長と体重変数の利用

　成人の身長は基本的には遺伝的に決定されるが，栄養因子，とりわけ成人前期のエネルギーとタンパク質摂取もからむ複雑な変数である[56]。このため成人の身長は，小児期や思春期のエネルギーバランスの指標としても役立ちうる[57]。成人期の身長と，乳がん，前立腺がん，結腸直腸がんのリスク増加には，一貫して正の関連が観察されてきた[58]。337,819人の閉経後女性のプーリング研究［複数のコホート研究ですでに収集された個人レベルのデータをプール（統合）した解析。第3章の「多施設コホート研究およびプーリング研究」の項参照。引用されている文献59は第3章の文献50と同一］では，身長5cmの増加に対する乳がんの相対危険度（relative risk; RR）は1.07（95%信頼区間：1.03-1.12）であった[59]。遺伝と栄養因子の両者の影響を受ける成人身長とがんリスクとの関連には，成人前期での最大発育と関連する高インスリン血症やIGF-I［insulin-like growth factor-I（インスリン様成長因子）］レベルの増加が介在するかもしれない[60]。がんリスクとは対照的に，低身長は心血管疾患死亡との関連が報告されている[61]。

表 5-2 疫学研究で一般的に用いられる体重変動の定義

体重変動	定　　義	説　　明
現体重	ある時点での現体重	身長や過去の体重が調整されないと，独立変数としても，従属変数としても用いるには不十分である
体重増加	特定の期間中（例えば青年期から中年期）に増えた体重量	身長は若年成人と中年成人で一定なので，体重増加は体脂肪の増加を強く反映する。体重増加が従属変数として使われる場合には，調査開始時点での体重が調整される必要がある
安定体重または体重維持	体重の増減が特定の期間内に一定の絶対量（例えば4 kg），もしくは一定の割合（例えば最初の体重の5％）をこえない	体重の増減と関連する健康事象の研究では通常，安定体重グループが，基準集団として用いられる。また体重維持の決定要因に関する研究では，従属変数としても利用しうる
意図的な体重減少	食事・生活習慣の変化や薬物により意図的に減量するという試みで，自己申告による	意図的な体重減少は，健康への悪影響とは関連が示されてこなかった。死亡率減少と関連するという研究もあるが，意図的な体重減少と関連する他の健康意識的行動による交絡が，関連性を説明するかもしれない
意図しない体重減少	自発的ではない体重減少で，自己申告による	意図しない体重減少は，死亡率増加と関連が示されてきたが，関連性の大部分は既存の疾患や未診断疾患で説明される。高齢者では，ほとんどの体重減少は意図しないものである
ウェイト（体重）サイクリング	体重増減の経時的繰り返し。体重減少が意図的であることを必要とする定義もある	解析には複数時点での体重データが必要となる。ウェイトサイクリングはその後の体重増加が大きいことや肥満と関連しているが，体重減少が意図的な場合は，健康への悪影響とは関連しないように考えられる
体重変動	複数時点の体重を対象にした直線回帰線に対する残差平方和の平方根（あるいは標準偏差を平均体重で除したもの）	体重変動は死亡率との関連が示されてきたが，高齢者では既存の疾患あるいは未診断疾患による意図しない体重減少で関連性が説明できると考えられる

　体重の変化を反映する変数は，その定義が研究ごとにかなり異なるものの（表5-2），疫学研究では曝露変数としても結果変数としても広く利用されてきた。肥満の決定因子に関する疫学研究で，体重増加は最も一般的に利用される結果変数である。体重変化は通常，2つの時点（間隔は数カ月から何十年までの範囲）で評価された体重の差として定義される。大きな体重増加としては，長期間（例えば10-12年）にわたる少なくとも25 kgの増加という定義が利用されることもある[62]。この定義は任意であるが，それでも重度の体重増加者を中等度の体重増加者と区別するには有用である。

　肥満の結果起こる疾患に関する疫学研究においては，思春期後期（18-20歳）から中年期（30-55歳）にかけての体重増加に，特に関心が高い。多くの者にとって，この期間の体重増加は生涯で最大であり，また大部分の者にとって，増加した体重は体脂肪の増加を反映している。看護師健康研究（Nurses' Health Study; NHS）では18歳時と調査開始時（1976年）の体重変化を計算し，体重増加量に応じて対象女性を5群（＜4 kg，4-10 kg，10.1-19.9 kg，20-39.9 kg，≧40 kg）に分類したところ，体重増加量と冠動脈疾患（coronary heart disease; CHD）リスクや[63]総死亡との間には[64]，量反応関係があった。これらの解析では，安定体重（増減が4 kg未満）女性が基準グループとして使われた。安定体重や体重維持の定義は，任意であることに注意が必要である。つまり絶対量での体重変化（例えば一定期間内の増減が4 kg以内）を用いる研究もあれば，体重変化割合（例えば一定期間内の体重変化が4％以内）を用いる研究もある[65]。絶対量での体重変化を理解することは容易にみえるかもしれないが，4 kgの体重増加が意味するものは調査開始時点での体重や，体重変化を生じた時間枠によって異なることがありうる。そのため体重変化と健康結果に関する疫学解析では，開始時点での体重で調整を行うべきである。

　体重減少は，疫学研究では一般的な曝露変数であるが，意図的な体重減少と意図しないものとを

区別するのは困難である。意図的な体重減少とは違い，意図しない体重減少は罹患増加や死亡増加と関連しているので[66]，この区分は重要である。アイオワ女性研究（Iowa Women's Health Study）[67]では，意図しない体重減少は高い総死亡率や心血管疾患死亡率と関連していたが，この所見は有病状態や，高血圧，糖尿病を有する女性に限定されていた。逆に成人期の意図的な体重減少は，9 kgを超える場合でも，総死亡率とも心血管疾患死亡率とも関連しなかった。Greggら[68]は，自己申告で得た意図しない体重減少が有意な死亡率増加と関連していながら，意図的な体重減少は低死亡率と関連していることを明らかにした。同様にEilat-Adarら[69]によって，6カ月間の食事による意図的な体重減少は，4年の追跡期間中のCHD発症率が低いことを予測することが明らかにされた。これらの発見は，意図的体重減少とCHDや死亡との負の関連性を示している。しかしそのような解析には，意図的体重減少と関連する他の健康関連行動が交絡していることが大いにありうる。

　非実験的環境では，体重減少，特に高齢者での体重減少は，糖尿病，がん，慢性閉塞性肺疾患（chronic obstructive pulmonary disease; COPD）などの慢性疾患の存在による場合がしばしばある。多くの研究ではこのような人を除外しているが，除外されなかった対象者の中にも，そのような慢性疾患がありながら，まだ臨床診断がついていなかった場合がありうる。潜在疾患が原因となる体重減少ややせは，体重減少によってそのような疾患が起こるのではないため，「因果の逆転（reverse causation）」と呼ばれ，肥満と死亡に関する研究での主たるバイアス源である（第11章参照）。研究の初期数年間の死亡を除外することで因果の逆転による影響を減らすことができるが，完全になくすことは，特に高齢者の研究では不可能である。高齢者における体重減少は大部分が意図しないものなので，高齢者を含む研究での体重減少と死亡との関係に関する知見は注意深く解釈されるべきである。

　ウェイト（体重）サイクリング（weight cycling）は体重増減を繰り返すことと定義され，健康悪化と関連すると考えられているが，疫学研究の知見は限られている。体重維持と同様，ウェイトサイクリングの標準的な定義はみられないが，Fieldら[70,71]の分類では意図的に20ポンド（9.1 kg）以上減量後，その減少が維持されなかったと報告した女性が該当するとされている。ウェイトサイクリングはさらに重度（20ポンド以上の意図的体重減少を少なくとも3回は行った）と中等度（10-19.9ポンドの意図的体重減少を3回以上行った）に区分された。ウェイトサイクリングには，その定義から，意図的体重減少という要素が求められるため，高血圧[71]や糖尿病[70]との独立した関連が認められなかったことは，当然であろう。意図的体重減少と意図しない体重減少を区分しない研究では，ウェイトサイクリング，あるいは体重の高下（減少と増加，あるいは増加と減少を複数回繰り返すこと）は死亡率の増加と関連していた[66]。ただし解析を健康な非喫煙者に限定することによってその関連は消失し，ウェイトサイクリングと死亡との間に観察された関連には，既存の疾患による意図しない体重減少が交絡していたことが示唆された。

　体重変動も，経時的な体重の高下の効果を表すための変数であり，通常，個々人の複数の時点にわたる体重やBMIを時間に対して回帰させた際の残差平方和の平方根［回帰直線周囲の標準偏差に相当］（root mean square error）と定義されることが多い[72]。体重変動が独立して罹患や死亡の一因となるかは定かではない。シカゴウェスタンエレクトリック社従業員研究（Chicago Western Electric Company Study）では，全般的な体重変化を考慮した後では，体重変動は死亡と独立した関係をもたなかった[73]。ホノルル心臓研究（Honolulu Heart Study）では体重減少と体重変動のどちらも

死亡率の増加と関連していた[74]。ただし，喫煙歴がない健康な男性に解析を限定すると，これらの関連は消失したことから，体重変動と死亡との間の関連の一部は，喫煙と以前から罹患していた疾病の交絡により説明されるということが示唆された。フラミンガム研究（Framingham Study）では，体重変動は個人ごとに9時点のBMI値の標準偏差をその平均で除したもの［変動係数に相当する］として計算され，BMI値とBMI変化の傾きで調整後も追跡期間中の死亡リスクと有意に関連した[75]。しかし，以前の研究同様，この研究でも意図しない体重減少による体重の変動は考慮されていない。

◘体重と身長を用いた脂肪蓄積指標

身長，体重とも疫学研究では生物学的意義を有する変数であるが，体脂肪を示してはいない。それでもこれら2つの変数の組合せから，完全とはいえないものの有用な脂肪蓄積指標がつくり出される。歴史的には，保険会社が被保険者の最小死亡率との関連をもとにして，身長体重表を開発し，定期的に改定してきた[76]。性，年齢，身長別の標準的あるいは理想的な体重に対する実体重の比を相対体重という。最も広く利用されている標準体重表は，メトロポリタン生命保険会社（Metropolitan Life Insurance Company）による標準体重表（「望ましい体重」）である[77]。

以前は，相対体重の追跡期間中の死亡との関連が，疫学研究によって前向きに検討されてきた[78,79]。例えばFramingham Study[79]では，メトロポリタン標準体重表による過体重（相対体重＞110%）の非喫煙男性の30年間の死亡率は，望ましい体重（相対体重が100-109%）の男性の3.9倍も高かった。相対体重は解釈が容易であるが，異なる標準値が用いられると研究間での結果の比較が困難となることがしばしばみられる[57]。この制約のために疫学研究で相対体重を用いることは，ほぼ廃れてきた。

体重と身長の組み合わせを用いる肥満指標は，標準値には依存していない。最も一般的に利用される肥満指標はBMIである。1835年にベルギーの数学者であり天文学者であったQueteletは，成人での体重が身長の二乗に比例することを観察した[80]。1972年にKeysら[81]はさまざまな体重と身長を用いた指標を検討し，BMIが皮下脂肪厚や体密度測定により評価された脂肪量と最もよく相関することを見出した。Benn[82]は，身長に相関しない指標をつくり出すための特定の集団研究に基づいて，身長を指数（p）化した値で経験的に適合する数値を使用することを提唱した。Bennの指標（体重/身長^p）の有効性が，BMI（$p=2$）より優れているとはいえなかった。例えばRevickiとIsrael[83]は20-70歳の474人の男性で，さまざまな脂肪蓄積指標と密度法測定との関係を検討した。体重身長比（W/H），QueteletのBMI指標（W/H^2），Khosia-Loweの指標（W/H^3），そしてBennの指標（W/H^p）が評価された。さまざまな脂肪蓄積量指標間での相関は0.91から0.99の範囲と高く，すべてが体重と強く相関した（$r=0.81$-0.98）が，W/H^{2}とW/H^{p}だけは身長とは相関しなかった（それぞれ$r=-0.03$と$r=-0.01$）。W/H^{2}とW/H^{p}の密度法による脂肪蓄積量との相関は同程度に最も強かった（0.71と0.69）。

多数の研究で，より優れた方法により得られたデータから体脂肪を予測し，これと比べることによってBMIの有効性が評価されてきた。Gallagherら[84]は20-94歳の504人の白人と202人の黒人男女で，BMIと全身脂肪との関係を検討した。分析は次式を用いた4区画体組成モデルに基づいている。

$$体脂肪 = 2.513 \times BV - 0.739 \times TBW + 0.947 \times TBBM - 1.79 \times BW$$

表 5-3　4区画体組成モデルを用いて評価された体組成と BMI の相関係数

	女性		男性	
	黒人	白人	黒人	白人
身長	-0.07	-0.19*	0.02	-0.04
体重	0.89**	0.87**	0.85**	0.84**
体脂肪割合 (%)	0.75**	0.72**	0.63**	0.58**
体脂肪量 (kg)	0.89**	0.87**	0.78**	0.75**
除脂肪量 (kg)	0.42**	0.33**	0.48**	0.44**

*$P < 0.01$; **$P < 0.001$
文献 84 より引用改変

この式での BV（body volume）は密度法で測定された身体体積，TBW（total body water）はトリチウム希釈法での測定された全身水分量，TBBM（total body bone mineral mass）は DXA で測定された全身骨塩量，そして BW（body weight）は体重である。

BMI は体脂肪の絶対量とも体脂肪率とも強く相関した（表 5-3）。相関は男性よりも女性で，また体脂肪率よりも体脂肪絶対量でいくぶん強かった。この研究は，異なる年齢，性別，人種グループで，BMI が体脂肪の優れた指標となることを実証した。その他のいくつかの研究によっても，BMI が DXA による体脂肪率と強く相関することが示されてきた。Blew ら[85]は，317 人の閉経女性で，両変数間の強い相関を明らかにした（$r = 0.81$）。Evans ら[86]は，同様の高い相関が，黒人女性と白人女性のいずれにおいても認められることを明らかにした。ただし，人種によって，BMI による体脂肪率の予測式は異なった。成人と小児に対し，BMI をもとに体脂肪率を推定する予測式が開発されてきたが[87,88]，それらの式は広くは利用されていない。

肥満および心血管リスクに関連した生化学的指標を予測するのに，BMI が体脂肪指標として妥当であるかについては，多くの研究によって評価されてきた。レプチンやアディポネクチンなど脂肪細胞分泌ホルモンの循環血中濃度は，体脂肪の代理指標として利用しうる。Jurimae ら[89]は，身体計測法や DXA により評価された体脂肪とレプチンとの関係を評価したところ，過体重や肥満女性（BMI > 27）では，BMI と，DXA で測定された体脂肪率はともに，同程度にレプチン濃度と相関すると報告した（BMI に対して 0.73，DXA に対して 0.79）。これらの相関は，BMI が 27 以下の女性ではずっと弱かった。アディポネクチンは最近発見された脂肪細胞由来ホルモンで肥満者や糖尿病者で減少するが，多くの研究によって，その濃度が BMI と逆相関することが示されている[90]。

BMI と心血管疾患危険因子，例えば血圧，HDL コレステロール（high-density lipoprotein cholesterol：高比重リポタンパクコレステロール），空腹時血糖値，中性脂肪などが関係することは確実といえる。Spiegelman ら[91]は 15-79 歳の 1,551 人の男女で，BMI，脂肪量絶対量，体脂肪率，そして局所の脂肪分布と，空腹時血糖値や血圧との関連を比較した。体脂肪率と脂肪量絶対量は密度計で測定された。この研究で BMI は，体脂肪率よりも，身長で調整した脂肪量絶対量と強く相関しているように思われた。さらにまた脂肪量全体量や絶対量は，体脂肪率よりも血圧や血糖値の強い予測因子であった（年齢，身長，現喫煙状態で調整後）。密度計で算定された体脂肪変数と血圧や血糖値との相関は，BMI とそれらの相関より優れていることはなかった。BMI は脂肪量と除脂肪量両者を測定するものであるが，これらの結果により，この若年成人と中年成人集団では脂肪量の悪影響が除脂肪量（lean body mass; LBM）［先出の fat free mass：FFM と同義］の潜在的な好影響を上回ることを示した。この結果により，多くの疫学研究で観察された BMI と心血管疾患罹患・死亡との強い関係を説明することができる（第 9・10 章参照）。

◆年齢差と性差

　BMIによる体脂肪や健康結果の予測能［BMIと体脂肪や健康結果との関連］は確立されてはいるものの，BMIは体脂肪指標としては間接的で不完全である。BMIの構成要素には脂肪量と除脂肪量の両者が含まれる。BMIが同じであっても，脂肪量と除脂肪量の相対的な組成は年齢，性別，民族によって異なっているようである[92]。BMIが等しい場合，女性は男性より体脂肪率が高いことはよく知られている[84]。体組成の性差は思春期と性成熟期に決定され，男性では除脂肪量，特に骨量と骨格筋がその時期に発達する[93]。小児にとってBMIは，発達とともにその意義が変化する，いわば「移動標的（moving target）」であり，成長と成熟に伴う正常変化では［BMIは増加し，その構成要素については］脂肪量より除脂肪量の増加の方が大きい[94]。小児ではBMIの絶対値を脂肪量指標に用いるのは不向きなので，小児期での過体重と肥満を定義するための参照用の全国標準や国際標準が，年齢別・性別分布を用いて確立されてきた（第20章参照）。

　加齢に伴う体組成の変化のため，高齢者においてBMIの体脂肪指標としての妥当性は低くなるようである。NHANESデータ[95]によれば，平均BMIは成人になってから中年期にかけて徐々に増加し，50-59歳でピーク値に達し，60歳からやや低下する[96]。加齢に伴って，除脂肪量が相当減少し，脂肪量が若干増加することが実証されている[84]。例えば20歳から70歳までに除脂肪量，特に筋肉が40%まで減少する[96]。高齢者における筋肉量の減少は，筋萎縮（サルコペニア：sarcopenia）として知られている。サルコペニアの頻度が60歳以降，急激に増加することを示す研究がいくつかある[97,98]。

　Jansenら[99]は骨格筋量の減少が30歳代に始まり，45歳以降顕著になることを観察した（図5-1）。この減少は，主に下半身骨格筋（例えば大腿筋）の減少によるものであった。Health ABCコホートの4年間の追跡でNewmanら[100]は，高齢男女における体重減少，特に入院中におきた体重減少が除脂肪量減少と強く相関することを明らかにした。

　テストステロン値や身体活動の低下，タンパク質摂取の減少など多くの要因が加齢に伴う体組成変化に寄与していると考えられている[84]。加齢によって体組成が変化するため，高齢者におけるBMIの個人間変動には除脂肪量の個人差がより強く反映されるようになり，体脂肪指標としての

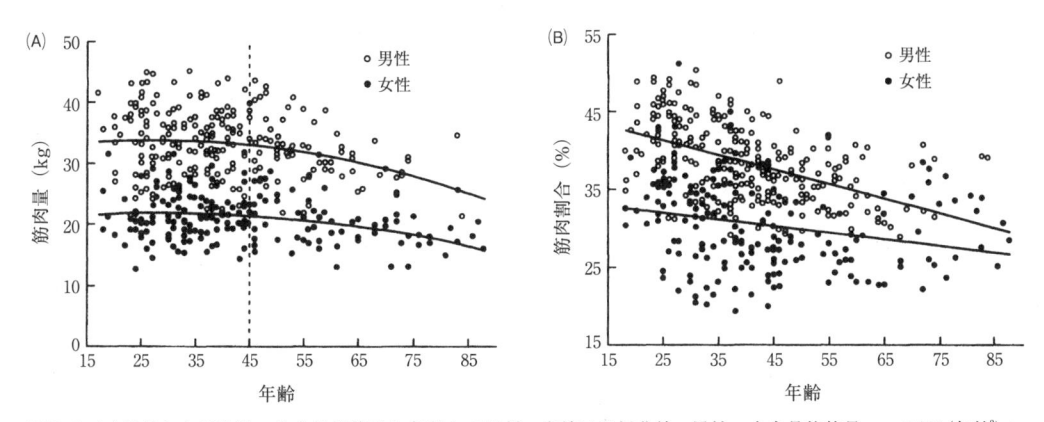

図5-1 (A) 男性および女性の全身骨格筋量と年齢との関係。実線は回帰曲線。男性：全身骨格筋量＝−0.001（年齢^2）＋35.5；推定値の標準誤差（SEE）＝5.1　女性：全身骨格筋量＝−0.001（年齢^2）＋22.5；SEE＝3.6　(B) 男性および女性の全身骨格筋量割合（全身骨格筋量／体重）と年齢との関係。実線は回帰直線。回帰直線の傾きは男性が女性より大きいことに注目（$P<0.01$）。男性：全身骨格筋割合＝−0.188（年齢）＋46.0；SEE＝4.4　女性：全身骨格筋割合＝−0.084（年齢）＋32.4；SEE＝5.4　文献99より許可を得て転載

妥当性が低下する[57]。MicozziとHarris[101]はNHANES IとNHANES IIのデータを用いて，BMIと［DXAによる］体脂肪推定値の相関が若年男女で高齢者より強いこと，逆にBMIと筋肉量との相関は若年者より高齢者で強いことを明らかにした。

また加齢は，体脂肪分布の変化とも関連している。Hughesら[102]は，調査開始時点で60.4±7.8歳だった54人の男性と75人の女性で10年間の体組成の変化と，それらの変化に関連する代謝や身体活動要因について記述した。10年間の追跡期間中，皮下脂肪量は減少し（-17.2%, $P < 0.001$），他方で全脂肪量は増加し（7.2%, $P < 0.05$），それは主に腹腔内脂肪の増加によるものであった。身体活動量の増加は，除脂肪量低下を減衰させることと関連する（$P < 0.007$）。また高齢者では筋肉内脂肪や肝臓内脂肪が増加していること，そしてそれがインスリン抵抗性の増大と関連することを示した別の研究もある[103]。

高齢者におけるBMIと死亡の関係が成人ほど明らかではない理由は，脂肪蓄積の指標としてのBMIの妥当性が高齢者では低いということによって説明されるかもしれない（第11章参照）。高齢者におけるBMI低値は恐らく，低脂肪量よりむしろ低除脂肪量を反映しているのであろう[104]。脂肪蓄積，特に腹部の脂肪蓄積の指標には腹囲が，特に高齢者において優れているようである。このことは，いくつかの疫学研究で腹囲がBMIよりも高齢者における死亡予測因子として優れていることの理由かもしれない[105]。

◆民族差

体組成が民族によって異なることはよく知られており，そのことがBMIの解釈を複雑にしている[93]。WagnerとHeyward[106]は，白人と黒人で体組成を測定し比較した研究の詳細な検討を行った。彼らは，DXAで測定された身体タンパク量，骨塩密度，そして筋肉量が白人よりも黒人で多いことを示し，その理由が，恐らく黒人の脚や腕が白人よりも相対的に長いことの結果なのであろうと述べている。身体構成の差異のため，BMIが等しい場合は，黒人の脂肪量や体脂肪率は白人よりも低い傾向にある。一方，BMIの平均値は黒人で白人より高い傾向にあるものの，DXAで評価された体脂肪率は白人と黒人で有意差がないことを示す研究もある[84,107]。

BMIが同じでも，アジア人は白人より体脂肪率が高いことが一貫して認められている[108]。Deurenbergら[109]によると，BMIが等しくても，アジア人は白人より体脂肪率が3-5%高かった。いいかえれば，体脂肪率が同じ場合には，アジア人は白人より3-4単位だけBMIが低い。アジア人がBMI低値で体脂肪高値であるのは，おそらく短脚で小柄という特徴をもつ体格と関連しているのであろう。筋発達の違いも寄与因子でありうる。またアジア人の中でも，集団のちがいによりBMIと体脂肪率の関係が異なる。Deurenberg-Yapら[110]は，シンガポール人集団の中でもインド系住民は中国系やマレー系の住民より体脂肪率が高いことを明らかにした。あるメタアナリシスによると，体脂肪率，年齢，性を一定の値にそろえて白人とBMIを比較した場合，アフリカ系アメリカ人は 1.3 kg/m^2，ポリネシア人は 4.5 kg/m^3 それぞれ高く，また中国人は 1.9 kg/m^2，インドネシア人は 3.2 kg/m^2，タイ人は 2.9 kg/m^2 それぞれ低かった[111]（図5-2）。また利用可能なデータによれば，アジア人は現在の世界保健機構（World Health Organization; WHO）による過体重カットオフ値（25 kg/m^3 以上）より低いBMIで，2型糖尿病や心血管疾患を発症しやすい[112]。これらのデータは，アジア人に対してより低いカットオフ値を過体重や肥満判定に推奨する根拠として用いられる場合もあるが，異なるアジア人集団に対して過体重や肥満の明確なカットオフ値は確立され

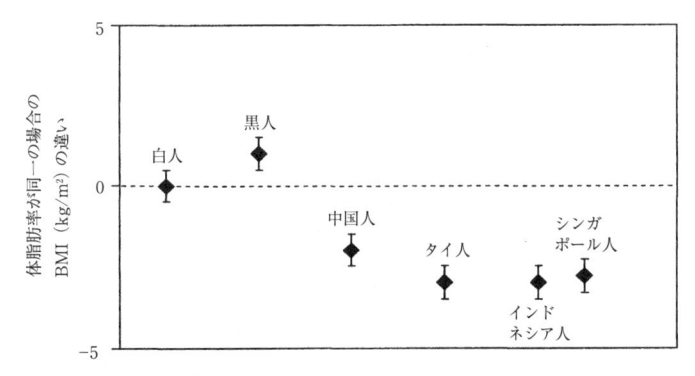

図5-2 ある性，年齢，体脂肪率をもつ白人のBMIを基準（ゼロ）とした場合，同じ性，年齢，体脂肪率をもつ他の民族では，どれだけBMIが増減するかを示した図。文献108より許可を得て転載

ていない[112]。

◆自己申告による身長と体重

多くの大規模疫学研究では，自己申告による体重と身長をBMI算出のために用いる[57]。身長と体重を自己申告によって収集する方が，大規模な集団では実行しやすいし，研究参加者にとっても負担が少なく，また当然，実際に測定して収集するより費用が少ない。ただし体重が多い被験者は体重を過小申告しやすく，身長が低い被験者は身長を過大申告しやすいため，自己申告データはBMI評価の際に系統バイアスをもたらしうる。結果として自己申告による身長と体重を用いた調査では，肥満者割合が過小評価されやすい。自己申告によるBMIが，肥満の結果や原因に関する疫学分析で利用できるほど十分正確といえるかは定かでない。

約30年前にStunkardとAlbaum[113]は，異なる年齢と性別にわたり自己申告による体重がきわめて正確であることを実証した。この知見はその後の多くの研究で確かめられた。NHSの自己申告体重の妥当性は，1980年に，データの一部を使って最初に確認された。自己申告体重と実測体重の相関は高度であり（$r=0.97$），実測体重と自己申告体重の差は平均1.5 kgであった[114]。医療専門職追跡研究（Health Professionals' Follow-up Study; HPFS）でも，同様の相関が男性で観察された[115]。さらにNHSの一部の集団による検討では，思い出しによる18歳時の体重と身体計測記録による実測体重の間にも高い相関が認められている［$r=0.87$，平均差（思い出し体重－実測体重）＝－1.4 kg］[116]。

20歳以上の10,639人のNHANES III参加者で，脂肪蓄積や心血管疾患のバイオマーカーの予測能に関する自己申告値に基づくBMIの妥当性を，技師による実測値に基づくBMIとの比較において評価した[117]。自己申告値に基づく平均BMI（25.07 kg/m^2）は，技師実測のBMI（25.52 kg/m^2）より低かったが，それは体重の過小申告［－0.56 kg，95％信頼区間：－0.71～－0.41］と身長の過大申告［0.76 cm，95％信頼区間：0.64-0.88］によるものである。図5-3のBland-Altman散布図から，BMIの過小申告は肥満度上昇につれて軽度に増えることがわかる。しかし，自己申告によるBMI値と実測BMI値との相関は高度であった（白人で0.95，黒人で0.93，メキシコ系アメリカ人で0.90）。バイオマーカーと自己申告BMI値と実測BMI値それぞれとの相関は，空腹時血糖値（$r=0.43$），HDLコレステロール値（$r=-0.53$），そして収縮期血圧（$r=0.54$）と同等であった。同様の相関

が，自己申告 BMI 値と実測 BMI 値と血漿中性脂肪やレプチン濃度との間に観察された。これらの相関の年齢，性別，民族あるいは実測 BMI による違いはなかった。この研究結果から，自己申告 BMI は明らかに肥満者割合の過小評価をまねくものの，疾患のバイオマーカーを用いた疫学研究にとって，自己申告 BMI の正確性は十分であることが示されている[118]。

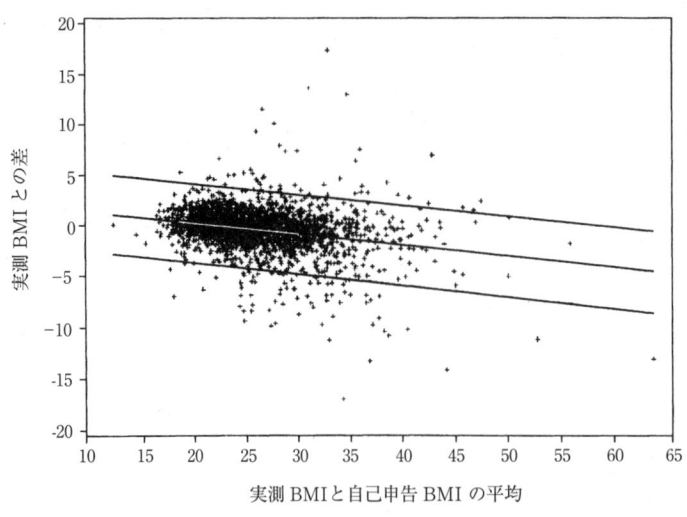

図 5-3 自己申告 BMI と実測 BMI の平均値と両 BMI の差を対比させた Bland-Altman 散布図。文献 117 より

◆ウェストおよびヒップ周囲長

脂肪の局在部位や体脂肪分布は，全身脂肪量とは独立して肥満関連疾患リスクに寄与するという認識が広まってきた[119]。体脂肪の局在部位は，2 つの体型を区分するために用いられてきた。それらは女性型（gynecoid）（または「西洋なし型」ともいわれる殿部や大腿部などの下半身に脂肪が蓄積する体型）と男性型（android）（または「りんご型」ともいわれる，腹部などの上半身に脂肪が蓄積する体型）の 2 つである。男性型肥満が女性型肥満よりも代謝および心血管危険因子の悪化と関連することを示す根拠は一貫している[120]。

疫学研究で腹囲や WHR は，腹部すなわち中心性肥満の間接的な測定法として広く利用されている。通常，腹囲の計測は，文字通り普通のウェスト（肋骨最下端と腸骨稜との中間）［ウェストは中間の細い部分という意味］，臍部の高さ，または最狭部で行われる[121]。肥満者では「普通のウェスト」の位置を定めるのは困難なので，臍部が好まれる。ただしこの方法で高度の肥満患者で測定部位を定義づけると，かなりの変動が持ち込まれうる[1]。ヒップ周囲長は通常，殿部の最大周囲長として測定される。

中心性肥満の代替指標として，腹囲は WHR より優れているといういくつかの根拠がある。Clasey ら[36] は，20-80 歳の白人成人 76 人において，CT で測定された腹部総脂肪と腹腔内脂肪を予測する上での，身体計測値と DXA の有用性を検討した。男女いずれにおいても，腹囲と腹部矢状径は腹部総脂肪とも腹腔内脂肪とも強く相関した（それぞれ $r = 0.87\text{-}0.93$ と $r = 0.84\text{-}0.93$）。WHR は腹部総脂肪と腹腔内脂肪の予測能において腹囲より劣っていた。また DXA による体幹脂肪量と腹部脂肪量推定値は，腹部総脂肪や腹腔内脂肪と強く相関した（それぞれ $r = 0.94\text{-}0.97$ と $r = 0.86\text{-}0.90$）。この研究では，腹囲が腹部総脂肪と腹腔内脂肪両者の優れた指標であること，ならびに DXA による腹腔内脂肪の推定が腹囲に比べ明らかな利点があるわけではないことが実証された。他の研究で Kamel ら[122] は，非肥満男性では DXA，腹囲，WHR が MRI で測定された腹腔内脂肪を同程度に良好に予測したが，非肥満女性では DXA が腹囲や WHR より優れていたことを明らかにした。

ウェスト身長比（WC-to-height ratio; WHtR）が，WHR を代替する中心性脂肪蓄積の指標として利用されてきている。この指標は（身長で代表される）からだつきの大きさで腹囲を調整したもので，簡便であり考え方としても興味をひきやすい。だが WHR や腹囲よりも罹患や死亡の良い予測因子になるという根拠はない。

腹囲は腹部脂肪の指標としてよく受け入れられているが，ヒップ周囲長の生物学的意義は明確ではない。なぜなら大きな殿部は皮下脂肪の蓄積，殿部筋肉量の多さ，あるいは大きな骨構造（骨盤幅）[のいずれかあるいはその組み合わせ] を反映したものであるかもしれないからである[57]。WHR は 2 つの複雑な変数の比であるので，その解釈はさらに困難である。WHR の増加は腹腔内脂肪量の増加と殿部大腿部筋肉量の減少の両者または一方を反映しうるので，特に高齢者においては，筋肉減少を伴った内臓型肥満の指標であるかもしれない[123]。

腹囲とヒップ周囲長は，代謝および心血管危険因子に逆の効果を与えることを示すことがいくつかの研究で示されてきている。ケベック家族研究（Quebec Family Study）で Seidell ら[124]は，特に男性ではヒップ周囲長の増加が腹腔内脂肪の減少や腹部皮下脂肪の増加と関連していることを明らかにした。腹囲高値は，BMI とヒップ周囲長で調整後，HDL コレステロール低値（$P<0.05$）や，空腹時の中性脂肪高値，インスリン高値，血糖高値（$P<0.01$）と有意に関連した。ヒップ周囲長高値は，BMI と腹囲で調整後，これらの危険因子と腹囲とは逆方向に関連した。HPFS 参加者の最近の前向き解析で，腹囲が 14.6 cm 以上増加した男性は，腹囲が一定の男性に比較して体重増加を調整後でも 1.7 倍（95％信頼区間：1.0-2.8）の糖尿病リスクがあった。これとは対照的に，ヒップ周囲長が 4.1 cm より多く減少した男性は，それが一定だった男性に比較して 1.5 倍（95％信頼区間：1.0-2.3）の糖尿病リスクがあった[125]。これらの結果は，腹囲やヒップ周囲長の増減は，質的に異なった体組成の変化を反映しており，疾病リスクへの意味合いもその内容によって変わることを示している。

「年齢差と性差」の項で前述したように，加齢に伴う体重減少は筋肉量の減少によって起こりやすいため，高齢者における体脂肪の測定法として，BMI の妥当性はあまり高くない。しかし腹囲は高齢者でも脂肪量，特に中心性肥満の良好な予測因子であることが示されてきた。BMI で測定される全体的な脂肪量は，HPFS の 65 歳未満の男性では CHD リスクの重要な指標であったが，65 歳以上の男性では腹囲と WHR で測定される中心性肥満が BMI より強いリスク予測因子であると思われた[126]。これらの結果から，全体的脂肪量と脂肪分布の両者の測定が，肥満疫学研究では重要であることが強く示唆される。

臨床診療で脂肪分布を日常的に測定すべきかについては議論が分かれる[121]。正常体重や中等度過体重患者で罹患や死亡を予測する際には，脂肪分布を BMI に加えて測定する価値がある（第 8・11 章参照）。したがって肥満関連疾患のリスク評価では脂肪分布測定に追加的価値があるはずだが[127]，そのような測定は，病的肥満者（BMI≧35 kg/m^2）では不必要かもしれない。

WHR のかわりに腹囲を用いることには，実践面上の合理性がいくつかある。第一に，腹囲測定は WHR 測定より簡便であり測定誤差の源が少ない。第二に，先に述べたように，腹囲と疾病リスクとの関連は WHR との関連より説明しやすい。第三に，すべてで結果が一致しているわけではないものの，腹囲の方が心血管疾患や 2 型糖尿病などの疾患発症リスクとの関連が強いことを示唆する研究がいくつかある[128]。NIH と北米肥満学会（North American Association for the Study of Obesity）による声明は，WHR には腹囲にまさる利点が得られないと結論づけている[129]。推奨されてい

る腹囲のカットオフ値は，男性で40インチ（102 cm），女性で35インチ（88 cm）である（男性ではWHR境界点の0.95に，女性では0.88に相当する）。ただし腹囲増加と代謝リスクや心血管リスク上昇との関係は直線的であると思われるので，これらのカットオフ値は任意である。また中心性肥満に関連して発症する慢性疾患の相対危険度は，年齢や民族によって変化する。それにもかかわらず，これらのカットオフ値は米国国民コレステロール教育プログラム（National Cholesterol Education Program Adult Treatment Panel III; NCEP ATP III）[4]ガイドラインのメタボリックシンドロームの診断基準として利用されてきている。BMI同様，アジア人における糖尿病や心血管疾患リスクは，白人でリスクが高くなる腹囲より低い腹囲でも高くなるように思われる[130]。このため，腹囲のより低いカットオフ値（例えば女性では>80 cm，男性では>90 cm）がアジア人用に提唱されてきている[112]。最近では，国際糖尿病連盟（International Diabetes Federation; IDF）が，中心性肥満を診断の必須要件に含むメタボリックシンドロームの新しい定義を，性別，民族ごとに異なる腹囲カットオフ値とあわせて提唱した[5]。ただしカットオフ値をこのように変化させることには議論の余地が残り，異なる集団でのメタボリックシンドロームの定義と臨床診断が複雑なものになっている。

◧自己申告による腹囲とヒップ周囲長の妥当性

大規模な郵送法による疫学調査で，参加者は身体周囲長を測定し報告するよう依頼を受ける。参加者（特に肥満成人）は腹囲を過小申告する傾向にあるが，妥当性研究では自己申告腹囲と技師による実測腹囲の間には高い相関があることが明らかにされてきた（$r=0.7$–0.9）[115・131-133]。

NHSとHPFSコホートの参加者には特別にデザインされた紙製の巻き尺と，胴体周囲長やヒップ周囲長の測定法指示書が郵送された。測定は立位で厚手の着衣を避け，1/4インチ（約6 mm）単位まで細かく測定するように依頼され，ウェスト測定部位とヒップ測定部位の図解による説明書が，測定の標準化のための手引きとして提供された。ウェストは臍部で測定し，殿部はウェストと大腿部の間の最大周囲長で測定するよう，指示された。Rimmら[115]はHPFSの40-75歳の男性123人と，NHSの41-65歳の女性140人のデータを解析し，自己申告で得られた周囲長測定値の妥当性を評価した。自己申告の約6ヵ月後に，技師が参加者の自宅を訪問して標準化された方法で測定値をとり，自己申告データとの比較を行った。自己申告腹囲と技師による腹囲実測値（2回の測定値の平均）との間のPearson相関係数は，男性で0.95，女性で0.89であった。またヒップ周囲長の相関係数は，男性で0.88，女性で0.84であった。WHRに関しては男性で0.69，女性で0.70であった。年齢およびBMIの4分位で層別解析が実施されたが，申告腹囲の正確性が年齢やBMIによって直線的に悪くなるような有意な傾向は明らかでなかった。自己申告WHRと実測WHRの間の相関係数はいくぶん弱かったが，これは個別の周囲長に対する個人間変動より，それらの比の個人間変動の方が小さいことを反映している。

HPFSでは自己申告腹囲測定値の有効性をさらに検討するため，Bland-Altman散布図が利用された[134]。自己申告腹囲と技師による腹囲測定値（2回の測定の平均値）の差は正規分布をしており，バイアスの程度はわずか0.14 cm（95％信頼区間：−0.40-0.69）であった。これらの結果から，標準手技により収集された自己測定腹囲データの妥当性を支持する根拠が得られたといえる。

◘ 皮下脂肪厚

皮下脂肪厚測定は，体脂肪分布の間接的評価法として一般に用いられる。特殊なキャリパー（測径器）を用いてあらかじめ設定された部位，例えば上腕三頭筋部，上腕二頭筋部，肩甲骨下端部，腹部，大腿部などで，皮膚と皮下脂肪をつまんだ層の厚さが測定される[135]。皮下脂肪厚は標準手技を用いて，精密な標準部位で測定されなければならない。そのように行っても，皮下脂肪厚測定値は測定者間誤差を生じやすく，体重，身長，周囲長などの他の身体計測法より再現性が低い[55, 135]。特に病的肥満者では皮下脂肪厚測定が困難であり，臨床的価値は限られる。

皮下脂肪厚は成人と小児の両者で全身脂肪量や体脂肪率を評価するための予測式に，よく使われる。最も広く利用される予測式——Durnin と Womersley によるもの[136]，および Jackson と Pollock によるもの[137]——は 2 区画モデルに基づいている。これらの式はかなり良好に体脂肪量を予測することが示されてきた。若年と中年の女性集団で，予測された体脂肪率と密度法による体脂肪率との相関は 0.8 をこえていた[138]。Peterson ら[139] はフェルス縦断研究（Fels Longitudinal Study）のデータを用いて，4 区画モデルを参照法とする新しい皮下脂肪厚による体脂肪予測式を開発した。比較の結果，Durnin と Womersley による式と Jackson と Pollock による式では体脂肪率が過小評価されており，男女いずれにおいても新しい式での体脂肪率測定値はより正確となった。2 区画モデルよりも正確な体脂肪率測定法である 4 区画モデルを参照法に用いたことが，この改善に寄与している。より近年の体脂肪率を予測するため，予測式では周囲長や他の身体計測法が皮下脂肪厚に組み合わされている[140]。ただすべての予測式は，対象集団ごとに特異的である。

疫学研究ではさまざまな皮下脂肪厚関連変数が末梢の脂肪分布を記述するために用いられてきた（例えば個別の解剖学的部位での皮下脂肪厚，複数部位の皮下脂肪厚の平均値，肩甲骨下端部と上腕三頭筋部の皮下脂肪厚の比）。ただし，これらの測定値が独立して疾病リスクを予測するかについては，いまだ十分確定していない。ノースウィック・パーク心臓研究（Northwick Park Heart Study）で Kim ら[141] は，女性において肩甲骨下端部，前腕部，上腕三頭筋部での皮下脂肪厚は致死的冠動脈疾患（CHD）の予測能があり，また肩甲骨下端部皮下脂肪厚は全死因死亡の予測能があることを示した。男女とも BMI と CHD の間には有意な関連があったが，男性ではどの皮下脂肪厚計測値も CHD リスクを予測しなかった。Tanne ら[142] は，肩甲骨下端部と上腕三頭筋部の皮下脂肪厚の比（末梢に対する体幹の脂肪分布の指標として）は，肩甲骨下端部の皮下脂肪厚単独（体幹と全体的脂肪蓄積の指標として）よりも脳卒中死亡をよく予測できることを実証した。他のいくつかの研究で皮下脂肪厚は，CHD や死亡リスクの独立した予測因子ではないように思われた[143, 144]。皮下脂肪厚と罹患や死亡の間で関連性が一致しないのは，おそらく他の要因に原因があるからであろう。第一に，皮下脂肪厚測定は他の身体計測変数に比べて測定誤差が大きい。第二に，皮下脂肪厚は腹腔内脂肪や中心性脂肪測定としては信頼性がない。第三に，相互の相関は高くても，さまざまな測定部位での皮下脂肪厚は別々の脂肪分布の指標なのである。

◘ 身体計測変数と疾患リスクの統計モデル

身体計測変数と罹患や死亡との関係を評価するために，一般に多重回帰モデルが使われる。身体計測変数は相互に相関し，またある変数の意味は他の変数で調整した後に変わることから，多重回帰モデルは注意深く解釈されるべきである。最も単純なモデルは身長と体重を独立変数として含み（表 5-4 のモデル 1），体重の係数は対象者の身長を同一とした場合の体重の効果と解釈でき，全身

表5-4 疾患リスクを予測するためのさまざまな身体計測変数を用いた統計モデルの概念的意味

モデル	解 釈
1. Y* = 身長 + 体重	体重への係数は全身脂肪量と疾患リスクとの関連性と解釈できる。身長は，ある程度までは除脂肪量の代替変数となるので，その解釈は明確ではない
2. Y = 身長 + BMI	BMIと身長は相関しない。BMIは全身的な脂肪蓄積の指標であるが，身長は小児期や思春期における栄養状態の代替変数と解釈しうる
3. Y = 身長 + 身長で調整した体重	身長と回帰モデルにより身長で調整した体重（残差）との相関はゼロである。身長で補正した体重は全身的な脂肪蓄積の指標であり，身長は小児期や思春期における栄養状態の代替変数である
4. Y = BMI + WC（またはWHR）	BMIとWC（またはWHR）には高い相関がある。WCは中心性肥満の指標であるが，特に高齢者の場合，BMIは体脂肪よりむしろ筋量の効果を大きく反映するので，BMIの個人差の解釈（WCが同じ個人の）は複雑である
5. Y = BMI + BMIで調整したWC	BMIと回帰モデルによりBMIで調整したWC（残差）との相関はゼロである。WC残差は全身的な脂肪蓄積の程度を調整した中心性肥満の効果を表し，BMIは全身的な脂肪蓄積の効果を表す
6. Y = WC + ヒップ周囲長	ウェスト周囲長とヒップ周囲長には中等度の相関がある。WCは中心性肥満や腹部脂肪の指標であるが，ヒップ周囲長の個人差（WCが同じ個人の差）は殿部の筋量や骨構造の効果を主として反映する
7. Y = 調査開始時点での体重 + 現体重	調査開始時点での体重で調整した後，現体重は体重変化の疾患リスクへの効果をおおむね反映する
8. Y = 体重変化 + WC変化	WC変化は体脂肪分布変化の疾患リスクへの効果を表しており，体重変化の個人差（WC変化が同じ個人の）は除脂肪量（例えば高齢者では主に筋肉量減少による体重減少）の変化を主として反映する

Y*：疾患状態，BMI: 体格指数，WC: ウェスト周囲長（腹囲），WHR: ウェストヒップ比。

の脂肪蓄積の個人差をおおよそ反映したものといえる[57]。しかしながら"体重で調整された身長"の解釈ははっきりしない。概念的にも，体重が同一である場合の身長の個人差の解釈は困難であるが，それは除脂肪量（身体構造や筋肉量）の差をおおむね反映するものかもしれない。

モデル2では身長とBMIの間にはほとんど相関がないので，両変数の解釈は明快である。この場合，BMIは全身の脂肪蓄積の効果を表しており，身長は身体サイズの総合的な指標，あるいは「疫学研究での身長と体重変数の利用」の項で触れたように小児期，思春期の栄養状態，エネルギーバランスの代替指標として解釈できる。「身長で調整した体重」を得る別の方法は，身長を独立変数，体重を従属変数にした単回帰を用いて体重の残差を算出する方法である。この手法は，総エネルギーで栄養素摂取を調整する際に用いる手法と類似している（第6章参照）。回帰式の定義から，（体重の）残差は独立変数（身長）と相関しないので，ひとつのモデル（モデル3）で身長調整体重（それは全身の脂肪蓄積を表している）と身長の影響を十分解釈できる。

研究者は全身的な脂肪蓄積と中心性肥満（または腹部肥満）の効果を比較するために，ひとつのモデルにBMIと腹囲（またはWHR）を含めることがよくある（モデル4）。そのようなモデルでの腹囲やWHRの意味は考え方として明確だが，BMIの意味合いが変わってくる。腹囲をモデルに含めることで腹部脂肪が説明されるので，BMIは全身的な脂肪量を反映するかわりに除脂肪量を大きく反映するようになる。BMIと腹囲をひとつの疾患予測モデルに含めると，BMIの効果は大きく弱められ，時にはBMIが疾患や死亡のリスクと負の関連を呈する場合もあることがいくつかの研究によって示されている[123]。

だが，そのようなモデルでも腹囲と疾病リスクとの正の関連は残りうるので，脂肪分布は全身的な脂肪量とは独立した重要な疾病リスク予測因子である。この解釈は生物学的に意味がある。先の「身長で調整した体重」と同じ回帰残差法を利用して，「BMIで調整した腹囲（すなわち残差）」を

計算し，BMIと腹囲残差をひとつの疾病リスク予測モデルに含めることができる（モデル5）。この方法ではBMIと腹囲残差（BMI調整腹囲）は相関しないので，BMIの生物学的意味が保たれる。

　他のよくある現実的な例として，疾病あるいは死亡リスクを予測するひとつのモデルに，腹囲とヒップ周囲長を含めることである（モデル6）。腹囲が腹部肥満の効果を表していることは明確であるが，ヒップ周囲長の意味は理解しにくい。なぜならば腹囲が調整されているので，大きなヒップ周囲長は殿部筋の多さと骨構造の大きさの効果をおおよそ反映したものとなるからである。このため先に触れたように，ヒップ周囲長は，腹囲を調整したモデルでは慢性疾患リスクと負に関連することが示されてきた。

　調査開始時体重と現体重もまた，疾病リスクを予測するひとつのモデルに含められることがよくある（モデル7）。調査開始時体重で調整されると，現体重は体重変化の効果を反映する。若年者や中高年では，体重変化（大部分は体重増加）は体脂肪増加をおおむね反映する。高齢者では，体重変化（大部分は体重減少）は加齢と慢性疾患による除脂肪量減少，特に筋肉量減少を主として反映する。腹囲変化と体重変化の両者がひとつのモデルに含まれた場合（モデル8），腹囲の変化は中心性あるいは腹部脂肪蓄積の増加を表す。一方，体重変化は解釈がより難しく，除脂肪量の変化を主として反映するかもしれない（特に，体重は減少するが腹囲が増加することがしばしばみられる高齢者ではその傾向が強い）。したがってこのような場合，腹囲の変化と体重変化は疾病リスクと逆の関連を示すであろう。

4　まとめ

　肥満研究にとって，体脂肪の量と分布を正確に計測することはきわめて重要である。過去数十年間に，体組成研究分野では大きな進歩がみられた。多区画モデルを用いることで従来の2区画モデルに比較して，より正確に体脂肪を評価することができるようになった。CTやMRIなどの最近のハイテク画像法により，すべての主だった体組成構成部分の高解像度画像を組織・器官レベルで得ることができる。DXAは急速に普及し，体組成参照法として，また水中秤量法や希釈法などの従来法にかわる方法として確立されつつある。

　これらの技術的進歩があっても，疫学研究においては，やはり身体計測法，特に身長と体重計測が，体脂肪蓄積を測定するための最も安価で最も広く利用される方法である。疫学研究における身体計測法，特に自己申告によるBMIと自己計測によるウェストやヒップ周囲長の妥当性は量，質とも相当に研究されてきている。自己申告によるデータを使うと過体重や肥満の頻度を過小評価する傾向にあり，そのため国による調査（ナショナルサーベイ）には適さないが，非常に多くの疫学研究によって，自己申告によるBMIや腹囲が，脂肪蓄積のバイオマーカー，慢性疾患の罹患，そして早期死亡に対する安定した強い予測因子であることが実証されてきた。だが（実測であれ自己申告であれ）これらの変数は体脂肪の間接指標であり，そうした指標の，特にBMIの（疾病予測に対する）妥当性は，年齢，性別，民族によって変わることを念頭におくべきである。これらの指標の生物学的意味を理解することは，体組成と疾患発症および死亡に関する疫学的研究結果を解釈する上で不可欠である。

文　献

1. Heymsfield SB. Shen W, Wang J. Chapter 2. Evaluation of total and regional adiposity. In: Bray G. Bouchard C, James P, eds. *Handbook of Obesity*. New York: Dekker; 1998.
2. Heymsfield SB, Lohman TG, Wang Z, Going S, eds. *Human Body Composition*. 2nd ed. Champaign, IL: Human Kinetics; 2005.
3. Ellis KJ. Selected body composition methods can be used in field studies. *J Nutr*. 2001;131:1589S-1595S.
4. Expert Panel on Detection, Evaluation, and Treatment of High Blood Cholesterol in Adults. Executive summary of the Third Report of the National Cholesterol Education Program (NCEP) Expert Panel on Detection, Evaluation, and Treatment of High Blood Cholesterol in Adults (Adult Treatment Panel III). *JAMA*. 2001; 285:2486-2497.
5. Zimmet P, Magliano D, Matsuzawa Y, Alberti G, Shaw J. The metabolic syndrome: a global public health problem and a new definition. *J Atheroscler Thromb*. 2005;12:295-300.
6. Siri W. Body composition from fluid spaces and density analysis of methods. In: Brozek J, Herschel A, eds. *Techniques for Measuring Body Composition*. Washington, DC: National Academies Press; 1961:223-244.
7. Brozek J, Grande F, Anderson J, Keys A. Densitometric analysis of body composition: revision of some quantitative assumptions. *Ann N Y Acad Sci*. 1963;110:113-140.
8. Going S. Chapter 2. Hydrodensitometry and air displacement plethysmography. In: Heymsfield SB, Lohman TG, Wang Z, Going S, eds. *Human Body Composition*. 2nd ed. Champaign, IL: Human Kinetics; 2005.
9. Dempster P, Aitkens S. A new air displacement method for the determination of human body composition. *Med Sci Sports Exerc*. 1995;27:1692-1697.
10. Fields DA, Goran MI, McCrory MA. Body-composition assessment via air-displacement plethysmography in adults and children: a review. *Am J Clin Nutr*. 2002;75:453-467.
11. Ginde SR, Geliebter A, Rubiano F, et al. Air displacement plethysmography: validation in overweight and obese subjects. *Obes Res*. 2005;13:1232-1237.
12. Fields DA, Higgins PB, Radley D. Air-displacement plethysmography: here to stay. *Curr Opin Clin Nutr Metab Care*. 2005;8:624-629.
13. Schoeller DA. Chapter 3. Hydrometry. In: Heymsfield SB, Lohman TG, Wang Z, Going S, eds. *Human Body Composition*. 2nd ed. Champaign, IL: Human Kinetics; 2005.
14. van Raaij JM, Peek ME, Vermaat-Miedema SH, Schonk CM, Hautvast JG. New equations for estimating body fat mass in pregnancy from body density or total body water. *Am J Clin Nutr*. 1988;48:24-29.
15. Ellis K. Whole-body counting and neutron activation analysis. In: Heymsfield SB, Lohman TG, Wang Z, Going SB, eds. *Human Body Composition*. 2nd ed. Champaign, IL: Human Kinetics; 2005:51-62; Chapter 4.
16. Wang Z, Zhu S, Wang J, Pierson RN Jr, Heymsfield SB. Whole-body skeletal muscle mass; development and validation of total-body potassium prediction models. *Am J Clin Nutr*. 2003;77:76-82.
17. He Q, Heo M, Heshka S, et al. Total body potassium differs by sex and race across the adult age span. *Am J Clin Nutr*. 2003;78:72-77.
18. Ross R, Janssen I. Computer tomography and magnetic resonance imaging. In: Heymsfield SB, Lohman TG, Wang Z, Going S, eds. *Human Body Composition*. 2nd ed. Champaign, IL: Human Kinetics; 2005:89-108; Chapter 7.
19. Goodpaster BH, Kelley DE, Thaete FL, He J, Ross R. Skeletal muscle attenuation determined by computed tomography is associated with skeletal muscle lipid content. *J Appl Physiol*. 2000;89:104-110.
20. Kvist H, Sjostrom L, Tylen U. Adipose tissue volume determinations in women by computed tomography: technical considerations. *Int J Obes*. 1986;10:53-67.
21. Abate N, Garg A, Peshock RM, Stray-Gundersen J, Grundy SM. Relationships of generalized and regional adiposity to insulin sensitivity in men. *J Clin Invest*. 1995;96:88-98.
22. Lebovitz HE, Banerji MA. Point: visceral adiposity is causally related to insulin resistance. *Diabetes Care*. 2005;28:2322-2325.
23. Miles JM, Jensen MD. Counterpoint: visceral adiposity is not causally related to insulin resistance. *Diabetes Care*. 2005;28:2326-2328.
24. Weiss R, Dufour S, Taksali SE, et al. Prediabetes in obese youth: a syndrome of impaired glucose tolerance, severe insulin resistance, and altered myocellular and abdominal fat partitioning. *Lancet*. 2003;362:951-957.

25. Goodpaster BH, Krishnaswami S, Harris TB, et al. Obesity, regional body fat distribution, and the metabolic syndrome in older men and women. *Arch Intern Med.* 2005;165:777-783.
26. Goodpaster BH, Krishnaswami S, Resnick H, et al. Association between regional adipose tissue distribution and both type 2 diabetes and impaired glucose tolerance in elderly men and women. *Diabetes Care.* 2003;26: 372-379.
27. Snijder MB, Visser M, Dekker JM, et al. Low subcutaneous thigh fat is a risk factor for unfavourable glucose and lipid levels, independently of high abdominal fat. The Health ABC Study. *Diabetologia.* 2005;48:301-308.
28. Nicklas BJ, Penninx BW, Cesari M, et al. Association of visceral adipose tissue with incident myocardial infarction in older men and women: the Health, Aging and Body Composition Study. *Am J Epidemiol.* 2004; 160:741-749.
29. Lohman TG, Chen Z. Dual-energy x-ray absorptiometry. In: Heymsfield SB, Lohman TG, Wang Z, Going S, eds. *Human Body Composition.* 2nd ed. Champaign, IL: Human Kinetics; 2005:63-78; Chapter 5.
30. Centers for Disease Control and Prevention. National Center for Health Statistics. NHANES 1999-2000 Public Data Release File Documentation.
31. Snijder MB, Visser M, Dekker JM, et al. The prediction of visceral fat by dual-energy x-ray absorptiometry in the elderly: a comparison with computed tomography and anthropometry. *Int J Obes Relat Metab Disord.* 2002;26:984-993.
32. Kiebzak GM, Leamy LJ, Pierson LM, Nord RH, Zhang ZY. Measurement precision of body composition variables using the lunar DPX-L densitometer. *J Clin Densitom.* 2000;3:35-41.
33. Cordero-MacIntyre ZR, Peters W, Libanati CR, et al. Reproducibility of DXA in obese women. *J Clin Densitom.* 2002;5:35-44.
34. Schoeller DA, Tylavsky FA, Baer DJ, et al. QDR 4500A dual-energy x-ray absorptiometer underestimates fat mass in comparison with criterion methods in adults. *Am J Clin Nutr.* 2005;81:1018-1025.
35. Madsen OR, Jensen JE, Sorensen OH. Validation of a dual energy x-ray absorptiometer: measurement of bone mass and soft tissue composition. *Eur J Appl Physiol Occup Physiol.* 1997;75:554-558.
36. Clasey JL, Bouchard C, Teates CD, et al. The use of anthropometric and dual-energy x-ray absorptiometry (DXA) measures to estimate total abdominal and abdominal visceral fat in men and women. *Obes Res.* 1999; 7:256-264.
37. Sierra-Johnson J, Johnson BD, Bailey KR, Turner ST. Relationships between insulin sensitivity and measures of body fat in asymptomatic men and women. *Obes Res.* 2004;12:2070-2077.
38. Steinberger J, Jacobs DR, Raatz S, Moran A, Hong CP, Sinaiko AR. Comparison of body fatness measurements by BMI and skinfolds vs dual energy x-ray absorptiometry and their relation to cardiovascular risk factors in adolescents. *Int J Obes (Lond).* 2005;29:1346-1352.
39. Chumlea WC, Sun SS. Bioelectrical impedance analysis. In: Heymsfield SB, Lohman TG, Wang Z, Going S, eds. *Human Body Composition.* 2nd ed. Champaign, IL: Human Kinetics; 2005:79-88; Chapter 6.
40. NIH Consensus statement. Bioelectrical impedance analysis in body composition measurement. National Institutes of Health Technology Assessment Conference Statement. December 12-14, 1994. *Nutrition.* 1996;12: 749-762.
41. Ellis KJ, Bell SJ, Chertow GM, et al. Bioelectrical impedance methods in clinical research: a follow-up to the NIH Technology Assessment Conference. *Nutrition.* 1999;15:874-880.
42. Kyle UG, Bosaeus I, De Lorenzo AD, et al. Bioelectrical impedance analysis—part II: utilization in clinical practice. *Clin Nutr.* 2004;23:1430-1453.
43. Sun G, French CR, Martin GR, et al. Comparison of multifrequency bioelectrical impedance analysis with dual-energy x-ray absorptiometry for assessment of percentage body fat in a large, healthy population. *Am J Clin Nutr.* 2005;81:74-78.
44. Kyle UG, Bosaeus I, De Lorenzo AD, et al. Bioelectrical impedance analysis—part I: review of principles and methods. *Clin Nutr.* 2004;23:1226-1243.
45. Coppini LZ, Waitzberg DL, Campos AC. Limitations and validation of bioelectrical impedance analysis in morbidly obese patients. *Curr Opin Clin Nutr Metab Care.* 2005;8:329-332.
46. Third National Health and Nutrition Examination Survey (NHANES III) Public-Use Data Files. U.S. Department of Health and Human Services, Centers for Disease Control and Prevention, National Center for Health Statistics.
47. Willett K, Jiang R, Lenart E, Spiegelman D, Willett W. Comparison of bioelectrical impedance and BMI in

predicting obesity-related medical conditions. *Obesity (Silver Spring).* 2006;14:480-490.
48. Lahmann PH, Lissner L, Gullberg B, Berglund G. A prospective study of adiposity and all-cause mortality: the Malmö Diet and Cancer Study. *Obes Res.* 2002;10:361-369.
49. Bigaard J, Frederiksen K, Tjonneland A, et al. Body fat and fat-free mass and all-cause mortality. *Obes Res.* 2004;12:1042-1049.
50. Heitmann BL. Prediction of body water and fat in adult Danes from measurement of electrical impedance. A validation study. *Int J Obes.* 1990;14:789-802.
51. Gibson RS. *Principles of Nutritional Assessment.* 2nd ed. New York: Oxford University Press; 2005.
52. Lohman TG, Roche AF, Martorell R. *Anthropometric Standardization Reference Manual.* Abridged edition. Champaign, IL: Human Kinetics Books; 1988.
53. U.S. Department of Health and Human Services. Centers for Disease Control and Prevention. NHANES III Anthropometric Procedures Video.
54. Ulijaszek SJ, Kerr DA. Anthropometric measurement error and the assessment of nutritional status. *Br J Nutr.* 1999;82:165-177.
55. Marks GC, Habicht JP, Mueller WH. Reliability, dependability, and precision of anthropometric measurements. The Second National Health and Nutrition Examination Survey 1976-1980. *Am J Epidemiol.* 1989;130:578-587.
56. Cole TJ. Secular trends in growth. *Proc Nutr Soc.* 2000;59:317-324.
57. Willett WC. *Nutritional Epidemiology.* 2nd ed. New York: Oxford University Press; 1998.〔Walter Willett 著, 田中平三訳．栄養調査のすべて―栄養疫学―．第2版．第一出版：2003〕
58. McCullough ML, Giovannucci EL. Diet and cancer prevention. *Oncogene.* 2004;23:6349-6364.
59. van den Brandt PA, Spiegelman D, Yaun SS, et al. Pooled analysis of prospective cohort studies on height, weight, and breast cancer risk. *Am J Epidemiol.* 2000;152:514-527.
60. Giovannucci E, Rimm EB, Liu Y, Willett WC. Height, predictors of C-peptide and cancer risk in men. *Int J Epidemiol.* 2004;33:217-225.
61. Smith GD, Greenwood R, Gunnell D, Sweetnam P, Yarnell J, Elwood P. Leg length, insulin resistance, and coronary heart disease risk: the Caerphilly Study. *J Epidemiol Community Health.* 2001;55:867-872.
62. Liu S, Willett WC, Manson JE, Hu FB, Rosner B, Colditz G. Relation between changes in intakes of dietary fiber and grain products and changes in weight and development of obesity among middle-aged women. *Am J Clin Nutr.* 2003;78:920-927.
63. Li TY, Rana JS, Manson JE, et al. Obesity as compared with physical activity in predicting risk of coronary heart disease in women. *Circulation.* 2006;113:499-506.
64. Hu FB, Willett WC, Li T, Stampfer MJ, Colditz GA, Manson JE. Adiposity as compared with physical activity in predicting mortality among women. *N Engl J Med.* 2004;351:2694-2703.
65. Wannamethee SG, Shaper AG, Walker M. Weight change, weight fluctuation, and mortality. *Arch Intern Med.* 2002;162:2575-2580.
66. Wannamethee SG, Shaper AG, Lennon L. Reasons for intentional weight loss, unintentional weight loss, and mortality in older men. *Arch Intern Med.* 2005;165:1035-1040.
67. French SA, Folsom AR, Jeffery RW, Williamson DF. Prospective study of intentionality of weight loss and mortality in older women: the Iowa Women's Health Study. *Am J Epidemiol.* 1999;149:504-514.
68. Gregg EW, Gerzoff RB, Thompson TJ, Williamson DF. Intentional weight loss and death in overweight and obese U.S. adults 35 years of age and older. *Ann Intern Med.* 2003;138:383-389.
69. Eilat-Adar S, Eldar M, Goldbourt U. Association of intentional changes in body weight with coronary heart disease event rates in overweight subjects who have an additional coronary risk factor. *Am J Epidemiol.* 2005;161:352-358.
70. Field AE, Manson JE, Laird N, Williamson DF, Willett WC, Colditz GA. Weight cycling and the risk of developing type 2 diabetes among adult women in the United States. *Obes Res.* 2004;12:267-274.
71. Field AE, Byers T, Hunter DJ, et al. Weight cycling, weight gain, and risk of hypertension in women. *Am J Epidemiol.* 1999;150:573-579.
72. French SA, Jeffery RW, Folsom AR, Williamson DF, Byers T. Relation of weight variability and intentionality of weight loss to disease history and health-related variables in a population-based sample of women aged 55-69 years. *Am J Epidemiol.* 1995;142:1306-1314.
73. Dyer AR, Stamler J, Greenland P. Associations of weight change and weight variability with cardiovascular and all-cause mortality in the Chicago Western Electric Company Study. *Am J Epidemiol.* 2000;152:324.

74. Iribarren C, Sharp DS, Burchfiel CM, Petrovitch H. Association of weight loss and weight fluctuation with mortality among Japanese American men. *N Engl J Med*. 1995;333:686-692.
75. Lissner L, Odell PM, D'Agostino RB, et al. Variability of body weight and health outcomes in the Framingham population. *N Engl J Med*. 1991;324:1839-1844.
76. Weigley ES. Average? Ideal? Desirable? A brief overview of height-weight tables in the United States. *J Am Diet Assoc*. 1884;84:417-423.
77. Metropolitan Life Insurance Company. New weight standards for men and women. *Stat Bull Metrop Insur Co*. 1959;40:1-5.
78. Lew EA, Garfinkel L. Variations in mortality by weight among 750,000 men and women. *J Chronic Dis*. 1979; 32:563-576.
79. Garrison RJ, Castelli WP. Weight and thirty-year mortality of men in the Framingham Study. *Ann Intern Med*. 1985;103(6 pt 2):1006-1009.
80. Quetelet A. *Sur l'homme et le developpement de ses facultes, ou essai de phsyique sociale*. Paris: Bachelier; 1835.
81. Keys A, Fidanza F, Karvonen MJ, Kimura N, Taylor HL. Indices of relative weight and obesity. *J Chronic Dis*. 1972;25:329-343.
82. Benn RT. Some mathematical properties of weight-for-height indices used as measures of adiposity. *Br J Prev Soc Med*. 1971;25:42-50.
83. Revicki DA, Israel RG. Relationship between body mass indices and measures of body adiposity. *Am J Public Health*. 1986;76:992-994.
84. Gallagher D, Visser M, Sepulveda D, Pierson RN, Harris T, Heymsfield SB. How useful is body mass index for comparison of body fatness across age, sex, and ethnic groups? *Am J Epidemiol*. 1996;143:228-239.
85. Blew RM, Sardinha LB, Milliken LA, et al. Assessing the validity of body mass index standards in early postmenopausal women. *Obes Res*. 2002;10:799-808.
86. Evans EM, Rowe DA, Racette SB, Ross KM, McAuley E. Is the current BMI obesity classification appropriate for black and white postmenopausal women? *Int J Obes (Lond)*. 2006;30:837-843.
87. Deurenberg P, Weststrate JA, Seidell JC. Body mass index as a measure of body fatness: age-and sex-specific prediction formulas. *Br J Nutr*. 1991;65:105-114.
88. Pongchaiyakul C, Kosulwat V, Rojroongwasinkul N, et al. Prediction of percentage body fat in rural Thai population using simple anthropometric measurements. *Obes Res*. 2005;13:729-738.
89. Jurimae T, Sudi K, Jurimae J, Payerl D, Ruutel K. Relationships between plasma leptin levels and body composition parameters measured by different methods in postmenopausal women. *Am J Hum Biol*. 2003;15:628-636.
90. Matsuzawa Y. Adiponectin: identification, physiology and clinical relevance in metabolic and vascular disease. *Atheroscler Suppl*. 2005;6:7-14.
91. Spiegelman D, Israel RG, Bouchard C, Willett WC. Absolute fat mass, percent body fat, and body-fat distribution: which is the real determinant of blood pressure and serum glucose? *Am J Clin Nutr*. 1992;55:1033-1044.
92. Garn SM, Leonard WR, Hawthorne VM. Three limitations of the body mass index. *Am J Clin Nutr*. 1986;44:996-997.
93. Malina RM. Variation in body composition associated with sex and ethnicity. In: Heymsfield SB, Lohman TG, Wang Z, Going S, eds. *Human Body Composition*. 2nd ed. Champaign, IL: Human Kinetics Books; 2005: 271-298; Chapter 18.
94. Horlick M. Body mass index in childhood—measuring a moving target. *J Clin Endocrinol Metab*. 2001;86:4059-4060.
95. Flegal KM, Carroll MD, Ogden CL, Johnson CL. Prevalence and trends in obesity among US adults, 1999-2000. *JAMA*. 2002;288:1723-1727.
96. Villareal DT, Apovian CM, Kushner RF, et al. Obesity in older adults: technical review and position statement of the American Society for Nutrition and NAASO, The Obesity Society. *Obes Res*. 2005;13:1849-1863.
97. Baumgartner RN, Koehler KM, Gallagher D, et al. Epidemiology of sarcopenia among the elderly in New Mexico. *Am J Epidemiol*. 1998;147:755-763.
98. Janssen I, Heymsfield SB, Ross R. Low relative skeletal muscle mass (sarcopenia) in older persons is associated with functional impairment and physical disability. *J Am Geriatr Soc*. 2002;50:889-896.
99. Janssen I, Heymsfield SB, Wang ZM, Ross R. Skeletal muscle mass and distribution in 468 men and women aged 18-88 yr. *J Appl Physiol*. 2000;89:81-88.

100. Newman AB, Lee JS, Visser M, et al. Weight change and the conservation of lean mass in old age: the Health, Aging and Body Composition Study. *Am J Clin Nutr.* 2005;82:872-878.
101. Micozzi MS, Harris TM. Age variations in the relation of body mass indices to estimates of body fat and muscle mass. *Am J Phys Anthropol.* 1990;81:375-379.
102. Hughes VA, Roubenoff R, Wood M, Frontera WR, Evans WJ, Fiatarone Singh MA. Anthropometric assessment of 10-y changes in body composition in the elderly. *Am J Clin Nutr.* 2004;80:475-482.
103. Cree MG, Newcomer BR, Katsanos CS, et al. Intramuscular and liver triglycerides are increased in the elderly. *J Clin Endocrinol Metab.* 2004;89:3864-3871.
104. Seidell JC, Visscher TL. Body weight and weight change and their health implications for the elderly. *Eur J Clin Nutr.* 2000;54 (Suppl 3):S33-S39.
105. Janssen I, Katzmarzyk PT, Ross R. Body mass index is inversely related to mortality in older people after adjustment for waist circumference. *J Am Geriatr Soc.* 2005;53:2112-2118.
106. Wagner DR, Heyward VH. Measures of body composition in blacks and whites: a comparative review. *Am J Clin Nutr.* 2000;71:1392-1402.
107. Kleerekoper M, Nelson DA, Peterson EL, Wilson PS, Jacobsen G, Longcope C. Body composition and gonadal steroids in older white and black women. *J Clin Endocrinol Metab.* 1994;79:775-779.
108. Deurenberg P, Deurenberg-Yap M. Ethnic and geographic influences on body composition. In: Bray G, Bouchard C, James P, eds. *Handbook of Obesity.* New York: Dekker, 1998:81-92; Chapter 3.
109. Deurenberg P, Deurenberg-Yap M, Guricci S. Asians are different from Caucasians and from each other in their body mass index/body fat per cent relationship. *Obes Rev.* 2002;3:141-146.
110. Deurenberg-Yap M, Schmidt G, van Staveren WA, Deurenberg P. The paradox of low body mass index and high body fat percentage among Chinese, Malays and Indians in Singapore. *Int J Obes Relat Metab Disord.* 2000;24:1011-1017.
111. Deurenberg P, Yap M, van Staveren WA. Body mass index and percent body fat: a meta analysis among different ethnic groups. *Int J Obes Relat Metab Disord.* 1998;22:1164-1171.
112. WHO Expert Consultation. Appropriate body-mass index for Asian populations and its implications for policy and intervention strategies. *Lancet.* 2004;363:157-163.
113. Stunkard AJ, Albaum JM. The accuracy of self-reported weights. *Am J Clin Nutr.* 1981;34:1593-1599.
114. Willett W, Stampfer MJ, Bain C, et al. Cigarette smoking, relative weight, and menopause. *Am J Epidemiol.* 1983;117:651-658.
115. Rimm EB, Stampfer MJ, Colditz GA, Chute CG, Litin LB, Willett WC. Validity of self-reported waist and hip circumferences in men and women. *Epidemiology.* 1990;1:466-473.
116. Troy LM, Hunter DJ, Manson JE, Colditz GA, Stampfer MJ, Willett WC. The validity of recalled weight among younger women. *Int J Obes Relat Metab Disord.* 1995;19:570.
117. McAdams MA, Van Dam RM, Hu FB. Comparison of self-reported and measured BMI as correlates of disease markers in US adults. *Obesity (Silver Spring).* 2007;15:188-196.
118. Gillum RF, Sempos CT. Ethnic variation in validity of classification of overweight and obesity using self-reported weight and height in American women and men: the Third National Health and Nutrition Examination Survey. *Nutr J.* 2005;4:27.
119. Eckel RH, Grundy SM, Zimmet PZ. The metabolic syndrome. *Lancet.* 2005;365:1415-1428.
120. Despres JP. Is visceral obesity the cause of the metabolic syndrome? *Ann Med.* 2006;38:52-63.
121. Klein S, Allison DB, Heymsfield SB, Kelley DE, Leibel RL, Nonas C. Waist circumference and cardiometabolic risk. *Diabetes Care* 2007;30(6):1647-1652.
122. Kamel EG, McNeill G, Han TS, et al. Measurement of abdominal fat by magnetic resonance imaging, dual-energy x-ray absorptiometry and anthropometry in non-obese men and women. *Int J Obes Relat Metab Disord.* 1999;23:686-692.
123. Snijder MB, van Dam RM, Visser M, Seidell JC. What aspects of body fat are particularly hazardous and how do we measure them? *Int J Epidemiol.* 2006;35:83-92.
124. Seidell JC, Perusse L, Despres JP, Bouchard C. Waist and hip circumferences have independent and opposite effects on cardiovascular disease risk factors: the Quebec Family Study. *Am J Clin Nutr.* 2001;74:315-321.
125. Koh-Banerjee P, Wang Y, Hu FB, Spiegelman D, Willett WC, Rimm EB. Changes in body weight and body fat distribution as risk factors for clinical diabetes in US men. *Am J Epidemiol.* 2004;159:1150-1159.
126. Rimm EB, Stampfer MJ, Giovannucci E, et al. Body size and fat distribution as predictors of coronary heart

disease among middle-aged and older US men. *Am J Epidemiol.* 1995;141:1117-1127.
127. Hu FB. Obesity and mortality: watch your waist, not just your weight. *Arch Int Med.* 2007;167(9):875-876.
128. Wang Y, Rimm EB, Stampfer MJ, Willett WC, Hu FB. Comparison of abdominal adiposity and overall obesity in predicting risk of type 2 diabetes among men. *Am J Clin Nutr.* 2005;81:555-563.
129. The practical guide: identification, evaluation, and treatment of overweight and obesity in adults. Bethesda, MD: National Institutes of Health, National Heart, Lung and Blood Institute, North American Association for the Study of Obesity, 2000.
130. Misra A, Wasir JS, Vikram NK. Waist circumference criteria for the diagnosis of abdominal obesity are not applicable uniformly to all populations and ethnic groups. *Nutrition.* 2005;21:969-976.
131. Kushi LH, Kaye SA, Folsom AR, Soler JT, Prineas RJ. Accuracy and reliability of self-measurement of body girths. *Am J Epidemiol.* 1988;128:740-748.
132. Freudenheim JL, Darrow SL. Accuracy of self-measurement of body fat distribution by waist, hip, and thigh circumferences. *Nutr Cancer.* 1991;15:179-186.
133. Bigaard J, Spanggaard I, Thomsen BL, Overvad K, Tjonneland A. Self-reported and technician-measured waist circumferences differ in middle-aged men and women. *J Nutr.* 2005;135:2263-2270.
134. Koh-Banerjee P, Chu NF, Spiegelman D, et al. Prospective study of the association of changes in dietary intake, physical activity, alcohol consumption, and smoking with 9-y gain in waist circumference among 16 587 US men. *Am J Clin Nutr.* 2003;78:719-727.
135. Lohman TG, Roche AF, Martorell R, eds. *Anthropometric Standardization Reference Manual.* Champaign, IL: Human Kinetics Books; 1998.
136. Durnin JV, Womersley J. Body fat assessed from total body density and its estimation from skinfold thickness: measurements on 481 men and women aged from 16 to 72 years. *Br J Nutr.* 1974;32:77-97.
137. Jackson AS, Pollock ML. Generalized equations for predicting body density of men. *Br J Nutr.* 1978;40:497-504.
138. Jackson AS, Pollock ML, Ward A. Generalized equations for predicting body density of women. *Med Sci Sports Exerc.* 1980;12:175-181.
139. Peterson MJ, Czerwinski SA, Siervogel RM. Development and validation of skinfold-thickness prediction equations with a 4-compartment model. *Am J Clin Nutr.* 2003;77:1186-1191.
140. Garcia AL, Wagner K, Hothorn T, Koebnick C, Zunft HJ, Trippo U. Improved prediction of body fat by measuring skinfold thickness, circumferences, and bone breadths. *Obes Res.* 2005;13:626-634.
141. Kim J, Meade T, Haines A. Skinfold thickness, body mass index, and fatal coronary heart disease: 30 year follow up of the Northwick Park heart study. *J Epidemiol Community Health.*, 2006;60:275-279.
142. Tanne D, Medalie JH, Goldbourt U. Body fat distribution and long-term risk of stroke mortality. *Stroke.* 2005;36:1021-1025.
143. Spataro JA, Dyer AR, Stamler J, Shekelle RB, Greenlund K, Garside D. Measures of adiposity and coronary heart disease mortality in the Chicago Western Electric Company Study. *J Clin Epidemiol.* 1996;49:849-857.
144. Menottii A, Lanti M, Maiani G, Daan K. Forty-year mortality from cardiovascular diseases and their risk factors in men of the Italian rural areas of the Seven Countries Study. *Acta Cardiol.* 2005;60:521-531.

第6章

Frank B. Hu

食事調査法

　ほとんどの人にとって，著しい体重増加は長期にわたって続くわずかなエネルギーのバランスの崩れによって起こる。このバランスの崩れは疫学研究で使われるほとんどの手段で検出するには小さすぎるものである。このような限界はあるものの，通常の生活を送る人の食事内容および食事パターンは，かなり正確な方法で評価できる。疫学研究によって，多くの食事要因が総エネルギー摂取量と独立して，あるいは総エネルギー摂取量を介して，肥満や体重増加と有意に関連していることが明らかになってきている（第14章参照）。しかし，どんな食事調査法も完璧ではなく，肥満研究に特化した適切な手段を選ぶ上で，重要な方法論上の課題がある。

　本章では初めにさまざまな食事調査法——24時間思い出し法，食事記録法，食事歴法，食物摂取頻度調査票（food frequency questionnaire; FFQ），バイオマーカー［生体指標］——の長所と問題点について，次に，疫学研究における総エネルギー摂取量の評価や調整について，栄養疫学研究におけるランダム誤差（random measurement error）や系統誤差（systematic measurement error）を正すための種々の方法について述べる。最後に，食事パターン分析による総合的な食事の影響を評価するための統計学的な手法について概説する。この章で扱う方法は肥満の疫学研究に限ったものではなく，食事要因の影響を扱うほとんどすべての疫学研究に適用可能である[1]。

1　肥満疫学研究における食事調査法

　個人の食品・栄養・総エネルギー摂取量を評価するための方法がいくつかある。その方法には，24時間思い出し法や，食物摂取頻度調査票（FFQ），食事歴法，食事記録法やバイオマーカーなどが含まれ，それぞれの方法に長所と限界がある。以下に疫学研究において食事摂取を評価するこれらの方法の適用について簡単に述べる。さらに詳細な内容は栄養疫学[1]や食事調査[2]に関する成書を参照されたい。

◆ 24時間思い出し法

　24時間思い出し法は，前日または過去24時間に調査対象者が摂取したすべての飲食物の詳細を把握する方法である。この方法は，集団の平均的な摂取量を推定するための国による栄養調査（例えば，国民健康栄養調査 National Health and Nutrition Examination Survey; NHANES, 米国農業省全国食物消費量調査 USDA Nationwide Food Consumption Surveys, 個人による食物摂取の継続調査 Continuing Surveys of Food Intakes by Individuals）で最も広く用いられる。思い出し法，特に後述のように予告なしに実施する思い出し法は，食事介入研究において介入へのアドヒアランス（adherence）［指示内容を順守している程度を表す用語で，コンプライアンス（compliance）と異なり介入内容よりも個人の判断や意欲，内容への理解，同意に重きが置かれる］を評価する目的でよく用いられる。

一度だけの 24 時間思い出し法は，国の調査などで集団の平均的な摂取量を推定するには有用であるが，食事内容は個人内変動が大きいため，この方法だけでは個人の日常の摂取量や集団における摂取量の正確な分布を把握することはできない[3]。

24 時間思い出し法は通常，訓練された専門家や有資格者が対象者に質問する。このインタビューは通常対面式で行われるが，電話でも実施できる。対面式インタビューでは，フードモデルなどの視覚的な資料［実物大のフードモデルや食器など］を用いることができるため，食品の量に関してより正確な把握が行える。電話インタビューの際はポーションサイズ（1 回あたりの摂食量）の推定を行いやすくするため，2 次元の食品サイズ見本や写真を，あらかじめ対象者の自宅に郵送することがある[4]。対象者の食習慣が変わるのを避けるために，24 時間思い出し法は，事前の連絡なしに，すなわち特定の日を設定せずに実施されるのが望ましい。食事の介入研究において，コンプライアンス［介入内容の遵守度，実行度］を調べる際には，この予告なしに行う電話インタビューの抜き打ち的な（surprise）側面が非常に重要である[5]。

24 時間思い出し法によるデータ収集には，従来の筆記形式（紙媒体）やコンピュータを用いたシステムが用いられている。ミネソタ栄養データシステム（Minnesota Nutrient Data System; NDS）はインタビューと同時にデータ化できるシステムであり[6]，コンピュータソフトの EPIC-SOFT は，がんと栄養に関するヨーロッパ前向き研究（European Prospective Investigation into Cancer and Nutrition (EPIC) study）において，インタビュー形式の 24 時間思い出し法を標準化するために開発されたものである[7]。

マルチパス法による 24 時間思い出し法は，対象者に対して，食事を思い出すための手がかりを順に提供するような，3 あるいは 5 段階（pass）の次元の異なる質問を行い，過去 24 時間の対象者の食事に関する情報を得る方法である[8]。USDA の 5 パス法は 5 段階から成る[9,10]。第 1 段階では対象者が前日に摂取した飲食物すべてをすばやく一覧にする（quick list）。第 2 段階で，スナック類や菓子，清涼飲料などのように忘れやすい食品をリストアップする（forgotten list）。第 3 段階は対象者の飲食した時間と状況（場所）を把握する（time and occasion）。第 4 段階では，調理法，材料，ポーションサイズなどの詳細な情報を把握する（detailed pass）（2 次元のフードモデルを利用すれば，対象者がポーションサイズを見積もりやすくなる）。最後の第 5 段階では思い出した情報の再確認を通して追加すべき食品の情報を得る（final review pass）。マルチパス 24 時間思い出し法によって，食品の思い出し内容は改善される[9,11]。しかし，これは自己申告に基づく方法であり，記憶の間違いやポーションサイズの見積もりが難しいために，やはり対象者が過小報告するという問題が起こりやすい。

食事の日間変動が大きいため，1 回の 24 時間思い出し法だけでは対象者の日常の食事は反映されず，栄養素摂取の個人間差について信頼性のある結果を得ることはできないことが知られている。個人の日常の食事を把握するためには複数回の思い出し調査が必要であるが，何回（日）分の思い出し調査を実施すべきかは，注目する栄養素や食品によっても異なる。日間変動が大きい栄養素や食品は，変動が小さいものより多い回数の思い出し調査が必要であろう。大規模コホート研究で複数回の 24 時間思い出し法を実施することは，データ収集とデータ処理の費用がかかるため，難しい。しかし，妥当性を検討するといった目的により，集団の一部で実施することは可能である。

◧食事記録法

　食事記録法すなわち食品日記法では，対象者が1日，またはそれ以上の日数で摂取した全飲食物の詳細を対象者自身，あるいは別の観察者が記録する[3]。ほとんどの研究において，対象者は研究内で標準化された記録用紙への情報記載を求められるが，口述をテープに録音したり，バーコード化した食事摂取情報を収集する新しい方法も開発されている。秤量食事記録では，対象者は飲食物すべてを小さな秤で測定し記録する必要があるのに対し，推量食事記録では，対象者はスプーンや食器などの家庭用品や，フードモデル，写真などの補足資料を使って，全食品のポーションサイズを推測して記録しなければならない。いずれにしても，対象者は前もって食品の測定方法や記録方法について指導を受ける必要がある。食事記録では，食前に食品それぞれの分量を秤量し記録することによって，記録が記憶に頼らないことが理想ではあるが，さまざまな状況により現実には難しい。例えば識字率が低い等の理由で実施が難しい場合には，観察者，すなわち調査スタッフが食材および調理済み料理の秤量と記録を行い，家庭や個人の栄養摂取量を推定することが必要になる場合もある[3]。

　食事記録は通常は3日から7日間実施されるが，長期間の食事を把握するためには異なる季節を含めて何回かの7日間の食事記録が必要である。複数回の7日間の食事記録は，FFQのような他の食事調査法を評価する上での「至適基準（ゴールドスタンダード）」として頻繁に用いられる。適切な方法で実施された秤量食事記録の利点として，対象者の記憶に左右されることなく食事摂取量を正確に，かつ直接的に把握できることがあげられる。しかし欠点として，対象者は字を書くことができる必要があり，調査者は対象者への事前教育や，対象者の意欲を高めるための動機付けをしなければならない。食事記録は対象者の負担が大きいため実施日数が増えるほど，記録の質は低下する[8]。また，記録そのものが食習慣を変化させる可能性があり，対象者によっては体重減少を来す者もいる。食事には日間変動があるため，短期間（例えば3日間）の記録では日常の摂取量を示すことができないが，異なる時期や季節で繰り返し実施することにより，その問題は改善する。他の自己申告の食事調査方法と同様，食事記録も過小申告によるバイアスを受けやすく，特に肥満者に対して実施した場合にその傾向がある。

　つまり，食事記録はFFQの妥当性を評価する際の基準法として利用されることが多いが，大規模コホート研究ではデータ収集過程での費用がかさむため実施が難しい。しかし新しいコホート研究（例えば，ヨーロッパ前向きがん研究：ノーフォーク研究 European Prospective Investigation of Cancer (EPIC) in Norfolk）では7日間の食事記録調査とFFQデータを同時に収集している[12]。食事記録は，コホート内症例対照研究における曝露要因の評価や妥当性検証の際には，費用対効果が高い方法といえる。ただし，7日間の食事記録1回だけで長期間の食事摂取量を適切に反映できているかは不明である。

◧食物摂取頻度調査票

　短期間の食事記録法や思い出し法で日常の食事を代表した結果を得ることは難しく，それらは過去の食事の評価には適さず，費用もかかる。このような問題点があることから，長期間の食事摂取量を測定する方法が別に開発されており，その中でも食物摂取頻度調査票（FFQ）が好んで利用されるようになっている。FFQは対象者が実行しやすく，コンピュータを使って栄養計算ができ，費用も高くないため，大規模な前向き研究での使用が可能である。

FFQ は2つの原則に基づいている。ひとつは概念上，短期間の食事よりも長期間の平均的な食事評価が重要であるという原則，もうひとつは慢性疾患のリスクを予測する上で，個人の食事摂取の絶対量よりもその相対的な順位［個人間差］が重要であるという原則である[1]。なお，大規模疫学研究において，絶対量の測定は不可能ではないが難しい。FFQ のもととなるものは，後述するが，1947 年に Burke[13] により開発された食事歴インタビューである。過去数十年間に食物摂取頻度調査法は大規模栄養疫学研究の主要な栄養調査法になり，さまざまな集団，状況に適用するための膨大な数の FFQ が開発されてきた。

　FFQ は，記載された食品の各々について，対象者が一定の期間（通常は数カ月から1年）に通常摂取する頻度を尋ねるものである。質問票には個々の食品や飲料が順番に構造化されて記載されており，それぞれの食品についてサービングサイズが指定されている［例えば，パンに関して，1枚が1回のサービングサイズとして指定されていたとして，もし毎日2枚食べるのであれば，その回答者の摂取頻度は「1日2回」を含むカテゴリーに該当する］。対象者はその（1サービングサイズあたりの）平均的な摂取頻度を，与えられた複数の頻度カテゴリー（例えば「ほとんど食べない」から「1日に6回以上食べる」などの順序カテゴリー）からひとつ選ぶ。それぞれの食品について，対象者が選択した頻度カテゴリーは，例えば「週に2-4回」ならば1サービングサイズを週（7日間で）3回摂取すると考え，「1日あたり 0.43 サービング」のように1日あたりの摂取量に換算することができる。食品リストの中身や項目数は研究目的や対象集団によって異なる。多くの疫学研究で用いられている食品群について包括的な FFQ は，通常 60 から 180 食品を含む。FFQ は，訓練された面接者が対象者と対面して，あるいは電話で聞きとり調査して行う場合，あるいは郵便を利用して自己記録させる場合がある。FFQ は，その読み取りを機械化させることもできるので，データ入力がより正確かつ効率的になり，大規模疫学研究での使用に適している。

　ポーションサイズに関する情報を収集するかどうか，またその方法は FFQ により異なる。非定量 FFQ ではポーションサイズに関する情報は収集しない。そのような質問票は栄養素摂取量の推定ができず，スクリーニングを目的として用いられることが多い。半定量 FFQ においてポーションサイズは，標準的な量として，あるいは複数のポーションサイズが選択肢として対象者に提示される。例えば，Willett[14] が開発した FFQ では，ポーションサイズはそのような選択肢として別に質問されるのではなく，各食品項目の一部として含まれている。他の質問票（Block の FFQ など）ではフードモデルの量を基準として，それぞれの食品の通常のポーションサイズ（例えば，小さい，普通，大きい）を対象者に答えさせる[15]。国立がん研究所食事歴調査票（NCI Diet History Questionnaire; DHQ）はそれぞれの食品のポーションサイズについての質問が摂取頻度とは別に記載されている[16,17]。

　FFQ にポーションサイズに関する情報を含めることにより，栄養素摂取の推定が改善するかどうかについてはいまだ議論の余地がある。すなわち，食事摂取量の変動は，大部分がポーションサイズの違いからではなく摂取頻度の違いによって説明されるからで[1]，実際，ポーションサイズを含む FFQ と含まない FFQ を比較してもわずかな改善しか認められないことが報告されている。あるデンマークの研究［デンマーク食事妥当性研究 Danish Dietary Validity Study］では，食品ごとにポーションサイズを回答する FFQ を用いて，食品群と栄養素の摂取量の推定値について，個人によって異なるポーションサイズを考慮して得た推定値，食品について一定のポーションサイズを割り当てて得た推定値の2つを算出し，それぞれの推定値と，秤量食事記録から得られた推定値との

相関係数を導き出した[18]。その結果，相関係数は平均的にほぼ等しく，ポーションサイズの質問を増やしても情報量がそれほど増えないことが示唆された［なお，デンマークの研究では，著者らが論文内で指摘しているように，用意されたポーションサイズの選択肢が対象集団のポーションサイズの違いを検出できなかった食品もあった］。それに対して Subar らは，ポーションサイズの情報は主要栄養素摂取の絶対量の推定を改善するが[16]，エネルギー調整した栄養素摂取量の妥当性は必ずしも向上させないことを示唆した。

　短期間の思い出し法や食事記録に比べ，慎重に開発された FFQ は長期間の食事を評価するという点で優れている。また比較的安価で対象者の負担も少ないため大規模疫学研究で用いやすい。しかし FFQ にも明らかな問題点がある。食事記録や思い出し法のように具体的かつ詳細な情報は得られないため栄養素摂取量の絶対量の正確な推定ができない。また一般に手に入る食品やその成分，調理材料は随時変わるため，FFQ の項目や栄養素摂取量算出のためのデータベースの更新が常に必要になる。さらに FFQ に回答するためには，対象者の記憶力が必要とされ，思い出しが可能なこと，推定力などの認知能力も必要である。そのため FFQ も他の自己申告の食事調査方法と同様に，ランダムな誤差と系統誤差の両方の影響を受けやすい。

　つまり，FFQ はそれぞれの社会や対象集団に対して独自に開発される必要がある。集団によっては教育レベルが低いことにより，自己申告調査の価値が限定されてしまうので，FFQ の利用にあたっては，こうした欠点についても考慮する必要がある。FFQ は最も安価で効率的な食事評価法であり，大規模疫学研究で好まれて利用されている。しかし肥満や慢性疾患の疫学研究における栄養素摂取量の評価に関して，FFQ の妥当性が十分かどうかについては現在も検討中である。FFQ の妥当性と再現性については，あとで詳しく述べる。

◆食事歴法

　先に触れたように食事歴法は Burke により 1947 年に初めて紹介された[13]。食事歴法は，詳細な対面式インタビューと食物摂取頻度調査，そして 3 日間の食事記録の 3 調査から構成される。Burke は食物摂取頻度調査と 3 日間の食事記録を，インタビューの内的整合性の確認のために用いた。食事歴法の目的は対象者の日常の食物摂取パターンを把握することである。インタビューは通常，24 時間思い出し法調査から始まり，そこから現在と過去の食物摂取パターンが注意深く調査される。インタビューは通常 1 時間から 2 時間に及ぶため，対象者の十分な協力が必要である。

　中規模の前向き研究や臨床試験においては食事歴法が使われている。例えばシカゴウェスタンエレクトリック社従業員研究（Western Electric Study）[19]では，栄養士により，2 回の食事歴法による調査が 1 年間隔で実施された。標準化されたインタビューと質問票を用いて，日常の食事パターン，特別な食事，食習慣の変化に関するデータが収集された。また，この研究ではインタビューの内的整合性を調べるために 195 項目からなる食物摂取頻度調査との照らし合わせを行った。ポーションサイズは，よくある食品や料理のフードモデルに基づいて推定し，対象者の配偶者，近所のレストランやパン屋にも質問票を郵送して調理法についての情報を収集した。

　若年成人における冠動脈リスク進展研究（Coronary Artery Risk Development in Young Adults; CARDIA）で用いられた食事歴法は Western Electric Study のものをモデルに開発され，民族など多様な集団に適用できるように食品のリストが 150 項目から 700 項目にまで増やされた[20]。Liu ら[20]は 128 人の若年者を用いて CARDIA 食事歴法の再現性と妥当性を検討した。2 回の食事歴法

の再現性を，対数変換した栄養素摂取および総エネルギー摂取量調整をした栄養素摂取の相関係数で評価したところ，白人でその値はおおむね 0.50-0.80 の間，アフリカ系アメリカ人ではそれより低く，ほとんどの栄養素で 0.30-0.70 の間に含まれた。また，妥当性に関して，食事歴法から推定された栄養素の1日あたりの平均摂取量と，無作為に選択された7日間の24時間思い出し法による1日あたり平均摂取量との相関係数はほとんどが 0.50 以上であった。

糖尿病の管理と合併症に関する試験（Diabetes Control and Complication Trial; DCCT）でも Burke の形式に似た食事歴法が用いられた。訓練された栄養士が対象者に約 1.5-2 時間かけて過去1年間の日常の1週間の食事の量と内容を質問した。Schmidt ら[21]によって，同法の1年間の再現性は，相関係数にして食物繊維の 0.51 からコレステロールの 0.72 の間であったことが報告されている。

長期間の摂取パターンをより正確に定量するという考えに従えば，食事歴法は24時間思い出し法やFFQと比較して優れた方法といえる。しかし，時間および費用がかかり，標準化も難しい。そのため1万人規模の大規模疫学研究ではあまり用いられない。前述した他の食事調査法と同様，食事歴法も摂取頻度を推定する際の記憶間違いなど，思い出しに伴うバイアス（思い出しバイアスrecall bias）の影響を受ける。また聞き取りを行う者によるバイアス（面接者バイアス interviewer bias）の影響も受ける。

2　バイオマーカー

上述のような食事調査法は不正確性とバイアスの問題があるため，栄養疫学分野では栄養素摂取量を評価する上でバイオマーカーへの関心が高い。バイオマーカーは再現性と客観性が高い（これらは記憶に影響されない）という利点がある。測定誤差がないわけではないが，バイオマーカーの測定誤差は自己申告の食事調査で認められる誤差と相関しない。しかし，すべての栄養素に対して有用なバイオマーカーがあるわけではなく，ある食品や食品群の摂取量を特異的にまた十分正確に反映するようなバイオマーカーもほとんどない。バイオマーカーに求められる最も重要な点は感度，すなわちバイオマーカーの量と栄養素摂取量の間に量反応関係が認められるかどうかである[22]。しかし，低摂取量域においては閾値が，また高摂取量域ではプラトー［量反応関係が頭打ちになること］が存在することが多い。バイオマーカーに求められるもうひとつの重要な点として，長期間の摂取を評価できるか否かという点があげられる。慢性疾患を扱う疫学研究の主な検討事項は食事要因の長期曝露の影響なので，バイオマーカーとしての妥当性は，それが食事摂取量の短期間の変動を反映するかどうかではなく，長期間の累積的な影響を反映するかどうかによって決まる。そのため，半減期の長い組織（脂肪組織，赤血球，足の爪等）におけるバイオマーカーは，過去数ヵ月あるいは数年にわたる食事摂取を反映するものとして使われる。以下の項で，実験研究や実地調査でよく用いられる重要なバイオマーカーをいくつか紹介する。

◆二重標識水法

二重標識水法（doubly labeled water; DLW）は制約のない普通の生活を送る人のエネルギー消費量を客観的かつ正確に測定する方法である[23]。本法におけるエネルギー消費量の推定は，エネルギー収支が平衡状態にある場合，エネルギー消費量は摂取量と等しいという原理に基づいている。この方法は，水を構成する水素と酸素を2種類の安定同位体，すなわち重水素（^2H）と酸素-18

(^{18}O) とで標識し,それら二種類の重水（^{2}H$_2$O および H$_2^{18}$O）を一定量経口摂取させた後 15 日間に,尿や血漿を数回集める。酸素-18 は二酸化炭素（C^{18}O$_2$）や水分（H$_2^{18}$O）として体内から排出されるが,重水素は水分としてのみ排出される。そのため,2 種類の同位体が生体から減少していく量の差に基づいて,体内で生産された二酸化炭素を測定することができ,さらにその値から間接熱量測定法で用いられる数式によってエネルギー消費量を計算することができる[24]。二重標識水法は非常に正確かつ精密であるが,費用と特別な設備が整った実験室が必要なため,大規模疫学研究では用いることができない[25]。しかしこの方法は総エネルギー摂取量の妥当性研究では広く用いられている（次に述べる）。

　総エネルギー消費量は,安静時代謝量（resting metabolic rate; RMR）,食物による熱産生（thermic effect of food）[食物吸収に伴う体温上昇効果],身体活動によるエネルギー消費量という 3 要素から構成されている[26]。このことから,総エネルギー摂取量を算出する他の方法として,座位生活の多い人では身体活動量と RMR の和が総エネルギー消費量の約 90％となることを利用する方法もある。RMR は［通常は呼気分析による間接］熱量測定法（calorimetry）により,身体活動によるエネルギー消費量は加速度センサー（accelerometer）により測定できる（第 7 章参照）。上記の通り,食物による熱産生は総エネルギー消費量の約 10％であるため,総エネルギー消費量の推定は,（RMR＋身体活動によるエネルギー消費量）×1.10 として計算できる。

　二重標識水法と同様,RMR 推定のための間接熱量測定法は,大規模疫学研究では実施不可能な場合が多い。そのため年齢や性,身長,体重をもとに RMR を予測する式がいくつか提唱されている[27,28]。これらの式によって,人が生きていく上で最低限必要なエネルギー摂取量を大よそ推定できる。総エネルギー消費量は,この RMR に身体活動レベルの違いによって決まっている活動度係数をかけ合わせることで算出できる[29,30]。これらのエネルギー消費量推定値を食事調査によるエネルギー消費量［すなわち総エネルギー摂取量］申告値と比較することによって,食事調査における過小申告の評価などに用いることができる。例えば,総エネルギー消費量推定値と自己申告による総エネルギー摂取量の比は身体活動量が最も低い人でも生理学的に 1.35 を下回ることはないと推定される[29,30]。

◆ 24 時間尿中窒素

　タンパク質摂取量のバイオマーカーには,尿中窒素が用いられることが多い。摂取した窒素のほとんど（80％以上）は尿から排泄され,しかもタンパク質の 16％は窒素なので,尿中窒素がタンパク質摂取の正確なバイオマーカーとなる[31,32]。Bingham と Cummings[31] は代謝病棟に 5 人の男性と 3 人の女性を住まわせて,食事調査法から測定したタンパク質摂取量の妥当性を 24 時間の尿中窒素量を用いて検証し,尿中窒素排泄量の意義について検討した。窒素摂取量と排泄量を 28 日間毎日調べ,24 時間蓄尿が完全に行われているかどうかを,食事とともに摂取させたパラアミノ安息香酸（p-aminobenzoic acid; PABA）［の尿への回収率］で確認した。タンパク質摂取量の個人内日間変動は変動係数（CV％）14-26％であったが,28 日間の尿中窒素排泄量の個人内 CV％は 10-18％であった。28 日間の尿中窒素排泄量と 28 日間のタンパク質摂取量の相関は 0.99,排泄量と摂取量の比の平均は 81％,そのタンパク質摂取量に対する窒素排出量の CV％は 2％であった。8 日間の尿中窒素排泄量の 18 日間の摂取量に対する相関は 0.95,その摂取量に対する窒素排出量の CV％は 5％であった。1 日だけの値を用いた場合は,両者の相関が 0.47,CV％は 24％となっ

た。この研究から，少なくとも8日間の24時間蓄尿による尿中窒素測定が窒素摂取量の安定した推定値を得るために必要であることが示唆された。その後の研究によって，たとえ複数回の夜間蓄尿を含んでいたとしても，部分蓄尿では，24時間蓄尿によって得られるような正確な結果は得られないことが報告されている[33]。大規模疫学研究では，複数回の24時間尿のサンプルを採取することは大変難しい。

◧ 24時間尿中ナトリウムとカリウム

健康な人では，血中ナトリウムやカリウムは生体内の恒常性調節機能が正常に働いているため食事摂取量と関連しない。一方で尿は，それらの電解質の主な排出ルートであるため，24時間尿中ナトリウムやカリウムを，これら栄養素の食事摂取量の有用なバイオマーカーとして用いることができる[34]。ナトリウムやカリウム摂取量も日間変動が大きいため，安定した推定値を得るためには，複数回の24時間蓄尿が必要である。また尿中窒素と同様に，夜間蓄尿の繰り返し測定では不完全で，24時間蓄尿が必要である[35]。食事中のカリウムの77％が尿中に排出されるため[36]，「食事中のカリウム×0.77」と「尿中カリウム」の比が，他の食事調査法で把握したカリウム摂取量の過小申告，または過大申告を調べる際に用いられている[37]。

◧ 総脂質と食事中の脂肪酸

食事中の脂質は，食事に関する曝露要因の中でおそらく最も研究されてきた栄養素であるが，総脂質摂取量に対する特異的なバイオマーカーは知られていない。そのため，食事調査法による総脂質摂取量の妥当性をバイオマーカーによって評価することは難しい。ところが，空腹時血漿中性脂肪値が脂質摂取量の増加に伴い減少することは，代謝に関する実験研究[比較試験]によって確立された知見となっており，中性脂肪値を脂質摂取量の非特異的なバイオマーカーとして用いることも可能である[38]。Willettら[39]は看護師健康研究（Nurses' Health Study; NHS）の185人の女性と，医療専門職追跡研究（Health Professionals' Follow-up Study; HPFS）の269人の男性を対象に，FFQで推定した総脂質摂取量と血漿中の脂質との関連を検討した。そして，年齢，喫煙状況，飲酒量，身体活動，体格指数（body mass index; BMI），さらに，タンパク質，食物繊維，および総エネルギー摂取量について調整した多変量回帰分析を用いて，脂質エネルギー比1％の増加が，中性脂肪値2.5％の減少（95％信頼区間：-3.7--1.3, $P=0.0002$）に関連するという，総脂質摂取量と空腹時中性脂肪との負の関連を明らかにした。脂質摂取量の申告値がエネルギー比20％以下の群の空腹時中性脂肪値の幾何平均は179 mg/dLであり，エネルギー比が40％を超えた群でその値は102 mg/dLだった（図6-1）。この関連は，実際には，代謝実験から得られた式から予測される関連に比べ強いものであったが，その理由としては，代謝実験の対象者に比べこれらコホートの対象者が中高年であるため，体脂肪量が多くインスリン抵抗性も高い状態であったと考えられている[38]。これらの結果は目的の食事因子に感度のよいバイオマーカーは（特異性が高くなくとも），食事調査の妥当性の検証や，介入研究での遵守度（コンプライアンス）の評価に用いる価値がある可能性を示している。

各種脂肪酸の組織中濃度は，異なる種類の脂肪酸摂取量のバイオマーカーとして用いることができる。組織としては，血漿や赤血球，血小板，脂肪組織，さまざまな分画のリポタンパクなどが含まれる[40]。脂肪酸摂取のバイオマーカーとして有用なのは，多価不飽和脂肪酸（n-3やn-6）やト

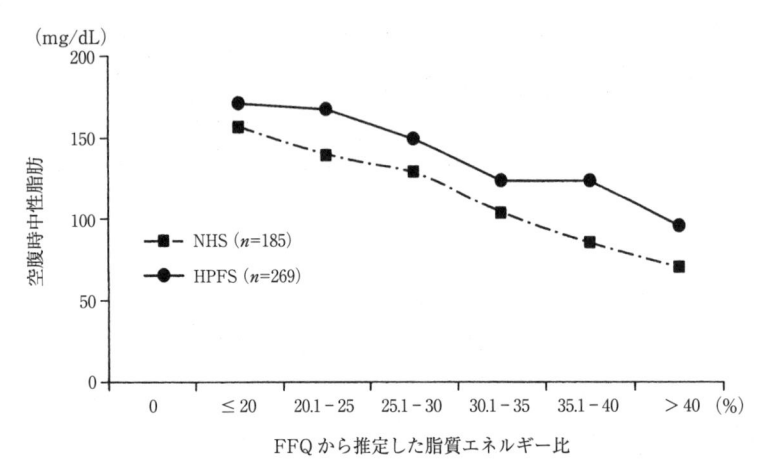

図6-1 医療専門職追跡研究（HPFS）（1994年）の男性と看護師健康研究（NHS）（1990年）の女性における，脂質エネルギー比（％）の群別の空腹時中性脂肪（TG）の多変量調整幾何平均値．男性の調整因子は，1994年時の年齢，喫煙状況，飲酒量，身体活動量，BMI，総エネルギー摂取量，総タンパク質摂取量．女性の調整因子は，年齢，初経年齢，閉経年齢，喫煙状況，18歳時のBMI，総エネルギー摂取量，食物繊維，タンパク質およびアルコールの摂取量，身体活動量，乳がんおよび良性乳腺疾患の既往歴，第1子の出産年齢，TG測定のバッチ，1日のうちの採血時間．文献39より許可を得て転載

ランス脂肪酸，奇数炭素数の飽和脂肪酸（例えば15:0や17:0）のように生体内で合成されないものである．生体内で合成される飽和脂肪酸（ラウリル酸，ミリスチン酸，パルミチン酸，ステアリン酸）や，単価不飽和脂肪酸の組織中濃度は，それらの摂取量の良いバイオマーカーとは考えにくい．しかし，飽和あるいは単価不飽和脂肪酸摂取量に関しては，非特異的なバイオマーカー（例えば血清コレステロールや中性脂肪）の変化を，それらの摂取量の変化の指標に用いることもできる．代謝に関する実験研究（比較試験）によって，炭水化物を飽和脂肪酸で置換することで低比重リポタンパク（low-density lipoprotein; LDL）コレステロールや高比重リポタンパク（high-density lipoprotein; HDL）コレステロールが有意に増加し，中性脂肪が有意に低下することが示され，炭水化物を単価および多価不飽和脂肪酸で置換することで，LDLコレステロールと中性脂肪が有意に減少し，HDLコレステロールが有意に増加したとしている[38]．このような変化は代謝に関する実験研究から得られ，すでに十分に検討され確立した式によって予測することができる[38, 41, 42]．

　脂肪酸摂取量のバイオマーカーとして，血漿中の脂肪酸濃度を用いることが注目されてきた．BaylinとCampos[40]は食事の代謝試験により，食事中の脂肪酸組成の変化による，血漿コレステロールエステル（cholesterol ester; CE），中性脂肪，リン脂質への影響をまとめた．その結果，リノール酸摂取量の増加と，血清CEや中性脂肪リノール酸濃度の変化量の間に量反応関係が認められた．しかし血清リン脂質と食事中のリノール酸の量反応関係はこれよりもかなり弱いもので，代謝がより制御されているような組織（特に細胞膜のリン脂質）におけるバイオマーカーは，長期間の摂取量を的確に表すことができないことが示唆された．

　Sunら[43]は，赤血球中の脂肪酸量と血漿脂肪酸量のどちらが強くFFQによる脂肪酸摂取量推定値を反映するかを比較した．検討された脂肪酸の中で，ドコサヘキサエン酸（docosahexaenoic; DHA, 22:6 n-3）の赤血球中ならびに血漿濃度が，食事によるDHA摂取量と最も強い関連を示したが，赤血球（$r=0.56$）との関連は血漿（$r=0.48$）との関連に比べて強く，バイオマーカーとしてはより良好と考えられた．同様に，赤血球中の総トランス脂肪酸（$r=0.43$）と総18:1トランス異性体（$r=0.42$）の食事摂取量との関連はともに，血漿濃度との関連よりも（それぞれ$r=0.30$と$r=0.29$）強かった．なお，食事の繰り返し測定データを用いることにより，これらの相関係数はさらに改善された．

Baylin ら[44]は全血中の脂肪酸濃度が，脂肪酸摂取量のバイオマーカーになりうるかを評価した。その結果，リノール酸で 0.43，α-リノレン酸では 0.38，18:2 トランス脂肪酸では 0.26 の相関が両者の間に認められた。これらの結果は，脂肪酸摂取量の評価には，血漿のかわりに全血も有用であることを示すものである。

脂肪組織における脂質の代謝回転は遅いので，長期間の脂肪酸摂取量を評価する上で，脂肪組織中のバイオマーカー濃度の評価が最も優れているといえる。飽和脂肪酸のかわりに不飽和脂肪酸を摂取することによる冠動脈疾患の 2 次予防を目的とした実験で，Dayton ら[45]は脂肪組織中のリノール酸濃度が初年度の 11％から，5 年後の 32％に増加したことを示し，介入に対する遵守度が非常に良かったことを示唆した。また，疫学研究によっても，リノール酸およびトランス脂肪酸摂取量の FFQ による推定摂取量と脂肪組織中の値とが，比較的高い相関（相関係数：0.40-0.50）を示すことがわかっている[22]。ただし，これらの相関は血漿マーカーの場合より，わずかに高いだけである[46]。

脂肪組織中のペンタデカン酸（15:0）とヘプタデカン酸（17:0）は，制約のない普通の生活を送る人の長期間の平均的な乳製品由来脂質摂取量を表すものとして用いることができる。30 歳から 77 歳の健康なスウェーデン人女性 81 人を対象とした研究において，食事記録によって求められた乳製品由来脂質摂取量と脂肪組織中のペンタデカン酸との Pearson（ピアソン）相関係数が 0.63，ヘプタデカン酸との相関係数が，それよりやや低く 0.42 であったことが，Wolk ら[47]によって報告された。Baylin ら[48]によって，コスタリカ人男性および女性において，乳製品摂取量と脂肪組織のペンタデカン酸そしてヘプタデカン酸との相関係数がともに 0.31 と報告された。また Sun ら[49]は，1986 年から 1990 年の間の平均的な乳製品由来脂質摂取量と血漿中ペンタデカン酸との相関係数が 0.36，赤血球中では 0.30 であったこと，さらに血漿中 16:1 n-7 トランス脂肪酸（16:1 n-7）との相関係数が 0.30，赤血球中では 0.32 であったことを示している。

脂肪酸の測定検査の費用は高価であるため，それらはコホート内症例対照研究や症例コホート研究，あるいは妥当性研究における基準法としての利用が適している。また通常脂肪酸組成は，脂肪酸総量に対する百分率割合で表示されるので，その値は絶対量ではなく，相対的な摂取量を示すのみである[40]。したがって，ある脂肪酸量が変化すれば，他の脂肪酸量も変化することになる。

◾炭水化物とその質

総脂質摂取量と同様に総炭水化物摂取量の特異的なバイオマーカーはない。しかし炭水化物摂取量の増加（と脂質摂取量の減少）に伴い血漿の中性脂肪が増えるため，中性脂肪は，炭水化物摂取量の感度の高い非特異的なマーカーとして用いることができる[38]。炭水化物の量と質はともに空腹時血漿中トリアシルグリセロール［中性脂肪］濃度を規定する重要な要因であるため，測定には両者を加味した食事に関する指標であるグリセミック負荷量が用いられてきている[50]。ある食品のグリセミック負荷量は，その食品のグリセミック指数と食品中の炭水化物含量の積として算出される。したがって，その 1 単位は，精白パンに含まれる，あるいはグリセミック指数を決める際に基準として用いた食品中の炭水化物 1 g と同等の生理学的作用をもつものと考えることができる。Liu ら[50]は，閉経後女性において，空腹時血清中性脂肪値と，総炭水化物摂取量，食事全体のグリセミック指数，グリセミック負荷量とが正の関連を示し，中でもグリセミック負荷量との関連が最も強かったことを報告した。中性脂肪とグリセミック負荷量との関連は過体重ではない女性より過

体重の女性で強く,インスリン抵抗性と炭水化物代謝の間に生物学的な交互作用が存在していることを示唆している。

◪一炭素（メチル基）代謝のバイオマーカー

ある化合物から他の化合物への一炭素群の移動反応を含むメチル基代謝においては,葉酸,ビタミン B_{12},ビタミン B_6,ビタミン B_2,コリン,メチオニン,ベタインが主要な役割を担っている[51,52]。葉酸の主な生物学的作用のひとつにホモシステインのメチオニンへの再メチル化がある。葉酸は血清（または血漿）や赤血球から測定できる。血清中の葉酸は短期間（数日以内）の葉酸の状態を表し,赤血球中の葉酸は赤血球の半減期が約4カ月であることから,長期間の葉酸代謝の状態,そして累積的な摂取量を表すことができる[53]。このため赤血球中の葉酸の方が,組織中の葉酸代謝状態を適切に反映する。ビタミン B_{12} の代謝状態は血清コバラミンの分析で,ビタミン B_6 の代謝状態はピリドキサルリン酸の血中濃度によって示すことができる。血清または血漿中のホモシステイン上昇は,葉酸欠乏とビタミン B_{12} 欠乏の両者を反映する非特異的なマーカーであるが,ビタミン B_6 は信頼性のあるマーカーではない[53]。Cho ら[54]はフラミンガム次世代研究（Framingham Offspring Study）の FFQ から評価したコリン摂取量にベタイン摂取量を加えた値と低ホモシステイン濃度の有意な関連を見出した。コリンは食事中の赤身肉,豚肉,牛乳,卵や魚に主に含まれ,ベタインはほうれん草,パスタ,精白パン,冷たい朝食用シリアル,イングリッシュマフィンやベーグル,ロールパンなどに主に含まれる。

FFQ で推定した葉酸はバイオマーカーとよく相関し,フラミンガム心臓研究（Framingham Heart Study）の 385 人の対象者では血清または血漿の葉酸との相関係数が 0.56,ボストン地域の参加者 139 人では 0.63 で[55,56],赤血球中の葉酸との相関係数は 0.42 だった[57]。血液の単核細胞における DNA メチル化測定も,食事による葉酸摂取量の有用なバイオマーカーであるかもしれない[53]。

◪イソフラボンとリグナンのバイオマーカー

イソフラボンとリグナンは天然の植物性エストロゲンであり,生物活性をもつ可能性が考えられている[58]。リグナンは穀類や豆類,緑黄色野菜,果物,種実に含まれ,イソフラボンは大豆や大豆食品に含まれる。一般的な食事中のイソフラボン類とその代謝物は,ゲニステイン,ダイゼイン,ジヒドロダイゼイン,O-デスメチルアンゴレンシン,エクオールであり,一般的なリグナンとその代謝物はエンテロラクトン,エンテロジオール,マタイレシオール,セコイソラリシレシノールである。典型的な西洋型の食事中の植物性エストロゲン量は非常に少ない（1 日あたり 1 mg 以下）[59]。

イソフラボンとリグナンの生化学的指標は,尿と血液サンプルから測定できる。ただしこれらの測定値は短期間の,具体的には採血の数時間から 24 時間前の摂取量を反映しているだけである[22,60,61]。イソフラボンは大豆摂取量の高いアジア人の尿に多く含まれる[61]。典型的な西洋型の食事を摂取している集団では,イソフラボンの血中および尿中排出量は非常に少なく,個人内変動が大きい[62]。

尿中あるいは血漿中のイソフラボンやリグナン測定値は,大豆やイソフラボンのサプリメントを用いた食事介入試験における遵守度［実行度］の指標として利用できる[62]。アジア人における横断

研究では，大豆摂取量とイソフラボンの尿中濃度との間の高い相関が報告されている[63・64]。これらのバイオマーカーは短期間の摂取量を反映しているので，特に西洋型の食事をとる集団における長期間の疾病リスク予測を行う上で有用な指標となるかどうかはわからない。

◆ **微量金属のバイオマーカー**

Hambidge[65]は，微量金属摂取および代謝状態を表すバイオマーカーについて総合的に検討した。鉄分摂取量の正確なバイオマーカーはないが，急性炎症反応がない状態では血漿フェリチン濃度が体内の鉄分量の最も良いマーカーとなる。フェリチン濃度と，FFQ で推定したヘム鉄の摂取量や，鉄分を含むサプリメントの摂取量との正の関連性が認められている[66]。しかし，血清のフェリチンは，年齢や閉経後ホルモン使用の有無，肥満，身体活動量，アスピリンの使用，胃腸の潰瘍，遺伝子多型のような食事以外の要因によっても影響される。したがって，フェリチンは体内鉄貯蔵量の非特異的な指標であるといえる。血漿の可溶性トランスフェリンレセプター（soluble transferrin receptor; sTfR）濃度は早期の鉄分欠乏の感度および特異度の高いマーカーと考えられている。

セレンは血漿や赤血球，足の爪の一部を用いて測定できる。[1年間に4回にわたり対象者から実際の食事と同じものを回収する]陰膳法によって推定したセレン摂取量は，同時期に採取した血清（$r=0.63$）や，全血（$r=0.62$），足の爪（$r=0.59$）のセレン濃度とよく相関することが認められた[67]。血漿中セレン濃度は，セレン摂取量の短期間の変化に対する感度が高く，一方，赤血球のセレンはかなり長期間の曝露量（例えば数カ月）を表すことができる。足の爪はゆっくり生えかわるので，足の爪のセレン濃度は長期間のセレン摂取量の良いバイオマーカーと考えられている。Hunter ら[68]は，普通の生活を送る女性でセレンのサプリメントと足の爪の濃度が量反応関係を示したことを報告した。Longnecker ら[69]は12人の男性を対象とした介入研究で，高用量（1日あたり 4.91μmol Se），中用量（1日あたり 2.61μmol Se），低用量（1日あたり 0.41μmol Se）のセレンを含む全粒小麦パンを1年間摂取させ，12週間ごとに2年間，足の爪を一部採取しセレン量を調べた。初めの3カ月は食事の違いによる足の爪のセレン濃度に違いはなかったが，26-52週の期間では，時間とともにセレンが蓄積されることを示す指標となった。そのため足の爪のセレン量は長期間の摂取量のマーカーとして有用といえる。この有用性が特に重要なのは，同じ食品でもその試料によってセレン含有量は大きく異なりセレン摂取量を正確に評価することが困難であることからもわかる。他の微量元素（例えばクロム，マグネシウム，亜鉛，銅）もセレンと同じ方法（中性子放射化分析 neutron-activation analysis）で足の爪から測定できる[70]。これらのバイオマーカーが長期間の摂食量を表すことができるかについては，今後の研究が必要である。

◆ **肥満疫学研究におけるバイオマーカーの利用**

栄養素のバイオマーカーは，肥満疫学研究においても重要な役割を果たしている。バイオマーカーの測定誤差と，食事調査法における測定誤差との間には相関が全くないため，バイオマーカーは自己申告の食事調査の妥当性検証の基準として用いることができる。二重標識水法は（体重変化がない場合）エネルギー摂取量測定の至適基準と考えられており，自己申告による総エネルギー摂取量の妥当性研究では広く使われている（後述）。同じように尿中窒素は食事中のタンパク質摂取量の基準法として用いられている。HDL コレステロールや中性脂肪のように，感度は高いが特異

度が低いバイオマーカーは，食事中の脂質や炭水化物の長期間の摂取量を評価するときに用いることができる。これらのバイオマーカーは体重減少試験での食事介入の遵守度（実行度）を調べる上で有用である。

食事要因と肥満発症の関連を調べる研究では，長期間にわたる食事摂取量の代替指標としてバイオマーカーを用いることができる場合もある。例えば脂肪組織の必須脂肪酸組成は，長期間の体重増加や肥満発症のリスクを予測するのに用いることができる。栄養疫学研究では，栄養素摂取量あるいは栄養状態に関するバイオマーカーと慢性疾患の発症あるいは死亡の関連はコホート内症例対照研究によって検討されることが多い。同じ研究デザインを，栄養素（摂取）のバイオマーカーと肥満発症との関連を研究するために用いることもできるであろう。Hunter ら[22]は，疫学研究で用いられているバイオマーカーを，その再現性および妥当性の値とともに総合的に評価している。

食品や食品群摂取量のバイオマーカーも，一定の妥当性が確認されているものについては，食事の介入試験や，肥満および肥満が関連する慢性疾患と食事要因に関する研究で活用できる。例えば，血漿カロテノイドは野菜や果物摂取量の有用なバイオマーカーである[71]。前述のように，尿中および血漿中イソフラボン濃度は大豆を豊富に含んだ食事を反映するであろうし，脂肪組織のペンタデカン酸（15:0）やヘプタデカン酸（17:0）は脂質摂取量のマーカーとしてある程度有効である。しかし，バイオマーカーは自己申告の食事調査法の代わりにはならない理由がいくつかある。第一にすべての栄養素に実用的で摂取量の変化，個人間差に対する感度が高いバイオマーカーが存在するとは限らず，実際，ほとんどの食品や食品群には有用なバイオマーカーがない。第二に，多くのバイオマーカーは日常の平均的な食事より，短期間の摂取量を反映する。このため，日常の食事の妥当性を検討する研究や，食事と肥満あるいは肥満関連疾患の長期間のリスクを検討する研究でのバイオマーカーの有用性は限られる。

さらにバイオマーカーは，食事摂取量のみでなく，その栄養素の吸収あるいは代謝における個人差によっても影響を受ける。他にも，結合タンパク質の濃度や日内変動，月経周期のような生理学的，遺伝的な変動要因が，栄養素とその代謝産物に関するバイオマーカーの濃度に影響を与えるであろう[22]。また，バイオマーカーの測定結果は，実験（手技）上の種々の誤差の影響を受ける。したがって，サンプルの採取，保存，分析の各段階が注意深く行われ，疫学研究のデザインに問題のないことがバイオマーカーを扱う研究では非常に重要である。

3　食事調査法の妥当性の検証

食事調査法の妥当性研究は，その再現性と，いくつかの「基準法」に対する妥当性の評価を目的としてデザインされる。再現性は「同一個人に対して，2回以上の異なる時期に実施した質問紙調査結果の一貫性」を意味し，妥当性は「質問票によって食事の測定したい側面をどの程度正確に測定できているか」を示している[14]。再現性に関して「精密（precise）」な食事調査法とは，同じ人に繰り返し実施した場合の一致度が高い方法であり，一方，妥当性の高い食事調査法は，バイアスのない真の摂取量（通常，ある期間の日常の食事のこと）を「正確（accurate）」に測定できるものであるといえる。理想的な食事調査法とは精密かつ正確な方法であるが，実際には，ランダムな誤差や系統誤差の存在によって不正確で不精密なものとなり得る（図6-2）[72]。

妥当性研究において非常に重要なことは，基準法の選択である。栄養疫学研究者が直面するジレ

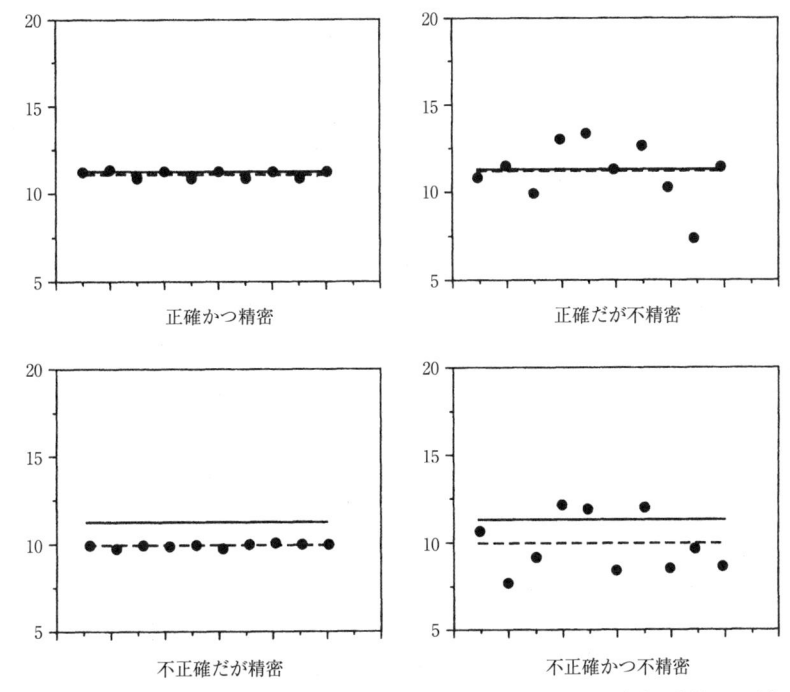

図 6-2 正確性（妥当性）と精密度（再現性）の概念図。真の平均値は直線，複数回の測定結果は黒丸，測定値の平均は点線で示す。文献72より許可を得て転載

表 6-1 食事調査法の妥当性研究に用いられる基準法の問題点

基準となる方法	問題点
二重標識水法	・エネルギーのみの評価 ・水の局在に関する構成モデルが過度の肥満者や過量飲酒者には適応できない可能性がある ・非常に高価
尿中窒素（蓄尿の完全性がパラアミノ安息香酸（PABA）の使用により確認された検体）	・タンパク質のみの評価 ・複数回の24時間蓄尿が必要 ・パラアミノ安息香酸の解析はアセトアミノフェンや類似の医薬品の影響を受ける
尿中窒素のみ	・タンパク質のみの評価 ・不完全な蓄尿によって得られた試料である危険性あり
秤量記録や家庭での測定	・過小申告 ・調査日数が不十分な場合，日常の食事の評価とはならない ・記録に伴って食習慣が変わること
食事歴法	・インタビューする人によるバイアス ・感覚の個人差や，記憶の間違いによるポーションサイズの不正確性 ・関連している食品（例えば個々の果物や個々の野菜）を別々に尋ねると過大申告になりやすいといった，摂取頻度の誤差が生じやすい ・食習慣がある程度一定であることが求められる
繰り返しの24時間思い出し法	・インタビューの仕方によって，食品（例えばアルコールや果物）の過小申告，または過大申告が起こりやすい ・調査日数が不十分なため個人の日常の食事の評価とはならない ・感覚の個人差や記憶の間違いによるポーションサイズの不正確性
血中あるいは組織中の栄養素の生化学的な測定	・測定値と摂取量との関係は消化，吸収，組織への取り込み，生体内利用，代謝，排泄，ホメオスタシスなどの複雑な影響を受ける ・分析の費用や検体測定の正確性 ・（人体）侵襲的である ・感度の高いバイオマーカーが存在する栄養素は少ない

文献73より引用改変

ンマは，習慣的な食事摂取量を正確に把握できる至適基準がないことである。Nelson[73]は食事調査法の妥当性研究でよく用いられる基準法の問題点をまとめた（表6-1）。例えば，複数回の24時間思い出し法ならびに食事記録は，食事摂取の絶対量の評価には適しているが，通常の食事を反映した結果を得るのに要する思い出しおよび食事記録が必要な日数は長くなる（目的とする栄養素の個人内変動の程度による）。また，エネルギー摂取量の過小申告は，両法ともに頻繁に認められる。「客観的な」方法（例えば，二重標識水法，尿中窒素排泄量，脂肪組織の脂肪酸組成，足の爪の微量金属濃度）の測定誤差は，食事調査法の測定誤差に無関係であるという点が長所である。しかし，一度にせいぜい2，3種類の栄養素の妥当性しか評価できず，さらに，例えば二重標識水法や尿中窒素量などのいくつかの方法では，長期間の複数回の測定が行われない限り，長期間のエネルギーやタンパク質摂取量を十分に反映した結果は得られない。

　基準法にもこのように限界があるため，栄養素摂取量の妥当性研究はより簡便な代替方法［Alloyed Standard: ゴールドスタンダードのゴールドに対して，「合金（alloyed）」という表現が用いられる］をよく用いる。食事記録は，食事調査法，特にFFQの妥当性の評価に用いられる標準的な方法である。食事記録は記憶に基づかない方法であることがその主要な利点となり，同様に，秤量法は実際に食事を測るので，ポーションサイズや摂食量の記録が個人の受け止め方に左右されないことが利点である。食事記録によって，長期間の平均的な栄養素摂取量を把握するためには，かなり長い期間（例えば1年間）に何日間もの［栄養素摂取量の日間変動によるが，例えば7日間の連続食事記録を年に4回など］食事の記録が行われなければならない。複数回の24時間思い出し法も基準法としてよく用いられる。食事記録法と異なり，繰り返しの24時間思い出し法は，調査対象者の日常の食習慣に影響を与えない。過去20年間で膨大な数の妥当性研究が行われ，さまざまな集団や文化に合わせて開発されたFFQの妥当性が評価された。特に，1997年にWillettによって妥当性研究が総括されてから，FFQの妥当性に関する文献は増え続けている[1]。

　FFQの妥当性は集団や社会によって大きく異なることが予想される。FFQから推定された栄養素摂取量と基準法（例えば1週間以上の食事記録調査や24時間思い出し法）からの摂取量の平均的な相関は，総エネルギー摂取量で調整すると大体0.4から0.7である[14]。例えば，NHSにおける136項目からなるWillettの質問票の妥当性研究では，FFQと食事記録法での栄養素摂取量の相関係数（個人内変動によって調整済み）は0.62であった。同じようなFFQが，HPFSの127人の男性対象者においても評価されている[74]。対象となった男性は，1年の間に約6カ月間隔で，1週間の食事記録を2回実施した。1年間隔で実施されたFFQによって推定された栄養素摂取量の級内相関係数は，サプリメントを含めなかった場合のビタミンEの0.47で最も低く，サプリメントを含めた場合のビタミンCの0.80で最も高かった。食事記録と，記録後に実施したFFQ（質問票は過去1年間，つまり食事記録が実施された期間の食事について質問している）それぞれによって測定したエネルギー調整栄養素摂取量の相関係数は，サプリメントを含めた場合，鉄分で0.28と最も低く，サプリメントを含めた場合のビタミンCで0.86と最も高かった（相関係数の平均は0.59）。この相関は食事記録に含まれる週間変動（week-to-week variation）を調整することによって，より高くなった（相関係数の平均は0.65）。FFQに含まれている食品について，FFQと食事記録の2つの評価の相関は，個人内変動調整後は，男女ともに平均して0.60を上回った[75, 76]。これらのデータはFFQが過去1年間の多くの栄養素や食品摂取量の指標として有用であることを示すものである。

　EPICにおける，複数回の24時間思い出し法と比較したFFQの妥当性研究でも，エネルギー調

整後の相関係数が，食物繊維の0.54からアルコールの0.86であったことがKrokeら[77]によって報告された。同様に，上海女性健康研究（Shanghai Women's Health Study）[78]で使われたFFQの妥当性研究によっても，FFQと複数回の24時間思い出し法から得た栄養素あるいは食品摂取量の相関は許容範囲であり，その値はエネルギー調整後の主要栄養素で0.59から0.66，微量栄養素で0.41から0.59，主な食品群で0.41から0.66であった。

栄養疫学研究で利用されることが多い，異なるFFQを比較する研究がいくつか実施されている。Caanら[79]は，ある研究の参加者を2つのグループに分けて，BlockのFFQとWillettのFFQとを，面接者指導の詳細な食事歴法による評価と比較した。両FFQはともに食事歴法に比べ，概して摂取量（絶対量）を低く推定したが，摂取量で個人を順位付けあるいは分類する能力は類似しており，食事歴法とも同等であった。Wirfaltら[80]による，BlockとWillettそれぞれのFFQを複数回実施した24時間思い出し法の値と比較した研究で，2つのFFQの摂取量の差で対象者を分類する能力は栄養素によって異なることが明らかにされている。Subarらは，Block，Willett，およびNational Cancer Institute Diet History Questionnaire（NCI DHQ）の質問票の妥当性を，1年間に4回実施した24時間思い出し法で評価した。粗摂取量（エネルギー調整前）の妥当性相関係数に関してはWillettのFFQでは低い傾向であったが，エネルギー調整後ではいずれの質問票も似た結果であった[16]。

多くの妥当性研究において，バイオマーカーが基準法として採用されている。しかし前述のように，長期間の食事摂取の変動を反映する特異的なバイオマーカーが存在する栄養素や食品はほとんどない。ただし，非特異的であっても，栄養素摂取の変動を反映しうるバイオマーカーは，そのような栄養素摂取に関する食事調査の妥当性を検討する際に用いることができる。例えば，血漿中の中性脂肪は炭水化物摂取量の増加に伴い変化するため，食事中の脂質と炭水化物の変化を表す間接的なバイオマーカーとして用いることができる。他の非特異的なバイオマーカーである血漿中HDLコレステロール濃度は脂質や炭水化物摂取量の変化だけでなく，習慣的なアルコール摂取量にも応じて変化する[81]。このためHDLコレステロールは，FFQや他の食事調査法で推定した長期間のアルコール摂取量の妥当性を検証するバイオマーカーとして用いられてきている[82]。尿中の5-HTOL（5-hydroxytryptophol）と5-HIAA（5-hydroxyindole-3-acetic acid）の比が，最近のアルコール摂取量を高感度で表すマーカーであることが，1回の24時間思い出し法との比較によって報告されている[83]。

栄養素摂取量とバイオマーカーとの相関はほとんどの栄養素で0.3から0.5の間である。中等度の相関しか認められない理由は，食事調査法の不完全性と，バイオマーカー測定における技術上の誤差のためである。また，多くの場合バイオマーカーの代謝が恒常性維持調節の影響下（ホメオスタシス）にあることや，栄養素以外の要因によってバイオマーカーの値が変化することも，相関を弱める理由のひとつである。それでもこうしたバイオマーカーは，食事調査法で得られた栄養素摂取量の妥当性について，有用かつ客観的な評価を可能にする。

◘ トライアド法

FFQの妥当性評価においては，バイオマーカーおよび基準となる食事調査法（繰り返しの24時間思い出し法や食事記録）から相補的な情報が得られる。したがって，FFQと長期間の食事を反映する真の指標との相関の推定にあたって，トライアド法（method of triads）を用いることで，これ

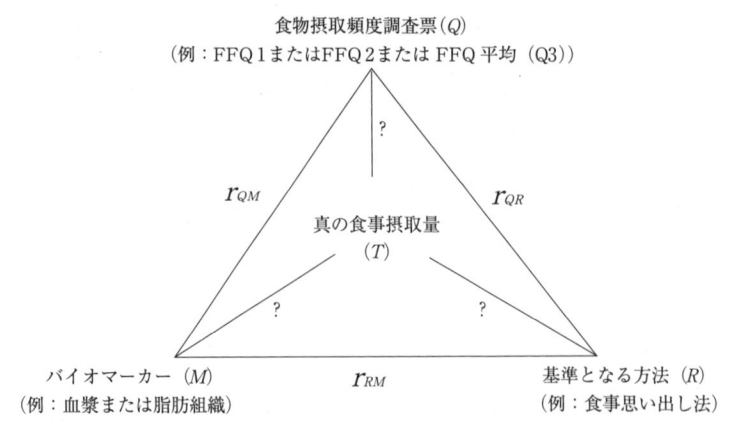

図6-3 長期間の栄養素摂取量の真の値と食事調査法から推定した摂取量の相関を求めるトライアド法（method of triads）の概念図．文献85より許可を得て転載

らの方法をともに活用することができる[84]．Kabagambeら[85]はこのトライアド法を用いて，ヒスパニック［米国の中南米スペイン語圏出身者］におけるFFQの妥当性を評価した．7回の24時間思い出し法と2回のFFQインタビュー（12カ月間隔）を，過去1年間の食事摂取量推定に用い，全対象者から血漿および脂肪組織の検体を得た．そして，FFQ，基準となる方法，バイオマーカー，の3組から得られる相関係数から妥当性係数（validity coefficient; VC）を推定した（図6-3）．Q, R, Mがそれぞれ，FFQ，基準となる方法，バイオマーカーの測定値を表すとすると，FFQ，基準となる方法，バイオマーカー，のVCはそれぞれ以下の3つの式から算出できる．

$$VC_{QT} = \sqrt{((r_{QR} \times r_{QM})/r_{RM})}$$
$$VC_{RT} = \sqrt{((r_{QR} \times r_{RM})/r_{QM})}$$
$$VC_{MT} = \sqrt{((r_{QM} \times r_{RM})/r_{QR})}$$

上記の式でのrは，個人内変動調整後の相関係数，Tは不明な長期間の食事摂取量の真の値を示す潜在変数を意味する．

Kabagambeら[85]は，7回の24時間思い出し法，2つのFFQの平均値，血漿，の3つの指標に関するVCを，トコフェロールとカロテノイドについて求めたところ，その中央値は，24時間思い出し法で0.71，2つのFFQの平均値で0.60，血漿のバイオマーカーで0.52と計算されたことを報告している．カロテノイドおよびトコフェロールに関しては，血漿の測定値が，脂肪組織のものよりバイオマーカーとして優れていた．しかし，多価不飽和脂肪酸（VC＝0.45-1.00）とリコペン（VC＝0.51）のバイオマーカーとしては，脂肪組織の方が優れていた．全般的に，バイオマーカーがFFQより優れているというわけではなく，バイオマーカーはFFQの代替法として用いるよりむしろ，FFQを補う指標として用いるべきであると彼らによって結論づけられた．

トライアド法は他のさまざまな研究でも用いられている[86-88]．有用ではあるが，それぞれの方法に伴う誤差が独立していることが前提条件とされている．また，トライアド法は重大な欠点ももつ．つまり，VCが推定できない場合や，ヘイウッドケース（Heywood case）［因子分析における解析上の問題点のひとつ］と呼ばれるVCが1を超えてしまう場合がある[84]．

4 繰り返し測定による食物摂取頻度調査票の妥当性の向上

前述のように，ほとんどの妥当性研究で，FFQ と食事記録法，あるいは FFQ と複数回の 24 時間思い出し法との相関は，栄養素摂取量に関して 0.4 から 0.7 である。この「天井効果」[値がある一定ラインを超えないこと]は，FFQ が複雑な食事全体を正確に捉えることができないだけでなく，基準として用いる真のゴールドスタンダードがないこともその原因である[89]。前向き研究で繰り返し測定された FFQ を用いることによりランダム誤差が減り，食事調査の妥当性を向上させることができる可能性がある。繰り返しの測定値は長期間の摂取量により近い値を示すことにもなる。

1986 年の NHS で用いられた食品項目数が多い FFQ（expanded FFQ）の妥当性評価のひとつとして，著者らは 1980 年にも実施した妥当性研究と同じ対象者を選んだ。同一女性に対して 6 年間隔で実施された一連の食事記録結果を用いることによって，FFQ の繰り返し測定が長期間の食事摂取量を表すことができるかを検討した。1980 年に実施された FFQ（original FFQ）妥当性研究では，1 週間の食事記録を 1 年間のうちに 4 回実施した。1986 年の NHS で用いられた項目数が多い食品 FFQ の妥当性研究では，1 週間の食事記録調査を 6 カ月間隔で 2 回実施した。食事の季節変化を把握するために，第 1 回目の食事記録は冬か春，2 回目は 1987 年の夏か秋に実施した（図6-4）。

FFQ が長期間の食事を表すことができるかどうかを調べるために，1980 年と 1986 年にそれぞれ実施した一連の食事記録の各平均値を平均した値と，1980 年，1984 年，1986 年それぞれの FFQ，およびそれら 3 回の FFQ の平均値を別々に比較した。なお，1980 年，1986 年の妥当性研究それぞれにおいて，FFQ は食事記録の前後 2 回実施されたが，この検討においては，[FFQ が過去 1 年の食事摂取を想起させるので]食事記録の後に実施された FFQ をそれぞれ用いた。食事記録の結果は，1980 年実施分，あるいは 1986 年実施分のどちらかだけを用いるのではなく，両方の結果の平均をもって比較の基準とした。[基準法である食事記録の]個人内変動（すなわち測定誤差）により，真の値よりも低く推定されてしまう相関係数を較正するために，1980 年，1986 年の各々を個人内（ランダム）要因として扱った分散分析から算出される食事記録の個人内（ランダム）変動と個人間変動を用いた，主要栄養素摂取の相関係数を算出した（後述）。この方法によって，6 年間毎年食事記録を実施し，それを基準として比較した場合に観察される[FFQ の妥当性]相関係数を推定することが可能になった。

1980 年と 1986 年の食事記録による栄養素摂取量のピアソン相関係数は，飽和脂肪酸の 0.42 から炭水化物の 0.74 の範囲にあった（平均 0.55）。FFQ の再現性係数は 1980 年と 1984 年で平均 0.37，1984 年と 1986 年で平均 0.53，1980 年と 1986 年の間では平均 0.34 であった。FFQ と，1980 年と

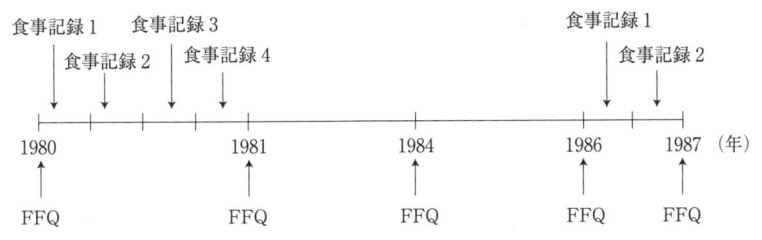

図 6-4 看護師健康研究（NHS）における 1980 年および 1986 年の食物摂取頻度調査票（FFQ）妥当性研究の概要（流れ）

表 6-2 1980年および1986年の食事記録で評価したエネルギー調整主要栄養素摂取量の平均値と複数時点の食物摂取頻度調査票（FFQ）による摂取量とのピアソンの相関係数（個人内変動調整後）

	1980年のFFQ対食事記録の平均	1984年のFFQ対食事記録の平均	1986年のFFQ対食事記録の平均	3度のFFQの平均対食事記録の平均
総脂肪	0.44	0.47	0.62	0.64
	(0.57)	(0.61)	(0.81)	(0.83)
飽和脂肪酸	0.50	0.49	0.64	0.68
	(0.70)	(0.68)	(0.90)	(0.95)
コレステロール	0.52	0.61	0.58	0.67
	(0.69)	(0.82)	(0.78)	(0.90)
タンパク質	0.39	0.38	0.50	0.56
	(0.48)	(0.46)	(0.61)	(0.68)
炭水化物	0.37	0.59	0.69	0.68
	(0.43)	(0.68)	(0.79)	(0.78)
平均値	0.44	0.51	0.61	0.65
	(0.57)	(0.65)	(0.78)	(0.83)

　1986年の食事記録の平均の各主要栄養素の（食事記録の個人内変動を較正した）相関係数は，1980年FFQで平均0.57，1984年FFQで平均0.65，1986年FFQで平均0.78であった（表6-2）。また，3つのFFQの平均値と1980年と1986年の食事記録の平均値の相関は，平均0.83となった。この値は，たとえ総合的なFFQであっても1回だけ［1980年，1984年，1986年それぞれ］の結果と食事記録を比較した場合に観察された0.40-0.70程度の相関よりかなり高い。これらのデータは，FFQを繰り返し実施することが，6年に及ぶ長期間の食事摂取量の測定に有用であることを示している。また，このことは，がんや動脈硬化のように長期間かかって発症する慢性疾患を扱う研究では非常に重要である。実際，著者らは以前，繰り返し行ったFFQから得られた平均的な脂肪酸摂取量の方が，ベースラインのみの値よりも，冠動脈疾患（coronary heart disease; CHD）リスクの予測能が優れていることを明らかにした[90]。

5　総エネルギー摂取量の過小申告とその調整

　食事調査による総エネルギー摂取量は過小申告であることが広く知られている。LivingstoneとBlackら[72]は，食事調査法によるエネルギー摂取量（energy intake; EI）と，二重標識水法によるエネルギー消費量（energy expenditure; EE）の両者が測定されている研究の総合的な検討を行った。体重が一定の場合，EIはEEと同じはずである。この総説では，エネルギー摂取量の過小または過大申告者はそれぞれ，EI:EE比が0.82未満，1.18より大きい場合として同定された。図6-5は，43の研究から得られた成人（77の男女サブグループ）のEI:EE比を示しており，EI:EE比の平均値は0.83，標準偏差は0.14であった。77のサブグループ中29%のEIはEEと±10%以内で一致したが，69%はEIがEEより11%以上低く，3%は11%以上高かった。食事調査法によるEI:EE比の有意な違いは認められなかった（表6-3）。しかし，Subarら[91]は，Observing Protein and Energy Nutrition（OPEN）Studyにおいて，24時間思い出し法に比べ，FFQによるエネルギー摂取量はさらに過小申告されることを報告した。この過小申告の程度は対象者の体重により強く影響され，ほとんどの研究で，過小申告は正常体重者に比べ肥満者で多く認められている。

　エネルギー摂取量の過小申告が，食事と疾患との関連の検討に際して，どの程度の影響を与えるかは不明である。栄養疫学では，エネルギー摂取量とともに増減する栄養素摂取量の絶対量より

も，エネルギーで調整した栄養素摂取量（後述）によって表される食事の構成を検討することを目的としている[1]。さらに疫学研究では，エネルギー摂取量の過小申告と関連すると思われる年齢，性別，BMI などの要因は解析に際して補正される。総エネルギー摂取量は測定や解釈が難しいため，曝露としても結果変数としても用いられることは少ない。通常の生活を送る人々における総エネルギー摂取量の個人間変動は，主として身体活動や体格，代謝効率の個人差により決まり，一定期間のエネルギーバランスの崩れはその間の体重変化として生じる。体重や除脂肪体重で調整後の総エネルギー摂取量の個人間差は，身体活動レベルの違いにより生じることがほとんどのようである。身体活動量は総エネルギー摂取量の個人間変動に大きく影響し，総エネルギー摂取量と身体活動量の正の関連がいくつかの疫学研究で認められている[92]。なお，代謝効率の個人間差も存在するが，疫学研究における測定は現実的ではない。

解析では過小申告をどのように扱ったらよいか，最も良い方法がはっきり

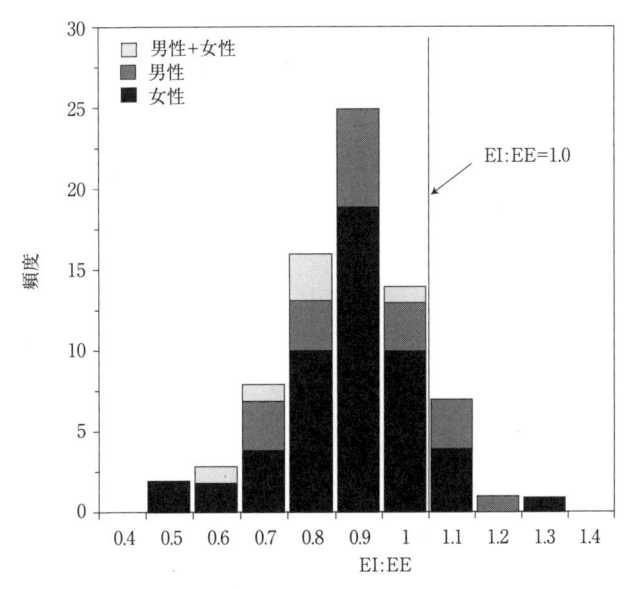

図 6-5 43 編の研究で調べられた 77 の集団（成人男女別）のエネルギー摂取量（EI）と二重標識水法によるエネルギー消費量（EE）の比（EI:EE）の分布．文献 72 より許可を得て転載

表 6-3 食事調査法によるエネルギー摂取量申告値と二重標識水法で測定されたエネルギー消費量との比

食事調査法	研究の数	平均（EI/EE 比）	標準偏差
直接観察	5	1.06	0.09
秤量食事記録*	22	0.84	0.11
推量食事記録*	25	0.84	0.10
食事歴法	4	0.84	0.14
24 時間思い出し法（1 回，または複数回）	6	0.84	0.08
食物摂取頻度調査票	6	0.87	0.12
合計（平均）	68	0.86	0.13

*肥満者や大量摂取者，または少量摂取者を対象とした研究を除く．文献 72 より許可を得て転載

しているわけではない．過小申告者を解析から除外する研究がある．この方法によって，サンプルサイズが減少し，検出力が低下するだけでなく，BMI の高い者が除外されやすいことによる選択バイアスが起こる危険性もある[72]．それでもなお，この方法は感度分析や二次的解析で用いることができる．例えば，著者らは脂肪摂取と CHD の関係を検証する解析において，申告されたエネルギー摂取量（FFQ から計算）と，年齢と体重から予測されるエネルギー摂取量の比を各人に対して算出した．その比の最小 5 分位群，すなわち過小申告している可能性が高いと考えられるグループを除いても，脂肪摂取量と CHD の関連は全サンプルを対象とした結果と変わらなかった[90]．全サンプルを対象とした解析において，BMI と総エネルギーが同時に調整されているので，潜在的な過小申告バイアスがすでに考慮されていたと考えられる．

これらの解析結果は，疫学研究において総エネルギー摂取量を測定し調整することが重要であることを示している．解析段階における総エネルギー摂取量の調整は理論的・実践的な利点を兼ね備えている[14]．第一に，疫学研究での総エネルギー摂取量の調整とは，十分に管理された実験研究に

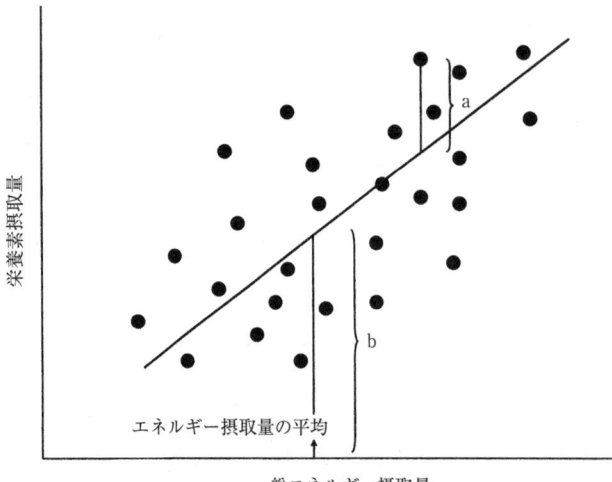

図 6-6　総エネルギー摂取量を独立変数，栄養素摂取量を従属変数とする回帰モデル（一次式）において，ある個人の総エネルギー摂取量から予測される栄養素摂取量の期待値と実測値との差（残差）を a，総エネルギー摂取量が集団の平均値と仮定した個人の栄養素摂取量の期待値を b とすると，ある個人の総エネルギー調整栄養素摂取量は a + b で表される。文献93 より許可を得て転載

おいて，ある主要栄養素（例えば脂質）と他の栄養素（例えば炭水化物）を，等エネルギー摂取という条件下で置き換えて（isocaloric substitution），効果を検討することと類似している。栄養疫学研究では，ほとんどの場合，食事の絶対量よりもその構成［内容］が主に研究対象とされる。栄養素や食品の絶対量の増減は，多くの場合，総エネルギー摂取量を変化させる。身体活動量が変わらない限り，食事摂取量の変化は，理論的には体重の増減につながり，栄養と疾患との関連の解釈は難しくなる。第二に，エネルギー摂取量と栄養素摂取量の測定誤差は相関するため，栄養素摂取量をエネルギー摂取量で調整すると，その誤差は小さくなる。エネルギーと栄養素間の相関する誤差は，特定の食品の過大申告や過小申告から生じる。多くの妥当性研究では，FFQ と基準となる方法それぞれから算出した栄養素摂取量の相関が，エネルギー調整後改善するが[1]，それはエネルギー摂取量の調整により測定誤差が減ることに由来すると考えられる。第三に，エネルギー調整によって，個人の体格や身体活動レベル等のエネルギー必要量の違い，すなわち「外部要因に由来する変動」を取り除くことができる。注意すべき点として，エネルギー調整によって栄養素摂取量の個人間変動が減少するため，FFQ および食事記録からそれぞれ算出したエネルギー調整栄養素摂取量の相関を弱めることがある。

　総エネルギー摂取量の調整が必要な別の理由は，栄養素摂取と疾患リスクの関連に総エネルギー摂取量が交絡している，すなわち総エネルギー摂取量が疾患リスクに関連していることにより，エネルギー摂取量の補正なしでは見せかけの関連を示すからである。総エネルギー摂取量を調整した栄養素摂取量は，理論上総エネルギー摂取量とはもはや相関しないため，調整後の栄養素摂取量を用いればそのような交絡の影響は除去できる。

　総エネルギー摂取量の調整方法として最もよく用いられるのは栄養素密度（すなわち，ある主要栄養素の総エネルギー摂取量に占める割合：%）である。栄養所要量には一般的にこの単位が用いられる。摂取エネルギーに寄与しない栄養素の栄養素密度は 1,000 kcal あたりの絶対量として表記できる。しかし，疫学研究に栄養素密度を適用する上での主要な欠点として，総エネルギー摂取量による交絡を十分調整できないことがある。そこで，これにかわる方法として，Willett と Stampfer[93] によって提唱された栄養素の残差を計算する方法がある。すなわち，総エネルギー摂取量を独立変数，栄養素摂取の絶対量を従属変数とした回帰モデルの残差として，エネルギー調整済みの栄養素摂取量が算出されるものである（図6-6）。栄養素残差によって，概念上［残差と独立変数は無相関］，総エネルギーと相関しない栄養素摂取量の推定値が得られる。残差の平均値はゼ

表6-4 疫学的解析での総エネルギー摂取量調整のための統計モデル

モデル	内　容
1A（標準的多変量解析法）	疾病リスク＝β_1×栄養素＋α×（総エネルギー）
1B（栄養素残差法）	疾病リスク＝β_1×栄養素残差*＋β_2×（総エネルギー）
1C（エネルギー分離法）	疾病リスク＝($\alpha+\beta_1$)×特定の栄養素＋α×（その栄養素以外からのエネルギー）
2　（多変量栄養素密度法）	疾病リスク＝β_3×栄養素／総エネルギー＋β_4×（総エネルギー）

*栄養素残差はある栄養素の総エネルギー量に対する回帰式の残差量。文献1より

ロで，残差そのものは負の値もとるため，解釈を助けるため何らかの定数を加えて表現される。通常，対象集団の平均エネルギー摂取量から予測される栄養素摂取量がその定数として各人の残差に足し合わされる。多変量解析によって栄養と疾患の関連を解析する場合，エネルギー調整法としていくつかの統計モデル，すなわち標準的多変量解析法（モデル1A），栄養素残差法（モデル1B），エネルギー分離法（モデル1C），多変量栄養素密度法（モデル2），が提唱されている（表6-4）。標準的多変量解析法では注目する栄養素摂取量の絶対量とともに総エネルギー摂取量をモデルに投入する。栄養素残差法では，上述の残差法によるエネルギー調整摂取量，すなわち，その栄養素摂取量を総エネルギー摂取量に対して回帰させた残差および総エネルギー摂取量そのものを共変量としてモデルに投入する。エネルギー分離法では，総エネルギー摂取を異なるエネルギー源に分離して検討する方法である。分離することによって，特定のエネルギー源（例えば脂質）の回帰係数は，その摂取の絶対量の増減による効果を示し，その効果はその他のエネルギー源（すなわちタンパク質や炭水化物）の摂取量は不変であるという条件に基づいている。したがって，脂質摂取の絶対量の増加に伴うエネルギー摂取増加の効果と，エネルギー摂取とは無関係の脂質摂取増加の両方の効果を検討しているといえる。これは，タンパク質や炭水化物の摂取量を一定に保ち，脂質摂取量および総エネルギー摂取量を変化させる栄養試験に相当する。多変量栄養素密度法（モデル2）は，注目したい主要栄養素（例えば脂質）からのエネルギー密度（エネルギー％）を独立変数として，総エネルギー摂取量を共変量としてモデルに含む。このモデルから得られた回帰係数も，等エネルギー摂取量に基づいた解釈（isocaloric interpretation）を可能にする。すなわち，回帰係数はエネルギー％を単位として，一定のエネルギー摂取量の下，脂質の摂取を炭水化物の摂取に置き換えた際の効果［タンパク質とアルコールによるエネルギー％をモデルに含んでいるとする］を示していると考えることができる。

　3つの方法（モデル1A・1B・1C）は，栄養素摂取量を連続変数として用いた場合，数学的には同じ式であるが[94]，係数の解釈は異なる。標準的多変量解析法，栄養素残差法，栄養素密度法において得られた結果は，すべて等エネルギー置換（isocaloric substitution）に基づいた解釈が可能で，その意味で等価といえる。しかし，総エネルギー摂取量に関する解釈はそれぞれのモデルで異なる。栄養素残差法，栄養素密度法においては，総エネルギー摂取にかかる回帰係数は，通常の通り総エネルギー摂取量の効果として解釈することができる。しかし，標準的多変量解析法（モデル1A）における総エネルギー摂取量にかかる回帰係数は，モデルに含まれていないエネルギー源の効果と解釈しなくてはならない。エネルギー分離法においては，総エネルギー摂取量は一定に調整されていない。したがって，エネルギー摂取に寄与するひとつの栄養素の摂取量が増加すれば，総エネルギー摂取量も増加する。すでに述べた通り，エネルギー摂取の増減は体重の変化をもたらすため，栄養素と疾患との関連性に関する解釈はより複雑なものとなる。

多くの研究では，外れ値（outlier）の影響を小さくし，不正確なモデル化を避け，回帰モデルの安定性を向上させるため，栄養素摂取量に関する変数はその4分位点や5分位点に従ったカテゴリー変数に変換して扱う。残念なことに，栄養素の変数をカテゴリー変数に変換すると，標準的多変量解析法，栄養素残差法，栄養素密度法の3つの方法は，統計的に等価ではなくなってしまう。Brownら[94]は，標準的多変量解析法と残差法とを比較し，後者の方が，線形的な傾向をみる際の検出力がより高いこと，さらに調整因子をカテゴリー変数にした際の残余交絡（residual confounding）によっても影響されにくいことを示した。著者らも，栄養素の曝露変数を5分位にカテゴリー化して多価不飽和脂肪酸，およびトランス脂肪酸とCHDのリスクとの関係を検証した場合，残差法と密度法から得られた結果の方が，標準法と分離法よりも強い関連性を検出し，さらに95%信頼区間も狭かったことを報告した[95]。

◘ 肥満疫学研究における総エネルギー摂取量の調整

エネルギー摂取量が代謝量を上回る結果として体重増加が起こるため，総エネルギー摂取量は，エネルギー含量の大きい栄養素や食品あるいは飲料の高摂取と体重増加の間の中間的なエンドポイントと解釈できる。このため肥満や体重増加の成因を探る研究では，総エネルギー摂取量は交絡要因よりもむしろ介在［中間］因子（mediator）として扱うべきである。例えば主要栄養素（食事性脂質）と体重増加との関連を検討する際，曝露変数としては脂質からのエネルギー％［脂質エネルギー比］を用いるのが最も良い。またこれとは別に，はじめに総エネルギー摂取量を調整しないモデルでの解析を行えば，脂質の高摂取が脂質に由来するエネルギー摂取を介して肥満に寄与しているという仮説を検証することができる。そして次の解析として，総エネルギー摂取量をモデルに加えれば，エネルギーの過剰摂取がその主要栄養素と体重増加の関連に介在しているかを調べることができる。

Schulzeら[96]は若年と中年女性を対象とした大規模研究で，砂糖入り清涼飲料水および総エネル

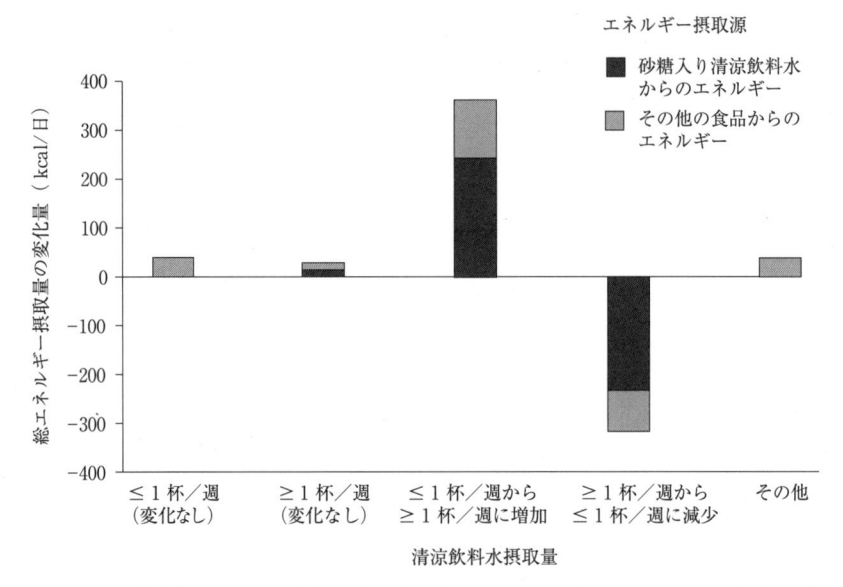

図6-7　看護師健康研究II（NHS II）の51,603人の女性における1991年から1995年の砂糖入り清涼飲料水摂取量の変化に応じた総エネルギー摂取量の平均変化量。文献96より許可を得て転載

ギー摂取量と体重増加との関連を検討した。1991年から1995年の間に砂糖入り清涼飲料水の摂取量が低値（週1杯以下）から高値（1日1杯以上）に増加した女性の，自己申告による総エネルギー摂取量は1日あたり358 kcal有意に増加したが，同じ期間に砂糖入り清涼飲料水の摂取量が低下した女性での総エネルギー摂取量は1日あたり319 kcal低下した（図6-7）。また，総エネルギー摂取量の変化量の約2/3が，砂糖入り清涼飲料水に由来するエネルギー摂取量の変化であった。これらの結果から，砂糖入り清涼飲料水はエネルギー過剰摂取の重要な要因であり，正のエネルギーバランス，ひいては肥満をもたらすと考えられる。清涼飲料水と体重増加との関連を検討するような研究においては，総エネルギー摂取量の増加は介在因子［中間因子］として扱うべきである。

6　測定誤差の較正

すべての食事調査法は，食品摂取の日間変動によるランダム誤差や，食物摂取頻度やポーションサイズの不正確な把握による系統的誤差，食品成分表の誤差，特定の食品の選択的な過小申告と過大申告などの避けられない測定誤差を含んでいる[1]。疫学研究では，特定の栄養素摂取量の日間変動は，分散分析の手法を用いて広く研究されてきた[97-99]。Beatonら[98]は，栄養素摂取推定値の個人内と個人間の分散の比を算出し，男性では総エネルギーの1.0からビタミンAの100以上，女性では総エネルギーの1.4からビタミンAの46.7の幅を確認し，栄養素によって大きく違うことを報告した。同様にWillettは173人の女性で，個人内と個人間の分散の比が総エネルギーの1.9からビタミンAの11.7の幅となることを報告した[1]。総エネルギー摂取量は生理学的なメカニズムにより正確にコントロールされており，エネルギー摂取量の日間変動は比較的小さくなる。それとは対照的に，特定の食品に含まれるビタミンAやその他の微量栄養素の摂取量は，個人の食物選択や季節変動の影響を受け，日によって大きく異なることが考えられる。

食事には日間変動があるため，1度の24時間思い出し法が日常の摂取量に関して信頼できる情報を提供できるとはいいがたい。しかし，繰り返し食事調査を行うことにより，その推定はよりよいものとなる。したがって，妥当性研究では基準となる食事調査法を繰り返し調査することによって個人内変動を調整する手段がとられる。例えば，複数週の秤量食事記録法と1回のFFQから得られた栄養素摂取量の個人内変動調整後の相関係数を，食事記録法の週ごとの変動として，次の式で調整して算出できる[99]。

$$r_t = r_0 \sqrt{(1+\gamma/k)} \qquad (6.1)$$

ここでr_tは，当該栄養素摂取量に関するFFQと食事記録法の個人内変動を調整した相関係数，r_0は調整前に観察された相関係数，そしてγは2つの食事記録法（食事記録1週間分を1つ）から得られた個人内変動と個人間変動を示す分散の比であり，最後にkは食事記録法の測定回数を示す（この場合$k=2$）。概念上，この個人内変動調整後の相関係数は，FFQから得られた栄養素摂取と多数回の食事記録から測定される個人の真の日常の栄養素摂取量との相関を示す。RosnerとWillett[100]は，調整後の相関係数の標準誤差と，任意のアルファ水準に対応した信頼区間（$100\% \times (1-\alpha)$）の推定法を報告している。

食事と疾患リスクに関する疫学研究では，コホート内亜集団での妥当性研究が必要とされるが，その結果を応用して食事因子と疾患との回帰式を較正するアプローチが採られる（regression calibration)。Rosner ら[101] は，コホート内の研究であらかじめ求めた説明変数に含まれる測定誤差を用いて，その説明変数と疾患の関連にロジスティック回帰分析から得られるオッズ比を較正する方法を報告した。その誤差は，系統的な誤差とも，個人内変動に伴うランダム誤差ともなりうる。基準となる食事調査から得た真の栄養素摂取量を X とし，Z を代替方法（FFQ）から得た推定値とする。D を疾患の有無，Z を説明変数とし，Z に含まれる測定誤差を無視したロジスティック回帰分析は次のように表記できる。

$$\log[D/(1-D)] = \alpha + \beta Z \tag{6.2}$$

真の摂取量を示す X は Z の関数として，妥当性研究から得られた式で表記することできる（$X = \alpha' + \lambda Z + \varepsilon$）。そして，測定誤差を較正した回帰係数 β^* は次のように表記される。

$$\beta^* = \beta/\lambda \tag{6.3}$$

この式の β は，メインの解析でのロジスティック回帰分析から得られる較正前の回帰係数（式6.2参照）であり，λ は妥当性研究から得られる X と Z との関係を示す回帰係数である。

Koh-Banerjee ら[102] は測定誤差で較正する方法を，食事の変化と9年間の腹囲の変化との関係を検証する研究に応用した。この研究は，食事の変化を測定し，その影響を検証することを目的としているため，測定誤差を評価するための妥当性研究も2回実施される必要があった。ここで次のように変数を定義するものとする。

X_1 を時間1における食事記録から得た真の摂取量とする
X_2 を時間2における食事記録から得た真の摂取量とする
Z_1 を時間1における FFQ により推定した摂取量とする
Z_2 を時間2における FFQ により推定した摂取量とする

先の例と同様，回帰係数を較正する方法では，はじめに妥当性研究から得た結果により，真の値の変化（$X_2 - X_1$）を，代替方法で測定した値の変化（$Z_2 - Z_1$）の関数として，次のような式で表記できる。

$$(X_2 - X_1) = \alpha + (\gamma)(Z_2 - Z_1) + \varepsilon \tag{6.4}$$

体重の変化，あるいは腹囲の変化を結果変数，測定された食事の変化を説明変数（曝露）とする線形回帰式の回帰係数推定値 β は，妥当性研究から求められた X の変化と Z の変化の関係を示す回帰係数 γ（式6.4参照）を用いて，次式のように較正できる。

$$\beta^* = \beta/\gamma$$

Koh-Banerjee ら[102] はこの方法を用いて，栄養素摂取量の測定誤差を較正したところ，エネルギー比に換算して2%の多価不飽和脂肪酸がトランス脂肪酸に置換されると，9年間で2.7 cmの腹囲の増加と関連する（$P < 0.001$）と推定した。なお，その測定誤差較正前の値は 0.77 cm の増加であった。さらに，食物繊維の摂取量が1日12 g増加すると，測定誤差（FFQ と食事記録の相関係数は $r = 0.68$）を較正後で，9年間で 2.21 cm の腹囲の減少と関連した（$P < 0.001$）。同様に，測定誤差の較正前のこの値は 0.63 cm の増加であった。Liu ら[103] は，NHS で同様の方法を用いて，食物繊維摂取量の変化と12年間の体重増加の関係について検討した。著者らは，食物繊維摂取量の変化の測定に伴う誤差を較正したところ，（1日）12 g の食物繊維摂取量の増加によって，（食物繊維摂

取量の増加がなかった者に比べ）12年間の体重増加が3.5 kgも低かったことを報告した。

7　食事パターン解析

　これまでの個々の栄養素や食品に着目する方法には方法論上，そして概念上の問題が残されていることもあり，近年，食生活を包括する食事パターン（dietary pattern）と肥満や慢性疾患との関係を検討する研究が大きな注目を浴びている[104]。従来の方法に伴うこうした問題には，栄養素や食品の摂取がお互いに強く相関していることや，複数の栄養素の相乗効果や相加効果が考慮されないこと，また多重検定や他の食事性要因の交絡に関する問題等がある。食事パターンは，日頃摂取される食品間の類似性から導き出されるもので，［ある食品や栄養素だけに注目することによって起こる］他の食品や栄養素の交絡を最小限にするものといえる。したがって，食事パターン解析は，摂取栄養素や摂取食品間の強い相関（共線性 collinearity）を利点として扱うのである。包括的な食事パターン（すなわち，食品の摂取や栄養素摂取の組み合わせ）に基づいて個人をグループ化することによって，個々の栄養素によって個人が分類される時よりも，グループ間の対比がより鮮明になる。さらに，食の摂取を包括的に捉える食事パターンは，一般の人々にとっても解釈がしやすく，実際の食生活に応用しやすいと考えられるため，食事パターンの研究は，公衆衛生上も価値のある情報を与えうる。

　食事調査のデータを使って食事パターンを分析する方法としてよく用いられるのが，因子分析（factor analysis），クラスター分析，そして食事指標（dietary index）である。因子分析というのは汎用名であり，主成分分析（principal component analysis; PCA）と共通因子分析（common factor analysis）のことをいう。PCAとは，食品ごとに得られた摂取の情報から特定の数式により主成分を導いて，その主成分を食事パターンとして定義するものである[105]。この方法は，食品，あるいは食品群が，お互いにどれほど相関し合っているかに基づいて，それらを統合していく方法である。それぞれの食事パターンについて，各人の得点が導き出されるため，その値を相関分析や回帰分析を用いて，食事パターンと体重増加や慢性疾患等の健康結果との関係を検討することができる[106-108]。著者らはFFQによって評価した食事摂取のデータから，PCAにより主に2つの食事パターン，すなわち「賢明な食事パターン（prudent pattern）」と「西洋的な食事パターン（Western pattern）」を抽出し，それが2回の1週間食事記録から求められた食事パターンとよく相関したことを，妥当性研究を実施して報告した[109]。

　クラスター分析は，食事パターンを特定する多変量解析の別の方法である。［食品間の相関に基づき，相関し合う食品を組み合わせてパターンと呼べる因子を導く］因子分析とは異なり，クラスター分析は，対象者の食事が相対的に類似するように対象者をクラスターに分類する方法である。個人の類似性を判断する基準として，食品・食品群の摂取頻度，エネルギー寄与率，重量，あるいは標準化された栄養素摂取量などが用いられてきた[110-112]。クラスター分析の後には，同定された食事パターンを解釈するために，例えば，クラスター間の食品・食品群・栄養素摂取量の比較等の，さらなる解析が必要となる[113]。クラスター分析によって同定された食事パターンと体重増加の関係についての検討もすでに実施されている[114]。

　さまざまな食事指標が，食事の質を包括的に評価するために提唱されている[115, 116]。典型的な食事指標は，食生活指針や既存の食事パターンに基づいて構成される。よく使われる食事指標とし

て，食事の質の指標改訂版（diet quality index-revised; DQI）[117]，米国農業省による健康的食事の指標（USDA Healthy Eating Index; HEI）[118]，推奨食品スコア（Recommended Food Score; RFS）[119]，地中海式食事の指標（Mediterranean Diet Index; MDI）[120・121]があげられる。著者らは，トランス脂肪酸，多価不飽和脂肪酸と飽和脂肪酸の比，適度なアルコール摂取，複合ビタミンサプリメント使用を考慮した代替健康的食事の指標（alternate HEI; AHEI）を作成した[122]。複数の研究が，さまざまな食事指標と肥満や体重増加との関係を検討している[123]。

　因子分析とクラスター分析は，ともに食事調査で得られたデータから統計的手法により食事パターンを導くための帰納的な方法と考えることができる[124]。食事指標を用いるアプローチは，それとは対照的に「健康的な食事」という既存の知識を応用して指標を作るための演繹的な方法と考えることができる。因子分析とクラスター分析はそれまでの知識とは無関係に実測データに基づいた食事パターンを導くため，疾患の予防に役立つ最適な食事パターンを導くとは限らない。一方，食事指標の応用は食事と疾患との関係についてのそれまでの知見の範疇に限定され，食事指標の構成因子を選ぶ際の不明確さ，カットオフ値設定の恣意性を伴う。特に食事指標には，広く知られている食生活指針に基づいているものもあるが，いくつかは指針として最適でないものもある[104]。

　これら2つの方法の相違点を補うものとして近年報告されたのが，縮小ランク回帰分析（Reduced Rank Regression; RRR）と呼ばれる方法である[125-127]。RRRでは，食事から疾患に至る生物学的な機序に関する知見を考慮し，その疾患のバイオマーカーと関連する食事パターンをはじめに抽出する方法である。そして，同定されたその食事パターンを疾患発症の予測に用いる。主成分分析のように摂取食品の共分散のみに基づいて食事パターンを分析する方法とは異なり，RRRはバイオマーカーの情報も利用して食事パターンを得る（図6-8）。したがって，この方法は，既存の知見を利用する演繹的なアプローチ（a priori）と，観察結果から新たなパターンを導く帰納的なアプローチ（a posteriori）の2つの方法を統合したものといえる。

　RRRによる食事パターンは摂取食品の類似性というよりも生物学的な機序に基づいて導かれるため，疾患発症をよりよく予測できると考えられる。この方法は，CHD[128]や2型糖尿病[129]の予測に応用されてきた。このアプローチでは，バイオマーカーのような食事パターンと相関させるための情報が必要となる。しかし，多くの研究ではそのような情報は使えない。さらに，バイオマーカーが利用できても，そのバイオマーカーと疾患に関する知見はすでに十分でないものになってい

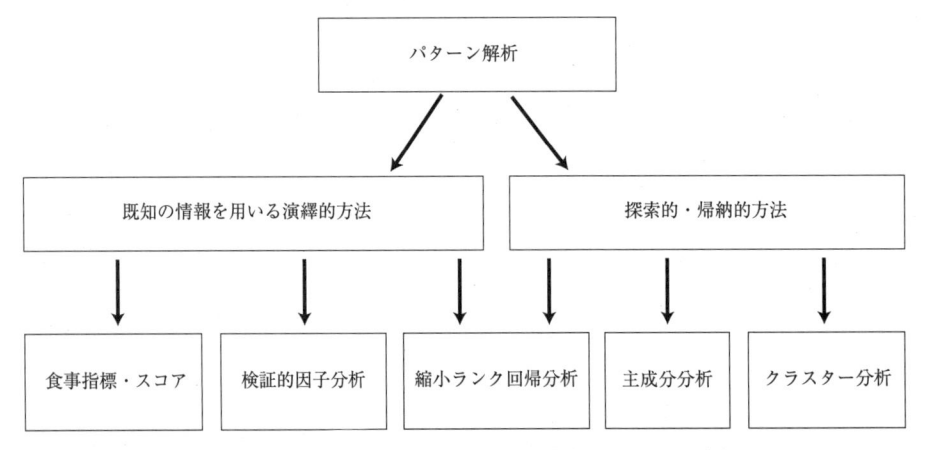

図6-8　疫学研究における食事パターンを導き出すアプローチ。文献127より引用改変

るかもしれない。それでもなお RRR の仮説を導く特性は，既存の因子分析によるアプローチを補完するものといえる。

8 まとめ

　この 20 年間に食事調査の方法論は大きく進歩したが，現在も，普通の生活を送る人々の正確な食事摂取量を把握することは疫学研究の大きな課題である。肥満の成因としての食事要因を検討する研究では，十分な妥当性をもつ食事調査法による正確な食事の評価が特に重要である。しかしそのような研究は，栄養素や食品摂取量の日内変動が大きいことや，肥満度と関連して申告にバイアスが生じること，交絡因子の調整が難しいこと，などの要因によって非常に複雑になっている。このような方法論上の問題は，慢性疾患リスクとしての食事要因を検討する栄養疫学研究でも認められる。このため最も適した食事調査法を注意深く選び，厳密な妥当性研究と統計解析および解釈が必要である。

　完璧な食事調査法はないため，個々の研究に応じてさまざまな食事調査法から，それらの強みと限界を考慮した上で採用する方法を選択しなければならない。FFQ は低費用で実施でき，肥満や慢性疾患と栄養に関する疫学研究の主な関心点である日常の食事を評価することができる。この 20 年間で FFQ は数十万人を対象とする大規模疫学研究で使われる方法となった。しかし FFQ の妥当性は集団や文化の違いによって異なり，FFQ を開発する際は年齢や性，教育レベル・識字率のような集団の特性と文化的な特徴を考慮することが不可欠である。

　栄養疫学研究での新しい傾向のひとつに，肥満や慢性疾患に関連する総合的な食事パターンが評価されるようになってきたことがあげられる。食事パターンの長期的な効果を検討する上で，習慣的な食事を評価できる FFQ の利点が活かされている。食事パターン解析が栄養素や食品の分析にとってかわるとはいえないが，従来の解析を補完するものになるであろう。つまり，栄養素摂取量のバイオマーカー，栄養素や食品の摂取量，そして食事パターンをそれぞれ用いた結果が一致していれば，［食事と肥満や慢性疾患の関連についての］エビデンスはより強いものとなる。

　大規模疫学研究での他の新しい傾向として，追跡期間中に食事調査が繰り返し実施され測定値が集められるようになってきたことがあげられる。食事調査を繰り返し行うことで，測定誤差が減り，長期間の食事を正確に評価することができる。繰り返し測定されたデータは長期間の食事の変化と体重や腹囲の変化を分析する際のランダム誤差や系統的測定誤差の両者を調整する場合にも効果的である。

　大規模疫学研究での最近の進歩として，異なる種類の食事調査法を組み合わせることがある。例えば NHANES III では 24 時間思い出し法に FFQ が追加されている[130]。EPIC-Norfolk 研究では，食事記録調査を受け入れた対象者には，FFQ と同時に 7 日間の食事記録調査が実施されている[131]。食事調査法を組み合わせることにより複雑な食事内容をより正確に描き出せるかもしれないが，さまざまな方法によって測定値が異なり，結果の解釈にあたり困難が生じるかもしれない。さらに多くの場合，コホート研究で数十万人の食事記録データを，特に繰り返し収集することはコストがかかり，無理である。

　FFQ で推定した個々の栄養素摂取量を，総エネルギー摂取量で調整することにより，両者に共通する測定誤差が相殺され，妥当性係数の推定値が改善することが一般に認められている。そのた

め肥満や慢性疾患をひき起こす食事要因を検討する研究では，ほとんどの場合，栄養素密度や栄養素残差を主たる曝露要因（説明変数）として用いるべきである。食事と慢性疾患（例えば心疾患やがん）発症との関連を調べる多変量解析では，一般的に総エネルギー摂取量により調整することで，ある主要栄養素（例えば脂質）を他の栄養素（例えば炭水化物）に等エネルギー摂取下で置き換える効果を想定することができる。主要栄養素摂取量と体重との関連において総エネルギー摂取量は生物学的意義のある中間因子と考えられるため，肥満や体重増加の成因としての食事要因の研究で，エネルギー調整をすべきかどうかはより複雑な問題である。もし主な関心事が体重増加と関連する食事内容の変化（エネルギー摂取量は不変）ならば，総エネルギー摂取量はモデルで調整されるべきである。一方，特定の栄養素や食品の摂取量の増加に伴いエネルギー摂取量が増えるという仮説がある場合には，総エネルギー摂取量はそのモデルで調整すべきではない。

　肥満や慢性疾患を扱う大規模コホート研究では，バイオマーカー分析のための血漿や赤血球，足の爪，DNAなどの生物学的試料の収集と保管が非常に重要になってきている。栄養素摂取量および栄養状態をよく反映するバイオマーカーは，食事調査方法の妥当性を評価する際に有用なデータとなり，また自己申告による測定が難しい栄養素の客観的かつ長期間の曝露量（摂取量）を示す指標となる。しかし疫学研究において，バイオマーカーは食事調査法にかわる方法というよりむしろ，それを補完するものである。FFQの繰り返し測定とバイオマーカーを組み合わせることで，肥満と慢性疾患を扱う大規模コホート研究において，正確な長期間の食事の摂取量を得ることができると考えられる。

文　献

1. Willett WC. *Nutritional Epidemiology*. 2nd ed. New York: Oxford University Press; 1998.［Walter Willett 著，田中平三訳．栄養調査のすべて―栄養疫学―. 第2版．第一出版：2003］
2. Gibson RS. *Principles of Nutritional Assessment*. 2nd ed. New York: Oxford University Press; 2005.
3. Buzzard M. 24-hour dietary recall and food record methods. In: Willett WC, ed. *Nutritional Epidemiology*. 2nd ed. New York: Oxford University Press; 1998;50-73.
4. Posner BM, Borman CL, Morgan JL, Borden WS, Ohls JC. The validity of a telephone-administered 24-hour dietary recall methodology. *Am J Clin Nutr*. 1982;36:546-553.
5. Buzzard IM, Faucett CL, Jeffery RW, et al. Monitoring dietary change in a low-fat diet intervention study: advantages of using 24-hour dietary recalls vs food records. *J Am Diet Assoc*. 1996;96:574-579.
6. Feskanich D, Sielaff BH, Chong K, Buzzard IM. Computerized collection and analysis of dietary intake information. *Comput Methods Programs Biomed*. 1989;30:47-57.
7. Slimani N, Ferrari P, Ocke M, et al. Standardization of the 24-hour diet recall calibration method used in the European prospective investigation into cancer and nutrition (EPIC): general concepts and preliminary results. *Eur J Clin Nutr*. 2000;54:900-917.
8. Johnson RK. Dietary intake—how do we measure what people are really eating? *Obes Res*. 2002;10 (Suppl 1):63S-68S.
9. Conway JM, Ingwersen LA, Moshfegh AJ. Accuracy of dietary recall using the USDA five-step multiple-pass method in men: an observational validation study. *J Am Diet Assoc*. 2004;104:595-603.
10. Conway JM, Ingwersen LA, Vinyard BT, Moshfegh AJ. Effectiveness of the US Department of Agriculture 5-step multiple-pass method in assessing food intake in obese and nonobese women. *Am J Clin Nutr*. 2003;77:1171-1178.
11. Johnson RK, Driscoll P, Goran MI. Comparison of multiple-pass 24-hour recall estimates of energy intake with total energy expenditure determined by the doubly labeled water method in young children. *J Am Diet Assoc*. 1996;96:1140-1144.

12. Bingham SA, Welch AA, McTaggart A, et al. Nutritional methods in the European Prospective Investigation of Cancer in Norfolk. *Public Health Nutr.* 2001;4:847-858.
13. Burke BS. The dietary history as a tool in research. *J Am Diet Assoc.* 1947;23:1041-1046.
14. Willett WC. Food-Frequency Methods. *Nutritional Epidemiology.* 2nd ed. New York: Oxford University Press; 1998;74-100. ［Walter Willett 著，田中平三訳．栄養調査のすべて―栄養疫学―．第2版．第一出版：2003］
15. Block G, Thompson FE, Hartman AM, Larkin FA, Guire KE. Comparison of two dietary questionnaires validated against multiple dietary records collected during a 1-year period. *J Am Diet Assoc.* 1992;92:686-693.
16. Subar AF, Thompson FE, Kipnis V, et al. Comparative validation of the Block, Willett, and National Cancer Institute food-frequency questionnaires: the Eating at America's Table Study. *Am J Epidemiol.* 2001;154: 1089-1099.
17. Subar AF. Developing dietary assessment tools. *J Am Diet Assoc.* 2004;104:769-770.
18. Tjonneland A, Haraldsdottir J, Overvad K, Stripp C, Ewertz M, Jensen OM. Influence of individually estimated portion size data on the validity of a semiquantitative food-frequency questionnaire. *Int J Epidemiol.* 1992; 21:770-777.
19. Orencia AJ, Daviglus ML, Dyer AR, Shekelle RB, Stamler J. Fish consumption and stroke in men. 30-year findings of the Chicago Western Electric Study. *Stroke.* 1996;27:204-209.
20. Liu K, Slattery M, Jacobs D Jr, et al. A study of the reliability and comparative validity of the cardia dietary history. *Ethn Dis.* 1994;4:15-27.
21. Schmidt LE, Cox MS, Buzzard IM, Cleary PA. Reproducibility of a comprehensive diet history in the Diabetes Control and Complications Trial. The DCCT Research Group. *J Am Diet Assoc.* 1994;94:1392-1397.
22. Hunter D. Biochemical indicators of dietary intake. In: Willett WC, ed. *Nutritional Epidemiology.* 2nd ed. New York: Oxford University Press; 1998.
23. Speakman JR. *Doubly Labeled Water: Theory and Practice.* London: Chapman & Hall; 1997.
24. Trabulsi J, Schoeller DA. Evaluation of dietary assessment instruments against doubly labeled water, a biomarker of habitual energy intake. *Am J Physiol Endocrinol Metab.* 2001;281:E891-E899.
25. Schoeller DA, Schoeller DA. Validation of habitual energy intake. *Public Health Nutr.* 2002;5:883-888.
26. Horton ES. Introduction: an overview of the assessment and regulation of energy balance in humans. *Am J Clin Nutr.* 1983;38:972-977.
27. Schofield WN. Predicting basal metabolic rate, new standards and review of previous work. *Hum Nutr Clin Nutr.* 1985;39 (Suppl 1):5-41.
28. Mifflin MD, St Jeor ST, Hill LA, Scott BJ, Daugherty SA, Koh YO. A new predictive equation for resting energy expenditure in healthy individuals. *Am J Clin Nutr.* 1990;51:241-247.
29. Goldberg GR, Black AE, Jebb SA, et al. Critical evaluation of energy intake data using fundamental principles of energy physiology: 1. Derivation of cut-off limits to identify under-recording. *Eur J Clin Nutr.* 1991;45:569-581.
30. Black AE. Critical evaluation of energy intake using the Goldberg cut-off for energy intake: basal metabolic rate. A practical guide to its calculation, use and limitations. *Int J Obes Relat Metab Disord.* 2000;24:1119-1130.
31. Bingham SA, Cummings JH. Urine nitrogen as an independent validatory measure of dietary intake: a study of nitrogen balance in individuals consuming their normal diet. *Am J Clin Nutr.* 1985;42:1276-1289.
32. Matthews DE. Proteins and amino acids. In: Shils ME, Olson JA, Shike M, et al., eds. *Modern Nutrition in Health and Disease.* 9th ed. Baltimore, MD: Williams & Wilkins; 1999:11-48.
33. Margetts BM, Nelson M. *Design Concepts in Nutritional Epidemiology.* 2nd ed. New York: Oxford University Press; 1997.
34. Kesteloot H, Joossens JV. The relationship between dietary intake and urinary excretion of sodium, potassium, calcium, and magnesium: Belgian Interuniversity Research on Nutrition and Health. *J Hum Hypertens.* 1990; 4:527-533.
35. Liu K, Stamler J. Assessment of sodium intake in epidemiological studies on blood pressure. *Ann Clin Res.* 1984;16 (Suppl):49-54.
36. Holbrook JT, Patterson KY, Bodner JE, et al. Sodium and potassium intake and balance in adults consuming self-selected diets. *Am J Clin Nutr.* 1984;40:786-793.
37. Zhang J, Temme EH, Sasaki S, Kesteloot H. Under- and overreporting of energy intake using urinary cations as biomarkers: relation to body mass index. *Am J Epidemiol.* 2000;152:453-462.
38. Mensink RP, Katan MB. Effect of dietary fatty acids on serum lipids and lipoproteins. A meta-analysis of 27 trials. *Arterioscler Thromb.* 1992;12:911-919.

39. Willett W, Stampfer M, Chu NF, Spiegelman D, Holmes M, Rimm E. Assessment of questionnaire validity for measuring total fat intake using plasma lipid levels as criteria. *Am J Epidemiol*. 2001;154:1107-1112.
40. Baylin A, Campos H. The use of fatty acid biomarkers to reflect dietary intake. *Curr Opin Lipidol*. 2006;17: 22-27.
41. Keys A. Serum cholesterol response to dietary cholesterol. *Am J Clin Nutr*. 1984;40:351-359.
42. Hegsted DM, Ausman LM, Johnson JA, Dallal GE. Dietary fat and serum lipids: an evaluation of the experimental data. *Am J Clin Nutr*. 1993;57:875-883.
43. Sun Q, Ma J, Campos H, Hankinson SE, Hu FB. Comparison between plasma and erythrocyte fatty acid content as biomarkers of fatty acid intake in U.S. women. *Am J Clin Nutr*. 2007;86:74-81.
44. Baylin A, Kim MK, Donovan-Palmer A, et al. Fasting whole blood as a biomarker of essential fatty acid intake in epidemiologic studies: comparison with adipose tissue and plasma. *Am J Epidemiol*. 2005;162:373-381.
45. Dayton S, Hashimoto S, Dixon W, Pearce ML. Composition of lipids in human serum and adipose tissue during prolonged feeding of a diet high in unsaturated fat. *J Lipid Res*. 1966;7:103-111.
46. Ma J, Folsom AR, Shahar E, Eckfeldt JH. Plasma fatty acid composition as an indicator of habitual dietary fat intake in middle-aged adults. The Atherosclerosis Risk in Communities (ARIC) Study Investigators. *Am J Clin Nutr*. 1995;62:564-571.
47. Wolk A, Vessby B, Ljung H, Barrefors P. Evaluation of a biological marker of dairy fat intake. *Am J Clin Nutr*. 1998;68:291-295.
48. Baylin A, Kabagambe EK, Siles X, Campos H. Adipose tissue biomarkers of fatty acid intake. *Am J Clin Nutr*. 2002;76:750-757.
49. Sun Q, Ma J, Campos H, Hankinson S, Hu FB. Plasma and erythrocyte biomarkers of dairy fat intake and risk of coronary heart disease. *Am J Clin Nutr*. 2007;86:929-937.
50. Liu S, Manson JE, Stampfer MJ, et al. Dietary glycemic load assessed by food-frequency questionnaire in relation to plasma high-density-lipoprotein cholesterol and fasting plasma triacylglycerols in postmenopausal women. *Am J Clin Nutr*. 2001;73:560-566.
51. Selhub J. Folate, vitamin B12 and vitamin B6 and one carbon metabolism. *J Nutr Health Aging*. 2002;6:39-42.
52. Stanger O. Physiology of folic acid in health and disease. *Curr Drug Metab*. 2002;3:211-223.
53. Mason JB. Biomarkers of nutrient exposure and status in one-carbon (methyl) metabolism. *J Nutr*. 2003;133: 941S-947S.
54. Cho E, Zeisel SH, Jacques P, et al. Dietary choline and betaine assessed by food-frequency questionnaire in relation to plasma total homocysteine concentration in the Framingham Offspring Study. *Am J Clin Nutr*. 2006;83:905-911.
55. Selhub J, Jacques PF, Wilson PW, Rush D, Rosenberg IH. Vitamin status and intake as primary determinants of homocysteinemia in an elderly population. *JAMA*. 1993;270:2693-2698.
56. Jacques PF, Sulsky SI, Sadowski JA, Phillips JC, Rush D, Willett WC. Comparison of micronutrient intake measured by a dietary questionnaire and biochemical indicators of micronutrient status. *Am J Clin Nutr*. 1993;57:182-189.
57. Green TJ, Allen OB, O'Connor DL. A three-day weighed food record and a semiquantitative food-frequency questionnaire are valid measures for assessing the folate and vitamin B-12 intakes of women aged 16 to 19 years. *J Nutr*. 1998;128:1665-1671.
58. van der Schouw YT, de Kleijn MJ, Peeters PH, Grobbee DE. Phyto-oestrogens and cardiovascular disease risk. *Nutr Metab Cardiovasc Dis*. 2000;10:154-167.
59. de Kleijn MJ, van der Schouw YT, Wilson PW, et al. Intake of dietary phytoestrogens is low in postmenopausal women in the United States: the Framingham study (1-4). *J Nutr*. 2001;131:1826-1832.
60. Karr SC, Lampe JW, Hutchins AM, Slavin JL. Urinary isoflavonoid excretion in humans is dose dependent at low to moderate levels of soy-protein consumption. *Am J Clin Nutr*. 1997;66:46-51.
61. Adlercreutz H, Fotsis T, Lampe J, et al. Quantitative determination of lignans and isoflavonoids in plasma of omnivorous and vegetarian women by isotope dilution gas chromatography-mass spectrometry. *Scand J Clin Lab Invest Suppl*. 1993;215:5-18.
62. Lampe JW. Isoflavonoid and lignan phytoestrogens as dietary biomarkers. *J Nutr*. 2003;133(Suppl 3):956S-964S.
63. Seow A, Shi CY, Franke AA, Hankin JH, Lee HP, Yu MC. Isoflavonoid levels in spot urine are associated with frequency of dietary soy intake in a population-based sample of middle-aged and older Chinese in Singapore.

Cancer Epidemiol Biomarkers Prev. 1998;7:135-140.
64. Chen Z, Zheng W, Custer LJ, et al. Usual dietary consumption of soy foods and its correlation with the excretion rate of isoflavonoids in overnight urine samples among Chinese women in Shanghai. *Nutr Cancer.* 1999;33: 82-87.
65. Hambidge M. Biomarkers of trace mineral intake and status. *J Nutr.* 2003;133(Suppl 3):948S-955S.
66. Liu JM, Hankinson SE, Stampfer MJ, Rifai N, Willett WC, Ma J. Body iron stores and their determinants in healthy postmenopausal US women. *Am J Clin Nutr.* 2003;78:1160-1167.
67. Swanson CA, Longnecker MP, Veillon C, et al. Selenium intake, age, gender, and smoking in relation to indices of selenium status of adults residing in a seleniferous area. *Am J Clin Nutr.* 1990;52:858-862.
68. Hunter DJ, Morris JS, Chute CG, et al. Predictors of selenium concentration in human toenails. *Am J Epidemiol.* 1990;132:114-122.
69. Longnecker MP, Stampfer MJ, Morris JS, et al. A 1-y trial of the effect of highselenium bread on selenium concentrations in blood and toenails. *Am J Clin Nutr.* 1993;57:408-413.
70. Garland M, Morris JS, Colditz GA, et al. Toenail trace element levels and breast cancer: a prospective study. *Am J Epidemiol.* 1996;144:653-660.
71. Martini MC, Campbell DR, Gross MD, Grandits GA, Potter JD, Slavin JL. Plasma carotenoids as biomarkers of vegetable intake: the University of Minnesota Cancer Prevention Research Unit Feeding Studies. *Cancer Epidemiol Biomarkers Prev.* 1995;4:491-496.
72. Livingstone MB, Black AE. Markers of the validity of reported energy intake. *J Nutr.* 2003;133(Suppl 3):895S-920S.
73. Nelson M. The validation of dietary assessment. In: Margetts BM, Nelson MC, eds. *Design Concepts in Nutritional Epidemiology.* 2nd ed. New York: Oxford University Press; 1997;241-272;Chapter 8.
74. Rimm EB, Giovannucci EL, Stampfer MJ, Colditz GA, Litin LB, Willett WC. Reproducibility and validity of an expanded self-administered semiquantitative food-frequency questionnaire among male health professionals. *Am J Epidemiol.* 1992;135:1114.
75. Feskanich D, Rimm EB, Giovannucci EL, et al. Reproducibility and validity of food intake measurements from a semiquantitative food-frequency questionnaire. *J Am Diet Assoc.* 1993;93:790-796.
76. Salvini S, Hunter DJ, Sampson L, et al. Food-based validation of a dietary questionnaire: the effects of week-to-week variation in food consumption. *Int J Epidemiol.* 1989;18:858-867.
77. Kroke A, Klipstein-Grobusch K, Voss S, et al. Validation of a self-administered food-frequency questionnaire administered in the European Prospective Investigation into Cancer and Nutrition (EPIC) Study: comparison of energy, protein, and macronutrient intakes estimated with the doubly labeled water, urinary nitrogen, and repeated 24-h dietary recall methods. *Am J Clin Nutr.* 1999;70:439-447.
78. Shu XO, Yang G, Jin F, et al. Validity and reproducibility of the food-frequency questionnaire used in the Shanghai Women's Health Study. *Eur J Clin Nutr.* 2004;58:17-23.
79. Caan BJ, Slattery ML, Potter J, Quesenberry CP Jr, Coates AO, Schaffer DM. Comparison of the Block and the Willett self-administered semiquantitative food-frequency questionnaires with an interviewer-administered dietary history. *Am J Epidemiol.* 1998;148:1137-1147.
80. Wirfalt AK, Jeffery RW, Elmer PJ. Comparison of food-frequency questionnaires: the reduced Block and Willett questionnaires differ in ranking on nutrient intakes. *Am J Epidemiol.* 1998;148:1148-1156.
81. Rimm EB, Klatsky A, Grobbee D, Stampfer MJ. Review of moderate alcohol consumption and reduced risk of coronary heart disease: is the effect due to beer, wine, or spirits. *BMJ.* 1996;312:731-736.
82. Giovannucci E, Colditz G, Stampfer MJ, et al. The assessment of alcohol consumption by a simple self-administered questionnaire. *Am J Epidemiol.* 1991;133:810-817.
83. Kroke A, Klipstein-Grobusch K, Hoffmann K, Terbeck I, Boeing H, Helander A. Comparison of self-reported alcohol intake with the urinary excretion of 5-hydroxytryptophol:5-hydroxyindole-3-acetic acid, a biomarker of recent alcohol intake. *Br J Nutr.* 2001;85:621-627.
84. Kaaks RJ. Biochemical markers as additional measurements in studies of the accuracy of dietary questionnaire measurements: conceptual issues. *Am J Clin Nutr.* 1997;65(4 Suppl):1232S-1239S.
85. Kabagambe EK, Baylin A, Allan DA, Siles X, Spiegelman D, Campos H. Application of the method of triads to evaluate the performance of food-frequency questionnaires and biomarkers as indicators of long-term dietary intake. *Am J Epidemiol.* 2001;154:1126-1135.
86. Ocke MC, Kaaks RJ. Biochemical markers as additional measurements in dietary validity studies: application

of the method of triads with examples from the European Prospective Investigation into Cancer and Nutrition. *Am J Clin Nutr*. 1997;65(4 Suppl):1240S-1245S.
87. Bhakta D, dos Santos Silva I, Higgins C, et al. A semiquantitative food-frequency questionnaire is a valid indicator of the usual intake of phytoestrogens by south Asian women in the UK relative to multiple 24-h dietary recalls and multiple plasma samples. *J Nutr*. 2005;135:116-123.
88. McNaughton SA, Marks GC, Gaffney P, Williams G, Green A. Validation of a food-frequency questionnaire assessment of carotenoid and vitamin E intake using weighed food records and plasma biomarkers: the method of triads model. *Eur J Clin Nutr*. 2005;59:211-218.
89. Willett W. Invited commentary: a further look at dietary questionnaire validation. *Am J Epidemiol*. 2001;154:1100.
90. Hu FB, Stampfer MJ, Manson JE, et al. Dietary fat intake and the risk of coronary heart disease in women. *N Engl J Med*. 1997;337:1491-1499.
91. Subar AF, Kipnis V, Troiano RP, et al. Using intake biomarkers to evaluate the extent of dietary misreporting in a large sample of adults: the OPEN study. *Am J Epidemiol*. 2003;158:1-13.
92. Saltzman E, Roberts SB. The role of energy expenditure in energy regulation: findings from a decade of research. *Nutr Rev*. 1995;53:209-220.
93. Willett W, Stampfer MJ. Total energy intake: implications for epidemiologic analyses. *Am J Epidemiol*. 1986;124:17-27.
94. Brown CC, Kipnis V, Freedman LS, Hartman AM, Schatzkin A, Wacholder S. Energy adjustment methods for nutritional epidemiology: the effect of categorization. *Am J Epidemiol*. 1994;139:323-338.
95. Hu FB, Stampfer MJ, Rimm E, et al. Dietary fat and coronary heart disease: a comparison of approaches for adjusting for total energy intake and modeling repeated dietary measurements. *Am J Epidemiol*. 1999;149:531-540.
96. Schulze MB, Manson JE, Ludwig DS, et al. Sugar-sweetened beverages, weight gain, and incidence of type 2 diabetes in young and middle-aged women. *JAMA*. 2004;292:927-934.
97. Beaton GH, Milner J, Corey P, et al. Sources of variance in 24-hour dietary recall data: implications for nutrition study design and interpretation. *Am J Clin Nutr*. 1979;32:2546-2559.
98. Beaton GH, Milner J, McGuire V, Feather TE, Little JA. Source of variance in 24-hour dietary recall data: implications for nutrition study design and interpretation. Carbohydrate sources, vitamins, and minerals. *Am J Clin Nutr*. 1983;37:986-995.
99. Liu K, Stamler J, Dyer A, McKeever J, McKeever P. Statistical methods to assess and minimize the role of intra-individual variability in obscuring the relationship between dietary lipids and serum cholesterol. *J Chronic Dis*. 1978;31:399-418.
100. Rosner B, Willett WC. Interval estimates for correlation coefficients corrected for within-person variation: implications for study design and hypothesis testing. *Am J Epidemiol*. 1988;127:377-386.
101. Rosner B, Willett WC, Spiegelman D. Correction of logistic regression relative risk estimates and confidence intervals for systematic within-person measurement error. *Stat Med*. 1989;8:1051-1069.
102. Koh-Banerjee P, Chu NF, Spiegelman D, et al. Prospective study of the association of changes in dietary intake, physical activity, alcohol consumption, and smoking with 9-y gain in waist circumference among 16 587 US men. *Am J Clin Nutr*. 2003;78:719-727.
103. Liu S, Willett WC, Manson JE, Hu FB, Rosner B, Colditz G. Relation between changes in intakes of dietary fiber and grain products and changes in weight and development of obesity among middle-aged women. *Am J Clin Nutr*. 2003;78:920-927.
104. Hu FB. Dietary pattern analysis: a new direction in nutritional epidemiology. *Curr Opin Lipidol*. 2002;13:3-9.
105. Kleinbaum DG, Kupper LL, Muller KE. Chapter 24. Variable reduction and factor analysis. *Applied Regression Analysis and Other Multivariate Methods*. Boston: PWSKENT Publishing Company; 1988:595-640.
106. Newby PK, Muller D, Hallfrisch J, Andres R, Tucker KL. Food patterns measured by factor analysis and anthropometric changes in adults. *Am J Clin Nutr*. 2004;80:504-513.
107. van Dam RM, Rimm EB, Willett WC, Stampfer MJ, Hu FB. Dietary patterns and risk for type 2 diabetes mellitus in U.S. men. *Ann Intern Med*. 2002;136:201-209.
108. Fung TT, Hu FB, Holmes MD, et al. Dietary patterns and the risk of postmenopausal breast cancer. *Int J Cancer*. 2005;116:116-121.
109. Hu FB, Rimm E, Smith-Warner SA, et al. Reproducibility and validity of dietary patterns assessed with a food-

frequency questionnaire. *Am J Clin Nutr*. 1999;69:243-249.
110. Millen BE, Quatromoni PA, Copenhafer DL, Demissie S, O'Horo CE, D'Agostino RB. Validation of a dietary pattern approach for evaluating nutritional risk: the Framingham Nutrition Studies. *J Am Diet Assoc*. 2001; 101:187-194.
111. Tucker KL, Dallal GE, Rush D. Dietary patterns of elderly Boston-area residents defined by cluster analysis. *J Am Diet Assoc*. 1992;92:1487-1491.
112. Wirfalt AK, Jeffery RW. Using cluster analysis to examine dietary patterns: nutrient intakes, gender, and weight status differ across food pattern clusters. *J Am Diet Assoc*. 1997;97:272-279.
113. Newby PK, Tucker KL. Empirically derived eating patterns using factor or cluster analysis: a review. *Nutr Rev*. 2004;62:177-203.
114. Newby PK, Muller D, Hallfrisch J, Qiao N, Andres R, Tucker KL. Dietary patterns and changes in body mass index and waist circumference in adults. *Am J Clin Nutr*. 2003;77:1417-1425.
115. Fung TT, McCullough ML, Newby PK, et al. Diet-quality scores and plasma concentrations of markers of inflammation and endothelial dysfunction. *Am J Clin Nutr*. 2005;82:163-173.
116. Kant AK. Dietary patterns and health outcomes. *J Am Diet Assoc*. 2004;104:615-635.
117. Newby PK, Hu FB, Rimm EB, et al. Reproducibility and validity of the Diet Quality Index Revised as assessed by use of a food-frequency questionnaire. *Am J Clin Nutr*. 2003;78:941-949.
118. Kennedy ET, Ohls J, Carlson S, Fleming K. The Healthy Eating Index: design and applications. *J Am Diet Assoc*. 1995;95:1103-1108.
119. Kant AK, Schatzkin A, Graubard BI, Schairer C. A prospective study of diet quality and mortality in women. *JAMA*. 2000;283:2109-2115.
120. Martinez-Gonzalez MA, Fernandez-Jarne E, Serrano-Martinez M, Marti A, Martinez JA, Martin-Moreno JM. Mediterranean diet and reduction in the risk of a first acute myocardial infarction: an operational healthy dietary score. *Eur J Nutr*. 2002;41:153-160.
121. Trichopoulou A. Traditional Mediterranean diet and longevity in the elderly: a review. *Public Health Nutr*. 2004;7:943-947.
122. McCullough ML, Feskanich D, Stampfer MJ, et al. Diet quality and major chronic disease risk in men and women: moving toward improved dietary guidance. *Am J Clin Nutr*. 2002;76:1261-1271.
123. Kennedy E. Dietary diversity, diet quality, and body weight regulation. *Nutr Rev*. 2004;62(7 Pt 2):S78-S81.
124. Trichopoulos D, Lagiou P. Dietary patterns and mortality. *Br J Nutr*. 2001;85:133-134.
125. Hoffmann K, Schulze MB, Schienkiewitz A, Nothlings U, Boeing H. Application of a new statistical method to derive dietary patterns in nutritional epidemiology. *Am J Epidemiol*. 2004;159:935-944.
126. Hoffmann K, Zyriax BC, Boeing H, Windler E. A dietary pattern derived to explain biomarker variation is strongly associated with the risk of coronary artery disease. *Am J Clin Nutr*. 2004;80:633-640.
127. Schulze MB, Hoffmann K. Methodological approaches to study dietary patterns in relation to risk of coronary heart disease and stroke. *Br J Nutr*. 2006;95:860-869.
128. Weikert C, Hoffmann K, Dierkes J, et al. A homocysteine metabolism-related dietary pattern and the risk of coronary heart disease in two independent German study populations. *J Nutr*. 2005;135:1981-1988.
129. Schulze MB, Hoffmann K, Manson JE, et al. Dietary pattern, inflammation, and incidence of type 2 diabetes in women. *Am J Clin Nutr*. 2005;82:675-684.
130. Third National Health and Nutrition Examination Survey (NHANES III) Public-Use Data Files. U.S. Department of Health and Human Services, Centers for Disease Control and Prevention, National Center for Health Statistics, 2004.
131. Bingham SA, Luben R, Welch A, Wareham N, Khaw KT, Day N. Are imprecise methods obscuring a relation between fat and breast cancer? *Lancet*. 2003;362:212-214.

第7章 身体活動の測定方法

Frank B. Hu

　身体活動（physical activity）は，個人間の総エネルギー消費（total energy expenditure）の違いを規定する主要因である（第6章参照）。肥満の原因をよりよく理解するために，また効果的な予防・介入方法を構築するためには，身体活動量の正確な定量が重要である。しかし，身体活動の効果は単にエネルギー収支にとどまらない。たくさんの根拠が示すとおり，身体活動の種類や強度が脂肪蓄積（adiposity）とは独立して健康に良い影響を与えている。身体活動量測定の目的は，エネルギー収支の正確な算定のみならず，身体活動の種類，期間，頻度，強度を含めた複雑な次元を把握することである。この点からみると，食事組成の評価と身体活動量の測定は車の両輪といえる。そしてこの2つは毎日の変化を伴う複雑な行動である。いずれの場合でも，疫学研究がはじめに注目するのは長期間の習慣的なパターンを知ることである。

　食事調査でもそうであるが，身体活動の測定も，毎日の変動や，記憶と推計の不正確さ，肥満状態により記憶が異なることなどによる誤差がよく問題になる。いろいろな種類の身体活動をある程度正確に測定することは（特に，それが毎日の生活に組み込まれた中程度の強度の活動の場合），食事内容の変化を測定することよりも困難である。そういった困難な状況にもかかわらず，比較的荒い方法ではあるが，疫学研究は，身体活動が体重変化（第15章参照）を含む幅広い健康結果に対して有益であるという強力な根拠を生み出してきた。健康結果に対する身体活動のより細やかな効果は，測定方法の精密化と自動化技術により明らかになるであろう。

　この章ではまず，身体活動や運動（エクササイズ exercise）の概念の定義と多面性を検討し，ついで，疫学研究でよく使用される身体活動の測定の自己記入法やモニタリング装置について述べる。その後，身体活動質問票の妥当性研究と，身体活動と肥満や体重変化の解析における測定誤差の補正に用いられる方法を検討する。

1　概念の定義

　「身体活動」，「運動」，「身体適応性（physical fitness）」といった用語は，さまざまに定義され，時には互換的に使用されることもある。しかし，これらの用語は，測定値に重要な意味のある明確で厳密な定義をもっている。まず「身体活動」は「骨格筋により生み出され，カロリー消費につながる身体のあらゆる動作（movement）」[1]と定義されている。この定義は，「あらゆる種類の動作を身体活動として含み，これらの動作をエネルギー消費できるようにする」[2]ことでもある。また「運動」は，身体活動の一部として含まれる概念（身体活動に含まれるがそれよりも小さな概念）で，「計画，意図された身体活動」として定義され，「身体適応性——心肺機能，筋力，筋持久力，柔軟性，体組成——の少なくともそのいずれかを改善，保持するために行われる継続した体の動きを伴う」とある。これに対して「身体適応性」は，「人々の持つ身体活動を行うための能力に関する一

連の特性」[3]と定義される．したがって，身体活動は行動そのものであるが，身体適応性は身体活動に影響を与える機能的な特性である．

身体活動は，その種類と強度により特徴付けられる．そのカテゴリーは広範で，職業，移動，家事，余暇に行う活動も含んでいる．職業上の身体活動は，職務の一部として通常行われるもので，例えば，歩行，牽引，運搬，手押し，大工仕事，穴掘り，梱包などを含む[3]．余暇の身体活動は，通常の仕事，家事，移動に関係のない，運動，スポーツ，レクリエーション，趣味によるものである．身体活動は代謝面からは，有酸素運動と無酸素運動に分類される．有酸素運動の例としては，歩行，ハイキング，ランニング，ジョギング，サイクリング，クロスカントリー，スキー，ボート，階段の昇降，エアロビックダンス，水泳，スケートなどがある．重量挙げのような筋力トレーニングは無酸素運動で，筋肉の量，強度，持久力を高める．ストレッチ体操は筋肉の柔軟性を高める．身体活動がどのタイプであるかは，運動強度やエネルギー消費の程度や，最終的には健康アウトカムに直接影響する．

運動強度は，相対的にも，絶対的にも定義できる用語である[4]．絶対強度は，通常，代謝当量（metabolic equivalent task; MET）で表現され，酸素消費やエネルギー消費の量から計算される．1 MET（座位で費やすエネルギー）は，体重1 kgあたり1分間に3.5 mLの酸素の取り込み，または体重1 kgあたり1時間に1 kcalの熱量に相当する．例えば，1時間のランニングは7 METに，1時間の早足の歩行は4 METに相当する．Ainsworthら[5,6]は，さまざまな種類の身体活動に対するMET値について報告した．それによると，3 MET未満の身体活動を軽度，3-6 METのものを中程度，6 METを越えるものを強度な活動としている．しかし，これらの値は任意であり，最大許容量に対する割合は，年齢や体力により異なる．強度の活動の基準を6 METにするのは，若年成人や心肺機能が高い人には低すぎるし，高齢者や心肺機能が低い人には高すぎる[2]．また，肥満でない人から算出されたMET値を肥満者に使うのは適切でない可能性もある[7]．肥満者に関しては，体重にかかわらない活動のMET値は高すぎ，体重にかかわる活動のMET値は低すぎる傾向にある[7]．また，個人の身体活動に対するエネルギー消費は，通常，若年成人のデータに基づいて作成されるので，高齢者に使うには高すぎることがある[8,9]．Spadanoら[10]は，12歳の少女を対象にした研究で，体重が活動のエネルギー消費に強く影響していることを観察した．それによると，標準的なMET値を使用して歩行のエネルギー消費を推計すると，太った少女では数値が実際より小さすぎ，やせている場合には大きすぎるという結果になった．

相対的な運動強度は，「運動中に保持される心肺能力の最大値に対する相対的な割合」である[4]．これは，最大酸素摂取量（maximal oxygen uptake; VO_{2max}）に対する割合，最大心拍数（maximum heart rate; HR max）に対する割合，あるいはBorgの主観的運動強度（Borg Rating of Perceived Exertion; RPE）で表される．VO_{2max}は，1分間の運動における体重1 kgあたりの最大酸素摂取量をmL単位で表したものである．酸素摂取量と心拍数の間には直線的な関連がある．Borg[11]の開発した主観的運動強度は，6-20点のスコアで表され，運動中の個人の強度に対する自覚を表す．最大酸素摂取量の40-60％であれば，強度としては中程度と通常認識されるが，絶対強度でいえば，中年なら4.0-6.0 MET，80歳を越える高齢者なら2.0-3.0 METに相当する（表7-1）．

表7-1 身体活動の強度[*1]と分類

強度	持久型身体活動							筋力型身体活動/相対強度[*1]
	相対強度			健康成人の絶対強度（年齢），MET				
	最大酸素摂取量（%）	最大心拍数（%）	主観的運動強度[*2]	若年者(20-39歳)	中年(40-64歳)	高齢者1(65-79歳)	高齢者2(80歳以上)	最大随意収縮（%）
非常に軽度	20未満	35未満	10未満	2.4未満	2.0未満	1.6未満	1.0未満	30未満
軽度	20-39	35-54	10-11	2.4-4.7	2.0-3.9	1.6-3.1	1.1-1.9	30-49
中程度	40-59	55-69	12-13	4.8-7.1	4.0-5.9	3.2-4.7	2.0-2.9	50-69
激しい	60-84	70-89	14-16	7.2-10.1	6.0-8.4	4.8-6.7	3.0-4.24	70-84
非常に激しい	85以上	90以上	17-19	10.2以上	8.5以上	6.8以上	4.25以上	85以上
最大[*3]	100	100	20	12.0	10.0	8.0	5.0	100

[*1] 60歳以下は8-12回の，60歳以上は10-15回の繰り返しデータに基づく
[*2] Borgの主観的運動強度（relative perceived exertion; RPE），620点
[*3] 最大値は健康成人の最大運動中に得られたものの平均値。絶対強度は，男性の平均値であり，女性では，1-2 MET程度低い
文献4より許可を得て転載

2 低い身体活動と座位生活

低い身体活動とは，「日常機能以外の身体活動を定期的に全く行っていないこと」または，「身体の動きが最小限である状態」と定義される[3]。身体活動の低さは，座位生活と密接な関係があり，これは，テレビ視聴，読書，コンピュータ作業，自動車に乗るなどの受動的な移動手段など，安静時代謝率（resting metabolic rate; RMR）を越えるエネルギー消費がほとんどない生活をいう[6]。このような行動の中で，テレビ視聴は，小児，成人を問わず代表的なものである。米国での余暇の身体活動はおしなべて低いが，それがこの何十年かで減少したという根拠は示されていない[12]。これに対して，座位生活は非常に増えてきており，テレビ視聴やコンピュータ作業の時間が長くなっていることを反映している。特に，テレビ視聴により座る時間が長くなっていることが，米国における肥満の割合を高めている可能性がある。

疫学研究では，座位生活と身体活動の関連はあまりなく[13]，座っていることが身体活動の対極にあるというような簡単な関係にはないことを示唆している。テレビ視聴は，カロリー摂取が高いことや不健康な食習慣とよく関連しているが，これは食べ物のコマーシャルを見続けていることが原因であると考えられる[14]。現在，身体活動とは無関係にテレビ視聴時間の長いことが肥満と関連していることは，小児[15,16]でも成人[13,17]でも確立されている。

3 非運動性エネルギー消費

Levineら[18]は，「スポーツなどの意識的な運動によらないすべての身体活動によるエネルギー消費を総計したもの」として，非運動性エネルギー消費（nonexercise activity thermogenesis; NEAT）の概念を打ち立てた。NEATは，歩行によるエネルギー消費から，細かく動き回ったり，タイプ，庭仕事，職業活動，家事，買い物などの日常活動によるエネルギー消費までを幅広く指す。NEATは遺伝要因，環境要因の両方により規定される[18]。そのような日常活動にかかわるエネルギー消費は一般的に非常に低いことが多いため，NEATが毎日の総エネルギー消費の個人間変動の大部分を説明することになる。したがって，体重増加や肥満に対するNEATの役割は重要である。

しかし，現代社会においてNEATの強度は軽度から中程度で，多くは日常活動に組み込まれているため，測定値を得ることは難しい。しかも，制約なく生活している集団で細かく動き回るときのエネルギー消費を測定することは，ほとんど不可能である。とはいえ，総エネルギー消費は，安静時代謝率と，食物の産熱効果（thermic effect of food; TEF）と，運動によるエネルギー消費と，NEATの総和であるため，総エネルギー消費（二重標識水法doubly labeled water; DLWにより測定，下記参照）から，安静時代謝率（間接熱量測定による），運動によるエネルギー消費，食物の産熱効果（総エネルギー消費の10％と推計）を引くというアプローチも使える。ただし，この方法は高価で時間がかかり，参加者への負担が大きいので，大規模な疫学研究での使用は現実的でない。また，毎日の変動が大きいことを考慮すると，NEATの代表値を得るためには，異なった季節での複数回の測定が必須であろう。要するに，概念的なNEATの重要性にもかかわらず，その定量は大規模な疫学研究では実際的ではない。

4　身体活動の測定

　身体活動は複雑で多面的な行動であり，測定は困難である。疫学研究において，この変数を評価するためにいろいろな方法がとられてきたが，どの方法にも長所と短所があった。身体活動の測定をめぐっては，広範な総説がいくつも出されており[6・12・19・20]，それらの方法は，自己記入によるもの（日記，ログ，記録，質問票など）と客観的な測定によるもの（動作モニター，二重標識水法，間接熱量測定，歩数計，心拍モニターなど）に二分される。表7-2に，それぞれの方法の長所と短所を列記した[21]。

　多くの方法は，必ずしも身体活動の同じ側面を測定しているわけではない。LamonteとAinsworth[19]は，身体活動とエネルギー消費の概念の区別を強調している。身体活動は行動のひとつであり，動きを検出する装置や身体活動の記録で直接測定ができる。それに対し，エネルギー消費は行動にかかるエネルギーを反映するものであり，直接的には二重標識水法で，間接的には心拍数や酸素摂取量などの生理学的なパラメーターで測定できる（図7-1）。したがって，この2つの用語は互換的に使うべきではない。二重標識水法は自己記入式測定法の妥当性の評価にしばしば使用されるが，身体活動の一部のエネルギー消費を反映しているので行動そのものを測定しているのではない。

表7-2 各身体活動評価法の長所と短所

測定法	測定単位	長所	短所
自己記入式（身体活動日記，記録）	一連の身体活動	・質，量とも情報が得られる ・活動の種類，期間，頻度，強度の細部の情報が得られる ・記憶バイアスが小さい ・日常生活のエネルギー消費の推計値が得られる	・高価で時間がかかる ・参加者に負担がかかる ・長期の身体活動パターンを得るために異なる季節ごとの複数日の記録が必要 ・参加者の身体活動を変化させる可能性がある
自己記入式（身体活動質問票）	一連の身体活動	・質，量とも情報が得られる ・安価で大人数でも実施可能 ・通常，参加者の負担が小さい ・すぐ実施できる ・日常生活のエネルギー消費の推計値が得られる	・活動の記憶に基づくため再現性と妥当性の問題が生じる ・異なる集団への身体活動の誤解による，内容妥当性の問題の可能性
加速度センサー	動作の数	・動作の客観的な指標（加速） ・屋内でも屋外でも使用可能 ・変換式により強度，頻度，期間，エネルギー消費の指標が得られる ・非侵襲的 ・データ収集，解析が容易 ・分単位で情報が得られる ・長期の記録が可能（数週間）	・参加者が多いと費用がかかる ・広範囲の活動では不正確（上半身の動き，傾斜面の歩行，水中の活動など） ・個々の集団への正確な推計のための屋外活動用の変換式がない ・監視者のいない長期のデータ収集では，参加者のモニター設定の正確さが保証できない
心拍計	心拍数（1分あたり）	・生理学的な測定値である ・エネルギー消費と相関が高い ・屋内でも屋外でも設定可能 ・記録時間が短い（30分-6時間）ため負担小 ・強度，頻度，期間の記載可能（成人）ただし，エネルギー消費量は換算式に基づく ・データ収集，解析が迅速にできる	・参加者が多いと費用がかかる ・長時間にわたると参加者に負担がかかる ・有酸素運動にのみ有用 ・心拍（HR）特性とトレーニング状態が心拍数と最大酸素消費量の相関に影響する ・心拍データをエネルギー消費予測に使うための最適な方法に関しては不明な部分がある
歩数計	歩数	・安価，非侵襲 ・職場，学校などどこでも使用可能 ・大規模集団で使用可能 ・行動変容を促進する可能性 ・歩行などの一般的な活動に対する客観的な測定	・ジョギングやランニングでは妥当性が低下 ・参加者による数値の操作の可能性がある ・歩行評価以外では使えない
直接観察	活動評価	・質，量ともに優れた情報が得られる ・身体活動のカテゴリーがあらかじめ確立されており，決められた行動に的が絞られる ・データの収集，記録のためのソフトウェアが使用可能である	・観察者内，観察者間の一致性確立のために長期間の訓練が必要 ・データ収集のために労力と時間がかかりすぎ，大人数には適さない ・観察者の存在が，通常の身体活動のパターンを変化させる可能性がある ・直接の観察事実を生理学的な基準に対応させるシステムについての妥当性の検討が限られている
間接熱量測定法	酸素消費，二酸化炭素産生	・再現性が高い ・軽量の装置が開発された	・参加者に負担がかかる ・費用がかかる
二重標識水法	安定同位体の尿中への排泄量測定による総エネルギー消費	・非常に正確 ・総エネルギー消費の至適基準である	・参加者に負担がかかる ・運動の種類が区別できない ・費用がかかる

文献21より引用改変

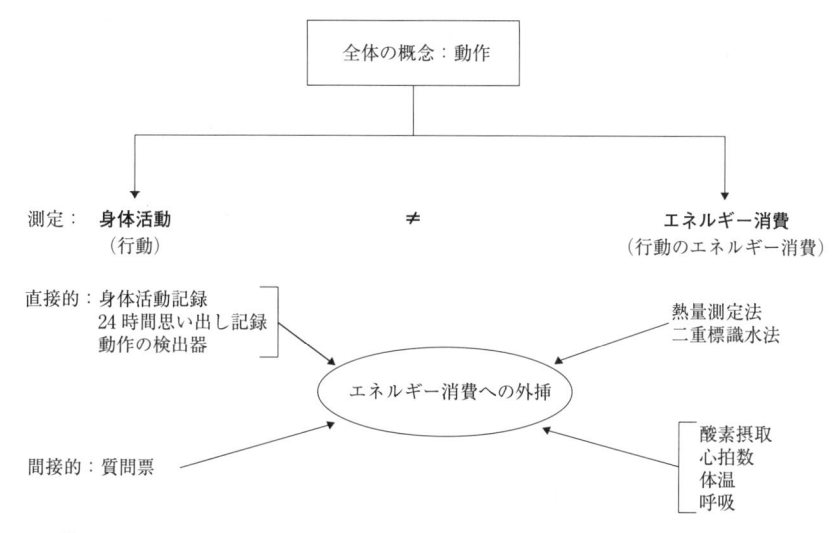

図7-1 種々の評価方法と，動作・身体活動・エネルギー消費の相互関係の概念図。文献19より引用改変

5 客観的な測定方法

◆二重標識水法

　第6章で述べたように，二重標識水法は，制約なく生活している人の総エネルギー消費の客観的で正確な測定法である[22]。これは，安定同位体である重水素（^2H）と酸素18（^{18}O）を含む水を厳密に測定して，それを経口摂取した人から，数日から数週にかけて尿を採取する方法である。体に貯蔵されている水から2つの同位体が消失していく速度の違いから二酸化炭素産生量を測定し，そこから総エネルギー消費が算出される[23]。この技術は，意識的にする運動，意識せずにする運動のすべてを正確に測定できるので，食事や身体活動の評価法の妥当性のための参照値として広く使用されている。しかし，この方法は高価で，時間がかかるうえ，運動の種類や強度，頻度，期間などの評価はできない[24]。

◆間接熱量測定法

　体が産生する熱量を直接測定する直接熱量測定法と対照的に，間接熱量測定法は，エネルギー消費を酸素摂取量と二酸化炭素産生量の測定値から，すでに確立された数式を使用して算出する[25]。ガス交換の測定が進歩したため，この技術は実用的で，安全で，制約なく生活する集団に使いやすいものとなっている。短時間の測定では，被験者は運動中にマウスピースやフェイスマスクを装着して口を覆い，長時間の測定では，一定期間（安静時代謝率評価のためなら24時間），代謝測定室で過ごす必要がある。毎日のエネルギー消費の最大部分を占める安静時代謝率は，第一義的に除脂肪体重により規定されるが，年齢，性，人種，体力にも影響を受ける。間接熱量測定法により測定された安静時代謝率は，二重標識水法で測定された1日の総エネルギー消費とともに，身体活動によるエネルギー消費を推計するのに使用される。その推計には，食物による熱産生が1日のエネルギー消費の10%という仮定が用いられている[24]。算出には，以下の式を用いる。

身体活動のエネルギー消費（kcal/日）＝（1日の総エネルギー消費×0.90）−安静時代謝率

近年，Maniniら[26]は，健康，加齢，体組成に関する研究（Health, Aging and Body Composition Study; Health ABC）の302人の高齢者を対象に，上記の式を用いて，1日の身体活動のエネルギー消費を計算した。1日の身体活動のエネルギー消費の推計値は672（標準偏差287）kcalであった。この研究では，身体活動のエネルギー消費量と6年間の追跡期間の死亡率との間に，有意な負の関連が認められた。この集団の運動量は非常に少なく，エネルギー消費の大部分はNEATによるものであった。

身体活動レベル指数（physical activity level; PAL）は，1日の総エネルギー消費の安静時代謝率に対する比で計算される。安静時代謝率は体格により規定されるものなので，身体活動レベルも自動的に体重で補正される。代表的な身体活動レベル指数は，完全な安静状態で1.2，デスクワーク（sedentary work）で1.5，中程度に活動的なもので1.8，非常に活動的な場合は2.0をこえる[24]。

間接熱量測定法は，比較的高価で，参加者への負担も大きいので，大規模疫学研究には向いていない。しかし，測定値が正確なため，間接熱量測定法は，他の身体活動評価法の妥当性を参照するのに広く使用されている。新世代の機器である小型の安静時代謝率測定装置は，使いやすく，疫学研究での使用も増えてくるであろう[27]。

◆直接観察

制約のない生活の中での身体活動を直接観察することは，身体活動の種類，強度，期間，状況に対する詳細で客観的な情報を与える[28]。この方法は，自己記入が難しい小児の身体活動の評価で特に有用である。現在，データ収集と分析に，さまざまなコンピュータプログラムが使用可能となっている。この方法は質・量ともに優れた情報を供給するが，時間がかかり，作業の負担が大きく，参加者の身体活動パターンを変化させる可能性があるなどの欠点もある。

◆歩数計

歩数計は，歩行やランニングの歩数を測る装置である。数十年の間に，多くのメーカーの歩数計が入手可能になった[29]。再現性や妥当性は機種によりばらつきがある。Bassettら[30]は，5つの電動歩数計（Freestyle, Pacer, Eddie Bauer, Yamax, Accusplit）の妥当性を比較し，有意差があることを認めた。Yamax，Pacer，Accusplit製の機種が正確であった。YamaxのDigi-Walker SW-200（YX 200）は，歩行速度が非常に速いときにはPacerやEddie Bauerと比較して有意差はなかったが，遅い─中程度の場合にはより正確であった（$p<0.05$）。Schneiderら[31]は，10人の中年男女を対象に13機種の歩数計の24時間にわたる妥当性を比較した。基準となる歩数計（Yamax）を左側に，比較する歩数計は右側に装着した。歩数の分布は，基準より25%少ないものから45%多いものまであった。研究目的に耐える妥当性を備えているのは，13機種のうちわずか4機種であった。

Tudor-Lockeら[32]の検討結果によると，歩数計で求められた歩数と他のメーカーの加速度センサー（後述）で求められた歩数の間に強い相関（相関係数の中央値：0.86）が認められた。歩数計の歩数と実際に動いていた時間との間には強い相関が（0.82）あり，動いていない時間との間にも負の相関（−0.44）が認められた。歩数計の値と実際の歩数との関連は，速度により異なるように思

われる。走ったり，歩いたり，座っている場合には，非常によく一致する一方で，遅い歩行では妥当性が低下する。その後の研究[33]では，歩数計の値と過体重の割合との間に負の相関（-0.27）を認めた。さらに，例えば，6分歩行テスト（0.69），トレッドミルテスト（0.41）などの各種心肺機能項目や最大酸素摂取量の推計値（0.22）とは正の相関があった。相関の強さは，歩数計の機種によりばらつきがあった。

歩数計は簡便で安価なので，身体活動の介入研究や疫学研究で有用である。しかし，歩数計にはデータの蓄積ができない，歩行とランニングの強度の区別ができない，歩行以外の運動を把握できないなどの重大な限界がある。また，機種により再現性と妥当性に大きな差がみられる。

Tudor-LockeとBassett[34]は，健康人の歩数計で測定された身体活動の区別を以下のように提案した。「座位生活」（1日5,000歩未満），「低活動」（5,000-7,499歩），「やや活動的」（7,500-9,999歩），「活動的」（10,000歩以上）。さらに，毎日12,500歩を越えるような個人を「高度に活動的」と分類した。この区別の数値は任意なものであるが，このような分類は，運動プログラムが守られているかをモニターしたり，歩行や他の中程度の運動への参加の動機付けを行う上での助けとなる。

◨加速度センサー

加速度センサーは，制約のない個人のすべての活動の頻度，時間，強度をリアルタイムにモニタリングする装置である。ここ数年，加速度センサー関連の技術が進歩してきたので，動作センサーは，相対的に小規模な疫学研究や臨床研究での身体活動を客観的に評価する最も一般的な方法となってきた（この話題に関する何編かの詳細な報告が最近出版されている[35-38]）。

加速度センサーには以下のような明確な利点がある。持ち運びができること，軽量であること，非侵襲的であること，長期間の記録ができることである。この利点のため，加速度センサーは，身体活動を確認したり，介入プログラムを評価したり，プログラムが守られているかをモニターしたりすることに用いられてきた。加速度センサーの測定誤差は自己記入法のものと関連しないため，身体活動の質問票やその他の自己報告の測定法の妥当性の評価には特に有用である。技術進歩とコストの漸減により，比較的大きい疫学研究への加速度センサーの使用の可能性も強まるであろう。Caltrac Personal Activity Monitor（Muscle Dynamics, Torrance, California）は，研究目的の装置の第一世代としての先鞭をつけた。今日では，Tritrac-R3D, ActiGraph, Actical, BioTrainer, Actiwatch, ActiTracなど，数社のモニターが購入可能である。ActiGraph（Actigraph, LLC, Fort Walton Beach, FL）は，最近，米国国民健康栄養調査（National Health and Nutrition Examination Study; NHNES）でアメリカ人の身体活動パターンのモニターに使用されている[39]。

加速度センサーで測定した活動の再現性と妥当性は広く研究されている。一般的に，どの報告も装置内，個人内の高い再現性を示した（級内相関係数>0.90）。再現性は，歩行やランニングなどの動きの大きいものは，その他の運動（階段昇降，スライディングエクササイズ，サイクリングなど）より高値を示した[40]。屋内での妥当性研究では，加速度モニターによる測定値は，成人[41]，小児[42]とも「基準」となる測定値，例えば二重標識水法や最大酸素摂取量（VO_{2max}）と強く相関していた。この関連は，フィールドでの妥当性研究では弱くなり，加速度センサーの妥当性は，集団の特性と測定された活動の種類によってばらつきがあった[41]。

例えば，加速度センサーは，軽い運動や，動きの小さい高齢者の動作をとらえるのは難しい。Campellら[43]は，中年の女性を対象にした研究で，Tritracは，簡易間接熱量測定に比べて，歩行

やジョギングではエネルギー消費を過大に，階段の昇降やサイクリングでは過小に評価することを認めている。同様にWelkら[44]も，簡易間接熱量測定に比べた場合，どの加速度センサーも，家事や雑用のエネルギー消費を，屋内（拭き掃除，整理，掃除機かけ）屋外（穴掘り，草むしり，掃き掃除）を問わず38-48％過小評価することを報告した。加速度センサーは，通常，水泳などの水の中での活動の評価はできないし，サイクリングや重量挙げのような動きの少ない身体活動のエネルギー消費を過小評価する[41]。

Bassettら[45]は，研究室とフィールドの両方で，4つの装置を用いて中程度の強度の身体活動のエネルギー消費を測定し，その妥当性を間接熱量測定法と比較した。被検者は加速度センサーを3つ（Computer Science and Applications[CSA], Inc. 社製model 7164, Caloric社製, Kens Select社製モデル2）と歩数計1つ（Amax SW-701）を装着した。間接熱量測定法の測定値からおのおのの装置の測定値を引いて求めた全身体活動の誤差は，CSAの0.05 METからAmaxの1.12 METの間に分布した。間接熱量測定法と4つの装置との相関係数は，0.33から0.62の間にあった。これらの装置は，歩行のエネルギー消費を過大に，上半身の動きに関する軽度から中程度の強度のエネルギー消費を過小に評価する傾向にあった。Hendelmanら[46]も，同様なフィールド研究から，加速度センサーは，ゴルフや家事労働のエネルギー消費を30％から60％過小評価することを認めている。

Trostら[38]は，制約なく生活する人を対象に，加速度センサーによる身体活動の評価の方法論的な問題に関する文献を総合的に検討した。それによると，加速度センサーのメーカーやモデルによる妥当性や再現性についてのはっきりした優劣は認められなかった。これを受けて，加速度センサーの選定にあたっては，価格，技術サポート，他の研究との比較性を基準にするのがよいことを示唆している。この研究では，エネルギー消費を推計するのに複数の加速度センサーを使用しても，1つの加速度センサーで行うのに比べて，わずかな改善しか認められなかったことも報告している。さらに，多軸の加速度センサー（多次元の加速を検出する）は，1軸のもの（通常，垂直方向の動きを検出する）に比べて，正確に身体活動を検出できるという明確な根拠はみつからなかった。しかし，多軸の加速度センサーは遅い歩行などの軽い身体活動をより敏感に検出し，サイクリングやボート漕ぎのようなわずかな体幹の動きをより正確に測定できる[37]。新たに開発された加速度センサー（Intelligent Device for Energy Expenditure and Activity; IDEEA）は，身体活動の種類，期間，強度の測定に関して非常によい結果を出し，室内における検査でエネルギー消費の測定の改善をみた[47,48]。ただし，フィールド調査における妥当性検討が必要である。

加速度センサーの装着部位については，どこが優れているという根拠があるわけではないが，標準的な装着場所（通常腰部）につけることで，測定値のばらつきを抑えられる可能性がある[36]。測定値の出力には，動作の数の総計，予測式から計算されるエネルギー消費，活動時間などの種類がある。エネルギー消費の推計値は，種々の換算法から導かれた予測式の正確さに大きく依存する[49]。これは，集団により異なると思われ，身体活動の種々の強度を定義するために設定される基準値も異なる可能性がある[50]。異なった換算法の互換性をどのように強めるかは，この分野に残された課題である。

成人の習慣的な身体活動の推計値を，毎日の変動を考慮して再現性のある推計にするために，Mathewsら[51]は，3-5日間のモニター（理想的には週末の1日も含めた7日間）がよいことを示唆している。Trostら[52]は，小児や思春期の被験者には，4-9日間のモニターを勧めている。さらにそ

の後の研究で，Trostら[38]は，長期の身体活動の評価のためには，季節を変えて繰り返し測定することが必要であるとした。

　加速度センサーのついた装置は，小児の身体活動測定の方法として注目されている[53]。小児を対象とした，室内における決められた活動の評価において，加速度センサーでの測定値は，二重標識水法や間接熱量測定法でのエネルギー消費測定値と強く関連があった[54,55]。成人の研究では，加速度センサーの妥当性は活動の種類や強度によってばらつきがあった[56]。Lopez-Alarconら[57]は，特に制限なく生活している幼い小児のエネルギー消費を加速度センサーで測定するのは，かなりの制約があると報告した。4-6歳児を対象とした8日間にわたるActiwatchの活動モニターのフィールド試験では，測定値は二重標識水法で評価された総エネルギー消費を反映しておらず，体脂肪率とも関連していなかった。

◯心拍計

　中程度から強度の身体活動中の心拍数の増加と骨格筋の酸素消費は直線関係にあるので，心拍数を計ることで，制約なく生活する人々の身体活動のエネルギー消費を連続して記録することができる[58]。現在使用できる心拍計は軽量小型で，大容量の記録が保存できる。心拍数データは最大酸素摂取量（VO_{2max}）に対する心拍を基準として，エネルギー消費を予測することに使われる。エネルギー消費の推計には，Flex heart rate（Flex HR）法[59]，予備心拍数の割合（% HRR），予備酸素摂取量の割合[60]（% VO_2 reserve）など，いくつかのアプローチがある。一般的に，妥当性研究は，二重標識水法や間接熱量測定法によるエネルギー消費の推計において，Flex HR法も% HRRを用いた方法も，中程度から強い関連（相関係数：0.54-0.98）があることを示している[58]。

　Strathら[60]の報告によると，心拍数と間接熱量測定法で測定したエネルギー消費には，中程度の強度の活動の場合，年齢と体力レベルを補正した後では屋内でもフィールドでも強い関連（相関係数：0.87）が認められた。しかし，心拍数と最大酸素摂取量は休息時や軽い活動時には線形関係にないため，運動強度が低い場合，心拍計の再現性や妥当性は低くなることが知られている[58]。そのため，心拍計は，座位や軽度の活動の評価の際には，加速度センサーの技術と併用される。また，ストレスや体温の変化などの他の要因が心拍数に影響を与えることもある。長期間の心拍計の使用は不快で，皮膚に刺激を与える原因にもなるが，通常の活動パターンを把握するためには，週日と週末を含んだ複数日のモニタリングを考慮することが必要である。

　心拍数に加速度センサーや歩数計を併用すると，身体活動測定の再現性と妥当性が改善することは，確かのようである。Strathら[61]は，16人の男性と14人の女性を対象とした研究で，心拍計と加速度センサー（CSA）や歩数計（Yamax）を併用したほうが，別々に用いるより正確なエネルギー消費の推計ができることを示した。併用することにより，異なった強度の活動においても，より正確なエネルギー消費を推計することができる[62]。

6　身体適応性

　身体適応性（physical fitness）と身体活動（physical activity）とは密接に関連した概念であるが，同義語ではないため，互換的に用いるべきではない。すでに述べたように身体活動は行動であるが，身体適応性は機能的な構成概念である。BouchardとShephard[63]は，健康関連の身体適応性

を，心肺機能，体組成，筋力，柔軟性の4つの構成要素に分けることで，その概念をわかりやすくした。これらのうち，心肺機能は，臨床，疫学の両分野で最もよく研究されている。

心肺機能は持久力（aerobic fitness または endurance）ともいい，「身体適応性のうち健康に関連した構成要素で，身体活動の際の酸素を供給するための循環器，呼吸器の能力に関するもの」[3]と定義されている。習慣的な身体活動は，心肺機能を向上させる主要因である。その他の関連要因として，年齢，性，遺伝要因，疾患状態などがある[64]。疫学研究では，客観的な方法やその代用の測定法による心肺機能の評価は，自己記入式の身体活動質問票の妥当性研究に使用されてきた。

最大酸素摂取量 VO_{2max} は，心肺機能や運動能力の測定の至適基準であるが，これは歩行，ランニング，自転車などの動的な運動をするときに筋肉が使える酸素の最大量である[4]。通常，MET を足し合わせて表現する。最大酸素摂取量は，主としてランニングや自転車のような運動を疲労するまで続ける手順により推計される。このテストは，トレッドミルや自転車エルゴメーターで行われ，酸素摂取量は運動の強度（速度，程度，抵抗の強さ）から正確に推計される[64]。心肺機能は比較的大規模な疫学研究でも測定されているが，エアロビクスセンター縦断的研究（Aerobics Center Longitudinal Study; ACLS）[65]，脂質診療多施設共同研究：死亡追跡研究（Lipid Research Clinics Mortality Follow-up Study; LRC）[66]，若年成人における冠動脈リスク進展研究（Coronary Artery Risk Development in Young Adults; CARDIA）[67] などが有名である。研究によりトレッドミルテストの運動負荷の最大値は少しずつ異なる。例えば，ACLS は Balke の手順[68] を用いているが，LRC では Bruce のプロトコール[69] を使用している。このような違いはあるものの，これらの研究は心肺能力と心血管疾患の罹患率や死亡率との間に強い負の関連を認めている[65, 66]。

1999-2002 年の NHANES では，最大下トレッドミル運動負荷テストを用いて，最大酸素摂取量推計値の性別・年齢別の基準をつくり，心肺機能レベルの情報を収集した[70, 71]。当初，最大下運動負荷テストは，年齢ごとの最大心拍数（220－年齢）の75％に達するまで行われたが，途中で，青年期は年齢ごとの最大心拍数の90％，成人は85％に変更された。酸素摂取量と心拍数が線形関係にあるという仮説の下で，最大酸素摂取量は最大下運動負荷による心拍数から外挿して求めた。最大下トレッドミルテストの心肺機能は，外挿による予測式に基づくので，最大トレッドミルテストより不正確である。それにもかかわらず，最大下トレッドミルテストで推計した心肺機能が低いことと，過体重，肥満，代謝疾患の割合が高いこととは，青年期でも成人でも密接な関連があった[71]。

大規模集団での心肺機能の迅速な測定として，Cooper の12分走，カナダ家庭体力テスト，2キロ歩行テスト，20分シャトルランなど[72]，フィールド研究で使用可能な方法がいろいろある。Fitchett[73] は，最大下自転車エルゴメーターと踏み台昇降運動で推計された最大酸素摂取量は，実際に測定された最大酸素摂取量より有意に小さい値が出るが，最大下トレッドミルテストで推計された最大酸素摂取量と実際に測定された最大酸素摂取量との間に有意な正の相関があることを認めた。同様に，Montgomery ら[74] は，ステップアンドシャトルランテストで推計した最大酸素摂取量と最大トレッドミルテストの間に良い相関があることを認めた。

7 自己記入法

自己記入法（self-reported method）には，身体活動記録，日記，ログ，記録，質問票などがある。身体活動質問票は実用的，安価，参加者の負担が小さいなどの理由で，大規模な疫学研究で最もよく使われている。

◖身体活動記録，日記

身体活動記録や日記では，1日に行ったすべての身体活動の細部を実際に記録することが求められる。食事記録と同様，実施後すぐに活動を記録すれば，より正確になる。詳細な記録が活動の種類，期間，強度について集められるので，複数日の身体活動記録は質問票のデータの数値化を行うための「参照値」として使用される。しかし，代表性のある長期の身体活動パターンを得るために，異なる季節をまたぐ何週にもわたる記録が必要なので，参加者にかなりの負担を強いることになり，それが逆に参加者の身体活動そのものに影響を与える可能性もある。身体活動の記録が身体活動を増やすことにつながると報告されており，「反応性（reactivity）」と呼ばれている[75]。最近開発された電子手帳システムは参加者の負担を減らし，コンプライアンス（遵守度）を高める可能性がある。このシステムでは，データ入力や身体活動の得点化も自動化されている。

◖身体活動のログ

日記が1日のすべての活動を細かく記載していくのに対し，ログは主としてあらかじめ作られたフォームを使用して，活動の広範なカテゴリー（歩行，ランニング，座位，立位など）を記録しているという違いがある。日記と同様に，身体活動のログはモチベーションの高い参加者にさえもかなりの努力を強いることになる。米国農業省により開発されたデジタル身体活動ログは，身体活動の時間や強度が携帯情報端末により記録される[76]。これにより対象者の負担が軽減し，データの質が向上することが期待される。

◖短期回想記録

身体活動の短期回想記録は，食事の24時間思い出し記録と類似しているが，時間枠は24時間から1カ月の幅がある。スタンフォードの7日身体活動記録は，過去7日間の中程度から激しい運動，労働関連の活動，歩行，庭仕事の情報を調査するものである[77]。身体活動の日単位，週単位の変動のため，長期の身体活動パターンを把握するためには，多くの記録が必要である。24時間食事記録と同様，過去24時間の家事，労働，余暇活動のさまざまな強度の身体活動に費やした時間を記録するために，予告なしの電話による聞き取り調査が行われてきた[78]。十分な数の24時間記録が集められれば，この方法は，長期の身体活動のかなり正確なデータとなりうる。しかし，高価で時間もかかる上，参加者の協力と記憶や評価の認識能力が必要である。

◖習慣的身体活動質問票

身体活動質問票は，大規模な疫学研究で習慣的身体活動を評価する際，最もよく用いられる方法である。これは，食物摂取頻度調査票（food frequency questionnaire; FFQ）とは，目的（長期のパターンの測定），形式（半定量的な選択肢），時間枠（過去数カ月から1年）の点で類似しているが[20]，

FFQに比べると，一般的には短い。身体活動質問票の項目は，おおまかな質問（活動する，しない）から，活動の詳細なリストまで幅がある。質問票は，身体活動の種類，平均的な頻度，実施時間，強度など身体活動の各側面の情報を引き出すように作られている[20]。

よく用いられる質問票は，比較的簡単で，参加者の負担のほとんどない自己記入式である。参加者は平均的な週あたりの特定の活動（戸外の散歩やハイキング，ジョギング，ランニング，自転車，水泳，テニス，スカッシュ，柔軟（美容）体操，ボート，筋力トレーニング，屋外作業など）に費やす時間を書くように指示される。逆にテレビ視聴，家や職場や通勤で座っている時間などを聞く質問票もある。選択肢は「していない」から「週あたり40時間以上」まである。その他の質問項目には，1日平均の階段昇降数，歩く速さなどがある。

ここ20-30年，30以上の身体活動質問票が開発されている。そのうちのいくつかの質問票の詳細な記述と，再現性や妥当性については，優れた総説にまとめられている[79,80]。職業上の身体活動に限ったもの[80]，小児[53]や高齢者[81]などの特定の集団用のものも開発されている。生涯の身体活動を評価するための質問票もある[82]。また，国際身体活動質問票は，国際的に標準化された方法で，身体活動情報を収集するために使用されている[83]。その中で，よく用いられるのがミネソタ余暇身体活動質問票（Minnesota Leisure-time Physical Activity Questionnaire）[84]，大学卒業者質問票（College Alumni Questionnaire）[85,86]，脂質診療多施設（Lipid Research Clinics）質問票[87]，Baecke身体活動質問票[88]，看護師健康研究（Nurses' Health Study）質問票[89]，Godin質問票[90]，スタンフォード活動習慣質問票（Stanford Usual Activity Questionnaire）[77]などである。

身体活動によるエネルギー消費の総量は質問票データから算出可能である。週あたりの個々の活動に費やされた時間にその活動の代表的なエネルギー消費（MET単位）を乗じる。次にそれを活動ごとに足し合わせるとMET-時スコアが算出される。先に述べたとおり，1METは安静時代謝率に相当し，7METの活動（例えばランニング）なら安静時代謝率の7倍のエネルギーを消費する。このように，MET値は身体活動によるエネルギー消費の相対量を表す。1METはまた，1分あたり3.5 mL/kgの酸素消費，または約1時間あたり1 kcal/kgの熱量にあたるので，安静時代謝率は，体重60 kgであれば，大体1時間あたり60 kcalになる。このように，身体活動によるエネルギー消費の絶対量はMET-時に安静時代謝率を乗じて計算できる（図7-2）[75]。しかし，この推計値は，集団中の身体活動によるエネルギー消費の平均値に基づいており，平均安静時代謝率は体重に比例するように推計されるので，エネルギー消費や安静時代謝率の個人差は，推計に反映されない。

身体活動質問票は，平均的な長期間の活動パターンを評価する上で優れている。また，比較的安価で，参加者への負担も少ない。そのため，質問票は大規模な疫学研究では実用的である。しかし，限界もよく知られている[91]。質問票の方法で，複雑な身体活動を自分で記入することに困難を感じる人も多く，特に小児や高齢者では大きな問題である。したがって，質問票は偶然誤差，系統誤差の両方が起こりやすい。一般的に，対象者は文化的社会的な理想像に影響されて，身体活動を多めに，座っている時間を少なめに記録する[91]。次節では，身体活動質問票の再現性と妥当性と，測定誤差の補正法について検討する。

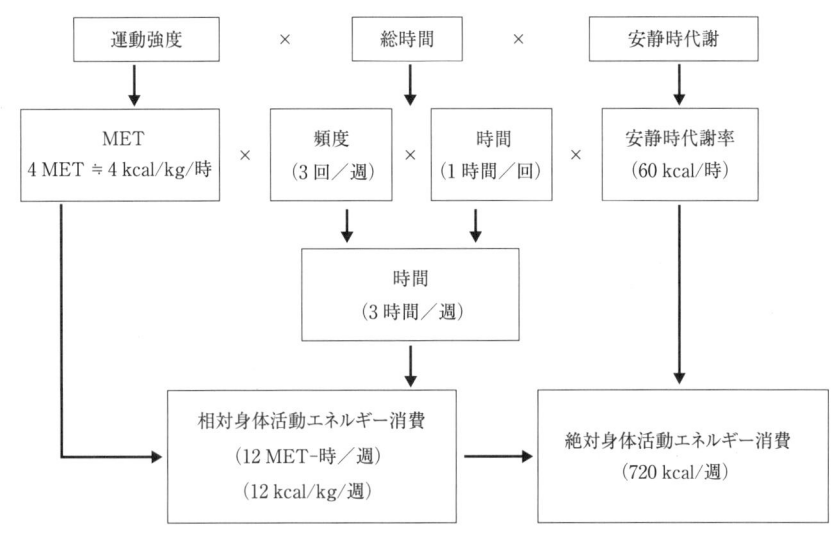

```
運動強度 × 総時間 × 安静時代謝
    ↓         ↓          ↓
   MET      頻度    時間   安静時代謝率
4 MET ≒ 4 kcal/kg/時 × (3回/週) × (1時間/回) × (60 kcal/時)
                      ↓
                     時間
                   (3時間/週)
                      ↓
   相対身体活動エネルギー消費          絶対身体活動エネルギー消費
       (12 MET-時/週)                     (720 kcal/週)
       (12 kcal/kg/週)
```

図7-2 身体活動のエネルギー消費の計算法。Matthews CE の許可を得て引用改変。文献75より

8 身体活動質問票の妥当性研究

　大規模な疫学研究は，実行可能性と費用の面から，身体活動質問票によることが多い。数多くの質問票が開発され，その再現性（試験―再試験信頼性）や基準関連妥当性（基準にどれだけ近いかという妥当性）が検討されてきた。身体活動の質問票についての最大の問題は，本当の意味での至適基準がないことである。妥当性研究の文献では，二重標識水法，間接熱量測定法，加速度センサー，心肺機能（最大心拍数，最大酸素摂取量），身体活動記録（日記）などが，参照法として用いられてきた。これらの方法の方が質問票よりは客観性が高いと考えられるが，そのどれもが，身体活動の全側面をとらえることはできない。相関係数は，参照した方法により大きなばらつきがあった。それでも，参照法の測定誤差が質問票に関連した誤差と相関するとは考えにくいので，綿密に計画された妥当性研究は，質問票による長期の身体活動パターンの測定の妥当性を向上させる情報源となっている。

　入手可能な身体活動の質問票を広範囲に調べたところ，Pereira ら[80]は，大多数の質問票は，比較的高い試験―再試験信頼性の相関係数（総活動と激しい活動で0.5-0.8）をもっていたと報告している。しかし，妥当性検査の相関係数は相対的に低く，特に軽度から中程度の身体活動では0.5以下のものが多かった。多くの質問票は，余暇の身体活動を中心にしていたが，それは，職業上の身体活動や通勤，家事に関するものより記録しやすいからである。しかし，一般の人にとっては，余暇の身体活動は身体活動全体のわずかな部分を占めるに過ぎない。

　Jacobs ら[92]は，20-59歳の78人の男女を対象に，10種類の身体活動質問票についての，非常に詳細な妥当性検査を行った。トレッドミル運動成績，肺活量，肥満度，14回の4週間身体活動記録の平均値，14回の2日間加速度センサーの数値など，多くの参照法がとられた。1年の間をおいた再現性は長期の身体活動の測定値すべてで高かった（0.62-0.93）。実際これらの数値は，参照法（Caltrac 加速度センサー，肥満度，トレッドミルテスト）の再現性とほぼ等しかった。しかし，質問票の妥当性は活動の種類によりばらつきがあり，全体に低かった。相関係数は，身体活動全体と激

しい身体活動では軽度の身体活動や家事雑用などより高かった。一般的に，質問票の測定値は，最大酸素摂取量との相関は高め（0.4-0.5 の幅）であり，加速度センサーの測定値との相関は低め（0.2-0.3 の幅）であった。長期の身体活動パターンの測定値には，加速度センサー（たとえ1年かけて24回測定したとしても）より身体適応性のほうが適しているといえる。ミネソタ余暇身体活動質問票による家事雑用のみが4週間身体活動記録と関連していた。比較的高い試験―再試験信頼性にもかかわらず，質問票で得られた職業上の身体活動は参照値（criterion measures）と関連をもたなかった。その後の解析で，職業上の身体活動のうち，93％は座位，立位，歩行などの軽い活動により占められていることがわかった[93]。この研究は，軽度から中程度の身体活動の測定の難しさをよく示している。

Wareham ら[94]は，ヨーロッパ前向きがん研究：ノーフォーク研究（European Prospective Investigation into Cancer Study-Norfolk cohort; EPIC-Norfolk）において，総身体活動量を測定するために計画された広範な質問票の妥当性を評価した。ここでは，173人をコホートから無作為に選び，4日連続の心拍モニターでエネルギー消費を1年間にわたり4回評価した。他の研究と同様，余暇と職業上の身体活動の合計の再現性は高かった（相関係数＝0.73）。しかし，質問票で推計された余暇と職業上のエネルギー消費と，心拍モニターで測定された日中のエネルギー消費との間には，性・年齢を補正しても，あまり高い相関はなかった（相関係数＝0.28，$P<0.001$）。相関係数は男性で 0.30 と，女性の 0.23 に比べてやや高かった。これらの妥当性を示す相関係数は，加速度センサーを参照法に使った他の研究でも同程度であった（0.14-0.53）[95]。最近 Nurses' Health Study（NHS）で使用されたスペイン語版の身体活動質問票の妥当性研究[96]では，質問票と3軸の加速度センサー（RT 3 Triaxial Research Tracker）との間に，比較的高い相関（相関係数＝0.51）が得られている。

Philippaerts ら[97]は二重標識水法（DLW）を参照法とした研究で，Baecke 質問票，5市プロジェクト質問票（Five City Project Questionnaire），Tecumseh コミュニティ健康研究質問票（Community Health Study Questionnaire）を19人のフラマン人男性を対象に評価した。この3つの質問票で推計された身体活動の指数は二重標識水法と高い相関を示した（0.57-0.69）。しかし，他の研究では，身体活動質問票と二重標識水法との間には，より弱い関連しか認められなかった。Bonnefoy ら[81]は，19人の健康な高齢者（73.4±4.1歳）を対象に，二重標識水法に対して10種類の身体活動質問票の妥当性を同時に評価した。質問票と二重標識水法で推計した総エネルギー消費の間の相関係数は，Yale 身体活動サーベイ（Yale Physical Activity Survey; YPAS）の総合指数の 0.11 から，スタンフォード活動習慣質問票の 0.63 までであり，平均は 0.32 であった。

身体活動日記あるいは記録も，習慣的な身体活動質問票の評価をする際の参照法としてよく用いられる。多少の差はあれ，活動しているのと同じ時間に身体活動が記録されているという前提の下に，日記では記憶バイアスは起こりにくいという長所があると考えられている。したがって，日記式測定の誤差は，質問票に関連する記憶や推定の間違いとは独立していると考えてもよい。もうひとつの利点は，日記は実際の行動を記録するので，身体活動の多元的な情報（種類，頻度，期間，強度など）を詳細に得ることができる点にある。しかし，身体活動日記には大きな欠点もある。記録することで対象者の行動を変容させることがあるため，データが日頃の活動パターンを代表していない可能性が生じる点である。また，身体活動日記は報告バイアスの恐れがあり，食事記録と同じく，対象者にかなりの負担を強いる。また，長期の身体活動パターンを代表させるためには，多

くの日数の記録（季節ごとに少なくとも1週間ずつが一般的）が必要なこともあげておく。

Wolfら[89]は，NHSのコホートから無作為に一部を選んで，身体の活動性についての自己記入式の質問票の再現性と妥当性を評価した。過去1週間の身体活動質問票（回想記録紙）と7日間の身体活動日記（参照法）が，1年間のうち4回にわたり郵送された。日記による記録と質問票で報告された記録との相関係数は，白人女性で0.62，黒人女性で0.59であった。他の質問票でも日記やログとの相関は，同等かやや弱い程度であった[92, 98, 99]。大多数の研究で，軽度から中程度の活動の相関（通常0.40未満）に比べて，激しい活動では高い相関（通常0.50を越える）を認めた。

妥当性研究をまとめると，慎重に開発された身体活動質問票は，激しい運動の測定には一定の妥当性をもっているといえる。しかし，ほとんどの質問票の相関係数は低いかまたは中程度であった。これは，身体活動質問票が不完全であることを意味している。その一方，これらの妥当性研究の結果は，身体活動が根底に，エネルギー消費，心肺負荷，体重負荷などの生物学的に意義ある要素を内包しており，行動としての複雑さをもっていることも明示している[100]。残念なことに，どんな質問票も，どんな計測法（運動センサーなど）も，身体活動のすべてを把握することはできない。相関の低い最も明確な理由は，ほとんどの身体活動の強度は軽度から中程度で，どんな方法でも把握するのは困難なことがまずあげられる。また，身体活動質問票と基準になる方法は，曝露の時間枠や次元が異なる場合もよくある。例えば，身体活動質問票は過去数カ月から1年の習慣的な身体活動の頻度，強度，期間について評価しているのに対し，二重標識水法と間接熱量測定法は，数日以内の毎日のエネルギー消費を測定している。これらの方法は，概念的に異なる変数を測定しており，誤差の原因になっている。したがって，身体活動質問票と参照法の相関係数は質問票の妥当性を過小評価したものと考えてよいだろう。

◆肥満状態による身体活動質問票の妥当性

身体活動質問票の妥当性が肥満状態により異なるということには一定の根拠がある。Normanら[101]は，44-78歳の111人を対象にし，6カ月の間隔をおいて集めた身体活動質問票と7日間の活動記録とを比較した。質問票と活動記録とで推計した1日の総活動スコアの順位相関（Spearman correlation）係数は0.56であった。BMIが26 kg/m^{2}未満の男性の相関係数は0.73で，BMIが26 kg/m^{2}以上の男性の0.39より有意に高かった。Schmidtら[102]も同様に，身体活動の質問票と加速度センサーでの推計値の相関係数は，やせた女性では過体重の女性に比べて高値であると報告している。

これらの現象にはいくつかの説明が可能である。まず，過体重の人は正常体重の人より身体活動を過大に報告しやすく，質問票の妥当性を下げていること。第二に，すでに検討したとおり，総エネルギー消費量の計算に使用される個人の身体活動のMET値は，正常体重の人から算出されているので，肥満の人にはあまり正確ではないこと。第三に過体重，肥満の被験者は，個人間変動の減少方向に働く激しい身体活動に携わることが比較的少ないので，結果として妥当性を下げていることが考えられる。

9　測定誤差の補正

身体活動を評価する際には，主観的測定誤差，客観的測定誤差も避けることはできない。食事調

表 7-3 身体活動の種類（合計，職業上，職業以外）ごと，男女ごとの分散（血中コレステロール季節変動研究 Seasonal Variation of Blood Cholesterol Study, Worcester, Massachusetts, 1994-1998 年による）

	身体活動の種類[*1]								
	合 計			職業上			職業以外		
	分散	95%信頼区間	割合[*2]	分散	95%信頼区間	割合	分散	95%信頼区間	割合
男性 ($n=300$)									
個人	39.3	32.2-49.0	31	37.9	31.2-46.9	35	8.7	6.6-12.0	14
季節	7.1	4.8-11.5	6	3.0	1.8-6.2	3	6.1	4.4-8.9	10
曜日	19.3	15.8-24.1	15	28.3	24.8-32.5	26	8.9	6.9-11.8	14
残余誤差	60.7	56.7-65.1	48	38.3	35.7-41.2	36	39.9	37.3-42.7	63
合計	126.4			107.5			63.5		
女性 ($n=280$)									
個人	10.4	8.2-13.6	19	9.6	7.8-12.1	29	5.5	4.1-7.7	13
季節	3.6	2.5-6.0	7	1.0	0.5-2.5	3	3.3	2.4-5.1	8
曜日	6.5	5.0-8.9	12	6.7	5.6-8.2	20	7.4	6.9-9.3	18
残余誤差	32.9	30.7-35.3	62	15.7	14.5-16.9	48	24.9	23.2-36.7	61
合計	53.5			32.9			41.1		

[*1] 身体活動の単位は MET- 時／日である
[*2] 全分散に対する割合（%）
文献 103 より許可を得て転載

　査の誤差と同じく，身体活動測定法にも偶然誤差と系統誤差がある。偶然誤差は個人内変動によるもので，身体活動と肥満やその他の健康アウトカムとの関連の強さを過小評価する方向に働く（因果関係希釈バイアス）。系統誤差は，身体活動の過小申告や過大申告，調査装置の不備や欠陥，思い出しバイアスにより，関連を過大評価することも，過小評価することもある。

　多くの食事要因と同様に，身体活動の個人内変動は個人間変動より大きいと考えられている。Matthews ら[103]は，血中コレステロール季節変動研究（Seasonal Variation of Blood Cholesterol Study）の 580 人を対象に，身体活動の変動源を詳細に解析した。12 カ月にわたり，15 回の予告なしの 24 時間活動記録（職業上，職業以外，両者の合計の身体活動）を収集した。ランダム効果モデルを使用して，分散を個人，季節，曜日，残余誤差（residual error）の 4 部分に分けて推計した。総身体活動と職業以外の活動の分散の最大部分は個人内分散で，50-60％を占めた。以下，個人間分散（総身体活動で全分散の 20-30％），曜日効果（15％），季節効果（6％）と続く（表 7-3）。彼らは 80％の再現性を得るのに，男性なら 7-10 日，女性なら 14-21 日の総身体活動量の評価が必要であると推計した。加速度センサーによる身体活動測定の個人内変動はそれに比べて小さかったが，それでも再現性のある測定値を得るためには 7 日間のモニタリングが必要であるとした[51]。

　食事調査の誤差の補正法（第 6 章参照）と同じ手法が身体活動にも使用できる。例えば，Matthewsら[51]は，Seasonal Variation of Blood Cholesterol Study の中で，24 時間身体活動回想記録を 3 回繰り返しとることで，Baecke 質問票との相関係数がどのように上昇するかを計算した。男性の総身体活動の相関係数は，0.29 から 0.34 へ，余暇の身体活動は 0.47 から 0.68 に向上した。

　Franks ら[104]は，身体活動と身体適応性を 1 年間にわたり何度も測定し，身体活動とメタボリックシンドロームの関連の解析において，個人内の偶然変動を補正した。この手順により，心拍計で測定された心肺機能（最大酸素摂取量）の推計はほとんど改善しなかったが，身体活動のエネルギー消費の推計はかなり改善された。同様の測定誤差補正法が身体活動と体組成の変化との関連の解析に使用された[105]。

食事の評価と同様，繰り返し行われた質問票により得られた身体活動測定の平均値は，観察期間中の測定の偶然誤差を減らすことができる。Fungら[106]は，医療専門職追跡研究（Health Professionals' Follow-up Study; HPFS）の一部を対象に，8年にわたる平均の身体活動レベルは，横断的な単発の測定より，HDLコレステロールとの間に強い関連があったことを認めた。経時的な繰り返し測定は，個人内変動による測定誤差を減らすことが知られている。繰り返し測定に基づく合成スコアはぶれが少なく，長期の身体活動のより安定した測定値と考えられている。

前述のとおり，系統誤差を補正するのには，コホートの一部を用いた妥当性研究が必要である。Rosnerら[107]は，コホート研究で，ロジスティック回帰モデルを使用して，連続量の食事要因の測定値の系統誤差，あるいは個人内誤差を補正した相対危険度を算出する方法を提唱した（第6章参照）。この方法は，身体活動の研究にも応用できる。Tanasescuら[108]は，HPFSにおける身体活動と冠動脈疾患リスクの研究で，観察された身体活動を複数回の7日間活動記録で測定された「真値」で回帰することにより，妥当性研究から求めた補正要因λを用いた測定誤差の補正法を応用した。身体活動を連続量としてモデルに入れたときに，1週あたり50 MET-時ごとのベースラインにおける身体活動の増加は，21%の冠動脈疾患リスク減少に対応していた（多変量相対危険度 = 0.77，95%信頼区間：0.67-0.89）。測定誤差を補正すると，関連はさらに強くなった（補正後の相対危険度 = 0.49，95%信頼区間：0.30-0.81）。

HPFSによる食事や身体活動の変化と9年間の腹囲の増加の相関の分析において，Koh-Banerjeeら[109]は，回帰較正を拡張して，経時的な身体活動の変化を測定するときの偶然誤差，系統誤差を補正するための回帰係数を推計した。身体活動の変化は妥当性研究で評価されていないので，彼らは，激しい運動の変化と食事の変化の評価の誤差は同程度であると仮定し，食事性脂質の修正法を激しい運動の分析にも適用した。週あたり25 MET-時の激しい活動の増加は，測定誤差を補正する前は0.38 cmの腹囲の増加に相当したが，誤差補正後は1.33 cmの減少（$P<0.001$）に相当していた。

10　まとめ

身体活動の正確な定量化は，現在でも疫学研究の大きな課題である。食事と同様，身体活動は日々変動する複雑な人間の営みである。身体活動の種類・強度・頻度・期間は，肥満を含めた健康結果に対して独立した効果を及ぼしうるので，身体活動の役割は，エネルギーを消費する以上の効果がある。定型的な運動やスポーツは標準的な質問票で比較的評価しやすい。しかし，軽度から中程度の身体活動は，日頃の定型の活動に組み入れられていて（例えば移動，職業，家事など），測定が難しい。この章で我々は2種類の身体活動の測定法について検討した。ひとつは客観的な測定（加速度センサー，二重標識水法，間接熱量測定，歩数計，心拍計など），もうひとつは自己記入によるもの（身体活動日記，ログ，回想記録，質問票など）である。いずれの方法も長所と短所をもつ。最近の加速度センサー装置の発達により，制約なく生活する人々のすべての活動の頻度，期間，強度をリアルタイムでモニターすることが可能になった。長期の身体活動パターンの測定のために加速度センサーを使ったアプローチをする場合，季節ごとに最低1週間の記録が必要となるであろうが，加速度センサーには，介入や疫学研究における身体活動の測定値の妥当性と再現性を改善する可能性がある。ただ，この方法は，長期間の追跡を伴う大規模な疫学研究で実施するには，実用的

ではない。

　種々の自己記入式の方法の中では，身体活動の状況，種類（有酸素運動，重量挙げなど），頻度，強度，期間の詳細な情報が得られるところから，身体活動日記や記録が最も正確であると考えられる。食事記録と同じく，身体活動日記は参加者にかなりの負担を強いることになり，何十万という大規模な参加者をもつ疫学研究では実用的ではない。したがって，大規模疫学調査において，妥当性のある質問票は身体活動度測定の頼みの綱である。数多くの工夫や改善にもかかわらず，大多数の質問票による習慣的身体活動とその他の直接的・間接的な身体活動測定値やエネルギー消費の測定値との相関係数は高くはない（0.3-0.5）。相関係数が低いのは，身体活動の複雑さと，長期の身体活動の測定に本当の意味での至適基準がないことの両方に起因している。

　エネルギー収支のどちらの側も測定が難しいのは明白である。しかし，エネルギー収支におけるさまざまな要素を測定するためには，比較的荒い方法ではあるが，疫学研究は食事や身体活動が肥満や慢性疾患の進展の大きな原因となることを示し続けてきた。食事や身体活動の測定が引き続き進歩するためには，質問票と客観法（バイオマーカー，動作センサーなど）の両方のいっそうの精密化（精緻化）が必要である。大多数の場合，妥当性の高い身体活動質問票をすべてのコホートに使用し，一部で加速度センサーか心肺機能テストにより求められた客観的測定値を組みあわせることで，大規模な疫学研究に十分妥当性の高いデータを供給できる。さらに，疫学研究のデザインの改善と，食事や身体活動情報の追跡期間中の定期的な更新と測定誤差の補正など解析法の改善によって，制約なく生活する人々のエネルギー収支と肥満に関わる因子の間の重要な関連を検出し，理解することが可能になるだろう。

文　献

1. Caspersen CJ, Powell KE, Christenson GM. Physical activity, exercise, and physical fitness: definitions and distinctions for health-related research. *Public Health Rep.* 1985;100:126-131.
2. Welk GJ, Morrow JRJ, Falls HB, eds. *Fitnessgram Reference Guide.* Dallas, TX: The Cooper Institute; 2002.
3. U.S. Department of Health and Human Services. Physical activity and health: a report of the Surgeon General. Atlanta: U.S. Department of Health and Human Services, Centers for Disease Control and Prevention, National Center for Chronic Disease Prevention and Health Promotion; 1996.
4. Fletcher GF, Balady GJ, Amsterdam EA, et al. Exercise standards for testing and training: a statement for healthcare professionals from the American Heart Association. *Circulation.* 2001;104:1694-1740.
5. Ainsworth BE, Haskell WL, Leon AS, et al. Compendium of physical activities: classification of energy costs of human physical activities. *Med Sci Sports Exerc.* 1993;25(1):71-80.
6. Ainsworth BE, Haskell WL, Whitt MC, et al. Compendium of physical activities: an update of activity codes and MET intensities. *Med Sci Sports Exerc.* 2000;32(9 Suppl):S498-S504.
7. Saris WH, Blair SN, van Baak MA, et al. How much physical activity is enough to prevent unhealthy weight gain? Outcome of the IASO 1st Stock Conference and consensus statement. *Obes Rev.* 2003;4:101-114.
8. Harada ND, Chiu V, King AC, Stewart AL. An evaluation of three self-report physical activity instruments for older adults. *Med Sci Sports Exerc.* 2001;33:962-970.
9. Rikli RE. Reliability, validity, and methodological issues in assessing physical activity in older adults. *Res Q Exerc Sport.* 2000;71(2 Suppl):S89-S96.
10. Spadano JL, Must A, Bandini LG, Dallal GE, Dietz WH. Energy cost of physical activities in 12-y-old girls: MET values and the influence of body weight. *Int J Obes Relat Metab Disord.* 2003;27:1528-1533.
11. Borg G. *Borg's Perceived Exertion and Pain Scales.* Champaign, IL: Human Kinetics; 1998.
12. Dishman RK, Washburn RA, Heath GW. *Physical Activity Epidemiology.* Champaign, IL: Human Kinetics, Inc.; 2004.

13. Hu FB, Li TY, Colditz GA, Willett WC, Manson JE. Television watching and other sedentary behaviors in relation to risk of obesity and type 2 diabetes mellitus in women. *JAMA*. 2003;289:1785-1791.
14. Wiecha JL, Peterson KE, Ludwig DS, Kim J, Sobol A, Gortmaker SL. When children eat what they watch: impact of television viewing on dietary intake in youth. *Arch Pediatr Adolesc Med*. 2006;160:436-442.
15. Gortmaker SL, Must A, Sobol AM, Peterson K, Colditz GA, Dietz WH. Television viewing as a cause of increasing obesity among children in the United States, 1986-1990. *Arch Pediatr Adolesc Med*. 1996;150: 356-362.
16. Andersen RE, Crespo CJ, Bartlett SJ, Cheskin LJ, Pratt M. Relationship of physical activity and television watching with body weight and level of fatness among children: results from the Third National Health and Nutrition Examination Survey. *JAMA*. 1998;279:938-942.
17. Hu FB, Leitzmann MF, Stampfer MJ, Colditz GA, Willett WC, Rimm EB. Physical activity and television watching in relation to risk for type 2 diabetes mellitus in men. *Arch Intern Med*. 2001;161:1542-1548.
18. Levine JA, Vander Weg MW, Hill JO, Klesges RC. Non-exercise activity thermogenesis: the crouching tiger hidden dragon of societal weight gain. *Arterioscler Thromb Vasc Biol*. 2006;26:729-736.
19. Lamonte MJ, Ainsworth BE. Quantifying energy expenditure and physical activity in the context of dose response. *Med Sci Sports Exerc*. 2001;33(6 Suppl):S370-S378.
20. Welk GJ, ed. *Physical Activity Assessments for Health-Related Research*. Champaign, IL: Human Kinetics; 2002.
21. Dale D, Welk GJ, Matthews CE. Chapter 1. Methods for assessing physical activity and challenges for research. In: Welk GJ, ed. *Physical Activity Assessments for Health-Related Research*. Champaign, IL: Human Kinetics; 2002;19-34.
22. Speakman JR. *Doubly Labelled Water. Theory and Practice*. London: Chapman and Hall; 1997.
23. Trabulsi J, Schoeller DA. Evaluation of dietary assessment instruments against doubly labeled water, a biomarker of habitual energy intake. *Am J Physiol Endocrinol Metab*. 2001;281:E891-E899.
24. Starling RD. Chapter 12. Use of doubly labeled water and indirect calorimetry to assess physical activity. In: Welk GJ, ed. *Physical Activity Assessments for Health-Related Research*. Champaign, IL: Human Kinetics; 2002.
25. da Rocha EE, Alves VG, da Fonseca RB. Indirect calorimetry: methodology, instruments and clinical application. *Curr Opin Clin Nutr Metab Care*. 2006;9:247-256.
26. Manini TM, Everhart JE, Patel KV, et al. Daily activity energy expenditure and mortality among older adults. *JAMA*. 2006;296:171-179.
27. Nieman DC, Austin MD, Chilcote SM, Benezra L. Validation of a new handheld device for measuring resting metabolic rate and oxygen consumption in children. *Int J Sport Nutr Exerc Metab*. 2005;15:186-194.
28. McKenzie TL. Chapter 13. Use of direct observation to assess physical activity In: Welk GJ, ed. *Physical Activity Assessments for Health-Related Research*. Champaign, IL: Human Kinetics; 2002;213-226.
29. Bassett DR Jr, Strath SJ. Chapter 10. Use of pedometers to assess physical activity. In: Welk GJ, ed. *Physical Activity Assessments for Health-Related Research*. Champaign, IL: Human Kinetics; 2002;164-178.
30. Bassett DR Jr, Ainsworth BE, Leggett SR, et al. Accuracy of five electronic pedometers for measuring distance walked. *Med Sci Sports Exerc*. 1996;28:1071-1077.
31. Schneider PL, Crouter SE, Bassett DR. Pedometer measures of free-living physical activity: comparison of 13 models. *Med Sci Sports Exerc*. 2004;36:331-335.
32. Tudor-Locke C, Williams JE, Reis JP, Pluto D. Utility of pedometers for assessing physical activity: convergent validity. *Sports Med*. 2002;32:795-808.
33. Tudor-Locke C, Williams JE, Reis JP, Pluto D. Utility of pedometers for assessing physical activity: construct validity. *Sports Med*. 2004;34:281-291.
34. Tudor-Locke C, Bassett DR Jr. How many steps/day are enough? Preliminary pedometer indices for public health. *Sports Med*. 2004;34:1-8.
35. Chen KY, Bassett DR Jr. The technology of accelerometry-based activity monitors: current and future. *Med Sci Sports Exerc*. 2005;37(11 Suppl):S490-S500.
36. Welk GJ. Principles of design and analyses for the calibration of accelerometry-based activity monitors. *Med Sci Sports Exerc*. 2005;37(11 Suppl):S501-S511.
37. Steele BG, Belza B, Cain K, Warms C, Coppersmith J, Howard J. Bodies in motion: monitoring daily activity and exercise with motion sensors in people with chronic pulmonary disease. *J Rehabil Res Dev*. 2003;40 (5 Suppl):45-58.

38. Trost SG, McIver KL, Pate RR. Conducting accelerometer-based activity assessments in field-based research. *Med Sci Sports Exerc.* 2005;37(11 Suppl):S531-S543.
39. NHANES 2003-2004. U.S. Department of Health and Human Services available at: http://0-www.cdc.gov.mill1.sjlibrary.org/nchs/about/major/nhanes/nhanes 2003-2004/nhanes03_04.htm. Accessed November 1, 2007.
40. Jakicic JM, Winters C, Lagally K, Ho J, Robertson RJ, Wing RR. The accuracy of the TriTrac-R3D accelerometer to estimate energy expenditure. *Med Sci Sports Exerc.* 1999;31:747-754.
41. Matthews CE. Calibration of accelerometer output for adults. *Med Sci Sports Exerc.* 2005;37(11 Suppl):S512-S522.
42. Freedson P, Pober D, Janz KF. Calibration of accelerometer output for children. *Med Sci Sports Exerc.* 2005;37(11 Suppl):S523-S530.
43. Campbell KL, Crocker PR, McKenzie DC. Field evaluation of energy expenditure in women using Tritrac accelerometers. *Med Sci Sports Exerc.* 2002;34:1667-1674.
44. Welk GJ, Blair SN, Wood K, Jones S, Thompson RW. A comparative evaluation of three accelerometry-based physical activity monitors. *Med Sci Sports Exerc.* 2000;32(9 Suppl):S489-S497.
45. Bassett DR Jr, Ainsworth BE, Swartz AM, Strath SJ, O'Brien WL, King GA. Validity of four motion sensors in measuring moderate intensity physical activity. *Med Sci Sports Exerc.* 2000;32(9 Suppl):S471-S480.
46. Hendelman D, Miller K, Baggett C, Debold E, Freedson P. Validity of accelerometry for the assessment of moderate intensity physical activity in the field. *Med Sci Sports Exerc.* 2000;32(9 Suppl):S442-S449.
47. Zhang K, Werner P, Sun M, Pi-Sunyer FX, Boozer CN. Measurement of human daily physical activity. *Obes Res.* 2003;11:33-40.
48. Zhang K, Pi-Sunyer FX, Boozer CN. Improving energy expenditure estimation for physical activity. *Med Sci Sports Exerc.* 2004;36:883-889.
49. Welk GJ. Chapter 8. Use of accelerometry-based activity monitors to assess physical activity In: Welk GJ, ed. *Physical Activity Assessments for Health-Related Research.* Champaign, IL: Human Kinetics; 2002.
50. Matthews CE. Calibration of accelerometer output for adults. *Med Sci Sports Exerc.* 2005;37:S512-S522.
51. Matthews CE, Ainsworth BE, Thompson RW, Bassett DR Jr. Sources of variance in daily physical activity levels as measured by an accelerometer. *Med Sci Sports Exerc.* 2002;34:1376-1381.
52. Trost SG. Objective measurement of physical activity in youth: current issues, future directions. *Exerc Sport Sci Rev.* 2001;29:32-36.
53. Goran MI. Measurement issues related to studies of childhood obesity: assessment of body composition, body fat distribution, physical activity, and food intake. *Pediatrics.* 1998;101(3 Pt 2):505-518.
54. Freedson PS. Electronic motion sensors and heart rate as measures of physical activity in children. *J Sch Health.* 1991;61:220-223.
55. Puyau MR, Adolph AL, Vohra FA, Butte NF. Validation and calibration of physical activity monitors in children. *Obes Res.* 2002;10:150-157.
56. Eisenmann JC, Strath SJ, Shadrick D, Rigsby P, Hirsch N, Jacobson L. Validity of uniaxial accelerometry during activities of daily living in children. *Eur J Appl Physiol.* 2004;91:259-263.
57. Lopez-Alarcon M, Merrifield J, Fields DA, et al. Ability of the actiwatch accelerometer to predict free-living energy expenditure in young children. *Obes Res.* 2004;12:1859-1865.
58. Janz KF. Chapter 9. Use of heart rate monitors to assess physical activity. In: Welk GJ, ed. *Physical Activity Assessments for Health-Related Research.* Champaign, IL: Human Kinetics, Inc.; 2002.
59. Wareham NJ, Hennings SJ, Prentice AM, Day NE. Feasibility of heart-rate monitoring to estimate total level and pattern of energy expenditure in a population-based epidemiological study: the Ely Young Cohort Feasibility Study 1994-5. *Br J Nutr.* 1997;78:889-900.
60. Strath SJ, Swartz AM, Bassett DR Jr, O'Brien WL, King GA, Ainsworth BE. Evaluation of heart rate as a method for assessing moderate intensity physical activity. *Med Sci Sports Exerc.* 2000;32(9 Suppl):S465-S470.
61. Strath SJ, Bassett DR Jr, Swartz AM, Thompson DL. Simultaneous heart rate-motion sensor technique to estimate energy expenditure. *Med Sci Sports Exerc.* 2001;33:2118-2123.
62. Strath SJ, Bassett DR Jr, Thompson DL, Swartz AM. Validity of the simultaneous heart rate-motion sensor technique for measuring energy expenditure. *Med Sci Sports Exerc.* 2002;34:888-894.
63. Bouchard C, Shephard RJ. Physical activity, fitness and health: the model and key concepts. In: Bouchard C, Shepard RJ, Stephens T, eds. *Physical Activity, Fitness and Health, International Proceedings and Consensus Statement.* Champaign, IL: Human Kinetics, Inc.; 1994:77-88.

64. Haskell WL, Kiernan M. Methodologic issues in measuring physical activity and physical fitness when evaluating the role of dietary supplements for physically active people. *Am J Clin Nutr*. 2000;72(2 Suppl):541S-550S.
65. Blair SN, Kohl HW III, Paffenbarger RS Jr, Clark DG, Cooper KH, Gibbons LW. Physical fitness and all-cause mortality. A prospective study of healthy men and women. *JAMA*. 1989;262:2395-2401.
66. Stevens J, Cai J, Evenson KR, Thomas R. Fitness and fatness as predictors of mortality from all causes and from cardiovascular disease in men and women in the lipid research clinics study. *Am J Epidemiol*. 2002;156:832-841.
67. Carnethon MR, Gidding SS, Nehgme R, Sidney S, Jacobs DR Jr, Liu K. Cardiorespiratory fitness in young adulthood and the development of cardiovascular disease risk factors. *JAMA*. 2003;290:3092-3100.
68. Balke B, Ware RW. An experimental study of physical fitness of Air Force personnel. *U S Armed Forces Med J*. 1959;10:875-888.
69. Bruce RA, Fisher LD, Cooper MN, Gey GO. Separation of effects of cardiovascular disease and age on ventricular function with maximal exercise. *Am J Cardiol*. 1974;34:757-763.
70. Duncan GE, Li SM, Zhou XH. Cardiovascular fitness among U.S. adults: NHANES 1999-2000 and 2001-2002. *Med Sci Sports Exerc*. 2005;37:1324-1328.
71. Carnethon MR, Gulat IM, Greenland P. Prevalence and cardiovascular disease correlates of low cardiorespiratory fitness in adolescents and adults. *JAMA*. 2005;294:2981-2988.
72. Shephard RJ. Tests of maximum oxygen intake. A critical review. *Sports Med*. 1984;1:99-124.
73. Fitchett MA. Predictability of VO2 max from submaximal cycle ergometer and bench stepping tests. *Br J Sports Med*. 1985;19:85-88.
74. Montgomery DL, Reid G, Koziris LP. Reliability and validity of three fitness tests for adults with mental handicaps. *Can J Sport Sci*. 1992;17:309-315.
75. Matthews CE. Chapter 7. Use of self-report instruments to assess physical acitvity. In: Welk GJ, ed. *Physical Activity Assessments for Health-Related Research*. Champaign, IL: Human Kinetics, Inc.; 2002.
76. Keim NL, Blanton CA, Kretsch MJ. America's obesity epidemic: measuring physical activity to promote an active lifestyle. *J Am Diet Assoc*. 2004;104:1398-1409.
77. Sallis JF, Haskell WL, Wood PD, et al. Physical activity assessment methodology in the Five-City Project. *Am J Epidemiol*. 1985;121:91-106.
78. Matthews CE, Freedson PS, Hebert JR, Stanek EJ III, Merriam PA, Ockene IS. Comparing physical activity assessment methods in the Seasonal Variation of Blood Cholesterol Study. *Med Sci Sports Exerc*. 2000;32:976-984.
79. Washburn RA, Montoye HJ. The assessment of physical activity by questionnaire. *Am J Epidemiol*. 1986;123:563-576.
80. Pereira MA, FitzerGerald SJ, Gregg EW, et al. A collection of Physical Activity Questionnaires for health-related research. *Med Sci Sports Exerc*. 1997;29(6 Suppl):S1-S205.
81. Bonnefoy M, Normand S, Pachiaudi C, Lacour JR, Laville M, Kostka T. Simultaneous validation of ten physical activity questionnaires in older men: a doubly labeled water study. *J Am Geriatr Soc*. 2001;49:28-35.
82. Friedenreich CM, Courneya KS, Bryant HE. The lifetime total physical activity questionnaire: development and reliability. *Med Sci Sports Exerc*. 1998;30:266-274.
83. Craig CL, Marshall AL, Sjostrom M, et al. International physical activity questionnaire: 12-country reliability and validity. *Med Sci Sports Exerc*. 2003;35:1381-1395.
84. Leon AS, Connett J, Jacobs DR Jr, Rauramaa R. Leisure-time physical activity levels and risk of coronary heart disease and death. The Multiple Risk Factor Intervention Trial. *JAMA*. 1987;258:2388-2395.
85. Paffenbarger RS Jr, Hyde RT, Wing AL, Lee IM, Jung DL, Kampert JB. The association of changes in physical-activity level and other lifestyle characteristics with mortality among men. *N Engl J Med*. 1993;328:538-545.
86. Lee IM, Hsieh CC, Paffenbarger RS Jr. Exercise intensity and longevity in men. The Harvard Alumni Health Study. *JAMA*. 1995;273:1179-1184.
87. Siscovick DS, Ekelund LG, Hyde JS, Johnson JL, Gordon DJ, LaRosa JC. Physical activity and coronary heart disease among asymptomatic hypercholesterolemic men (the Lipid Research Clinics Coronary Primary Prevention Trial). *Am J Public Health*. 1988;78:1428-1431.
88. Baecke JA, Burema J, Frijters JE. A short questionnaire for the measurement of habitual physical activity in epidemiological studies. *Am J Clin Nutr*. 1982;36:936-942.
89. Wolf AM, Hunter DJ, Colditz GA, et al. Reproducibility and validity of a selfadministered physical activity

questionnaire. *Int J Epidemiol.* 1994;23:991-999.
90. Godin G, Shephard RJ. A simple method to assess exercise behavior in the community. *Can J Appl Sport Sci.* 1985;10:141-146.
91. Shephard RJ. Limits to the measurement of habitual physical activity by questionnaires. *Br J Sports Med.* 2003;37:197-206.
92. Jacobs DR Jr, Ainsworth BE, Hartman TJ, Leon AS. A simultaneous evaluation of 10 commonly used physical activity questionnaires. *Med Sci Sports Exerc.* 1993;25:81-91.
93. Ainsworth BE, Jacobs DR Jr, Leon AS, Richardson MT, Montoye HJ. Assessment of the accuracy of physical activity questionnaire occupational data. *J Occup Med.* 1993;35:1017-1027.
94. Wareham NJ, Jakes RW, Rennie KL, Mitchell J, Hennings S, Day NE. Validity and repeatability of the EPIC-Norfolk Physical Activity Questionnaire. *Int J Epidemiol.* 2002;31:168-174.
95. Sallis JF, Saelens BE. Assessment of physical activity by self-report: status, limitations, and future directions. *Res Q Exerc Sport.* 2000;7(2 Suppl):S1-S14.
96. Martinez-Gonzalez MA, Lopez-Fontana C, Varo JJ, Sanchez-Villegas A, Martinez JA. Validation of the Spanish version of the physical activity questionnaire used in the Nurses' Health Study and the Health Professionals' Follow-up Study. *Public Health Nutr.* 2005;8:920-927.
97. Philippaerts RM, Westerterp KR, Lefevre J. Doubly labeled water validation of three physical activity questionnaires. *Int J Sports Med.* 1999;20:284-289.
98. Richardson MT, Ainsworth BE, Wu HC, Jacobs DR Jr, Leon AS. Ability of the Atherosclerosis Risk in Communities (ARIC)/Baecke Questionnaire to assess leisure-time physical activity. *Int J Epidemiol.* 1995;24:685-693.
99. Matthews CE, Shu XO, Yang G, et al. Reproducibility and validity of the Shanghai Women's Health Study physical activity questionnaire. *Am J Epidemiol.* 2003;158:1114-1122.
100. Rennie KL, Wareham NJ. The validation of physical activity instruments for measuring energy expenditure: problems and pitfalls. *Public Health Nutr.* 1998;1:265-271.
101. Norman A, Bellocco R, Bergstrom A, Wolk A. Validity and reproducibility of self-reported total physical activity—differences by relative weight. *Int J Obes Relat Metab Disord.* 2001;25:682-688.
102. Schmidt MD, Freedson PS, Chasan-Taber L. Estimating physical activity using the CSA accelerometer and a physical activity log. *Med Sci Sports Exerc.* 2003;35:1605-1611.
103. Matthews CE, Hebert JR, Freedson PS, et al. Sources of variance in daily physical activity levels in the seasonal variation of blood cholesterol study. *Am J Epidemiol.* 2001;153:987-995.
104. Franks PW, Ekelund U, Brage S, Wong MY, Wareham NJ. Does the association of habitual physical activity with the metabolic syndrome differ by level of cardiorespiratory fitness? *Diabetes Care.* 2004;27:1187-1193.
105. Ekelund U, Brage S, Franks PW, et al. Physical activity energy expenditure predicts changes in body composition in middle-aged healthy whites: effect modification by age. *Am J Clin Nutr.* 2005;81:964-969.
106. Fung TT, Hu FB, Yu J, et al. Leisure-time physical activity, television watching, and plasma biomarkers of obesity and cardiovascular disease risk. *Am J Epidemiol.* 2000;152:1171-1178.
107. Rosner B, Willett WC, Spiegelman D. Correction of logistic regression relative risk estimates and confidence intervals for systematic within-person measurement error. *Stat Med.* 1989;8:1051-1069.
108. Tanasescu M, Leitzmann MF, Rimm EB, Willett WC, Stampfer MJ, Hu FB. Exercise type and intensity in relation to coronary heart disease in men. *JAMA.* 2002;288:1994-2000.
109. Koh-Banerjee P, Chu NF, Spiegelman D, et al. Prospective study of the association of changes in dietary intake, physical activity, alcohol consumption, and smoking with 9-y gain in waist circumference among 16 587 US men. *Am J Clin Nutr.* 2003;78:719-727.

第Ⅱ部
肥満の影響に関する疫学研究

第8章 肥満がもたらす代謝の病態

Frank B. Hu

　肥満はインスリン抵抗性，高血圧，高血糖，高中性脂肪血症やHDLコレステロール（high-density lipoprotein cholesterol：高比重リポタンパクコレステロール）の低下など，併せてメタボリックシンドローム[1)]と呼ばれる多くの代謝障害をひき起こす元凶である。体重過多はこれら代謝異常の確立した危険因子である一方，体脂肪の分布の違い自体も代謝に影響するという証拠が山積している。加えて，肥満が代謝性疾患，特に2型糖尿病の発生に及ぼす影響が人種によって違うことを示唆する証拠も増えている。これ以外の分野でも，メタボリックシンドロームの合併症，すなわち"旅路の伴"である，胆石，痛風，多嚢胞性卵巣症候群（polycystic ovary syndrome；PCOS），慢性腎臓病（chronic kidney disease；CKD），睡眠時無呼吸に対する影響への関心が高まってきている。

　本章では，肥満とメタボリックシンドロームの個々の構成要因との関連性や，その基礎となっている生物学的機序，例えば，インスリン抵抗性，全身的炎症，血管内皮機能不全について概観する。次いで，脂肪分布の変化，全身の脂肪蓄積と腹部肥満の役割比較，脂肪太り度（fatness）と身体適応度（fitness）の相対的重要性などの糖尿病発病のリスクに関する最近の疫学的研究について論じる。また，メタボリックシンドロームの"旅路の伴"に関係した疫学の論文も簡潔に検証する。図8-1は，全身の脂肪蓄積と中心性肥満が代謝性疾患やそれに関連した身体の異常をもたらす際の生物学的経路を示している。

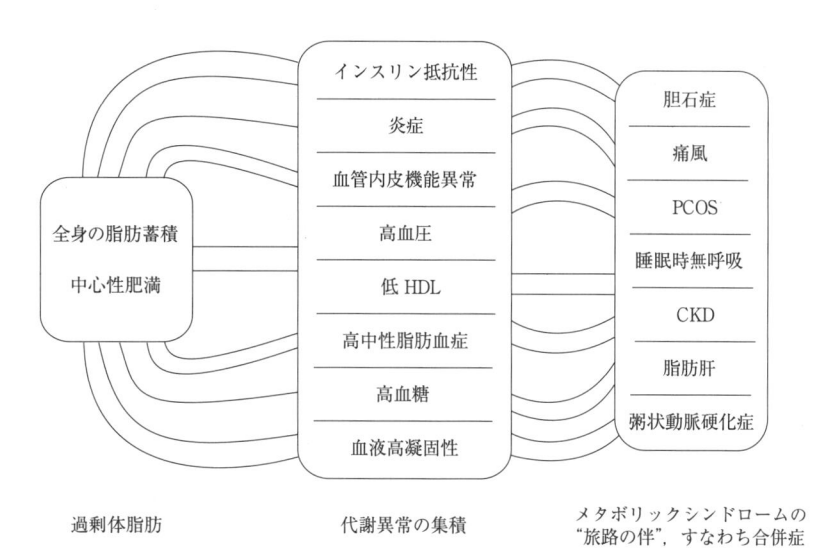

図8-1　全身の脂肪蓄積と中心性肥満が代謝性疾患ならびに関連する異常に影響を与える経路。PCOS: polycystic ovary syndrome（多嚢胞性卵巣症候群），CKD: chronic kidney disease（慢性腎臓病）

1 メタボリックシンドロームを定義づける

Gerald Reaven は 1988 年の Banting 賞受賞講演[2]で，肥満，高インスリン血症，耐糖能障害と脂質異常症の間の密接な相互関係を表すのに"シンドローム X"という言葉を用いた。1989 年に Kaplan[3]は上半身肥満，高中性脂肪血症，耐糖能低下と高血圧の集積を表すのに"死の四重奏（deadly quartet)"という言葉を用いた。1998 年に世界保健機構（World Health Organization; WHO）は"メタボリックシンドローム（metabolic syndrome; 代謝症候群)"という言葉を新たに作り，その定義をインスリン抵抗性と糖制御障害の両者，またはいずれかが次の状態のうちの少なくとも 2 つを伴う場合とした。それらの状態とは，脂質異常症（中性脂肪の高値，又は HDL の低値），血圧高値，肥満（ウェストヒップ比 waist-to-hip ratio; WHR 高値，または体格指数 body mass index; BMI 高値），微量アルブミン尿（microalbuminuria)[4]である。2001 年には，成人における高コレステロール血症の検知・評価・治療に関する専門部会報告（Expert Panel on Detection, Evaluation, and Treatment of High Blood Cholesterol in Adults）の第 3 次報告書（Adult Treatment Panel III; ATP III［または NCEP（National Cholesterol Education Program)-ATP III と略称される])[5]が，メタボリックシンドロームを以下の項目の中の 3 個以上の共存と定義した（表 8-1）。すなわち，腹部肥満（腹囲 waist circumference＞102 cm（男性），＞88 cm（女性)），高中性脂肪血症（≧150 mg/dL，または 1.69 mmol/L），HDL コレステロール低値（＜40 mg/dL または 1.04 mmol/L（男性），＜50 mg/dL または 1.29 mmol/L（女性)），血圧高値（≧130/85 mmHg），空腹時血糖高値（≧110 mg/dL または 6.1 mmol/L）である。Ford ら[6]は米国国民健康栄養調査（National Health and Nutrition Examination Survey; NHANES）III のデータを用いて，米国成人のおおよそ 4 人に 1 人（すなわち 4,700 万人）がメタボリックシンドロームに罹っていると概算した。

表 8-1 WHO，ATP III，IDF それぞれの定義におけるメタボリックシンドロームの診断基準

WHO 1999 年	ATP III 2001 年	IDF 2005 年
糖尿病または耐糖能低下またはインスリン抵抗性[*1] 加えて以下の 2 個以上の項目 1. 肥満：BMI＞30 kg/m²，または WHR＞0.9（男性），または 0.85（女性） 2. 脂質異常症：中性脂肪 ≧150 mg/dL（1.7 mmol/L），または HDL コレステロール＜35 mg/dL（0.9 mmol/L）（男性），＜39 mg/dL（1.0 mmol/L）（女性） 3. 高血圧：血圧 ≧140/90 mmHg，または服薬中 4. 微量アルブミン尿症：尿中アルブミン排泄 ≧20 μg/分，またはアルブミン/クレアチニン比 ≧30 mg/g	以下の 3 項目以上 1. 中心性肥満：ウェスト周囲長＞102 cm（男性），＞88 cm（女性） 2. 高中性脂肪血症 中性脂肪 ≧150 mg/dL（1.7 mmol/L） 3. 低 HDL コレステロール HDL コレステロール＜40 mg/dL（1.03 mmol/L）（男性），＜50 mg/dL（1.29 mmol/L）（女性） 4. 高血圧：血圧 ≧130/85 mmHg，または服薬中 5. 空腹時血糖値（血漿中）≧110 mg/dL（6.1 mmol/L）	中心性肥満 腹囲[*2]（人種ごとに基準が異なる） 加えて以下のどれか 2 項目 1. 中性脂肪高値：≧150 mg/dL（1.7 mmol/L），またはその治療中 2. HDL コレステロール低値＜40 mg/dL（1.03 mmol/L）男性，50 mg/dL（1.29 mmol/L）女性，またはその治療中 3. 血圧高値：収縮期 ≧130 mmHg，または拡張期 ≧85 mmHg，または過去に診断された高血圧の治療中 4. 空腹時高血糖（血漿中）[*3]：血糖値（血漿中）≧100 mg/dL（5.6 mmol/L），または過去に 2 型糖尿病との診断あり。5.6 mmol/L または 100 mg/dL 以上の場合 OGTT が強く勧められるがシンドロームの有無を決めるためには不必要

[*1] 非糖尿病集団における空腹時インスリンレベルの 4 分位の最上位値と定義
[*2] BMI が 30 kg/m² を越す場合は中心性肥満ありとみなされ，腹囲を測る必要はない
[*3] 診療においては IGT（impaired glucose tolerance: 耐糖能障害）も受け入れ可能であるが，この診断基準を評価するためにメタボリックシンドロームの有病率を報告するに際しては空腹時血糖値（血漿中）と糖尿病自体の既往歴のみを用いるべきである。食後 2 時間の血糖値も含めた有病率は補助的所見として付け加えることができる
［WHO: 世界保健機構，ATP III: 成人における高コレステロール血症の検知・評価・治療に関する専門部会報告 III，IDF: 国際糖尿病連盟，OGTT: oral gulcose tolerance test（経口糖負荷試験)］

2005年に国際糖尿病連盟(International Diabetes Federation; IDF)がメタボリックシンドロームに別の定義[7]，すなわち，「中心性肥満に加え，高血圧，高中性脂肪血症，HDLコレステロール低値，空腹時血糖障害の中のどれか2つがあること」，を提案した．IDFの定義には中心性肥満を決める腹囲に性別と人種別の判別値(cutpoint)が示されているが，この判別値の正当性には議論の余地がある．

メタボリックシンドロームについてのさまざまな記述は少しずつ異なるが，それらはすべて種々の代謝性疾患と中心性肥満の集積という点で類似している．最も注意すべきは，すべての定義が，肥満，高血圧，高コレステロールとインスリン抵抗性の同時出現は偶然ではなく，むしろ共通の基礎的プロセスによって生じたと結論づけた点である[8]．しかし，いまだにメタボリックシンドロームの定義は競合しており，活発な討論がなされている．具体的な問題点は，症候群(シンドローム)として分類することの妥当性，診断基準，個々の要因の適切な判別値や，複数の危険因子が集積する現象のもとに横たわる原因である．その他の論争点は，予測される循環器系疾患(心血管疾患 cardiovascular disease; CVD)の発生率や死亡率が個々の要因の単なる足し算に比べてどの程度増えるのかとか，シンドロームと診断することが従来の扱い方に比べて治療成績を改善するのかといったことである[9-11]．これらの問題はすぐには答えが出ないが，その解決の難しさにもかかわらず，前向きの疫学研究は一致して，メタボリックシンドロームの発現は診断基準の違いによらず，将来のCVD発病のリスクを強く予測することを見出した[12,13]．以下の項では，メタボリックシンドローム発現における脂肪組織由来サイトカインの病因論的役割を論じ，さまざまな代謝性疾患と体脂肪の量や分布との間の関連性を検討する．

2 内分泌器官としての脂肪組織

「メタボリックシンドローム」という概念は，肥満と複数の代謝性疾患が集積する現象の生物学的基盤を研究する上で有用な理論的枠組みとなっており，インスリン抵抗性はしばしば肥満と代謝性危険因子を結ぶ共通の継ぎ手と考えられている[2]．しかし，最近では，脂肪細胞分泌性のサイトカインによってひき起こされる慢性炎症が，インスリン抵抗性やメタボリックシンドロームの発生において基本となる病態生理かもしれないと認識されるようになった．このため，メタボリックシンドロームは"炎症性症候群"とも呼ばれる[14]．

過剰な脂肪蓄積，とりわけ腹部肥満は最近のメタボリックシンドロームの蔓延を背後から押し上げている第一の駆動力と認識されている．肥満とメタボリックシンドロームの個々の要因の発生率の増加を結ぶ機序は完全には理解されていないが，脂肪組織から分泌される特殊なホルモン，サイトカインや遊離脂肪酸(free fatty acid; FFA)が決定的な役割を担っていることを示唆する証拠がある．脂肪組織と他のインスリン標的組織(例えば，骨格筋や肝臓)の間の"おしゃべり(crosstalk)"の解明によって，肥満とインスリン抵抗性の間の連関の理解が大きく前進した[15,16]．このような"おしゃべり"の内容は脂肪細胞から分泌されるレプチン(leptin)，腫瘍壊死因子α (tumor necrosis factor-α; TNF-α)，インターロイキン-6 (interleukin-6; IL-6)，レジスチン(resistin)，アディポネクチン(adiponectin)などの分子によって伝えられる[17] (図8-2)．これらのサイトカインすなわちアディポカイン(adipokine)は，協調して作用することによりエネルギー代謝とインスリン抵抗性に決定的な役割を果たす[16]．疫学研究は一貫して，全身性および中心性の脂肪

```
           肥満
            ↓
          脂肪細胞
```

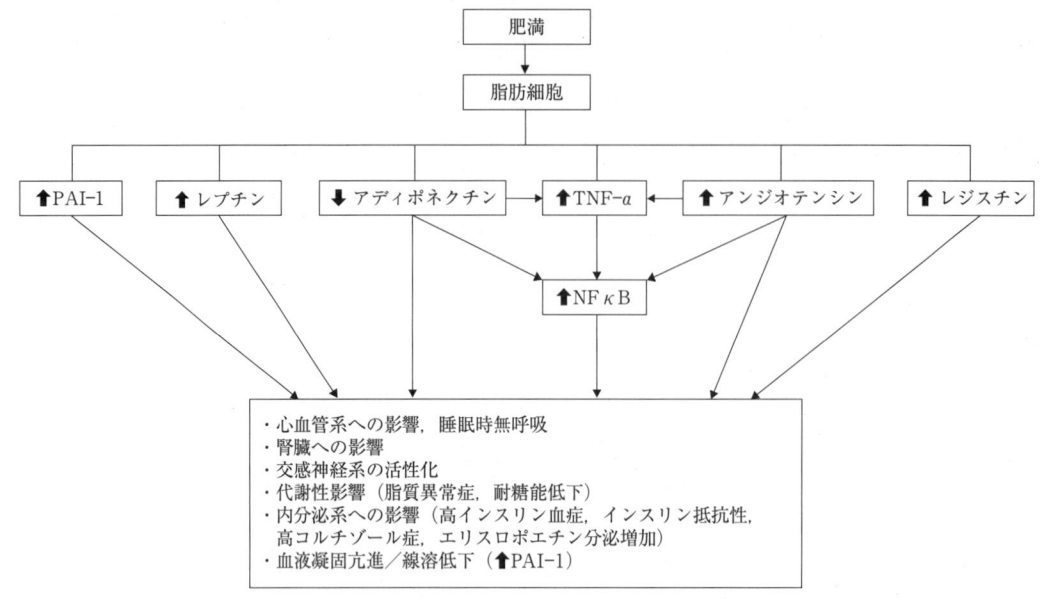

```
↑PAI-1   ↑レプチン   ↓アディポネクチン   ↑TNF-α   ↑アンジオテンシン   ↑レジスチン
                              ↓         ↓         ↓
                              ↑NFκB
```

- 心血管系への影響，睡眠時無呼吸
- 腎臓への影響
- 交感神経系の活性化
- 代謝性影響（脂質異常症，耐糖能低下）
- 内分泌系への影響（高インスリン血症，インスリン抵抗性，高コルチゾール症，エリスロポエチン分泌増加）
- 血液凝固亢進／線溶低下（↑PAI-1）

図 8-2　肥満関連性臓器異常と代謝異常への脂肪組織ホルモンまたはタンパク質の影響。アンジオテンシンとアディポネクチンは NFκB 経路を介してか，または他の直接的経路を介して作用する。↑：肥満で増加，↓：肥満で低下，NFκB：nuclear factor-kappa B（核内因子カッパー B），PAI-1：プラスミノーゲン活性化抑制因子。文献 17 より引用改変

蓄積がレプチン，TNF-α，IL-6 の血漿濃度の上昇と正の相関をなすことを示している。肥満，インスリン抵抗性，2 型糖尿病をもった被験者は血漿中のアディポネクチン濃度が低い[18]。それに比べレジスチンと肥満，インスリン抵抗性との関連性はそれほど明らかではない[19]。最近では，脂肪細胞から分泌される別のタンパクの一種，レチノール結合タンパク（retinol-binding protein 4; RBP 4）がインスリン抵抗性や 2 型糖尿病と関連していることを示すデータがある[20]。

肝臓や，安静時の骨格筋を含めていくつかの組織での主要な酸化燃料である FFA も，インスリン抵抗性に重要な，ある役割をもっている[21,22]。体脂肪が過剰の場合，脂肪酸は脂肪組織から非脂肪組織へと溢れて，末梢でのインスリン抵抗性と糖代謝異常の原因となる[15,16,21]。

3　肥満と全身性炎症

脂肪組織は催炎症性サイトカインの主要な分泌器官であるので，肥満は低レベルの炎症状態であると考えられる。肥満と炎症との関係は，部分的に，急性期の全身性炎症の鋭敏なマーカーである C- 反応性タンパク（C-reactive protein; CRP）の血漿中濃度と肥満との密接な関連性に反映される。いくつかの研究が，血清中の高感度 CRP（high-sensitivity CRP; hsCRP）の増加はメタボリックシンドローム[23]と 2 型糖尿病[24-26]の発生の重要な予測因子であることを示している。多くの前向きコホート研究において，因果関係については議論の余地はあるものの，hsCRP は冠動脈疾患と関連すると報告されている[27]。

肥満と CRP との関連性は確立している。NHANES III での男女 16,616 人のデータの分析において，Visser ら[28]は肥満と hsCRP との間に，特に女性において強い関連性があることを見出した。交絡の可能性のある要因で調整した後，肥満女性が CRP 上昇（1 mg/dL）を来たすオッズ比（odds ratio; OR）は 6.21（95％信頼区間：4.94-7.81）であり，肥満男性では 2.13（95％信頼区間：

1.56-2.91) であった.

　一般に,BMI と腹囲(またはウェストヒップ比 WHR)は hsCRP 濃度に対して互いによく似た相関関係をもっている(相関係数は男性で 0.2-0.4,女性で 0.3-0.5)[29]。日本人の研究では,Saijo ら[30] は CT で測定した腹腔内脂肪の蓄積が hsCRP に対して全脂肪または皮下脂肪より強い相関関係をもつことを見出した。これに対し,Lemieux ら[31] は,hsCRP 濃度は第 4 ないし第 5 腰椎レベルにおいて,CT スキャンで測定した腹腔内脂肪組織(visceral adipose tissue; VAT)との間の相関($r = 0.28$)に比べ,体脂肪量($r = 0.41$)や腹囲($r = 0.37$)との間により強い相関関係をもつことを報告した。

4　肥満とインスリン抵抗性

　インスリン抵抗性(insulin resistance)は,骨格筋や肝臓に代表されるインスリン感受性組織においてインスリン介在性のグルコース取り込みが減少していることを指す[32]。特に肥満者では,インスリン抵抗性はよく認められ,腹部中央での脂肪量と密接に関連している。したがって,しばしばインスリン抵抗性は,肥満に関連した複数の代謝性疾患が蓄積する際の基礎になる共通の機序[33] であるとともにメタボリックシンドロームの病態生理学上の典型的欠陥[34] と考えられている。しかし,インスリン抵抗性をもつ人がすべてメタボリックシンドロームの診断基準に該当するわけではなく,さらに最近ではインスリン抵抗性とメタボリックシンドロームはそれぞれ粥状動脈硬化症に対する独立した予測因子であることを示唆する証拠がある[35]。

　インスリン抵抗性やメタボリックシンドロームと密接に関連している VAT[36] は主に腸間膜と大網の脂肪塊からなり,CT スキャンや MRI といった画像診断法で精密に測りうる(第 5 章参照)。VAT は体全体の脂肪量の比較的小部分,すなわち,約 10% を占めるに過ぎず,全腹部脂肪量に対しても 25-50% 程度である。したがって腹部脂肪の多くは皮下脂肪である[37]。それにもかかわらず,多くの研究者は,VAT は皮下脂肪組織(subcutaneous adipose tissue; SAT)に比べて脂肪の分解が早く,かつ門脈系循環に近接していることから,インスリン抵抗性への主要な貢献者であると信じている。Lebovitz と Banerji[38] は VAT の量とインスリン抵抗性との間の因果関係を支持するいくつかの系統的証拠を例示している。

　それらの証拠の第一は,一致してはいないが,さまざまな人口集団において,VAT がインスリン抵抗性に対し全脂肪量または皮下脂肪量よりも強く関連していることを示唆するものである[39,40]。第二に,Lemieux ら[41] が 7 年間追跡した女性のコホートにおいて,全脂肪量の増加ではなく VAT の増加が耐糖能とインスリン分泌の変化を予測することを発見した。第三に,Klein と共同研究者らは,腹部皮下脂肪組織の吸引除去が肥満者のインスリン作用や心血管危険因子の明らかな改善にはつながらないことを報告した[42]。最後に PPAR(peroxisome proliferator-activated receptor)の拮抗物質(例えば,ピオグリタゾンやロシグリタゾン)による治療は,脂肪の分布を腹腔内から皮下脂肪貯蔵庫へと移し,この脂肪移動が肝臓や末梢組織のインスリン感受性の改善と関係したという報告がある[43]。

　これとは逆に,VAT とインスリン抵抗性の間の因果関係に議論をさしはさむ証拠がいくつかある。Miles と Jensen[37] は,SAT の量で腹部脂肪の個人間変動のほとんどが説明され,他方 VAT の相対量はやせた人と肥満の人の間でほぼ等しいことに気付いた。加えていくつかの研究が,

SAT, VAT, インスリン抵抗性の間の相関関係が同様であることを示した[44]。さらに, Goodpaster ら[44]は, VATから分泌されるFFAは腹腔内脂肪量と相関したが, VATの脂肪分解に由来するFFA量の占める割合は, SAT由来のFFAの占める割合に比べてきわめて少ないことをみつけた。すなわち, VAT由来のFFAは, やせた人では門脈中のFFAの5-10%を占めるのみであり, 肥満者でもその割合は20-25%である。

MartinとJensen[45]は, 例えば, 男女とも肥満者においては上半身の非腹腔内性の脂肪分解は全身のFFAの需要に最も貢献することを報告した。Kelleyら[46]は, 腹部のSATをさらに深層と表層部分に分けた場合, 深層のSATとVATは正常血糖保持テスト (euglycemic clamp) によって測定されたインスリン刺激下血糖利用量とほぼ等しい相関 ($r \approx -0.60$) を示したことを報告した。逆に, 表層SATとインスリン感受性の間には有意な関連はなかった。

以上をまとめると, 現時点での証拠は, VATとSATはいずれもインスリン抵抗性に関与していることを示唆している。理論上, VATはインスリン抵抗性の発現にSATより密接に関わると考えられるが, 両者のいずれが重要かを示すデータは相反する結果となっている。疫学研究で腹部あるいは上半身肥満の尺度として使われている腹囲は, SATとVAT両者の影響を反映している。したがって, 実際上はこれら2つの脂肪蓄積部位を区別することは容易ではなく, 本質的ではないようである。

5 肥満と血管内皮機能障害

血管内皮は伝統的に, 血流と組織の間にあって半透過性の壁として作用する細胞群の静止した単一層と考えられていた[47]。今では, 血管内皮は細胞の接着と移動, 血栓形成, 線維素溶解において重要な役割を演ずる活発で動的な組織であることは明白である。催炎症性の刺激は, 血管内皮を活性化し, 細胞間接着分子-1 (intercellular adhesion molecule-1; ICAM-1), 血管細胞接着分子-1 (vascular cell adhesion molecule; VCAM-1), やe-セレクチン (e-selectin), p-セレクチン (p-selectin) といった可溶性接着分子の産生や遺伝子発現を増強させることができる[48]。いくつかの前向き研究において, ICAM-1とe-セレクチンの上昇はCVD[49]や2型糖尿病[50]の将来の発現の重要な予測因子であった。加えて, 瀰漫性の内皮機能障害の標識である微量アルブミン尿は2型糖尿病やCVDと関連している[51]。これらの結果は, 血管内皮機能障害が肥満に関連する多くの代謝性疾患の共通の前駆状態であることを示唆する。

全身性の脂肪蓄積や脂肪の分布様式と血管内皮機能の関係を検討した疫学研究がいくつかある。Wexlerら[52]は, 健康な女性のコホートにおいて, 血漿中のe-セレクチン濃度はBMIと腹囲との間によく似た相関 ($r \approx 0.3$) をとることを見出した。接着分子は中心性脂肪蓄積があるにもかかわらず低BMIの女性において有意に増加しており, 血管内皮機能障害のマーカーが体中心部の脂肪, インスリン抵抗性, そしてそれらに付随する糖尿病の間の仲介要因として大きく関わっているようである。

上腕動脈の血流依存性拡張 (flow-mediated dilation; FMD) は, ヒトにおける内皮性血管拡張機能の直接的な尺度である。FMDの低下で表される内皮機能障害は炎症, 代謝性疾患, 心血管疾患の発病と互いに関連している[53]。フラミンガム心臓研究 (Framingham Heart Study) において, BMIはFMD低下の独立した予測因子であった[54]。加えてBrookら[55]は, 高いWHRに反映され

る腹部肥満はFMDによって評価される上腕動脈の内皮機能の重要な予測因子であることをみつけた。同様にArcaroら[56]は，体脂肪分布がBMIとは独立して血管機能障害の程度との間に有意な相関を示すことを報告した。これらのデータは，内皮の機能障害が肥満をメタボリックシンドロームやCVDに結びつけるための共通の細胞性機序である可能性を示している。したがって，血管内皮機能障害は過剰な脂肪蓄積，軽度の炎症状態およびメタボリックシンドロームの糖尿病発病への影響を統合する要因と考えることができる。

6 肥満と高血圧

　肥満と高血圧の関係もすでに確立している。発展途上国のやせた人々の中でさえ，肉付きがよいと実際に血圧が高く，高血圧者の割合も高い[57,58]。いくつかの集団では，過体重と肥満は高血圧の最も重要な変容可能な危険因子であり，リスク全体の66％以上を占めている[59]。看護師健康研究（Nurses' Health Study；NHS）における多変量解析では，18歳時と中年におけるBMI値はいずれも高血圧と有意に関係した[60]。18歳以降の長期にわたる体重減少と高血圧発病リスク減少との間には有意な関連性がある一方，18歳以降の体重増加はその発病リスクを上げた。多変量解析から得られた相対危険度（relative risk；RR）は，5.0-9.9 kgの体重減少で0.85，10 kg以上の減少で0.74，5.0-9.9 kgの体重増加で1.74，25 kg以上の増加で5.21であった。この関連性は現時点でのBMIを調整しても有意であり，現在のBMIと体重変化の既往の両者が，それぞれ高血圧に対する独立した予測因子であることを示唆している。Mooreら[61]はフラミンガム研究（Framingham Study）での38年の追跡期間で，軽度の体重減少が続いた場合には，高血圧発病の危険度を22-26％減少させることを報告した。

　腹囲あるいはWHRが，BMIとは独立に高血圧の発病リスクを有意に予測することを示唆する研究がいくつかある[62-64]。日系アメリカ人のコホートにおいて，CTで測定された腹腔内脂肪量はBMIや腹囲より優れた高血圧発病の予測因子であった[65]。皮下脂肪と高血圧の間には有意な関連性はなかった。

　肥満と高血圧との関連性を説明するために多くの機序が提唱されている。過体重と肥満は，尿細管再吸収とナトリウム停滞へと導くような腎臓の構造変化をひき起こすことが知られている[66,67]。上昇した動脈圧はさらにネフロン機能を障害し，新たに肥満，高血圧，腎障害の悪循環を作る[67]。これらの理由により，肥満とメタボリックシンドロームは通常微量アルブミン尿と慢性腎臓病（chronic kidney disease；CKD）に関連している[68,69]。別の機序として，肥満者では交感神経系（sympathetic nervous system；SNS）の活性が上昇していることが関連する。体重をいったん減らして再び増やした人では，減らした体重を維持した人に比べて血漿ノルエピネフリン濃度が有意に高かった[70]。SNS活性の賦活は血漿インスリン濃度とインスリン抵抗性の増加，FFAとアンジオテンシンIIとレプチン濃度の上昇，圧反射の感度の低下と結びついている[67]。

　高インスリン血症と高血圧の関係は大きな注目を浴びている。40年以上前，Welbornら[71]は，糖尿病のない本態性高血圧患者は正常血圧者に比べて血漿インスリン濃度が有意に高いことを観察した。それ以来，この正の関連性を確認した縦断研究はいくつもあるが，結果がすべて一致しているわけではない[72]。高インスリン血症とそれに伴う高血圧との関連性はBMIを調整すると消失し，両者の関連には脂肪蓄積が交絡している可能性を示唆した研究もいくつかある[73]。

過去十年間，脂肪組織を内分泌器官として位置づける考え方は，肥満と高血圧の関連性を説明する上で新しい枠組みを提供した．すでに考察したように，脂肪組織は催炎症性または抗炎症性という特性をもった多くの種類のサイトカイン［アディポカイン］を分泌する．アディポカインのいくつかは血圧の調節に直接的・間接的な影響をもっている．例えば，脂肪細胞から分泌されるアンジオテンシノゲン（angiotensinogen；AGT）は血管作動性アンジオテンシンIIの前駆物質であるが，アンジオテンシンIIは血圧の調節で重要な役割を演ずるレニン—アンジオテンシン系（renin angiotensin system；RAS）の一分子である[74,75]．加えて，CRP濃度が高いほど高血圧を発病するリスクが高い[76]．

レプチンは主としてSATに発現し分泌される[77]．SNSの活性化におけるレプチンの役割は動物実験において幅広く研究されている[67]．しかし，ヒトで血漿レプチン濃度がBMIと独立して高血圧の発病を有意に予測するという証拠はほとんどない．すでに考察したように，インスリン感受性の改善と関連する血漿アディポネクチンレベルは肥満者では低下している．アディポネクチンレベルを上昇させるPPAR-γ作動薬のチアゾリジンディオン（thiazolidinedione；TZD）は血圧の軽度低下を来たす[78,79]．アディポネクチンレベルと血圧との間に因果関係があるか否かは不明である．

7 肥満と血中脂質異常症

血中脂質異常症（dyslipidemia）は肥満と関連した最も一般的な代謝性疾患のひとつである．多くの研究において体のサイズや脂肪蓄積の指標——例えば，BMI，WHR，肩甲骨下皮下脂肪厚，体脂肪割合——は高中性脂肪（TG）血症，高コレステロール血症，低HDLコレステロール血症と強く関連している．低HDLコレステロール，高TGと小型高密度LDLは，メタボリックシンドロームに関連した脂質異常症の最もよく認められる特徴である[80,81]．

過体重と脂質異常症とのつながりは複雑で，よく解明されているわけではない．しかし，インスリン抵抗性が基盤となる機序であることを示唆する証拠がある[80]．正常の生理的状態では，インスリンは脂肪組織からの脂肪酸の放出と超低比重リポタンパク（very-low-density lipoprotein；VLDL）の産生を抑制する．逆に，インスリン抵抗性はこの抑制効果を減弱させる．したがって，肥満者では，血液から肝臓へのFFAの流れの増加が肝臓でのTG生合成とTGを含むVLDLの過剰産生を促進し，さらに肝臓でのApoBの産生を増加させる．結果的に，メタボリックシンドロームにおける高中性脂肪血症は中性脂肪の産生の増加と除去の低下の両者から起きる．過体重の人では，インスリン抵抗性の最良の生体マーカーのひとつは高TG血症か，またはTG対HDLコレステロール比の高値と思われる[82]．

メタボリックシンドロームにおいて，低HDLコレステロールは高TGの直接的結果と考えられている．TGに富んだリポタンパク（TG-rich-lipoprotein: TGリッチリポタンパク）が血中に大量かつ長時間にわたって滞留すると，HDL中のエステル化コレステロールとTGリッチリポタンパク中のTGの交換が増加する[80]．通常のHDLに比べてTGに富みコレステロールが少なくなったHDLは異化速度が速いので，循環血液中からのHDL除去が促進される．加えて高TG血症はHDLの主なタンパク質であるApoAの除去を促すので，大型で浮揚性のLDLからApoBに富んだ小型高密度LDLへの移行を生じる．小型高密度LDLはインスリン抵抗性およびメタボリックシンドロームとしばしば関連することが報告されている[83]．

8　肥満と血栓形成因子

血漿中の血栓形成因子（thrombogenic factor. 例えば，フィブリノゲン，第 VII 因子，プラスミノゲン活性化抑制因子 -1plasminogen activator inhibitor-1; PAI-1）はメタボリックシンドローム患者では上昇しており，心血管疾患罹患の危険度増加に寄与しているようである[84]。Ditschuneit ら[85]は，フィブリノゲンと BMI，腹囲，WHR との間に相関があることと，体重減少がフィブリノゲンレベルをかなり低下させることを見出した。Avellone ら[86]は，女性において PAI-1 濃度が VAT や上半身の脂肪分布と正方向に関連することを報告した。

Ferguson ら[87]は，幼少年期においてさえ，脂肪蓄積がフィブリノゲンや PAI-1 の増加のような好ましくない恒常性の乱れと関連していることを明らかにした。空腹時インスリンレベルとフィブリノゲンおよび PAI-1 のレベルとの強い相関関係もみつけられている。心血管系健康研究（Cardiovascular Health Study）では，第 VII 因子濃度と肥満，脂質異常症，空腹時インスリン濃度といった心血管系危険因子との間の強い相関関係が報告された[88]。フラミンガム次世代研究（Framingham Offspring Study）においては，高インスリン血症と PAI-1 レベルと組織型プラスミノゲン活性化因子（tissue-plasminogen activator; t-PA）との間に有意な関連性が認められた[89]。

9　肥満と 2 型糖尿病

過体重と肥満は，2 型糖尿病に対するすべての生活習慣危険因子の中で最も重要である。NHS において[90]，23 kg/m² 未満を基準とした相対危険度（RR）は BMI が 30.0-34.9 kg/m² の場合 20.1 倍，35 kg/m² 以上では 38.8 倍であった。正常範囲内（23-24.9 kg/m²）であっても，BMI はかなり高い危険度（RR, 2.67; 95％信頼区間：2.13-3.34）で 2 型糖尿病と関連していた。このコホートでは，61％（95％信頼区間：58-64％）の糖尿病症例が過体重ないし肥満（25 kg/m² 以上として一括）によるものと結論することができた。腹囲または WHR で判定された腹部肥満は，BMI と独立に糖尿病の発生を予測した[91]。BMI とその他の潜在的交絡因子を調整後，WHR の 10 パーセンタイル値（WHR = 0.70）に対する 90 パーセンタイル値（0.86）の RR は 3.1（95％信頼区間：2.3-4.1）であった。他方，腹囲の 10 パーセンタイル値（26.2 インチまたは 67 cm）に対する 90 パーセンタイル値（36.2 インチまたは 92 cm）の RR は 5.1（95％信頼区間：2.9-8.9）であった。

成人での体重増加は，たとえ軽度（例えば 10 kg 以下）であっても，糖尿病発病の危険度を高めている。前述の NHS[92]では，体重が変化しなかった人（18 歳時と 1976 年の調査開始時との間の体重の増加または減少が 5 kg 以下）に比べ，糖尿病発病の RR は体重増加が 5.0-7.9 kg の女性で 1.9 倍（95％信頼区間：1.5-2.3），体重増加が 8.0-10.9 kg の人で 2.7 倍（95％信頼区間：2.1-3.3），体重増加が 20.0 kg 以上の人では 12.3 倍（95％信頼区間：10.9-13.8）であった。逆に，5.0 kg 以上体重が減少した女性では発病危険度が 50％以上低下した。

最近，著者らは医療専門職追跡研究（Health Professionals' Follow-up Study; HPFS）[93]の対象者である 27,270 人の男性において，2 型糖尿病を予測する上での正確性を BMI，腹囲，WHR の間で比較した。これらの指標全てについて，10 分位群中の第 2 群ですでに有意であった糖尿病発病リスクは第 9 群と第 10 群の間でさらに劇的に増加した。腹囲の高値（10 分位群中の第 10 群）は 2 型糖尿病の強力な危険因子であり（RR, 20.4; 95％ 信頼区間：12.3-33.8），WHR（RR, 8.7; 95％ 信頼区間：

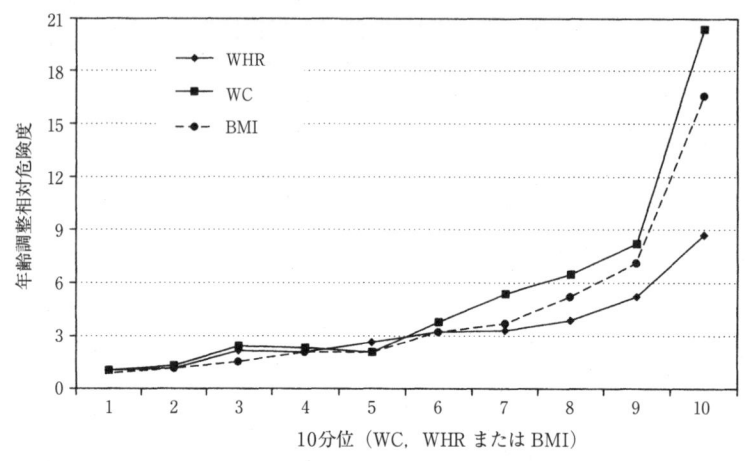

図 8-3 出発時点での腹囲（WC），ウェストヒップ比（WHR），体格指数（BMI）の10分位での2型糖尿病に対する年齢調整相対危険度．文献93より許可を得て転載

5.8-13.0）やBMI（RR, 16.5; 95%信頼区間：10.4-26.3）よりも強かった（図8-3）．これら3つの指標を同時に扱った解析によると，BMIと腹囲は糖尿病に対する独立した予測因子であった．

Koh-Banerjeeら[94]は，HPFSコホート参加者において体重の変化および体脂肪分布の変化（1986-1996年）と，その後の（1996-2000年）糖尿病発病リスクの間の関係を調べた．体重増加は発病リスクと直線関係を示し，体重が1 kg増加するごとにリスクが約7%増加した．このコホートでは体重と腹囲の変化分同士の相関係数は0.51であり，出発点でのBMIと腹囲との相関係数0.77より低かった．このことは体重の変化だけでは，筋肉が衰えて脂肪が増えていると考えられる高齢者の体脂肪の変化を的確につかめないことを示唆している（第5章参照）．

多変量解析の結果，2.6 cm以上腹囲を減らした男性では，腹囲が不変（±2.5 cm以内）であった男性と比べた糖尿病発病の相対危険度は0.8（95%信頼区間：0.5-1.1）であった[94]．これに対し，腹囲が2.6-6.4 cm増えた男性では，糖尿病発病の多変量調整RRは1.3（95%信頼区間：1.0-1.7）であり，腹囲の増加が最大（14.6 cm以上）であった男性では，糖尿病のRRは2.4（95%信頼区間：1.5-3.7）であった．ヒップサイズが4.1 cm減った男性では，サイズ不変であった男性と比べた糖尿病発病リスクが1.5（95%信頼区間：1.0-2.3）であった．ヒップサイズの減少に伴う発病リスクの増加は，インスリン感受性および糖尿病発病リスクへの筋肉量低下の影響を反映しているのかもしれない．

Hoorn Studyの成績では，年齢，BMI，腹囲を調整すると，ヒップサイズが大きいほど2型糖尿病の発病リスクが低かった[95]．ある横断研究では，脚部の脂肪蓄積は体幹のそれと異なり代謝性疾患に対する防御を果たしているかもしれないとの示唆を与える証拠が得られている[96]．しかし，この観察はさらなる前向き調査で確認される必要があるし，脂肪蓄積の場所が違うことによって影響がさまざまに異なることの機序が明らかにされる必要がある．

◆ **メタボリックシンドロームと肥満のリスクについての民族（人種）差**

NHANES IIIのデータは，米国の少数民族グループにおいてメタボリックシンドロームの有病率が白人に比べて不釣合いに高いことを示している[6]．メキシコ系アメリカ人は，年齢で調整しても最も高いメタボリックシンドローム有病率を示している（米国全体の23.7%に対して31.9%）．腹部

肥満はメタボリックシンドロームの最もよく見られる構成要因である。腹部肥満の有病率はアフリカ系アメリカ人（44.6%）とメキシコ系アメリカ人（45.7%）で白人（37.2%）より高い。有病率は特に少数民族の女性で著しく高く，白人女性の40%に比べて，アフリカ系アメリカ人とメキシコ系アメリカ人ではいずれも60%を超えている。メタボリックシンドロームの他の構成要因をみると，メキシコ系アメリカ人は最も高率の空腹時血糖異常（20%）と高TG血症（37.7%）を示し，アフリカ系アメリカ人は最も高い高血圧頻度を示している（46.3%）。

東アジア（例えば，中国，日本，韓国）の人々は白人よりずっと低いBMIでもメタボリックシンドロームを生じ，メタボリックシンドロームの個々の構成要因の頻度がBMIに対して作る勾配は，白人での同勾配に比べてより急峻であることを示す確かな証拠がある[97,98]。第5章で論じたように，メタボリックシンドロームの民族差は民族間での脂肪分布や体脂肪割合の違いに起因するのであろう。同じBMIでも，アジア人の体脂肪割合は白人より3-5%高い[99]。

食事や生活習慣の違いを考慮に入れながら糖尿病の発病リスクの民族差を検討した前向きコホート研究はほとんどない。健康中年女性78,419人を対象として2型糖尿病の発病リスクの民族差をみた前向き研究のNHS[100]において，著者らは20年間の追跡期間中，食事と生活習慣に関する詳細な情報を繰り返し収集した。年齢とBMIを調整したRRは，白人と比較した場合，アジア人では2.26（95%信頼区間：1.70-2.99），ラテン系アメリカ人では1.86（95%信頼区間：1.40-2.47），黒人では1.34（95%信頼区間：1.12-1.61）であった。これらRRは食事と生活習慣の危険因子をさらに調整しても明らかな変化は生じなかった。BMI値の5 kg/m^{2}増加による糖尿病発病の相対危険度は，多変量調整値にしてアジア人で2.36（95%信頼区間：1.83-3.04），ラテン系アメリカ人で2.21（95%信頼区間：1.75-2.79），白人で1.96（95%信頼区間：1.93-2.00），黒人で1.55（95%信頼区間：1.36-1.77）であった。18歳時と出発時の間で体重増加分が5 kg増えるごとに糖尿病の発病リスクはアジア人で84%，ラテン系アメリカ人で44%，白人で37%，黒人で38%増加した。

この研究は，BMIや他の糖尿病危険因子を考慮しても，アジア人，ラテン系アメリカ人と黒人は白人に比べて糖尿病に罹患する確率が有意に高いことを示している。BMIや体重の増加が大きいほど糖尿病の発病リスクが上昇する関係はアジア人女性において最も顕著であった。このような民族差の生物学的な根拠は解明されてはいない。Dickinsonら[101]による代謝研究によれば，食後の血糖値が白人に比べてアジア人で著しく高かった。両人種から選ばれた，年齢，BMI，腹囲，出生時体重，現在の食事が対等である贅肉のない健康な被検者では，アジア人（特に東南アジアの血を引く人）は，75 gの炭水化物負荷に対する反応において白人に比べて有意に高い負荷後血糖値と低いインスリン感受性を示した。いくつかの疫学研究[102-104]において，黒人，アジア人，メキシコ系アメリカ人を含む少数民族集団のインスリン感受性は肥満を調整した後でも非ラテン系白人のインスリン感受性より低かった。これらの所見は，米国の少数民族，とりわけアジア人では，遺伝と環境要因のいずれによってもひき起こされうるインスリン感受性の低下が，2型糖尿病の発病リスク増加の基礎になっていることを示唆している[100]。

◐脂肪蓄積と身体活動の糖尿病発病への相対的影響

肥満と身体活動の低さ（physical inactivity）はいずれも2型糖尿病発病の危険因子としてよく知られている。身体活動や身体適応度（フィットネス）は，高いほど過体重や肥満の有病率および死亡率への影響力を和らげることができる。言い換えると，身体活動の盛んな人や身体適応度の高い

人では肥満は健康に有害ではないかもしれない[105]。しかし，最近の研究では2型糖尿病は身体活動の低さよりもBMIと強い関連性を示し，贅肉のない人に比べて過体重や肥満の人において身体活動は糖尿病発病の予測力が弱かった[106]。

最近，著者らはNHSにおいて，糖尿病の発病に対する脂肪蓄積と身体活動の相対的な影響を調査した[107]。比較対照群に健康的な体重（BMI＜25 kg/m²）をもち，身体活動が活発な（運動量が少なくとも週あたり21.8 MET-時）女性を用いたところ，2型糖尿病発病のRRは座り仕事の多い肥満女性（BMI≧30 kg/m²，週あたり運動量＜2.1 MET-時）では16.8（95％信頼区間：14.0-20.0），運動量は多いが肥満した女性で10.7（95％信頼区間：8.7-13.2），健康的体重ではあるが不活発な女性で2.08（95％信頼区間：1.66-2.61）であった。この研究では，肥満と身体活動度の低さは各々独立して2型糖尿病の発病に関与したが，肥満の与えるリスクは身体活動の不足が与えるリスクに比べはるかに大きかった。肥満のある人，ない人のいずれにとっても，身体活動が増えることには，糖尿病に罹りにくくなる効果があるが，身体活動度が大きいことだけで肥満の悪い影響に打ち勝つことはできなかった。2型糖尿病の発病に対する脂肪蓄積の非常に大きな影響を考えると，糖尿病の発病予防の到達目標として健康的な体重の維持が強調されるべきである[107]。

10　肥満とメタボリックシンドロームの"旅路の伴"

◈胆石症

胆石症すなわち胆嚢結石はメタボリックシンドロームによく合併している。胆石の多くはコレステロールから出来ており[108]，主として胆管へのコレステロールの分泌過多によって形成される。長い間，肥満は特に女性において胆石の危険因子であると認識されてきた[108]。胆石症はメタボリックシンドロームの個々の構成要因，例えば，低HDL，高TG，血圧高値，インスリン抵抗性，耐糖能低下または2型糖尿病，のすべてと関連していることを示す証拠が蓄積されつつある[109,110]。最近のデータは，胆石症の有病率はメタボリックシンドローム，高インスリン抵抗性あるいは脂肪肝のある患者において（BMIを考慮に入れても）有意に増加していることを示唆している[111,112]。CVDの有病率も胆石症のある人ではない人に比べて2-3倍高い[112]。これらの所見から，胆石症はメタボリックシンドロームの"旅路の伴"とのあだ名がある[113]。

最近の研究では，男女いずれにおいても腹部脂肪蓄積と胆石症のリスクとの間に強くて独立した関連性があるとの証拠が示されている。Tsaiら[114]は，HPFSにおいて胆石症の既往がない29,847人の男性のコホートで，腹囲ならびにWHRと症候性胆石症の発症リスクとの間の関連性を検討した。BMIと他の胆石症の危険因子を調整後，身長で補正した腹囲の6段階［＜86.4 cm，86.4-90.2，90.2-93.7，93.7-97.3，97.3-102.6，＞102.6］各々のRRは1.0，1.22，1.30，1.41，1.80，2.29（傾向性検定P＜0.001）であった。一方，WHRでの6分位のRRは1.0，1.22，1.48，1.61，1.73，1.78（傾向性検定P＜0.001）であった。BMIも胆石症のリスク増加に強く関連したが，身長で補正した腹囲で調整すると関連は有意ではなくなった。これらの成績は，男性では，胆石症発病には全身性肥満より腹部への脂肪分布がより重要な危険因子である可能性を示している。しかし，第5章に記したようにBMIと腹囲を同一モデルに投入することは，BMIの意義を変えることになる。すなわち，腹部肥満の調整により基本的にBMIの中の脂肪量の部分を説明しているので，BMIをほとんど除脂肪体重の代用指標とみなすことになる。

肥満患者における超低カロリーダイエットや肥満治療の手術による急激な体重減少は，胆石症と関係している[115]。Syngal ら[116]は，長期間の体重変化パターンと胆嚢切除術との関係を調べた女性のコホート研究で，女性の54.9%が少なくとも1回は意図的な体重減少とそれに続く再増加という体重の周期的変動（ウェイトサイクリング）を報告していることを見出した。全体では，20.1%が軽度の周期変動者（5-9ポンド［約2-4 kg］の体重減少と増加），18.8%が中等度の周期変動者（10-19ポンド［約5-9 kg］），16.0%が重度の周期変動者（20ポンド［9 kg］以上の体重減少と増加）であった。コホートの女性の11.1%が16年の期間中，変化を4ポンド［約2 kg］以内に抑えた体重を維持した（体重維持者）。体重維持者を基準とした場合の胆嚢除去術を受けるリスクを，BMI，年齢，アルコール摂取量，脂肪摂取量，喫煙を調整して求めると，軽度周期変動者では1.20（95%信頼区間：0.96-1.50），中等度周期変動者で1.31（95%信頼区間：1.05-1.64），重度周期変動者では1.68（95%信頼区間：1.34-2.10）であった。これらの結果は，意図的な減量を試みることによって生ずる体重の周期的変動は，到達したBMIとは独立に胆嚢結石形成の有意な危険因子であることを示唆している。したがって，成人期において体重増加を防ぎ健康的な体重を維持することは胆石症のリスクを減らすためにきわめて重要である。

◆痛　風

　痛風とは，関節内への尿酸結晶の沈着を特徴とする炎症性関節炎であり，慢性の高尿酸血症によってひき起こされる代謝性疾患である[117]。高インスリン血症，インスリン抵抗性，メタボリックシンドロームはどれも痛風を患っている患者できわめてよくみられる[118]。高尿酸血症は，メタボリックシンドロームの個々の構成要因（例えば，肥満，高血圧，脂質異常症，高血糖または糖尿病）[119]や食事（例えば，肉，海産物），飲酒，腎不全，ある種の薬剤摂取[117]と強く関係している。高尿酸血症は，いくつかの前向きコホート研究において，心血管疾患死亡率あるいは全死因死亡率の増加と関係している[120,121]。しかし，関連性は比較的弱く，因果関係ははっきりしていない[122]。Lee ら[123]は肥満が尿酸塩の産生増加と腎性排泄減少を介して高尿酸血症を高める可能性と，尿酸塩の腎性排泄もインスリン抵抗性の存在下で減少することを見出した。高尿酸血症が脂質，糖，インスリンの代謝と密接に関連することに照らして，Zavaroni ら[124]は，高尿酸血症はメタボリックシンドロームまたはインスリン抵抗性症候群を構成する危険因子群に加えられるべきものであることを示唆した。

　多くの横断的研究や症例対照研究で肥満と痛風との間に密接な関係が見出されているが，前向き研究データは限られている。ジョンスホプキンス先達研究（Johns Hopkins Precursors Study）において，Roubenoff ら[125]は，35歳時のBMI，体重増加，高血圧は痛風の独立した予測因子であることをみつけた。Choi ら[126]は，47,150人の男性を12年間追跡してBMIと痛風の発生の関係を前向きに調査した。BMIが21-22.9 kg/m^{2}の男性に比べた場合の痛風の多変量調整RRは，BMIが25-29.9 kg/m^{2}の男性で1.95（95%信頼区間：1.44-2.65），30-34.9 kg/m^{2}の男性で2.33（95%信頼区間：1.62-3.36），35 kg/m^{2}以上の男性で2.97（95%信頼区間：1.73-5.10）であった（傾向性検定 $P<0.001$）。21歳時のBMIは痛風の発病リスクと有意に関係したが，調査終了時点でのBMIが示した関係より弱かった。

　WHRの上昇に反映される腹部肥満もまた男性の痛風の発病に独立に関係していた[126]。加えて，21歳以降の体重増加は痛風のリスク増加と関連し，体重が減るほどリスクは減少した。高血圧は

BMIを調整した後でも痛風のリスク増加と有意に関係していた。

◧ 多嚢胞性卵巣症候群

多嚢胞性卵巣症候群（polycystic ovary syndrome; PCOS）は排卵機能異常とアンドロゲン過剰の特徴をもち，肥満に強く関連している．すなわち，PCOSを患っている女性の半数以上が過体重か肥満であり，ほとんどの例が腹部肥満である[127]．PCOSの女性の大多数がメタボリックシンドロームのさまざまな構成要素とインスリン抵抗性をもっている[128・129]．横断分析において，PCOSのある女性では，おおむね30歳前後の比較的若い年代でも，メタボリックシンドロームがきわめて高頻度にみられた[130]．したがって，PCOSを言い表すのに"メタボリックシンドロームの中で女性に特異的な型"という意味をこめて"シンドロームXX"という用語が使われている[131]．横断分析データではPCOSのある女性では粥状動脈硬化症とCHDの割合が高いことが示唆される[132]．前向き調査では，PCOSの一般的な特徴であるきわめて不規則な月経周期が2型糖尿病[133]やCVD[132]の発生と関連している．

インスリン抵抗性はPCOSの発病に重要な役割を果たすと考えられている．PCOSのある女性では，インスリン介在性グルコース処理が著しく減弱しており，インスリン抵抗性は2型糖尿病患者と同程度に強い[134]．インスリン感受性の低下はPCOSのある非肥満女性においても明らかであり，PCOSにおけるインスリン作用の欠陥は肥満のみに起因するわけではないことが示唆される．肥満であってもなくてもPCOSのある女性はインスリン抵抗性に加えて膵島β細胞の機能が有意に低下している[135]．PCOSにおけるインスリン抵抗性の根本的な原因はいまだ完全には解明されてはいないが，腹部肥満，アンドロゲン過剰，遺伝的欠陥はいずれもその発生にかかわっているようである[128]．

◧ 睡眠時無呼吸

睡眠時無呼吸（sleep apnea）はメタボリックシンドロームやインスリン抵抗性の患者でよくみられる臨床症状である[136]．閉塞性睡眠時無呼吸（obstructive sleep apnea; OSA）は，持続的な努力性呼吸にもかかわらず空気の流れが欠落することと定義され，年齢，肥満度，体重増加，男性であることおよび喫煙と強く相関している[137]．大きないびきは睡眠時無呼吸の主要な症状であり，疫学データでは肥満と習慣性いびきとの間に強い関連性のあることが示されている[138]．

睡眠時無呼吸は，独立にインスリン抵抗性とも関連していることを示す証拠が増えている．ある横断研究において，Ipら[139]は，無呼吸・低呼吸指数（apnea-hypopnea index; AHI）≥5と定義されたOSAのある人では，空腹時血清インスリン濃度と（$P=0.001$），インスリン抵抗性指数（homeostasis model assessment of insulin resistance; HOMA-IR）が有意に高い（$P<0.001$）ことを見出した．この関連性は肥満患者でも非肥満患者でもみられた．同様にPunjabiら[140]は，睡眠時呼吸障害は，BMIと体脂肪割合を調整しても耐糖能障害のリスク増加と関連する（オッズ比＝2.15；95％信頼区間：1.05-4.38）ことを見出した．酸素不飽和度と耐糖能悪化との間に量反応関係があった．睡眠時呼吸障害と耐糖能障害およびインスリン抵抗性との間の正の関連はSleep Heart Health Study［睡眠・心疾患保健研究］における地域住民（$n=2,656$）においても見出された[141]．

これらの解析は，横断的であるため睡眠時無呼吸がインスリン抵抗性の原因なのか結果なのかを知ることは難しい．しかし，睡眠障害（例えば，睡眠時間の減少）は体重増加や肥満を来たしやす

いことを示唆するデータが増えつつある（第16章参照）。同様に，前向き研究で睡眠時無呼吸または習慣性いびきは，健康人において高血圧[142]，2型糖尿病[143,144]，CVD[145,146]が将来発生するリスクを有意に予測することが見出された。

睡眠時無呼吸は，CVDとの関連を仲介すると考えられている催炎症性サイトカイン（例えば，IL-6とTNF-α）の濃度上昇と関係している[136]。さらに，血管内皮機能異常，酸化ストレス増加，炎症，血小板凝集能上昇といった他の心血管疾患危険因子とも関係している[147]。睡眠異常と代謝性ならびに心血管系危険因子との間の密接な関連性のゆえに，メタボリックシンドロームのリスクの集積に睡眠時無呼吸が加わった状態を表すのに"シンドロームZ"という用語が使われている[148]。

◆慢性腎臓病

慢性腎臓病（chronic kidney disease; CKD）はメタボリックシンドロームのもうひとつの"旅路の伴"である。腎臓は高血圧と高尿酸血症の発生に重要な役割をもっているために，Reavenは，これを"シンドロームXの不本意な共犯者"と考えた[149]。データはメタボリックシンドロームとCKDの間の強い相関関係を示している。Chenら[150]は，メタボリックシンドロームのある人はない人に比べてCKD（糸球体ろ過率 glomerular filtration ratio; GFR が 60 mL/分/1.73 m² 未満と定義）と微量アルブミン尿（尿中アルブミン対クレアチニン比が 30-300 mg/g と定義）に対し有意に高いオッズ比をもつこと明らかにした。CKDに対する補正オッズ比は2.60（95% 信頼区間：1.68-4.03），微量アルブミン尿に対する同オッズ比は1.89（95% 信頼区間：1.34-2.67）であった。

これらの横断的関係は地域における動脈硬化リスク研究（Atherosclerosis Risk in Communities Study; ARIC）での前向きコホート分析によって確認された[151]。この分析では，出発時点において腎機能が正常で糖尿病にかかっていない10,096人を対象とした。メタボリックシンドロームの構成要因が全くない参加者に比べて，それらを1，2，3，4，5個もつ者のCKDのRRは，それぞれ1.13，1.53，1.75，1.84，2.45であった（傾向性検定 $P<0.001$）。

最近，肥満と腎疾患の間には独立した関係があることを報告したいくつかの研究がある。Framingham Studyにおいて，Foxら[152]は，BMIが高いと，高血圧，糖尿病，その他の心血管疾患危険因子を調整後も，GFRが5パーセンタイル値以下（女性で 59.25 mL/分/1.73 m² 以下，男性で 64.25 mL/分/1.73 m² 以下）として定義されたCKDを発病するリスクが高いことを見出した（RR: 1標準偏差あたり 1.23; 95% 信頼区間：1.08-1.41）。Hsuら[153]は，過剰体重が末期腎疾患（end-stage renal disease; ESRD）に対する独立した危険因子か否かを検討した。彼らは年齢，性，人種，教育レベル，喫煙状態，心筋梗塞の既往，血清コレステロール濃度，タンパク尿，血尿，血清クレアチニン濃度を調整した多変量モデルを用いて（図8-4），1964年から1985年の間に自発的に健康診断を受けたKaiser Permanente［1945年に米国で設立された民間の医療保険組合］のコホートのうち成人構成員320,252人において，BMIの上昇はESRD発症増加との間に有意な関係をもつことを見出した。この関連は出発点の血圧値と糖尿病の有無でさらに調整しても有意性が保たれた。

これらの分析結果は，腎疾患に対する肥満の悪影響は高血圧や糖尿病によってのみ仲介されるのではないことを示している。インスリン抵抗性と代償性高インスリン血症はいずれもGFRの減少と関係しているが[154]，これらが腎血管拡張と糸球体ろ過亢進を起こすことにより直接腎細胞の障害に寄与しているかもしれない[69,155]。脂肪組織から分泌されるIL-6，TNF-α，レプチンといった

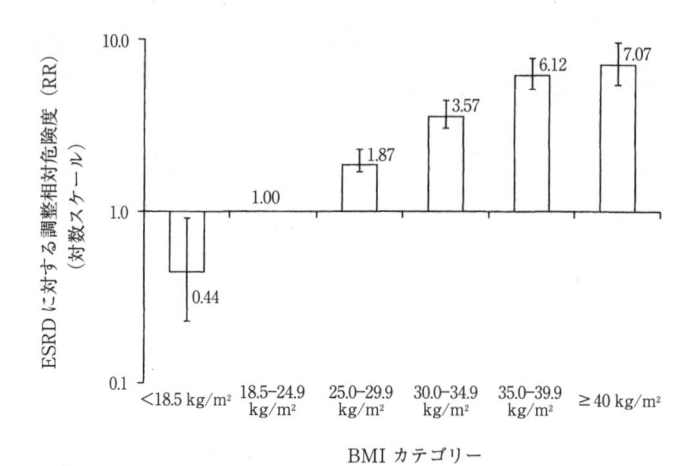

図8-4 体格指数（BMI）による末期腎疾患（ESRD）に対する調整相対危険度。モデルは総合健診の受診間隔，年齢，性，人種，教育レベル，喫煙状況，心筋梗塞の既往歴，血清コレステロールレベル，タンパク尿，血尿，血清クレアチニンレベルを調整した．誤差範囲は95%信頼区間を示す．文献153より許可を得て転載

催炎症性サイトカインも，肥満と腎疾患の間の関係を仲介しているかもしれない[156]．

◆非アルコール性脂肪性肝疾患

非アルコール性脂肪性肝疾患（nonalcoholic fatty liver disease; NAFLD），いわゆる脂肪肝は肝内への脂肪蓄積によって生じ，しばしばメタボリックシンドロームのさまざまな構成要因と共存する[157]．全身の脂肪蓄積と腹部肥満の両者とも，脂肪肝のかなりのリスク増加と関連している．Akahoshiら[158]は，高齢の日本人男女での研究で，脂肪肝の有病率は，BMIが26 kg/m²未満の男性では3.3%であったが，26 kg/m²以上では21.6%へ増加し，女性では3.8%から18.8%へと増加したことを見出した．

2型糖尿病をもった83人の肥満男性と女性における横断研究で，Kelleyら[159]は，2型糖尿病のある患者の過半数（63%）が脂肪肝のCTスキャン基準を満たしたが，2型糖尿病のない肥満者では20%のみが同基準を満たし，健康体重で糖尿病のないボランティアでは脂肪肝は皆無であった．脂肪肝はBMIや皮下脂肪に比べVATとより強く相関するようであった．脂肪肝の人は催炎症性サイトカイン（例えば，CRP，IL-6，TNF-α）の濃度も有意に高かった．非肥満者ですら脂肪肝は腹囲の増加，インスリン抵抗性や，血清フェリチン濃度に反映される鉄の過剰と関係していた[160]．

肥満も糖尿病もない韓国人において，脂肪肝の存在は腹囲，TG濃度，インスリン抵抗性の増加と有意に関連していた[161]．Marchesiniら[162]は，生検で確認された脂肪肝患者での正常血糖保持テスト（euglycemic clamp）において，グルコース処理能が50%近く低下することを報告した．脂肪分解に対するインスリン介在性の抑制は脂肪肝患者で有意に減少していた．Garg[163]は，脂肪萎縮症（lipodystrophy）患者では脂肪肝がよく認められること，すなわち，実質的に脂肪組織がないこの疾患の患者において，肥満によって生じるメタボリックシンドロームと類似した代謝性異常（例えば，インスリン抵抗性，糖尿病，高中性脂肪血症）があることに気付いた．

上海で行われた横断研究において，Fanら[164]は，超音波法で診断された脂肪肝とATP III基準によるメタボリックシンドロームとの間に強い相関関係を認めた．メタボリックシンドロームのあ

る人が脂肪肝と診断されるオッズは，ない人に比べて40倍近かった。Hamaguchiら[165]が行った，21-80歳で平均BMIが22.6 kg/m^{2}の健康な日本人を対象とした前向き調査において，出発時点でATP III基準によるメタボリックシンドロームをもった男性は追跡期間中に脂肪肝を4倍（95％信頼区間：2.63-6.08）発病しやすかった。女性でのRRはもっと高かった（11.20；95％信頼区間：4.85-25.87）。横断研究と症例対照研究も，脂肪性肝疾患が粥状動脈硬化症増加と関係することを示唆している[166,167]。この関連性が，インスリン抵抗性やメタボリックシンドロームの個々の構成要素と独立しているか否かはいまだ明らかではない。

11 まとめ

　肥満に関連した異常所見が集積することは長い間認識されてはいたが，メタボリックシンドロームの定義は最近ようやく正式に承認されたばかりである。このシンドロームの正確な定義に関してはまだ論争があるが，過剰な脂肪蓄積，特に中心性肥満はメタボリックシンドロームの隠れた推進力であるとの見方は一致している。インスリン抵抗性は肥満に関連した代謝性疾患を相互に結びつける機序であると広く考えられているが，脂肪組織から分泌される催炎症性サイトカインもまたインスリン抵抗性の原因となり，代謝性疾患のカスケードをひき起こす重要な役割を演じているようである。多くの研究が，これらのサイトカインは，肝臓，骨格筋，血管内皮組織におけるインスリン抵抗性の発現を導く内分泌性の影響を与えていることを示唆している。そして，これらの変化は最終的には2型糖尿病，CVD，メタボリックシンドロームの他の合併症（例えば，胆石症，痛風，PCOS，脂肪肝，CKD）の臨床的発現へとつながっている。

　過剰な脂肪蓄積はさまざまな代謝性疾患，とりわけ高血圧，2型糖尿病の発病における単一にして最も重要な要因である。多くの疫学的研究は，BMIと脂肪の分布は互いに独立して，さまざまな代謝性疾患を予測していることを示した。体重増加も事実上すべての代謝異常の強い予測因子であることが突き止められており，ある民族グループ，特にアジア人は，過剰な脂肪蓄積の有害な作用を受けやすいとの動かしがたい証拠がある。最近では糖尿病発病に対して成人期での腹囲の増加は体重増加とは独立した危険因子であることを示唆する証拠もある。したがって，肥満に関係している代謝のリスクを評価するには，全身と部位別の脂肪蓄積の各々を表す尺度，例えば，体重や腹囲の両者をモニターすることが大切である。

文　献

1. Eckel RH, Grundy SM, Zimmet PZ. The metabolic syndrome. *Lancet*. 2005;365:1415-1428.
2. Reaven GM. Banting lecture 1988. Role of insulin resistance in human disease. *Diabetes*. 1988;37:1595-1607.
3. Kaplan NM. The deadly quartet. Upper-body obesity, glucose intolerance, hypertriglyceridemia, and hypertension. *Arch Intern Med*. 1989;149:1514-1520.
4. Alberti KG, Zimmet PZ. Definition, diagnosis and classification of diabetes mellitus and its complications. Part 1: diagnosis and classification of diabetes mellitus provisional report of a WHO consultation. *Diabet Med*. 1998;15:539-553.
5. Executive Summary of the Third Report of the National Cholesterol Education Program (NCEP) Expert Panel on Detection, Evaluation, and Treatment of High Blood Cholesterol In Adults (Adult Treatment Panel III). *JAMA*. 2001;285:2496-2497.

6. Ford ES, Giles WH, Dietz WH. Prevalence of the metabolic syndrome among US adults: findings from the third National Health and Nutrition Examination Survey. *JAMA*. 2002;287:356-359.
7. Alberti KG, Zimmet P, Shaw. J; IDF Epidemiology Task Force Consensus Group. The metabolic syndrome—a new worldwide definition. *Lancet*. 2005;366:1059-1062.
8. Liese AD, Mayer-Davis EJ, Haffner SM. Development of the multiple metabolic syndrome: an epidemiologic perspective. *Epidemiol Rev*. 1998;20:157-172.
9. Kahn R, Buse J, Ferrannini E, Stern M. American Diabetes Association, European Association for the Study of Diabetes. The metabolic syndrome: time for a critical appraisal: joint statement from the American Diabetes Association and the European Association for the Study of Diabetes. *Diabetes Care*. 2005;28:2289-2304.
10. Reaven GM. The metabolic syndrome: requiescat in pace. *Clin Chem*. 2005;51:931-938.
11. Grundy SM. Metabolic syndrome: connecting and reconciling cardiovascular and diabetes worlds. *J Am Coll Cardiol*. 2006;47:1093-1100.
12. Ford ES. Risks for all-cause mortality, cardiovascular disease, and diabetes associated with the metabolic syndrome: a summary of the evidence. *Diabetes Care*. 2005;28:1769-1778.
13. Dekker JM, Girman C, Rhodes T, et al. Metabolic syndrome and 10-year cardiovascular disease risk in the Hoorn Study. *Circulation*. 2005;112:666-673.
14. Wisse BE. The inflammatory syndrome: the role of adipose tissue cytokines in metabolic disorders linked to obesity. *J Am Soc Nephrol*. 2004:2792-2800.
15. Abel ED, Peroni O, Kim JK, et al. Adipose-selective targeting of the GLUT 4 gene impairs insulin action in muscle and liver. *Nature*. 2001;409:729-733.
16. Saltiel AR. You are what you secrete. *Nat Med*. 2001;7:887-888.
17. Wiecek A, Kokot F, Chudek J, Adamczak M. The adipose tissue—a novel endocrine organ of interest to the nephrologist. *Nephrol Dial Transplant*. 2002;17:191-195.
18. Havel PJ. Control of energy homeostasis and insulin action by adipocyte hormones: leptin, acylation stimulating protein, and adiponectin. *Curr Opin Lipidol*. 2002;13:51-59.
19. Lee JH, Bullen JW, Jr., Stoyneva VL, Mantzoros CS. Circulating resistin in lean, obese, and insulin-resistant mouse models: lack of association with insulinemia and glycemia. *Am J Physiol Endocrinol Metab*. 2005;288: E625-E632.
20. Graham TE, Yang Q, Bluher M, et al. Retinol-binding protein 4 and insulin resistance in lean, obese, and diabetic subjects. *N Engl J Med*. 2006;354:2552-2563.
21. Lewis GF, Carpentier A, Adeli K, Giacca A. Disordered fat storage and mobilization in the pathogenesis of insulin resistance and type 2 diabetes. *Endocr Rev*. 2002;23:201-229.
22. Daval M, Foufelle F, Ferre P. Functions of AMP-activated protein kinase in adipose tissue. *J Physiol*. 2006;1; 574 (Pt 1):55-62.
23. Han TS, Sattar N, Williams K, Gonzalez-Villalpando C, Lean ME, Haffner SM. Prospective study of C-reactive protein in relation to the development of diabetes and metabolic syndrome in the Mexico City Diabetes Study. *Diabetes Care*. 2002;25:2016-2021.
24. Pradhan AD, Manson JE, Rifai N, Buring JE, Ridker PM. C-reactive protein, interleukin 6, and risk of developing type 2 diabetes mellitus. *JAMA*. 2001;286:327-334.
25. Spranger J, Kroke A, Mohlig M, et al. Inflammatory cytokines and the risk to develop type 2 diabetes: results of the prospective population-based European Prospective Investigation into Cancer and Nutrition (EPIC)-Potsdam Study. *Diabetes*. 2003;52:812-817.
26. Hu FB, Meigs JB, Li TY, Rifai N, Manson JE. Inflammatory markers and risk of developing type 2 diabetes in women. *Diabetes*. 2004;53:693-700.
27. Willerson JT, Ridker PM. Inflammation as a cardiovascular risk factor. *Circulation*. 2004;109(21 Suppl 1): II 2-II10.
28. Visser M, Bouter LM, McQuillan GM, Wener MH, Harris TB. Elevated C-reactive protein levels in overweight and obese adults. *JAMA*. 1999;282:2131-2135.
29. Erlinger TP, Selvin E. Chapter 14. Effects of adiposity and weight loss on C-reactive protein. In: Ridker PM, Rifai N, eds. C-reactive protein and cardiovascular disease: MediEdition, 2006;199-212.
30. Saijo Y, Kiyota N, Kawasaki Y, et al. Relationship between C-reactive protein and visceral adipose tissue in healthy Japanese subjects. *Diabetes Obes Metab*. 2004;6:249-258.
31. Lemieux I, Pascot A, Prud'homme D, et al. Elevated C-reactive protein: another component of the athero-

thrombotic profile of abdominal obesity. *Arterioscler Thromb Vasc Biol.* 2001;21:961-967.
32. DeFronzo RA, Ferrannini E. Insulin resistance. A multifaceted syndrome responsible for NIDDM, obesity, hypertension, dyslipidemia, and atherosclerotic cardiovascular disease. *Diabetes Care.* 1991;14:173-194.
33. Golay A, Ybarra J. Link between obesity and type 2 diabetes. *Best Pract Res Clin Endocrinol Metab.* 2005;19:649-663.
34. de Luca C, Olefsky JM. Stressed out about obesity and insulin resistance. *Nat Med.* 2006;12:41-42.
35. Reilly MP, Wolfe ML, Rhodes T, Girman C, Mehta N, Rader DJ. Measures of insulin resistance add incremental value to the clinical diagnosis of metabolic syndrome in association with coronary atherosclerosis. *Circulation.* 2004;110:803-809.
36. Despres JP. Is visceral obesity the cause of the metabolic syndrome? *Ann Med.* 2006;38:52-63.
37. Miles JM, Jensen MD. Counterpoint: visceral adiposity is not causally related to insulin resistance. *Diabetes Care.* 2005;28:2326-2328.
38. Lebovitz HE, Banerji MA. Point: visceral adiposity is causally related to insulin resistance. *Diabetes Care.* 2005;28:2322-2325.
39. Miyazaki Y, Glass L, Triplitt C, Wajcberg E, Mandarino LJ, DeFronzo RA. Abdominal fat distribution and peripheral and hepatic insulin resistance in type 2 diabetes mellitus. *Am J Physiol Endocrinol Metab.* 2002;283: E1135-E1143.
40. Banerji MA, Faridi N, Atluri R, Chaiken RL, Lebovitz HE. Body composition, visceral fat, leptin, and insulin resistance in Asian Indian men. *J Clin Endocrinol Metab.* 1999;84:137-144.
41. Lemieux S, Prud'homme D, Nadeau A, Tremblay A, Bouchard C, Despres JP. Seven-year changes in body fat and visceral adipose tissue in women. Association with indexes of plasma glucose-insulin homeostasis. *Diabetes Care.* 1996 September;19:983-991.
42. Klein S, Fontana L, Young VL, et al. Absence of an effect of liposuction on insulin action and risk factors for coronary heart disease. *N Engl J Med.* 2004;350:2549-2557.
43. Miyazaki Y, Mahankali A, Matsuda M, et al. Effect of pioglitazone on abdominal fat distribution and insulin sensitivity in type 2 diabetic patients. *J Clin Endocrinol Metab.* 2002;87:2784-2791.
44. Goodpaster BH, Thaete FL, Simoneau JA, Kelley DE. Subcutaneous abdominal fat and thigh muscle composition predict insulin sensitivity independently of visceral fat. *Diabetes.* 1997;46:1579-1585.
45. Martin ML, Jensen MD. Effects of body fat distribution on regional lipolysis in obesity. *J Clin Invest.* 1991; 88:609-613.
46. Kelley DE, Thaete FL, Troost F, Huwe T, Goodpaster BH. Subdivisions of subcutaneous abdominal adipose tissue and insulin resistance. *Am J Physiol Endocrinol Metab.* 2000;278:E941-E948.
47. Hu FB, Stampfer MJ. Is type 2 diabetes mellitus a vascular condition? *Arterioscler Thromb Vasc Biol.* 2003; 23:1715-1716.
48. Davies MJ, Gordon JL, Gearing AJ, et al. The expression of the adhesion molecules ICAM-1, VCAM-1, PECAM, and E-selectin in human atherosclerosis. *J Pathol.* 1993;171:223.
49. Pradhan AD, Rifai N, Ridker PM. Soluble intercellular adhesion molecule-1, soluble vascular adhesion molecule-1, and the development of symptomatic peripheral arterial disease in men. *Circulation.* 2002;106:820-825.
50. Meigs JB, Hu FB, Rifai N, Manson JE. Biomarkers of endothelial dysfunction and risk of type 2 diabetes mellitus. *JAMA.* 2004;291:1978-1986.
51. Meigs JB, D'Agostino RB, Sr., Nathan DM, Rifai N, Wilson PW, Framingham Offspring Study. Longitudinal association of glycemia and microalbuminuria: the Framingham Offspring Study. *Diabetes Care.* 2002;25: 977-983.
52. Wexler DJ, Hu FB, Manson JE, Rifai N, Meigs JB. Mediating effects of inflammatory biomarkers on insulin resistance associated with obesity. *Obes Res.* 2005;13:1772-1783.
53. Vita JA, Keaney JF, Jr. Endothelial function: a barometer for cardiovascular risk? *Circulation.* 2002;106: 640-642.
54. Benjamin EJ, Larson MG, Keyes MJ, et al. Clinical correlates and heritability of flow-mediated dilation in the community: the Framingham Heart Study. *Circulation.* 2004;109:613-619.
55. Brook RD, Bard RL, Rubenfire M, Ridker PM, Rajagopalan S. Usefulness of visceral obesity (waist/hip ratio) in predicting vascular endothelial function in healthy overweight adults. *Am J Cardiol.* 2001;88:1264-1269.
56. Arcaro G, Zamboni M, Rossi L, et al. Body fat distribution predicts the degree of endothelial dysfunction in uncomplicated obesity. *Int J Obes Relat Metab Disord.* 1999;23:936-942.

57. Long AE, Prewitt TE, Kaufman JS, Rotimi CN, Cooper RS, McGee DL. Weight-height relationships among eight populations of West African origin: the case against constant BMI standards. *Int J Obes Relat Metab Disord*. 1998;22:842-846.
58. Hu FB, Wang B, Chen C, et al. Body mass index and cardiovascular risk factors in a rural Chinese population. *Am J Epidemiol*. 2000;151:88-97.
59. Garrison RJ, Kannel WB, Stokes J III, Castelli WP. Incidence and precursors of hypertension in young adults: the Framingham Offspring Study. *Prev Med*. 1987;16:235-251.
60. Huang Z, Willett WC, Manson JE, et al. Body weight, weight change, and risk for hypertension in women. *Ann Intern Med*. 1998;128:81-88.
61. Moore LL, Visioni AJ, Qureshi MM, Bradlee ML, Ellison RC, D'Agostino R. Weight loss in overweight adults and the long-term risk of hypertension: the Framingham study. *Arch Intern Med*. 2005;165:1298-1303.
62. Dyer AR, Liu K, Walsh M, Kiefe C, Jacobs DR, Jr., Bild DE. Ten-year incidence of elevated blood pressure and its predictors: the CARDIA study. Coronary Artery Risk Development in (Young) Adults. *J Hum Hypertens*. 1999;13:13-21.
63. Guagnano MT, Ballone E, Colagrande V, et al. Large waist circumference and risk of hypertension. *Int J Obes Relat Metab Disord*. 2001;25:1360-1364.
64. Zhu S, Wang Z, Heshka S, Heo M, Faith MS, Heymsfield SB. Waist circumference and obesity-associated risk factors among whites in the third National Health and Nutrition Examination Survey: clinical action thresholds. *Am J Clin Nutr*. 2002;76:743-749.
65. Hayashi T, Boyko EJ, Leonetti DL, et al. Visceral adiposity is an independent predictor of incident hypertension in Japanese Americans. *Ann Intern Med*. 2004;140:992-1000.
66. Davy KP, Hall JE. Obesity and hypertension: two epidemics or one? *Am J Physiol Regul Integr Comp Physiol*. 2004;286:R803-R813.
67. Aneja A, El-Atat F, McFarlane SI, Sowers JR. Hypertension and obesity. *Recent Prog Horm Res*. 2004;59:169-205.
68. Hall JE. The kidney, hypertension, and obesity. *Hypertension*. 2003;41(3 Pt 2):625-633.
69. Bagby SP. Obesity-initiated metabolic syndrome and the kidney: a recipe for chronic kidney disease? *J Am Soc Nephrol*. 2004;15:2775-2791.
70. Masuo K, Katsuya T, Kawaguchi H, et al. Rebound weight gain as associated with high plasma norepinephrine levels that are mediated through polymorphisms in the beta 2-adrenoceptor. *Am J Hypertens*. 2005;18:1508-1516.
71. Welborn TA, Breckenridge A, Rubinstein AH, Dollery CT, Fraser TR. Serum-insulin in essential hypertension and in peripheral vascular disease. *Lancet*. 1966;1:1336-1337.
72. Arnlov J, Pencina MJ, Nam BH, et al. Relations of insulin sensitivity to longitudinal blood pressure tracking: variations with baseline age, body mass index, and blood pressure. *Circulation*. 2005;112:1719-1727.
73. Hu FB, Stampfer MJ. Insulin resistance and hypertension: the chicken-egg question revisited. *Circulation*. 2005;112:1678-1680.
74. Prat-Larquemin L, Oppert JM, Clement K, et al. Adipose angiotensinogen secretion, blood pressure, and AGT M235T polymorphism in obese patients. *Obes Res*. 2004;12:556-561.
75. Engeli S, Schling P, Gorzelniak K, et al. The adipose-tissue renin-angiotensin-aldosterone system: role in the metabolic syndrome? *Int J Biochem Cell Biol*. 2003;35:807-825.
76. Sesso HD, Buring JE, Rifai N, Blake GJ, Gaziano JM, Ridker PM. C-reactive protein and the risk of developing hypertension. *JAMA*. 2003;290:2945-2951.
77. Russell CD, Petersen RN, Rao SP, et al. Leptin expression in adipose tissue from obese humans: depot-specific regulation by insulin and dexamethasone. *Am J Physiol*. 1998;275(3 Pt 1):E507-E515.
78. Raji A, Seely EW, Bekins SA, Williams GH, Simonson DC. Rosiglitazone improves insulin sensitivity and lowers blood pressure in hypertensive patients. *Diabetes Care*. 2003;26:172-178.
79. Sarafidis PA, Lasaridis AN, Nilsson PM, et al. Ambulatory blood pressure reduction after rosiglitazone treatment in patients with type 2 diabetes and hypertension correlates with insulin sensitivity increase. *J Hypertens*. 2004;22:1769-1777.
80. Ginsberg HN, Zhang YL, Hernandez-Ono A. Metabolic syndrome: focus on dyslipidemia. *Obesity*. 2006;14 (Suppl 1):41S-49S.
81. Kolovou GD, Anagnostopoulou KK, Cokkinos DV. Pathophysiology of dyslipidaemia in the metabolic syndrome.

Postgrad Med J. 2005;81:358-366.
82. McLaughlin T, Abbasi F, Cheal K, Chu J, Lamendola C, Reaven G. Use of metabolic markers to identify overweight individuals who are insulin resistant. *Ann Intern Med*. 2003;139:802-809.
83. Garvey WT, Kwon S, Zheng D, et al. Effects of insulin resistance and type 2 diabetes on lipoprotein subclass particle size and concentration determined by nuclear magnetic resonance. *Diabetes*. 2003;52:453-462.
84. Skurk T, Hauner H. Obesity and impaired fibrinolysis: role of adipose production of plasminogen activator inhibitor-1. *Int J Obes Relat Metab Disord*. 2004;28:1357-1364.
85. Ditschuneit HH, Flechtner-Mors M, Adler G. Fibrinogen in obesity before and after weight reduction. *Obes Res*. 1995;3:43-48.
86. Avellone G, Di Garbo V, Cordova R, Raneli G, De Simone R, Bompiani G. Coagulation, fibrinolysis and haemorheology in premenopausal obese women with different body fat distribution. *Thromb Res*. 1994;75:223-231.
87. Ferguson MA, Gutin B, Owens S, Litaker M, Tracy RP, Allison J. Fat distribution and hemostatic measures in obese children. *Am J Clin Nutr*. 1998;67:1136-1140.
88. Cushman M, Yanez D, Psaty BM, et al. Association of fibrinogen and coagulation factors VII and VIII with cardiovascular risk factors in the elderly: the Cardiovascular Health Study. Cardiovascular Health Study Investigators. *Am J Epidemiol*. 1996;143:665-676.
89. Meigs JB, Mittleman MA, Nathan DM, et al. Hyperinsulinemia, hyperglycemia, and impaired hemostasis: the Framingham Offspring Study. *JAMA*. 2000;283:221-228.
90. Hu FB, Manson JE, Stampfer MJ, et al. Diet, lifestyle, and the risk of type 2 diabetes mellitus in women. *N Engl J Med*. 2001;345:790-797.
91. Carey VJ, Walters EE, Colditz GA, et al. Body fat distribution and risk of noninsulin-dependent diabetes mellitus in women. The Nurses' Health Study. *Am J Epidemiol*. 1997;145:614-619.
92. Colditz GA, Willett WC, Rotnitzky A, Manson JE. Weight gain as a risk factor for clinical diabetes mellitus in women. *Ann Intern Med*. 1995;122:481-486.
93. Wang Y, Rimm EB, Stampfer MJ, Willett WC, Hu FB. Comparison of abdominal adiposity and overall obesity in predicting risk of type 2 diabetes among men. *Am J Clin Nutr*. 2005;81:555-563.
94. Koh-Banerjee P, Wang Y, Hu FB, Spiegelman D, Willett WC, Rimm EB. Changes in body weight and body fat distribution as risk factors for clinical diabetes in US men. *Am J Epidemiol*. 2004;159:1150-1159.
95. Snijder MB, Dekker JM, Visser M, et al. Associations of hip and thigh circumferences independent of waist circumference with the incidence of type 2 diabetes: the Hoorn Study. *Am J Clin Nutr*. 2003;77:1192-1197.
96. Van Pelt RE, Evans EM, Schechtman KB, Ehsani AA, Kohrt WM. Contributions of total and regional fat mass to risk for cardiovascular disease in older women. *Am J Physiol Endocrinol Metab*. 2002;282:E1038-E1038.
97. Colin Bell A, Adair LS, Popkin BM. Ethnic differences in the association between body mass index and hypertension. *Am J Epidemiol*. 2002;155:346-353.
98. Pan WH, Flegal KM, Chang HY, Yeh WT, Yeh CJ, Lee WC. Body mass index and obesity-related metabolic disorders in Taiwanese and US whites and blacks: implications for definitions of overweight and obesity for Asians. *Am J Clin Nutr*. 2004;79:31-39.
99. Deurenberg P, Deurenberg-Yap M. Chapter 3. Ethnic and geographic influences on body composition. In: Bray G, Bouchard C, James P, eds. *Handbook of Obesity*. New York: Dekker, 1998:81-92.
100. Shai I, Jiang R, Manson JE, et al. Ethnicity, obesity, and risk of type 2 diabetes in women: a 20-year follow-up study. *Diabetes Care*. 2006;29:1585-1590.
101. Dickinson S, Colagiuri S, Faramus E, Petocz P, Brand-Miller JC. Postprandial hyperglycemia and insulin sensitivity differ among lean young adults of different ethnicities. *J Nutr*. 2002;132:2574-2579.
102. Torrens JI, Skurnick J, Davidow AL, et al. Ethnic differences in insulin sensitivity and beta-cell function in premenopausal or early perimenopausal women without diabetes: the Study of Women's Health Across the Nation (SWAN). *Diabetes Care*. 2004;27:354-361.
103. Chiu KC, Chuang LM, Yoon C. Comparison of measured and estimated indices of insulin sensitivity and beta cell function: impact of ethnicity on insulin sensitivity and beta cell function in glucose-tolerant and normotensive subjects. *J Clin Endocrinol Metab*. 2001;86:1620-1625.
104. Haffner SM, D'Agostino R, Saad MF, et al. Increased insulin resistance and insulin secretion in nondiabetic African-Americans and Hispanics compared with non-Hispanic whites. The Insulin Resistance Atherosclerosis Study. *Diabetes*. 1996;45:742-748.
105. Blair SN, Brodney S. Effects of physical inactivity and obesity on morbidity and mortality: current evidence

and research issues. *Med Sci Sports Exerc.* 1999;31 (11 Suppl):S646-S662.
106. Weinstein AR, Sesso HD, Lee IM, et al. Relationship of physical activity vs body mass index with type 2 diabetes in women. *JAMA.* 2004;292:1188-1194.
107. Rana JS, Li TY, Manson JE, Hu FB. Adiposity compared with physical inactivity and risk of type 2 diabetes in women. *Diabetes Care.* 2007;30:53-58.
108. Diehl AK. Epidemiology and natural history of gallstone disease. *Gastroenterol Clin North Am.* 1991;20:1-19.
109. Ruhl CE, Everhart JE. Association of diabetes, serum insulin, and C-peptide with gallbladder disease. *Hepatology.* 2000;31:299-303.
110. Dubrac S, Parquet M, Blouquit Y, et al. Insulin injections enhance cholesterol gallstone incidence by changing the biliary cholesterol saturation index and apo A-I concentration in hamsters fed a lithogenic diet. *J Hepatol.* 2001;35:550-557.
111. Nervi F, Miquel JF, Alvarez M, et al. Gallbladder disease is associated with insulin resistance in a high risk Hispanic population. *J Hepatol.* 2006;45:299-305.
112. Mendez-Sanchez N, Chavez-Tapia NC, Motola-Kuba D, et al. Metabolic syndrome as a risk factor for gallstone disease. *World J Gastroenterol.* 2005;11:1653-1657.
113. Grundy SM. Cholesterol gallstones: a fellow traveler with metabolic syndrome? *Am J Clin Nutr.* 2004;80:1-2.
114. Tsai CJ, Leitzmann MF, Willett WC, Giovannucci EL. Prospective study of abdominal adiposity and gallstone disease in US men. *Am J Clin Nutr.* 2004;80:38-44.
115. Yang H, Petersen GM, Roth MP, Schoenfield LJ, Marks JW. Risk factors for gallstone formation during rapid loss of weight. *Dig Dis Sci.* 1992;37:912-918.
116. Syngal S, Coakley EH, Willett WC, Byers T, Williamson DF, Colditz GA. Long-term weight patterns and risk for cholecystectomy in women. *Ann Intern Med.* 1999;130:471-477.
117. Choi HK, Mount DB, Reginato AM, American College of Physicians, American Physiological Society. Pathogenesis of gout. *Ann Intern Med.* 2005;143:499-516.
118. Fam AG. Gout, diet, and the insulin resistance syndrome. *J Rheumatol.* 2002;29:1350.
119. Vazquez-Mellado J, Alvarez Hernandez E, Burgos-Vargas R. Primary prevention in rheumatology: the importance of hyperuricemia. *Best Pract Res Clin Rheumatol.* 2004;18:111-124.
120. Fang J, Alderman MH. Serum uric acid and cardiovascular mortality the NHANES I epidemiologic follow-up study, 1971-1992. National Health and Nutrition Examination Survey. *JAMA.* 2000;283:2404-2410.
121. Niskanen LK, Laaksonen DE, Nyyssonen K, et al. Uric acid level as a risk factor for cardiovascular and all-cause mortality in middle-aged men: a prospective cohort study. *Arch Intern Med.* 2004;164:1546-1551.
122. Baker JF, Krishnan E, Chen L, Schumacher HR. Serum uric acid and cardiovascular disease: recent developments, and where do they leave us? *Am J Med.* 2005;118:816-826.
123. Lee J, Sparrow D, Vokonas PS, Landsberg L, Weiss ST. Uric acid and coronary heart disease risk: evidence for a role of uric acid in the obesity-insulin resistance syndrome. The Normative Aging Study. *Am J Epidemiol.* 1995;142:288-294.
124. Zavaroni I, Mazza S, Fantuzzi M, et al. Changes in insulin and lipid metabolism in males with asymptomatic hyperuricaemia. *J Intern Med.* 1993;234:25-30.
125. Roubenoff R, Klag MJ, Mead LA, Liang KY, Seidler AJ, Hochberg MC. Incidence and risk factors for gout in white men. *JAMA.* 1991;266:3004-3007.
126. Choi HK, Atkinson K, Karlson EW, Curhan G. Obesity, weight change, hypertension, diuretic use, and risk of gout in men: the health professionals follow-up study. *Arch Intern Med.* 2005;165:742-748.
127. Gambineri A, Pelusi C, Vicennati V, Pagotto U, Pasquali R. Obesity and the polycystic ovary syndrome. *Int J Obes Relat Metab Disord.* 2002;26:883-896.
128. Dunaif A. Insulin resistance and the polycystic ovary syndrome: mechanism and implications for pathogenesis. *Endocr Rev.* 1997;18:774-800.
129. Ehrmann DA. Polycystic ovary syndrome. *N Engl J Med.* 2005;352:1223-1236.
130. Ehrmann DA, Liljenquist DR, Kasza K, et al. Prevalence and predictors of the metabolic syndrome in women with polycystic ovary syndrome. *J Clin Endocrinol Metab.* 2006;91:48-53.
131. Sam S, Dunaif A. Polycystic ovary syndrome: syndrome XX? *Trends Endocrinol Metab.* 2003;14:365-370.
132. Birdsall MA, Farquhar CM, White HD. Association between polycystic ovaries and extent of coronary artery disease in women having cardiac catheterization. *Ann Intern Med.* 1997;126:32-35.
133. Solomon CG, Hu FB, Dunaif A, et al. Long or highly irregular menstrual cycles as a marker for risk of type 2

diabetes mellitus. *JAMA*. 2001;286:2421-2426.
134. Dunaif A, Segal KR, Futterweit W, Dobrjansky A. Profound peripheral insulin resistance, independent of obesity, in polycystic ovary syndrome. *Diabetes*. 1989;38:1165-1174.
135. Dunaif A, Finegood DT. Beta-cell dysfunction independent of obesity and glucose intolerance in the polycystic ovary syndrome. *J Clin Endocrinol Metab*. 1996;81:942-947.
136. Vgontzas AN, Bixler EO, Chrousos GP. Sleep apnea is a manifestation of the metabolic syndrome. *Sleep Med Rev*. 2005;9:211-224.
137. Vgontzas AN, Bixler EO, Chrousos GP. Metabolic disturbances in obesity versus sleep apnoea: the importance of visceral obesity and insulin resistance. *J Intern Med*. 2003;254:32-44.
138. Hu FB, Willett WC, Colditz GA, et al. Prospective study of snoring and risk of hypertension in women. *Am J Epidemiol*. 1999;150:806-816.
139. Ip MS, Lam B, Ng MM, Lam WK, Tsang KW, Lam KS. Obstructive sleep apnea is independently associated with insulin resistance. *Am J Respir Crit Care Med*. 2002;165:670-676.
140. Punjabi NM, Sorkin JD, Katzel LI, Goldberg AP, Schwartz AR, Smith PL. Sleep-disordered breathing and insulin resistance in middle-aged and overweight men. *Am J Respir Crit Care Med*. 2002;165:677-682.
141. Punjabi NM, Shahar E, Redline S, et al. Sleep-disordered breathing, glucose intolerance, and insulin resistance: the Sleep Heart Health Study. *Am J Epidemiol*. 2004;160:521-530.
142. Young T, Finn L, Hla KM, Morgan B, Palta M. Snoring as part of a dose-response relationship between sleep-disordered breathing and blood pressure. *Sleep*. 1996;19(10 Suppl): S202-S205.
143. Al-Delaimy WK, Manson JE, Willett WC, Stampfer MJ, Hu FB. Snoring as a risk factor for type II diabetes mellitus: a prospective study. *Am J Epidemiol*. 2002;155:387-393.
144. Mallon L, Broman JE, Hetta J. High incidence of diabetes in men with sleep complaints or short sleep duration: a 12-year follow-up study of a middle-aged population. *Diabetes Care*. 2005;28:2762-2767.
145. Elwood P, Hack M, Pickering J, Hughes J, Gallacher J. Sleep disturbance, stroke, and heart disease events: evidence from the Caerphilly cohort. *J Epidemiol Community Health*. 2006;60:69-73.
146. Hu FB, Willett WC, Manson JE, et al. Snoring and risk of cardiovascular disease in women. *J Am Coll Cardiol*. 2000;35:308-313.
147. Shamsuzzaman AS, Gersh BJ, Somers VK. Obstructive sleep apnea: implications for cardiac and vascular disease. *JAMA*. 2003;290:1906-1914.
148. Wilcox I, McNamara SG, Collins FL, Grunstein RR, Sullivan CE. "Syndrome Z": the interaction of sleep apnoea, vascular risk factors and heart disease. *Thorax*. 1998;53(Suppl 3):S25-S28.
149. Reaven GM. The kidney: an unwilling accomplice in syndrome X. *Am J Kidney Dis*. 1997;30:928-931.
150. Chen J, Muntner P, Hamm LL, et al. The metabolic syndrome and chronic kidney disease in U.S. adults. *Ann Intern Med*. 2004;140:167-174.
151. Kurella M, Lo JC, Chertow GM. Metabolic syndrome and the risk for chronic kidney disease among nondiabetic adults. *J Am Soc Nephrol*. 2005;16:2134-2140.
152. Fox CS, Larson MG, Leip EP, Culleton B, Wilson PW, Levy D. Predictors of new-onset kidney disease in a community-based population. *JAMA*. 2004;291:844-850.
153. Hsu CY, McCulloch CE, Iribarren C, Darbinian J, Go AS. Body mass index and risk for end-stage renal disease. *Ann Intern Med*. 2006;144:21-28.
154. De Cosmo S, Trevisan R, Minenna A, et al. Insulin resistance and the cluster of abnormalities related to the metabolic syndrome are associated with reduced glomerular filtration rate in patients with type 2 diabetes. *Diabetes Care*. 2006;29:432-434.
155. Hall JE, Henegar JR, Dwyer TM, et al. Is obesity a major cause of chronic kidney disease? *Adv Ren Replace*. 2004;11:41-54.
156. Wolf G, Chen S, Han DC, Ziyadeh FN. Leptin and renal disease. *Am J Kidney Dis*. 2002;39:1-11.
157. Angulo P. Nonalcoholic fatty liver disease. *N Engl J Med*. 2002;346:1221-1231.
158. Akahoshi M, Amasaki Y, Soda M, et al. Correlation between fatty liver and coronary risk factors: a population study of elderly men and women in Nagasaki, Japan. *Hypertens Res*. 2001;24:337-343.
159. Kelley DE, McKolanis TM, Hegazi RA, Kuller LH, Kalhan SC. Fatty liver in type 2 diabetes mellitus: relation to regional adiposity, fatty acids, and insulin resistance. *Am J Physiol Endocrinol Metab*. 2003;285:E906-E916.
160. Hsiao TJ, Chen JC, Wang JD. Insulin resistance and ferritin as major determinants of nonalcoholic fatty liver disease in apparently healthy obese patients. *Int J Obes Relat Metab Disord*. 2004;28:167-172.

161. Kim HJ, Kim HJ, Lee KE, et al. Metabolic significance of nonalcoholic fatty liver disease in nonobese, nondiabetic adults. *Arch Intern Med*. 2004;164:2169-2175.
162. Marchesini G, Brizi M, Bianchi G, et al. Nonalcoholic fatty liver disease: a feature of the metabolic syndrome. *Diabetes*. 2001;50:1844-1850.
163. Garg A. Lipodystrophies. *Am J Med*. 2000;108:143-152.
164. Fan JG, Zhu J, Li XJ, et al. Fatty liver and the metabolic syndrome among Shanghai adults. *J Gastroenterol Hepatol*. 2005;20:1825-1832.
165. Hamaguchi M, Kojima T, Takeda N, et al. The metabolic syndrome as a predictor of nonalcoholic fatty liver disease. *Ann Intern Med*. 2005;143:722-728.
166. Brea A, Mosquera D, Martin E, Arizti A, Cordero JL, Ros E. Nonalcoholic fatty liver disease is associated with carotid atherosclerosis: a case-control study. *Arterioscler Thromb Vasc Biol*. 2005;25:1045-1050.
167. Targher G, Bertolini L, Padovani R, et al. Non-alcoholic fatty liver disease is associated with carotid artery wall thickness in diet-controlled type 2 diabetic patients. *J Endocrinol Invest*. 2006;29:55-60.

第9章 肥満と心血管疾患

Frank B. Hu

　肥満が心血管疾患（循環器疾患）（cardiovascular disease; CVD）と強く関連することは，数多くの前向き研究で報告されているが，未解決の問題も残っている。例えば，冠動脈疾患（coronary heart disease; CHD）と脳卒中のリスクを予測する上で，全体の脂肪蓄積と脂肪分布のどちらが重要であるかについて，議論が続いている。もうひとつ解決されていない問題は，総合的にCHDリスクを評価するツールに肥満を加えるべきかどうかという点である。肥満はCHDの危険因子として認識されているが，フラミンガム（Framingham）スコアには含まれていない。これは肥満の影響が高血圧，脂質異常症や糖尿病などの確立した危険因子に完全に仲介されると考えられているからである。しかし，最近の研究によると，全体の肥満度もしくは中心性肥満とCHDリスクの関係は，従来の危険因子の媒介だけではすべてを説明できないようである。また，炎症マーカー，血管内皮機能障害，凝固系因子も過剰な脂肪蓄積とCVDリスクの関係を媒介しているというエビデンスも増えてきている（図9-1）。さらに，成人期の体重増加がCHDリスクを上昇させることが知られている一方で，体重減少がもたらす結果については賛否両論がある。つい最近まで，ほとんどの疫学研究は体重減少が意図したものか，意図していないものかを区別しなかった。もうひとつ議論が続いている問題は，「肥満パラドックス（obesity paradox）」と呼ばれる現象に関連している。肥満パラドックスとは，うっ血性心不全（congestive heart failure; CHF）やその他の進行した疾患患者において，体格指数（body mass index; BMI）が高いほど予後が良好［生存率が高い］という関係のことである。

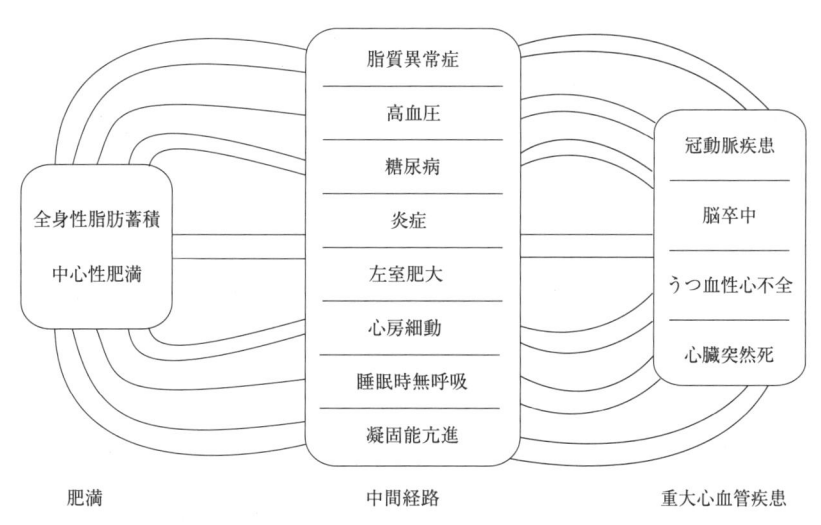

図9-1　全身性の脂肪蓄積と中心性肥満が心血管疾患に影響を及ぼす経路

肥満：全身性脂肪蓄積，中心性肥満

中間経路：脂質異常症，高血圧，糖尿病，炎症，左室肥大，心房細動，睡眠時無呼吸，凝固能亢進

重大心血管疾患：冠動脈疾患，脳卒中，うっ血性心不全，心臓突然死

本章では，まず，肥満とCHDの関係についての現在までの研究結果を概観する。特に，中等度の過体重，体内での脂肪分布，体重変化の影響ならびに過剰な脂肪蓄積と身体活動度の相対的重要性に注目する。続いて，肥満と他の心血管疾患，つまり心不全，心房細動（atrial fibrillation; AF），心臓突然死（sudden cardiac death; SCD）に関する研究結果について述べ，「肥満パラドックス」に関する方法論的問題についても検討する。

1　BMIと冠動脈疾患リスク

過去数十年にわたり，肥満度とCHDリスクの関係について，さまざまな集団で，100以上の前向きコホート研究が行われてきた。3つのメタアナリシスがBMIとCHD発症との関係をまとめた（実質的にオーバーラップしない92の前向き研究が参加。世界各地域より110万人以上の研究対象者が含まれている）。表9-1はこれらメタアナリシスの特徴と結果をまとめたものである。アジア太平洋地域におけるコホート共同研究（Asia Pacific Cohort Studies Collaboration）はアジア太平洋諸国の33コホート（日本より12コホート，中国本土11，シンガポール2，台湾2，香港1，韓国1，ニュージーランド1，オーストラリア3）を解析した[1]。全体として310,283人が，のべ210万人年以上の追跡期間に寄与した（平均6.9年）。予想された通り，アジアのコホートはオーストラリアやニュージーランドのコホートに比べやせていた（平均BMIはそれぞれ22.9 kg/m^{2}と26.4 kg/m^2）。

追跡期間中，CHD発症が2,073例（非致死的849例，致死的1,224例）あった。年齢，性，喫煙習慣を調整後，BMIとCHDリスクに線形の関連（一次相関）があり，BMI 2 kg/m^{2}増加あたり11%（95%信頼区間：9-13）のCHDリスクの増加を認めた。男女ともに同様の関連を認めた（男性12%［95%信頼区間：10-15］，女性10%［95%信頼区間：6-13］）。収縮期血圧の調整により，この値は約1/3弱まり，8%（95%信頼区間：6-10%）となった。アジアとオーストラリア／ニュージーランドのコホートともに同様の関連を認めた。このメタアナリシスはBMIとCHDリスクの量反応関係を明確に示している。また，BMI増加に伴うリスクの増大は，BMIの正常値の上限（25 kg/m^2）未満でも認められた。同様の関連はアジアにおいてCHDより発生頻度の高い脳卒中でも認められた（詳細は後述）。

2つ目のメタアナリシスDiverse Populations Collaboration（多様な集団の既存追跡データを用いた共同研究）は26コホート研究より388,622人の個人レベルのデータを解析した[2]。主要エンドポイントは総死亡であり（結果のまとめは第11章参照），2次エンドポイントは致死的CHD（17,708例）および致死的CVD（27,099例）である。男女別に解析され，年齢ならびに喫煙習慣を調整している。過体重女性の正常体重女性に対するCHD死亡の相対リスク［相対危険度］は1.10（95%信頼区間：1.00-1.20）であった。男性における過体重による相対リスクは1.16（95%信頼区間：1.09-1.24）であり，肥満女性，肥満男性におけるCHDによる死亡の相対リスクはそれぞれ1.62（95%信頼区間：1.46-1.81），1.51（95%信頼区間：1.36-1.67）であった。CVDによる死亡との関連はいくぶん弱まり，過体重女性の相対リスクは1.03（95%信頼区間：0.95-1.12），過体重男性で1.10（95%信頼区間：1.03-1.16）で，肥満女性，肥満男性におけるCVDによる死亡の相対リスクはそれぞれ1.53（95%信頼区間：1.38-1.69），1.45（95%信頼区間：1.33-1.59）であった。年齢および喫煙習慣における層別解析は行われておらず，追跡開始時に慢性疾患を有している人も除外されていない。

3つ目のメタアナリシスはBogersら[3]によって行われたもので，31の前向きコホートには，

第9章 肥満と心血管疾患　163

表9-1 肥満と心血管疾患（CVD）に関する3つのメタアナリシス

筆頭著者	コホート	参加者	エンドポイント	主な所見	コメント
Asia Pacific Cohort Studies Collaboration[1]†1	33（韓国、中国、日本、シンガポール、オーストラリア、ニュージーランドのコホート）	310,283人	CHD発症2,073例、脳卒中3,372例	ベースラインのBMIとCHD/脳卒中リスクとの間に線形の関連。BMI 2 kg/m² 増加あたりCHDリスク11%（95%信頼区間：9-13）、虚血性脳卒中リスク12%（95%信頼区間：9-15）、出血性脳卒中リスク8%（95%信頼区間：4-12）上昇。この関連は若年者でより顕著。アジアとオーストラリアのコホート間で差はなし	ベースラインの平均BMIが低い（全体で23.6、アジアのコホートで22.9、オーストラリアとニュージーランドのコホートで26.4）。平均追跡期間は比較的短い（平均6.9年）。年齢、性別、喫煙習慣で補正。ベースライン時に罹患していた疾患によるバイアスを最小限にするため、追跡開始後3年以内に起きたイベントは除外
Diverse Populations Collaboration[2]†2	26（多くが米国のコホート）	388,622人	CHDによる死亡17,708例、CVDによる死亡27,099例	CHDによる死亡のRRは、正常体重群に比べ、過体重女性で1.10（95%信頼区間：1.00-1.20）、肥満女性で1.16（95%信頼区間：1.09-1.24）。肥満男性では1.62（95%信頼区間：1.46-1.81）、過体重男性では1.51（1.36-1.67）。CVDによる死亡ではRRはやや低かった	追跡期間は3-36年（平均17年）。エンドポイントはCHD/CVDによる死亡（発症ではない）。喫煙習慣を補正。年齢や喫煙習慣による層別解析は示されていない
Bogersら[3]	31（ヨーロッパ、米国）	389,239人	CHD発症20,652例	BMIの増加に伴い、CHD発症は有意に増加。年齢、性別、喫煙習慣を補正後、正常体重群と比べ、過体重群のRRは1.33（95%信頼区間：1.24-1.43）、肥満群では1.69（1.44-1.99）。血圧、コレステロール値を補正すると、これらのRRは軽減したものの統計学的有意性は保持された。低体重群はCHDリスクとの関連なし	参加者のほとんどは白人。メタアナリシスの結果、BMIとCHDの関連は追跡期間が長い（>15年）研究ほど強かった。自己申告BMIを使用した研究と実測BMIを用いた研究で、同様のRRを認めた。喫煙歴がある人に比べ、喫煙歴がない人の方がBMIとCHDの関連が強かった

BMI: body mass index（体格指数），CHD: coronary heart disease（冠動脈疾患），CVD: cardiovascular disease（心血管疾患），RR: relative risk（相対リスク）
[†1アジア太平洋地域におけるコホート共同研究，†2多様な集団の既存追跡データを用いた共同研究]

389,239人の対象者が含まれ,そのうちCHDは20,652例であった。年齢,性,喫煙を調整後,正常体重の対象者と比較した相対リスクは,低体重の参加者（BMI＜18.5）では1.11（95％信頼区間：0.91-1.36),過体重,肥満の対象者では,それぞれ1.33（95％信頼区間：1.24-1.43),1.69（95％信頼区間：1.44-1.99）であった。BMI 5 kg/m² 増加あたりの相対リスクは,長期追跡期間（15年以上）の方が短期追跡期間よりも高かった（それぞれ,1.35；95％信頼区間：1.29-1.42,1.21；95％信頼区間：1.14-1.29)。喫煙歴がない群の方が,喫煙歴がある群よりもBMI 5 kg/m² 増加あたりの相対リスクが高かった（それぞれ,1.40；95％信頼区間：1.29-1.52,1.20；95％信頼区間：1.09-1.32)。また若年者は高齢者に比べ有意に強い関係を認めた。これらのメタアナリシスは,過体重と肥満がCHDリスクの増大に関連していることを示している（ただし,低体重は関連しない)。この関連は,追跡期間が長い研究および喫煙歴がない対象者に絞った調査において顕著であった。

　これらの110万人以上のデータよりなるメタアナリシスは,過体重と肥満がCHDリスクの増大と有意に関連する強い証拠となる。BMIとCHDの間には線形の関連があり,リスクに明らかな閾値はないようである。この関係はアジアの集団において特に明確であった。韓国における医療保険組合共同研究（Korea Medical Insurance Corporation Study; KMIC）はAsia Pacific Cohort Studies Collaborationの中で最大のコホートであり,Jeeら[4]は133,740人のKMIC参加者の9年間に及ぶBMIとCHDの分析結果を新たに発表した。年齢,性,喫煙習慣を補正すると,BMI 1 kg/m² 増加あたりCHDリスクが14％増加した（95％信頼区間：12-16)。BMI 18-18.9 kg/m² と比較して,正常範囲であるBMI 24-24.9 kg/m² でさえもCHDリスクは2倍であった。BMIとCHDの関係において,男性,女性,喫煙者,非喫煙者いずれにおいても閾値は認められない。最近発表された韓国人を対象とした100万人以上の,より大規模な韓国がん予防研究（Korean Cancer Prevention Study; KCPS）では,BMIの増加と動脈硬化性CVDによる死亡との間に線形の関係が認められた[5]。

　Chenら[6]は,222,000人の40-79歳の中国人を対象に,BMIとCHDによる死亡との関連を調べた。10年の追跡期間中に,CHDによる死亡が1,942例観察されている。全体として,BMIとCHDによる死亡との間にJ字型の関連を認めた。BMI 20を基準とした際,BMIが20以上でも,

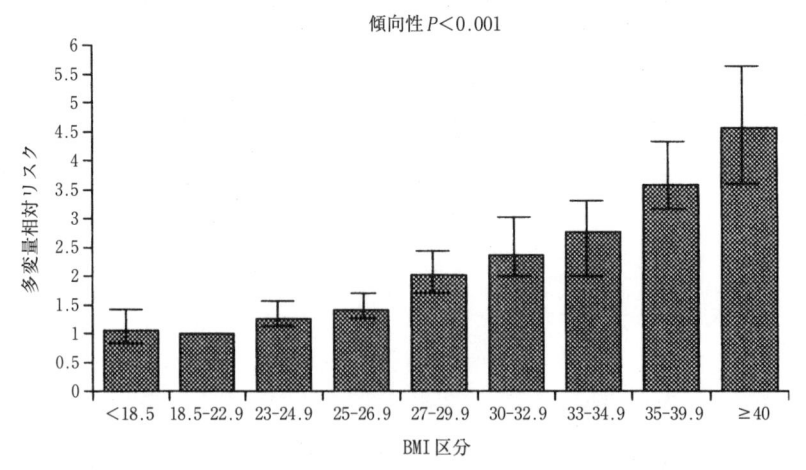

図9-2　調査開始時の体格指数（BMI）区分による冠動脈疾患（CHD）の相対リスク。調整因子：年齢,心筋梗塞（MI）の家族歴,閉経,ホルモン補充療法（未使用,過去に使用,現在使用中),身体活動度,アスピリン内服,喫煙習慣,飲酒習慣。文献7より引用改変

20 以下でもともに CHD による死亡率が有意に上昇していた。本研究では，CHD 発症率との関連は調べられていない。

20 年にわたる看護師健康研究（Nurses' Health Study; NHS）コホートからの最新の報告では，BMI の増加と CHD 発症との段階的な関連が認められている[7]（図 9-2）。正常体重の女性に比べ，過体重の女性における CHD の相対リスクは 1.43（95％信頼区間：1.26-1.63）で，肥満の女性では，2.44（95％信頼区間：2.17-2.74）であった。BMI 増加と CHD の関連は，喫煙歴がある人に比べ，喫煙歴がない人においてより顕著であった。女性の健康イニシアチブ（Women's Health Initiatives）コホート研究では，白人，黒人女性を問わず，過体重ならびに肥満は CHD 発症と有意に関連していた[8]。

2 BMI と体脂肪分布の相対的重要性

CHD 発症の予測という観点で，BMI と体脂肪分布のどちらが重要であるかということが長らく議論されてきた。肥満度の指標として，BMI は脂肪量と除脂肪体重とを区別していない。また，その妥当性は年齢，性別，人種によって異なる。腹囲は上半身もしくは腹部肥満の代替指標であり，メタボリックシンドロームすなわち心血管疾患危険因子（高血圧，脂質異常，2型糖尿病など。第8章参照）が集積する病態の中心要素と考えられている。したがって，概念的に腹囲およびウェストヒップ比（waist-to-hip ratio; WHR）は CVD リスクの予測において BMI よりも優れているはずである。しかし，そのようなデータを解釈する際には注意が必要である。第一に，BMI と腹囲は多くの研究で強く相関している（相関係数 0.80-0.90）。したがって，全体的な肥満度と腹部肥満の影響を分けることは難しい。第二に，BMI と腹囲が同じ解析モデルに組み入れられたときに，腹囲はいつも腹腔内脂肪を反映するが，BMI は全体的な脂肪量よりも除脂肪体重を相対的に強く反映してしまう（第5章参照）ので，腹囲もしくは WHR と同時に補正した場合に，BMI と CHD の関係は弱まるか，時に逆転することもある。最後に，WHR は腹腔内脂肪の増加ならびに殿部と大腿部の筋肉の減少の両方を反映するので，その解釈は複雑である。

INTERHEART 研究から最近報告された，52 カ国からの初発心筋梗塞（myocardial infarction; MI）12,461 症例と年齢，性でマッチングした 14,637 人の対照群における症例対照研究において，WHR は BMI よりも強く MI と関連していた。この傾向は，WHR と BMI が同時に解析モデルに組み入れられた際に顕著であった[9]。腹囲も BMI より強い MI の予測因子であったが，WHR よりは関連が弱かった。これらの所見は国，人種を問わず驚くほど一貫していた。しかし，これらの結果は慎重に解釈する必要がある。なぜなら，INTERHEART 研究は多くの MI 症例数を有する一方，後向き研究であり，この研究デザインが BMI と MI の関連に影響を及ぼしている可能性があるからである。例えば，多くの症例では，MI と診断される少し前に体重が減少していたかもしれない。したがって，MI の診断後に計測された BMI は，CHD と診断される前の何年間にもわたる肥満蓄積を正確に反映していない可能性がある。もうひとつの問題は，先述の通り，腹囲もしくは WHR と同時に解析モデルに投入されたときの，BMI の生物学的意味の変化である。同様の意味合いの変化は，BMI または腹囲で補正した際の殿囲にも認められる。実際，INTERHEART 研究やその他の研究[10]では，BMI で補正すると，殿囲と CVD 罹患または死亡リスクとの逆相関を認めた。大きな殿囲は，豊富な皮下脂肪または充実した殿部の筋肉・骨格を反映したのかもしれない。

BMI もしくは腹囲で補正すると，殿囲は除脂肪量の影響を強く反映するようである．このように，INTERHEART 研究で認められた小さな殿囲と MI リスク増加の関係は，部分的にしろ，筋肉量の低下を反映したものとも考えられる．

少なくとも 20 以上の前向き研究が，腹囲もしくは WHR と CHD リスクの関係を検討している．ほとんどの研究では BMI との関係も平行して調べられている．概して中心性つまり腹部の肥満は CHD リスクの重要な予測因子である．しかし，BMI と体脂肪分布の相対的な影響について，これらの研究結果は一貫していない．いくつかの研究は，腹囲が BMI や WHR よりも強い CHD リスクの予測因子であると報告している[11,12]．一方，WHR の方が，腹囲や BMI よりも強い予測因子であるという研究もある[13-17]．また依然として，BMI が腹囲や WHR 以上ではないとしても少なくともこれらと同等であるという報告もある[18-20]．これらの研究結果が異なる理由は明確にわかっていないが，おそらく研究集団の属性（年齢，性別，人種など）の違い，あるいは BMI や脂肪分布をどのように解析モデルに組み入れるか（つまりそれらを同じモデルに含めるかどうか）に関連していると考えられる．いくつかの研究は，肩甲骨下皮下脂肪厚もしくは肩甲骨下—上腕三頭筋部皮下脂肪厚比と CVD リスクの関連を報告しており，局所的な脂肪分布の重要性を示唆している[21-24]．

体格の大きさを補正するために，腹囲—身長比（waist circumference-to-height ratio; WHtR）が WHR のかわりとして提唱されている．複数の横断研究において，WHtR が代謝異常の予測因子や心血管危険因子として WHR や腹囲よりも優れていることが示唆されている[25-27]．しかし，NHS における前向き解析では，CHD リスクの予測因子として，WHtR と WHR または腹囲には統計学的な有意差は認められなかった[28]．

加齢は除脂肪体重の減少および腹腔内脂肪の増加と関係している．このため，腹囲または WHR が高齢者の肥満の指標として，BMI よりも優れていると考えられてきた（第 5 章参照）．医療専門職追跡研究（Health Professionals' Follow-up Study; HPFS）のデータを用いて，Rimm ら[29] は BMI ならびに脂肪分布が CHD リスクに及ぼす影響について，年齢区分ごとに検討した．65 歳未満の男性では，BMI は CHD の予測因子として WHR よりも優れており，65 歳以上では，WHR は BMI よりも明らかに強い予測因子となった．この結果は，高齢者では全体の脂肪蓄積より脂肪分布のほうが CHD の重要な危険因子である可能性を示唆するもので，全体的な脂肪蓄積の指標としての BMI の妥当性は，高齢者では劣るともいえる．

Nicklas ら[30] は，健康，加齢，体組成に関する研究（Health, Aging and Body Composition Study; Health ABC Study）に参加している身体機能の良好な 70-79 歳の男女（男性：1,116 人，女性：1,387 人）において，CT で測定された腹腔内脂肪と MI 発症の関連を調べた．平均追跡期間 4.6 年で，116 例が新規に MI を発症した（男性：71 例，女性：45 例）．腹腔内脂肪と MI リスクの増加の関連は，女性でのみ有意であった（1 標準偏差増加あたりの補正相対リスク=1.67；95％信頼区間：1.28-2.17；$P<0.001$）．女性における関連は，血中脂質，糖尿病，高血圧を補正した後でも有意であった．この研究は，高齢女性における MI を予測する上での腹腔内脂肪の重要性を表している．しかし，発症数が少なく追跡期間が比較的短いので，注意して解釈する必要がある．

BMI と腹囲の強い相関（通常，相関係数 0.8 以上）は，BMI が小さく腹囲が大きい人，もしくは BMI が大きく腹囲が小さい人が比較的少ないことを意味している．しかし，このような集団を解析することで，全体的な脂肪蓄積の影響と中心性肥満の影響を区別する手助けになるかもしれない．おそらく，BMI が小さく腹囲が大きい人は多くの腹腔内脂肪を有しているであろうし，BMI

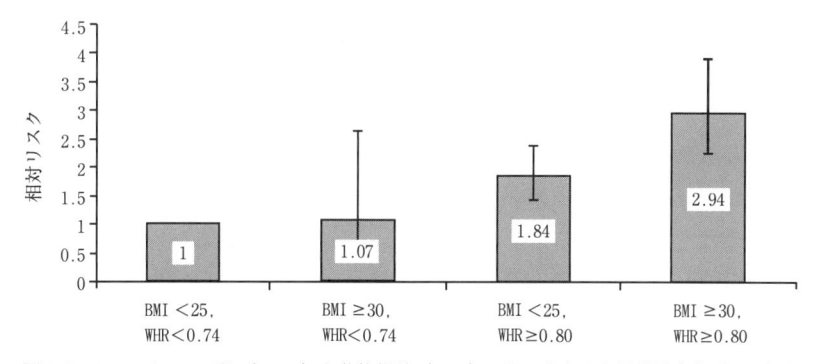

図9-3 ウェストヒップ比（WHR）と体格指数（BMI）の組み合わせと冠動脈疾患（CHD）との関連。調整因子：年齢，心筋梗塞（MI）の家族歴，閉経，ホルモン補充療法（未使用，過去に使用，現在使用中），身体活動度，アスピリン内服，喫煙習慣，飲酒習慣。文献7より引用改変

が大きく腹囲が比較的小さい人は除脂肪量が多いのであろう。最近，我々はNHSコホートにおいて，BMIとWHRに基づいたグループとCHDの相対リスクについて検討した[7]。肥満かつWHRが最大のグループ（WHR≧0.8）に属する女性は，正常体重かつWHRが小さい（<0.74）女性に比べてCHDリスクが3倍であった（補正相対リスク=2.94；95％信頼区間：2.21-3.90，図9-3）。特筆すべきことに，正常体重であるが中心性肥満（WHR≧0.8）の女性は，過体重もしくは肥満であるがWHRが最小の群（<0.74）に属する女性に比べ，有意に高い相対リスクであった（相対リスク=1.84；95％信頼区間：1.42-2.38）。BMIが大きいがWHRが小さい人は筋肉質である傾向があったが，このような女性は非常に少なかった（<1％）。これらの結果は，脂肪分布の指標がBMIよりもCHDリスクの予測因子として価値があることを示唆している。正常体重の人では，腹囲ならびにWHRの高値はCHDリスクの増加と明らかに関係している。

3 肥満と冠動脈疾患リスクを媒介する心血管危険因子の役割

　高血圧，高コレステロール血症，糖尿病といった代謝に関連した病態は，過体重・肥満とCHDの関係の中間因子と考えられている。したがって，肥満の指標とCHDリスクの関係を総合的に評価したいときには，これらの因子を補正すべきではない。しかし，さらに詳しく調べるためにこれらの因子を補正することは以下の2点で有用である。①これらの因子がどの程度肥満の影響を媒介しているかを調べるとき，②BMIもしくは体脂肪分布がこれらの中間代謝的因子に及ぼす影響とは別に，CHDリスクの予測に影響を及ぼすかどうかを評価するとき，である。

　肥満はCHDの危険因子であると認識されているが，フラミンガムリスクスコア[31]のような総合的なリスク評価ツールには含まれていない。これは，多くの研究者が肥満のCHDリスクに対する効果は間接的だと考えているからである。フラミンガムリスクスコアの作成過程で，BMIは他の中間因子を解析モデルに組み入れた後には独立したCHDの予測因子とはならなかったようである。しかし他の研究では，高血圧，高コレステロール血症，糖尿病を補正後も，過体重と肥満がCHD発症の有意な予測因子であることが報告されている。ジョンズ・ホプキンス同胞研究（Johns Hopkins Sibling Study）において，Moraら[32]は，BMIとCHD発症の関連を，60歳未満で発症したCHD症例を兄弟にもつ健康な827人において検討した。多変量解析の結果，BMIはフラミンガ

ムリスクスコアとは独立したCHDリスクの有意な予測因子であった（$P=0.02$）。この関連は，人種，家系，中性脂肪値とも独立していた。フラミンガムスコアが高い肥満者は著明なCHDリスクの増大を認めた。したがって，確立した心血管危険因子（高コレステロール血症，高血圧，糖尿病など）に加え，肥満も標準的なCHDリスクの評価に加えるべきであろう。シカゴ心臓協会（CHA）による企業を対象とした追跡調査（Chicago Heart Association Detection Project in Industry）研究では，Yanら[33]は，血圧，血清コレステロール，喫煙に基づくCHDリスクが中等度以下の集団において，中年期のBMIがCHDリスクを予測しうるかどうかを調べた。結果として，ベースライン時に心血管危険因子を全く有さない，もしくはひとつだけ有する場合でも，肥満はCHD，CVD，糖尿病が原因の入院ならびに死亡リスクの増大と有意に関係していた。この研究は，健康な中年において総合的なCVDリスクの評価に肥満を加える重要性を示している。

　BMIとCHDリスクの関係を推測する上で，その中間に位置する危険因子を補正する影響について，2つのメタアナリシスが検討している。Asia Pacific Cohort Studies Collaboration[1]では，収縮期血圧の補正により，BMIのリスク推定値が33％減じた（BMI $2\,kg/m^2$ 増加あたりのCHDリスクの増加が11％（95％信頼区間：9-13）から8％（95％信頼区間：6-10）に減少）。しかし，血清コレステロールの補正はリスク推定値に影響を与えなかった。21コホートよりなる300,000人を含むメタアナリシスで，Bogersら[34]は，血圧とコレステロールの補正により，BMI $5\,kg/m^2$ 増加あたりのCHDへの相対リスクが1.23（95％信頼区間：1.18-1.29）から1.11（95％信頼区間：1.07-1.16）へ低下したことを報告した。これらの解析は，高血圧と高コレステロールが，肥満によるCHDリスクの増加における重要なメカニズムであることを示唆している。しかし，いずれも肥満に伴うリスクの増加を完全に説明することはできない。

　これまでの研究結果を総合すると，肥満の有害作用は，確立した心血管危険因子によって完全に媒介されているわけではない。肥満が炎症，血管内皮機能障害，インスリン抵抗性など，他の経路に影響しうることを考えると，この所見は決して驚くべきことではない。臨床的，公衆衛生学的見地から，肥満をCHDリスクの評価方法に早急に取り入れる必要がある。

4　体重増加と冠動脈疾患リスク

　欧米では，青年期から体重が増加することは一般的にみられる。多くの場合，身体活動の低下，またはエネルギー消費に対する相対的なエネルギー摂取の増加（あるいはその両者）により脂肪の蓄積が生じる。したがって，青年期（厳密には成長が終了した時点。男性では21歳頃，女性では18歳頃）からの体重増加を評価することは，その後の健康問題への脂肪蓄積増加の影響を調べる上で有用である。たとえわずかな体重増加であっても，高血圧や2型糖尿病のリスク増加につながることを示す確固たる研究結果がある（第8章参照）。前向き研究において，25歳からの体重増加が頸動脈壁厚の増加の予測因子であったと報告されている[35]。

　いくつかの大規模前向き研究が体重増加と長期間にわたるCHDリスクの関係を検討している。フラミンガム心臓研究（Framingham Heart Study）は，25歳からベースライン時の年齢までの，Metropolitan Relative Weight［実測体重÷身長に応じて定められた理想体重（単位は％）］の増加と26年間の追跡期間におけるCVD発症の量反応関係を報告している[36]。この関係はベースライン時の体重その他の心血管危険因子とは独立していた。シカゴウェスタンエレクトリック社従業員研究

（Western Electric Study）[37] では，体重増加と CHD による死亡との関連が，現在喫煙習慣がある人に比べ喫煙歴がない人で際立って強いことが示された。この結果は，喫煙が体重増加の有害作用を覆い隠してしまった可能性を示唆している。つまり，喫煙者では，喫煙量が多い結果，体重が減少しているかもしれない（逆に喫煙量が少ないために体重が増加している可能性もある）ので，体重増加の有害作用を捉えにくい可能性がある。さらに喫煙は，たとえ BMI の増加がなくても，腹腔内脂肪の増加と関係がありそうである[37]。

Willett ら[38] は 30-55 歳の女性において，BMI の正常範囲内における軽度の体重増加（例えば，BMI 20 から 24 kg/m^2 への増加）と 14 年間の追跡期間における CHD 発症との関係を調べた。体重が安定していた（±5 kg）女性に比べ，相対リスクは，5-7.9 kg 増加群で 1.25（95%信頼区間：1.01-1.55），8-10.9 kg 増加群で 1.64（95%信頼区間：1.33-2.04），11-19 kg 増加群で 1.92（95%信頼区間：1.61-2.29），≧20 kg 増加群で 2.65（95%信頼区間：2.17-3.22）であった。体重増加に応じた段階的 CHD リスクの増加は，18 歳時の BMI 値にかかわらず一定していた。すなわち，体重が増加した女性では，たとえ中年期に正常範囲の BMI にとどまったとしても，CHD リスクが高いことを示す。これらの結果は，18 歳以後の体重増加が現在の BMI とは独立して CHD リスクを上昇させるという強い証拠となる。大事なことは，青年期以後の体重増加が肥満に伴う有害作用を早期に検出する，感度の高い臨床指標だということである。

2 つの研究が，体重増加と CHD リスクの関係は高齢男性に比べ若年男性でより顕著であることを示している。HPFS において，Rimm ら[29] は，65 歳未満の男性では 21 歳からの体重増加が CHD リスクの予測因子であることを報告した。一方，65 歳以上の男性では，それは予測因子ではなかった。ホノルル心臓研究（Honolulu Heart Program）において，Galanis ら[39] は，25 歳以後の体重増加と CHD の関係が，測定開始時に 55 歳以上の男性に比べ，45-54 歳の男性では際立って強いことを認めた。

体重増加の CHD リスクへの影響が成人期の年齢によって異なることは，慎重に考慮する必要がある。若年成人期における体重増加は主に体脂肪増加によるものである。一方，高年齢では目立った体重増加がなく体脂肪が増加することもあり，体脂肪増加の影響を検討することが難しい。これは，高年齢になるにつれ，筋肉量が徐々に減り，かわって脂肪が特に腹腔内に増えるためである（腹囲または WHR の増加として現れるが，BMI は変わらないか，時に低下することもある）。筋肉トレーニングやその他の方法で除脂肪体重を維持しない限り，高齢男性では体重が安定しているからといって，体重が増加した人と比べ，必ずしも CHD リスクが低いとは限らない。

5 意図した体重減少と意図しない体重減少の比較

青年・中年期のある程度以上の体重増加は一般的に健康を害すると考えられているが，体重減少の CHD 発症ならびに死亡への影響については賛否両論がある。短期の臨床研究は一貫して軽度の体重減少（5-10%）が血圧，脂質，炎症マーカー，インスリン感受性，耐糖能異常といった心血管危険因子を有意に改善することを示している[40]。病的な肥満患者において，肥満手術に伴う体重減少が 2 型糖尿病，脂質異常症，高血圧，閉塞性睡眠時無呼吸症を有意に改善または正常域にまで復する結果につながった[41]。しかし，一般集団では，疾患や加齢に伴う意図しない体重減少による交絡のため，体重減少の CHD への影響を評価することは難しい。これまでのほとんどの疫学研究

は，体重減少が意図したものか意図しないものかを区別してこなかった。

アイオワ女性研究（Iowa Women's Health Study）[42]において，慢性疾患を有している女性では，意図しない体重減少はCVDによる死亡の増加と関連していた。この知見は「因果関係の逆転（reverse causation）」と呼ばれるよく知られた現象を反映している（病気によって体重が減少したのであって，その逆ではない。第4章で述べた）。Eilat-Adarら[43]は6カ月に及ぶ食事カウンセリング後の意図した体重減少が4年間にわたるCHD発症の低下と関連したと報告した。しかし，体重を減少させようという試みに伴った，その他の健康的な行動様式が交絡していた可能性がある。体重減少が意図したものか意図しないものかを区別していないその他の研究では，青年期からの体重減少は概してCHDリスクと有意に関連しなかった[29,38]。しかし，高齢者における直近の体重減少はCHDリスクの上昇と関連していた[39]。高齢者における体重減少は，しばしば加齢や慢性疾患による除脂肪量の減少を反映しており，この状況は「脆弱性（fragility）」と呼ばれる。第11章では，意図した体重減少と意図しない体重減少と総死亡との関連を述べる。

6 冠動脈疾患を予測する上での肥満度と身体適応度の比較

第8章で述べたように，肥満度と身体適応度の相対関係が重要であるという仮説（fat and fit hypothesis）は，身体適応度が高ければ過体重と肥満の健康への影響を減らすことができることを示唆する。このように身体適応度が高い状況では，罹患ならびに死亡の予測因子として，肥満は身体適応度よりも重要でないといえる。体重が減少した状態を維持することを難しいと感じている人がほとんどなので，この仮説は魅力的である。たとえ体重が減少しなくても，身体活動度を上げることで身体適応度が改善するというものである。これまで，この仮説を支持するエビデンスは，主にエアロビクスセンター縦断的研究（Aerobics Center Longitudinal Study；ACLS）[44]のデータに限られてきた。ACLSは，トレッドミルテストの最高到達度によって評価された身体適応度の低さが，肥満度よりも強く総死亡ならびにCVDによる死亡に寄与することを報告した。男性において身体適応度が肥満に伴うリスクの増加を打ち消すことも報告した。また，心肺適応度が高いが肥満である男性と比べ，やせているが身体適応度が低い男性の方が総死亡とCVDによる死亡のリスクが高いことが認められた。しかし，この研究では死亡が428例しかなく，喫煙歴がない人での脂肪蓄積の影響を検討できなかった。Stevensら[45]は，2,506人の女性と2,860人の男性を22年間にわたって追跡した脂質診療多施設共同研究（Lipid Research Clinics Study）で，身体適応度と肥満度の組み合わせが死亡リスクへ及ぼす影響を検討した。身体適応度と肥満度はともに総死亡とCVDによる死亡の予測因子であった。身体適応度は肥満の死亡リスクへの影響を取り除くわけではなかった。

さらに3つの研究が，CHDリスクに対する身体活動度と肥満の相対的な重要性について検討している。ただし，これらの研究では身体適応度は調べられていない（表9-2）。身体活動度は身体適応度の主要な非遺伝子的規定因子であるとともに，公衆衛生的な見地からの勧告の主な項目でもある。したがって，身体活動度が肥満と死亡の関係をどのように修飾するかを調べることは，肥満度と身体適応度がともに重要であるという仮説（fat and fit hypothesis）を評価するために有用である。Wesselら[46]は，心筋虚血が疑われ，冠動脈造影を受ける906人の女性を対象に，自己申告の身体機能スコア（BMIではなく）が高いと冠動脈疾患発症率が低いという関連を認めた。しかし，この研究では調査対象集団が比較的小さく，追跡期間も4年と短かった。多くの女性はベースライ

表 9-2 肥満度と身体適応度または身体活動の相対的重要性に関する前向き研究のまとめ

筆頭著者	コホート	参加者	追跡期間	エンドポイント	身体活動／身体適応度の測定	肥満の指標	主要所見
Lee ら[44]	Aerobics Center Longitudinal Study[†1], テキサス州ダラス	21,925人の男性	8年	CVDと総死亡	心肺適応度	体脂肪割合と腹囲	肥満度と比べて適応度が低いほど死亡リスクが増加した。適応度の補正により、肥満度に伴うCVDと総死亡への影響は消失
Stevens ら[45]	Lipid Research Clinics Study[†2]	2,860人の男性と2,506人の女性	26年	総死亡とCVDによる死亡	心肺適応度	BMI	肥満度が低いほど、また適応度が低いほど、それぞれ独立して総死亡とCVDによる死亡の増大と関連した。適応度が良好であっても、肥満の有害作用は残った
Hu ら[47]	1987, 1992, 1997年にフィンランドで別個に行われた3つの集団調査	8,928人の男性と9,964人の女性	9.8年	CVD	自己申告の身体活動（仕事に伴う活動と余暇の活動をともに含む）	BMI, 腹囲, WHR	定期的な身体活動と正常体重はともにCVDリスクを減少させた。身体活動の不活発さはCVDリスクに対して独立した影響をもつようである。一方、肥満は部分的にそのほかの危険因子を修飾することでリスク増加に寄与していた
Wessel ら[46]	Women's ischemic syndrome evaluation (WISE) Study[†3]	936人の女性。米国の4つの学術医療センターで冠動脈造影を受ける際に研究に登録	3.9年	CVD発症（総死亡または以下の疾患に伴う入院：非致死性心筋梗塞、脳卒中、うっ血性心不全、不安定狭心症、その他の血管症例）	自己申告のDuke Activity Status Index (DASI) とPostmenopausal Estrogen-Progestin Intervention questionnaire (PEPI-Q) スコア	BMI, 腹囲, WHR	虚血が疑われ冠動脈造影を受けた女性では、自己申告に基づく身体活動度が高いほど、また運動耐容能が高いほど、CVD発症頻度が低かった。この相関関連は、腹部肥満は全体的な肥満よりも強かった
Li ら[7]	Nurses' Health Study[†4]	88,393人の健康女性	20年	CHD（非致死性心筋梗塞と致死性CHD）	自己申告の身体活動（高・中等度の運動強度の活動を含む）	BMI, 腹囲, WHR	肥満と低身体活動度は独立して女性のCHDリスクに寄与した。正常体重で身体活動度が高い女性において、CHD発症が最も低かった。一方、肥満かつ身体活動が高い女性においてリスクが高かった。肥満だが身体活動が高い女性は、正常体重だが非活動的な女性よりもリスクが高かった

BMI：body mass index（体格指数），CHD：coronary heart disease（冠動脈疾患），CVD：cardiovascular disease（心血管疾患），WHR：waist-to-hip ratio（ウェストヒップ比）
[†1エアロビクスセンター縦断的研究，†2脂質診療多施設共同研究，†3女性の虚血性心疾患評価研究，†4看護師健康研究]

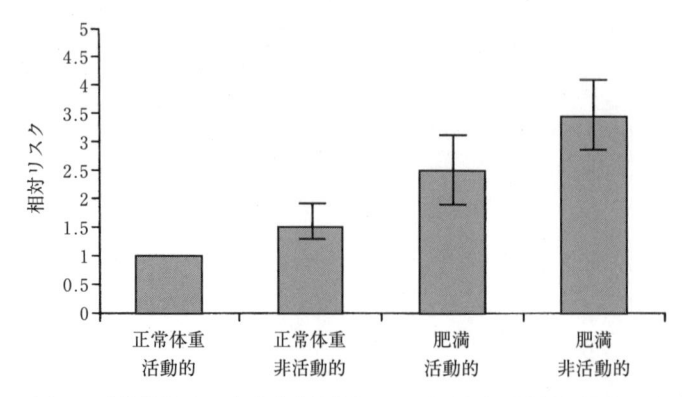

図9-4 体格指数（BMI）と身体活動度の組み合わせと冠動脈疾患（CHD）の関連．正常体重は BMI 18.5-24.9 kg/m^2，肥満は BMI≧30 kg/m^2 と定義。「活動的」は週 3.5 時間以上の高・中等度の運動強度の運動，「非活動的」は週 1 時間未満の運動と定義．調整因子：年齢，心筋梗塞（MI）の家族歴，閉経，ホルモン補充療法（未使用，過去に使用，現在使用中），身体活動度，アスピリン内服，喫煙習慣，飲酒習慣．文献7より引用改変

ン時に冠動脈疾患を有しており，運動できない状況であった可能性がある．ベースライン時にCVD の既往がない 25-74 歳の男女 18,892 人を対象としたフィンランドの研究[47]では，肥満と身体活動度は 10 年の追跡期間における CHD 発症の独立した予測因子であり，身体活動度は肥満とCHD リスク増加の関係を部分的にしか軽減しなかった．同様に，NHS コホートでは，身体活動と肥満度（BMI または WHR として測定）は CHD リスクを独立して予測した[7]．身体的に活動的であるということは，冠動脈疾患に対する肥満の有害作用を中等度に軽減するが，完全になくすわけではない．また，やせているということが，身体活動が少ないことに伴うリスク増加を打ち消すわけでもない．やせてなおかつ身体的に活動的な女性において，CHD と総死亡のリスクが最も低かった（図9-4 および第 11 章参照）．これらの結果は，活動的な生活様式に伴いやせていること，もしくは活動的な生活様式の結果としてやせていることが CHD リスクを低下させる最適な方法であることを示している．別の言い方をすれば，たとえ活動的な人であっても過剰な脂肪蓄積は憂慮すべき状態である．

7 肥満と脳卒中

脳卒中は死亡ならびに身体機能障害の原因として代表的な疾患のひとつである．脳卒中と CHDには年齢，喫煙，高血圧，糖尿病，低い身体活動度，脂質異常症など，多くの共通の危険因子が存在する[48]．脳卒中リスクは MI 後に著明に増加する[49]．インスリン抵抗性も脳卒中リスクと関連している[50]．長い間，肥満も脳卒中の危険因子であると考えられてきているが，肥満と脳卒中の関係についての文献は過去数年増えてきているにもかかわらず，CHD と比較すると少ないままである．一般的にこれまでの報告は，BMI 高値と全脳卒中および虚血性脳卒中との正の関連を示している．一方，出血性脳卒中との関連は一貫性が少ない．Asia Pacific Cohort Studies Collaboration[1]では，ベースラインの BMI は虚血性脳卒中と出血性脳卒中の両方のリスクと正の線形の関係を認めた．BMI の 2 kg/m^2 増加あたり，虚血性脳卒中リスクが 12%（95%信頼区間：9-15）増加し，出血性脳卒中リスクが 8%（95%信頼区間：4-12）増加した．しかし，BMI をカテゴリーに分類して解析す

ると，出血性脳卒中リスクの増加は肥満群でのみ認められた。

これまでに行われた最大の研究は，Song ら[51]によって報告されたものであり，234,863 人の 40-64 歳の韓国人男性を約 10 年間追跡し，全脳卒中 7,444 例，虚血性脳卒中 3,981 例，出血性脳卒中 1,806 例（くも膜下出血 412 例を含む）が同定されている。BMI 22.0-23.9 kg/m^2 の男性に比べ，全脳卒中の年齢調整相対リスクは，BMI 24.0-25.9 kg/m^2 の男性で 1.2（95％信頼区間：1.1-1.2），BMI 26.0-27.9 kg/m^2 で 1.4（95％信頼区間：1.3-1.5），BMI 28.0-29.9 kg/m^2 で 1.6（95％信頼区間：1.3-2.1），BMI 30 kg/m^2 以上で 1.6（95％信頼区間：1.3-2.1）であった。血圧，血糖値，コレステロールといった媒介変数で調整すると，これらの相対リスクはかなり低下したが，線形の傾向は統計的に有意のままであった。興味深いことに，肥満群における相対リスクの増加は虚血性脳卒中に比べ（年齢調整相対リスク 1.4，95％信頼区間：1.0-1.9），出血性脳卒中においてより顕著であった（年齢調整相対リスク 2.5，95％信頼区間：1.7-3.7）。BMI が低い群（＜20 kg/m^2）では，虚血性脳卒中リスクが有意に低かったが，出血性脳卒中リスクは有意に高かった。BMI 高値は西洋人でも一貫して全脳卒中，虚血性脳卒中と関連している[52-56]。医師健康研究（Physicians' Health Study）[54]では，BMI 高値と出血性脳卒中の関連を認めているが，この関係は他の研究で一貫して認められているわけではない。全脳卒中に占める出血性脳卒中の割合は虚血性脳卒中に対して，西洋人ではアジア人よりもかなり低い。したがって，西洋人を対象にしたほとんどの研究は，肥満と出血性脳卒中の関連を検討する統計的検出力が限られている。

Rexrode ら[53]は，NHS コホートを用いて，青年期からの体重変化と脳卒中の関連を検討した。18 歳時の BMI も調整因子として含めた多変量解析の結果，18 歳から NHS の調査を開始した 1976 年までの体重増加は，安定した体重（減少または増加が 5 kg 未満）に比べ虚血性脳卒中リスクと関連していた：体重増加 11-19.9 kg で相対リスク 1.69（95％信頼区間：1.26-2.29），20 kg 以上の増加で 2.52（95％信頼区間：1.80-3.52）（傾向性 P ＜0.001）。体重変化と出血性脳卒中との関連は認められなかった。

いくつかの研究が腹囲または WHR と脳卒中リスクの関連を検討している。789 人のスウェーデン人男性を対象とした前向き研究では，BMI よりむしろ WHR の方が有意に 18.5 年の追跡期間における脳卒中リスクを予測した[57]。同様に，Walker ら[58]は，HPFS に参加した男性において，腹囲や BMI と比べ WHR の方が脳卒中の強い予測因子であることを認めた。Iowa Women's Health Study では，WHR と脳卒中リスクの強い関連は，主として高血圧と糖尿病によって媒介されていた[59]。しかし，スウェーデンの高齢者を 15 年間追跡した研究では，男性において BMI と腹囲は同等に脳卒中リスクを予測した[20]。この関連は，ベースライン時の糖尿病，血清コレステロール，収縮期血圧，冠動脈疾患を補正しても有意であった。

以上をまとめると，多くの研究結果がアジア人，西洋人を問わず，肥満が脳卒中の重要な危険因子であることを示している。BMI と虚血性脳卒中の関連は線形を示し，CHD との関係と似ているようにみえるが，関連は弱いようである。CHD と同様，青年期からの体重増加は虚血性脳卒中リスクの増加とも関係している。肥満と CHD ならびに虚血性脳卒中との正の関連は，2 つの疾患に共通の病態が存在していることを反映している。一方，肥満と出血性脳卒中の関連は十分に確立していない。しかし，Asia Pacific Cohort Studies Collaboration や他のアジアの研究では，高 BMI が出血性脳卒中リスクの増加と関連していることが示されている。一方，アジア人，西洋人において，低い BMI が出血性脳卒中リスクの増加と関連することが示唆されている。しかしこの関連の

機序はわかっていない。多くの研究結果が示すところでは，WHRによって示される腹部肥満はBMIと比べ脳卒中の予測因子として優位ではないが同等である。したがって，CHDと脳卒中のリスク評価と予測のためには，肥満に関する3つの指標（BMI，青年期からの体重増加，体脂肪分布）をすべて考慮すべきである。

8　肥満と心不全

肥満が心不全（CHF）の独立した危険因子であることを，多くの研究結果が示している[60-65]。米国国民健康栄養調査（National Health and Nutrition Examination Survey; NHANES）Ⅰにおける追跡研究[60]では，ベースライン時の高血圧，糖尿病，CHD，その他の心血管危険因子を補正後，過体重が23％（95％信頼区間：9-38）のCHFリスクの増加に関連した。同研究では高血圧，糖尿病，CHDいずれも肥満と強く関連したので，これらの因子で補正した統計モデルではBMIの効果を過小評価していることは間違いない。

Framingham Heart Studyにおいて，Kenchaiahら[62]は，正常体重群と比べ，過体重群でCHFリスクが39％（95％信頼区間：12-72）高くなり，肥満群では約2倍（95％信頼区間：1.54-2.56）になることを報告した。ベースラインの他の心血管危険因子（高血圧，糖尿病，左室肥大，MI）で補正後，BMIの1 kg/m^{2}増加あたりCHFリスクが男性で5％，女性では7％増加した。これらの調整因子は肥満からCHFに至る病態経路の中間因子なので，これは明らかに過剰な補正である。同研究では，過体重ならびに肥満の集団寄与リスクは女性で28％，男性で30％と推定された。

Nicklasら[63]は，Health ABC Studyに参加した高齢者を対象に，全体的な肥満ならびに腹部肥満とCHFリスクとの関連を検討した。年齢などの基本的属性と喫煙習慣で補正した場合，肥満度のすべての指標（BMI，体脂肪割合，全脂肪量，腹囲，CTによって計測された腹部の内臓脂肪または皮下脂肪）は有意にCHFリスクを予測した。多変量解析モデルにこれらの肥満度の指標を同時に投入した場合，腹囲が最も強力な予測因子であった。さらに炎症，高血圧，インスリン抵抗性，糖尿病を補正しても，腹囲とCHFリスクの関連は変化しなかった。これらの結果は，CHF発症における腹部肥満の重要性を強く示している。

CHFの主要な危険因子（CHD，高血圧，糖尿病など）が肥満と関連することを考慮すれば，これまで観察された肥満とCHFの関連は決して驚くことではない。しかし，これらの危険因子を調整後も，肥満とCHFは有意に関連していた。したがって，他の機序の存在が示唆される。肥満は，CHFに先行する重要な病態である左室肥大および拡大と関連することが報告されている[66,67]。スウェーデンにおける研究で，Ingelssonら[64]は，正常血糖保持テストによって測定されたインスリン抵抗性がBMIと腹囲とは独立して，CHF発症の有意な予測因子であることを報告した。一方，BMIまたは腹囲とCHFの正の関連はインスリン抵抗性で補正すると有意ではなくなった。この結果は，肥満とCHFの関連が，少なくとも部分的にインスリン抵抗性によって媒介されていることを示している。

◆うっ血性心不全における「肥満パラドックス」

肥満は明らかにCHF発症の重要な危険因子である。しかし，CHFと診断された患者においては肥満が良好な予後と関連していることも知られている。この現象は「逆転した疫学（reverse epidemiology)」[68] または「肥満パラドックス（obesity paradox）」[69] と呼ばれている。CHF 症例では，他の心血管危険因子（血圧，血清コレステロールなど）と死亡率の関連も逆転する。つまり，CHF 患者では高コレステロール血症と高血圧は不良な予後とではなく，むしろ良好な予後と関連するのである[68]。BMI 高値と低い死亡率という逆の関連は，多くの小規模研究で一貫して認められてきた。最近発表された 7,767 人の CHF 例を平均 37 カ月追跡した大規模研究[69] では，正常体重例と比べ，過体重の例では 12％（95％信頼区間：4-20）死亡率が低く，肥満例では 19％（95％信頼区間：8-28）低かった。一方，低体重例では死亡率が 21％上昇した。

　BMI 高値における予後の改善は末期腎不全，進行性悪性腫瘍，AIDS など他の慢性疾患でも認められている[70]。CHD を有している 250,152 症例を対象として最近発表されたメタアナリシスでは，過体重と中等度肥満は良好な予後と関連していた。一方，BMI が低いほど有意に死亡率が上昇していた[71]。追跡期間が比較的短い（平均 3.8 年）ことに加え，この研究は他の CHF についての疫学研究同様，CHF による体重減少を考慮に入れていない。

　CHF やその他の進行した疾患患者における BMI と死亡の負の関連のメカニズムはよくわかっていない。肥満症例における代謝および栄養の蓄えが生存率の改善につながっている可能性が示唆されている[68]。しかし，この仮説はまだ十分に検証されていない。

　いくつかの方法論的な問題が CHF における「肥満パラドックス」の一因ともいわれている。CHF または他の慢性疾患患者では，BMI は体脂肪の指標としては正確でないかもしれない。なぜなら，このような症例では意図しない体重減少と筋肉量の減少が起こりうるからである。さらに，疾患の重症度と治療といった対処しにくい交絡因子のために，このような症例では，BMI と死亡の関係を評価することは難しい。こういった解析において，最も深刻な問題は「因果の逆転（reverse causation）」である。やせた人では，重症疾患の結果，BMI と他の心血管危険因子（血清コレステロールや血圧など）が低値になることがある。この疾患が原因で体重がさらに低下したり，予後が不良になったりしうる。CHF と末期腎不全患者の共通の問題である悪液質とるいそうは死亡の増加と関連する[72]。この関係によって，やせた人における死亡の増加が説明できる可能性がある。BMI の正常範囲はかなり幅広いので，体重が「正常範囲」下限の患者は栄養失調やるいそうという状態かもしれない。

　CHF 患者において BMI と死亡の関連を解析するにあたって，生存バイアスはもうひとつの方法論的問題である。CHF は致死率が高い疾患なので，肥満の CHF 患者は早く死亡するかもしれない。すると，「影響されやすい人の減少（depletion of the susceptible）」という現象が起こる。したがって，多くの研究に登録されるような CHF が安定している肥満患者は，生存しやすい特徴をもつことにより選択された集団かもしれない。生存バイアスは長期間の研究よりも短期間の研究でより顕著である。これまでのところ，CHF 症例において，死亡に対する肥満の短期効果と長期効果を検討した研究はない。Nigam ら[73] は，過体重および肥満患者では正常体重患者と比べ，MI 後 6 カ月間の死亡が少ないことを報告した。しかし，1 年後には肥満の予後良好効果は認められなかった。過体重と肥満患者では正常体重患者に比べ，MI の再発ならびに心疾患が原因の死亡を多く認める傾向にあった。

　したがって，CHF 症例で認められる「逆転した疫学」はおそらく方法的問題（因果の逆転，交絡，生存バイアスなど）によるものであろう。しかし，過体重患者では栄養の蓄えが功を奏している可能性は残されている。公衆衛生学的見地からは，すでに過体重または肥満である多くの CHF

患者に体重を増加させるように勧めるのは望ましくない。逆に，肥満患者は適切な栄養と運動による体重管理の恩恵をこうむるかもしれない。非常にやせた患者では，十分な栄養補充が重要である。これにより，免疫機能とおそらくは予後も改善するであろう。しかし，体重増加そのものが有効であるという証拠はない。

9 肥満と他の心血管疾患

肥満は最も一般的な不整脈である心房細動（atrial fibrillation; AF）の新規発症と関連する。Framingham Heart Study[74]では，BMIの増加とAFの新規発症の線形の関連を認めた（心血管危険因子や追跡期間中のMIやCHFの発症で補正後，BMI $1\,kg/m^2$ 増加あたりAFリスク4%増加）。正常体重患者と比べ，肥満男性ではAFリスクが52%（95%信頼区間：9-113）増加し，肥満女性では46%（95%信頼区間：3-107）増加した。肥満に伴うAFリスクの増加は，心臓エコー検査で計測された左心房径でさらに補正すると有意ではなくなった。この結果は，肥満とAFリスクの関連は，AFの先行因子としてよく知られた左房拡大によって媒介されていることを示唆している。後ろ向きコホート解析において，BMI高値が心臓手術後のAFの新規発症リスクの増加と有意に関連することが示されている[75]。

ヒポクラテスは肥満と突然死（SCD）の関連について2,500年以上も前に，「突然死はやせた人よりも肥満の人に起こりやすい」と記述している。この古代の観察が正しいことは，現代の大規模疫学研究が示している[76]。NHSコホートのデータを用いて，Albertら[77]は，肥満とSCDの正の関連を報告した。この研究では，SCDの88%が不整脈によるものと判定された。正常体重女性と比べ，肥満女性におけるSCDの年齢調整相対リスクは2.65（95%信頼区間：1.82-3.85）であった。この相対リスクは高血圧，糖尿病，その他の心血管危険因子で補正すると1.63（95%信頼区間：1.10-2.43）と減少した。この研究では，高血圧，糖尿病，喫煙習慣がSCDの強い予測因子であった。これらの結果は，肥満そのものと肥満に関連する病態がSCDの病態生理において重要な役割を担っていることを示している。

10 まとめ

これまで，100以上の前向き研究がBMIとCHDリスクの関連を検討してきた。過体重と肥満がCHDリスクに寄与することを示す確かな証拠がある。またBMI高値が，従来の危険因子とは独立してCHDリスクを予測することを示す確実な事実もある。残念ながら肥満度の評価は，総合的にCHDリスクを評価する際に使用される標準的なツール（フラミンガムリスクスコアなど）に含まれていない。エビデンスの確実性と肥満が公衆衛生に与える影響を考慮すると，総合的なCHDリスク評価における，肥満の役割を早急に再評価する必要があろう。

アジア人と西洋人において，BMI高値が全脳卒中と虚血性脳卒中のリスク増加と関連することを示す確固たる証拠があるが，肥満と出血性脳卒中の関連は十分に確立していない。CHDと同様，肥満と脳卒中の関連は部分的に高血圧と糖尿病によって媒介されている。分子レベルでは，炎症，血管内皮機能障害，インスリン抵抗性が肥満とCHD・脳卒中を結ぶ共通の経路に携わっているかもしれない。

肥満がCHFの独立した危険因子であることも，多くの研究結果によって示されている。しかし，CHFや他の進行した疾患の患者においては，肥満は良好な予後に寄与しているようである。この「肥満パラドックス」についての確固たる説明はないが，おそらく方法論的問題（因果の逆転，交絡，生存バイアスなど）が深く関わっているであろう。このような疫学研究では扱いにくい問題は，高齢者におけるBMIと死亡の関連についての研究でも認められる（第11章参照）。CHFや他の慢性疾患における「逆転した疫学」という現象を理解することは有用であるが，肥満がCHD，CHF，その他の心血管疾患をひき起こすという抗しがたい事実から目を背けてはいけない。

体脂肪分布と全体的な脂肪蓄積のどちらが重要かは，年齢，性別，人種によって異なるであろう。なお，WHRまたは腹囲で測定された体脂肪分布は，BMIや他の心血管危険因子とは独立して，CHDや脳卒中と関連することが示されている。青年期（女性では18歳頃，男性では21歳頃）からの中等度の体重増加は，青年期までのBMIとは独立してCHDや脳卒中と関連する。したがって，脂肪蓄積指標の三本柱（adiposity triad）とでも呼ぶべきBMI，腹囲，青年期以降の体重増加はいずれも，脂肪蓄積とCHDリスクの関連を評価する上で重要である。いずれの指標もリスクの予測において新たな情報を付与するので，予防に活かせる可能性がある。

文　献

1. Ni Mhurchu C, Rodgers A, Pan WH, Gu DF, Woodward M, Asia Pacific Cohort Studies Collaboration. Body mass index and cardiovascular disease in the Asia-Pacific Region: an overview of 33 cohorts involving 310 000 participants. *Int J Epidemiol.* 2004;33:751-758.
2. McGee DL, Diverse Populations Collaboration. Body mass index and mortality: a meta-analysis based on person-level data from twenty-six observational studies. *Ann Epidemiol.* 2005;15:87-97.
3. Bogers RP, Bemelmans WJE, Hoogenveen RT, et al. Association of overweight with increased risk of coronary heart disease partly independent of blood pressure and cholesterol levels: a meta-analysis of 21 cohort studies including more than 300 000 persons. *Arch Intern Med.* 2007;167:1720-1728.
4. Jee SH, Pastor-Barriuso R, Appel LJ, Suh I, Miller ER III, Guallar E. Body mass index and incident ischemic heart disease in South Korean men and women. *Am J Epidemiol.* 2005;162:42-48.
5. Jee SH, Sull JW, Park J, et al. Body-mass index and mortality in Korean men and women. *N Engl J Med.* 2006;355:779-787.
6. Chen Z, Yang G, Zhou M, et al. Body mass index and mortality from ischaemic heart disease in a lean population:10 year prospective study of 220 000 adult men. *Int J Epidemiol.* 2006;35:141-150.
7. Li TY, Rana JS, Manson JE, et al. Obesity as compared with physical activity in predicting risk of coronary heart disease in women. *Circulation.* 2006;113:499-506.
8. McTigue K, Larson JC, Valoski A, et al. Mortality and cardiac and vascular outcomes in extremely obese women. *JAMA.* 2006;296:79-86.
9. Yusuf S, Hawken S, Ounpuu S, et al. Obesity and the risk of myocardial infarction in 27 000 participants from 52 countries: a case-control study. *Lancet.* 2005;366:1640-1649.
10. Heitmann BL, Frederiksen P, Lissner L. Hip circumference and cardiovascular morbidity and mortality in men and women. *Obes Res.* 2004;12:482-487.
11. Higgins M, Kannel W, Garrison R, Pinsky J, Stokes J III. Hazards of obesity—the Framingham experience. *Acta Med Scand Suppl.* 1988;723:23-36.
12. Wang Z, Hoy WE. Waist circumference, body mass index, hip circumference and waist-to-hip ratio as predictors of cardiovascular disease in aboriginal people. *Eur J Clin Nutr.* 2004;58:888-893.
13. Lapidus L, Bengtsson C, Larsson B, Pennert K, Rybo E, Sjostrom L. Distribution of adipose tissue and risk of cardiovascular disease and death: a 12 year follow up of participants in the population study of women in Gothenburg, Sweden. *BMJ (Clin Res Ed).* 1984;289:1257-1261.

14. Larsson B, Svardsudd K, Welin L, Wilhelmsen L, Bjorntorp P, Tibblin G. Abdominal adipose tissue distribution, obesity, and risk of cardiovascular disease and death:13 year follow up of participants in the study of men born in 1913. *BMJ (Clin Res Ed)*. 1984;288:1401-1404.
15. Prineas RJ, Folsom AR, Kaye SA. Central adiposity and increased risk of coronary artery disease mortality in older women. *Ann Epidemiol*. 1993;3:35-41.
16. Folsom AR, Stevens J, Schreiner PJ, McGovern PG. Body mass index, waist/hip ratio, and coronary heart disease incidence in African Americans and whites. Atherosclerosis Risk in Communities Study Investigators. *Am J Epidemiol*. 1998;148:1187-1194.
17. Welborn TA, Dhaliwal SS, Bennett SA. Waist-hip ratio is the dominant risk factor predicting cardiovascular death in Australia. *Med J Aust*. 2003;179:580-585.
18. Rexrode KM, Buring JE, Manson JE. Abdominal and total adiposity and risk of coronary heart disease in men. *Int J Obes Relat Metab Disord*. 2001;25:1047-1056.
19. Rexrode KM, Carey VJ, Hennekens CH, et al. Abdominal adiposity and coronary heart disease in women. *JAMA*. 1998;280:1843-1848.
20. Dey DK, Lissner L. Obesity in 70-year-old subjects as a risk factor for 15-year coronary heart disease incidence. *Obes Res*. 2003;11:817-827.
21. Donahue RP, Abbott RD, Bloom E, Reed DM, Yano K. Central obesity and coronary heart disease in men. *Lancet*. 1987;1:821-824.
22. Kannel WB, Cupples LA, Ramaswami R, Stokes J III, Kreger BE, Higgins M. Regional obesity and risk of cardiovascular disease; the Framingham Study. *J Clin Epidemiol*. 1991;44:183-190.
23. Freedman DS, Williamson DF, Croft JB, Ballew C, Byers T. Relation of body fat distribution to ischemic heart disease. The National Health and Nutrition Examination Survey I (NHANES I) Epidemiologic Follow-up Study. *Am J Epidemiol*. 1995;142:53-63.
24. Yarnell JW, Patterson CC, Thomas HF, Sweetnam PM. Central obesity: predictive value of skinfold measurements for subsequent ischaemic heart disease at 14 years follow-up in the Caerphilly Study. *Int J Obes Relat Metab Disord*. 2001;25:1546-1549.
25. Hsieh SD, Yoshinaga H. Abdominal fat distribution and coronary heart disease risk factors in men—waist/height ratio as a simple and useful predictor. *Int J Obes Relat Metab Disord*. 1995;19:585-589.
26. Savva SC, Tornaritis M, Savva ME, et al. Waist circumference and waist-to-height ratio are better predictors of cardiovascular disease risk factors in children than body mass index. *Int J Obes Relat Metab Disord*. 2000;24:1453-1458.
27. Tseng CH. Waist-to-height ratio is independently and better associated with urinary albumin excretion rate than waist circumference or waist-to-hip ratio in chinese adult type 2 diabetic women but not men. *Diabetes Care*. 2005;28:2249-2251.
28. Page JH, Rexrode KM, Hu FB, Albert CM, Chae CU, Manson JE. Waist-to-height ratio as a predictor of coronary heart disease among women. *Epidemiology*. 2009;20:361-366.
29. Rimm EB, Stampfer MJ, Giovannucci E, et al. Body size and fat distribution as predictors of coronary heart disease among middle-aged and older US men. *Am J Epidemiol*. 1995;141:1117-1127.
30. Nicklas BJ, Penninx BW, Cesari M, et al. Association of visceral adipose tissue with incident myocardial infarction in older men and women: the health, aging and body composition study. *Am J Epidemiol*. 2004;160:741-749.
31. Wilson PW, D'Agostino RB, Levy D, Belanger AM, Silbershatz H, Kannel WB. Prediction of coronary heart disease using risk factor categories. *Circulation*. 1998;97:1837-1847.
32. Mora S, Yanek LR, Moy TF, Fallin MD, Becker LC, Becker DM. Interaction of body mass index and Framingham risk score in predicting incident coronary disease in families. *Circulation*. 2005;111:1871-1876.
33. Yan LL, Daviglus ML, Liu K, et al. Midlife body mass index and hospitalization and mortality in older age. *JAMA*. 2006;295:190-198.
34. Bogers RP, Bemelmans WJ, Hoogeveen RT, Boshuizen HC, Woodward M, Knekt P, van Dam RM, Hu FB, Visscher TL, Menotti A, Thorpe RJ Jr, Jamrozik K, Calling S, Strand BH, Shipley MJ; for the BMI-CHD Collaboration Investigators. Association of overweight with increased risk of coronary heart disease partly independent of blood pressure and cholesterol levels: a meta-analysis of 21 cohort studies including more than 300 000 persons. *Arch Intern Med*. 2007;167:1720-1728.
35. Stevens J, Tyroler HA, Cai J, et al. Body weight change and carotid artery wall thickness. The Atherosclerosis

Risk in Communities (ARIC) Study. *Am J Epidemiol*. 1998;147:563-573.
36. Hubert HB, Feinleib M, McNamara PM, Castelli WP. Obesity as an independent risk factor for cardiovascular disease: a 26-year follow-up of participants in the Framingham Heart Study. *Circulation*. 1983;67:968-977.
37. Fulton JE, Shekelle RB. Cigarette smoking, weight gain, and coronary mortality: results from the Chicago Western Electric Study. *Circulation*. 1997;96:1438-1444.
38. Willett WC, Manson JE, Stampfer MJ, et al. Weight, weight change, and coronary heart disease in women. Risk within the 'normal' weight range. *JAMA*. 1995;273:461-465.
39. Galanis DJ, Harris T, Sharp DS, Petrovitch H. Relative weight, weight change, and risk of coronary heart disease in the Honolulu Heart Program. *Am J Epidemiol*. 1998;147:379-386.
40. Clinical Guidelines on the Identification, Evaluation, and Treatment of Overweight and Obesity in Adults. The Evidence Report. *Obes Res*. 1998;6(Suppl):51S-209S.
41. Buchwald H, Avidor Y, Braunwald E, et al. Bariatric surgery: a systematic review and meta-analysis. *JAMA*. 2004;292:1724-1737.
42. French SA, Folsom AR, Jeffery RW, Williamson DF. Prospective study of intentionality of weight loss and mortality in older women: the Iowa Women's Health Study. *Am J Epidemiol*. 1999;149:504-514.
43. Eilat-Adar S, Eldar M, Goldbourt U. Association of intentional changes in body weight with coronary heart disease event rates in overweight subjects who have an additional coronary risk factor. *Am J Epidemiol*. 2005;161:352-358.
44. Lee CD, Blair SN, Jackson AS. Cardiorespiratory fitness, body composition, and all-cause and cardiovascular disease mortality in men. *Am J Clin Nutr*. 1999;69:373-380.
45. Stevens J, Cai J, Evenson KR, Thomas R. Fitness and fatness as predictors of mortality from all causes and from cardiovascular disease in men and women in the lipid research clinics study. *Am J Epidemiol*. 2002;156:832-841.
46. Wessel TR, Arant CB, Olson MB, et al. Relationship of physical fitness vs body mass index with coronary artery disease and cardiovascular events in women. *JAMA*. 2004;292:1179-1187.
47. Hu G, Tuomilehto J, Silventoinen K, Barengo N, Jousilahti P. Joint effects of physical activity, body mass index, waist circumference and waist-to-hip ratio with the risk of cardiovascular disease among middle-aged Finnish men and women. *Eur Heart J*. 2004;25:2212-2219.
48. Goldstein LB, Adams R, Becker K, et al. Primary prevention of ischemic stroke: a statement for healthcare professionals from the Stroke Council of the American Heart Association. *Circulation*. 2001;103:163-182.
49. Witt BJ, Brown RD Jr, Jacobsen SJ, Weston SA, Yawn BP, Roger VL. A community-based study of stroke incidence after myocardial infarction. *Ann Intern Med*. 2005;143:785-792.
50. Kernan WN, Inzucchi SE, Viscoli CM, Brass LM, Bravata DM, Horwitz RI. Insulin resistance and risk for stroke. *Neurology*. 2002;59:809-815.
51. Song YM, Sung J, Davey Smith G, Ebrahim S. Body mass index and ischemic and hemorrhagic stroke: a prospective study in Korean men. *Stroke*. 2004;35:831-836.
52. Shinton R, Shipley M, Rose G. Overweight and stroke in the Whitehall study. *J Epidemiol Community Health*. 1991;45:138-142.
53. Rexrode KM, Hennekens CH, Willett WC, et al. A prospective study of body mass index, weight change, and risk of stroke in women. *JAMA*. 1997;277:1539-1545.
54. Kurth T, Gaziano JM, Berger K, et al. Body mass index and the risk of stroke in men. *Arch Intern Med*. 2002;162:2557-2562.
55. Kurth T, Gaziano JM, Rexrode KM, et al. Prospective study of body mass index and risk of stroke in apparently healthy women. *Circulation*. 2005;111:1992-1998.
56. Jood K, Jern C, Wilhelmsen L, Rosengren A. Body mass index in mid-life is associated with a first stroke in men: a prospective population study over 28 years. *Stroke*. 2004;35:2764-2769.
57. Welin L, Svardsudd K, Wilhelmsen L, Larsson B, Tibblin G. Analysis of risk factors for stroke in a cohort of men born in 1913. *N Engl J Med*. 1987;317:521-526.
58. Walker SP, Rimm EB, Ascherio A, Kawachi I, Stampfer MJ, Willett WC. Body size and fat distribution as predictors of stroke among US men. *Am J Epidemiol*. 1996;144:1143-1150.
59. Folsom AR, Prineas RJ, Kaye SA, Munger RG. Incidence of hypertension and stroke in relation to body fat distribution and other risk factors in older women. *Stroke*. 1990;21:701-706.
60. He J, Ogden LG, Bazzano LA, Vupputuri S, Loria C, Whelton PK. Risk factors for congestive heart failure in US

men and women: NHANES I epidemiologic follow-up study. *Arch Intern Med.* 2001;161:996-1002.
61. Wilhelmsen L, Rosengren A, Eriksson H, Lappas G. Heart failure in the general population of men—morbidity, risk factors and prognosis. *J Intern Med.* 2001;249:253-261.
62. Kenchaiah S, Evans JC, Levy D, et al. Obesity and the risk of heart failure. *N Engl J Med.* 2002;347:305-313.
63. Nicklas BJ, Cesari M, Penninx BW, et al. Abdominal obesity is an independent risk factor for chronic heart failure in older people. *J Am Geriatr Soc.* 2006;54:413-420.
64. Ingelsson E, Sundstrom J, Arnlov J, Zethelius B, Lind L. Insulin resistance and risk of congestive heart failure. *JAMA.* 2005;294:334-341.
65. Murphy NF, MacIntyre K, Stewart S, Hart CL, Hole D, McMurray JJ. Long-term cardiovascular consequences of obesity:20-year follow-up of more than 15 000 middle-aged men and women (the Renfrew-Paisley study). *Eur Heart J.* 2006;27:96-106.
66. Hammond IW, Devereux RB, Alderman MH, Laragh JH. Relation of blood pressure and body build to left ventricular mass in normotensive and hypertensive employed adults. *J Am Coll Cardiol.* 1988;12:996-1004.
67. Lauer MS, Anderson KM, Kannel WB, Levy D. The impact of obesity on left ventricular mass and geometry. The Framingham Heart Study. *JAMA.* 1991;266:231-236.
68. Kalantar-Zadeh K, Block G, Horwich T, Fonarow GC. Reverse epidemiology of conventional cardiovascular risk factors in patients with chronic heart failure. *J Am Coll Cardiol.* 2004;43:1439-1444.
69. Curtis JP, Selter JG, Wang Y, et al. The obesity paradox: body mass index and outcomes in patients with heart failure. *Arch Intern Med.* 2005;165:55-61.
70. Kalantar-Zadeh K, Abbott KC, Salahudeen AK, Kilpatrick RD, Horwich TB. Survival advantages of obesity in dialysis patients. *Am J Clin Nutr.* 2005;81:543-554.
71. Romero-Corral A, Montori VM, Somers VK, et at. Association of bodyweight with total mortality and with cardiovascular events in coronary artery disease: a systematic review of cohort studies. *Lancet.* 2006;368:666-678.
72. Morley JE, Thomas DR, Wilson MM. Cachexia: pathophysiology and clinical relevance. *Am J Clin Nutr.* 2006;83:735-743.
73. Nigam A, Wright RS, Allison TG, et al. Excess weight at time of presentation of myocardial infarction is associated with lower initial mortality risks but higher long-term risks including recurrent re-infarction and cardiac death. *Int J Cardiol.* 2006;110:153-159.
74. Wang TJ, Parise H, Levy D, et al. Obesity and the risk of new-onset atrial fibrillation. *JAMA.* 2004;292:2471-2477.
75. Zacharias A, Schwann TA, Riordan CJ, Durham SJ, Shah AS, Habib RH. Obesity and risk of new-onset atrial fibrillation after cardiac surgery. *Circulation.* 2005;112:3247-3255.
76. Chadwick J, Mann WN. *Medical Works of Hippocrates.* Boston, MA: Blackwell Scientific Publications; 1950:154.
77. Albert CM, Chae CU, Grodstein F, et al. Prospective study of sudden cardiac death among women in the United States. *Circulation.* 2003;107:2096-2101.

第10章 肥満とがん

Eugenia E. Calle

1 はじめに

　肥満は長い間，2型糖尿病，高血圧，脂質異常症の重要な原因と認識されてきた（第8章参照）。過剰な体脂肪の代謝面での悪影響として粥状動脈硬化の加速，冠動脈性心疾患，脳卒中，早期死亡のリスクの増加が知られている（第9・11章参照）。肥満とがんとの関係は肥満の心血管系への影響ほど注目されてこなかった。大部分が1970年代に開始された疫学研究の結果として，脂肪蓄積が大腸がん，閉経後の女性の乳がん，子宮内膜がん，腎（腎細胞）がん，食道がん（腺がん），胃噴門部がん，膵がん，胆嚢がん，その他の部位のがんの発生とがんによる死亡あるいはその両方を増加させることが示された。米国におけるすべてのがん死亡の15-20％はその原因を過体重と肥満に帰すことができる[1]。現時点までの経験からは，肥満とがんのリスクを結びつける機序として，肥満の代謝的・内分泌的影響とそれらがペプチドホルモンおよびステロイドホルモンの産生にもたらす変化が最も強く支持されている[2]（表10-1）。肥満の世界規模の蔓延は弱まる気配がないので，肥満が腫瘍の発生と進行に関わる機序の理解は，この過程に介入する新しい方法の開発とともに目下の急務である。

表10-1　肥満と主なホルモンやタンパク質との関連性

ホルモンまたは結合グロブリン	肥満者　対　正常体重者
インスリン	肥満者で上昇
IGF-I	非線形の関係，BMIが24-27 kg/m^{2}あたりで最高値
遊離IGF-I	肥満者で上昇
IGFBP 1	肥満者で低下
IGFBP 3	肥満者で上昇または明らかな影響なし
SHBG	肥満者で低下
総テストステロン	男性では肥満者で低下；女性では明らかな影響なし；多嚢胞性卵巣症候群の閉経前女性では肥満者で上昇
遊離テストステロン	男性では肥満者で明らかな変化なし，または低下；女性では肥満者で上昇
総エストラジオール	男性と閉経後女性では肥満者で上昇；閉経前女性では明らかな影響なし
遊離エストラジオール	男性と閉経後女性では肥満者で上昇；閉経前女性では明らかな影響なし
プロゲステロン	女性では，肥満により明らかな変化なし，または低下。閉経前女性のみ卵巣性高アンドロゲン症を発症しやすい

BMI: body mass index（体格指数），IGF-I: insulin-like growth factor（インスリン様成長因子）I, IGFBP: IGF-binding protein（インスリン様成長因子結合タンパク），SHBG: sex-hormone-binding globulin（性ホルモン結合グロブリン）
文献2より許可を得て引用改変

2 脂肪蓄積とがんリスクの疫学

◐体重に関する疫学研究の歴史的展望

過体重および肥満とがん以外の病気との関係は，一般的にすべてのがんや部位別がんとの関係よりも強い。肥満者頻度の一過性の増加を経験した集団において，高血圧，脂質異常症，糖尿病の増加はがんの発病増加より早期に現れている。個々の種類のがんの発生率，死亡率はこれら非がん疾患よりも低いので，肥満と部位別がんとの関係を研究することはより困難であった。さらに，内分泌性要素のないタイプのがんと肥満を明確に結びつける生物学的機序が確立されていなかった。

これらの理由により過体重や，肥満とさまざまながんとの関連性の理解，およびこれらの関連性に寄与する生物学的メカニズムは，今後の展開が期待され，現在，活発に研究されているところである。肥満とがんの研究成果が蓄積するにつれ，両者の関連性は2，3種類のがんに限られたものではないことが示唆されている。

◐国際がん研究機関による評価

国際がん研究機関（The International Agency for Research on Cancer; IARC）のがん予防戦略評価作業班は，体重とがんに関する疫学的，臨床的，実験的なデータを扱った入手可能なすべての論文に対し総合的な評価を行い結果を公表した[3]。2002年の報告書では，ヒトが体重増加を避けることには，子宮内膜がん，女性の乳がん（閉経後），大腸がん，腎細胞がん，食道がん（腺がん）といったがんに対する予防効果があることを示す"十分な証拠"があると結論付けた[3]。同報告書において閉経前の乳がんに関しては，現時点で得られている証拠では，体重増加を避けることは"がん予防効果がないことを示唆する"との結論である。IARCは上記以外のがんについて，体重増加を回避することによるがん予防効果に関する証拠は不十分とみなしている。

この証拠についての結論は，過体重や肥満の人とやせている人とを比べた疫学研究を根拠としており，体重減少を来たした人での研究には基づいてはいない。残念ながら，かなりの体重を減らしそれを維持している人は少なく，体重減少者という大きな集団でがん発病との関係を調べることは難しいが，ようやくこのような研究も現れはじめた。結果的に，IARCの報告書はどの部位のがんに対しても，意図的な体重減少の発がん予防効果は"証拠不十分"と結論付けた。しかし，乳がん[4,5]，子宮内膜がん[6,7]，前立腺がん[8]に対する体重減少の影響についての最近の研究からは，成人期に限らず体重を減らすことは，いくつかの種類のがん発生リスクをかなり減らすことが示唆されている[9]。

◐肥満に関連するがん

子宮内膜がん（子宮の内側表面に発生するがん）は，肥満に関連することが認められた最初のがんである。症例対照研究とコホート研究の両方から，過体重と肥満は子宮内膜がんに強く関連することが明確かつ一致した証拠が得られている[2,3]。ほとんどの研究において，体重あるいは体格指数（body mass index; BMI）の増加に伴って子宮内膜がんのリスクが直線的に増加することが観察されている[1,3,6,10-13]。過体重および肥満女性におけるリスクの増加はおおよそ2倍から3.5倍であり（表10-2），発生率より死亡率の研究でやや高めの値のようである。

閉経後の肥満女性における子宮内膜がんのリスク増加のメカニズムは，おそらく肥満に関係した

表10-2 米国における過体重と肥満の相対危険度とそれらに起因した症例の割合

がんの種類	BMI区分別のRR[*1]		2000年米国成人でのPAF(%)[*2]
	25以上30未満	30以上	
大腸がん（男性）	1.5	2.0	35.4
大腸がん（女性）	1.2	1.5	20.8
女性乳がん	1.3	1.5	22.6
子宮内膜がん	2.0	3.5	56.8
腎がん（腎細胞がん）	1.5	2.5	42.5
食道がん（腺がん）	2.0	3.0	52.4
膵がん	?	1.7	－[*3]
肝がん	?	1.5-4.0	－[*3]
胆嚢がん	1.5	2.0	35.5
胃噴門部がん（腺がん）	1.5	2.0	35.5

[*1] 相対危険度の推定値は引用した文献から要約した
[*2] 過体重と肥満の頻度のデータは米国国民栄養調査（NHANES）（1999-2000年）により得られた50歳から69歳の米国人男女のものである（文献156）
[*3] 研究間における相対危険度の変動が大きかったのでPAFを算出しなかった
BMI; body mass index（体格指数）(kg/m^2), RR; relative risk（相対危険度）, PAF; population attributable fraction（人口寄与割合）
文献2より許可を得て引用改変

血中エストロゲンの増加であろう[2,3]。実際，多くの研究で，非拮抗性エストロゲン補充療法（プロゲステロンによる拮抗作用なしのエストロゲン単独投与）を受けた閉経後女性において子宮内膜がんのリスクが著しく増加したこと，また全エストロゲンと生物学的に利用可能なエストロゲンの血中濃度が高い女性で，同リスクが増加したことが示された。閉経前の女性では子宮内膜がんのリスクは，多嚢胞性卵巣症候群の女性で増加しているが，この病気は慢性の高インスリン血症とプロゲステロン欠乏という特徴がある。したがって，閉経前および閉経後の女性ともに，子宮内膜がんはエストロゲンの子宮内膜に対する細胞分裂誘発効果がプロゲステロン濃度の不足のために相殺されない場合に増加するのである。

子宮内膜がんでは，インスリン経路を含む機序も働いているかもしれない。脂肪細胞のみから分泌され，インスリン感受性を高めるタンパク質であるアディポネクチンの血中濃度は肥満者とインスリン抵抗性状態の者で低く[14]，BMIとは独立に子宮内膜がんと負の関連を示す[15,16]。この点は2型糖尿病が子宮内膜がんと正の関連を示した研究[2]や，上半身の脂肪が子宮内膜がんと関係するが，閉経後の女性より閉経前の女性でこの影響がより著しいことを示した研究[17]と完全に一致する。

1970年代以後の多くの疫学研究で，体格に関する測定値と女性の乳がんの発生・予後との関連性が評価された[2,3]。初期の研究において体のサイズと乳がんのリスクとの関係は月経状態によって異なる，すなわち，より体重の重い女性では閉経後の乳がんのリスクは増加するが閉経前では増加しない，という関連性が確実になった。事実，閉経前女性ではBMIが高い（≧28）と軽度のリスク減少がみられるという一致する証拠がある。閉経前女性の乳がんと肥満が負の関連を示すことの機序は解明されてはいないが，研究者たちは以下のような仮説を立てている。すなわち，若年の肥満女性では無排卵月経周期をもつ傾向が強く，したがって，血中ステロイドホルモン――とりわけプロゲステロンとエストロゲン――の血中濃度が低い傾向があり，これががんになるリスクを低下させているとの仮説である。しかし，BMIと閉経前乳がんの関連性を調べた近年の大規模縦断研究の結果では，月経周期の不順と卵巣性不妊症を調整すると，この仮説は支持されなかった[18]。

最近の系統的研究によれば，全身性の脂肪蓄積より中心性脂肪蓄積が閉経前乳がんの予測因子であることが示唆される[19]。

肥満が閉経後女性の乳がんを 30-50％増やすという調査結果が一貫して得られている（表10-2)[2,20-22]。最近の総説によると，中心性脂肪蓄積は過体重自体に帰すべきリスクを超えてまで独立に閉経後の乳がんを予測する因子ではないことが示唆される[19]。さらに，体重増加と BMI の両者を調べた研究では，一般的に成人ではある一時点での BMI よりも体重増加の方が閉経後乳がんリスクのかなり大幅な増加と関係している[23-26]。成人期に 50 ポンド［約 23 kg］以上体重が増加した女性は，体重が一定であった女性に比べて 2 倍乳がんを発生しやすい[23,26]。

最近の前向き調査では，健康な女性での意図的な体重減少は閉経後の乳がんのリスク低下に関連することが示唆される[4,9,27,28]。このリスク低下との関連性の強さは研究ごとに異なり，また体重減少の開始年齢に依存する。体重が減少した女性数が少ないことから，リスク低下の程度は統計的な有意レベルに達しないことが多い。体重減少の利点が量的に評価されるまでにはさらなる研究が必要である。

血中のエストロゲン濃度が高いことと性ホルモン結合グロブリン（sex hormone binding globulin; SHBG）濃度が低いことは閉経後女性での乳がんのリスク増加と関連していることが示されている[29]。肥満が乳がんのリスクに影響するもうひとつのメカニズムは，インスリンとインスリン様成長因子（insulin-like growth factor; IGF）の一方または両方に関係している。IGF-I は正常および変形した乳腺上皮細胞の強力な細胞分裂促進物質であり，動物における乳腺の増殖と乳がんに関連している[2]。加えて，IGF-I 受容体はヒトのほとんどの乳腺腫瘍と正常の乳腺組織に存在している。系統的文献調査と疫学研究のメタアナリシスから，血清中または血漿中の IGF-I と IGF 結合タンパク 3（IGF-binding protein 3; IGFBP-3）のいずれも閉経前女性では乳がんのリスクと正の関連をするが，閉経後女性では関連しないということが明らかになった[30]。IGF-I との関連性が閉経後女性よりも閉経前女性の乳がんで強いとの研究結果から，IGF-I は内因性エストロゲンの濃度が高い場合にのみリスクを増加するのであろうと受け取られている[3]。

インスリンまたは C ペプチド（インスリン分泌のマーカー）の血中濃度と乳がんとの関係については一致した結果が得られていない[2]。最近の前向きコホート研究からは，閉経後女性で 2 型糖尿病のある場合は，ない場合に比べて乳がん発生のリスクが高く，閉経前女性にはこれが該当しないことが明らかになった[31]。そして，この関係は特にエストロゲン受容体陽性の乳がんで明白であった。ある研究では乳がん診断前の血漿レプチン濃度は閉経後乳がんとは関連していなかったが[32]，別の研究では血清アディポネクチン濃度と閉経後乳がんの間で負の関連が認められた[33]。

肥満は男女とも大腸がんのリスクの増加（相対危険度はおおむね男性で 1.2-2.0，女性で 1.2-1.5) とも関係していることが症例対照研究とコホート研究の両者で常に認められている（表10-2)[3,10,11,34-39]。結腸がんと直腸がんを区別して調査できた研究では，一般に結腸に対する相対危険度の方が高い[3,12,36-40]。結腸腺がんにおいても類似の関連性が認められ，進行した腺がんと肥満との間にはより強い関連性が認められる。

肥満男性は肥満女性より大腸がんを発生しやすいという性差は，研究あるいは対象集団の違いを越えて認められる。ただし，性差の生じる理由は推測の域を出ていない。仮説のひとつに，男性に多い中心性脂肪蓄積は末梢性脂肪蓄積や全身性過体重と比べて結腸がん発生リスクのより強い予測因子であるというものがある。この仮説は腹囲とウェストヒップ比（waist-to-hip ratio; WHR）が男

性において大腸がんと巨大腺腫の発生に強く関連していると報告した研究により支持されている。特に結腸がんリスクに対する身体計測値の予測能力を調べようと発足した最近の3つの前向きコホート研究では，腹囲[41]やWHR[36,42]がBMIと独立に，かつより強く結腸がんのリスクと関連しており，またこの所見が男性のみならず女性でも認められることを見出した。これらの結果は腹部肥満が全身性過体重に比べて結腸がんのより重要な予測因子であり，女性においては中心性脂肪蓄積の測定値がBMIよりも優れたリスク指標であることを示唆している。

閉経後のホルモン療法といった形の外因性エストロゲンが女性の大腸がんのリスクを低下するという証拠[43]に基づいて，肥満には女性の大腸がんのリスクを相殺する好ましい影響がありそうだという別の説明がある。ある大規模前向き研究で，データを閉経後のホルモン使用の有無で層別化したところ，WHRと結腸がんの間の正方向の関連性がホルモン使用者では完全に弱められていた[36]。しかし，内因性エストロゲンの血中濃度は男女とも太った者ではやせた者に比べて高く，経口摂取された外因性エストロゲンは内因性エストロゲンと比べて結腸がんに対して異なる影響をもっているかもしれないので，この仮説もまた推測の域を出ない。

Giovannucci[44]は，肉付きがいいこと，とりわけ中心性肥満がインスリン産生への影響を介して結腸がんリスクを増加するというメカニズム仮説の最初の提唱者である。試験管レベルの研究ではインスリンとIGFは結腸粘膜細胞や結腸癌細胞の成長を促進することが示されている。この仮説は近年多くの疫学的研究によって支持されている。大腸がんのリスク増加が，標準量の経口グルコース負荷後における空腹時血漿グルコース濃度とインスリン濃度の上昇，血清インスリンまたはCペプチドの上昇，インスリン抵抗性症候群の関連因子と関連していることが示されている[2,37,45,46]。いくつかの前向きコホート研究と症例対照研究では，IGF-Iの血中濃度の増加およびIGFBP-3の血中濃度低下とともに，大腸がんと巨大腺腫のリスクが増加したことが認められた。6件の症例対照研究と9件のコホート研究に対する最近のメタアナリシスで，先行する長年の高インスリン血症があった糖尿病患者では大腸がんリスクが30％増加していることが見出された[47]。この関連性は比較的やせた体型の中国人男女の集団でも明らかであった[48]。最近になって血清レプチン濃度の高値は，血中インスリン濃度と独立に[50,51]結腸がんのリスク増加と関連していることが見出された[49]。血漿アディポネクチン濃度の低値も大腸がん[52]や大腸腺腫[53]のリスク増加と関連していることが見出された。

腎がん（特に腎細胞がん）のリスクは，世界中の対象集団において男女とも正常体重者に比べて過体重者と肥満者は1.5倍ないし3倍高く（表10-2），ほとんどの研究において体重またはBMIの増加に伴い用量・反応関係を示す結果が得られている[2,3,11,39,40,54,55]。いくつかの研究においてBMIの増加に伴うリスクの上昇は男性より女性で大きかった[2,56]。しかし，現在，この所見は説明がついておらず，公表された研究をまとめた再検討でも，最近の前向きコホート研究でも確認されなかった[11]。重要なのは，腎細胞がんリスクの肥満との関連性は血圧とは独立しているようなので，血圧と肥満はそれぞれ異なった機序を介して腎細胞がんに影響しているかもしれないことである。慢性の高インスリン血症がBMIと腎細胞がんの関連性に関与しているという仮説が，糖尿病患者で腎がんのリスクが高いことによって間接的に支持されている。

食道の腺がんの発生率が西欧化された国々でこの数十年急速に増加している一方，他の主な組織学的亜型である扁平上皮がんの発生率は不変ないし減少している。したがって，西欧諸国ではすべての食道がんの中で腺がんの占める割合が増えている。肥満は常に食道腺がんの2倍ないし3倍の

リスク増加と関連しており[2,3,39,57-59]，この関連性は非喫煙者においてより強くみられる[1,60]。肥満は食道の扁平上皮がんのリスクの上昇とは関連していない。

胃食道逆流症（gastroesophageal reflux disease; GERD）は肥満と独立に，食道腺がん，およびその化生性［発生・分化上の現象で，いったん分化した組織が他の組織に変わること］前駆疾患であるバレット（Barrett）食道と関連している。肥満は GERD およびバレット食道のリスクを上昇することにより，間接的に食道腺がんのリスクを上げるという仮説がある。しかし，肥満と食道腺がんとの間の関連性は逆流症とは独立していることを示すいくつかの研究もある[57]。このように，肥満による食道腺がんのリスク上昇は逆流以外のメカニズムによるかもしれないし，逆流も加えた他のメカニズムによるのかもしれない。

○肥満との関連が見込まれるがん

胃噴門部の腺がんのリスクが肥満に関連していることが明らかとなったが[2,57-59]，その関連性は食道腺がんほど強くない。相対危険度は 1.5 から 2.0 の間である。現在のところ，肥満のもつリスクがなぜ胃噴門部腺がんより食道腺がんに対して高いのか明らかではない。逆流に伴うメカニズムが胃噴門部より食道の腺がんに対してより密接に関連している可能性はある。噴門部以外の胃がんに関するデータは限られているが，肥満によるリスク増加を示唆するものはない。

胆嚢がんと肥満に関する研究は限られており，胆嚢がんは特に男性ではきわめて稀なので，ほとんどの研究の規模は比較的小さい。しかしこれらの研究では一致して肥満によりリスクが約 2 倍に上昇することを見出している（表 10-2）[2,38,40]。そのひとつは，BMI の最も高い群（≧30）で 4 倍を越すリスクの増加を見出したが，これは日本人コホートの女性においてのみ認められた[12]。肥満は胆石のリスクを上げることにより間接的に胆嚢がんのリスクを上げるよう作用し，次いで胆石は慢性炎症をひき起こしたり，胆道がんのリスクを上げると考えられる。

肥満と肝がん，すなわち肝細胞がんの関連性を調べた 8 つの研究では，男女ともに肥満に伴い相対危険度が 1.5 ないし 4.0 に増加することが見出されたが[2,10,35,39,40]，2 つの研究ではリスク増加の気配すらなかった[12,61]。これらの研究結果をあわせ考えると，肥満が肝がんのリスクを上げることが示唆されるが，得られた相対危険度の大きさは既存の研究間で一致した値を示していない。

肥満，とりわけ腹腔内脂肪蓄積は非アルコール性脂肪性肝疾患（nonalcoholic fatty liver disease; NAFLD）と強く関連している[62]。NAFLD とは，非飲酒者に起きる慢性肝疾患を指し，組織学的にはアルコール誘発性肝疾患と似ている。この病気は，肥満患者の新たな臨床的な問題であり，今では肝機能テスト異常の最もよくみられる原因と認識されている。糖の調節異常が NAFLD と有意に関連していることは，インスリン抵抗性が NAFLD と代謝性疾患をつなぐ病態であることを示している[63]。NAFLD は肝への脂肪蓄積からはじまり，非アルコール性脂肪性肝炎（nonalcoholic steatohepatitis; NASH），肝硬変，そして最終的には肝細胞がんに至る一連の肝組織変化であるという特徴をもっている。NASH への進行は，一見非進行性の状態から線維化，壊死，炎症への転換点を表し，結果的に生ずる酸化ストレスに対する多くの細胞性適応を表すようである[62]。また腹腔内脂肪蓄積は NAFLD と NASH を促進することにより肝細胞がんの発症に関わっているようである。

最近のいくつかの研究から，BMI 高値は，男女共に相対危険度としておおむね 1.5 から 2.0 の範囲で，膵がんのリスク増加に関連していることが示唆されている（表 10-2）[2,10,39,64-66]。しかし，

関連性が正方向ながらより小さかった研究もあるし[12,67,68]，関連性を示さなかった研究もある[40]。男女におけるリスクの精度を高め，現時点でのリスク推計値の不一致を説明するためにはさらなる研究が必要である。これらの研究の多くは数少ない症例数に基づいたものであるし，脂肪蓄積に関する後ろ向き研究は，膵がんに伴う体重減少がしばしば診断前にはじまることによって妨げられる。脂肪蓄積と膵がんの関係は直線的な比例関係ではなく，また肥満によるリスクの増加はBMI≧30のレベルになるまで認められないという証拠がいくつかある[66]。加えて，喫煙は両者の関係に交絡していると考えられる重要な要因であり，脂肪蓄積と膵がんの研究全体における結果の差の一部分はさまざまな研究対象集団間の喫煙習慣の差や喫煙調整の適切性の差で説明されるかもしれない。前向き研究で確立された糖尿病と膵がんとの正方向の関係からは，慢性の高インスリン血症と耐糖能低下が膵がんのリスク上昇に関与している可能性が示唆される。最近のある研究からは空腹時の血清グルコース濃度，インスリン濃度ならびにインスリン抵抗性について4分位最高レベルの人は最低レベルの人に比べると，膵がん発症において2倍以上のリスクがあることが報告されている[69]。別の研究では，末梢性体重増加に比べて中心性体重増加は，全身性体重増加のもつ独立した影響を調整した後も，膵がんリスクを45％増加したことが示された[66]。

造血器のがんとBMIの関連性を調べたいくつかの研究があるが，これらの研究結果のほとんどが比較的少ない発症数に依存している。それにもかかわらず，入手可能なほとんどの研究において，非ホジキンリンパ腫[2,10,11,35,40,70-72]，多発性骨髄腫[2,70,73,74]，白血病[2,40,70,75-77]では肥満に関連してリスクが軽度増加したことが観察されている。これらの研究での相対危険度はおおむね1.2から2.0の間にある。

体型と前立腺がん発生の関連性については，これを支持しない多くの研究がある[3,10-12,35,78]。しかし，最近の4件の大規模研究は，肥満男性において前立腺がんのリスクが値としては小さいながら統計学的に有意な上昇を示すことや[61,79,80]，BMIの増加に伴いリスクが上昇する傾向を見出した[40]。最近，31件のコホート研究と25件の症例対照研究に対してメタアナリシスを行った研究者らは，肥満は前立腺がんのリスクの増加に弱い関連を持っている（BMI値の5単位の増加に対する相対危険度RR＝1.05）との結論を下した[81]。体重減少の前立腺がんへのリスクについて調べた唯一つの前向き研究では，体重減少は前立腺がんと診断されるリスクを低下させることを示唆している[8]。

○他のがん

BMIと子宮頸がんの関連性に関する研究は限られており結論は出ていない[2,3]。子宮頸がんの死亡率をみた2件の前向き研究では，BMIが高いほど死亡率は高いという関連があった（リスクは2，3倍に増加）が，一方，肥満と診断された入院患者を扱った2件のコホートでは一般集団に比べて相対危険度ははるかに低く，別の3件のコホート研究では関連性は認められなかった[10-12]。ヒト・パピローマウイルス感染を統計学的に調整した最近の症例対照研究では，過体重と肥満の女性での子宮頸部腺がんのリスクは約2倍に増加していたが，頸部扁平上皮がんのリスクの増加は少なかった。しかし，肥満女性は正常体重女性に比べてスクリーニングを定期的に受けることが少ないというスクリーニングへの心がけの差がバイアスとなりこれらの観察結果に影響した可能性がある。

内因性ホルモンは卵巣がんの発生に関わっていると信じられており，さらに肥満は女性における

他のホルモン関連性がん（例えば，乳がんや子宮内膜がん）の確固たる危険因子であるが，卵巣がんは肥満との間に一貫した関係をもっているわけではない[2・3・10-12・82-87]。いくつかの研究では肥満と卵巣がんの関連性が報告されており，そこではBMI値が最も高い群の相対危険度は1.5-2.0の範囲であった。しかし，さらにいくつかの大規模研究では両者の間に関連性は認められておらず，現時点では確実な結論を導きえない。研究間で異なる結果を生じた要因は判明していない。症例対照研究ではがんとの診断が下る何年も前に生じた体重減少が相対危険度を過小方向に偏らせるであろうし，このようなバイアスが作用しない前向きコホート研究では関連性を見出さなかった例がいくつかある。肥満は卵巣がんの中で組織学的に特異な亜型（例えば，類内膜がん）に限ってリスクを上げる可能性がある。ほとんどの研究では卵巣がんの組織学的亜型ごとのリスクは調べられておらず，それが一致した結果の得られていない原因であるかもしれない。

3　がんの帰結に対する脂肪蓄積の影響

　100万人以上を対象とする大規模前向き死亡率研究の結果からは，過体重と肥満は男女ともに多数の部位のがんによる死亡率と関係することが示唆されている[1]。予後因子やがん再発，生存状況への脂肪蓄積の影響を調べた研究では，女性の乳がん，および最近では前立腺がんに関するものが最も多い。脂肪蓄積と予後に限定した研究は，他の部位のがんでは限られている。

　脂肪蓄積と乳がんの予後に関する研究は少なくとも40件が報告されている。これらの研究の大多数において，過体重や肥満の女性は通常体重またはやせの女性に比べて，がんのステージ［臨床上の進行度］や治療の違いを調整しても予後が悪く生存率が低いという結果が出ている[88-100]。著しい肥満の閉経後女性（BMI≧40.0）は著しいやせの女性（BMI＜20.5）に比べて乳がん死亡率が3倍高い[101]。脂肪蓄積と乳がん発生の間の正方向の関連性が閉経後女性においてのみ認められるのと異なり，脂肪蓄積の予後への悪影響は閉経の如何に関わらず認められる。脂肪蓄積が閉経前ではより悪い予後と関連するとの観察結果は，WHRとBMIが乳がん後の生存に互いに独立に影響しているとの観察結果[100]と相俟って，肥満と乳がんの進行との間の関係には役割の異なる2つ以上の経路があることを示唆している。

　体重が重いほど死亡のリスクが高いという所見は，生存に対する脂肪蓄積の真の生物学的な影響と太った女性での診断の遅れの両者を反映しているようである。脂肪蓄積はより侵襲的な腫瘍に関連していることを示唆するに十分なデータがある。すなわち，やせた女性に比べて肥満女性は，診断時に腫瘍のサイズが大きく，リンパ節が多く侵されており，より進んだステージに到達している[91-93・95・97・102・103]。閉経後女性を追跡した大規模調査において，成人期での体重増加は，限局性で診断される乳がんに比べて診断時に進行したステージの乳がんとより強く関係した[102]。

　脂肪蓄積の直接的影響に加えて，体重の重い女性ほどマンモグラフィによるスクリーニング検査を受けない傾向にあるとの証拠がある[104]。最近の研究では，マンモグラフィ・スクリーニングは脂肪蓄積と予後不良との関係の交絡因子ではなく[92・94・103・105]，また決してマンモグラフィの感度が体重の多い女性で低いわけでもないと示唆されている[106]。したがって，予後に対する肥満の影響は診断の遅れのみによって起きた，またはそれに大きく依存して起きた見かけの現象ではない。

　もうひとつの大切な研究領域は，女性が乳がんに罹った場合，治療によって生じた体重増加が予後へ及ぼす影響である。診断後の体重増加は，治療の一環として補助的化学療法を受けている乳が

ん患者ではよくみられる。疫学的検討が可能な研究における結果は診断後の体重増加は予後に悪影響をもたらすことを示唆しており，この分野の研究は活発である[107-109]。

　肥満は進行性前立腺がんのリスク増加，あるいは前立腺がんによる死亡のリスク増加に関係していることを示す証拠が増えている[2,8,81,110-114]。最近の研究は，非肥満の前立腺がん患者に比べて肥満の同がん患者では，根治的摘出手術後侵襲性の強いがんが再発する傾向が強いことを一致して示している[115-118]。いまだ推測の域を出ないが，肥満によって進行性前立腺がんが予測される基礎にあるメカニズムはインスリン経路を介するようである。複数の研究が，インスリンは前立腺がんの発生と成長を促進する方向に作用することを示唆している[119-122]。高濃度のIGF-I[30]と1型IGF-I受容体の過剰発現[123,124]は前立腺がんに関係している。血中レプチン濃度と前立腺がんリスクに関する研究は一貫した結果を示していない。ちなみに3件の研究ではレプチン濃度の増加は，より進行性かつグレード［組織学的悪性度］の高い腫瘍と関係したが[125-127]，他の3件の研究では関連性は認められなかった[78,128,129]。アディポネクチン濃度の低下はインスリン感受性の低下を示すが，やはりグレードの高い進行性前立腺がんと関連していた[130]。

　乳がんと同じように，スクリーニング，発見，治療といった非生物学的な観点も，前立腺がんの予後への肥満の影響を評価する際には大切である。肥満男性で直腸の指触診は，前立腺が大きい上に全身の脂肪蓄積のために困難な例が多い[131,132]。加えて，肥満男性は前立腺のサイズが大きいにもかかわらず前立腺特異抗原（prostate-specific antigen; PSA）の血中濃度が低いという傾向があるので[133-136]，定期的なPSAのスクリーニングによっても診断時点ではより進んだステージに偏っている傾向がある。肥満男性では切除断端陽性（とり残し）のリスクが大きいので手術は難しい傾向がある。さらには，PSAスクリーニングがはじまるずっと前の，手術の行われることが稀であった時代の1950年から1972年にかけて実施された前向きコホート研究において，前立腺がんの死亡率は肥満男性で上昇していることが見出された[137]。これらの結果は脂肪蓄積の予後への悪影響はやはり腫瘍の生物学的特徴にその源があることを示唆している。

　子宮内膜がんに罹った女性におけるBMIと予後に関する研究では，太っている女性ほどがんの病理学的特徴が良性であることから，予後像は良く生存期間もより長いことが示唆される[138-142]。エストロゲン補充療法によって生じた子宮内膜がん患者の予後像も良いことから［内因性エストロゲンのみが増加した肥満女性における］この所見は，プロゲステロンに妨げられることのない，すなわち非拮抗性エストロゲン（unopposed estrogen）という発がんメカニズム上の仮説をさらに支持するものである。

　大腸がん患者において脂肪蓄積の予後への影響を調べたいくつかの研究がある。研究結果は性別や結腸がん対直腸がんで多少一致しない点もあるが，脂肪蓄積は予後に悪い影響を与えることが示唆される[143-147]。肥満は一貫して卵巣がんのリスク増加に関連しているとはいえないが，卵巣がん患者を扱った研究からは，肥満は生存に悪影響を与えるようである[148-150]。

　乳がん，前立腺がん，および他のがん患者において，肥満は多数の疾患の共存という合併症をもたらし，全体としての生存状況を悪化させる。加えて，肥満は，外科的であれ化学療法であれがん治療の効率を損なうようである。より広範な部位のがんの予後に対して脂肪蓄積が及ぼす影響を理解するにはさらなる研究が必要である。

4 方法論上の問題点

◆喫煙による交絡

　喫煙が関係するがんでは，脂肪蓄積とがんとの関係を評価することは非常に難しい．喫煙は一般に人生の早期にはじめるので，成人期の数十年にわたる BMI 低値と関係する．喫煙は同時に肺がん，食道がん，膵がんなど，いくつかのがんの強い予測因子である．喫煙関連がんでは，喫煙者におけるがん発生リスクに対する脂肪蓄積の将来的影響を，BMI 減少と発がんリスク増大といった喫煙がもたらす将来的影響から分離することはできない．喫煙習慣と BMI との間の残余交絡は，脂肪蓄積とがんリスクとの関連性の推定値を低下させるバイアスとして作用する．初期の分析では，BMI と肺がん死亡率との明らかな負の関連性は，多変量モデルにおける喫煙の統計学的な調整が複雑になるにつれてより著しく弱められ，分析を非喫煙者に絞ったところ関連性は完全に消失した[151]．喫煙関連がんでは，脂肪蓄積の発がんへの相対危険度の推定値は，全人口に基づいた場合，過小推定値をとりやすく，非喫煙者での推定値がより正当な値をとる傾向がある．

　喫煙者を分析対象から除外しなかったいくつかの研究対象集団において，BMI は肺がんと逆方向に関連すると報告されているが[3]，非喫煙者集団では関連性は認められていない[1,39,61]．BMI の食道がんに対する相対危険度は非喫煙者集団よりも喫煙者を含む全体集団において低く[1,60]，膵がんに対しても同様である[1,39]．

◆診断されなかった病気による因果の逆転

　すべてのがんに当てはまるわけではないが，いくつかのがん（例えば，膵がん，肝がん，肺がん，食道がん，腎細胞がん，リンパ腫，結腸がん）は，特に後期ステージで診断された場合，診断されるまでの期間に体重減少を来しうる．つまり，これらのがんの研究では，診断時やその直前に測られた体重は個人の代表値になっていない．この因果の逆転は肥満のリスクを押し下げ，やせのリスクを増大させるような偏りを生ずる．これはコホート研究よりも症例対照研究において問題となる．コホート研究における分析では，この体重の誤分類を査定し除去するために追跡の最初の 1 年ないし 2 年のデータを除外することが多い．

◆曝露の指標

　疫学研究において，危険因子としての脂肪蓄積を評価する多くの方法がある．その指標として最もよく使われているのは，通常成人期のある時点で測定された BMI である．他にも WHR や腹囲といった中心性脂肪蓄積の指標が検討されている．さらに最近では，特にコホート研究において，研究者たちはがんの予測因子として体重の増加あるいは減少の影響を調査している．発がんリスクを予測する際にこれらの指標のもたらす結果の差は，調査対象のがんの部位によって左右されるであろうし，脂肪蓄積と特定部位のがんの関係に対する仮説上のメカニズムにも影響されるであろう．

　肥満がインスリン産生への影響やその結果生ずるインスリン抵抗性症候群を介してリスクを上昇させるがんでは，全身の脂肪蓄積より中心性脂肪蓄積の指標の方が，そのリスクの予測因子として優れている．例えば，大腸がんの予測には BMI より中心性脂肪蓄積を指標にする方が勝っている．このことは，女性では BMI は大腸がんの予測因子としては弱かったとの研究で最も明瞭に示され

る（なぜなら，女性は男性に比べて中心性よりも末梢性の脂肪蓄積の傾向があるので）。しかし，最近の研究では腹囲とWHRは，男性における場合と同様，女性でも大腸がんの強い予測因子であることが示されている[36-38]。対照的に，増加した血中エストロゲン濃度によってリスクが大きく影響される閉経後乳がんの予測因子としては，中心性脂肪蓄積はBMIで評価される全身性脂肪蓄積より優れているわけではない[21]。膵がんと肝がんの発生に対してBMIが関わるリスクの推定値が研究間でばらつく理由の一部は，曝露の指標として中心性脂肪蓄積の指標ではなくBMIを用いたことにあることが十分考えられる。

　成人の体重増加は，閉経後の乳がんに対する予測因子としてはBMIより強い[22-25]。一時点のBMIは除脂肪体重と脂肪の両者を反映するのに対して，成人期を通しての体重増加は，主として脂肪組織の過剰な蓄積を反映する。したがって，BMIに比べて体重増加は関連する曝露（例えば脂肪）についてのより精密な指標となるだろう。加えて，閉経前の肥満は乳がんのリスク低下と関連するので，一生を通して肥満していた女性は生涯リスクが互いに相反する2方向に引っ張られたことになる。乳がんへの最も大きい生涯リスクをもつ女性とは閉経前にはやせており，閉経後に太ってきた女性である。成人期の体重増加はこの生涯リスクを測っているが，1回のBMI値ではこのリスクを求めることはできない。

◆影響の修飾

　発がんリスクに対する脂肪蓄積の影響は一般にあらゆる部分集団に及ぶが，例外も報告されている。最も明白な立証例は，乳がんリスクに対する脂肪蓄積の影響が閉経状況により変化することである。別の例は，前述したような大腸がんリスクにおける明らかな性差である。しかし，全身の脂肪蓄積ではなく中心性脂肪蓄積の正しい指標が使われた場合，男女いずれにおいてもそのリスクはより強く，互いに近似している[36]。

　部分集団間のもうひとつの差は脂肪蓄積，外来性ホルモン使用，閉経後乳がんのリスクに関するものである。BMIと体重増加のいずれも，ホルモン補充療法（hormone replacement therapy; HRT）を受けたことのない（場合によっては現在受けていない）閉経女性においてのみ乳がんのリスク増加と関連している[20・23・27・152-156]。この所見は例外なく繰り返し認められ，脂肪蓄積はエストロゲン性作用を介して閉経後乳がんリスクを増加するという仮説を支持している。HRTを用いていないやせた女性の血中エストロゲン濃度は最も低く，乳がんのリスクも最も低い。HRTの使用者では，やせの女性も太った女性もHRT使用のゆえに血中エストロゲン濃度が高く，両グループは同じ程度の乳がんリスクをもっている。先の仮説に反し，外来性エストロゲン使用者では，肥満のエストロゲン性作用は感知できないほど小さく，さらなるリスクの増加をもたらさない。

　脂肪蓄積の影響力はステージ，腫瘍の性質，転移部位，組織学的所見といったがんの性質によっても変わりうる。脂肪蓄積は，同じ前立腺がんでも進行性がんの予測因子であるが，局在型がんの予測因子とはなり得ない。また侵襲的な乳がんとは関連するが，子宮内膜がんでは侵襲性の低いものと関連する。脂肪蓄積と乳がんとの関連性はエストロゲンとプロゲステロンの受容体の状況によって変わることを示唆するいくつかの研究がある[26・156]。脂肪蓄積は直腸がんより結腸がんの強い予測因子であり，食道がんでは腺がんの強い危険因子であるが扁平上皮がんの危険因子ではない。部分集団別あるいはがんの亜型別に，可能な限り脂肪蓄積の影響を調べる研究を行う必要がある。

◘ 予後分析と生存分析におけるスクリーニングと腫瘍の特徴の調整

がんの予後分析や生存分析において，腫瘍の成長や特性に対する脂肪蓄積の生物学的影響をみるためには，脂肪蓄積によるスクリーニング受診回避や腫瘍の発見されやすさの違いといった非生物学的な要因を調整することは必須である．その場合，ひとつの重要な疑問が残る．すなわち，肥満とがんの関連性の分析において腫瘍に関連した予後要因（例えば診断時点でのステージ）の調整が適切であったかどうかという点である．明らかなことであるが，もし腫瘍の悪い予後特性がスクリーニングの回避や診断の遅れに起因するのであれば（探知バイアス），これらの要因は予後に関する多変量解析モデルに含められなければならない．しかし，もし腫瘍の悪い予後特性が脂肪蓄積の生物学的な影響によるのであれば，これらの影響要因は予後に関する因果の経路上にあるので，多変量解析モデルに含められるべきではない．理想的な調整方法は，腫瘍自体の特徴を調整することではなく，診断前のスクリーニングの状況や，肥満に関連したり，存在している腫瘍をみつける確率に影響する臨床的特徴を調整することにある[132]．

◘ 人口寄与危険割合

ある人口の集団において，問題の危険因子のせいでその病気が生じた割合または百分率を"人口寄与割合（population attributable fraction; PAF）"といい，その危険因子の集団の健康に対する影響力の指標として用いられる（第4章参照）．PAFは時に"population attributable risk（人口寄与危険度）"とも，"population attributable risk percent（人口寄与危険割合）"とも，"excess fraction（超過割合）"とも呼ばれる．PAFの大きさは危険因子と疾患との関連の強さ（すなわち，相対危険度の大きさ）と，問題とする集団におけるその危険因子の存在割合の両者に依存するので，この2つの要因のどちらが増加しても増加する．PAFは集団内での危険因子（ここでは過体重と肥満）の存在割合に非常に敏感なので，問題とする危険因子の存在割合が異なる集団にあてはめることはできない．表10-2に示されたPAFは部位別がんごとに，原因が脂肪蓄積の超過（BMI＞25.0と定義）に帰せられるがん症例の百分率推定値を表す．この推定値は，肥満が関連するかもしくは関連すると推定される部位のがん各々について算出され，計算は現存の公表論文から推定された相対危険度の要約値と2000年の米国成人のBMI分布に基づいて行われた．

5　研究上の課題

部位別のがんをひき起こす原因としての肥満の役割を明らかにする研究がこれからも必要であり，それには，メカニズムを調べるための研究や，肥満の影響と身体活動や食事内容など肥満との相関性の高い要因の影響を分離できる研究が含まれる．現在，過体重と肥満を多種類のがんと結びつける明確な生物学的メカニズムは，内分泌的要素を除いてほとんど理解されていない．原因となるホルモン代謝の変化（インスリン，IGF-I，性ステロイド）に加え，脂肪組織から分泌されるタンパク質も免疫反応（レプチン），炎症反応（TNF-α，IL-6，血清アミロイドA），血管と間質の相互作用や血管新生（血管内皮増殖因子-1）や，細胞外基質構成成分（IV型コラーゲン）の調節に寄与している[5]．肥満に関連した多数のアディポカインの調節障害はヒトのがんの発生，増殖，転移の潜在的能力上非常に重要な役割を担っている可能性が高い．

文 献

1. Calle E, Rodriguez C, Walker-Thurmond K, Thun MJ. Overweight, obesity, and mortality from cancer in a prospectively studied cohort of U.S. adults. *N Engl J Med*. 2003;348:1625-1638.
2. Calle EE, Kaaks R. Overweight, obesity and cancer: epidemiological evidence and proposed mechanisms. *Nat Rev Cancer*. 2004;4:579-591.
3. IARC. *IARC Handbooks of Cancer Prevention. Weight Control and Physical Activity*. Lyon: International Agency for Research on Cancer, 2002.
4. Harvie M, Howell A, Vierkant RA, et al. Association of gain and loss of weight before and after menopause with risk of postmenopausal breast cancer in the Iowa women's health study. *Cancer Epidemiol Biomarkers Prev*. 2005 ; 14 : 656-661.
5. Rajala MW, Scherer PE. Minireview: the adipocyte—at the crossroads of energy homeostasis, inflammation, and atherosclerosis. *Endocrinology*. 2003;144:3765-3773.
6. Xu WH, Xiang YB, Zheng W, et al. Weight history and risk of endometrial cancer among Chinese women. *Int J Epidemiol*. 2006;35:159-166.
7. National Center for Health Statistics CfDCaP. National Health and Nutrition Examination Survey 1999-2000, online. 2002.
8. Rodriguez C, Freedland SJ, Deka A, et al. Body Mass Index, Weight Change, and Risk of Prostate Cancer in the Cancer Prevention Study II Nutrition Cohort. *Cancer Epidemiol Biomarkers Prev*. 2006.
9. Parker ED, Folsom AR. Intentional weight loss and incidence of obesity-related cancers: the Iowa Women's Health Study. *Int J Obes*. 2003;27:1447-1452.
10. Rapp K, Schroeder J, Klenk J, et al. Obesity and incidence of cancer: a large cohort study of over 145,000 adults in Austria. *Br J Cancer*. 2005;93:1062-1067.
11. Lukanova A, Bjor O, Kaaks R, et al. Body mass index and cancer: results from the Northern Sweden Health and Disease Cohort. *Int J Cancer*. 2006;118:458-466.
12. Kuriyama S, Tsubono Y, Hozawa A, et al. Obesity and risk of cancer in Japan. *Int J Cancer*. 2005;113:148-157.
13. Trentham-Dietz A, Nichols HB, Hampton JM, Newcomb PA. Weight change and risk of endometrial cancer. *Int J Epidemiol*. 2006;35:151-158.
14. Snijder MB, Heine RJ, Seidell JC, et al. Associations of adiponectin levels with incident impaired glucose metabolism and type 2 diabetes in older men and women: the hoorn study. *Diabetes Care*. 2006;29:2498-2503.
15. Soliman PT, Wu D, Tortolero-Luna G, et al. Association between adiponectin, insulin resistance, and endometrial cancer. *Cancer*. 2006;106:2376-2381.
16. Dal Maso L, Augustin LS, Karalis A, et al. Circulating adiponectin and endometrial cancer risk. *J Clin Endocrinol Metab*. 2004;89:1160-1163.
17. Xu WH, Matthews CE, Xiang YB, et al. Effect of adiposity and fat distribution on endometrial cancer risk in Shanghai women. *Am J Epidemiol*. 2005;161:939-947.
18. Michels KB, Terry KL, Willett WC. Longitudinal study on the role of body size in premenopausal breast cancer. *Arch Intern Med*. 2006;166:2395-2402.
19. Harvie M, Hooper L, Howell A. Central obesity and breast cancer risk: a systematic review. *Obes Rev*. 2003; 4:157-173.
20. Lahmann PH, Hoffmann K, Allen N, et al. Body size and breast cancer risk: findings from the European Prospective Investigation into Cancer and Nutrition (EPIC). *Int J Cancer*. 2004;111:762-771.
21. Tehard B, Clavel-Chapelon F. Several anthropometric measurements and breast cancer risk: results of the E3N cohort study. *Int J Obes (Lond)*. 2006;30:156-163.
22. Chang SC, Ziegler RG, Dunn B, et al. Association of energy intake and energy balance with postmenopausal breast cancer in the prostate, lung, colorectal, and ovarian cancer screening trial. *Cancer Epidemiol Biomarkers Prev*. 2006;15:334-341.
23. Feigelson H, Jonas C, Teras L, Thun M, Calle EE. Weight gain, body mass index, hormone replacement therapy, and postmenopausal breast cancer in a large prospective study. *Cancer Epidemiol Biomarkers Prev*. 2004; 13:220-224.
24. Sweeney C, Blair CK, Anderson KE, Lazovich D, Folsom AR. Risk factors for breast cancer in elderly women. *Am J Epidemiol*. 2004;160:868-875.

25. Han D, Nie J, Bonner MR, et al. Lifetime adult weight gain, central adiposity, and the risk of pre- and postmenopausal breast cancer in the Western New York exposures and breast cancer study. *Int J Cancer*. 2006;119: 2931-2937.
26. Rosenberg LU, Einarsdottir K, Friman EI, et al. Risk factors for hormone receptor-defined breast cancer in postmenopausal women. *Cancer Epidemiol Biomarkers Prev*. 2006;15:2482-2488.
27. Eliassen AH, Colditz GA, Rosner B, Willett WC, Hankinson SE. Adult weight change and risk of postmenopausal breast cancer. *JAMA*. 2006;296:193-201.
28. Lahmann PH, Schulz M, Hoffmann K, et al. Long-term weight change and breast cancer risk: the European prospective investigation into cancer and nutrition (EPIC). *Br J Cancer*. 2005;93:582-589.
29. The Endogenous Hormones and Breast Cancer Collaborative Group., Endogenous sex hormones and breast cancer in postmenopausal women: reanalysis of nine prospective studies. *J Natl Cancer Inst*. 2002;94:606-616.
30. Renehan AG, Zwahlen M, Minder C, O'Dwyer ST, Shalet SM, Egger M. Insulin-like growth factor (IGF)-I, IGF binding protein-3, and cancer risk: systematic review and meta-regression analysis. *Lancet*. 2004;363: 1346-1353.
31. Michels KB, Solomon CG, Hu FB, et al. Type 2 diabetes and subsequent incidence of breast cancer in the Nurses' Health Study. *Diabetes Care*. 2003;26:1752-1758.
32. Stattin P, Soderberg S, Biessy C, et al. Plasma leptin and breast cancer risk: a prospective study in northern Sweden. *Br Cancer Res Treat*. 2004;86:191-196.
33. Mantzoros C, Petridou E, Dessypris N, et al. Adiponectin and breast cancer risk. *J Clin Endocrinol Metab*. 2004;89:1102-1107.
34. Lin J, Zhang SM, Cook NR, Rexrode KM, Lee IM, Buring JE. Body mass index and risk of colorectal cancer in women (United States). *Cancer Causes Control*. 2004;15:581-589.
35. Batty GD, Shipley MJ, Jarrett RJ, Breeze E, Marmot MG, Smith GD. Obesity and overweight in relation to organ-specific cancer mortality in London (UK): findings from the original Whitehall study. *Int J Obes (Lond)*. 2005;29:1267-1274.
36. Pischon T, Lahmann PH, Boeing H, et al. Body size and risk of colon and rectal cancer in the European Prospective Investigation into Cancer and Nutrition (EPIC). *J Natl Cancer Inst*. 2006;98:920-931.
37. Bowers K, Albanes D, Limburg P, et al. A prospective study of anthropometric and clinical measurements associated with insulin resistance syndrome and colorectal cancer in male smokers. *Am J Epidemiol*. 2006; 164:652-664.
38. Engeland A, Tretli S, Austad G, Bjorge T. Height and body mass index in relation to colorectal and gallbladder cancer in two million Norwegian men and women. *Cancer Causes Control*. 2005;16:987-996.
39. Samanic C, Chow WH, Gridley G, Jarvholm B, Fraumeni JF Jr. Relation of body mass index to cancer risk in 362,552 Swedish men. *Cancer Causes Control*. 2006;17:901-909.
40. Oh SW, Yoon YS, Shin SA. Effects of excess weight on cancer incidences depending on cancer sites and histologic findings among men: Korea National Health Insurance Corporation Study. *J Clin Oncol*. 2005;23: 4742-4754.
41. Moore LL, Bradlee ML, Singer MR, et al. BMI and waist circumference as predictors of lifetime colon cancer risk in Framingham Study adults. *Int J Obes Relat Metab Disord*. 2004;28:559-567.
42. MacInnis RJ, English DR, Hopper JL, Gertig DM, Haydon AM, Giles GG. Body size and composition and colon cancer risk in women. *Int J Cancer*. 2005;118:1496-1500.
43. Writing Group for the Women's Health Initiative Investigators. Risks and benefits of estrogen plus progestin in healthy postmenopausal women: principal results from the Women's Health Initiative randomized controlled trial. *JAMA*. 2002;288:321-333.
44. Giovannucci E, Ascherio A, Rimm E, Colditz GA, Stampfer MJ, Willett WC. Physical activity, obesity, and risk for colon cancer and adenoma in men. *Ann Intern Med*. 1995;122:327-334.
45. Wei EK, Ma J, Pollak MN, et al. A prospective study of C-peptide, insulin-like growth factor-I, insulin-like growth factor binding protein-1, and the risk of colorectal cancer in women. *Cancer Epidemiol Biomarkers Prev*. 2005;14:850-855.
46. Wei EK, Ma J, Pollak MN, et al. C-peptide, insulin-like growth factor binding protein-1, glycosylated hemoglobin, and the risk of distal colorectal adenoma in women. *Cancer Epidemiol Biomarkers Prev*. 2006;15:750-755.
47. Larsson SC, Orsini N, Wolk A. Diabetes mellitus and risk of colorectal cancer: a meta-analysis. *J Natl Cancer Inst*. 2005;97:1679-1687.

48. Seow A, Yuan JM, Koh WP, Lee HP, Yu MC. Diabetes mellitus and risk of colorectal cancer in the Singapore Chinese Health Study. *J Natl Cancer Inst.* 2006;98:135-138.
49. Tamakoshi K, Toyoshima H, Wakai K, et al. Leptin is associated with an increased female colorectal cancer risk: a nested case-control study in Japan. *Oncology.* 2005;68:454-461.
50. Stattin P, Lukanova A, Biessy C, et al. Obesity and colon cancer: does leptin provide a link? *Int J Cancer.* 2004;109:149-152.
51. Stattin P, Palmqvist R, Soderberg S, et al. Plasma leptin and colorectal cancer risk: a prospective study in northern Sweden. *Oncol Rep.* 2003;6:2015-2021.
52. Wei E, Giovannucci E, Fuchs CS, Willett WC, Mantzoros C. Low plasma adiponectin levels and risk of colorectal cancer in men: a prospective study. *J Natl Cancer Inst.* 2005;97:1688-1694.
53. Otake S, Takeda H, Suzuki Y, et al. Association of visceral fat accumulation and plasma adiponectin with colorectal adenoma: evidence for participation of insulin resistance. *Clin Cancer Res.* 2005;11:3642-3646.
54. van Dijk BA, Schouten LJ, Kiemeney LA, Goldbohm RA, van den Brandt PA. Relation of height, body mass, energy intake, and physical activity to risk of renal cell carcinoma: results from the Netherlands Cohort Study. *Am J Epidemiol.* 2004;160:1159-1167.
55. Pan SY, DesMeules M, Morrison H, Wen SW. Obesity, high energy intake, lack of physical activity, and the risk of kidney cancer. *Cancer Epidemiol Biomarkers Prev.* 2006;15:2453-2460.
56. Pischon T, Lahmann PH, Boeing H, et al. Body size and risk of renal cell carcinoma. in the European Prospective Investigation into Cancer and Nutrition (EPIC). *Int J Cancer.* 2006;118:728-738.
57. Lindblad M, Rodriguez LA, Lagergren J. Body mass, tobacco and alcohol and risk of esophageal, gastric cardia, and gastric non-cardia adenocarcinoma among men and women in a nested case-control study. *Cancer Causes Control.* 2005;16:285-294.
58. Kubo A, Corley DA. Body mass index and adenocarcinomas of the esophagus or gastric cardia: a systematic review and meta-analysis. *Cancer Epidemiol Biomarkers Prev.* 2006;15:872-878.
59. Ryan AM, Rowley SP, Fitzgerald AP, Ravi N, Reynolds JV. Adenocarcinoma of the oesophagus and gastric cardia: male preponderance in association with obesity. *Eur J Cancer.* 2006;42:1151-1158.
60. Chow W-H, Blot W, Vaughan T, et al. Body mass index and risk of adenocarcinomas of the esophagus and gastric cardia. *J Natl Cancer Inst.* 1998;90:150-155.
61. Pan S, Johnson K, Ugnat A-M, Wen S, Mao Y, Group CCRER. Association of obesity and cancer risk in Canada. *Am J Epidemiol.* 2004;159:259-268.
62. Harrison S, Diehl A. Fat and the liver—a molecular overview. *Seminars in Gastrointestinal Disease.* 2002;13:3-16.
63. Festi D, Colecchia A, Sacco T, Bondi M, Roda E, Marchesini G. Hepatic steatosis in obese patients: clinical aspects and prognostic significance. *Obes Rev.* 2004;5:27-42.
64. Larsson SC, Permert J, Hakansson N, Naslund I, Bergkvist L, Wolk A. Overall obesity, abdominal adiposity, diabetes and cigarette smoking in relation to the risk of pancreatic cancer in two Swedish population-based cohorts. *Br J Cancer.* 2005;93:1310-1315.
65. Fryzek JP, Schenk M, Kinnard M, Greenson JK, Garabrant DH. The association of body mass index and pancreatic cancer in residents of southeastern Michigan, 1996-1999. *Am J Epidemiol.* 2005;162:222-228.
66. Patel AV, Rodriguez C, Bernstein L, Chao A, Thun MJ, Calle EE. Obesity, recreational physical activity, and risk of pancreatic cancer in a large U.S. Cohort. *Cancer Epidemiol Biomarkers Prev.* 2005;14:459-466.
67. Berrington de Gonzalez A, Spencer EA, Bueno-de-Mesquita HB, et al. Anthropometry, physical activity, and the risk of pancreatic cancer in the European prospective investigation into cancer and nutrition. *Cancer Epidemiol Biomarkers Prev.* 2006;15:879-885.
68. Sinner PJ, Schmitz KH, Anderson KE, Folsom AR. Lack of association of physical activity and obesity with incident pancreatic cancer in elderly women. *Cancer Epidemiol Biomarkers Prev.* 2005;14:1571-1573.
69. Stolzenberg-Solomon R, Graubard B, Chari S, et al. Insulin, glucose, insulin resistance, and pancreatic cancer in male smokers. *JAMA.* 2005;294:2872-2878.
70. Chiu BC, Gapstur SM, Greenland P, Wang R, Dyer A. Body mass index, abnormal glucose metabolism, and mortality from hematopoietic cancer. *Cancer Epidemiol Biomarkers Prev.* 2006;15:2348-2354.
71. Willett EV, Skibola CF, Adamson P, et al. Non-Hodgkin's lymphoma, obesity and energy homeostasis polymorphisms. *Br J Cancer.* 2005;93:811-816.
72. Cerhan JR, Bernstein L, Severson RK, et al. Anthropometrics, physical activity, related medical conditions, and

the risk of non-Hodgkin lymphoma. *Cancer Causes Control.* 2005;16:1203-1214.
73. Bosetti C, Negri E, Gallus S, Dal Maso L, Franceschi S, La Vecchia C. Anthropometry and multiple myeloma. *Epidemiology.* 2006;17:340-341.
74. Blair CK, Cerhan JR, Folsom AR, Ross JA. Anthropometric characteristics and risk of multiple myeloma. *Epidemiology.* 2005;16:691-694.
75. Kasim K, Levallois P, Abdous B, Auger P, Johnson KC. Lifestyle factors and the risk of adult leukemia in Canada. *Cancer Causes Control.* 2005;16:489-500.
76. MacInnis RJ, English DR, Hopper JL, Giles GG. Body size and composition and the risk of lymphohematopoietic malignancies. *J Natl Cancer Inst.* 2005;97:1154-1157.
77. Ross JA, Parker E, Blair CK, Cerhan JR, Folsom AR. Body mass index and risk of leukemia in older women. *Cancer Epidemiol Biomarkers Prev.* 2004;13:1810-1813.
78. Baillargeon J, Platz EA, Rose DP, et al. Obesity, adipokines, and prostate cancer in a prospective population-based study. *Cancer Epidemiol Biomarkers Prev.* 2006;15:1331-1335.
79. Samanic C, Gridley G, Chow W-H, Lubin J, Hoover R, Fraumeni J. Obesity and cancer risk among white and black United States veterans. *Cancer Causes Control.* 2004;15:35-43.
80. Engeland A, Tretli S, Bjorge T. Height, body mass index, and prostate cancer: a follow-up of 950000 Norwegian men. *Br J Cancer.* 2003;89:1237-1242.
81. MacInnis RJ, English DR. Body size and composition and prostate cancer risk: systematic review and meta-regression analysis. *Cancer Causes Control.* 2006;17:989-1003.
82. Peterson NB, Trentham-Dietz A, Newcomb PA, et al. Relation of anthropometric measurements to ovarian cancer risk in a population-based case-control study (United States). *Cancer Causes Control.* 2006;17:459-467.
83. Rossing MA, Tang MT, Flagg EW, Weiss LK, Wicklund KG, Weiss NS. Body size and risk of epithelial ovarian cancer (United States). *Cancer Causes Control.* 2006;17:713-720.
84. Greer JB, Modugno F, Ness RB, Allen GO. Anthropometry and the risk of epithelial ovarian cancer. *Cancer.* 2006;106:2247-2257.
85. Anderson JP, Ross JA, Folsom AR. Anthropometric variables, physical activity, and incidence of ovarian cancer: The Iowa Women's Health Study. *Cancer.* 2004;100:1515-1521.
86. Hoyo C, Berchuck A, Halabi S, et al. Anthropometric measurements and epithelial ovarian cancer risk in African-American and White women. *Cancer Causes Control.* 2005;16:955-963.
87. Zhang M, Xie X, Holman CD. Body weight and body mass index and ovarian cancer risk: a case-control study in China. *Gynecol Oncol.* 2005;98:228-234.
88. Rock C, Demark-Wahnefried W. Nutrition and survival after the diagnosis of breast cancer: a review of the evidence. *J Clin Oncol.* 2002;20:3302-3316.
89. Chlebowski R, Aiello E, McTiernan A. Weight loss in breast cancer patient management. *J Clin Oncol.* 2002;20:1128-1143.
90. Stephenson G, Rose D. Breast cancer and obesity: an update. *Nutr Cancer.* 2003;45:1-16.
91. Dignam JJ, Wieand K, Johnson KA, Fisher B, Xu L, Mamounas EP. Obesity, tamoxifen use, and outcomes in women with estrogen receptor-positive early-stage breast cancer. *J Natl Cancer Inst.* 2003;95:1467-1476.
92. Berclaz G, Li S, Price KN, et al. Body mass index as a prognostic feature in operable breast cancer: the International Breast Cancer Study Group experience. *Ann Oncol.* 2004;15:875-884.
93. Maehle BO, Tretli S, Thorsen T. The associations of obesity, lymph node status and prognosis in breast cancer patients: dependence on estrogen and progesterone receptor status. *Apmis.* 2004;112:349-357.
94. Baumgartner KB, Hunt WC, Baumgartner RN, et al. Association of body composition and weight history with breast cancer prognostic markers: divergent pattern for Hispanic and non-Hispanic White women. *Am J Epidemiol.* 2004;160:1087-1097.
95. Carmichael AR, Bendall S, Lockerbie L, Prescott RJ, Bates T. Does obesity compromise survival in women with breast cancer? *Breast.* 2004;13:93-96.
96. Whiteman MK, Hillis SD, Curtis KM, McDonald JA, Wingo PA, Marchbanks PA. Body mass and mortality after breast cancer diagnosis. *Cancer Epidemiol Biomarkers Prev.* 2005;14:2009-2014.
97. Loi S, Milne RL, Friedlander ML, et al. Obesity and outcomes in premenopausal and postmenopausal breast cancer. *Cancer Epidemiol Biomarkers Prev.* 2005;14:1686-1691.
98. Tao MH, Shu XO, Ruan ZX, Gao YT, Zheng W. Association of overweight with breast cancer survival. *Am J Epidemiol.* 2006;163:101-107.

99. Dignam JJ, Wieand K, Johnson KA, et al. Effects of obesity and race on prognosis in lymph node-negative, estrogen receptor-negative breast cancer. *Breast Cancer Res Treat.* 2006;97:245-254.
100. Abrahamson PE, Gammon MD, Lund MJ, et al. General and abdominal obesity and survival among young women with breast cancer. *Cancer Epidemiol Biomarkers Prev.* 2006;15:1871-1877.
101. Petrelli JM, Calle EE, Rodriguez C, Thun MJ. Body mass index, height, and postmenopausal breast cancer mortality in a prospective cohort of US women. *Cancer Causes Control.* 2002;13:325-332.
102. Feigelson HS, Patel AV, Teras LR, Gansler T, Thun MJ, Calle EE. Adult weight gain and histopathologic characteristics of breast cancer among postmenopausal women. *Cancer.* 2006;107:12-21.
103. Porter GA, Inglis KM, Wood LA, Veugelers PJ. Effect of obesity on presentation of breast cancer. *Ann Surg Oncol.* 2006;13:327-332.
104. Ostbye T, Taylor DH Jr, Yancy WS Jr, Krause KM. Associations between obesity and receipt of screening mammography, Papanicolaou tests, and influenza vaccination: results from the Health and Retirement Study (HRS) and the Asset and Health Dynamics among the Oldest Old (AHEAD) Study. *Am J Public Health.* 2005;95:1623-1630.
105. Daling JR, Malone KE, Doody DR, Johnson LG, Gralow JR, Porter PL. Relation of body mass index to tumor markers and survival among young women with invasive ductal breast carcinoma. *Cancer.* 2001;92:720-729.
106. Elmore JG, Carney PA, Abraham LA, et al. The association between obesity and screening mammography accuracy. *Arch Intern Med.* 2004;164:1140-1147.
107. Kroenke CH, Chen WY, Rosner B, Holmes MD. Weight, weight gain, and survival after breast cancer diagnosis. *J Clin Oncol.* 2005;23:1370-1378.
108. Camoriano JK, Loprinzi CL, Ingle JN, Therneau TM, Krook JE, Veeder MH. Weight change in women treated with adjuvant therapy or observed following mastectomy for node-positive breast cancer. *J Clin Oncol.* 1990;8:1327-1334.
109. Chlebowski RT. Obesity and early-stage breast cancer. *J Clin Oncol.* 2005;23:1345-1347.
110. Rohrmann S, Roberts WW, Walsh PC, Platz EA. Family history of prostate cancer and obesity in relation to high-grade disease and extraprostatic extension in young men with prostate cancer. *Prostate.* 2003;55:140-146.
111. Neugut AI, Chen AC, Petrylak DP. The "skinny" on obesity and prostate cancer prognosis. *J Clin Oncol.* 2004;22:395-398.
112. Freedland SJ. Obesity and prostate cancer: a growing problem. *Clin Cancer Res.* 2005;11:6763-6766.
113. Gong Z, Neuhouser ML, Goodman PJ, et al. Obesity, diabetes, and risk of prostate cancer: results from the prostate cancer prevention trial. *Cancer Epidemiol Biomarkers Prev.* 2006;15:1977-1983.
114. Wright ME, Chang S-C, Schatzkin A, et al. Prospective study of adiposity and weight change in relation to prostate cancer incidence and mortality. *Cancer.* 2007;109:675-684.
115. Amling C, Riffenburgh R, Sun L, et al. Pathologic variables and recurrence rates as related to obesity and race in men with prostate cancer undergoing radical prostatectomy. *J Clin Oncol.* 2004;22:439-445.
116. Freedland S, Aronson W, Kane C, et al. Impact of obesity on biochemical control after radical prostatectomy for clinically localized prostate cancer: a report by the Shared Equal Access Regional Cancer Hospital Database Study Group. *J Clin Oncol.* 2004;22:446-453.
117. Strom SS, Wang X, Pettaway CA, et al. Obesity, weight gain, and risk of biochemical failure among prostate cancer patients following prostatectomy. *Clin Cancer Res.* 2005;11:6889-6894.
118. Strom SS, Kamat AM, Gruschkus SK, et al. Influence of obesity on biochemical and clinical failure after external-beam radiotherapy for localized prostate cancer. *Cancer.* 2006;107:631-639.
119. Hammarsten J, Hogstedt B. Hyperinsulinaemia: a prospective risk factor for lethal clinical prostate cancer. *Eur J Cancer.* 2005;41:2887-2895.
120. Hsing AW, Gao YT, Chua S Jr, Deng J, Stanczyk FZ. Insulin resistance and prostate cancer risk. *J Natl Cancer Inst.* 2003;95:67-71.
121. Hsing AW, Chua S Jr, Gao YT, et al. Prostate cancer risk and serum levels of insulin and leptin: a population-based study. *J Natl Cancer Inst.* 2001;93:783-789.
122. Tulinius H, Sigfusson N, Sigvaldason H, Bjarnadottir K, Tryggvadottir L. Risk factors for malignant diseases: a cohort study on a population of 22,946 Icelanders. *Cancer Epidemiol Biomarkers Prev.* 1997;6:863-873.
123. Hellawell GO, Turner GD, Davies DR, Poulsom R, Brewster SF, Macaulay VM. Expression of the type 1 insulin-like growth factor receptor is up-regulated in primary prostate cancer and commonly persists in metastatic disease. *Cancer Res.* 2002;62:2942-2950.

124. Kawada M, Inoue H, Masuda T, Ikeda D. Insulin-like growth factor I secreted from prostate stromal cells mediates tumor-stromal cell interactions of prostate cancer. *Cancer Res.* 2006;66:4419-4425.
125. Ho E, Boileau TW, Bray TM. Dietary influences on endocrine-inflammatory interactions in prostate cancer development. *Arch Biochem Biophys.* 2004;428:109-117.
126. Chang S, Hursting SD, Contois JH, et al. Leptin and prostate cancer. *Prostate.* 2001;46:62-67.
127. Stattin P, Soderberg S, Hallmans G, et al. Leptin is associated with increased prostate cancer risk: a nested case-referent study. *J Clin Endocrinol Metab.* 2001;86:1341-1345.
128. Freedland SJ, Sokoll LJ, Mangold LA, et al. Serum leptin and pathological findings at the time of radical prostatectomy. *J Urol.* 2005;173:773-776.
129. Stattin P, Kaaks R, Johansson R, et al. Plasma leptin is not associated with prostate cancer risk. *Cancer Epidemiol Biomarkers Prev.* 2003;12:474-475.
130. Goktas S, Yilmaz MI, Caglar K, Sonmez A, Kilic S, Bedir S. Prostate cancer and adiponectin. *Urology.* 2005;65:1168-1172.
131. Presti JC Jr, Lee U, Brooks JD, Terris MK. Lower body mass index is associated with a higher prostate cancer detection rate and less favorable pathological features in a biopsy population. *J Urol.* 2004;171:2199-2202.
132. Freedland SJ, Terris MK, Platz EA, Presti JC Jr. Body mass index as a predictor of prostate cancer: development versus detection on biopsy. *Urology.* 2005;66:108-113.
133. Fowke JH, Signorello LB, Chang SS, et al. Effects of obesity and height on prostate-specific antigen (PSA) and percentage of free PSA levels among African-American and Caucasian men. *Cancer.* 2006;107;2361-2367.
134. Baillargeon J, Pollock BH, Kristal AR, et al. The association of body mass index and prostate-specific antigen in a population-based study. *Cancer.* 2005;103:1092-1095.
135. Barqawi AB, Golden BK, O'Donnell C, Brawer MK, Crawford ED. Observed effect of age and body mass index on total and complexed PSA: analysis from a national screening program. *Urology.* 2005;65:708-712.
136. Kristal AR, Chi C, Tangen CM, Goodman PJ, Etzioni R, Thompson IM. Associations of demographic and lifestyle characteristics with prostate-specific antigen (PSA) concentration and rate of PSA increase. *Cancer.* 2006;106:320-328.
137. Rodriguez C, Patel A, Calle E, Jacobs E, Chao A, Thun M. Body mass index, height, and prostate cancer mortality in two large cohorts of adult men in the United States. *Cancer Epidemiol Biomarkers Prev.* 2001;10:345-353.
138. Everett E, Tamimi H, Greer B, et al. The effect of body mass index on clinical/pathologic features, surgical morbidity, and outcome in patients with endometrial cancer. *Gynecol Oncol.* 2003;90:150-157.
139. Pavelka JC, Ben-Shachar I, Fowler JM, et al. Morbid obesity and endometrial cancer: surgical, clinical, and pathologic outcomes in surgically managed patients. *Gynecol Oncol.* 2004;95:588-592.
140. Duska LR, Garrett A, Rueda BR, Haas J, Chang Y, Fuller AF. Endometrial cancer in women 40 years old or younger. *Gynecol Oncol.* 2001;83:388-393.
141. Anderson B, Connor JP, Andrews JI, et al. Obesity and prognosis in endometrial cancer. *Am J Obstet Gynecol.* 1996;174:1171-1178;discussion 1178-1179.
142. Temkin SM, Pezzullo JC, Hellmann M, Lee Y-C, Abulafia O. Is body mass index an independent risk factor of survival among patients with endometrial cancer? *Am J Clin Oncol.* 2007;30:8-14.
143. Meyerhardt JA, Catalano PJ, Haller DG, et al. Influence of body mass index on outcomes and treatment-related toxicity in patients with colon carcinoma. *Cancer.* 2003;98:484-495.
144. Meyerhardt JA, Tepper JE, Niedzwiecki D, et al. Impact of body mass index on outcomes and treatment-related toxicity in patients with stage II and III rectal cancer: findings from Intergroup Trial 0114. *J Clin Oncol.* 2004;22:648-657.
145. Haydon AM, MacInnis RJ, English DR, Giles GG. Effect of physical activity and body size on survival after diagnosis with colorectal cancer. *Gut.* 2006;55:62-67.
146. Doria-Rose VP, Newcomb PA, Morimoto LM, Hampton JM, Trentham-Dietz A. Body mass index and the risk of death following the diagnosis of colorectal cancer in postmenopausal women (United States). *Cancer Causes Control.* 2006;17:63-70.
147. Dignam JJ, Polite BN, Yothers G, et al. Body mass index and outcomes in patients who receive adjuvant chemotherapy for colon cancer. *J Natl Cancer Inst.* 2006;98:1647-1654.
148. Pavelka JC, Brown RS, Karlan BY, et al. Effect of obesity on survival in epithelial ovarian cancer. *Cancer.* 2006;107:1520-1524.

149. Kjarrbye-Thygesen A, Frederiksen K, Hogdall EV, et al. Smoking and overweight: negative prognostic factors in stage III epithelial ovarian cancer. *Cancer Epidemiol Biomarkers Prev.* 2006;15:798-803.
150. Zhang M, Xie X, Lee AH, Binns CW, Holman CD. Body mass index in relation to ovarian cancer survival. *Cancer Epidemiol Biomarkers Prev.* 2005;14:1307-1310.
151. Henley SJ, Flanders WD, Manatunga A, Thun MJ. Leanness and lung cancer risk: factor artifact? *Epidemiology.* 2002;13:268-276.
152. Collaborative Group on Hormonal Factors in Breast Cancer. Breast cancer and hormone replacement therapy: collaborative reanalysis of data from 51 epidemiological studies of 52 705 women with breast cancer and 108 411 women without breast cancer. *Lancet.* 1997;350:1047-1059.
153. Huang Z, Hankinson SE, Colditz GA, et al. Dual effects of weight and weight gain on breast cancer risk. *JAMA.* 1997;278:1407-1411.
154. Schairer C, Lubin J, Troisi R, Sturgeon S, Brinton L, Hoover R. Menopausal estrogen and estrogen-progestin replacement therapy and breast cancer risk. *JAMA.* 2000;283:485-491.
155. Morimoto LM, White E, Chen Z, et al. Obesity, body size, and risk of postmenopausal breast cancer: the Women's Health Initiative (United States). *Cancer Causes Control.* 2002;13:741-751.
156. Suzuki R, Rylander-Rudqvist T, Ye W, Saji S, Wolk A. Body weight and postmenopausal breast cancer risk defined by estrogen and progesterone receptor status among Swedish women: a prospective cohort study. *Int J Cancer.* 2006;119:1683-1689.

第11章 肥満と死亡率

Frank B. Hu

　体重と死亡率との関係は，長期にわたって議論を巻き起こしてきた。その内容の多くは，肥満の指標となる体格指数（body mass index; BMI）と死亡率の相関をどのような曲線で描くことができるか，そして中程度の肥満（過体重 overweight）が死亡率に影響があるのかどうかという点である。これまでの疫学研究によると，BMIと死亡率についてはJ字型で表現できる相関関係，U字型，あるいは直線で表現できる相関関係など，多くの種類の報告がなされている[1]。複数の研究からは，過体重は高い死亡率と関係したと報告されているが，別の研究では，過体重の人は正常体重の人と比べて，死亡率の違いがみられなかった，あるいはわずかながら死亡率が低かったと報告されている。そして，肥満と過体重がどれほどの死亡者数に寄与しているのかという推定については，さらに激しい議論がなされ，研究結果に一致がみられていない[2,3]。このような研究結果のばらつきが，一般の人々に混乱をもたらし，商業的に利害関係のあるグループが，公衆衛生上の重要な検討課題である肥満の問題を軽視する方向に働きかけている[4]。研究成果の相違は，BMIと死亡率との関係を検証する方法論上の問題が多いことを示す。その課題として，因果の逆転（reverse causation），喫煙による交絡（confounding），仲介要因の過調整（overcontrol），年齢による作用修飾（effect modification），脂肪蓄積（adiposity）の測定に関する不確実性があげられる。

　この章では，まず肥満と死亡率との相関を検証する方法論的な問題点について議論する（表11-1）。さらに，体脂肪の分布，体重減少（減量）の計画性，肥満度（fatness）と身体適応度（fitness）の相対的な影響に着目し，肥満と死亡率に関する近年の論文を再検討する。最後に，肥満による寿命（life expectancy）や損失生存可能年数（years of life loss）への影響を述べる。

表11-1　体重と死亡率に関する疫学研究においてバイアスをひき起こす可能性のある方法論的な因子

・特に高齢者を対象にした研究，追跡期間が短い研究において，潜在する病気によって起こる体重の減少（因果の逆転）
・喫煙による交絡
・因果関係において仲介する因子（例えば血圧や脂質，血糖値など）の過調整
　高齢者の研究で，特に注意を要する方法論的な要因
・合併症や潜在する病気，病気に伴う体重の減少といった症状を抱える割合が高いこと
・筋肉や除脂肪体重が異なる減り方をするため，BMIが脂肪蓄積の指標として信頼性に欠けること
・肥満によって健康被害を受ける人が高齢者ではすでにいないこと
・集団全体の死亡率がすでに高いため，個々の死亡要因による影響が相対的に小さくなること

BMI: body mass index（体格指数）
文献1より許可を得て転載

1 肥満と死亡率との関係を解析する際の方法論上の諸問題

◆因果の逆転

因果の逆転とは，低いBMIが基礎疾患の病因ではなく結果である場合の因果関係のことであり，肥満と死亡率との関係を解析する際に念頭に置くべき問題である[5]（図11-1A）。肥満の人を含め，多くの人が，65歳以上で亡くなる。その年齢に達するまで肥満であった人にも，内在する基礎疾患のために体重の減少がみられる。体重の減少は，病気の直接的な影響である一方，病気の診断を受けた後の意識的な減量に由来することもある。体重の減少をひき起こす疾患として慢性閉塞性肺疾患（chronic obstructive pulmonary disease; COPD）やうつ病（depression）があげられるが，こうした疾患は，長年にわたり病気が診断されないことも考えられる。実際には，やせている人というと，慢性疾患を抱えている人だけでなく喫煙者も健康な人も含むため，因果関係を織り成す因子を解き明かしていくことは容易ではない。

因果の逆転は，慢性疾患の蓄積が要因となるため，高齢になるにつれて顕著となる。その結果，中年の人よりも高齢者における肥満と死亡率との関係は明確なものではなくなってしまう。この問題を解決する絶対的な方法はないが，因果の逆転による影響を最小限に抑える方法のひとつは，追跡開始時に心血管疾患やがんを患っていた人を解析から除外することである[5]。しかし，診断にまで至らない発病前の状態は，残存する交絡因子（residual confounding: 残余交絡）として，肥満に対する評価を曖昧にするものと考えられる。追跡期間の初期に観測された死亡者などを解析から除外するのも，因果の逆転によるバイアスを小さくする有効な手段といえる。しかし，一部の慢性症状（例として，肝硬変，COPD，神経変性疾患）は死因となりうる疾患より何年も先行して体重の減少をひき起こすため，特に高齢者においては，因果の逆転によるバイアスの軽減が，よりいっそう困難なものとなる。しかし，中年の時点では診断以前の慢性疾患の罹患率が低いので，そのときのBMIと死亡率との関連を分析すれば，因果の逆転によるバイアスを減らすことができる。

因果の逆転の問題が最も顕著な例が，体重を減少させる疾患（うっ血性心不全，終末期腎不全，進行性悪性腫瘍，COPD，AIDSなど）を患っている場合であり，こうした疾患をもつ人を研究対象と

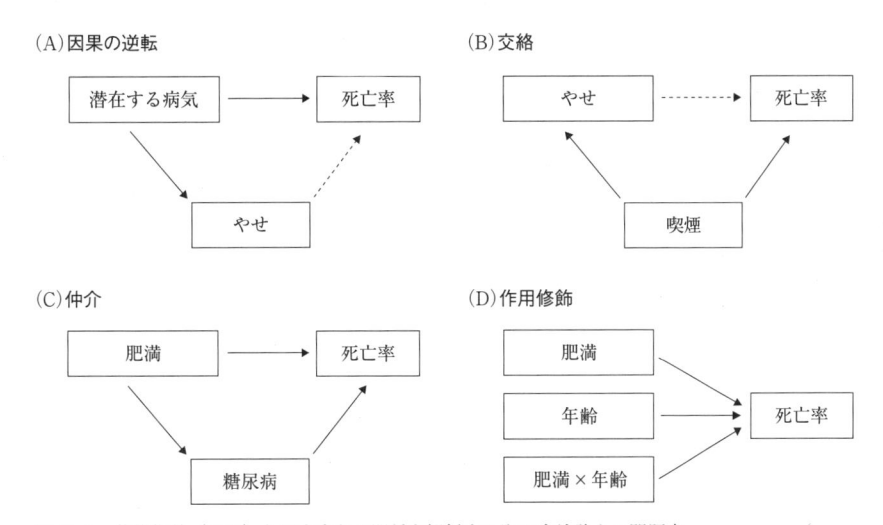

図11-1 体格指数（BMI）と死亡率との関係を解析する際の方法論上の問題点

した場合，肥満は生存率と正の関連，あるいは死亡率と負の関連を示す（第9章参照）。このような個人については，血圧や血中コレステロールといったよく知られた危険因子についても，生存率と正の関連を示す[6]。この「肥満パラドックス（obesity paradox）」は生物学的に未解明である。慢性疾患の人が高いBMIをもつのは，代謝や栄養の保持によって生存のための利益を得るという考えもできるが，因果の逆転による方法論的バイアスという説明もありうる。つまり，低いBMIや低血圧やコレステロール低値の人は病気が重くなり，結果として低栄養や体重減少を招く。つまり，低体重の特にやせた人において，死亡率が著しく上昇するので，高いBMIを有することが生存率の向上につながっているようにみえるのである。

◆喫煙による交絡

喫煙は，それ自体が体重の減少を促し，さらに高い死亡率と関係があるため，交絡因子として問題となる[5]。この交絡のために，やせている人ほど死亡率が高くなるといった誤った結果を導き得る（図11-1 B）。看護師健康研究（Nurses' Health Study; NHS）では，喫煙と関係する疾患（肺がんや気腫）による死亡率は，やせている人ほど明らかに高かった[7]。喫煙の有無による交絡を統計学的に補正することは可能だが，喫煙歴や喫煙の程度のばらつきにより補正は不十分であることが多い。過去の喫煙者については，禁煙した期間も死亡率や疾病率に影響を与えると考えられる。したがって，肥満と死亡率との関係を解析する際の最も的確な手段は，喫煙歴の一切ない人のみの解析を行うことである。BMIと死亡率との関係についてJ字型の相関を示したいくつかの研究において，喫煙歴のない人に限った解析を行った際，BMIと死亡率との関係はより明確な直線関係が確認された[8-11]。喫煙による因果の逆転と交絡因子の問題は共存していることが多いため，慢性疾患を抱えている人，および喫煙者は，ともに解析から除外することが重要である。

◆中間因子による過調整

肥満と死亡率の関係において，糖尿病・高血圧・脂質異常症は因果関係の中間因子とみなされる[5]（図11-1 C）。このような因子による調整を行うことは，肥満と死亡率との関係を示す相対危険度（relative risk; RR）の推定値を低くする過調整に相当し，疾病率や死亡率への肥満の影響を過小評価する結果を招く。多数の研究では，それらの中間因子によって調整することで，中間因子がどれほど肥満の死亡率に及ぼす影響を仲介しているのかを検討している。しかし，そうした中間因子を用いた解析により，肥満が及ぼす影響の全体像が明らかになるわけではない。

◆年齢による作用修飾

肥満と死亡率を研究する際，年齢が最も重要な作用修飾因子とみなされる（図11-1 D）。よく報告されるのは，年齢の上昇に従って，BMIと死亡率との正の関連が小さくなっていくことである。第2期がん予防研究（Cancer Prevention Study II［CPS II. 1982年から1996年まで100万人を対象に追跡を行った米国がん協会による研究］）では，3つの年齢層（30-64歳，65-74歳，75歳以上）に分けた解析が行われ，BMIに関連した死亡率への強い相対危険度が，より若い年齢層のグループにおいて示された[8]。しかし，総死亡率は高齢のグループにおいて最も高いので，高いBMIに関連した死亡率の絶対値は，中年のグループに比べ高齢者で顕著に高いことがわかる[12]（図11-2）。したがって，死亡率に対する肥満の影響が相対的に低くなるのは，高齢者にとって肥満が害ではないこ

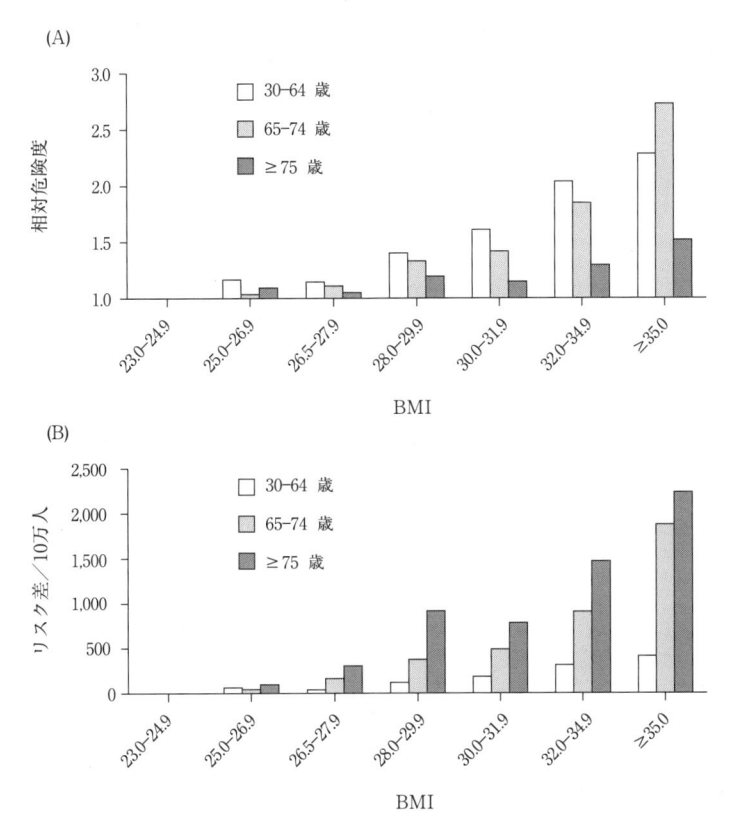

図 11-2 年齢によって分類した既往歴・喫煙歴のない男性における体格指数（BMI）と死亡リスクとの関係。米国がん協会によるがん予防研究 II（American Cancer Society Cancer Prevention Study II）による報告の通り，年間死亡リスクを相対危険度(A)で，危険率の差（リスク差）(B)を 10 万人あたりの絶対値で示した。文献 12 より許可を得て転載

とを意味しているわけではない。

　年齢の上昇に伴い，死亡率への肥満の影響が相対的に減少する現象は，いくつかの方法論的な問題に由来していると考えられる。(a)高齢者には潜在的な慢性疾患の有病率が高いことで起こるバイアスがより顕著なため，(b)高齢者においては体脂肪の測定方法としての BMI の妥当性が低いため，(c)高齢者には肥満によりすでに亡くなってしまった人がいるため，肥満が強く関係する疾患・死亡は観測できないという生き残りバイアスが起こる。こうした方法的な問題は解決困難であり，BMI と死亡率との関係を推量する際の妥当性に影響を及ぼすことがある。

　これらの問題を部分的にでも解決するために，今後の研究においては，相対危険度，および絶対危険度の両方の報告が求められる。加えて，体脂肪の分布に関する測定を行うことが求められる（後述）。さらに，高齢者における肥満の身体機能への影響を評価することが重要である。これまでの研究では，65 歳以上では BMI の死亡率への影響は軽度ではあるものの，過体重・肥満が身体機能の低下に有意に関連することがわかっている[13]。BMI と死亡率に関して研究する際の問題点を考慮すると，健康な体重に関する一般向けのガイドラインは，75 歳以下の人を対象とした研究に基づいたものであることが望ましい。

◧脂肪蓄積の測定

多くの大規模な疫学研究において，BMI の算出は，自己申告による身長と体重の測定に依存している。実際より高い身長を，そして実際より低い体重を報告しがちなのは，特に肥満の人たちではよく知られており，肥満の率を過小評価するという結果を導く[14]。しかし，数多くの疫学研究により，自己申告に基づく BMI と専門家の測定に由来する BMI とが，比較的小さな平均値の違いをもって，強い相関（$r>0.90$）があることが示されている[15]。第 3 次の米国国民健康栄養調査（National Health and Nutrition Examination Survey；NHANES ［米国疾病管理予防センターが行う国家規模の調査］）の参加者 10,639 人を対象とした解析[16]から，自己申告，および専門家の測定から得られた 2 つの BMI が，肥満と心血管疾患のバイオマーカーと，ほぼ同じ相関係数を示すことが報告された（第 5 章参照）。

自己申告の BMI が実際より小さくなる問題について，van Dam ら[17]は，過体重の BMI のカットオフ値として $25.0\ kg/m^2$ のかわりに $24.5\ kg/m^2$ を使い，肥満のカットオフ値として $30.0\ kg/m^2$ のかわりに $29.0\ kg/m^2$ を用いて感度分析（sensitivity analysis）を行った。この解析［基準となる数値を任意に変えて結果がどれほど影響されるかを解析］によって得られた相対危険度は，標準のカットオフ値を用いて得られた相対危険度とほぼ同じであることが示された。したがって，自己申告による体重と身長の値は，集団調査においては肥満の率を小さく見積もる可能性はあるが，脂肪蓄積と死亡率との関係について，顕著なバイアスがあるという研究結果はない。特に，解析対象とされる集団において自己申告による BMI の妥当性がその研究内で支持されている場合には，こうしたバイアスは関与しないものと考えられる。

測定に関する問題として他にあげられるのは，一度だけの測定（例えば研究開始時の BMI）を用いた場合，個人内変動による回帰希釈バイアス（regression dilution bias）が存在することである[18]。通常，このバイアスが介在すると，曝露とアウトカムとの関連の程度が小さく推定される。Greenberg ら[18]は，地域における動脈硬化リスク研究（Atherosclerosis Risk in Communities Study）において，研究開始時の 1 度の BMI の測定結果ではなく，3 度の BMI の測定結果の平均を用いることで，この回帰希釈バイアスを較正し，肥満と死亡率との関係が強くはっきりと示されることを示した。さらに，喫煙歴のある人，疾病を患う人を解析から除き因果の逆転によるバイアスを改善することで，より強い関連を見出した。BMI の単一の測定ではなく，複数の測定の平均を用いることで，リスクの推定がより良くなるのには 2 つの理由があると考えられる。ひとつは，BMI の平均が測定結果に伴う個人内変動を小さくすること，2 つ目は，平均値の方が通常の脂肪蓄積量を反映しやすいことである。通常の脂肪蓄積量には，単回の測定値に比べ潜在する病気などが影響しにくいものと考えられる。BMI の測定におけるランダムな個人内の測定誤差はそれほど大きくないことから，BMI の平均を用いる際により強い相関が認められるのは，後者の理由のためであろう。

2　BMI と死亡率

◧メタアナリシスと系統的研究の要約

BMI と死亡率との関係は，数多くの疫学研究により検討されてきた。対象となる集団の違い（例えば年齢，性差，人種，健康状態，追跡期間による違い），解析の違い（例えば，基準として用いる

BMIの数値の違い，比較対照グループの違い）などにより，総合的な結論を出すのは困難ではあるが，報告された研究に対して質的・量的な検討が加えられ，総説として発表されている。ここでは，最近の研究を検討する前に，まずそのいくつかの総説を要約する。

Mansonら[5]の報告は，肥満と死亡率との関係を検討した研究を，系統的にまとめる調査を早い段階で行ったもののひとつである。1987年に報告されたこの総説は25の前向きコホート研究の要約を行って，体重と総死亡率との関係を，直線の関係で表したもの，J字型，あるいはU字型で表したものなど，結果が多様であることを述べている。彼らは，検討した研究のうちの多くに次の3つの方法論的な問題を抱えていることを報告している。その3つとは，喫煙による影響の補正が不十分であること，生物学的に中間因子である病態（例えば高血圧・高血糖）について過調整を行っていること，潜在的で臨床所見に至らない病状による体重の減少についての補正が不十分であることである。彼らは，多くの研究により，こうした複数のバイアスが，一貫して肥満と死亡率との関係を過小評価していると指摘している。

Troianoら[19]は，総計して男性356,747人，女性247,501人を参加者とする17の前向きコホート研究に関する総説を1996年に報告した。この報告のメタアナリシスでは，カテゴリー変数として扱われたBMIについて，各カテゴリーの中央値を各カテゴリーに割り当てることで連続変数を作り，解析に用いた。その結果，男女ともに，BMIと死亡率の間にはU字形の関係があることが認められたが，BMI高値の男性におけるBMIと死亡率との正の関係は，追跡年数10年の研究よりも，追跡年数30年の研究により強く認められた。追跡年数30年の研究を対象とした解析により，BMIが$24\,kg/m^2$において最も低い死亡率が観測された。この解析では，喫煙者と非喫煙者とを分けることは行われていない。それは，解析に用いられたデータが，過去に報告された論文から得られたものであり，過去の論文では喫煙者と非喫煙者とで分けた解析が行われていなかったためである。

Allisonら[20]は，早期の死亡者を解析から除外することが，どれほどBMIと死亡率との関係に影響を及ぼすか検証するためにメタアナリシスを行い，1999年にその結果を報告した。29の研究，1,954,345人を対象としたこの解析では，過去の論文から得られるデータ，あるいは原著論文の著者から得たというデータそのものを用いてメタアナリシスを行った。彼らは，男女ともに，BMIについて$25\,kg/m^2$から死亡率が上昇することを見出した。また，早期に死亡したものを解析から除外したところ，最も低い死亡率と関係するBMIの推定が，50歳における男女それぞれで$0.4\,kg/m^2$，$0.6\,kg/m^2$小さく算出された。これに従い，彼らは，早期の死亡者を解析から除外することの相関関係に与える影響は，有意ではあるが，相対的に小さいものであると結論付けた。しかし，メタアナリシスに含まれた研究ごとに，「早期の死亡」の定義がばらついていることは念頭に置く必要がある。

Allisonら[2]は，1999年，上記報告に加えて，6つの大規模なコホート研究に基づいて，各コホートの研究参加者個々のデータを集約して肥満に由来する死亡者数の推定を行った（pooled analysis［複数の研究から1人1人のデータを用いる点でメタアナリシスよりも優れていると考えられている］）。6つのコホートとは，アラメダ地域健康研究（Alameda Community Health Study），フラミンガム心臓研究（Framingham Heart Study），テクムゼ地域健康研究（Tecumseh Community Health Study），米国がん協会によるがん予防研究I（American Cancer Society Cancer Prevention Study I），米国国民健康栄養調査I，疫学的追跡研究（National Health and Nutrition Examination Survey I

Epidemiologic Follow-up Study）とNHSである．これらの研究の多くで，BMIが23-24.9 kg/m^{2}であるグループを比較対照とした際，過体重あるいは肥満のグループに，より高い死亡率が認められた．その相関は，特に喫煙歴のない人に顕著であった．彼らはさらに，米国では年間280,000人の死亡が，過体重あるいは肥満に起因するものと算出した．非喫煙者において推定された相対危険度を用いたところ，肥満に由来する死亡者数はさらに増加して，325,000人と導き出された．

2003年には，Katzmarzykら[21]が，身体活動，肥満と早期死亡率の系統的検討を行った．この報告では，メタアナリシスによりBMIが最も高いグループの死亡率と，比較対照のグループの死亡率とを比較した（研究により，BMIによる比較対照などのカテゴリーの定義にばらつきが認められた）．運動の程度を共変数として用いた13の研究に基づいて，BMIの上昇による総死亡の相対危険度は1.23（95％信頼区間：1.21-1.28）と求められた．運動の程度を共変数として解析に含めなかった36の研究に基づくと，同相対危険度は1.24（95％信頼区間：1.21-1.28）となった．彼らは，BMIと死亡率との正の関連は，運動の程度に依存しないと結論付けた．

McGeeら[22]は，2005年，Diverse Populations Collaboration［多様な集団の既存追跡データを用いた共同研究］という共同研究を組み，26の疫学研究において集積された個々のデータ（388,622人の個人を含み，60,374人の死亡が観測された）を用いて，肥満と死亡率との関係を解析，報告した．標準体重の男女に比べ，肥満体型の人は，心血管疾患の死亡率と総死亡率が有意に高いことが認められた．過体重であることは，冠動脈疾患（coronary heart disease; CHD）による死亡率と正の関連が認められたが，総死亡率については危険率がわずかながら低かった．しかし，この研究では，喫煙，年齢，人種によって層別化した解析は行われなかった．

実際的な問題として，メタアナリシスや系統的な総説が，すべての研究論文を網羅し，それらの研究からランダムにサンプルを得ることなどは不可能である．メタアナリシスにおいては，多くの場合集約されたデータを扱うために，因果の逆転の問題を最小限にすると同時に，喫煙歴を解析に導入することは不可能に近い．したがって，こうした系統的な文献の検討やメタアナリシスから得られる知見は，方法論に関わる諸問題を細部まで検討している大規模なコホート研究によって吟味されるべきである．

◆個々のコホート研究の要約

近年の3つのNHANESにおける観察結果は，BMIと死亡率との関係に関する長期にわたる議論を後押ししてきたといえる．Flegalら[3]による研究では，それ以前の研究と比較して，肥満に由来する死亡率がかなり低く推測され，さらに標準体重と比較すると，過体重がこれより低い死亡率と相関することが認められた．彼らは肥満に由来する年間死亡者数を112,000人と推量したが，この数字はそれ以前の報告に比べると明らかに低い[2]．また副次的に行われた解析において，追跡開始時における基礎疾患や喫煙歴のある人を解析対象から除いたが，それらの因子を同時に考慮する解析を行ってはいなかった．彼らは，肥満に由来する疾患に対する医療の向上が，この期間の死亡率の激減を説明するのではないかと推察している．また，同じデータを用いて再び行われた解析により，死因に特異的な死亡率を肥満の程度に従って算出し，報告した[23]．過体重は，がんや心血管疾患に由来しない死亡率（慢性呼吸器疾患，感染症，外傷，神経変性疾患を含む）と有意に負の相関を示したが，がんや心血管疾患に由来する死亡率との関係は認められなかった．肥満は心血管疾患による死亡率を上昇させる傾向を示したが，がんによる死亡率との関連は認められなかった．そ

れ以前の研究と同様，この研究のもとになる解析は，喫煙歴の有無，基礎疾患の有無を問わず，全員を含んだものである。

こうした結果は，他の研究結果を念頭に解釈されるべきである。特に，肥満と死亡率との関係に影響を及ぼす方法論上の問題（バイアス）に対して改善策を施した大規模なコホート研究による結果は重要といえる。これまで行われた大規模な研究のうちのひとつとして，Calleら[8]が報告したCPS IIがあげられる。これは，BMIと死亡率の関係を調べるための1982年から1996年まで100万人を超す成人を対象とした米国がん協会（American Cancer Society）のコホート研究であり，この研究では，追跡開始時に喫煙歴のある人，基礎疾患のある人を除外して解析を行い，体重増加と死亡率の増加について明確な関係を示した。喫煙経験のない人のみで解析を行ったところ，最も低い死亡率は，BMIが男性では23.5-24.9 kg/m^{2}のとき，女性では22.0-23.4 kg/m^{2}のときと求められた（図11-3 A）。同じように，30-55歳で心血管疾患，がんを患っていない女性看護師115,000人を対象として行われた16年の追跡研究では，BMIと死亡率との間には，喫煙者と基礎疾患有病者を除くことにより，顕著な正の関係が得られることが認められた（図11-3 B）。さらに，過体重も，非喫煙者においては，心血管疾患とがんに由来する死亡率のどちらにも顕著に関与していることが示された。

続いて行われたCPS IIの追跡期間20年の最新の解析によると，BMIと死亡率との直線的な関係が維持されており，時が経つにつれて死亡率に対する過体重と肥満の影響が低下するという結果はなかった[24]。研究データによると，高いBMIに関連した死亡の相対危険度は，全体で20年にわたる追跡期間（1982-1991年，1992-1997年，1998-2002年）のどこでも，それほど変わっていないことがわかる。また，このような解析によると，死亡に対する肥満の相対的な影響が時間軸にしたがって減少するという仮説は支持されないこともわかる。

NHSのその後の解析によると，24年に及ぶ中年女性の追跡によるBMIと死亡率との関係は，追跡年数の短いその前の研究よりも，さらに強くなった[7]。喫煙歴のある女性を除いて解析を行うと，心血管疾患とがんの両方に由来する死亡率とBMIとの関係は，一次直線関係で示されることが見出された。喫煙歴のない女性では，最も低い死亡率が確認できたのは，BMIが23 kg/m^{2}未満のグループであった。その他の大規模な研究においても，追跡開始時における喫煙歴・基礎疾患のある被検者を除いて解析を行えば，同様に，肥満が死亡率と正の直線関係を示すことが報告されている。こうした結果を示した研究として，ハーバード卒業生調査（Harvard Alumni Study）[9]，医療専門職追跡研究（Health Professionals' Follow-up Study；HPFS）[25]，医師健康研究（Physicians' Health Study）[10]，アドベンチスト派（菜食主義）の健康研究（Adventist Health Study）[26]，カナダ体力増進研究（Canada Fitness Survey）[27]，スウェーデンで行われた20歳から74歳までの男性200万人を対象とした22年間の前向きコホート研究[28]や平均14.7年の追跡期間の83,740人の米国放射線技師を対象とした全国規模のコホート研究[29]があげられる。

van Damら[17]は，24歳から44歳で，1989年にがんを患っていない女性102,400人を対象とした追跡研究NHS IIから，12年の追跡期間での18歳時のBMIと死亡率の関係について解析を行った。潜在する疾病はこの年齢層では稀であるから，特に追跡開始時の有病者を除けば，因果の逆転によるバイアスは最大限排除できると考えられる。このコホートでは，18歳時と追跡開始時のどちらのデータを使っても，このとき過体重だった女性は，有意に総死亡率，およびがんと心血管疾患による死亡率が高いことが認められた。さらに，18歳時で過体重の女性は，自殺率が高かった。

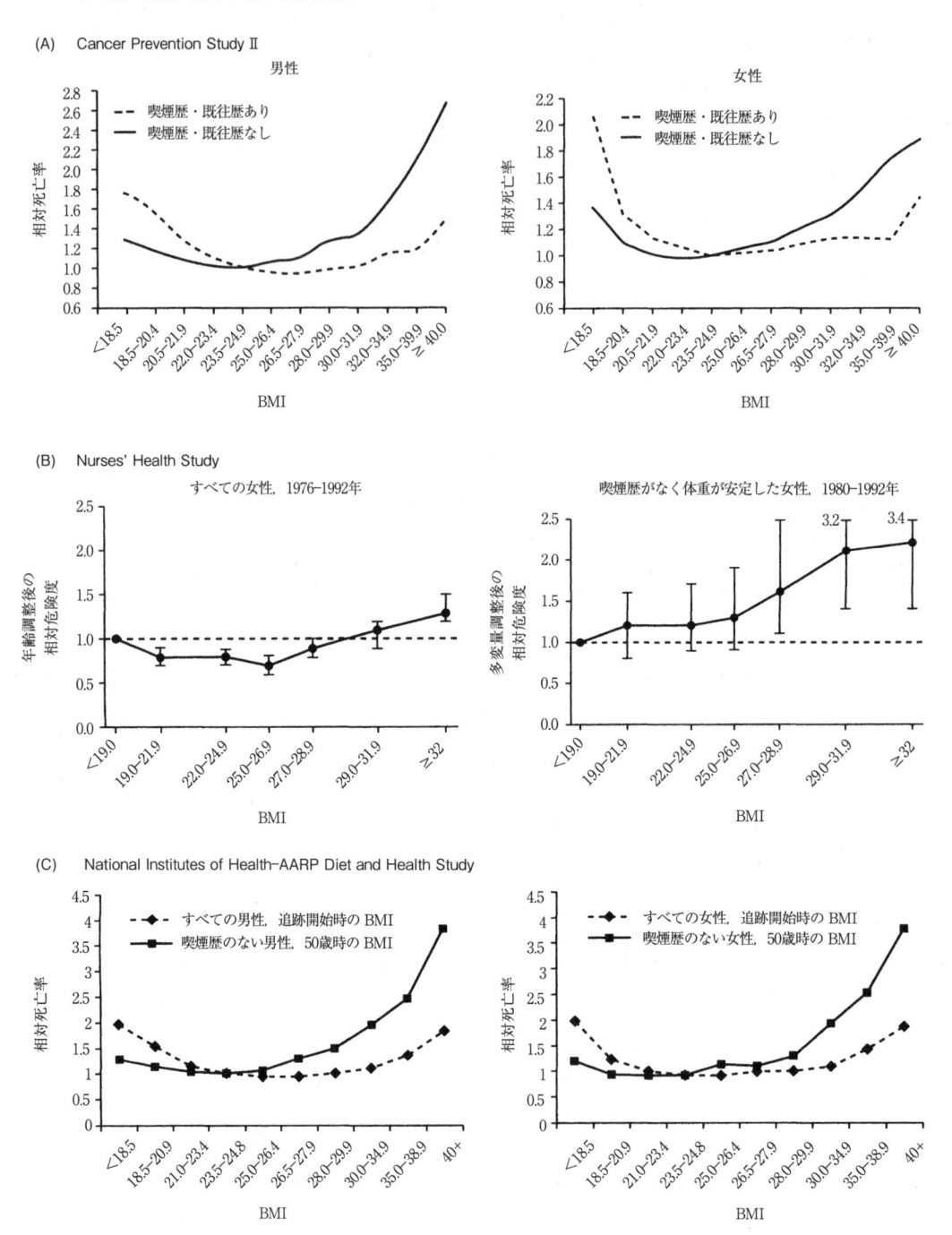

図11-3 (A)がん予防研究Ⅱ，(B)看護師健康研究，(C)米国国立衛生研究所—全米退職者協会による食事と健康研究における体格指数（BMI）と死亡率との関係。文献1より許可を得て転載

近年，Adamsら[30]は，1995-1996年に研究に参加した50歳から71歳までの男女527,265人のデータを有する米国国立衛生研究所—米国退職者協会（National Institutes of Health-AARP）コホートから，BMIと全死亡率との関係を検討した。10年の追跡により，61,317人（男性42,173人，女性19,144人）の死亡が確認された。全参加者を用いた解析では，BMIと死亡率とは，U字形の関係を

示した。ところが，喫煙履歴のある人を除いた解析では，より高いBMIと死亡率の上昇との関係は，さらに強いものとなった（図11-3C）。中高年（50歳時）におけるBMIは，死亡率とほぼ直線関係にあることがわかった。この年齢層では，BMIが23.0-24.9 kg/m^{2}であるグループと比較すると，過体重は20-40％高い死亡率を示し，肥満は2倍から3倍高い死亡率と関係することが認められた。中高年においてBMIと死亡率との関係が強まったのは，潜在的な慢性疾患がこの年齢では一般的でないため，これによる交絡が弱いことが要因と考えられる。

総括すると，これまで蓄積してきた研究結果は，中高年においては，過体重と肥満は，総死亡率および心血管疾患やがんによる死亡率の上昇と有意に関連することを示している。時系列に従い肥満による死亡率への影響が相対的に減少するという証拠はない。また肥満と死亡率に関する結果を吟味する際には，統計的な予測性を明らかにする類の研究（例えば，NHANESのデータを使った分析）[3]と，疾患予防や健康増進のためにBMIの最適な数値を確立することを目的とする研究とは，区別することが重要である。後者の研究においては，BMIと死亡率との真の関係が推測されるよう，交絡因子や因果の逆転によるバイアスに対応した解析を行うことが不可欠である。

◘民族・人種による違い

BMIと死亡率との関係についての研究のほとんどは，欧米の白人を対象としている。米国でも白人と比較すると，少数民族は，肥満が関連する代謝性疾患や2型糖尿病を患いやすいことが実証されつつあるが（第8章参照），肥満と死亡率との関係は少数民族ではまだ十分明確になったとはいえない。これまで複数の研究が，アフリカ系アメリカ人におけるBMIと死亡率との相関は，白人の場合よりも弱いことを示している[8, 31-33]。特に，アフリカ系アメリカ人において，過体重は死亡率を予測できるほどの危険因子とはいえず，さらに重度の肥満といっても死亡率との相関は白人と比較すると軽度のようである。NHANES I Epidemiologic Follow-up Studyのデータを使ったDurazo-Arvizuら[34]の研究では，最も低い死亡率を示すBMIは，同じBMIの数値をもつ白人と比較するとアフリカ系アメリカ人男女では少なくとも2 kg/m^{2}高く算出された。しかし，女性の健康イニシアチブ観察研究（Women's Health Initiative Observational Study）の7年間の追跡研究によると，肥満と死亡率との関係について，黒人と白人の違いは確認されなかった[35]。AARPのコホート研究[30]では，複数の民族・人種グループ（白人，黒人，ヒスパニック系，アジア・太平洋諸島系）の間でBMIと死亡率との関係について，際立った相違はみられなかった。

ほとんどの研究では米国の少数民族の被験者は比較的少ないため，人種ごとの効果を見出すのは一般には統計学的な検出力に欠ける。加えて，アフリカ系アメリカ人においてBMIと死亡率との関係が強くないのは，過剰な体脂肪量の指標としてのBMIの信頼性が人種によって異なることがひとつの要因として考えられる。第5章で述べたように，ある任意のBMIにおいて，黒人は白人と比較して，脂肪蓄積・体脂肪率が低く，筋肉量や骨密度が高い傾向にあることがわかっている。しかし，黒人におけるBMIと死亡率との関係が強くないことを，こうした身体組成の違いで完全に説明できるわけではない。なぜなら，アフリカ系アメリカ人でもBMIと複数の代謝性疾患や心血管疾患との関係は，白人と同程度（あるいはより強い）であるからである（第8章参照）。

BMIと死亡率との関係は，複数のアジア系人種においても研究されている。Yuanら[36]は，上海で45-64歳の中国人男性18,244人を対象とした追跡期間10年のコホート研究を行い，喫煙歴のない人ではBMIと総死亡率とはU字型の関係を示すことを見出した。統計的に年齢，教育レベ

ル，飲酒で調整すると，BMI が 21.0-23.5 kg/m^2 の男性と比較した相対罹患率は，18.5 kg/m^2 未満と 26 kg/m^2 以上の男性について，それぞれ 1.73（95％信頼区間：1.23-2.42），および 1.48（95％信頼区間：1.07-2.03）であった．過体重や肥満による死亡率の上昇は主に心血管疾患と脳血管系疾患に由来し，一方，低体重による死亡率の上昇は主に感染性疾患に由来することがわかった．

　Gu ら[37]は，中国国民を代表する 40 歳以上の男女 169,871 人の BMI と死亡率との関係を検討した．彼らは，性別，年齢，喫煙，その他の変数について統計的に調整した後，BMI と総死亡率との関係について，低体重と肥満とで死亡率が上昇しており，U 字型の関連があるものと報告した．また，軽度に過体重である場合は，死亡率の上昇は認められず，さらに喫煙歴や有病歴のある人を除いた解析でも顕著な結果の変化は認められなかった．この研究の特異な点としては，低体重と分類される人の死亡率が高いが（欧米では 2-3％であるのに対し 11.6％），これは 1991 年に追跡が開始されたコホート研究であり，低栄養が中国の農村地域では多くみられたという事情を反映している．

　Jee ら[38]は，30 歳から 95 歳までの韓国人 1,213,829 人を対象とした 12 年の追跡期間の前向きコホート研究において，82,372 人のあらゆる死因の死亡者を調べ，BMI と死亡率との関係を検証した．BMI と死亡率との関係は，低体重，過体重，肥満の人で高い死亡率が認められ，J 字型の関連と報告された．欧米の集団を対象としたそれ以前の研究と同様に，喫煙歴のある人と比較して喫煙歴のない人で，また高齢者より若年者でそれぞれ高い BMI と高い死亡率とがより強く関係していた．この研究では，BMI が 23.0-24.9 kg/m^2 の集団で，最も死亡率が低くなることがわかった．粥状動脈硬化性心血管疾患やがんを死因とする場合には，最も低い BMI を含めて，BMI と死亡率とは強い直線型の関係を呈することが認められた．低体重に起因する死亡率の上昇は，呼吸器系疾患（結核，肺炎，COPD，喘息を含む）が主な要因であり，BMI が高い場合，こうした疾患による死亡率は低い．この結果に関する生物学的な機序は明らかではない．しかし，やせた人における呼吸系疾患を死因とする死亡率の上昇は，喫煙による残余交絡，あるいは疾患の慢性的な病状が原因となる体重減少による因果の逆転によるものであるかもしれない．

　アジア系の集団を対象にした研究により，肥満や過体重が死亡率の上昇と関係があることは強く裏付けられているといえる．アジア系人種は，白人に比べて低い BMI でも，2 型糖尿病や心血管疾患を患うことがわかっている（第 8 章参照）．しかし，最も低い死亡率を示す BMI が白人と比較して特に低いという結果は今のところ存在しない．中国のような経済的あるいは公衆衛生上の変遷を遂げている発展途上の国々では，過体重や標準体重の範囲内でも肥満に近い場合は，社会経済的地位（socioeconomic status）が高い状態を示し，一方，低体重あるいは標準体重の範囲内でも低い場合は栄養不良が起因している可能性が高い．したがって，こうした国々では，教育レベル，都市化の程度を解析において調整したとしても，健康に対する体重の影響を検証する際，社会経済性［による交絡］を除外するのは困難である．さらに，アジア人男性における喫煙率は非常に高いために，喫煙歴による交絡を詳細に検討したり，非喫煙者のみを対象にした解析を行っても，喫煙に関する残余交絡による影響はより強いことが考えられる．

3　脂肪の分布と死亡率

　腹囲やウェストヒップ比（waist-to-hip ratio; WHR）によって測られる腹部（中心性，胴体型）肥

満はメタボリックシンドロームや糖尿病，心血管疾患や種々の悪性腫瘍の重要な因子である（第8-10章参照）。多くの大規模なコホート研究においても，以前は体脂肪の分布に関する情報は収集されることがなかったが，いくつかの研究では，特に高齢者において，脂肪の分布が死亡率の予測に大きく貢献することが示された。Folsomら[39]は，アイオワ女性研究（Iowa Women's Health Study）に基づき，55歳から69歳の女性において腹囲とWHRがBMIよりも死亡率の予測能が高いことを報告した。年齢・BMI・喫煙その他の因子による影響を調整した後，WHRが0.15高いことで，死亡率も60%高くなることが認められた。HPFSでは，65歳未満の男性でBMIと総死亡率との有意な関連が確認されたが，65歳以上の男性では確認されなかった。しかし，腹囲については，どちらの年齢層においても総死亡率および循環器系疾患を死因とする死亡率を予測できることが確認された[25]。

オランダにおける大規模なコホート研究では，体脂肪率計（bioimpedance）により測定された体脂肪率により調整した後にも腹囲と総死亡率の強い関連が認められた[40]。この研究によると，腹囲が10%大きいことで，男性では36%（95%信頼区間：22-52），女性では30%（95%信頼区間：17-44）死亡率が高くなると推定された。さらに，体脂肪と総脂肪率との正の関連は腹囲によって説明された。ロッテルダム研究（Rotterdam Study）では，非喫煙者において，腹囲はBMIよりも強く死亡率の増加を予測しうることが示された[41]。また，71歳から93歳の日系アメリカ人を対象にした研究では，WHRは死亡率と正の関連を示し，BMIと皮下脂肪厚（skinfold thickness）は死亡率と負の関連を示した[42]。

これまでの最も規模の大きい研究のうちのひとつは，BMIと体脂肪の分布の両方が総死亡率を予測しうることを示している[43]。特に，高いWHRと腹囲は，BMIや身体活動，その他の変数で補正した後でも，総死亡率の上昇と関係することが認められた。腹囲の5分位による分類で，求められた相対危険度は，低いグループから順に，1.00，1.11，1.16，1.29，1.69（95%信頼区間：1.45-1.95）であった（傾向に関するP値＜0.001）。同様の関連が，WHR，およびウェスト身長比（waist-to-height ratio）についても認められた。標準体重（BMIについて18.5 kg/m^{2}以上，25 kg/m^{2}未満）と考えられる女性においても，腹部の肥満（腹囲が88 cm以上，あるいはWHRが0.88以上）は心血管疾患による死亡率と有意に関係することがわかった。相対危険度は腹囲が88 cm以上で3.02（95%信頼区間：1.31-6.99），WHRが0.88以上で3.74（95%信頼区間：2.02-6.92）であった。興味深いことに，ヒップ周囲長の上昇は，腹囲により調整した後には，低い総死亡率および低い心血管疾患による死亡率と関連していることがわかった。

近年，Zhangら[44]は，上海女性健康研究（Shanghai Women's Health Study）の40歳から70歳の中国人女性72,773人を対象としたコホート研究を行い，WHRと死亡率とが有意に正の関連を示すことを報告した。この研究の参加者は欧米の基準によるとやせている人が多く，肥満の割合が5%と低かった。BMIにより3つのグループに層化した解析によると，低いBMIのグループにおいては，WHRと死亡率との関連はより顕著なものとなった。WHR 5分位層の最上位と最下位との相対危険度は，BMIが22.3 kg/m^{2}未満のグループで2.36（95%信頼区間：1.71-3.27），BMIが22.3-25.1 kg/m^{2}のグループで1.60（95%信頼区間：1.10-2.34），BMIが25.2 kg/m^{2}以上のグループで1.46（95%信頼区間：0.97-2.20）と求められた。やせている女性についてWHRと死亡率との強い関連が認められたことから，やせている人たちの腹部の脂肪は，健康に対する悪影響がより強いものと考えることができる。

以上の結果は，総死亡率を予測するにあたり，腹部の肥満が重要な役割を果たすことを明確に示している。しかし，このような研究は，特に若年ないし中年における全身性脂肪蓄積の重要性を減じるものではない。通常，BMIと腹囲については強い相関（相関係数＞0.80）が認められ，さらに多くの研究，特に有意性を論じるだけの例数に欠ける研究では，中心性肥満と全身性脂肪蓄積との違いを明らかにするのは困難である。さらに，いくつかの研究では，BMIと腹囲の2つを比較することを目的として，この2つを同じ統計のモデルに入れて検討している。第5章で述べたように，そのような解析はBMIの効果を減衰させてしまい，さらにBMIに関する解釈を困難にしてしまう（腹囲により補正されたBMIは，全身性脂肪蓄積よりも，主として除脂肪体重 lean body mass を反映するものと解釈される）。

いくつかの研究では，腹囲はWHRよりも，中心性肥満を表す指標として適当なものであることが示されている（第5章参照）。腹囲はWHRよりも測定が容易であり，測定誤差が少ない。さらにWHRは複数の因子が関わる2つの変数の比であり，例えば高いWHRは，腹腔内脂肪量が顕著である（腹囲が大きい）場合と，殿部・大腿部の筋肉が少ない（殿部の周囲長が小さい）場合が混在するなど，解釈を困難にするといえる。このことは，なぜ腹囲と殿囲が，互いに調整した場合，代謝性・循環器系の危険因子や死亡率に逆の効果をもたらすのかを説明できる[43, 45]。

4 体重の変化と死亡率

多くのコホート研究で体重の減少が死亡率の上昇と関連していることが，特に高齢者を対象にした研究で報告されている。しかし，実験的な介入を伴わない研究では，体重の減少は，しばしば臨床所見にまで至らない潜在的・慢性的な病状が原因となることが，特に高齢者に多い（第5章参照）。この種の体重の減少は，筋組織の減衰（sarcopenia: 骨格筋減少症）によるところが大きい。多くの研究で，慢性疾患をもった参加者を解析対象から除いているが，慢性疾患では，診断に至るまでに何年もの間，疾患として気づかれないものも少なくない。したがって，多くの研究において，説明のできない体重の減少と関連した死亡率の上昇は，因果の逆転による方法論的なバイアスによるものと考えられる。追跡初期の2-3年に確認された死亡を解析から除外することでこうしたバイアスは軽減できるが，慢性疾患は長期にわたり診断されずに進行するため，完全にバイアスを除去するのは不可能と考えられる。ホノルル心臓研究（Honolulu Heart Study）では，体重の減少はコホート全体では死亡率と正の関連を示したが，喫煙歴のない健康な男性のみを対象にした場合には，その相関はみられなかった[46]。こうした研究で観測される，体重の減少あるいは体重の変動と死亡率との正の関連は，喫煙や潜在する病状による交絡によっていくらかは説明できる。BMIと死亡率の関係についての解析のように，体重の減少と死亡率との関係を研究する際には，バイアスを最小限にできるよう，喫煙歴や病歴のない健康な中年を対象とした研究を組むべきである。

著者らは，NHSにおいて，成人後の体重の変化と総死亡率，死因ごとの死亡率との関連を検討した。その結果，非喫煙者では，体重の増加が死亡率と段階的な正の強い関連を示すことがわかった[7]。体重の増加による死亡率の上昇は，激しい身体活動によっても変わらなかった。体重の減少は死亡率とは関連していないこともわかった。したがって，この研究は，若い頃からの体重の増加は，中高年での早期の死亡率の上昇に寄与しているという強いエビデンスを提示したといえる。またこの結果は，体重の増加が，代謝性の疾患，心血管疾患やがんなどに悪影響を及ぼすという研究

結果に合致している（第8-10章参照）。

　高齢者における研究では，体重減少が筋組織か脂肪組織のどちらにどれだけ依存するものなのかについての情報の欠如が課題となっているといえる．実際に，中程度の肥満の人たちの研究から，体重の減少は高い死亡率との関係があったものの，皮下脂肪厚の変化により測定された脂肪組織の減少は死亡率低下と関係することを示す研究結果が報告されている[47]．しかし，多くの大規模な疫学研究では，脂肪組織の減少と筋組織の減少とを区別することは困難である．第5章で述べたように，高齢者の体重の減少はしばしば筋組織の減少によるところが大きい．したがって，高齢者において体重の減少が死亡率に悪い影響を与えるという結果が多くの研究で得られているのは特に驚くことではない．

　複数の研究では，体重の減少が意図的か意図的でないかが，死亡率に異なった影響を与えることを示唆している．Iowa Women's Health Studyにおいては，意図しない体重の減少が高い死亡率と関連を示すとされたが，この関連は慢性疾患の罹患者にのみ確認された[48]．それに反して，意図的な体重の減量は総死亡率，あるいは心血管疾患に由来する死亡率と関連はみられなかった．同様に，Wannamethee ら[49]の研究では，男性の意図しない体重の減少は有意に総死亡率と正の関連を示した．本人が意図して減量した男性についてはより低い総死亡率を示したのに対し，疾患に由来して体重が減った男性は有意に高い死亡率を示したのであった．

　Greggら[50]は，35歳以上で過体重または肥満の人たち6,391人を対象とした自己申告による意図した減量と総死亡率との相関に関する分析を行った．その研究では，年齢，性別，人種，教育，喫煙，健康状態，健康保険の利用，追跡開始時のBMIについて，統計的な調整が施されている．減量しようとせず体重の変化のないグループと比較すると，意図的に減量したグループは24%低い死亡率を示したが，反対に意図せずに体重が減少したグループは31%高い死亡率を示した．実際の体重の変化にかかわらず，減量を試みていると報告した人は，そうでない人に比べて有意に死亡率が低いことがわかった．その他の研究でも，意図して体重を減らそうとすることは，早期死亡率のリスクを軽減するのに有効であることを示唆しているが，その効果は調査開始時点での慢性疾患の有無に依存することも報告されている[51,52]．また，肥満に由来する症状をもつ過体重の女性では，意図的な減量は死亡率の低下に効果があることが認められたが，健康な女性ではその関係は見られなかった．

　減量する意識の有無と死亡率との関係を研究するにあたり，最大の障壁は，体重を減らそうという努力に伴う健康的な食生活や生活習慣による交絡があげられる．複数の研究で喫煙や運動などの健康に関連した行動様式の変数の調整を行っている中で，特に何らかの病状を抱える人は，スクリーニングや予防につながるヘルスケアに関するさまざまな行動が意図的な減量に関係すると考えられるため，残余交絡が影響する可能性はきわめて強い．理想としては，主要な疾患の危険率や死亡率をエンドポイントとした大規模な無作為化比較試験を行ってこうした問題に対処するべきである．しかし，臨床試験においても，確認された効果が有益であれ，有害であれ，その効果が体重減量そのものに起因するのか，それとも体重の減量を促す介入に起因するのか判断しがたいものとなる．それにもかかわらず，体重の減少の健康への効果について可能な限り最良の研究結果を得るには，無作為化比較試験の結果と合わせて，意図的な減量か否かを注意深く区別する前向きコホート研究が必要といえる．

5 肥満度，身体適応度と死亡率

前の章では，2型糖尿病と心血管疾患に対する，肥満と身体適応度あるいは身体活動の相対的な影響を述べた（第8・9章参照）。同様の分析が，肥満度と身体適応度がどれだけ肥満と死亡率との正の関係を和らげるかを調べるために行われてる。エアロビクスセンター縦断的研究（Aerobics Center Longitudinal Study；ACLS）[53]では，最大トレッドミル・エクササイズ・テスト（maximal treadmill exercise test）を行い，男性で身体適応度（fitness）が低いことは，肥満度（fatness）と比べても高い死亡率につながることを示し，（太っている人でも）身体適応度が高ければ肥満（度）に基づく高い死亡率が抑えられることを報告した。しかし，この研究結果は，脂質診療多施設共同研究（Lipid Research Clinics Study）による研究結果とは相違がある。後者の研究では，身体適応度と肥満（度）とはそれぞれ独立して死亡率との関係があり，身体適応度が高くても太っていれば死亡率は高くなることが報告されている[54]。

身体活動は身体適応度を決定づける主要な因子なので，著者らはNHSのデータを用いて，肥満と身体活動とを同時に考慮して死亡率との関係を検討した。過度な脂肪蓄積（BMIあるいはWHRによる）と身体活動が少ないことは，それぞれ独立して総死亡率とも死因を特定した死亡率とも相関していることがわかった[7]。過剰な体脂肪は，身体活動が低いグループか高いグループかにかかわらず，死亡率に悪影響を与え，活動的であることが肥満による悪影響を和らげるわけではないことを示している。また，この研究では，女性においては活動の程度にかかわらず，大人になってわずかでも体重が増加していれば死亡率が高くなることを示した。また活動的であることの利点は，やせている人に限ったことではないことも示している。過体重や肥満の人の中でも，活動的な女性は，座位中心の生活の女性よりも，死亡率が低い傾向にあった。やせていてしかも活動的な人は，最も低い死亡率を示した。したがって，健康的な体重を維持し，活動的であることは，ともに長生きにつながるといえる。活動的な人でも，大人になってからの体重の増加は最小限に抑えるのが重要である。

やせている人と，活動の程度で活発な人とそうでない人を区別するのは研究において有用なことである。HPFSのコホート研究では，正常体重の人に比べてやせていてかつ不活発な男性は，活動的な人よりも死亡率が高くなることがわかった[24]。やせていて活動的でない人のグループでは，臨床症状には至らない潜在的な病気を抱える人も含んでいたと考えられる。追跡開始時において何らかの疾患を抱えている人，あるいは追跡初期の死亡者を解析から除外することにより，因果の逆転によるバイアスを，完全とはいえないものの除外することができる。このように身体活動度とBMIとで解析対象を分けて考えることは，健康的にやせている人と，そうではなく何らかの疾患を抱えてやせている人とを分ける良い手段といえる。

6 肥満・損失生存年数・寿命

近年の研究により，肥満による一般の人々の寿命への影響や損失生存年数（years of life loss；YLL）との関係が検討されている。健康に対する肥満の影響を知る指標として，YLLはその簡潔さと直感的なわかりやすさが利点として考えられる。しかし，YLLや肥満による寿命の減少を計算する統計的な手法は一貫せず，推定値もそれに伴ってばらついているのが現状である。Framingham Heart Study から，Peeters ら[55]は，40歳の喫煙歴のない男女であれば，過体重によってそれぞれ3.1年，3.3年だけ寿命が短くなると導き出した。それと比較して，同年代の喫煙歴のない男女であれば，肥満によってそれぞれ5.8年，7.1年だけ寿命が短くなると導き出した。肥満に起因するYLLは，喫煙に起因するYLLと近い値となった。

　Fontaine ら[56]は，1999年の死亡統計，およびNHANES I とII の前向き疫学研究のデータに基づいて，過体重と肥満に起因するYLLを算出し，40歳でBMIが33 kg/m^{2}の場合，寿命の損失は2-3年になるという結果を報告した。また，重度の肥満（BMI＞45）となると，20-30歳の白人男性の推定YLLは13年となり，これは標準一般人の寿命の22%の減少となる。同じ条件の白人女性では，8年の損失になるとした。黒人のYLL推定値は，白人の値に比べて顕著に低い値が推定された。

　Olshansky ら[57]は，米国生命表とNHANESのデータを用いて，米国人集団の寿命に対する肥満の影響を検討した。この研究により，出生時の寿命が肥満によりどれほど短くなるかを計算したところ，白人男性で0.33-0.93歳，白人女性で0.30-0.81歳，黒人男性で0.30-1.08歳，黒人女性で0.21-0.73歳であった。彼らは，肥満により寿命が縮む度合いは，すべての事故死で失われた寿命に匹敵すると述べている。

　これらの研究により得られた測定値の差は，統計の手法や解析対象の集団の特徴の違いによるものと考えられる。Peeters ら[55]，およびFontaine ら[56]によるYLLの推定値は，過体重や肥満の人のみを解析した結果であり，Olshansky ら[57]の推定値は肥満が全人口の平均寿命に与える結果であることに注意する必要がある。したがって，後者の場合は［健康な人が肥満による健康被害を受けないことが全体の平均値に影響するため］，著しく推定値が小さいものとなる。それでもやはり，これらの推定値はどれも肥満が寿命の短縮に大きな影響を与えることを示しており，もし小児の肥満率が上昇し続けるなら，次世代への影響が大きくなることは明らかである。

7　まとめ

　これまで数多くの疫学研究が，BMIと死亡率との関連を検証してきた。肥満が死亡率の上昇に関わることは明白ではあるが，軽度の肥満となるとその健康への悪影響はいまだ是非が問われるところである。特に，長寿につながるBMIの最適な数値はいくつで，体重と死亡率との関係はどのような曲線が描けるのかという問題の議論は尽きることがない。BMIは体脂肪の指標として完璧とはいえないが，中年においては肥満でも過体重でも，その後の総死亡率，心血管疾患やがんによる死亡率に関わるという疑う余地のない結果を，大規模な前向き疫学研究が示している。

　総死亡率は，単純明快なエンドポイントではあるが，体重と死亡率に関する疫学研究は，因果の逆転（低いBMIが病気の原因ではなく結果であること）や喫煙による交絡などの方法論的問題によるバイアスの影響を受けやすい。こうしたトリックにより，BMIと死亡率との相関について，J字型やU字型の関係が観察されたり，肥満の早期死亡率への関与が過小評価されているといえる。因果の逆転によるバイアスは，特に高齢者においては，潜在する病気の率が高く，脂肪蓄積の指標としてのBMIの質も確かでないため，特に問題である。したがって，死亡率に対する肥満の影響を検証するのに最も確かな手段は，中年，あるいはそれより若い人を数多く対象にし，長期にわたって追跡した大規模なコホート研究を基にすることである。中年を対象に行われた大規模研究は，特

に喫煙歴のない健康な人に限ると，BMI 増加と死亡率上昇の関係には［U 字型でも J 字型でもない］正の相関が見られる．この場合，低い死亡率と関連する BMI は明らかに 25 以下である．

　腹囲，あるいは WHR により測定される腹部の脂肪が，BMI にかかわらず，特に高齢者において，高い早期死亡率につながることが明らかにされてきている．これまでの結果から，脂肪分布を測定する方法のうち，腹囲，WHR，ウェスト身長比のどれもが，死亡率を予測するのにそれほど優劣がないことがわかっている．腹囲の測定は，脂肪分布を測定する他の方法よりも現場向きで，解釈も容易であるから，標準体重の人たちも含めて，通常の健康診断の測定項目のひとつとして扱われるべきである．

　若い頃の体重の増加は，その後の死亡率の上昇と関係することがわかっている．その一方で，意図的に行った減量は，それに関係する生活習慣が交絡因子として寄与し得るものの低い死亡率と関係することがわかっている．したがって，肥満と死亡率との関係を研究する際には，成人における体重の増加，および体重減少の理由を検討しなくてはならない．

　死亡率は重要なエンドポイントであるが，BMI と死亡率の研究は，この章で述べた方法論的問題もあって，健康に対する肥満の影響を測るのに最適とはいえない．したがって，死亡率のみならず，種々の慢性疾患の発症そのものをエンドポイントとすることも重要といえる．これまでの章で扱ったように，過体重や肥満が，心血管疾患や高血圧，糖尿病や主ながんなどの慢性疾患と関係しているのは明らかである．こうした病状は，早期の死亡率を高めるだけでなく，生活の質や経済へも影響を及ぼす．このことから，肥満の及ぼす公衆衛生上の影響の全体像を知るには，死亡率や発症率，生活の質や経済的な指標などを含めた複数のエンドポイントを考慮しなくてはならない．実際に，肥満率と高齢化率が高まる米国においては，身体機能の低下や日常生活における不自由さが日を追って増している[58]．それに加え，肥満が，寿命だけでなく障害のない健康な寿命を損なうこともわかっている[13]．慢性疾患を予測し予防することと同じように，死亡率に対する肥満の影響を知るには，adiposity triad（BMI，腹囲，若年期からの体重の増加）の 3 つの項目すべてを対象とした包括的な研究が必要である．

文　献

1. Manson JE, Bassuk SS, Hu FB, Stampfer MJ, Colditz GA, Willett WC. Estimating the number of deaths due to obesity: can the divergent findings be reconciled? *J Women's Health*. 2007;16:168-176.
2. Allison DB, Fontaine KR, Manson JE, Stevens J, VanItallie TB. Annual deaths attributable to obesity in the United States. *JAMA*. 1999;282:1530-1538.
3. Flegal KM, Graubard BI, Williamson DF, Gail MH. Excess deaths associated with underweight, overweight, and obesity. *JAMA*. 2005;293:1861-1867.
4. Couzin J. Public health. A heavyweight battle over CDC's obesity forecasts. *Science*. 2005;308:770-771.
5. Manson JE, Stampfer MJ, Hennekens CH, Willett WC. Body weight and longevity. A reassessment. *JAMA*. 1987;257:353-358.
6. Curtis JP, Seiter JG, Wang Y, et al. The obesity paradox: body mass index and outcomes in patients with heart failure. *Arch Intern Med*. 2005;165:55-61.
7. Hu FB, Willett WC, Li T, Stampfer MJ, Colditz GA, Manson JE. Adiposity as compared with physical activity in predicting mortality among women. *N Engl J Med*. 2004;351:2694-2703.
8. Calle EE, Thun MJ, Petrelli JM, Rodriguez C, Heath CW Jr. Body-mass index and mortality in a prospective cohort of U.S. adults. *N Engl J Med*. 1999;341:1097-1105.
9. Lee IM, Manson JE, Hennekens CH, Paffenbarger RS Jr. Body weight and mortality. A 27-year follow-up of

middle-aged men. *JAMA*. 1993;270:2823-2828.
10. Ajani UA, Lotufo PA, Gaziano JM, et al. Body mass index and mortality among US male physicians. *Ann Epidemiol*. 2004;14:731-739.
11. Engeland A, Bjorge T, Selmer RM, Tverdal A. Height and body mass index in relation to total mortality. *Epidemiology*. 2003;14:293-299.
12. Byers T. Overweight and mortality among baby boomers—now we're getting personal. *N Engl J Med*. 2006; 355:758-760.
13. Al Snih S, Ottenbacher KJ, Markides KS, Kuo YF, Eschbach K, Goodwin JS. The effect of obesity on disability vs mortality in older Americans. *Arch Intern Med*. 2007;167:774-780.
14. Gillum RF, Sempos CT. Ethnic variation in validity of classification of overweight and obesity using self-reported weight and height in American women and men: the Third National Health and Nutrition Examination Survey. *Nutr J*. 2005;4:27.
15. Willett WC. *Nutritional Epidemiology*. 2nd ed. New York: Oxford University Press; 1998. [Walter Willett 著, 田中平三訳. 栄養調査のすべて—栄養疫学—. 第2版. 第一出版：2003]
16. McAdams MA, van Dam RM, Hu FB. Comparison of self-reported and measured BMI as correlates of disease markers in US adults. *Obesity (Silver Spring)*. 2007;15:188-196.
17. van Dam RM, Willett WC, Manson JE, Hu FB. The relationship between overweight in adolescence and premature death in women. *Ann Intern Med*. 2006;145:91-97.
18. Greenberg JA, Fontaine K, Allison DB. Putative biases in estimating mortality attributable to obesity in the US population. *Int J Obes (Lond)*. 2007;31:1449-1455.
19. Troiano RP, Frongillo EA Jr, Sobal J, Levitsky DA. The relationship between body weight and mortality: a quantitative analysis of combined information from existing studies. *Int J Obes Relat Metab Disord*. 1996;20: 63-75.
20. Allison DB, Faith MS, Heo M, Townsend-Butterworth D, Williamson DF. Meta-analysis of the effect of excluding early deaths on the estimated relationship between body mass index and mortality. *Obes Res*. 1999;7: 342-354.
21. Katzmarzyk PT, Janssen I, Ardern CI. Physical inactivity, excess adiposity and premature mortality. *Obes Rev*. 2003;4:257-290.
22. McGee DL. Diverse Populations Collaboration. Body mass index and mortality: a meta-analysis based on person-level data from twenty-six observational studies. *Ann Epidemiol*. 2005;15:87-97.
23. Flegal KM, Graubard BI, Williamson DF, Gail, MH. Cause-specific excess deaths associated with underweight, overweight, and obesity. *JAMA*. 2007;298:2028-2037.
24. Calle EE, Teras LR, Thun MJ. Obesity and mortality. *N Engl J Med*. 2005;353:2197-2199.
25. Baik I, Ascherio A, Rimm EB, et al. Adiposity and mortality in men. *Am J Epidemiol*. 2000;152:264-271.
26. Singh PN, Lindsted KD, Fraser GE. Body weight and mortality among adults who never smoked. *Am J Epidemiol*. 1999;150:1152-1164.
27. Katzmarzyk PT, Craig CL, Bouchard C. Original article underweight, overweight and obesity: relationships with mortality in the 13-year follow-up of the Canada Fitness Survey. *J Clin Epidemiol*. 2001;54:916-920.
28. Heitmann BL, Erikson H, Ellsinger BM, Mikkelsen KL, Larsson B. Mortality associated with body fat, fat-free mass and body mass index among 60-year-old Swedish men—a 22-year follow-up. The study of men born in 1913. *Int J Obes Relat Metab Disord*. 2000;24:33-37.
29. Freedman DM, Ron E, Ballard-Barbash R, Doody MM, Linet MS. Body mass index and all-cause mortality in a nationwide US cohort. *Int J Obes*. 2006;30:822-829.
30. Adams KF, Schatzkin A, Harris TB, et al. Overweight, obesity, and mortality in a large prospective cohort of persons 50 to 71 years old. *N Engl J Med*. 2006;355:763-778.
31. Stevens J, Keil JE, Rust PF, Tyroler HA, Davis CE, Gazes PC. Body mass index and body girths as predictors of mortality in black and white women. *Arch Intern Med*. 1992;152:1257-1262.
32. Durazo-Arvizu R, Cooper RS, Luke A, Prewitt TE, Liao Y, McGee DL. Relative weight and mortality in U.S. blacks and whites: findings from representative national population samples. *Ann Epidemiol*. 1997;7:383-395.
33. Stevens J, Plankey MW, Williamson DF, et al. The body mass index-mortality relationship in white and African American women. *Obes Res*. 1998;6:268-277.
34. Durazo-Arvizu RA, McGee DL, Cooper RS, Liao Y, Luke A. Mortality and optimal body mass index in a sample of the US population. *Am J Epidemiol*. 1998;147:739-749.

35. McTigue K, Larson JC, Valoski A, et al. Mortality and cardiac and vascular outcomes in extremely obese women. *JAMA*. 2006;296:79-86.
36. Yuan JM, Ross RK, Gao YT, Yu MC. Body weight and mortality: a prospective evaluation in a cohort of middle-aged men in Shanghai, China. *Int J Epidemiol*. 1998;27:824-832.
37. Gu D, He J, Duan X, et al. Body weight and mortality among men and women in China. *JAMA*. 2006;295:776-783.
38. Jee SH, Sull JW, Park J, et al. Body-mass index and mortality in Korean men and women. *N Engl J Med*. 2006;355:779-787.
39. Folsom AR, Kaye SA, Sellers TA, et al. Body fat distribution and 5-year risk of death in older women. *JAMA*. 1993;269:483-487.
40. Bigaard J, Frederiksen K, Tjonneland A, et al. Waist circumference and body composition in relation to all-cause mortality in middle-aged men and women. *Int J Obes (Lond)*. 2005;29:778-784.
41. Visscher TL, Seidell JC, Molarius A, van der Kuip D, Hofman A, Witteman JC. A comparison of body mass index, waist-hip ratio and waist circumference as predictors of all-cause mortality among the elderly: the Rotterdam study. *Int J Obes Relat Metab Disord*. 2001;25:1730-1735.
42. Kalmijn S, Curb JD, Rodriguez BL, Yano K, Abbott RD. The association of body weight and anthropometry with mortality in elderly men: the Honolulu Heart Program. *Int J Obes Relat Metab Disord*. 1999;23:395-402.
43. Zhang C, Rexrode K, Li TY, van Dam RM, Hu FB. Abdominal adiposity and mortality in women: 16-year follow-up of the Nurses' Health Study. *Circulation*. 2008;117:1624-1626.
44. Zhang X, Shu XO, Yang G, et al. Abdominal adiposity and mortality in Chinese women. *Arch Int Med*. 2007;167:886-892.
45. Bigaard J, Frederiksen K, Tjonneland A, et al. Waist and hip circumferences and all-cause mortality: usefulness of the waist-to-hip ratio? *Int J Obes Relat Metab Disord*. 2004;28:741-747.
46. Iribarren C, Sharp DS, Burchfiel CM, Petrovitch H. Association of weight loss and weight fluctuation with mortality among Japanese American men. *N Engl J Med*. 1995;333:686-692.
47. Allison DB, Zannolli R, Faith MS, et al. Weight loss increases and fat loss decreases. all-cause mortality rate: results from two independent cohort studies. *Int J Obes Relat Metab Disord*. 1999;23:603-611.
48. French SA, Folsom AR, Jeffery RW, Williamson DF. Prospective study of intentionality of weight loss and mortality in older women: the Iowa Women's Health Study. *Am J Epidemiol*. 1999;149:504-514.
49. Wannamethee SG, Shaper AG, Lennon L. Reasons for intentional weight loss, unintentional weight loss, and mortality in older men. *Arch Intern Med*. 2005;165:1035-1040.
50. Gregg EW, Gerzoff RB, Thompson TJ, Williamson DF. Intentional weight loss and death in overweight and obese U.S. adults 35 years of age and older. *Ann Intern Med*. 2003;138:383-389.
51. Williamson DF, Pamuk E, Thun M, Flanders D, Byers T, Heath C. Prospective study of intentional weight loss and mortality in never-smoking overweight US white women aged 40-64 years. *Am J Epidemiol*. 1995;141:1128-1141.
52. Williamson DF, Pamuk E, Thun M, Flanders D, Byers T, Heath C. Prospective study of intentional weight loss and mortality in overweight white men aged 40-64 years. *Am J Epidemiol*. 1999;149:491-503.
53. Lee CD, Blair SN, Jackson AS. Cardiorespiratory fitness, body composition, and all-cause and cardiovascular disease mortality in men. *Am J Clin Nutr*. 1999;69:373-380.
54. Stevens J, Cai J, Evenson KR, Thomas R. Fitness and fatness as predictors of mortality from all causes and from cardiovascular disease in men and women in the lipid research clinics study. *Am J Epidemiol*. 2002;156:832-841.
55. Peeters A, Barendregt JJ, Willekens F, et al. Obesity in adulthood and its consequences for life expectancy: a life-table analysis. *Ann Intern Med*. 2003;138:24-32.
56. Fontaine KR, Redden DT, Wang C, Westfall AO, Allison DB. Years of life lost due to obesity. *JAMA*. 2003;289:187-193.
57. Olshansky SJ, Passaro DJ, Hershow RC, et al. A. potential decline in life expectancy in the United States in the 21st century. *N Engl J Med*. 2005;352:1138-1145.
58. Alley DE, Chang VW. The changing relationship of obesity and disability, 1988-2004. *JAMA*. 2007;298:2020-2027.

第12章 肥満と健康に関する生活の質

Daniel Kim and Ichiro Kawachi

1 はじめに

肥満は米国において，成人の1/3に及ぶほどに蔓延しており[1]，子どもや若者では，1970年代に比べるとその割合は2倍以上に及ぶ[2]。さらに，先進国，および発展途上国においても，肥満は急速に広がっている[3]。肥満は，体格指数（body mass index; BMI）30 kg/m^{2}と定義され，いくつもの慢性疾患による死亡の危険因子として確立されつつある。成人では，BMIが健康の範囲（20ないし25 kg/m^2）である人と比較すると，肥満の人は1.5倍から2倍と高い確率で，早期に死亡することがわかっている[4]。

肥満の蔓延により，肥満が病気の発症，あるいは健康に関する生活の質（health-related quality of life; HRQOL）に及ぼす影響への懸念が強まってきている。HRQOLとは，各個人が身体的，心理的，社会的な健康の度合いを主観的にどのように評価しているかを多角的に捉えるもので，個人の経験や期待，認識が影響する指標である[5]。

◆なぜ健康に関する生活の質（HRQOL）に注目するのか

QOLの概念は，世界保健機構（World Health Organization; WHO）が定義する健康，すなわち「単に病気あるいは虚弱でないことではなく，身体的・精神的・社会的に完全に良好な状態」[6]にさかのぼることができる。ごく最近でも，QOLの重要性は，米国保健福祉省（U. S. Department of Health and Human Services）が指揮するHealthy People 2010に見出すことができ，ここでは全体の目標として，「すべての年齢の人たちの長生きを助け，さらに生活の質を向上させること」と述べられている[7]。

HRQOLは，個人の暮らしの質に対する肥満などの危険因子の影響を評価するのに有用である。総死亡率を対象として用いる研究と同じように，HRQOLを用いる研究は，健康に対する肥満の影響を包括的に評価するものである。例えば，jolly fat hypothesis[8-10]という［肥満が幸福感に結びつくという］説によれば，肥満であるほどうつ病や不安症状を患う率が低くなるといわれている（炭水化物の摂取がストレスを和らげる効果があり，それが肥満に関与していると考えられている）[9]。この仮説は，特に男性における経験的な研究によって支持されているが，肥満の程度による評価がなされていない[8-10]。最近の研究では，若年および成人男性において，高いBMIが低い自殺率と有意に関連することが見出された[11]（成人女性については，肥満または過体重では自殺率が高くなることが別の研究で観察されている）[12]。一方，多くの研究[13, 14]が肥満と関連する社会的な恥辱について述べ，それが肥満者に低い自尊心や負の影響をもたらすリスクを高めることを報告している。HRQOLに対する肥満の影響を調べることは，この明らかに矛盾した結果に新たな視点を与える。さらに，肥満

が関与する確実な健康結果（例えば心血管系疾患，糖尿病，高血圧，胆石など）の研究は，肥満という危険因子が個人の健康にどんな影響を与えるかについて，狭い見解を与えるのみである。確かに特定の疾患を研究対象とすることは病因論として有用ではあるが，肥満や過体重が，一般人の健康への負担となっている点を評価する上では氷山の一角に過ぎない。健康を害する因子（肥満など）が日々の暮らしや社会活動にどのような影響をもたらすかを調べるのが重要であり，その点からHRQOL を採用した研究は，一般の人々，そして医療や行政に関わる人々に価値のある情報を与えるのである。

◖肥満と HRQOL をつなぐメカニズム

肥満は，肥満がひき起こす疾患（関節炎による痛み，心血管疾患などによる機能的制約）に由来する症状や治療を介して，HRQOL に負の影響を与える。しかし，肥満が与える悪影響は，診断の下された病気の発症にとどまらない。第一に，臨床症状がなくとも，肥満は身体機能の可能性を制限する。過体重の人は，高血圧症や糖尿病の診断を受けなくても，物を運んだり，腰を下ろしたり，階段を上ったりする日常の運動に支障をきたすことを実際に報告している。第二に，肥満でいることの羞恥心は，社会活動における個人の行動を制限する恐れがある。HRQOL に対する肥満の直接的間接的（病気の発症により）帰結の両方を証明するのが重要である。

肥満と HRQOL とを結びつける観察研究では，その相関関係において，座位中心の生活など健康に関与する行動様式が，交絡因子にも介在因子にもなるために，因果関係の推論（causal inference）は困難である。つまり，運動しないということは，肥満と低い HRQOL との関係を仲介し，さらに，座位中心の生活が体重の増加と HRQOL の低下の両方の原因となる。同様の問題として，社会経済的地位（socioeconomic status; SES）があげられる。低い社会的位置（例えば教育レベル，収入が低いこと）は，肥満と HRQOL の低下の両方の危険因子であることが知られているため，SES が肥満と HRQOL との関連に対し，潜在的な交絡因子となることは明らかである。一方，人生早期の肥満はその後の社会的関わりの予測因子なので[15,16]，低い SES は肥満と低い HRQOL の関連を仲介するとした研究もある。本章で系統的に検討するにあたり，肥満と HRQOL に関する観察研究結果を説明する際には，測定・調整された潜在的交絡因子に注目した。

次節では，成人，子ども，青少年の世代において HRQOL を測る際によく採用される指標の概要を述べ，心理指標としてどれほど有用かを総括する。続いて，これまでの肥満と HRQOL に関する疫学研究を系統的にまとめて紹介し，今後の研究において課題とされるべき疫学的な問題や欠けているエビデンスについて述べる。

2　HRQOL の測定

◖成人における測定

肥満と健康に関する生活の質（HRQOL）との関係を評価するのに数多くの方法が利用されている。この節では，最も頻繁に研究で用いられる方法と，それらの心理指標としての特徴を紹介する。

SF-36（Short-form 36）は，36 の項目からなる質問票で，RAND 慢性疾患治療結果研究（RAND Medical Outcomes Study）と呼ばれる研究において利用されたのが最初である[17]。この SF-36 は，

次の8つの心理項目を評価することを目的としている。それは，身体機能，身体的障害による役割制限，身体の痛み，全体的健康観，活力，社会的機能，精神機能の障害による役割制限，最後に精神状態である。それぞれ PF（physical function），RP（role limitations due to physical health problems），BP（bodily pain），GH（general health），VT（vitality），SF（social functioning），RE（role limitations due to emotional health），MH（mental health）と略される。これら8つそれぞれの項目について評価がなされ，総合して0から100点のスコアが与えられ，そのスコアが高いほど HRQOL が高いと考えることができる。さらに，身体機能，身体的障害による役割制限，身体の痛み，全体的健康観の4つの評価を統合して身体機能総合評価（Physical Component Summary；PCS）が，その他の4つの評価を統合して精神機能総合評価（Mental Component Summary；MCS）が得られる。元となる英語表記の SF-36 は，スペイン語，スウェーデン語，中国語を含む他の言語に翻訳されている。臨床現場での研究，あるいは一般人を対象にした研究において，多くの国々で，高い内的整合性（internal consistency reliability），試験—再試験信頼性（test-retest reliability），構成概念妥当性（construct validity）が報告されている[18-22]。

　Short-Form 12（SF-12）と Health Status Questionnaire（HSQ-12）は，ともに SF-36 を縮小した12の項目からなる質問票で，SF-36 と同様に8つの項目を評価し，PCS と MCS を数値化できるようデザインされている。SF-36 のように，高齢者を含む一般人を対象とした心理学研究において，その信頼性・妥当性が支持されている[23-25]。

　Obesity Specific QOL（OSQOL）は，肥満に特化した QOL として，自己評価による健康状態について4つの側面から捉えるもので11の項目から成り立っている。一般から無作為に選ばれたそれぞれ500人の肥満者，非肥満者を対象とした試験によると，その OSQOL は許容できるだけの内的整合性（クロンバックの α 信頼性係数 = 0.77），および内容的妥当性（content validity）と構成概念的妥当性を示した[26]。

　Centers for Disease Control and Prevention HRQOL-4（CDC-HRQOL-4［CDC: 米国疾病管理予防センター］）は4つの項目からなり，全体的な健康，過去1カ月の間に身体的に健康を害していた日数に基づく身体的健康，ここ最近の精神状態，過去1カ月の間に活動の制限があった日数を把握するものとされている[27]。健康な集団，そして身体に何らかの障害のある人の集団に対して，4つの項目のそれぞれが構成概念妥当性，基準妥当性について，信頼のおけるものであることが報告され[28-30]，さらに2週間間隔で行われた試験—再試験信頼性についても同様である[31]。

　Quality of Well-Being（QWB）と呼ばれる指標は，HRQOL を評価するものとして，身体症状と身体機能ともに因子ごとに異なる重みをつけ，0を死，1を理想的な健康状態とするひとつの尺度を導き出す[32]。一般，および臨床の集団において，内的整合性，試験—再試験信頼性，そして内容，基準，構成概念に関する妥当性について信頼性が得られている[33-35]。

　世界保健機構 QOL 質問票短縮版（World Health Organization Quality of Life Questionnaire abbreviated version; WHOQOL-BREF）は4つの項目（身体機能・精神状態・社会性・環境）を考慮する26の項目からなり，HRQOL を評価するものとして用いられる。それぞれの項目は，0（低い HRQOL）から20（高い HRQOL）までのスコアをもつ。23の国にまたがる複数の文化圏における調査によれば，WHOQOL-BREF は一般，臨床集団両方において，信頼性と有効性のすぐれた心理指標である[36]。

　EuroQol EQ-5D とは，移動の程度，自己管理，普段の運動，痛み・不快，不安・うつ状態とい

う要素に従って個々の健康を尺度にするものである[36・37]。この指標では，0（最低な健康状態）から100（最高の健康状態）の範囲で健康状態を，主観的に示してもらう視覚評価法（EuroQol visual analogue scale; EQ-VAS）に基づいた健康状態の自己評価が得られる[37・38]。試験―再試験信頼性は，臨床研究における対象者では，満足のいく範囲であり，構成概念妥当性，および内容的妥当性も一般的な集団で示されている。しかしながら，EQ-5Dは，軽い病状に関連する差異を明確にする点では，SF-36と比べて敏感ではないようである[39]。

◧子どもや若者におけるHRQOLの測定

子どもや若者に特定したHRQOLの評価方法も，進歩しており，心理指標の手段として応用されている。

CHQ-PF 50と呼ばれる指標は，子どものHRQOLを多角的に評価するために開発されたChild Health Questionnaire［子どもの健康質問票］の親版で両親に回答を求めるものである。50の項目からなり，身体能力，感情，社会性，家族性（家族としての活動と結束力）といった項目を主な対象とし，細かい尺度として次の項目を評価するものである。身体機能，身体的な問題による社会性の制限，感情・行動に関する問題による社会性の制限，身体の痛み，通常の振る舞い，精神状態，自己尊厳，通常の健康，両親に対する感情表現，子どもが必要とするしつけの時間，家族としての活動，家族としての絆などを含む。それぞれの尺度について，100を最も良い健康状態，0を最も悪い健康状態として，0から100までの評価が与えられる[40]。内的整合性，2週間の試験―再試験信頼性，構成概念妥当性，併存的妥当性について，オーストラリアの5歳から18歳の子どもと若者の親を対象にした研究により，支持されている[41]。しかし，特筆すべきこととして，オーストラリアと米国における調査に基づいた因子分析によると，身体能力と社会心理に関する評価の分布が2つの集団で異なることが認められている[41]。

PedsQL 4.0と呼ばれる指標は，2-18歳までの子どもを対象に開発された23の項目からなる質問票である。この質問票により，身体能力，感情の豊かさ，社会性，学校適応性といった項目を広く捉え，さらに全般的な健康，身体の健康，社会心理的な健康という3つの尺度とその総合点（それぞれ0-100点）が導き出される。子どもが自己評価として答えるもの，両親が答えるものの両方があり，その両方で，許容できる範囲の構成概念妥当性（慢性的な症状を抱える子どもと健康な子どもの比較による），および高い内的整合性が得られている[42]。

KINDL調査法とは，24の項目からなる評価方法で，子どものHRQOLの尺度として，6つの要素（身体機能，感情の穏やかさ，自己尊厳，家族性，社会性，学校適応性）を評価するものである（それぞれ0-100点）。自己評価式の回答からは，英語圏（シンガポール）のみならず，ドイツ，ノルウェーにおいても，子どもが慢性疾患を患っているか否かにかかわらず，内的整合性，構成概念妥当性が認められている[43-45]。しかし，欧米の英語圏においては，心理指標としての妥当性が検討事項として残されている段階である。

3 肥満・体重の変化とHRQOL

◧系統的文献調査

ここではHRQOLに関して肥満と過体重を検討した英語論文を対象に系統的検討を行った結果

を紹介する。PubMedのデータベース（MEDLINEと呼ばれる米国国立医学図書館に登録された医学論文やその他の生命科学系のデータベースに登録されている学術雑誌を包括する）を用いて，"obesity"と"quality of life"，"weight change"と"quality of life"，"weight gain"と"quality of life"，"weight loss"と"quality of life"の4組の単語で検索を行い論文を選び，吟味した。この系統的検討に含まれた研究は，HRQOLの最低2つの項目を測定している研究，そして身体機能や身体の不自由に関して検討している研究に限定した。さらに，一般人を代表している集団を対象とした研究に限り，臨床研究など一般性に欠ける集団を対象とした研究は除外した。選択した研究の引用文献の欄から，さらに関連性の強い研究を探し，検討に含めた。研究対象の年齢層に基づいて，成人（18歳以上）と子ども（18歳未満）の2つのグループに分類した。

◉成人における肥満，体重の変化とHRQOL

　31の研究が今回の系統的検討に含まれる条件を満たした。表12-1および表12-2は，それぞれ，BMI／腹囲／体脂肪率がどれほどHRQOLを予測するか，体重の変化がどれほどHRQOLを予測できるかに関する研究を年代順に並べており，研究ごとの際立った特徴を紹介している。表に要約されているのは，研究の著者，発表年，解析に用いられた集団，その年齢層，研究のデザイン（横断研究，あるいは前向き／縦断研究），肥満の指標（表12-1のみ），HRQOLの評価方法と対象とされた項目，交絡因子の調整，主な研究結果（可能な限り交絡が調整されたもの）である。過体重についての検討がなされた場合は，その測定の手段と結果についても触れた。

　成人に対して行われた肥満と体重の変化，およびHRQOLに関する最初の研究は，1994年に発表されており，この研究では疾病に関わる不自由さがアウトカムとして用いられている。1/3以上の研究（31のうち13）が2004年までに発表されている。これまでの研究で，最も例数が多いものはHassanら[60]による研究で，この研究では行動危険因子サーベイランス調査（Behavioral Risk Factor Surveillance System; BRFSS）に由来する米国の50州からの182,372人の成人を対象としている。その他の大きな研究としては，米国の医療従事者からなる看護師健康研究（Nurses' Health Study）（40,098人の女性），および医療専門職追跡研究（Health Professionals Follow-up Study）（46,755人の男性），カナダの10の地域によって行われたカナダ国民健康調査（National Population Health Sruvey）（38,151人）があげられる。

　全体としては，参加者の年齢層は幅広く，18歳から96歳までとなり，特に6つの研究では高齢者のみ（60歳以上）を対象にしている。主に米国の集団（国家規模，地域レベル）の研究が多く，その他はカナダ，イギリス，スペイン，フランス，オランダ，トルコ，台湾となっている。

　31の研究のうち，27の研究は，肥満の指標としてBMIを用いている。3つの研究のみが腹囲を用い，体脂肪を用いた研究がひとつ，そして3つの研究が体重の変化とHRQOLとの関係を検討している。

　HRQOLの評価に最も多く用いられているのは，SF-36であり，英語以外の言語でも利用されている。前節で述べた成人のすべての測定方法はもちろん，その他の方法も使われている。

　BMIを肥満の指標とした研究のうち3つを除くすべてが横断研究であり，体重の変化に関する研究はすべて前向き研究（追跡期間はLeon-Munozら[72]が報告した2年のものから，Launerら[70]が報告した16年のものまで）である。主要な交絡因子として，人口統計学的な変数（年齢や人種／民族），SES，生活習慣，合併症状があげられるが，ほとんどの研究でこれら複数の因子は統計的な補正，

表12-1 成人における肥満とHRQOLに関する研究

著者 (発表年)	研究 (実施年)	母集団と その標本サイズ	年齢層	研究 デザイン	肥満の 指標	HRQOLの評価方法と 評価された項目*1	考慮された交絡因子	主な結果
Coakley ら (1998)[17]	Nurses' Health Study[†1] (1992)	米国, 女性看護師 69,902 人	46-72歳	横断	BMI	SF-36 の身体機能に関する項目 (PF・RP・BP・VT)	年齢, 人種, 喫煙, 身体活動, 飲酒, 閉経, ホルモン補充療法	高いBMIが低い身体機能 (4項目すべて) と相関
Han ら (1998)[46], Lean ら (1998)[47]	Monitoring Risk Factors and Health in The Netherlands (MORGEN) project[†2] (1995)	オランダのマーストリヒト, アムステルダム, ドーチンチェム市の住民登録簿から無作為に選ばれた男性1,885人と, 女性2,156人	20-59歳	横断	BMI, 腹囲	SF-36 (オランダ語) : PF・SF・RP・RE・MH・VT・BP・GH, 過去の健康状態の変化	年齢, 婚歴, 雇用, 世帯, 教育, 喫煙, 飲酒, 身体活動, 出産経験 ; 男女ごとに解析	(1) BMIと腹囲の最も高い3分位, 低いPFと相関 (男女とも) (2) BMIの最も高い3分位が低いBPと相関 (男女とも), 低いGHと相関 (女性のみ)
Stafford ら (1998)[48]	Whitehall II Study[†3] (1985-1993)	イギリスのロンドンで働く公務員男性4,918人, 女性2,194人	39-63歳	横断	BMI	SF-36 : PF	年齢, 雇用階級, 身体活動, 喫煙, 飲酒, 閉経の有無, 体重の変化, 疾患の有無 ; 男女ごとに解析	BMIが29kg/m²以上のとき, 低いPFと相関 (女性で有意) ; BMIと有意な線形関係 (男女とも)
Le Pen ら (1998)[26]		フランス 20,000 世帯のコホートから無作為に選ばれた過体重あるいは肥満の成人391人, それに対して標準体重にマッチング (matching) された標準体重の成人462人	18歳以上	横断	BMI	(1) OSQOL (身体状態, 活力, 人間関係, 心理的状態) (2) SF-36 (健康の変化を含める9項目)	年齢, 性別, 雇用形態について, 肥満・過体重の人と標準体重の人をマッチング	(1) OSQOL : 過体重と肥満が低い身体状態, 活力と相関 ; 肥満はより低い心理状態と相関 (2) SF-36 : 肥満が低いPFと相関 ; 肥満は過体重より低いRP, BP, GH, VTと相関
Brown ら (1998)[49]	Australian Longitudinal Study on Women's Health[†4]	オーストラリアで無作為に選ばれた中高年女性13,431人	45-49歳	横断	BMI	SF-36 : 8項目とPCS, MCS	教育レベル, 喫煙, 身体活動, 閉経の有無, 居住地域	過体重と肥満がより低いPF, BP, PCSと相関 ; 肥満はより低いRP, GH, VTと相関
Lean ら (1999)[50]	MORGEN project (1997)	オランダのマーストリヒト, アムステルダム, ドーチンチェム市の住民登録簿から無作為に選ばれた男性1,885人, 女性2,156人	20-59歳	横断	BMI	SF-36 : PF	年齢, 雇用, 世帯構成, 教育, 喫煙, 飲酒, 身体活動, 出産経験 ; 男女ごとに解析	肥満がより低いPFと相関 (男女ともに)
Doll ら (2000)[51]	1997	イギリス4州における成人13,800人	18-64歳	横断	BMI	SF-36 : 8項目とPCS, MCS	年齢, 性別, 医療制度の利用頻度	肥満がより低いPCS, MCS, 8項目と相関

(次頁へ続く)

第 12 章　肥満と健康に関する生活の質　225

著者 (発表年)	研究 (実施年)	母集団と その標本サイズ	年齢層	研究 デザイン	肥満の 指標	HRQOLの評価方法と 評価された項目[*1]	考慮された交絡因子	主な結果
Brown ら (2000)[52]	Australian Longitudinal Study on Women's Health	オーストラリアで無作為に選ばれた若い女性 14,779 人	18-23 歳	横断	BMI	SF-36：8 項目	年齢, 教育レベル, 喫煙, 身体活動, 居住地域	過体重と肥満が, より低いPF, GH, VTと相関
Sturm と Wells (2001)[53]	Healthcare for Communities survey[†5] (1997/1998)	米国で無作為に選ばれた 60 の地域から, さらに無作為に選ばれた成人 9,585 人	18歳以上	横断	BMI	SF-12：身体健康評価	年齢, 婚歴, 人種／民族, 喫煙, 飲酒；男女ごとに解析	肥満がより低い身体的健康と相関し, 精神的健康とは相関せず (男女ともに)
Trakas ら (2001)[54]	National Population Health Survey[†6] (1996-1997)	カナダ 10 州に住む成人 38,151 人	20-64 歳	横断	BMI	Health Utility Index-Mark III (HU 13)：視覚, 聴覚, 会話, 運動機能, 器用さ, 感情, 認知能, 痛み	年齢と性別で層別化して解析	クラス 2 と 3 に該当する肥満[*2]がより悪いHU 13 のスコアと相関 (女性のすべての年齢層・男性の 30 歳台・40 歳台以上の年齢層)：肥満がそれぞれの項目の低い値と相関
Ford ら (2001)[55]	Behavioral Risk Factor Surveillance System (BRFSS)[†7] (1996)	米国 50 州で, 無作為に選択された成人 109,076 人	18歳以上	横断	BMI	HRQOL-4	年齢, 性別, 人種／民族, 教育レベル, 雇用, 喫煙, 身体活動	過体重と肥満が, 健康と負の相関；肥満による体調不良, 精神的な不調, 活動の制限と相関 14 日以上の体調不良 (過体重については相関なし)
Damush ら (2002)[56]	Health and Retirement Surveys[†8] (1992, 1994, 1996)	米国の複数の地域から無作為に選ばれた成人 7,895 人	2001年で51-61歳	前向きコホート	BMI	自己評価による健康, 運動機能	年齢, 性別, 人種／民族, 収入, 純資産, 喫煙, 飲酒, 身体活動, 疾病の有無とその重度	追跡開始時の肥満が, その後の自己評価による健康と運動機能の悪化と相関
Larsson ら (2002)[57]	1997	スウェーデン西部 25 の地域に住む男性 1,685 人, 女性 1,790 人	16-64 歳	横断	BMI	SF-36 (スウェーデン語)：8 項目と PCS, MCS	年齢, 性別, 身体活動, 病気休暇, 障害年金	16-34 歳：過体重と肥満が, より低い PF, GH, PCS と相関 (男女とも)；肥満が女性ではより低い BP と相関, 男性ではより低い RP, BP, VT, SF, MCS と相関 35-64 歳：肥満が男性ではより低い PF, GH と相関し, 女性ではすべての項目, PCS, MCS についてより低い数値と相関

(次頁へ続く)

著者 (発表年)	研究 (実施年)	母集団と その標本サイズ	年齢層	研究 デザイン	肥満の 指標	HRQOLの評価方法と 評価された項目*1	考慮された交絡因子	主な結果
Lopez-Garciaら(2003)[58]		スペインの無作為に選ばれた420の国勢調査対象地域より、一人暮らしか否か、居住地域の規模、余暇における身体活動、喫煙、飲酒、疾病の有無：男女ごとに解析	60歳以上	横断	BMI、腹囲	SF-36 (スペイン語)：8項目	年齢、教育レベル、一人暮らしか否か、居住地域の規模、余暇における身体活動、喫煙、飲酒、疾病の有無：男女ごとに解析	男性：過体重と肥満が、より良いVT、MHと相関、より低いPF、腹囲がより低いPFと相関。女性：肥満がより低いPF、BPと相関、腹囲がより低いPF、RPと相関
Heoら(2003)[59]、Hassanら(2003)[60]	BRFSS (1999)	米国50州から無作為に選択された成人154,074人あるいは182,372人	18歳以上	横断	BMI	HRQOL-4	年齢、性別、人種/民族、配偶者の有無、収入、教育レベル、雇用、喫煙、疾病の有無	肥満のカテゴリーすべてが、全体的な健康の衰えと相関；クラス2と3に該当する肥満*2が、身体的に不健康な日数と相関；過体重、および肥満*2が、クラス1と3に該当する肥満*2が精神的に不健康な日数と相関
Goinsら(2003)[61]	BRFSS (2000)	米国、アパラチア山脈地域の成人1,542人	65歳以上	横断	BMI	HRQOL-4	年齢、性別、人種/民族、婚姻、配偶者の有無、教育レベル	肥満が自己評価による健康の衰えと相関；肥満でいる人が身体的に不健康な平均日数がより多い
Daviglusら(2003)[62]	Chicago Heart Association Detection Project in Industry Study[†9] (1996)	米国、シカゴにおける84の企業・組織団に雇用された男性3,830人、女性2,936人	65歳以上	横断	BMI	12-item Health Status Questionnaire (HSQ-12)：SF-36と同じ8項目：総合的なスコア	年齢、人種/民族、喫煙、教育レベル、心電図の異常：男女ごとに解析	体重が大きいほど各項目の評価も総合的なスコアも有意に低い (男女とも)
HeとBaker(2004)[63]、Damushら(2002)[56]	Health and Retirement Study (1992-1996)	米国の複数地域で無作為に選ばれた7,867人ある いは7,895人の成人	追跡開始時に51-61歳	前向きコホート	BMI	全体的な健康の衰え、身体の不自由さの発生	年齢、性別、人種/民族、配偶者の有無、教育レベル、収入、喫煙、飲酒、身体活動、全体的な健康、移動能力、生命保険	過体重、肥満がともに全体的な健康の衰え、身体の不自由さの発生に寄与
Yanら(2004)[64]	Chicago Heart Association Detection Project in Industry Study (1996)	米国、シカゴにおける84の企業・組織に雇用された男性3,981人、女性3,099人	65歳以上	横断	BMI	12-item Health Status Questionnaire (HSQ-12)：BSF-36と同じ8項目：総合評価	年齢、人種/民族、喫煙、教育レベル、疾病の有無；男女ごとに解析	女性では体重がより低いPF、より高いMHと相関し、男性ではより良いGH、RP、RE、SFと総合評価と相関。女性では肥満がほとんどの項目のより低いスコアと相関し、男性ではより少ない数の項目のより低いスコアと相関
Groesslら(2004)[32]	Rancho Bernardino Study[†10]	米国のランチョ・ベルナルド地域の1,326人の成人	55歳以上	横断	BMI	QWB Scale：症状の重さ/合併症状、運動機能、身体活動、社会活動	年齢、性別、喫煙、身体活動	肥満がQWB Scaleのより低いスコアと相関

(次頁へ続く)

著者(発表年)	研究(実施年)	母集団とその標本サイズ	年齢層	研究デザイン	肥満の指標	HRQOLの評価方法と評価された項目[*1]	考慮された交絡因子	主な結果
JiaとLubetkin(2005)[37]	Medical Expenditure Panel Survey[†11] (2000)	米国で無作為に選ばれた成人13,646人	18歳以上	横断	BMI	SF-12 (8項目+PCS, MCS, PCS-12, MCS-12); EuroQol EQ-5DとEQ VAS (運動機能, 自己管理, 日常生活での活動, 痛み／不快感, 不安／うつ症状)	年齢, 性別, 人種／民族, 収入, 喫煙, 身体活動, 疾病の有無	過体重と肥満が, より低いPCS-12, EQ-5Dと相関, クラス1と2に相当する肥満がより低いEQ VASと相関；クラス2に相当する肥満がより低いMCS-12と相関
Huangら(2006)[65]	Taiwan National Health Interview Survey[†12] (2001)	台湾の7つの地域に住む成人14,221人	18-96歳	横断	BMI	SF-36 (台湾語): 8項目, PCS, MCS	年齢, 性別, 教育レベル, 収入, 喫煙, 疾病の有無	過体重はより高いSF, GH, VT, MH, MCSと相関；肥満はより低いPF, PCSと相関し, より高いMH, MCSと相関
Dincら(2006)[66]	Manisa Demographic and Health Survey[†13] (2000)	トルコ, マニサ市における出産年齢の女性1,602人	15-49歳	横断	BMI	WHOQOL-BREF (身体的健康, 精神的健康, 社会関係, 居住環境)	年齢, 教育レベル, 疾病の有無	肥満が居住環境を除く各項目すべての低いスコアと相関
Krugerら(2006)[67]	National Physical Activity and Weight Loss Study[†14] (2002-2003)	米国で無作為に選ばれた成人9,173人	18歳以上	横断	BMI	HRQOL-4	年齢	肥満がHRQOLの4つのスコアで, より好ましくない結果の年齢調整割合と相関
KostkaとBogus(2007)[68]	2002-2003	ポーランド, ウッチ市の一地域の成人300人	66-79歳	横断	BMI, 体脂肪％	EuroQol EQ-5D (運動機能, 自己管理, 日常生活活動, 痛み／不快感, 不安／うつ症状)	年齢, 疾病の有無, 使用する薬の数, 日常生活活動	高いBMIが運動機能のトラブルと相関；体脂肪率が痛み／不快感, 不安／うつ症状と相関
Mukamalら(2007)[69]	Health Professional Follow-Up Study[†15] (1986-2002)	米国医療従事者46,755人	40-75歳	前向きコホート	BMI	SF-36: PCS, MCS	年齢, 配偶者の有無, 喫煙, 飲酒, 居住地域, 身体活動	肥満がより高いMCSと相関, 高いBMIと高いMCSとの有意な相関

[*1] PF: physical functioning (身体機能), RP: role limitations due to physical health problems (身体的障害による役割制限), RE: role limitations due to emotional health problems (精神機能の障害による役割制限), BP: bodily pain (身体の痛み), GH: general health (全体的健康観), VT: vitality (活力), SF: social functioning (社会的機能), MH: mental health (精神状態), PCS: Physical Component Summary score (身体機能総合評価), MCS: Mental Component Summary score (精神機能総合評価).
[*2] クラス1の肥満：BMI＝30-34.9 kg/m²；クラス2の肥満：BMI＝35-39.9 kg/m²；クラス3の肥満：BMI≧40 kg/m²
[†1]看護師健康研究, [†2]オランダにおける健康とその危険因子監視プロジェクト, [†3]ホワイトホールⅡ研究, [†4]オーストラリア女性の健康に関する縦断研究, [†5]地域のヘルスケア研究, [†6]カナダ国民健康調査, [†7]行動危険因子サーベイランス調査, [†8]退職者健康調査, [†9]シカゴ心臓協会 (CHA) による健康調査, [†10]ランチョ・ベルナルド研究, [†11]医療費パネル調査, [†12]台湾国民健康調査, [†13]マニサ市人口統計および健康調査, [†14]身体活動と体重減少に関する全国的研究, [†15]医療専門職追跡研究

表12-2 成人における体重の変化とHRQOLに関する研究

著者（発表年）	研究（実施年）	母集団とその標本サイズ	年齢層	研究デザイン	HRQOLの評価方法と評価された項目	考慮された交絡因子	主な結果[*1]
Launer ら (1994)[70]	Epidemiologic Follow-Up Study of National Health and Nutrition Examination Survey[†1] (1971-1987)	米国で無作為に選ばれた女性1,124人	45歳以上	前向きコホート	運動機能障害	年齢，教育，喫煙，疾病の有無，追跡年数；両方の年齢層（45-59歳，60-74歳）に分けて解析	60-74歳で，体重の減少が運動機能障害の発生に寄与；両方の年齢層で，過去のBMIが運動機能障害の発生と正の相関（45-59歳，現時点でのBMIが運動機能障害の発生と正の相関
Fine ら (1999)[71]	Nurses' Health Study[†2] (1992-1996)	米国，女性看護師40,098人	46-71歳	前向きコホート	SF-36：8項目，PCS，MCS	喫煙，身体活動，飲酒，疾病の有無；年齢層（65歳未満，65歳以上）とBMIのカテゴリー[*2]に分けて解析	体重の増加 2つの年齢層，それぞれのBMIカテゴリーで，4年間で20ポンド（9.08 kg）の増加がより低いPF，VT，BP，MHと相関（MHのみ65歳以上では有意ではない） 体重の減少 65歳未満の女性：20ポンド（9.08 kg）の減少が，より高いPFと相関（クラス2か3の肥満）；より高いVTと相関（過体重，クラス1の肥満，クラス2か3の肥満）；より高いBPと相関（クラス1の肥満） 65歳以上の女性：20ポンド（9.08 kg）の減少が，より高いPFと相関（クラス1の肥満）；より低いBPと相関（クラス2か3の肥満）；より低いMH，VTと相関（クラス1の肥満，過体重）
Leon-Munoz ら (2005)[72]	2001-2003	スペインで無作為に選ばれた420の国勢調査対象地域より，さらに無作為に選ばれた成人3,605人	60歳以上	前向きコホート	SF-36（スペイン語）：8項目	年齢，教育レベル，疾病の有無，減量する意識の有無；性別，追跡開始時の肥満のカテゴリーにより分けて解析	追跡開始時に肥満ではない人：男性ではより低いPF，RPと相関（精神機能の障害による役割制限）；女性ではより低いGHと相関 追跡開始時に肥満であった人：男性ではより低いVTと相関；女性ではより低いRP，RE，SF，BPと相関

[*1] PF: physical functioning（身体機能），RP: role limitations due to physical health problems（身体的障害による役割制限），RE: role limitations due to emotional health problems（精神機能の障害による役割制限），BP: bodily pain（身体の痛み），GH: general health（全体的健康観），VT: vitality（活力），SF: social functioning（社会的機能），MH: mental health（精神状態），PCS: Physical Component Summary score（身体機能総合評価），MCS: Mental Component Summary score（精神機能総合評価）
[*2] クラス1の肥満：BMI＝30-34.9 kg/m^2；クラス2の肥満：BMI＝35-39.9 kg/m^2；クラス3の肥満：BMI≧40 kg/m^2
[[†1]米国国民健康栄養調査の疫学追跡研究．[†2]看護師健康研究]

層別化，マッチングにより補正されている．それでもやはり，いくつかの研究では，人種／民族（文献51）やSES（例えば収入や教育）（文献54）の補正がなされていないものもあり，統計的な推定値に対してこれらの因子による残余交絡が介在していると考えられる．

　研究対象となった集団やその研究方法は多種多様ではあるが，それにもかかわらず研究のほとんどが，肥満の状態は標準体型の人と比較して低いHRQOLと関係していることを示している．また，肥満と比べて相関の程度は弱いものの，過体重（$25 \leq BMI < 30 \, kg/m^2$）が低いHRQOLと関係することを示す結果も複数報告されている．さらに，いくつかの研究（例えば文献53と61）では，心の健康を示すアウトカムよりも，身体の健康を示すアウトカムの方が，より高い頻度で有意な相関を示している．それでもなお，肥満については，悪い精神状態と有意の関連があると複数の研究が報告している（文献51・55）．一方，Lopez-Garciaら[58]は，スペインにおける高齢者男女を対象にした研究で，男性も女性も標準体重の人と比べて，肥満（過体重も同様）がより良い精神状態と関係していることを示し，その報告はjolly fat hypothesisを支持した報告となっている．同様に，台湾における研究[65]では，男女あわせて解析した結果，過体重と肥満がより良い精神状態（MH），および精神機能総合評価（MCS）と有意の関連があることを報告しており，さらに米国の男性医療従事者の研究では，高いBMIがより良いMCSと有意に逆の傾向があると報告している[69]．後者の研究では，BMIが高い人ほど，自殺による死亡率が低くなるという逆の相関を報告しており，［炭水化物の摂取を反映している］グリセミック負荷［炭水化物の摂取量と血糖値を上昇させる程度を示すグリセミック指数とを掛け合わせた指標］によってその関係が説明されるものではないとしている．

　性別によって層別化した解析から，いくつかの研究では肥満に関する結果は，男女間で類似するものとなった[47・50・53・62]．また，その他の研究から，男性より女性の方が，肥満，あるいは過体重がHRQOLのいくつかの項目（全体的健康感，社会的機能，身体的感情的機能による役割制限）と逆の効果をもつことが報告されている[48・64・72]．女性の場合，おそらく女性が肥満でいることそのものが嫌悪感や疎外感の意識を抱かせることから，肥満でいることによる悩みが男性よりも大きくなると考えられる．しかし，このような考えを支持する経験的なエビデンスも，今の段階では統一できるものとはいえない[14]．Larssonら[57]の研究によると，中年から高年（35-64歳）において，男性より女性でより強く，肥満が身体的，精神的，社会的スコアの低さと有意に関連していたが，若年成人（16-34歳）ではこの逆で，わずかではあるが男性の方が，肥満と低い社会的スコアに関連があった．

　4つの研究で，年齢層ごとの解析が行われた[54・65・70・71]．Trakasら[54]は，女性では，重度の，あるいは病的な肥満が正常体重に比べ，若い世代，高齢者の世代のどちらでも，［より低いHRQOLと］有意な相関があることを見出したが，男性においては，同様の相関が，30歳から39歳，40歳から49歳の年齢層以外のすべての年齢層で確認できた．Huangら[65]は，身体機能総合評価（PCS）の尺度がすべての年齢層（18-45歳，45-64.9歳，65歳以上という分類）において有意な関連があることを示し，高齢者層では他の年齢層に比べ，わずかに強い相関を示すことを確認した．このことは，過剰な体重が身体にかける負担を補うだけの体力が高齢者には不足していると考えることもできる[65]．前向き研究として大規模なNurses' Health StudyのデータをFineら[71]の解析では，［追跡開始時において］45-64歳，65歳以上の肥満，あるいは過体重の女性が4年間で20ポンド［9.08 kg］以上の体重増加を経験すると，より低い身体機能，活力，身体全体の痛みを有意に示し，また45-64歳の肥満，過体重の女性に限って，より低い精神状態を有意に示すことが認め

られた。同様に，20ポンド以上の体重の減少が，より高い活力と有意に相関していることが，45-64歳の層でのみ確認された。このようなHRQOLのある領域での年齢特異的な結果は，高齢者に比べて比較的若い成人において，肥満でいることの社会性に関する偏見がより強いことに由来するものと考えられる。こうした社会的認識については複数の調査も裏付けており[73]，今後もさらなる検証が期待される。

期待に反して，Fineら[71]は少数集団の研究で年齢によって層別化したところ，追跡開始時に45-64歳で標準体重であった女性が，4年間で20ポンド以上の体重の減少を経験した場合，追跡終了時には，有意により悪い精神状態を示すことを報告した。4年間で20ポンド以上体重が減少した65歳以上の女性は，追跡終了時には，精神状態，身体機能，活力，身体の痛みについて，より悪いスコアと有意に関連した（表12-2）。しかし，これらの女性たちは他の体重グループの女性に比べ，より深刻な病状を抱え，自己評価による健康状態が良くなく，さらに健康的でない行動（座位中心の生活など）をとる傾向があった。このような違いは，体重の減少が意図的なものではなく，内在する身体的精神的疾患によることを示す[71]。

解析にあたって何かしらの病状，合併症状を抱えているか否かを考慮した研究（例えば文献48・58・59・64・65）のうち，このような因子で補正すると，肥満とHRQOLとの相関関係が軽減される，ときには有意性を失うという研究結果がある（例えば文献59・64）。このことは，HRQOLに対する肥満の影響がこれらの症状によって部分的に仲介されるということと一致する。合併症状で補正した測定値は，HRQOLに対する肥満の総合的な影響（直接的，間接的）を過小評価するかもしれない。同時に，Huangら[65]は，合併症状によって補正をすると，肥満と特定のHRQOLの項目（活力と精神状態）との関係がより強くなることを示し，合併症状がそれらの関係に対して重要な交絡因子であることを示唆している。

◘子どもと若者の肥満・体重の変化とHRQOL

子どもと若者における肥満，体重の変化，HRQOLについての研究が5つだけある。表12-3にそれぞれの研究で関連する特徴をまとめた。

子どもや若者を対象にした最初の論文は2002年に発表されたものである。成人を対象にして行われた大規模な研究とは対照的に，最も規模の大きいものでも5,530人の子どもや若者を対象にした研究である。対象は，米国テキサス州の西部の家庭から無作為に抽出された（米国若年者縦断的健康調査 National Longitudinal Study of Adolescent Health という調査に協力した，国を代表しているといえる4,827人の思春期の若者についても調査した）。研究の参加者の年齢層は，3歳から20歳にわたる。3つの研究が米国由来であり，2つの研究はオーストラリアで行われたものである。

すべての研究がBMIを肥満（子どもや若者ではしばしば過体重 overweight と表現される）の指標として用いており，その他の身体測定や体重変化を用いた研究はない。

HRQOLの評価は，Child Health Questionnaire（CHQ-PF 50）（両親による回答），PedsQL 4.0（両親による回答，自己評価によるもの両方），PedsQLに類似した自己評価による指標，そしてKINDL調査（両親による回答）である。

研究は横断研究のみで，複数の交絡因子による補正が施されている。しかし，2つの早期の研究[40,74]では，SESによる補正は行っておらず，さらにWakeら[74]による研究では，性別，人種を含め人口統計学的な特徴を考慮していない。

第12章 肥満と健康に関する生活の質　231

表12-3 子どもにおける肥満とHRQOLについての研究

筆者（発表年）	研究（実施年）	標本サイズ、母集団	年齢層	研究デザイン	肥満の指標	HRQOLの評価方法	考慮された交絡因子	主な結果
Wakeら（2002）[74]	Health of Young Victorians Study[*1]（2000）	オーストラリア、ビクトリア州で無作為に選ばれた24の学校児童2,863人	5-14歳	横断	過体重と肥満（性別ごとの成長曲線から、成人のBMIの基準値と結びつく値を基準値とした）	親用のChild Health Questionnaire（CHQ-PF 50）	子どもの年齢、回答した親の性別	過体重が男子では精神状態の悪さと相関、女子では感情/行動の問題による社会的役割の制約、および自己尊厳の低さと相関。肥満が男子では体の痛み、低い身体的機能、精神状態、自己尊厳の低さ、健康観と相関；女子では低い自己表現と全体的健康観と相関
Friedlanderら（2003）[40]	Cleveland Children's Sleep and Health Study[*2]	米国、クリーブランドの3つの病院で、1988-1993年の期間の出生記録より無作為に選ばれた子ども371人	8-11歳	横断	過体重の可能性（BMI＝100分位点85-94）：過体重（BMI≧100分位点95）	親用のChild Health Questionnaire（CHQ-PF 50）	年齢、性別、人種、疾病の有無	過体重の可能性が、より低い身体機能と相関。過体重が、より低い身体機能、自己尊厳、両親による社会性と相関し、より乏しい感情表現と健康観と相関
Williamsら（2005）[75]	Health of Young Victorians Study	オーストラリア、ビクトリア州で無作為に選ばれた24の学校の子ども1,456人	9-12歳	横断	過体重と肥満（性別ごとの成長曲線から、成人のBMIの基準値と結びつく値を基準値とした）	PedsQL 4.0：親に回答と自己回答	年齢、性別、社会、親の教育、経済性の不都合	過体重が、両親の回答によるより低いPedsQLのスコアと、より低い自己評価による社会性と相関。肥満が、両親の回答によるより低いPedsQLのスコアと、より低い自己評価による身体機能のスコアと相関
Swallenら（2005）[76]	National Longitudinal Study of Adolescent Health[*3]（1996）	米国で無作為に選ばれた子ども4,827人	12-20歳	横断	過体重（BMI=100分位点95-97にBMI 2単位足したもの）：肥満（BMI≧100分位点97にBMI 2単位足したもの）；男女、年齢別に	Approximated PedsQL（自己評価による全体的健康観、機能制限、病気の症状、うつ症状、自己尊厳、学校適応性）	年齢、性別、人種、家族構成、収入、父親の教育レベル、母親の教育レベル	過体重と肥満が、より低い全体的健康観、機能制限と相関
Arifら（2006）[77]	Childhood Health and Diabetes Survey[*4]（2002）	米国のテキサス州西部で無作為に選ばれた家庭の5,530人の子どもの親/保護者	3-18歳	横断	過体重の可能性、年齢ごとのBMI=100分位点85-95）：過体重（性別、年齢ごとのBMI＞100分位点95）	親用のKINDL（身体機能、感情の隠やかさ、自己尊厳、家族性、社会性、学校適応性）	年齢、性別、人種、収入、言語習得、高血糖、糖尿病の家族歴	過体重の可能性が、より低い社会性と相関。過体重が、より低い自己尊厳、社会性と自己同性と相関

[*1ビクトリア州学童健康研究。*2クリーブランド州児童の睡眠と健康研究。*3米国若年者縦断的健康研究。*4児童の健康と糖尿病調査]

ほとんどの研究で，肥満は，（標準体重と比較して）HRQOLと有意な関連があることを示している。有意な関連は，身体的，精神的，社会性に関する多くの項目にみられる。しかし個々の研究をみると，すべての項目で有意な相関があるわけではない。いくつかの研究では，肥満と比べて相関は弱いが，過体重が低いHRQOLと関係していることが示されている。成人に比べ子どもや若者の方が肥満でいることについて抱く悩みがより強いことが見出され，肥満に由来する感情や社会性のゆがみ，自己尊厳感情の損失が，子どもや若者でも非常に顕著に現れている[78,79]。

4　主要な論点と今後の課題

HRQOLの研究では，腹囲は肥満の指標としてそれほど検討されていない。高齢者においては，加齢に伴い身長が縮まり，筋組織に由来する体重の減少（すなわち骨格筋減少症 sarcopenia）が起こり，BMIの値が小さくなるため，BMIは肥満の程度を測るものとして期待できる指標ではないかもしれない（第5章参照）。対照的に，腹腔内脂肪は，年齢とともに増えていく傾向にある[58]。いくつかの研究は非喫煙者の男性では，ウェストヒップ比やBMIではなく腹囲が全死亡率の上昇を予測できるという結果を示しているが[80]，高齢者を対象にした他の研究では，病気の予測について腹囲がBMIより優れていないことを示す結果が報告されている[81]。今後は，さまざまな集団内や集団間でHRQOLと肥満との関係をより正確に捉えることができるよう，肥満の指標としてBMI，腹囲やそれにかわる指標の比較検討が必要であろう。

これまでの研究成果に対する批判のひとつとして，横断研究による結果ばかりであることがあげられる。妥当な因果関係を推論する際の基準として，原因が結果をひき起こす時間関係（temporality）がある。横断研究は因果の逆転の影響を非常に受けやすく妥当性を損ないやすい。したがって，本章で着目している点に関するかぎり，低い体重と低いHRQOLとの相関については，体重がHRQOLを変化させるのではなく，低いHRQOLに関係する健康状態が，体重の減少を導いている可能性が否定できない。特に高齢者では，やせている人は，潜在する病状や，臨床の域まで達しない症状（低いHRQOLと関係する）によって体重が減ることで，肥満がより良いHRQOLと関係しているという結果を導く可能性がある。高齢のスペイン人男女において肥満（と過体重）が良好なHRQOLと関与することを示したLopez-Garciaら[58]による横断研究には，上に述べたバイアスが介在している恐れがある。同様に，体重の減少がHRQOLの悪化を示唆するようなFineら[71]の研究も，追跡開始時に標準体重だった女性の一部に，潜在的な身体的あるいは精神的疾患を抱えた人がいて，追跡開始後に発症し，その結果として体重が減少した場合には，因果の逆転バイアスのためだと考えることができる。前向き研究は時間関係に関する条件を満たすことができ，さらに体重の変化やHRQOLの変化について検討することを可能にする。観察研究（HRQOLを題材とする研究すべて）において，そのような状態の変化を研究対象とすることは，因果の逆転や交絡によるバイアスを軽減するのに有効である。

急速に拡大している子どもや若者の肥満の問題を考えると，若年者を対象に行ったHRQOLに関する研究が非常に少ないことは，この分野の研究が早急に必要であることを明示しているといえる。因果関係の推論をより良いものにするため，そしてさらに成長段階でのHRQOLの変化を追跡することは価値があり，前向き研究のデザインを用いることが理想である。

今後は，年齢や性別，人種やSESで異なるHRQOLに関しての研究がさらに必要とされる。も

しかすると，個人の収入や人種によって，肥満がもたらすHRQOLが異なるかもしれない。例えば，黒人は白人と比較して，慢性疾患の発病率との関係とは別に，肥満がHRQOLに及ぼす負の影響が弱いと考えられる。なぜなら，黒人にとって肥満とは社会的により許容できるものだからである[82]。これまでのHRQOLと肥満，体重の変化に関する研究では，大きな集団を対象にして，信頼性，および妥当性が認められているが，今後の研究では，特定の小集団においても同様にHRQOLの評価が妥当であることを示す必要がある。

5 まとめ

　ここまでをまとめると，HRQOLにおける肥満の結果を評価することは，肥満が個人や集団の健康に与える影響を検証する上で重要である。これまで，主に成人を対象とした横断研究で，多くの研究が肥満とHRQOLとの関係について検討を重ねてきた。HRQOLを評価する尺度の妥当性が，信頼に足るものであることが実証され，一般集団を対象とした研究は，肥満がHRQOLに対して健康上好ましくない影響を与える事実をひき出した。

　今後は子どもと若者を対象にした研究や，体重の変化やそれに伴うHRQOLの変化を検討する前向き研究のデザインが，特に価値があるものとして期待できる。将来の疫学研究では，年齢や性別のみならず，人種やSESの特徴によって，どれほど肥満とHRQOLとの関係が変わるものなのかというような作用修飾を検討することも必要である。社会の中での肥満であることに関する悩みや偏見を考慮すると，体重が多いことで社会的，心理的な損害を被りやすいのはどの集団（例えば女性，少数民族，低SES層など）であるのかを明らかにする必要がある。肥満への偏見に関する"fat bias"を軽減する介入，肥満の人の減量を助ける介入は，優先すべき事柄といえる。

文 献

1. Flegal KM, Carroll MD, Ogden CL, Johnson CL. Prevalence and trends in obesity among US adults, 1999-2000. *JAMA*. 2002;288:1723-1727.
2. Institute of Medicine. *Preventing Childhood Obesity: Health in the Balance*. Washington, DC: The National Academies Press; 2004.
3. James PT, Leach R, Kalamara E, Shayeghi M. The worldwide obesity epidemic. *Obes Res*. 2001;9(Suppl 4); 228S-233S.
4. National Institutes of Health. *Clinical Guidelines on the Identification, Evaluation, and Treatment of Overweight and Obesity in Adults*. Bethesda, MD: US Department of Health and Human Services; 1998.
5. Testa MA, Simonson DC. Assessment of quality-of-life outcomes. *N Engl J Med*. 1996;334:835-840.
6. World Health Organization. *Constitution and Charter*. Geneva: World Health Organization; 1948.［WHO憲章］
7. US Department of Health and Human Services. *Healthy People 2010: Understanding and Improving Health*. 2nd ed. Washington, DC: US Government Printing Office; 2000.
8. Roberts RE, Strawbridge WJ, Deleger S, Kaplan GA. Are the fat more jolly? *Ann Behav Med*. 2002;24:169-180.
9. Palinkas LA, Wingard DL, Barrett-Connor E. Depressive symptoms in overweight and obese older adults: a test of the "jolly fat" hypothesis. *J Psychosom Res*. 1996;40:59-66.
10. Crisp AH, McGuiness B. Jolly fat: relations between obesity and psychoneurosis in general population. *BMJ*. 1976;1:7-9.
11. Magnusson PK, Rasmussen F, Lawlor DA, Tynelius P, Gunnell D. Association of body mass index with suicide mortality: a prospective cohort study of more than one million men. *Am J Epidemiol*. 2006;163:1-8.
12. van Dam RM, Willett WC, Manson JE, Hu FB. The relationship between overweight in adolescence and

premature death in women. *Ann Intern Med.* 2006;145:91-97.
13. Carr D, Friedman MA. Is obesity stigmatizing? Body weight, perceived discrimination, and psychological well-being in the United States. *J Health Soc Behav.* 2005;46:244-259.
14. Puhl RM, Brownell KD. Confronting and coping with weight stigma: an investigation of overweight and obese adults. *Obesity.* 2006;14:1802-1815.
15. Gortmaker SL, Must A, Perrin JM, Sobol AM, Dietz WH. Social and economic consequences of overweight in adolescence and young adulthood. *N Engl J Med.* 1993;329:1008-1012.
16. Conley D, Glauber R. *Gender, Body Mass and Economic Status.* Cambridge, MA: National Bureau of Economic Research Working Paper 11343. Available at: http://www.nber.org/papers/w11343. Accessed November 15, 2006.
17. Coakley EH, Kawachi I, Manson JE, Speizer FE, Willett WC, Colditz GA. Lower levels of physical functioning are associated with higher body weight among middle-aged and older women. *Int J Obes.* 1998;22:958-965.
18. McHorney CA, Ware JE, Raczek AE. The MOS 36-item short-form health survey (SF-36): II. Psychometric and clinical tests of validity in measuring physical and mental health constructs. *Med Care.* 1993;31:247-263.
19. McHorney CA, Ware JE. Lu JFR, Sherbourne CD. The MOS 36-item short-form health survey (SF-36): III. Test of data quality, scaling assumptions, and reliability across diverse patient groups. *Med Care.* 1994;32:40-66.
20. Lu JF. Tseng HM, Tsai YJ. Assessment of health-related quality of life in Taiwan (I): development and psychometric testing of SF-36 Taiwan version. *Taiwan J Public Health.* 2003;22:501-511.
21. Sullivan M, Karlsson J, Ware JE Jr. The Swedish SF-36 Health Survey—I. Evaluation of data quality, scaling assumptions, reliability and construct validity across general populations in Sweden. *Soc Sci Med.* 1995;41:1349-1358.
22. Gandek B, Ware JE Jr, Aaronson NK, et al. Tests of data quality, scaling assumptions, and reliability of the SF-36 in eleven countries: results from the IQOLA Project. International Quality of Life Assessment. *J Clin Epidemiol.* 1998;51:1149-1158.
23. Ware JE, Kosinski M, Keller SD. A 12-item short-form health survey: construction of scales and preliminary tests of reliability and validity. *Med Care.* 1996;34:220-233.
24. Bowling A, Windsor J. Discriminative power of the health status questionnaire 12 in relation to age, sex, and longstanding illness: findings from a survey of households in Great Britain. *J Epidemiol Community Health.* 1997;51:564-573.
25. Pettit T, Livingston G, Maneia M, Kitchen G, Katona C, Bowling A. Validation and normative data of health status measures in older people: the Islington study. *Intl J Geriatr Psych.* 2001;16:1061-1070.
26. Le Pen C, Levy E, Loos F, Banzet MN, Basdevant A. "Specific" scale compared with "generic" scale: a double measurement of the quality of life in a French community sample of obese subjects. *J Epidemiol Community Health.* 1998;52;445-450.
27. Moriarty DG, Zack MM, Kobau R. The Centers for Disease Control and Prevention's Healthy Days Measures—Population tracking of perceived physical and mental health over time. *Health Qual Life Outcomes.* 2003;1:37.
28. Verbrugge LM, Merrill SS, Liu X. Measuring disability with parsimony. *Disabil Rehab.* 1999;21:295-306.
29. Currey SS, Rao JK, Winfield JB, Callahan LF. Performance of a generic health-related quality of life measure in a clinic population with a rheumatic disease. *Arth Care Res.* 2003;49:658-664.
30. Ounpuu S, Chambers LW, Patterson C, Chan D, Yusuf S. Validity of the US Behavioral Risk Factor Surveillance System's Health Related Quality of Life survey tool in a group of older Canadians. *Chronic Dis Can.* 2001;22:93-101.
31. Andresen EM, Catlin TK, Wyrwich KW, Jackson-Thompson J. Retest reliability of surveillance questions on health-related quality of life. *J Epidemiol Community Health.* 2003;57:339-343.
32. Groessl EJ, Kaplan RM, Barrett-Connor E, Ganiats TG. Body mass index and quality of well-being in a community of older adults. *Am J Prev Med.* 2004;26:126-129.
33. Anderson JP, Kaplan RM, Berry CC, Bush JW, Rumbaut RG. Interday reliability of function assessment for a health status measure. The quality of well-being scale. *Med Care.* 1989;27:1076-1083.
34. Anderson JP, Bush JW, Berry CC. Internal consistency analysis: a method for studying the accuracy of function assessment for health outcome and quality of life evaluation. *J Clin Epidemiol.* 1988:41;127-137.
35. Kaplan RM, Bush JW, Berry CC. Health status: types of validity and the index of well-being. *Health Serv Res.*

1976;11;478-507.
36. Skevington SM, Lotfy M, O'Connell KA. The World Health Organization's WHOQOL-BREF quality of life assessment: psychometric properties and results of the international field trial. A report from the WHOQOL group. *Qual Life Res*. 2004;13:299-310.
37. Jia H, Lubetkin EI. The impact of obesity on health-related quality-of-life in the general adult US population. *J Public Health*. 2005;27:156-164.
38. Rabin R, de Charro F. EQ-5D: a measure of health status from the EuroQol Group. *Ann Med*. 2001;33:337-343.
39. Coons SJ, Rao S, Keininger DL, Hays RD. A comparative review of generic quality-of-life instruments. *Pharmacoeconomics*. 2000;17:13-35.
40. Friedlander SL, Larkin EK, Rosen CL, Palermo TM, Redline S. Decreased quality of life associated with obesity in school-aged children. *Arch Pediatr Adolesc Med*. 2003;157:1206-1211.
41. Waters E, Salmon L, Wake M. The parent-form Child Health Questionnaire in Australia: comparison of reliability, validity, structure, and norms. *J Pediatr Psychol*. 2000;25:381-391.
42. Varni JW, Burwinkle TM, Seid M, Skarr D. The PedsQL 4.0 as a pediatric population health measure: feasibility, reliability, and validity. *Ambulatory Pediatr*. 2003;3:329-341.
43. Wee HL, Lee WW, Ravens-Sieberer U, Erhart M, Li SC. Validation of the English version of the KINDL generic children's health-related quality of life instrument for an Asian population—results from a pilot test. *Qual Life Res*. 2005;14:1193-1200.
44. Ravens-Sieberer U, Bullinger M. Assessing health-related quality of life in chronically ill children with the German KINDL: first psychometric and content analytical results. *Qual Life Res*. 1998;7:399-407.
45. Helseth S, Lund T, Christophersen KA. Health-related quality of life in a Norwegian sample of healthy adolescents: some psychometric properties of CHQ-CF87-N in relation to KINDL-N. *J Adolesc Health*. 2006;38:416-425.
46. Han TS, Tijhuis MAR, Lean MEJ, Seidell JC. Quality of life in relation to overweight and body fat distribution. *Am J Public Health*. 1998;88:1814-1820.
47. Lean MEJ, Han TS, Seidell JC. Impairment of health and quality of life in people with large waist circumference. *Lancet*. 1998;351:853-856.
48. Stafford S, Hemingway H, Marmot M. Current obesity, steady weight change and weight fluctuation as predictors of physical functioning in middle aged office workers: the Whitehall II study. *Int J Obes*. 1998;22:23-31.
49. Brown WJ, Dobson AJ, Mishra G. What is a healthy weight for middle aged women? *Int J Obes*. 1998;22:520-528.
50. Lean ME, Han TS, Seidell JC. Impairment of health and quality of life using new US federal guidelines for the identification of obesity. *Arch Intern Med*. 1999;159:837-843.
51. Doll HA, Petersen SEK, Stewart-Brown SL. Obesity and physical and emotional wellbeing: associations between body mass index, chronic illness, and the physical and mental components of the SF-36 questionnaire. *Obes Res*. 2000;8:160-170.
52. Brown WJ, Mishra G, Kenardy J, Dobson A. Relationships between body mass index and well-being in young Australian women. *Int J Obes*. 2000;24:1360-1368.
53. Sturm R, Wells KB. Does obesity contribute as much to morbidity as poverty or smoking? *Public Health*. 2001;115:229-235.
54. Trakas K, Oh PI, Singh S, Risebrough N, Shear NH. The health status of obese individuals in Canada. *Int J Obes Relat Metab Disord*. 2001;25:662-668.
55. Ford ES, Moriarty DG, Zack MM, Mokdad AH, Chapman DP. Self-reported body mass index and health-related quality of life: findings from the Behavioral Risk Factor Surveillance System. *Obes Res*. 2001;9:21-31.
56. Damush TM, Stump TE, Clark DO. Body mass index and 4-year change in health-related quality of life. *J Aging Health*. 2002;14:195-210.
57. Larsson U, Karlsson J, Sullivan M. Impact of overweight and obesity on health-related quality of life—a Swedish population study. *Int J Obes Relat Metab Disord*. 2002;26:417-424.
58. Lopez-Garcia E, Banegas Banegas JR, Gutierrez-Fisac JL, Perez-Regadera AG, Ganan LD, Rodriguez-Artalejo F. Relation between body weight and health-related quality of life among the elderly in Spain. *Int J Obes Relat Metab Disord*. 2003;27:701-709.
59. Heo M, Allison DB, Faith MS, Zhu S, Fontaine KR. Obesity and quality of life: mediating effects of pain and

comorbidities. *Obes Res.* 2003;11:209-216.
60. Hassan MK, Joshi AV, Madhavan SS, Amonkar MM. Obesity and health-related quality of life: a cross-sectional analysis of the US population. *Int J Obes.* 2003;27:1227-1232.
61. Goins RT, Spencer SM, Krummel DA. Effect of obesity on health-related quality of life among Appalachian elderly. *South Med J.* 2003;96:552-557.
62. Daviglus ML, Liu K, Yan LL, et al. Body mass index in middle age and health-related quality of life in older age: the Chicago heart association detection project in industry study. *Arch Intern Med.* 2003;163:2448-2455.
63. He XZ, Baker DW. Body mass index, physical activity, and the risk of decline in overall health and physical functioning in late middle age. *Am J Public Health.* 2004;94:1567-1573.
64. Yan LL, Daviglus ML, Liu K, et al. BMI and health-related quality of life in adults 65 years and older. *Obes Res.* 2004;12:69-76.
65. Huang IC, Frangakis C, Wu AW. The relationship of excess body weight and health-related quality of life: evidence from a population study in Taiwan. *Int J Obes.* 2006;30:1250-1259.
66. Dinc G, Eser E, Saatli GL, et al. The relationship between obesity and health-related quality of life of women in a Turkish city with a high prevalence of obesity. *Asia Pac J Clin Nutr.* 2006;15:508-515.
67. Kruger J, Bowles HR, Jones DA, Ainsworth BE, Kohl HW. Health-related quality of life, BMI and physical activity among US adults (≥18 years): National Physical Activity and Weight Loss Survey. *Int J Obes (Lond).* 2007;31:321-327.
68. Kostka T, Bogus K. Independent contribution of overweight/obesity and physical inactivity to lower health-related quality of life in community-dwelling older subjects. *Z Gerontol Geriat.* 2007;40:43-51.
69. Mukamal KJ, Kawachi I, Miller M, Rimm EB. Body mass index and risk of suicide among men. *Arch Intern Med.* 2007;167:468-475.
70. Launer LJ, Harris T, Rumpel C, Madans J. Body mass index, weight change, and risk of mobility disability in middle-aged and older women. The epidemiologic follow-up study of NHANES I. *JAMA.* 1994;271:1093-1098.
71. Fine JT, Colditz GA, Coakley EH, et al. A prospective study of weight change and health-related quality of life in women. *JAMA.* 1999;282:2136-2142.
72. Leon-Munoz LM, Guallar-Castillon P, Banegas JR, et al. Changes in body weight and health-related quality-of-life in the older adult population. *Int J Obes (Lond).* 2005;29:1385-1391.
73. Rand CS, Wright BA. Continuity and change in the evaluation of ideal and acceptable body sizes across a wide age span. *Int J Eat Disord.* 2000;28:90-100.
74. Wake M, Salmon L, Waters E, Wright M, Hesketh K. Parent-reported health status of overweight and obese Australian primary school children: a cross-sectional population survey. *Int J Obes (Lond).* 2002;26:717-724.
75. Williams J, Wake M, Hesketh K, Maher E, Waters E. Health-related quality of life of overweight and obese children. *JAMA.* 2005;293:70-76.
76. Swallen KC, Reither EN, Haas SA, Meier AM. Overweight, obesity, and health-related quality of life among adolescents: the National Longitudinal Study of Adolescent Health. *Pediatrics.* 2005;115:340-347.
77. Arif AA, Rohrer JE. The relationship between obesity, hyperglycemia symptoms, and health-related quality of life among Hispanic and non-Hispanic white children and adolescents. *BMC Fam Pract.* 2006;7:3.
78. Latner JD, Stunkard AJ. Getting worse: the stigmatization of obese children. *Obes Res.* 2003;11:452-456.
79. Latner JD, Stunkard AJ, Wilson GT. Stigmatized students: age, sex, and ethnicity effects in the stigmatization of obesity. *Obes Res.* 2005;13:1226-1231.
80. Visscher TL, Seidell JC, Molarius A, van der Kuip D, Hofman A, Witteman JC. A comparison of body mass index, waist-hip ratio and waist circumference as predictors of all-cause mortality among the elderly: the Rotterdam study. *Int J Obes Relat Metab Disord.* 2001;25:1730-1735.
81. Iwao S, Iwao N, Muller DC, Elahi D, Shimokata H, Andres R. Does waist circumference add to the predictive power of the body mass index for coronary risk? *Obes Res.* 2001;9:685-695.
82. Wilfley DE, Schreiber GB, Pike KM, Streigel-Moore RH, Wright DJ, Rodin J. Eating disturbances and body image: a comparison of a community sample of adult black and white women. *Int J Eat Disord.* 1996;20:377-387.

第13章 肥満の及ぼす経済コスト

Graham A. Colditz and Y. Claire Wang

1 はじめに

　過体重，および肥満の率は上昇し続けており，その蔓延の脅威を行政や医療機関に伝えるために，肥満の影響を定量化することの重要性は増すばかりである。肥満がもたらす健康結果は，第8章から第12章で紹介したように広範囲に及んでいる。肥満により人間社会は，早期の死亡や，多くの慢性疾患からなる病状，生活の質（quality of life; QOL）への否定的な影響などの重荷を負っている。健康維持への影響，広い視野でみた社会への影響を包括的に理解するのに有効な尺度が，肥満の及ぼす経済コストである。肥満によって，疾病による医療費はかさみ，経済的な生産性は低下し，雇用機会は悪化し，社会心理的なQOLが低下するなど，経済的な負荷は広い範囲に及ぶ。経済的な尺度を応用すれば，社会が肥満に関連してどのように経済資源を支出しているのかを知ることができる。金銭の単位を用いて肥満の経済的な結果を論じることで，人々が払う肥満のための出費や投資を把握できる。さらに社会を構成するそれぞれの分野が，これらの経済的支出とどれほど関係しているか理解できる。得られた情報は，今後どのような研究が必要で，何に資金を投じたらよいのかを検討し，肥満の蔓延を阻止するための政策に応用できる。

　2001年，米国の公衆衛生局長官（Surgeon General）は，肥満と過体重の予防と減少の必要性を述べ，肥満による経済コストが2000年の時点で年間1,170億ドルにものぼることを公表した[1]（現在はさらに増えていると考えられる）。この推定のうち610億ドルが直接的なコスト（医療費などにかかる費用）であり，560億ドルが間接的なコスト，つまり生産性の低下，逸失所得［forgone wage: 肥満にかける費用のために損なわれた効率と，それに伴う利益の損失。放棄所得］などである[1,2]。この2種類のコストに関する詳細や，肥満に由来するその他の分類困難な負担については，第2節で紹介する。経済コストを推定する方法やその研究は，大きく2つの種類に分けることができる。ひとつは有病率に基づく方法，もうひとつは発症率に基づく方法である。有病率に基づく方法は，最も一般的で，ある年における肥満に起因する総コストを算定する方法である。それと対照的なものとして，発症率に基づく方法は，一生涯にかかるコストを求めるのが通常である。第3節で，2つの方法を論じる文献を紹介し，それぞれの利点，欠点を述べる。第4節では，肥満に関連する経済コストの担い手について論じた研究をまとめる。最後に，第5節で，疾病コストの推定に関する批判や限界を整理し，主に欠けている知見や，将来の研究の方向性を論じる。

2 肥満による経済負荷の分類

◐直接的なコスト

　病気や危険因子と同様に，肥満の直接的な経済コストは医療システムで費やされる資源からなり，過度の体重に起因する救急医療の過剰利用，入院費用，医薬品，X線を含む臨床検査などの利用，長期療養（ナーシングホームを含む）などにかかる費用を含む。これらの負担は，多くは心血管疾患やがんのリスク上昇（第9・10章で紹介されているように，多くの疫学研究により明白な関係が支持されている），あるいは致命的ではないが費用のかかる関節炎などの悪化によるのは驚くことではない。それだけではなく，さらに多くの研究により，良性の前立腺肥大[3]，不妊[4]，喘息[5,6]や睡眠時無呼吸症候群[7]などのその他の疾患が肥満に関係することを示す報告が増えており，結果として，それらが経済的な負担につながっていることが考えられる。Thorpeら[8]は肥満の傾向と米国の医療費の増加の関係を検討した。彼らの研究によれば，1987年から2001年にかけて増大した米国の医療費の27%が，肥満の有病率の増加や肥満治療に必要な経費の増大に由来するものであった。医療費の増大については，糖尿病や高血圧，脂質異常症や心疾患に対する標準的な医療が変化したこともひとつの因子といえる。こうした変化の中でも，医療コストや医療制度の利用の増加が，肥満の程度によって著しく異なり[9,10]，さらに年齢や人種によっても大きな違いがあることに注目する必要がある[11]。

　用いるデータや時代背景や研究方法に依存するものの，肥満が要因となる米国の年間の医療費は750億ドル（2003年）と推定されており[12]，医療費の総額の4.3%から7%にも及ぶ[10,13-15]。Levyら[16]の研究によると，フランスでは，肥満にかかるコストが1992年で医療費の約2%であった。Seidellによると，オランダでは，肥満にかかるコストは医療費の4%で[17]，Segalらによると，オーストラリアでは，2%とされている[18]。欧州連合各国についても同様の方法が応用され，直接的，間接的な肥満にかかるコストは2002年で約330億ユーロと推定されている[19,20]。

◐間接的なコスト

　肥満による慢性疾患の結果，定年退職以前の死亡率が上昇し，不自由のない生活を送る年数が減る。さらに，肥満は早期の退職，欠勤，生産性への影響，失業保険による経済的な負担にも関わるので，直接的なコストに加えてこれらの間接的なコストが顕著となる。この領域の研究はまだ限られているが，間接的なコストは，直接的なコストと比べても同じくらいの重みがある，あるいはそれ以上になるという推測もされている[21]。生産性の低下に関する多くの研究は，主にスカンジナビア各国で行われている[22,23]。スウェーデンの研究[23]によると，肥満でいると1.5倍から1.9倍と高い確率で病気による欠勤があり，肥満の女性の12%が肥満による失業保険を受けていることが明らかとなった。これはスウェーデン女性1人ひとりに対する300米ドルの出費に相当する。

　Thompsonらは，1998年，米国では肥満が関与する欠勤による雇用側の負担が24億ドルにも上ると推測している[24]。2002年の米国の米国国民健康インタビュー調査（National Health Interview Survey）によると，肥満（BMIにして40以上，あるいは35以上で疾病を抱えている場合）による欠勤は，男性，女性において年間それぞれ約4日，5.5日と考えられている[25]。また，Østbyeら[26]によれば，デューク健康と安全監視システム（Duke Health and Safety Surveillance System）から得られた結果から，肥満の程度は，保険の利用，医療費，欠勤日数と正の相関関係をもつことが示され

た.そして,身体機能低下と身体機能制限のために,WolfとColditz[2]は,米国では,毎年,肥満により2.4億日が活動できない時間として失われており,0.9億日が寝たきりにより失われていると推定している.全体として,米国における肥満による間接的な経済コストは,最低でも1995年の経済価値にして480億ドルに及ぶと考えられている[13].こうした経済コストに大きく関わっているのが,心疾患(コストのうちの48%)であり,この疾患は早期死亡の大部分を占める.近年,心疾患やその危険因子に対する医療水準も向上しており,同時に死亡率も減少しているので,肥満による間接的な経済コストに及ぼす心疾患の影響は軽減するが,同時に直接的なコストが上昇すると考えられる.間接的な経済コストに関与する因子として,他にあげられるのが2型糖尿病(17.5%)と関節炎(17.1%)であり,関節炎は特に寝たきり,欠勤,活動日数の制限のためである.

◆心理社会学的な損害と格差

　肥満による直接的,あるいは間接的な金銭面の損害というのは比較的明確であるが,それとは別に,肥満は,経済の枠組みでは捉えにくい深刻な社会心理的な被害や日々の暮らしへの影響をもたらす.肥満は,日々の活力の低下につながり[27],特に健康関連の生活の質の損失にもつながる[28].さらには差別や偏見を生み,その社会的行動性を損なわせる[1,29].個人への負担に着目した複数の研究では,BMIごとの収入の違いの有無を検討し,結果として肥満であればあるほど収入が少ないことを示している.また家庭の収入の低さが,肥満や過体重と関係していることもわかっている[30].この収入の差異を生じるメカニズムは未解明で,議論が続いている.Gortmakerら[30]は,この問題について,青年を対象にした7年にわたる長期の前向き縦断研究から得られたデータを分析し,青年期に過体重だった女性は,標準体重だった女性に比べて,結婚する年齢が遅く家庭の収入が低いことを報告した.彼らは,男性についても同様の分析をし,青年期に過体重だった男性は,標準体重だった男性に比べて9%(2,876ドル)も年収が低いと報告した.この研究は,青年期の過体重が,成人期の早くから,就職や収入などに影響することを示している.さらに肥満の女性は低賃金の職に就いていることも報告されている[31].男性における関係は,女性ほど明確なものではない[32].

　米国において,過体重と肥満の率はあらゆる階層で上昇しているが,上昇の程度は所属するグループによって異なる.例えば,白人女性に比べて黒人女性やメキシコ系の女性は15%ほど肥満の率が高い.男性では,肥満の率は人種によりそれほど異なってはいないが,過体重の割合は,メキシコ系の男性の方が白人,黒人よりも高い[33].この傾向から,少数民族・集団の健康にとって肥満が最重要事項と位置づけることで十分なのか,あるいは,肥満の当事者を非難することなくこの問題を解決する究極の方法が何であるのかの答えを出すのは難しい[34].さらに,肥満に関係する糖尿病などの疾病は,米国では,特に低所得層に負の影響を与え続けている[35].この傾向が意味するのは,肥満は,肥満がひき起こす経済的な負担にもともと対応できない人たちに,最も強い負の影響をもたらすということであり,社会格差を広げる因子となっていることである.収入の違いや人種による社会性の違いは,成人期の早い段階から生じており,さらにはすでに子どものときから青年期にかけてより大きな格差として根付いている可能性があることに注意する必要がある.子どもに対する肥満の影響は,将来の健康(喘息以外は)に影響を及ぼすだけでなく,すでにこの時期に,低い自己尊厳感,判断力や精神的な豊かさの喪失といった心理社会学的な問題に及ぶのである.

3 経済コストの算定方法

医療にかかった経済的負担の推定には，横断的に有病率に基づく方法（prevalence-based approach）と，縦断的に発症率に基づく方法（incidence-based approach）とがある．それぞれの方法について異なる問題点や利点を以下に示す．

◆有病率に基づく方法

有病率に基づいた方法を用いて，世界各国で肥満の寄与する経済コストが推定されている．この方法を用いた病気の経済性に関する研究は，大きく2つに分けることができる．ひとつは，肥満の関係する医学的な問題をすべてリストアップし，それぞれの医療費のうち肥満が関わる割合を検討する方法であり，もうひとつは，年間の医療費を肥満の人と標準体重の人とで比較することである．2つの方法は，肥満や関連する疾病に関する有病率について横断的に得られたデータを用いる点で共通している．

Colditzが1992年に要約したように，直接的な経済負担を求める研究のほとんどが前者の方法をとっている[10]．直接のコストを求める際には，肥満が因子となるすべての疾患やそれに関わる医療費，肥満がどれほどの割合で寄与しているか（population attributable risk; PAR: 人口寄与リスク．第4章参照）など，総括的な情報を集めることが求められる．それぞれの病気のPARは，前向き疫学研究で求められた相対危険度により決定され，肥満や過体重の人口比率は横断研究による推定値から得られる．医療費に関するデータから，病気それぞれの医療費が得られ[36]，医療費関係の消費者物価指数（consumer price index）を参照してインフレを調整した直近の通貨価値に更新される．それぞれの病気につき肥満に由来する割合であるPAR値が得られた後，PARと，ある年の各疾病の医療費の平均値とを掛け合わせて，ある集団のある疾病について，肥満に由来する医療費分を算出することができる．そして，リストされた疾病それぞれから得られたコストを足し合わせることで，医療費における肥満に由来する経済コストが出される．

この方法を用いて，WolfとColditz[2]は，2型糖尿病，心血管疾患，高血圧，胆のう疾患，閉経後の乳がん，子宮内膜がん，大腸がん，関節炎について，肥満が関与する直接的な経済コストを計算した．米国国民健康栄養調査III（National Health and Nutrition Examination Survey III; NHANES III）（米国全体で22.4%が肥満，乳がん患者のうち24.9%が肥満）の有病率の記録をもとに，1995年において肥満による経済コストは990億ドルと算出され，そのうちの520億ドルが肥満が原因となる直接的な医療費であり，当時の医療費全体の5.7%を占めるものと算出された．Colditz[13]は，肥満だけでなく運動しないライフスタイルをも考慮して再検討した．それによると，肥満と余暇における身体活動量の低さにより，1995年の直接的な医療費は940億ドルに及び，医療費総額の9.4%に相当するとした．

肥満と関係する健康状態をどれだけ網羅できるかを考えると，これまでの横断研究から得られた結果は，非常に控えめな推測といえる．近年の研究から得られた幅広いエビデンスに従えば，1990年代初期の解析に考慮された病気に加えて，新たにリストに加えるべき病状は数多くある．例えば，腹部の脂肪蓄積は良性の前立腺肥大をひき起こすことがわかっており[3]，若い女性の不妊がBMIの高い女性に多いのは明白である[4]．喘息になるリスクは，子どもにおける脂肪蓄積と直接の関連があり[5]，成人についても同様ではないかと考えられている[6]．睡眠時無呼吸症候群も，脂肪

蓄積と関係があることがわかっているが，これまでの研究では解析に含まれてはこなかった[7]。

がんについては，どの種のがんならこうした解析に含めるべきかという選択の改善が長年にわたり進んでいる。国際がん研究機関（International Agency for Research on Cancer; IARC）［フランスのリヨンにある世界保健機構（WHO）の研究機関］から報告された最近の総説によれば，過剰の脂肪蓄積は，大腸がん，閉経後の乳がん，食道がん，腎臓がん，子宮内膜がんをひき起こすとされている[37]。しかし，その後の米国がん協会によるがん予防研究II（Cancer Prevention Study II）という前向き研究から，それ以外のがんについても肥満が危険因子であることが示され，がんによる死亡者数全体の14-20%に寄与することが報告された[38]。最近の前向き研究からも，米国がん協会の報告を支持するものとして，非ホジキンリンパ腫，多発性骨髄腫，膵臓がんが，肥満や過体重によって発症率にして10%ほど上昇することが報告されているので[39-41]，これらのがんも，肥満の経済効果を検討するリストに追加すべきである。肥満による経済コストの最適推定値は，まだ定まっていない。

有病率に基づいた方法に対する批判として，複数の疾病を抱えるケースが考慮されていない場合には医療費を計算するときに重複して加算している可能性が指摘されている。例えば，肥満の人は高血圧と糖尿病の両方を患うことがあるが，医療施設への診察は一度に複数の疾患をみてもらう［ため，個々の疾患の総患者数が実際の患者数を上回ってしまう恐れがある］。こうしたバイアスの影響を受けない方法として，保険制度の既存データを分析の対象として，保険制度の利用者をBMIによって分類し，それぞれのグループで，どれほどの保険料が総額で支払われているか比較，検討することが有用と考えられる。最近では，保険制度の利用や医療費の出費を直接解析の対象として，肥満と過体重の経済的負荷を検討している。こうした研究は，肥満がひき起こすとされる医学的な状態をリストする必要がないという利点があり，交絡因子（喫煙など）による影響の補正には回帰分析が採用される場合が多い。

例えば，Finkelsteinら[15]は，医療支出委員会調査（Medical Expenditure Panel Survey; MEPS）を，米国国民健康インタビュー調査（National Health Interview Survey; NHIS）とリンクさせ，肥満に由来する総医療費を算出した。その結果から，肥満の人は標準体重の人に比べて35%から40%ほど医療費が高くなっていることがわかった。さらに，米国国民の肥満率から換算して，1998年の肥満に起因する医療費は785億ドルに上ることが推定された[15]。

間接的な経済コストについても，PARを応用した方法で負担の総額が検討されている。横断的な研究方法に基づいたWolfとColditz[2]による推定では，生産性に関しては1998年の時点で39億ドル，および3,900万の労働日数が，肥満によって損なわれているとされている。

◘発症率に基づく方法

発症率に基づいて疾病の経済負担を算出する方法は，ある集団を追跡し医療制度の利用記録のデータベースを利用するのが主となる。回帰分析による統計手法が用いられ，人口統計にも用いられる年齢，人種，喫煙を調整する方法がとられる。こうした手法によって，シカゴ心臓協会（CHA）による企業を対象とした追跡調査（Chicago Heart Association Detection Project in Industry）の記録と1984年から2002年までのMedicare［米国・カナダの65歳以上の高齢者や身体障害者などに対する政府の医療保険制度］の記録を分析し，65歳から死亡するまでにかかる医療費を計算した。そして46歳時のBMIが，65歳以降の医療制度の負担にどの程度関係するかを検討した[42]。65歳

から死亡まで，あるいは83歳までに外来時と入院時をあわせた医療制度の累積利用額は，標準体重の人と比べると肥満または過体重の女性については30,000ドルから100,000ドル，肥満または過体重の男性については9,000ドルから76,000ドル，それぞれ高額になることがわかった．

健康保持機構（Health Maintenance Organization; HMO）のシステムを利用し，Thompsonらは，カイザーパーマネンテ［Kaiser Permanente: HMOに登録している保険会社］の北西支部と契約する非喫煙者で病歴のない人を対象にした追跡研究に基づき，BMIと医療負担の関係を検討した[43]．外来，入院，薬の処方について，肥満か過体重の保険利用者の方が，標準体重の保険利用者よりも，医療費は高くなることがわかった．同じ集団について行ったさらに大規模な研究において，Elmerら[44]は，過体重あるいは肥満の成人グループにおいて，20ポンド［9.08 kg］以上の体重の増加が，その後の医療費の使用と関係するかを検討し，その費用について体重を維持できた成人グループと比較した．この集団では，体重の増加が医療費の増加と有意に相関することがわかった[44]．

この方法は単純明快ではあるが，データに強く依存している．肥満の生涯にわたる経済的影響を把握するのに十分な追跡期間を，コホート研究が確保できることは稀である．そのため，代替案として考えられる研究は，統計的なモデルを用いて病気の発症率を予測するとともに，医療費の負担も予測することである．こうしたモデルでは，これまでの疫学的なデータや発症率を用いて，仮想のコホートを作りBMIのレベルに従って病気の発症をシミュレーションする．肥満に関係する医療費については，国レベルの推定値や医療サービスの利用記録から引用する．このアプローチでは，標準的な経済学的手段に基づいて割引率や通貨価値の調整を行い，病気の罹患とその後の生涯にわたる医療費から，将来の経済的負担を推測する[45]．

Gorskyら[46]は，通貨価値の低下を年率3％として，BMIのレベルの異なる3つの仮想のコホートによる25年間の追跡研究をシミュレーションした．彼らは，中高年の女性では，肥満に伴う疾患を治療する費用として，25年間で160億ドル過剰にかかると推定した．Thmopsonら[47]は，高血圧，脂質異常症，糖尿病，冠動脈疾患，脳卒中の罹患に伴う医療費が，肥満の程度によって一生涯でどれほどかかるかを検討した．1人あたりの費用は，喫煙と同程度となった．5つの疾患を治療する際に支払われる医療費は，肥満の人では，現在の通貨価値にして10,000ドルから15,000ドル，標準体重の人に比べて高額となることがわかった．

発症率に基づいた方法では，有病率に基づいた方法では避けられない疾病による体重の減少に基づくバイアスが介在しない．しかし，これまでの前向き研究では追跡期間中の体重の増加を考慮せず，体重は一定であることを前提にしている．成人期においても体重が著しく増加する傾向があることはわかっているので，これまでの経済コストの推定は，極端に控えめなものとなる．

◆経済コストの推定方法に関する考察

有病率に基づいた方法は，ある年の負担に着目しているので，その年ごとの医療による経済的な負荷を知るには，特に有用な情報を与えてくれる．しかし，この方法では，ある時点のBMIの値が，その後，長期的にどれだけ影響を与えるかはわからない．こうした目的には，発症率に基づいた方法が，より適切である．

方法論的に重要な問題は，研究における肥満のカットポイントと標準となるBMI値に関して，文献で一致がみられないことである．このような問題点は，早い時期に公表された研究に多くみら

れる。例えば，その時その時の公衆衛生的実践の実際を反映して，最も初期には，肥満の定義が BMI 27 kg/m² 以上であり，後の研究では，世界保健機構（World Health Organization; WHO）の推奨に従い，肥満を BMI が 30 kg/m² 以上と定義した。こうした基準値の推移のため，過体重（BMI が 25-29.9 kg/m²）[48]のグループに関わる直接・間接の経済コストが多くの解析から除外されているのである。標準の定義も，相対危険度の推定に影響を与え，さらには PAR の値にも影響する。糖尿病や高血圧といった病状は，WHO が定義する 25 kg/m² に至らなくても増加するため[48]，25 kg/m² までの人すべてを標準とすると，脂肪蓄積による経済的な負担は過小評価されることとなる。さらに，BMI が 30 kg/m² 以上の集団のみ，経済コストを推定するということは，30 kg/m² 未満の人の影響を無視することであるから，過剰な脂肪蓄積の一部分を推定しているに過ぎないといえる[49,50]。言い換えれば，肥満ではないが過体重である個人に由来する経済負荷を，かなり追加しなくてはならないということである。

　有病率に基づいた方法や PAR を使った統計学的なアプローチに関係する問題として，Allison ら[14]は，肥満の人が標準体重の人よりも死亡率が高いことが考察されていないので，肥満に関わる経済コストが過大評価されるバイアスがあると指摘している。彼らは，肥満の撲滅によって寿命が延びるなら，一生涯にかかる医療費がそれだけ増えると述べている。そのような可能性とは対照的に，肥満の人の方が合併症などを患うことが多いため，心疾患のような慢性疾患を治療するための平均の医療費がそれだけ高くなっているという指摘もある[51]。

　有病率を用いた方法の代替案としてあげられているのが，肥満の寄与率をある病気を患っている人の BMI に基づいて導くことである。こうした寄与率は目的によっては適切であるが，病気の診断時，あるいは病気の治療を受けた人の BMI では，臨床症状の現れる前の現象として体重減少が起こったり，病状の管理や進行の結果として体重が減少するような多くの病気ではこのことに由来するバイアスが相対危険度の推定に影響するのは明白である。肥満に関する研究において，この方法では，病状による交絡のバイアスを受けてしまうため，肥満による負荷を正しく知ることはできない。

4　肥満による経済負荷を背負うのは誰か

　初期の経済コスト推定の多くは，社会的な視点をもっていた。肥満による負荷を社会構造の異なる区分に分けることは，予算配分を促進したり予防戦略の構築を手助けすることとなる。

　ごく最近，雇用主にかかる負担について，Finkelstein ら[32]，および Thompson ら[24]が報告している。Finkelstein らは，正規雇用の成人を対象とした国の調査による 2 つのデータを用いた。彼らによると，過体重と肥満に由来する損失は，肥満の程度と性別に依存して年間 175 ドルから 2,485 ドルと推定され，欠勤の増加がその 30％ を占めた。クラス 3 に相当する肥満は，その集団の 3％ に過ぎないが，彼らによる損失の占める割合は 21％ となった。Finkelstein らの別の重要な研究[15]では，納税者の負担に着目した。それらによると，1998 年の米国の過体重と肥満に関わる医療費は 785 億ドルに上る。そのうちの約半分が政府の保険制度 [Medicare と Medicaid: Medicare は高齢者，身体障害者を対象とし，Medicaid は低所得者と HIV 患者を対象としている] の利用によるもので，30-40％ が民間の保険制度の利用，15％ が自己資産によるものである[15]。肥満の人のための慢性疾患（高血圧や脂質異常症など）の治療費が上昇している状況は，民間の保険会社において増大

する出費の主な要因となっている[8]。

　世界的に蔓延する肥満の経済的な負担が，先進国と比較して，発展途上国の人々の肩により重くのしかかる[52]。糖尿病や脳卒中，冠動脈疾患の治療は高価で，経済的な負荷となり，その困難から治療を避け，事態を深刻化させることも考えられる。そのため，肥満は発展途上国においても非常に憂慮すべき問題と考えられる[53・54]。

5　知識の差と将来の研究

　肥満の蔓延に伴う経済的なコストを推定することは，どれほどの負担が生じているかの理解を助けるとともに，臨床や公衆衛生上の優先事項としての政策的な方向性を提示することも目的としている[55-58]。米国の国立衛生研究所（National Institutes of Health; NIH）のHubbard博士は，NIHの合同会議での講演で，重度の肥満の国家規模の負担を示すため，経済コストの算定を初めて求めた[10]。この動きの詳細を記載する余裕はないが，1990年後半から著名な医学雑誌でも経済的な議論がされはじめており[48]，個人の健康や社会にとって肥満が重大な問題となってきていることは食事のガイドラインの改訂などからも認識することができる。医療費などの負担を経済的な単位で表すことにより，肥満を喫煙などの影響と直接比較することができ，生命保険や医療行為の制度などの議論を推し進めることができる。世界銀行やWHOなどの国際機関も，経済コストに関する推定値を，健康に対する害の比較検討に用いることができるだろう。

　しかし，肥満のコスト研究の意義について議論がないわけではない[59・60]。経済コストの推定値には，大きなばらつきが認められ，比較の可能性だけでなく正確さ，妥当性，信頼性，有用性についても疑問が投げかけられている[61]。RouxとDonaldson[62]は，肥満という負担がもたらす経済コストの推定を批判し，肥満を予防し治療する他の戦略の経済評価にもっと大きく焦点があてられるべきであるとした。彼らは，種々の介入によって得られる相対的な利益に着目して経済効果を検討すれば，公衆衛生や臨床的対応に向ける予算の配分に，より的確な情報を与えることができることを示した[45]。また，体重の減少がコストの削減になると仮定すると，病気に関わるコストの研究［医療経済学］を基盤としたコストの推定には欠陥があると述べている。必ずしもすべての病気が除外されるわけではないという事実からである。これはPAR算定に関わる古典的な問題であり，このような算定方法は，肥満と病気の間に因果関係を仮定し，肥満をなくすことで将来の蓄えの基盤を形成している。加えて，予算配分の優先度を決める一義的な結果として，障害調整生存年数（disability-adjusted life-years; DALY）等の他の指標に比べて経済コストの算定がより優れているか否かについて，社会全体の合意があるわけではない。

　子どもの肥満が蔓延しているため，最近では，その経済的な負担を検討する研究が増えてきている。WangとDietz[63]は，喘息，睡眠時無呼吸症候群，糖尿病や胆のうの病気など，肥満に関連する疾患により，1979-1981年から1997-1999年にかけて医療費が3倍（3,500万ドルから1.27億ドル）に膨れ上がっていることを示した。第8章から第12章，そして第20章に紹介されているように，ここ数年で肥満による健康への損害についての研究結果が蓄積しているが，肥満が与える経済コストについては，さらなる研究が必要とされている。

　過剰の体重が病気の罹患や死亡と関係しているという結果が圧倒的に増えている。最近公表されている肥満による経済コストの推定値は，社会全体の真のコストを明らかに過小評価している。こ

れまで，そのような推定で考慮された肥満と関連する疾患はほんの限られたものに過ぎず，身体の不自由に伴う負担についてはその範疇に含まれていない[27,28,64]。それに加え，多くの研究において，肥満ではないが過体重である人々に対する影響を考慮していない。過体重と肥満の割合は上昇し続けているため，我々は個人やコミュニティ，社会全体が被る影響と経済的な負担増大に今後も直面するだろう。

文 献

1. US Department of Health and Human Services, *The Surgeon General's Call to Action to Prevent and Decrease Overweight and Obesity*. Rockville, MD: US Department of Health and Human Services, Public Health Service, Office of the Surgeon General 2001.
2. Wolf A, Colditz GA. Current estimates of the economic cost of obesity in the United States. *Obes Res*. 1998; 6:97-106.
3. Giovannucci E, Rimm EB, Chute CG, et al. Obesity and benign prostatic hyperplasia. *Am J Epidemiol*. 1994; 140:989-1002.
4. Rich-Edwards JW, Garland MT, Hunter DJ, et al. Physical activity, body mass index, and ovulatory disorder infertility (abstract). *Am J Epidemiol*. 1998;147:S57.
5. Camargo CA Jr, Wentowski CC, Field A, Gillman M, Frazier AA, Colditz GA. Prospective cohort study of body mass index and risk of asthma in children. *Ann Epidemiol*. 2003;13:565.
6. Camargo CA Jr, Weiss ST, Zhang S, Willett WC, Speizer FE. Prospective study of body mass index, weight change, and risk of adult-onset asthma in women. *Arch Intern Med*. 1999;159:2582-2588.
7. Rossner S, Lagerstrand L, Persson HE, Sachs C. The sleep apnoea syndrome in obesity: risk of sudden death. *J Intern Med*. 1991;230:135-141.
8. Thorpe KL, Florence CS, Howard DH, Joski PJ. The impact of obesity on rising medical spending. *Health Aff (Millwood)*. 2004: Suppl Web Exclusives:W4-480-W4-486.
9. Andreyeva TA, Sturm RA, Ringel JS. Moderate and severe obesity have large differences in health care costs. *Obes Res*. 2004;12:1936-1943.
10. Colditz GA. Economic costs of obesity. *Am J Clin Nutr*. 1992;55:503S-507S.
11. Wee CC, Phillips RS, Legedza AT, et al. Health care expenditures associated with overweight and obesity among US adults: importance of age and race. *Am J Public Health*. 2005;95:159-165.
12. Finkelstein EA, Fiebelkorn IC, Wang G. State-level estimates of annual medical expenditures attributable to obesity. *Obes Res*. 2004;12:18-24.
13. Colditz GA. Economic costs of obesity and inactivity. *Med Sci Sports Exerc*. 1999;31:S663-S667.
14. Allison DB, Zannolli R, Narayan KM. The direct health care costs of obesity in the United States. *Am J Public Health*. 1999;89:1194-1199.
15. Finkelstein EA, Fiebelkorn IC, Wang G. National medical spending attributable to overweight and obesity: how much, and who's paying? *Health Aff (Millwood)*. 2003: Suppl Web Exclusives:W3-219-W3-226.
16. Levy E, Levy P, Le Pen C, Basdevant A. The economic cost of obesity: the French situation. *Int J Obes Relat Metab Disord*. 1995;19:788-792.
17. Seidell JC. The impact of obesity on health status—some implications for health care costs. *Int J Obes*. 1995;19 (Suppl 6):S13-S16.
18. Segal L, Carter R, Zimmet P. The cost of obesity. The Australian perspective. *PharmacoEconomics*. 1994;5 (Suppl):45-52.
19. Comptroller and Auditor General. *Tackling Obesity in England. Appendix 6: Estimating the Cost of Obesity in England*. London: Stationery Office, 2001.
20. Fry J, Finley W. The prevalence and costs of obesity in the EU. *Proc Nutr Soc*. 2005;64:359-362.
21. Popkin BM, Kim S, Rusev ER, Du S, Zizza C. Measuring the full economic costs of diet, physical activity and obesity-related chronic diseases. *Obes Rev*. 2006;7:271-293.
22. Biering-Sorensen F, Lund J, Hoydalsmo OJ, et al. Risk indicators of disability pension. A 15 year follow-up study. *Dan Med Bull*. 1999;46:258-262.

23. Narbro K, Jonsson E, Larsson B, Waaler H, Wedel H, Sjostrom L. Economic consequences of sick-leave and early retirement in obese Swedish women. *Int J Obes Relat Metab Disord*. 1996;20:895-903.
24. Thompson D, Edelsberg J, Kinsey KL, Oster G. Estimated economic costs of obesity to U.S. business. *Am J Health Promot*. 1998;13:120-127.
25. Finkelstein EA, Ruhm CJ, Kosa KM. Economic causes and consequences of obesity. *Ann Rev Public Health*. 2005;26:239-257.
26. Østbye T, Dement JM, Krause KM. Obesity and workers' compensation: results from the Duke Health and Safety Surveillance System. *Arch Intern Med*. 2007;167:766-773.
27. Coakley EH, Kawachi I, Manson JE, Speizer FE, Willett WC, Colditz GA. Lower levels of physical functioning are associated with higher body weight among middle-aged and older women. *Int J Obes*. 1998;22:958-996.
28. Fine JT, Colditz GA, Coakley EH, et al. A prospective study of weight change and health-related quality of life in women. *JAMA*. 1999;282:2136-2142.
29. Sarlio-Lahteenkorva S, Stunkard A, Rissanen A. Psychosocial factors and quality of life in obesity. *Int J Obes Relat Metab Disord*. 1995;19:S1-S5.
30. Gortmaker SL, Must A, Perrin JM, Sobol AM, Dietz WH. Social and economic consequences of overweight in adolescence and young adulthood. *N Engl J Med*. 1993;329:1008-1012.
31. Pagan JA, Davila A. Obesity, occupational attainment, and earnings. *Soc Sci Q*. 1997;78:756-770.
32. Finkelstein E, Fiebelkorn C, Wang G. The costs of obesity among full-time employees. *Am J Health Promot*. 2005;20:45-51.
33. Flegal KM, Carroll MD, Kuczmarski RJ, Johnson CL. Overweight and obesity in the United States: prevalence and trends, 1960-1994. *Int J Obes Relat Metab Disord*. 1998;22:39-47.
34. Kumanyika SK. Obesity, health disparities, and prevention paradigms: hard questions and hard choices. *Prev Chronic Dis*. 2005;2:A02.
35. Zhang Q, Wang Y. Trends in the association between obesity and socioeconomic status in U.S. adults: 1971 to 2000. *Obes Res*. 2004;12:1622-1632.
36. Hodgson TA. Costs of illness in cost-effectiveness analysis. A review of methodology. *Pharmacoeconomics*. 1994;6:536-552.
37. International Agency for Research on Cancer. *Weight Control and Physical Activity*, 2002.
38. Calle EE, Rodriguez C, Walker-Thurmond KA, Thun MJ. Overweight, obesity, and mortality from cancer in a prospectively studied cohort of U.S. adults. *N Engl J Med*. 2003;348:1625-1638.
39. Blair CK, Cerhan JR, Folsom AR, Ross JA. Anthropometric characteristics and risk of multiple myeloma. *Epidemiology*. 2005;16:691-694.
40. Michaud DS, Giovannucci E, Willett WC, Colditz GA, Stampfer MJ, Fuchs CS. Physical activity, obesity, height, and the risk of pancreatic cancer. *JAMA*. 2001;286:921-929.
41. Patel AV, Rodriguez C, Bernstein L, Chao A, Thun MJ, Calle EE. Obesity, recreational physical activity, and risk of pancreatic cancer in a large U.S. Cohort. *Cancer Epidemiol Biomarkers Prev*. 2005;14:459-466.
42. Daviglus ML, Liu K, Yan LL, et al. Relation of body mass index in young adulthood and middle age to Medicare expenditures in older age. *JAMA*. 2004;292:2743-2749.
43. Thompson D, Brown JB, Nichols GA, Elmer PJ, Oster G. Body mass index and future healthcare costs: a retrospective cohort study. *Obes Res*. 2001;9:210-218.
44. Elmer PJ, Brown JB, Nichols GA, Oster G. Effects of weight gain on medical care costs. *Int J Obes Relat Metab Disord*. 2004;28:1365-1373.
45. Gold MR, Siegel JE, Russell LB, Weinstein MC. *Cost-Effectiveness in Health and Medicine*. New York: Oxford University Press, 1996. [Marthe R. Gold 著, 池上直己・池田俊也・土屋有紀訳. 医療の経済評価. 医学書院: 1999]
46. Gorsky RD, Pamuk E, Williamson DF, Shaffer PA, Koplan JP. The 25-year health care costs of women who remain overweight after 40 years of age. *Am J Prev Med*. 1996;12:388-394.
47. Thompson D, Edelsberg J, Colditz GA, Bird AP, Oster G. Lifetime health and economic consequences of obesity. *Arch Intern Med*. 1999;159:2177-2183.
48. Willett WC, Dietz WH, Colditz GA. Guidelines for healthy weight. *N Engl J Med*. 1999;341:427-434.
49. NHLBI Obesity Education Initiative Expert Panel on the Identification, Evaluation and Treatment of Overweight and Obesity in Adults. *Clinical Guidelines on the Identification, Evaluation and Treatment of Overweight and Obesity in Adults*. Bethesda, MD: National Heart, Lung, and Blood Institute, National Institutes of

Health, 1998:228.
50. U.S. Department of Agriculture, U.S. Department of Health and Human Services. *Nutrition and Your Health: Dietary Guidelines for Americans*. 4th ed. Washington, DC: U.S. Government Printing Office, 1995.
51. Lahey SJ, Borlase BC, Lavin PT, Levitsky S. Preoperative risk factors that predict hospital length of stay in coronary artery bypass patients > 60 years old. *Circulation*. 1992;86:181-185.
52. Yach D, Stuckler D, Brownell KD. Epidemiologic and economic consequences of the global epidemics of obesity and diabetes. *Nat Med*. 2006;12:62-66.
53. Wang L, Kong L, Wu F, Bai Y, Burton R. Preventing chronic diseases in China. *Lancet*. 2005;366:1821-1824.
54. Barcelo A, Aedo C, Rajpathak S, Robles S. The cost of diabetes in Latin America and the Caribbean. *Bull World Health Organ*. 2003;81:19-27.
55. Richmond JB, Kotelchuck M. Coordination and development of strategies and policy for public health promotion in the United States. In: Holland W, Detel R, Know G, eds. *Oxford Textbook of Public Health*. Oxford: Oxford University Press, 1991.
56. Atwood K, Colditz GA, Kawachi I. Implementing prevention policies: relevance of the Richmond model to health policy judgments. *Am J Public Health*. 1997;87:1603-1606.
57. Sturm R. The effects of obesity, smoking, and drinking on medical problems and costs. *Health Aff (Millwood)*. 2002;21:245-253.
58. Institute of Medicine. *Weighing the Options: Criteria for Evaluating Weight-Management Programs*. Washington, DC: National Academy Press, 1995.
59. Rice DP. Cost-of-illness studies: fact or fiction? *Lancet*. 1994;344:1519-1520.
60. Shiell A, Gerard K, Donaldson C. Cost of illness studies—an aid to decision-making. *Health Policy*. 1987;8:317-323.
61. Bloom BS, Bruno DJ, Maman DY, Jayadevappa R. Usefulness of US cost-of-illness studies in healthcare decision making. *Pharmacoeconomics*. 2001;19:207-213.
62. Roux L, Donaldson C. Economics and obesity: costing the problem or evaluating solutions. *Obes Res*. 2004;12:173-179.
63. Wang G, Dietz WH. Economic burden of obesity in youths aged 6 to 17 years: 1979-1999. *Pediatrics*. 2002;109:E81-1.
64. Fontaine KR, Cheskin LJ, Barofsky I. Health-related quality of life in obese persons seeking treatment. *J Fam Pract*. 1996;43:265-270.

第Ⅲ部
肥満の要因の疫学研究

第14章 食事，栄養と肥満

Frank B. Hu

　特別な制限なく普通に生活している人の体重増加と肥満は，毎日の小さなエネルギーバランスの崩れが積み重なって生じる。多くの食事要因によって，直接的・間接的にエネルギー摂取量と消費量が変化し，その結果として体重変化が起こる。多くの疫学研究や臨床試験が，体重コントロールと肥満予防に対する食事要因の効果を検討してきたが，主なエネルギー源である脂質，炭水化物，タンパク質の相対的割合の体脂肪蓄積への影響は明らかでなく，体重減少を来たしやすい食事として人気のあるものについても，その成績は一定ではない[1]。疫学研究や臨床試験の方法論上の多くの問題点が，結果の解釈を難しくしている。疫学研究［臨床試験すなわち実験的研究に対して観察研究の意味］は，たとえ前向きコホート研究であっても，残余交絡や測定されていない交絡因子による交絡［交絡バイアス］だけではなく，食事評価の測定誤差の影響を受ける。ほとんどの臨床試験も，研究期間が短いことや，調査規模が小さいこと，食事介入に対する遵守度が悪いことといった深刻な限界がある（第4章参照）。

　大規模疫学研究により，長期にわたる体重増加と食品や食品群の摂取，さらに食事パターンとの関連について検討するようになったのは，ほんの最近のことである。こうした検討は，個々の栄養素（例えば脂質や炭水化物）に注目して肥満との関連を調べた従来の研究よりも有益な結果を生み出してきているようである。例えば最近の前向き研究は，砂糖入り清涼飲料の摂取が体重増加をもたらすことや，全粒穀類［精白していない穀物，全粒パン，全粒粉］の摂取量が多いことと体重増加が少ないこととが関連することを指摘している。さらに，総合的な食事パターンが長期の体重増加に影響を与えることを示唆する研究結果も増えている。

　本章では，主要栄養素の摂取が体重に与える影響について，疫学研究と臨床試験から得られた知見を概説する。そして，個々の食品（群）や飲料（全粒穀類，果物と野菜，ナッツ類，乳製品，コーヒーとカフェイン，アルコール飲料を含む）に関する疫学研究について述べる。最後に，総合的な食事パターン（ファストフードの利用や朝食の欠食を含む）および食事のエネルギー密度と体重の関連について詳しく述べる。

1　主要栄養素

◆脂　質

　脂質はエネルギー密度が高く，高脂肪食品は美味しく感じるため，脂質摂取は体重増加や肥満をひき起こし，脂質の摂取を控えることが体重減少につながると信じられてきた。このため広く使われている複数の体重減少ガイドラインにおいて，低脂質高炭水化物のカロリー制限食が推奨されている。しかし，脂質摂取と肥満の関連を調べた疫学研究や臨床試験にはさまざまな結果が混在しており，脂質摂取と体脂肪の関連を調べた研究を詳細に検討した総説もいくつかある[1-8]。次節では

疫学研究と臨床試験に基づくエビデンスを簡単に要約して紹介する。

○疫学的エビデンス

国ごとの生態学的研究により，脂質エネルギー比率（脂質から摂取されるエネルギーの総エネルギー摂取量に対する割合）と肥満者割合には強い正の関連があることが報告されている[3]。しかし，国による経済発展の違いや，入手可能な食物の違い，身体活動量レベルが異なるなど調整不能な交絡があるため，脂質エネルギー比率と肥満の生態学的関連は誤ってとらえられている可能性がある。ヨーロッパ諸国内（脂質エネルギー比率は25-47%）や，中国の65郡内（脂質からのエネルギー摂取比率は8-25%）のように，経済発展が同程度の国あるいは集団に限定した解析では，脂質エネルギー比率と肥満の頻度との関連はほとんど認められていない[5]。経済や栄養状態が変化しつつある発展途上国では，脂質摂取量の上昇と肥満の間に正の相関が認められるようである[9]が，このように文化の異なる集団の相関を調べる解析では，入手可能な食品や食生活と身体活動量レベルの変化が交絡しており，脂質エネルギー比率と肥満の頻度の真の関連についての解釈は難しい。この20年間の米国の傾向として，脂質エネルギー比率の大幅な低下に符合するかのように肥満者が顕著に増加している[5]ことから，脂質摂取量の減少自体は肥満増加を抑止することはなさそうである。しかし同時期にアメリカ人の身体活動量レベルがかなり低下している点は注意すべきである（第15章参照）。

多くの横断研究で脂質摂取と体脂肪蓄積の正の関連が報告されている[2]。しかし，この相関は，健康に配慮する人が食事の他の側面や生活習慣を変容させるのと同時に，脂質摂取量を減らした結果を反映しているのかもしれない。このような要因を測定し，統計学的に調整することは難しい。体重は，他の健康状態（例えば高血圧や高コレステロール）とは異なり，個人が容易に把握できるエンドポイント［疫学研究や臨床試験の結果変数］であり，その変化に応じて個人が食事や生活習慣を変えることにより，さらに影響される変数である[10]。

長期間の脂質摂取と体脂肪増加と体重増加との関連について，ごく少数の前向きコホート研究があるが，結果は一致していない[2,4]。これらの研究では調査の規模や追跡期間，年齢層，統計解析で調整する共変量，食事調査方法がかなり異なっている。

脂質摂取と体重の関連についての前向き研究も，健康を意識した行動による交絡の影響を受ける。この交絡は，食事や体重を繰り返し測定し，「特定の食事の変化による体重の変化」を調べることで，ある程度除外できる。しかしほとんどの研究は食事をベースライン調査でしか測定していないため，追跡期間中の重要な交絡要因（例えば喫煙，飲酒，身体活動）の変化に関する情報がない。

361人のスウェーデン人を対象とした6年間の研究において，Heitmannら[11]は，肥満の家族歴がある肥満女性において，高脂質摂取と肥満度（体格指数 body mass index; BMI）との有意な関連を見出した（$P=0.003$）が，やせの親をもつ肥満女性や，親の肥満の有無にかかわらず肥満でない女性ではこの関連を認めなかった。この結果は遺伝的素因をもつ女性において，高脂質摂取が肥満の促進因子となる可能性を示唆する。しかし，Fieldら[12]の41,518人を対象とした大規模研究では，脂質摂取と体重増加との関連性は親の体重によって違わないという結果が得られた。脂質の種類でいうと，飽和脂肪酸およびトランス脂肪酸の摂取量は体重増加と弱い正の関連を示したが，単価または多価不飽和脂肪酸からのエネルギー比率の増加は体重増加と関連しなかった。脂質の種類

による体重増加への関連性の差異は，インスリン抵抗性や脂肪蓄積への生物学的作用が脂質により異なることを意味するのかもしれない[13]。脂質の種類は違っても，そこから得られるエネルギー量が同じならば，関連性の違いは，摂取する脂質の種類に関係のある他の食事や生活様式の交絡の影響を受けているかもしれない。

脂質摂取と腹囲の変化について検討している唯一の前向き研究がある。Koh-Banerjee ら[14] の多変量解析の報告では，総脂質摂取量は腹囲の増加と関連しなかった。しかし，トランス脂肪酸摂取量の増加と9年間の腹囲の増加には，同期間の BMI 変化量を調整後でも有意な関連が認められた。トランス脂肪酸の高頻度の摂取に関連した他の食事要因（例えばファストフードの利用）による交絡の可能性は除外しきれないが，この結果はトランス脂肪酸の腹部脂肪蓄積への有害な影響を示唆している。

○脂質摂取の低下と体重減少についての臨床試験のエビデンス

過体重の人や肥満者において，低脂質食の体重減少への効果を検討した膨大な数の臨床試験がある。主に短期間の体重減少効果を調べた28試験をまとめたメタアナリシスでは，脂質からの総エネルギー摂取量を10％減少させると1日あたり16 g（この値は18カ月まで外挿すると8.8 kgの体重減少に相当）体重が減少することが示された[3]。しかし長期間の試験では，この結果を実証できなかった。

Willett[5] は追跡期間が12-24カ月間の9つの試験を含むいくつかの比較的長期間の低脂質食と体重についての介入研究を系統的に検討した。その結果，低脂質食によって短期間の中等度の体重減少がもたらされることは示されたが，研究期間が1年以上になると，脂質エネルギー比率が18-40％の間で変動しても，体重に与える影響はほとんど無視できるものであった。

今までで最も大規模な無作為化食事介入試験である女性の健康イニシアチブ（Women's Health Initiative; WHI）研究の食事変容試験（dietary modification trial）では，米国に住む48,835人の閉経後女性を，日常食群と自発的な低脂質食パターン群に割り付けて比較した。平均追跡期間は7.5年である[15]。介入群は総脂質摂取量を総エネルギー比20％に減らし，果物や野菜，穀類の摂取を増やすよう指導され，栄養士による行動変容の集中講座も受講した。対照群には，アメリカ人向けの食事指針が配られ，いつも通りの食事を続けた。介入後はじめの1年間は，対照群に比べ介入群で体重がより減少したが（2.2 kg；$P<0.01$），追跡終了時の2群間の差はほとんどなかった（7.5年間で0.4 kg）。この研究は，低脂質食摂取によっては長期間の体重減少は達成できないことに関して現存する最も強い根拠になっている。

◧炭水化物

米国では，脂質からのエネルギー摂取量が減少しても肥満の流行が収束しないことから，脂質にかわり摂取量が増加した炭水化物が肥満の蔓延を加速するという別の仮説が提唱された[16]。しかし，これまでの疫学研究では炭水化物と体脂肪との関連は直接的には検討されてこなかった。また，既存の疫学研究や臨床試験の結果に基づけば，ほとんど全ての食事で脂質と炭水化物からのエネルギー摂取割合は相補的なので，脂質にかわって炭水化物を摂取しても体脂肪にはっきりとした影響があるとは考えにくい。

横断研究では砂糖摂取と BMI の負の関連が認められている[8]が，この関連は因果の逆転を示し

ているだけかもしれない．つまり本当は，過体重の人が砂糖摂取を減らして体重をコントロールしようとしている結果を示しているとも考えられる．過体重の人は，砂糖摂取量を低く報告する傾向もある．横断研究で認められる総炭水化物摂取量とBMIの負の関連も，体重コントロールを目的とした健康を意識した行動の交絡を受けているかもしれない[1]．

最近，炭水化物制限が，体重減少の新しい方法として推奨されはじめた．いくつかの臨床試験は低炭水化物食の体重減少への影響を評価している．追跡期間が6-12カ月の5つの無作為化比較試験のメタアナリシスでは，低炭水化物食を任意に摂取した場合と，カロリー制限を含む低脂質食の場合とで体重減少への影響を比較した[17]．その結果，6カ月後には低炭水化物食を割り当てた群では，低脂質食を割り当てた群に比べ，体重減少の割合が大きかった（体重の変化の平均，-3.3 kg；95％信頼区間，-5.3--1.4 kg）．しかし12カ月後では両者の体重減少量に違いはなかった．このメタアナリシスでは，心血管疾患危険因子に対する，低炭水化物食と低脂質食の2つの食事パターンの影響も比較した．6カ月後，低炭水化物食群の中性脂肪と高比重リポタンパク（high-density lipoprotein；HDL）コレステロールの改善がより大きく，低脂質食群の総コレステロールと低比重リポタンパク（low-density lipoprotein；LDL）コレステロールの改善がより大きかった．ただし，これらの試験は短期間の（6カ月以内）体重減少に対しては低炭水化物食が低脂質食に比べて優位性をもつことを示したものであるが，研究規模が小さく，介入食に対する遵守度も低く，さらに追跡期間中の脱落者割合が大きいという問題点を含んでいることには留意すべきである．

最近，Gardnerら[18]は，特別な制限がなく自由に生活している331人の過体重または肥満の閉経前女性を対象とした無作為化比較試験で，4つのよく用いられる減量食，アトキンス（Atkins），ゾーン（Zone），オーニッシュ（Ornish），LEARN［Atkins食：very low in carbohydrate（超低炭水化物食），Zone食：low in carbohydrate（低炭水化物食），Ornish食：very high in carbohydrate（高炭水化物食），LEARN: Lifestyle, Exercise, Attitudes, Relationships, and Nutrition; low in fat, high in carbohydrate, based on national guidelines（生活習慣，運動，行動，およびそれらの関連，栄養：国の策定ガイドラインに基づく低脂質，高炭水化物食）］の体重減少への影響を比較した．12カ月の平均体重減少量は，Atkins群では4.7 kg，Zone群では1.6 kg，LEARN群では2.6 kgで，Ornish群では2.2 kgだった．12カ月ではAtkins群は他群に比べ，LDLコレステロールは有意ではないものの増加し，中性脂肪がより減少した．他の低炭水化物食を用いた介入試験と異なり，この研究では脱落者は比較的少なかったが（約20％），すべての群（4群）での食事の遵守度（実行度）の度合いは全般に低かった．この研究では，厳しい炭水化物制限は体重減少に適度に効果があるという強いエビデンスを得た．ただし，炭水化物制限が体重増加の予防に効果的かどうかは明らかではない．

○炭水化物の特性

炭水化物は化学的構造により単純糖質と複合糖質に分類される．単純糖質は複合糖質に比べ，消化吸収がより速く，食後の血糖応答が急激に起こるため，食事の指導としては一般的に，複合糖質すなわちでんぷんの摂取を薦め，単純糖質すなわち砂糖を控えることが薦められている[1]．しかし最近，多くのでんぷん食品（すなわちベイクドポテトや精白パン）が単純糖質よりもさらに速い血糖応答をひき起こすことが知られるようになってきた[19]．さまざまな炭水化物食品により生じる血糖応答の違いを定量化するために，Jenkinsら[20]はグリセミック指数（glycemic index; GI）の概念を提唱した．この指数は，基準となる炭水化物（グルコースや精白パン）の標準量（50 g）を摂食後の

血糖上昇の程度（血糖値曲線下の面積）と比較した場合の，特定の炭水化物食品 50 g の摂取後の血糖応答の程度として決められる。消費された炭水化物の質と量の両方を表す概念として，Salmeron ら[21]によって，グリセミック負荷（glycemic load; GL, 食品のグリセミック指数とその食品の炭水化物含量の積）の概念が開発された。

いくつかの前向き研究で食事の GI と GL が 2 型糖尿病や心血管疾患の発症を予測することが報告されている[22]が，体重に対する影響を評価した疫学研究はほとんどない。インスリン抵抗性動脈硬化研究（Insulin Resistance Atherosclerosis Study）の横断的解析では，食事の GI と BMI や腹囲に有意な関連はなかった[23]。しかし，Ma ら[24]の 4 年間の縦断研究では，食事の GI と BMI に正の関連が認められた（しかし，総炭水化物量または GL と BMI の関連はない）。GI に関する総説では，GI の高い食品や飲料を摂取させる短期間の介入試験（一食だけ，あるいは一日だけの介入）によって，空腹感の増加と満腹感の減少（両方またはどちらか）が起こることが示されている[25]。また，低 GI 食品の摂取後よりも高 GI 食品の摂取後では，自発的なエネルギー摂取量が増加した。これらの結果は長期間の高 GI 食の摂取が，特に感受性の高い個人（すなわち座っていることが多い人や過体重の人）において，過剰なエネルギー摂取をひき起こし，体重増加や過体重の維持を招く可能性を示している。

体重減少に対する GI または GL の役割に関する長期間の臨床試験の結果は一貫していない。10 週間の並行群間比較（パラレル比較）の無作為化介入試験では，低 GI 食群の体重と脂肪の減少は高 GI 食群に比べて大きかったが，その差は統計学的有意水準には至らなかった[26]。より大きな調査規模の 12 週間の無作為化比較試験では，低 GI 食群の体脂肪減少量は高 GI 食群に比べ，特にタンパク質の摂取割合を増やした場合に有意に多かった（ただし，体重減少量の差はなかった)[27]。しかし，BMI 値が 23-30 の健康なブラジル人女性 203 人の無作為化比較試験では，18 カ月の追跡期間中，食事の総カロリーは保ったまま内容を高 GI 食と低 GI 食で比較しても，体重減少に対する効果に違いはなかった[28]。これらの研究は，炭水化物の種類を変えても GL の総量が減少しないと，体重減少の効果がみられないことを示唆している。最近の肥満若年女性（18-35 歳，73 人）を対象とした無作為化比較試験において Ebbeling ら[29]は，ベースライン時の 75 g 経口糖負荷 30 分後の血清インスリン濃度で評価されたインスリン分泌が高い者においては，低脂質食よりも低 GL 食が体重減少に効果的であることを報告した。これらの結果は興味深く，今後の体重減少を目的とした介入研究で検証する必要がある。

◨タンパク質

低炭水化物食として広く知られているものはほとんどが高タンパク質食でもあることから，タンパク質の体重コントロール作用が注目されている。追跡期間が短い 15 の研究の総説によって，タンパク質比率が高い食事の方が，（摂食に伴う）熱産生量がより多いことが報告されている[30]。さらに，タンパク質比率の高い食事はその後のエネルギー摂取量も減らすかもしれない。例えば，Skov ら[31]は普通の生活を送っている個人を無作為に高タンパク質群と低タンパク質群に分けたところ，6 カ月間の 1 日あたりの摂取エネルギー量は高タンパク質群で平均 8,956 kJ, 低タンパク質群で平均 10,907 kJ であったことを報告した。この研究結果は自分で食事内容を守らせる他の介入研究の結果[30]と一致している。低タンパク質食に比べ高タンパク質食は満腹感が高く，高タンパク質摂食後のエネルギー摂取量が低くなるという仮説を支持するものである。

横断研究ではタンパク質摂取量と腹部肥満は負の関連を示すが[32]、前向き研究では、タンパク質摂取量と体脂肪との関連は認められていない。先に述べた低炭水化物食の無作為化比較試験では、タンパク質や脂質の摂取エネルギー比率を同時に増加させるので、特定の主要栄養素の体重減少への効果はわかりにくい。前述した6カ月の試験では、炭水化物を減らすかわりにタンパク質を増やし、脂質エネルギー比率は30%を維持した[31]。高タンパク質食摂取（タンパク質からのエネルギー比率25%）に割り付けられた対象者は、低タンパク質食群（タンパク質からのエネルギー比率12%）に比べ、より大きな体重減少（8.8対5.1 kg）と脂肪減少（7.6対4.3 kg）を研究終了時に認めた。

以上まとめると、高タンパク質食はタンパク質が少ない食事に比べ、短期間の体重減少をもたらすことを示すいくつかの知見がある。考えられるメカニズムとしては、満腹感を増やすこと、それに伴いエネルギー摂取量の低下をもたらすこと、熱産生を増加させること、GLを低下させること、などがある[33]。しかし、タンパク質の体重調節への影響を明らかにするためには、より大規模でかつ長期間の研究が必要である。

2　食品と食品群

最近の研究では特定の食品の摂取や食事パターンと体脂肪量との関連が調べられている。これらの解析は肥満に関わる食事要因を明らかにする上で重要であり、実践的な食事指針を作る際にも活用できる。

◧全粒穀類と食物繊維

全粒穀類製品（全粒小麦パン、玄米、オーツ麦、大麦など）のGIは通常低い。精製された穀類は精製過程で多量の食物繊維や有益な栄養素が失われるのに比べ、全粒穀類製品は食物繊維、抗酸化ビタミン、マグネシウム、植物由来化学物質が豊富である。いくつかの研究で全粒穀類食品の摂取量と2型糖尿病や心血管疾患リスクの負の関連が示されている[22]。しかし、全粒穀類食品と肥満のリスクについての疫学研究はほとんどない。若年成人における冠動脈リスク進展研究（Coronary Artery Risk Development in Young Adults study; CARDIA）の追跡7年後の成績では全粒穀類摂取とBMIには負の関連が認められたが、ウェストヒップ比とは関連していなかった[34]。

看護師健康研究（Nurses' Health Study; NHS）の12年間の追跡データを用い、Liuら[35]は食物繊維、全粒穀類製品、精製穀類製品の摂取量の変化と、体重増加との関連を調べた。全粒穀類摂取量の増加が大きい群は4年間の体重増加量が少なかった（摂取量5分位の第1分位では1.58 kg増加であり、第5分位では1.07 kg増加、傾向性の検定 $P<0.0001$）。一方、精製穀類摂取量の増加が大きい群は体重が増加した（0.99 kgから1.65 kg、傾向性の検定 $P<0.0001$）。これらの結果は、全粒穀類やふすま［小麦をひいて粉にする時にできる皮の屑。食物繊維を豊富に含む］、穀物繊維摂食量と体重との関連を調べたある男性コホートでの関連研究の結果と一致している[36]。

全粒穀類はさまざまな栄養素や化合物を豊富に含んでいるが、体重に対する有益な効果のほとんどは食物繊維によると考えられている[37,38]。食物繊維には「かさ（bulk）」があり、またエネルギー密度も相対的に低いため、食物繊維の多い食品は満腹感を促し、エネルギー摂取量の低下を導くと考えられる[38]。27個の実験的研究の系統的な総説においても、食物繊維が満腹感および（食物繊維の多い食事を摂食した後の）エネルギー摂取量に有益な影響を及ぼすことが示されている[39]。

全粒穀類の約20%から50%は水溶性（soluble）または粘性（viscous）の食物繊維である[38]。ゲル様特性をもつ粘性食物繊維は胃内容物の排出と腸における吸収の両方または片方を遅らせることができる。短期の影響を調べる臨床試験では，精製穀類にかわる全粒穀類の摂取が，おそらく食後の血糖応答ならびにインスリン応答を鈍くすることにより，インスリン感受性を高めることが示唆されている[40]。血糖変動やインスリン反応が抑えられることが，空腹やそれに続くエネルギー摂取量の減少と関連するのかもしれない。

いくつかの前向き研究では食物繊維摂取と脂肪蓄積の負の関連が報告されている。前述のNHS研究では女性において食物繊維摂取量が最も増えた群は，最も摂取量の増加が少ない群に比べ，平均1.52 kg体重増加量が少なかった（傾向性の検定 $P<0.0001$）。これはベースラインの体重と年齢，共変量の変化を調整した後の結果である[35]。男性のあるコホート研究では，食物繊維摂取量の増加により中心性肥満が減少した[14]。つまり，総食物繊維が1日あたり12 g増加した場合腹囲が0.63 cm低下した（$P<0.001$）。CARDIAの10年間の追跡研究により，白人と黒人ともに，ベースラインの食物繊維摂取量と，体重やウェストヒップ比，空腹時インスリン濃度の低値が有意に関連することがわかった[41]。

水溶性食物繊維サプリメント（すなわちグアガムやオオバコ）の短期間の影響に関する無作為化比較試験においては，その体重減少効果は認められなかった[42]。つまり，疫学研究で認められている体重に対する食物繊維の長期的な効果は，食物繊維だけでなく全粒穀類中の複数の成分による可能性も示している。また食物由来の食物繊維は，サプリメントの食物繊維とは異なる生物学的な特性を持っている可能性もある。

◆果物と野菜

果物と野菜の摂取は，一貫して心血管疾患のリスクの低さと関連が認められているが，体重との長期的な関連についての検討は少ない。Heら[43]はNHSの74,063人の中年女性の12年間追跡データを用いて，果物と野菜摂取量の変化と，肥満や体重増加のリスクとの関連を調べた。年齢，身体活動，喫煙，総エネルギー摂取量と他の生活習慣を調整した後，果物と野菜の摂取量が最も増加した女性は，摂取量が最も減少した群に比べ，肥満（BMI≥30 kg/m^2）のリスクが24%低かった（相対危険度，0.76；95%信頼区間：0.69-0.86；傾向性の検定 $P<0.0001$）。果物と野菜の摂取量が最も増加した女性は，最も増加が少ない群に比べ，25 kg以上の体重増加のリスクも28%低かった（相対危険度，0.72；95%信頼区間：0.55-0.93；傾向性の検定 $P=0.01$）。果物と野菜の摂取量を別々に解析した場合でも同様の結果が得られた。これらの結果は，今後の前向きコホート研究や無作為化比較試験でも確認する必要がある。

◆ナッツ類

ナッツ類の摂取を高めれば，血中脂質や心血管疾患リスクに対して有益であることを示す多くの疫学研究および臨床試験の研究結果がある[22]。ナッツ類は脂質含量が多くエネルギー密度が高いため，ナッツ類の摂取量の増加は体重増加や肥満をひき起こす可能性があると考えられてきた。しかし，アドベンチスト派（菜食主義）の健康研究（Adventist Health Study）[44]［卵乳製品菜食主義，非喫煙，非日常的飲酒等を守るキリスト教の一教派であるセブンスデー・アドベンチストを対象としたコホート研究］やNHS[45]を含む大規模コホート研究のいくつかの横断的解析では，ナッツ類を日常的に

摂取する者は，めったに摂取しない者に比べ，体重が少ない傾向を示している。

　スペインで実施された28カ月間の前向き研究では，ナッツ類の摂取量の多さが体重増加のリスクの低下と関連があった[46]。全く，あるいはほとんどナッツ類を摂取しない者に比べ，週に2回以上ナッツ類を摂取する者では，追跡期間中5kg以上体重が増加するリスクが低かった（相対危険度，0.69；95％信頼区間：0.53-0.90）。NHSではナッツ類の摂取量は2型糖尿病のリスクと負の関連を示し，16年間の体重増加の平均も，ナッツ類をほとんど摂取しない群が6.5kgであるのに比べて，週5回以上摂取する群では6.2kgとわずかに低かった[47]。

　ナッツ類の摂取に関するいくつかの臨床試験（体重に関する研究に限らない）では，摂取の多い群における有意な体重変化は認められていない[48]。PREDIMED研究［心血管リスクの高いスペイン人中高年男女に対する地中海式食事パターンに関する介入研究で，PREvención con DIeta MEDiterránea の略称］における3カ月の追跡では，木の実の摂取を加えた地中海式ダイエットは低脂質食に比べて心血管疾患のリスク要因を改善したが，体重増加の違いはなかった[49]。Wienら[50]は65人の過体重と肥満成人における24週間の介入試験を行い，炭水化物のかわりにアーモンドを摂取（1日あたり84 g）する低カロリー食でより大きな体重減少を認めた。

　これらの疫学研究および臨床試験のデータは，特別な制限なく普通の生活を送る人では，ナッツ類を多く摂取しても大きな体重増加につながらないこと，そしてむしろ，低カロリー食にナッツ類を取り入れることは体重コントロールに有効であることを示唆するものである。この関連のメカニズムは不明であるが，ナッツ類にはタンパク質や食物繊維が多く含まれており，これが満腹感をもたらし空腹を抑えているのかもしれない[51]。実際の食生活においては，ナッツ類に含まれるエネルギーの大部分は他のエネルギー源（特に炭水化物）の減少によって相殺されているようである。このことが，日常的にナッツ類を摂取する人の体重が少ないことを示す疫学研究の知見や食事にナッツ類を補充しても予測される体重増加がないことの理由かもしれない[52]。ナッツ類をたくさん摂取している人でも予測される体重増加が認められないことの他の理由として，完全に咀嚼されないナッツ類により糞便中の脂質が増加し，その結果としてナッツ類からのエネルギー利用が低下している可能性が考えられる[48]。

◆乳製品とカルシウム

　体重調節におけるカルシウムの効果の中でも，特に乳製品中のカルシウムが最近注目されている。カルシウムは脂質生成の調節に重要な役割をもつ必須栄養素である[53]。カルシウム摂取が低いと1,25 ジヒドロキシビタミンD（1,25(OH)2D）の生成を刺激し，副甲状腺ホルモンやカルシウム調節ホルモンの分泌を促し，腸のカルシウム取り込みを増強させる。細胞内のカルシウムの増加は脂質生成を促し，脂質の分解を抑え，脂肪細胞の肥大と脂肪重量の増加をひき起こす[53]。したがって，カルシウムをより多く摂取することは抗肥満作用がある可能性が示唆されるが，体重コントロールにおけるカルシウムの役割については逆の説もある。

　Zemelら[54]は，肥満のアフリカ系アメリカ人におけるカルシウムの抗高血圧作用について調べた臨床試験において，カルシウム摂取の体重への影響を初めて示した。この研究で，1年間のカルシウム摂取量を1日あたり400 mgから1,000 mg（ヨーグルト2カップ）に増加させた場合，体脂肪が4.9 kg減少することが報告された。カルシウムや乳製品が体重に及ぼす効果に関するいくつかの臨床試験に関するその後の総説では，カルシウムや乳製品による体重減少効果を支持する十分

な研究結果はないことを結論づけた[55]。しかし，総説に含まれたほとんどの研究には，体重変化を結果変数として位置付けて計画していなかったり，そのための検出力が十分でなかったという問題が残る。

最近のいくつかの減量試験では，カルシウムや乳製品添加の体重への影響を主要な結果因子として評価している。32人の肥満成人（女性27人と男性5人）に対し，1日あたり500 kcal 減少させた食事を24週間継続した無作為化比較試験では，高カルシウムと高乳製品摂取食を割り当てられた群で体重がより低下した[56]。しかし，この関連はその後の大規模試験では確認されていない。100人の過体重および肥満の女性を対象とした25週間の体重減少に関する2重盲検無作為化比較試験で，Shapses ら[57] は，1日あたり1gのカルシウム添加は体重に影響を与えなかったことを報告している。Lorenzen ら[58] も110人の若年女性を対象とし，1年間のカルシウム添加（1日あたり500 mg）は体重や脂肪量を減少させないことを報告した。同じように Gunther ら[59] は155人の正常体重女性（18-30歳）を無作為に割りつけたエネルギー摂取量は等しい3群（普通食群，カルシウム摂取量が1日あたり1,000-1,100 mg の乳製品中程度摂取群，カルシウム摂取量が1日あたり1,300-1,400 mg の乳製品高度摂取群）の間に，1年間の体重や体脂肪の変化量の平均に違いがなかったことを報告している。

カルシウム摂取量と体重との関連を検討した疫学研究でもその結果はさまざまである。今までのところ，カルシウム摂取と体重との関連についてのほとんどの疫学研究は横断研究であり，そのため過体重者では乳製品摂取量が低いなどの「因果の逆転」バイアスに弱い。ほとんどの前向き研究ではカルシウムや乳製品が体重増加に対して予防効果があることを見出していない。Gonzalez ら[60] による10年間の研究では，中年女性においてサプリメントとしてのカルシウム摂取と体重増加量が低いことが有意に関連した。しかし，食事からのカルシウム摂取量は男女ともに体重の変化と関連はなかった。閉経期前後の健康な女性を対象とした縦断研究では，食事によるカルシウム摂取は，5-7年間の体重変化量と関連しなかった[61]。Rajpathak ら[62] は男性においてカルシウムや乳製品摂取量と12年間の体重変化量との関連を詳細に検討したところ，体重変化量はベースラインの総カルシウム摂取量とも，12年間の変化量とも有意に関連がなかった。さらに，食事中のカルシウム摂取量と乳製品，または添加摂取したカルシウム摂取量それぞれについて体重との関連を調べたが，いずれも関連を示さなかった。ベースライン時に9歳から14歳であった12,829人のアメリカ人児童の縦断研究で，Berkey ら[63] は牛乳の摂取量と体重増加量の有意な関連を認めた。牛乳の摂取に伴いカロリー摂取が多くなることがその原因であると考察された。

これらの前向きデータは無作為化比較臨床試験の成績とともにカルシウムや乳製品摂取量の増加が体重増加を抑制するという仮説を支持していない。いくつかの研究によって乳製品摂取量がインスリン抵抗性[64]や2型糖尿病[65]に効果があるという可能性が報告されているが，それらの関連はBMIとは独立しているようである。

●砂糖入り甘味飲料

過去30年間の清涼飲料中のカロリー含有甘味料の摂取量の劇的な増加と肥満の蔓延がほぼ並行していることが，両者の時間的推移の関連を調べた研究から示されている[66]。しかし，他の食事や生活習慣因子も同時に変化しており，この関連についての解釈は難しい。砂糖入り甘味飲料，特に炭酸を含む清涼飲料と体重増加との関連について，Malik ら[67] は30の研究（15の横断研究，10の

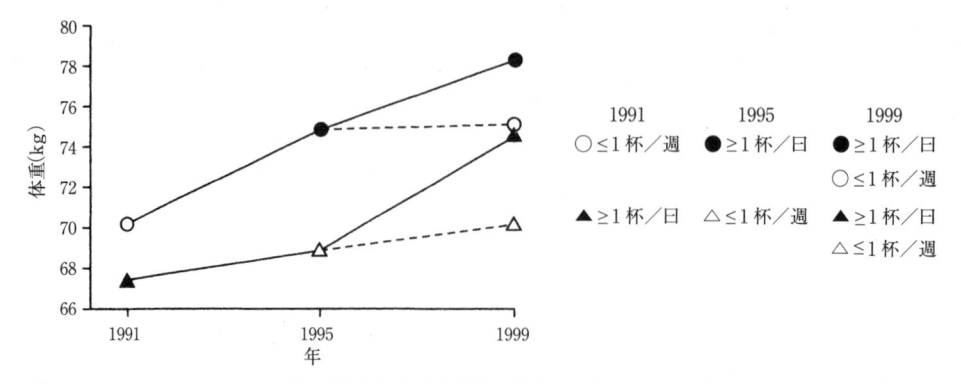

図 14-1 1991年から1995年の間に砂糖入り甘味飲料摂取頻度を変化させ，1995年から1999年はその摂取頻度を維持またはさらに変化させた1,969人の女性における摂取頻度パターン別の平均体重。1日あたり1杯以下を低摂取群，1日あたり1杯以上を高摂取群と定義した。平均値はそれぞれの時期の年齢，アルコール摂取量，身体活動量，喫煙，閉経後女性のホルモン剤使用，経口避妊薬，穀物由来食物繊維摂取量を調整した。文献74より許可を得て転載

前向き研究，5の実験研究）を系統的に検討した。彼らは横断研究の限界を考慮し，大規模前向き研究や無作為化比較試験からのデータに重みづけを行った。

　小児では砂糖入り甘味飲料の摂取と過体重や肥満の増加が正の関連を示すことが，いくつかの研究[68-71]で報告されているが例外もある[72,73]。11,654人の小児を対象とした3年間の追跡研究でBerkeyら[68]は，ソーダ摂取量と体重増加の有意な関連を男女ともに認めている。Ludwigら[69]のより小規模の調査では，19ヵ月の追跡期間で，砂糖入り甘味飲料のベースライン摂取量およびベースラインからの変化量がそれぞれ独立に，BMIの変化量を予測することを見出した。多変量調整モデルでは，ベースラインの1日あたり摂取が1杯増加するごとに，BMIが0.18増加した（95％信頼区間：0.09-0.27；$P=0.02$）。各飲料の1日あたりの摂取量がさらに1杯増加するごとに，BMIは0.24増加し（95％信頼区間：0.10-0.39；$P=0.03$），肥満に対するオッズ比は60％にまで増加した（95％信頼区間：14-124；$P=0.02$）。

　成人ではいくつかの前向き研究が，砂糖入り甘味飲料と体重増加との関連を調べている。その中で最も大規模なものとして，Schulzeら[74]は若年と中年女性のコホートで砂糖入り甘味飲料と体重増加との関連を調べた。生活習慣や食事要因を調整後，砂糖入り甘味飲料が週あたり1杯以下から1日1杯以上に増加した女性は最も体重が増加し（多変量調整後の平均，1991-1995年に4.69 kg，1995-1999年に4.20 kg），摂取量が減少した群では，体重増加量が最も少なかった（各期間1.34 kgと0.15 kg）（図14-1）。7,194人のスペイン男女を対象とした最近のコホート研究では，特に体重増加歴のある人で，砂糖入り甘味飲料と体重増加リスクの正の関連のあることが報告されている[75]。2つのより小規模の研究では，砂糖入り甘味飲料摂取量と体重増加との関連について，有意ではないが正の関連を見出している[76,77]。

　成人を対象とした短期間の食事介入試験の成績は，砂糖入り甘味飲料の摂取がエネルギーバランスを正に傾け，体重増加を促進することを示唆している[78-80]。Rabenら[79]は過体重の男女を無作為に2つの群，つまり10週間毎日ショ糖を摂取する群と人工甘味料を摂取する群に割り当てた。ショ糖添加群では体重と脂肪量が増加し（それぞれ1.6 kgと1.3 kg），人工甘味料添加群では減少した（それぞれ1.0 kgと0.3 kg）。TordoffとAlleva[80]は似たような知見を，正常体重者に対する3×3のクロスオーバー試験（それぞれ3週間のアスパルテーム人工甘味料を含むソーダ1,150 gを摂取した

群,高果糖コーンシロップ摂取群,ソーダなし群)で観察した。DiMeglioとMattes[78]は1日あたり1,883 kJの炭水化物を液体(ソーダ)または固体(ジェリービーンズ)で負荷するクロスオーバー試験を実施した。固体摂取期間には,対象者が自由に摂食する量が減るという代償が認められたが,液体摂取期間ではそのような代償行動は認められなかった。

小児では清涼飲料の減少が体重にどのように影響を与えるかを評価した2つの介入研究がある。Jamesら[81]は,炭酸飲料摂取の減少を目的とした学校教育プログラムの有効性を評価するためのクラスター無作為化比較試験を就学児童に対して実施した。12カ月の時点でコントロール群における過体重と肥満の児童の割合は7.5%増加したのに対し,介入群では0.2%減少した。最近,Ebbelingら[82]は砂糖入り甘味飲料の常飲者(1日1杯以上)である13歳から18歳の青年103人において,砂糖入り甘味飲料の体重への影響を調べる25週間のパイロット無作為化比較試験を実施した。対象者は無作為に,毎週ノンカロリー飲料を自宅に配達される群と,追跡期間を通して通常の飲料を摂取するコントロール群のいずれかの介入群に割りつけられた。砂糖入り甘味飲料摂取の体重減少に対する有益な影響は,ベースライン時のBMIが高い群(第3三分位群)においてのみ認められた。

以上の結果は完全には一致していないものの,疫学研究および実験研究の結果は,砂糖入り甘味飲料をより多く摂取することは,小児と大人において体重増加と肥満に関連することを示唆している。しかし,既存の研究は多くの方法論上の限界点をもつ。例えば,横断的デザイン,調査対象数が少ないこと,短い追跡期間,不十分な食事調査や,食事や生活習慣の繰り返し測定がないこと,などの問題である[67]。今後は,食事と体重の繰り返し測定を伴う前向きデザインを用いて,糖尿病や心血管疾患などの肥満に関連する結果因子もあわせて調査すべきであろう。

◘ コーヒーとカフェイン

臨床試験によってカフェインとエフェドリンの組み合わせ摂取が,短期間の中等度の体重減少をもたらすことがわかっている[83-85]。エフェドリンは植物の麻黄(Ephedrin silica)から抽出されるアルカロイドで,熱産生作用と食欲抑制作用をもつ[86]。エフェドリンの熱産生の効果を高めるために,カフェインは頻繁にエフェドリンと組み合わされるが[87],麻黄のアルカロイドを含む栄養補助食品は心血管疾患発症の増加と関連がある[88]。このため,米国国立衛生研究所(National Institutes of Health; NIH)のガイドラインは,麻黄を含む製品を体重減少のために摂取することを推奨していない[89]。

カフェインは多くの組織に存在するアデノシン受容体の非選択的な拮抗薬である[90]。カフェイン摂取は長時間の運動において筋組織の脂肪の利用を促進することが示されている[91]。さらに,いくつかの研究で,カフェイン摂取は健康人では熱産生を促進し,基礎エネルギー消費量を増やすことが報告されている[92,93]。これらのデータは,カフェインのエネルギー代謝に対する短期の有益な効果を示しているが,カフェインを長期に摂取したときのエネルギーバランスや体重への影響は不明である。

カフェインの摂取と体重変化との関連を検討した前向き研究がひとつだけある。Lopez-Garciaら[94]は1986年から1998年の間,18,417人の男性と39,740人の女性を追跡し,カフェイン摂取量が減った人に比べて増えた人で体重増加量が少なかったことを観察した。しかし,5分位の第1五分位と第5五分位の値の差は男性で−0.43 kg(95%信頼区間:−0.17 −−0.69),女性で−0.41 kg

（95％信頼区間：−0.20 -−0.62）と小さかった。さらにカフェイン抜きコーヒーも，体重増加の抑制と関連することが観察されているので，コーヒーの影響はカフェイン以外の化合物による可能性もある。例えば，コーヒー中のクロロゲン酸は消化管でのグルコースの吸収を弱めることが報告されているので，体重のコントロールに作用するかもしれない[95]。また，多くの疫学研究によって，BMIを調整した後でも，コーヒー摂取量と2型糖尿病リスクの間には負の関連のあることが報告されている[96]。これらの結果は，2型糖尿病に対するコーヒーの有益な効果は体重コントロールの改善によるものではないことを示唆する。

◆アルコール

アルコールは脂質に次いで2番目にエネルギー密度の高い栄養素である（アルコール1gあたり7kcal）。短期間の代謝研究では，アルコールは食欲を刺激し，24時間のエネルギー摂取量を増加させる[97]。食事へのエタノール添加は，脂質酸化を抑制し，それに伴い脂質の蓄積を促進するかもしれない（エタノールは体内に貯蔵されず他のエネルギー源よりも酸化されやすい)[98]。一方，エタノールの熱産生は比較的高いため（エタノールエネルギーの約20％)[99]，他の主要栄養素に比べて，エタノールエネルギーの利用は非効率的である。無作為化比較試験において，Daviesら[100]は，中等量のアルコール摂取が空腹時インスリンを減らし，インスリン感受性を高め，それらが体重に影響を与える可能性があることを報告した（第18章参照）。

多数の疫学研究がアルコール摂取量と体重との関連を検討しているが，ほとんどが横断研究である。1990年にHellerstedtら[101]は，アルコールと体重に関する29編の横断研究を系統的に分析した。女性においてはアルコール摂取量とBMIの負の関連が認められたが，男性では認められなかった。その後の横断研究でも，この女性と男性の違いについて似たような結果を示している[102]。女性における負の関連は，過去の飲酒者が禁煙した際にみられる早期の体重増加を反映しているかもしれない。あるいは，体重の重い女性が体重を気にするために飲酒を控えている結果とも考えられる。

アルコールと体重増加との関連を検討している少数の前向き研究がある。Liuら[103]は，適度にアルコールを摂取する女性飲酒者（1日あたり2杯まで）は非飲酒者に比べ，体重増加（10kg以上）が有意に起こりにくいこと，しかし，その関連は男性では有意でないことを報告した。40歳から59歳の7,608人のイギリス人の5年間の追跡研究によって，アルコールの多量摂取（1日あたり30g以上）がより大きな体重増加と関連し，軽度の飲酒は体重増加のリスク上昇と関連しないことが示された[104]。他の前向き研究では，アルコール摂取量は体重増加の重要な予測因子とは認められなかった[75,105]。

Wannametheeら[106]は，27-44歳の49,324人の健康的な女性において，アルコールと8年間の体重増加との関連を検討し，多変量解析でアルコールと体重増加（5kg以上）の非線形的な関連を見出した。体重増加の多変量調整相対危険度（95％信頼区間）は，非飲酒者に比べ，1日あたり0.1-4.9gアルコール摂取群で0.94（95％信頼区間：0.89-0.99），5-14.9g摂取群で0.92（95％信頼区間：0.85-0.99），15-29.9g摂取群で0.86（95％信頼区間：0.76-0.78），1日あたり30g以上摂取群で1.07（95％信頼区間：0.89-1.28）だった（二次の傾向性 $P<0.0001$）。重度飲酒者における体重増加リスクの上昇は，若年女性（35歳未満）でより顕著であった（相対危険度＝1.64；95％信頼区間：1.03-2.61）。

このような関連はビールとワインの両方で認められたことから，アルコールの種類はその量に比べて，それほど重要ではないことを示唆する．軽度または中等度の女性飲酒者で認められた体重増加の抑制は，軽度，中等度の飲酒者は一般的に健康な食事と生活習慣をもつことによる残余交絡によるものか，アルコールの真の生理作用（すなわち，基礎エネルギー消費量の増加とエネルギー利用効率の低下）の結果なのかは不明である[106]．アルコールと体重との関連における性差は一貫して認められるが，その生理学的なメカニズムは不明である．これらの不明な点にもかかわらず，軽度から中等度のアルコール摂取は普通の生活を送る人々において，体重増加を起こさないことが示唆されている．ただし重度の飲酒は体重増加や他の健康リスクを上昇させる可能性があるので，やめさせるべきである．

◘食事パターン

食事パターン解析は，最近，単一の栄養素や食事の従来の解析を補完するアプローチとしてみられるようになった（第6章）．習慣的な食事摂取パターンは主に因子分析やクラスター分析のような統計手法や，広く普及している食事指針や健康的かつ伝統的な食事（例えば，地中海型食事パターン）をもとに特徴づけられている．

多数の横断研究が食事パターンと体重との関連を検討している．Togo ら[107]は，因子分析やクラスター分析，あるいは食事指標で食事パターンを定義した30編の横断研究を系統的に分析した．彼らは BMI と総合的な食事パターンとの間には一貫した関連がないことを結論づけた．食事と体重に関する他の横断的な解析と同様に，食事パターンと BMI は同時に測定するため，因果の逆転の問題に直面する．さらに食事パターンや食事の調査方法が多様であることが，結果の不均一性を招いているかもしれない．

食事パターンと長期の体重変化との関連を検討する前向き研究はかなり少ない．Newby ら[108]はボルチモア加齢縦断研究（Baltimore Longitudinal Study of Aging）コホートの219人の女性と240人の男性を対象とし，食事パターンと BMI および腹囲の変化量の関連を評価した．女性では，因子分析によって定義されたあるひとつの食事パターン（すなわち，精白パン・精製穀類・加工肉・じゃがいも・肉・砂糖入り清涼飲料の摂取が少なく，低脂肪乳製品・シリアル・果物・果物ジュース・非精白パン・ナッツ類と豆の摂取が多いこと）と BMI および腹囲の1年間の変化量に負の関連が認められた．男性では，この食事パターンと腹囲の変化のみに負の関連が認められた．同じコホートを対象とした検討で，じゃがいもと肉の摂取量が多い群の BMI の年間増加量が最も大きかったこと，また「健康的な食事パターン」──果物とシリアル・低脂肪乳製品の高摂取，ファストフード・砂糖入り清涼飲料・塩味のスナックの低摂取──における年間の BMI 増加量が最も小さかったことが認められた[109]．

EPIC［European Prospective Investigation of Cancer: ヨーロッパ前向きがん研究］-Potsdam Study の4年間の追跡研究で，全粒パン・果物・果物ジュース・穀類フレーク／ミューズリー（muesli）・生野菜の高摂取と，加工肉・バター・高脂質チーズ・マーガリン・赤身肉の低摂取により特徴づけられる食事パターンと体重増加の少なさとの関連が，正常体重者において認められたが，肥満者では認められなかった[110]．Schulze ら[111]は，26-46歳の51,603人の女性において，食事パターンの遵守度（adherence）と体重変化との関連を検討した．このコホートは1991-1999年の間追跡され，食事摂取量と体重は1991年，1995年と1999年に確認された．2種類の食事パターン──赤身

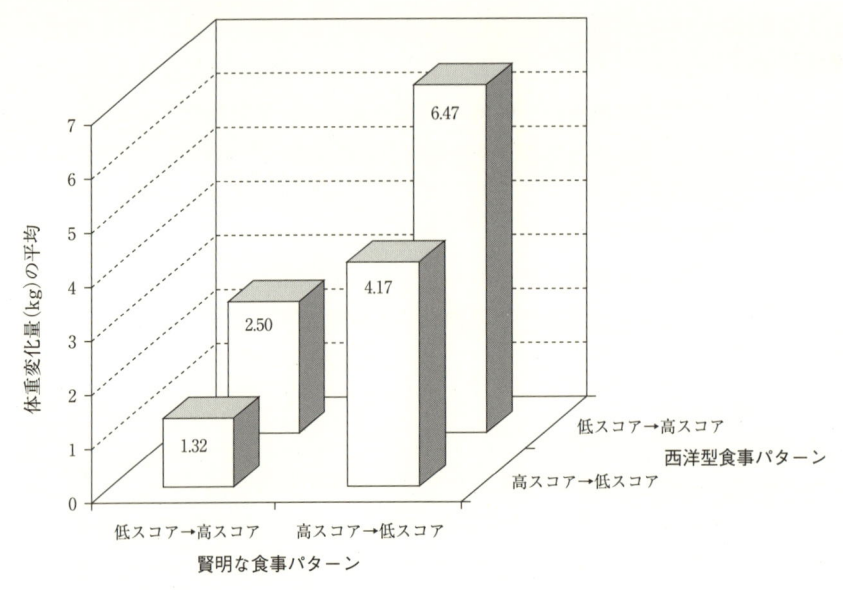

図 14-2 賢明な食事パターンと西洋型食事パターンの組み合わせによる 1991-1995 年の体重変化量。各食事パターンのスコア 5 分位の下位 2 群を低スコアとし、スコア 5 分位の上位 2 群を高スコアと定義した。文献 11 より

肉や加工肉・精製穀類・甘味類とデザート・じゃがいもの高摂取により特徴づけられる西洋型 (Western) 食事パターンと、果物・野菜・全粒穀類・魚・鶏肉とサラダドレッシングの高摂取に特徴づけられる賢明な (prudent) 食事パターン——が因子分析により定義された。西洋型食事パターンが低スコアの人 (4.90 kg) に比べ高スコアであった女性で、8 年間の体重増加量が多かった (5.62 kg；$P<0.001$)。1991 年から 1995 年の間の体重増加量は、賢明な食事パターンのスコアが減少し、西洋型食事パターンのスコアが上昇した女性で最も多く (多変量調整後の平均値：6.47 kg)、パターンの変化が逆であった群で最も少なかった (1.32 kg；$P<0.001$；図 14-2)。この研究は、中年期の体重増加予防における総合的な食事パターンの役割について、これまでで最も強い証拠を示している。

◻朝食の摂取

規則正しい朝食摂取は肥満予防の観点から広く推奨されている。朝食の欠食は食欲刺激ホルモンの産生を増加させ、その結果昼間の過食をもたらす可能性がある。長時間の絶食によりグレリン濃度は上昇し[112]、インスリン濃度は減少する[113]。これらのホルモンの変化は空腹の引き金になり、摂食を刺激する[114,115]。無作為化比較試験では、朝食の欠食は日中のエネルギー摂取量および、総コレステロールと LDL コレステロールを増加させ、食後のインスリンと血糖応答を阻害した[116]。血中グルコース濃度の急激な上昇と低下は、空腹および食欲の増加と関連し、過食をもたらす可能性がある[117]。

いくつかの横断研究では、朝食の欠食と高 BMI または肥満との一貫した関連を報告している[118-122]。例えば Ma ら[119] は、朝食の欠食が、身体活動量や総エネルギー摂取量を調整した後でさえ、4.5 倍 (95%信頼区間：1.57-12.9) 肥満者割合の増加と関連したことを報告した。しかし、この強い関連は、肥満者の減量行動を反映したものかもしれない。米国を代表する調査集団でも、朝食

やインスタント穀類（シリアルなど）の摂取が，過体重者割合の低さやBMIの低値と有意に関連している[118]。

朝食摂取と体重に関する前向き研究は多くない。Berkeyら[123]は，全く朝食を食べない小児では，ほぼ毎日食べる小児に比べて体重がより増加したことを報告した。医師健康研究（Physicians' Health Study）では，朝食のシリアル摂取はその種類とは無関係に，体重増加との負の関連を認めた[124]。一方，定年退職年齢のオランダ人男性では，朝食摂取頻度が腹囲の増加と関連した[125]。この知見には，退職に関わる他の生活習慣の変化が交絡していた可能性がある。

van der Heijdenら[126]は，医療専門職追跡研究（Health Professionals' Follow-up Study; HPFS）に参加した男性において，朝食摂取と10年間の体重増加の関連を検討した。朝食摂取は5 kgの体重増加リスクと負の関連を示し，年齢調整後の相対危険度は0.77（95％信頼区間：0.72-0.82）であったが，ベースライン時の生活習慣やBMIを調整すると，その関連は若干弱まった（相対危険度＝0.87，95％信頼区間：0.82-0.93）。朝食摂取と体重増加の負の関連は，ベースライン時に過体重であった者に比べ（相対危険度＝0.92，95％信頼区間：0.85-1.00），正常体重男性のほうで強く認められた（相対危険度＝0.78，95％信頼区間：0.70-0.87）。食物繊維や栄養素の摂取は，朝食摂取と体重増加リスクの関連を説明できなかった。興味深いことに，1日3度の規則正しい食事に加える食事（間食）の回数が，わずかに体重増加リスクを上昇させた。これは間食からの摂取カロリーの増加によるものであろう。

◆ファストフードの摂取

ファストフードの摂取量増加は肥満の流行の主要な要因と広く考えられている。ファストフード——1人前が多く嗜好性が高く，砂糖やトランス脂肪酸含量が多い[127]——の習慣的な摂取は過剰なエネルギー摂取をもたらす可能性がある。Ebbelingら[128]は，小児の方がファストフードを過度に摂取する傾向があることと，肥満小児はやせている子どもに比べファストフードによる過剰のエネルギー摂取を代償して他の食事を減らさない傾向にあることを報告した。Taverasら[129]も，自宅外で大量の揚げもの食品を食べる小児は体重が重く，総エネルギー摂取量が高く，食事の質が良くない傾向にあることを報告した。

CARDIA研究の3,031人の若い黒人と白人成人を対象とした前向き研究で，Pereiraら[130]は自己申告のファストフード摂取と，15年間の体重およびインスリン抵抗性の変化との関連を検討した。その結果，ファストフード店の利用頻度と，体重およびインスリン抵抗性の増加に強い正の関連が認められた。ファストフードをよく利用する者（週あたり2回以上）は，あまり利用しない者（週あたり1回未満）に比べ，4.5 kg余分に体重が増加し，インスリン抵抗性も2倍増加した。これらの関連は他の交絡する生活習慣要因（例えば身体活動量やテレビの視聴時間）とおおむね独立していた。また，期間中のファストフードの摂取増加は，ベースライン時にすでにファストフードを定期的に摂取していた群に，さらに大きな体重の増加をもたらした（図14-3）。Frenchら[131]も，891人の中年女性においてファストフード店の利用頻度の多さと3年間の体重増加量との正の関連を報告した。Duffeyら[132]は若年成人において，レストランの食事ではなく，ファストフード摂取量の多さが，BMI高値と3年間の体重増加量の多さと関連したことを報告した。

ファストフード利用の習慣と肥満との正の関連は，大きなポーションサイズ（1回摂取量）と低価格，そして嗜好性の高さが組み合わさり，その結果，過食や正のエネルギーバランスをもたらす

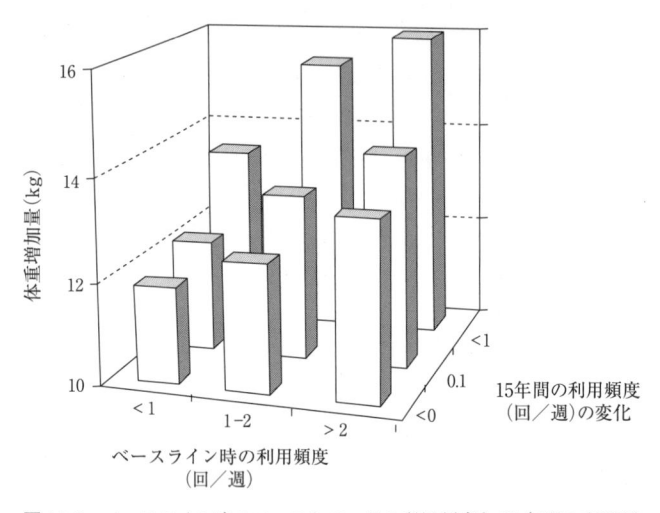

図14-3 ベースライン時のファストフードの利用頻度と15年間の利用頻度の変化により分類した15年間の体重増加量。文献130より

ことによるものと思われる。一方，ファストフード利用の習慣は，不健康な食事や生活習慣，または個人や居住地域（neighborhood）の低い社会経済状況（socioeconomic status; SES）を反映したものであるかもしれない。これらの変数のいくつか，特に居住地域のSESは，ほとんどの解析で考慮されていない。さらに，因子分析やクラスター分析から導いた総合的な食事パターンを調整した解析はひとつもない。ファストフードの標準的な定義がないため，ファストフード利用の習慣を測定する方法も疫学研究の課題である。CARDIA研究では，調査対象者に対し「あなたは朝食，昼食または夕食をどのくらいの頻度で，マクドナルド，バーガーキング，ウェンディーズ，アービーズ，ピザハット，ケンタッキーフライドチキンのような場所で食べますか」という質問でファストフード利用の習慣を評価し，レストランでの食事については「週または月に何回，朝食，昼食または夕食をレストランやカフェテリアで食べますか」という質問で評価した。しかしこれまで，これらの質問の妥当性は厳密に検討されていない。

◆ポーションサイズ（1回摂取量）

この数十年間に食品のポーションサイズ（1回摂取量）は著しく大きくなった[133]。1977年から1996年の間の米国全土食糧消費調査（Nationwide Food Consumption; NFCS）と個人食物摂取量継続調査（Continuing Survey of Food Intakes by Individuals; CSF II）のデータによると，塩味の菓子のカロリー（ポーションサイズ）は93 kcal（1.0-1.6 oz [28-45 g。1オンス（oz）は約28.3 g]），清涼飲料は49 kcal（13.1-19.9 fl oz [387-588 cc。1液量オンスは（fl oz）約29.6 cc（米国）]），ハンバーガーは97 kcal（5.7-7.0 oz [161 g-198 g]），フレンチフライは68 kcal（3.1-3.6 oz [88-102 g]）にそれぞれ増加した。ポーションサイズの最も大きな増加は，店や家庭で消費されるファストフード食品で認められた。短期間の実験研究によって，大きなポーションサイズの食品を与えられた対象者では，エネルギー摂取量が有意に高くなることが示された。Rollsら[134]は，マカロニチーズ［米国で人気の高いメニューのひとつ］の4種類のポーションサイズ（500，625，750，または1,000 g）のうち，最も大きなサイズのものを与えられた成人対象者は，最も小さなサイズの者に比べ30％エネルギー摂取量が増加したことを示した。Dilibertiら[135]も通常の生活環境において，料理のサイズとエネルギー摂取量とが関連することを報告した。彼らはカフェテリア様式のレストランで，標準または大きなサイズのパスタ料理（それぞれ248 g，377 g）を同価格で提供した場合，大きなサイズを選んだ対象者では，その料理からのエネルギー摂取量が43％（719 kJ; 172 kcal）増加し，食事全体のエネルギー摂取量も25％（664 kJ; 159 kcal）増加したことを報告した。

ポーションサイズとエネルギー摂取量についての短期の実験研究の結果があるにもかかわらず，

ポーションサイズと体重に関する疫学研究は少ない。ある横断研究では小児において，より大きなポーションサイズがエネルギー摂取量および体重の多さと正に関連したことを報告している[136]。生活習慣要因や社会経済要因とは独立して，大きなポーションサイズがその後の体重増加リスクと関連するかどうかを検討する前向き研究が必要である。しかし，ポーションサイズが大きいことと高エネルギー密度そしてファストフード利用の間には強い相関があるため，ポーションサイズの大きさの影響を，これらの要素から切り離して評価することは難しいかもしれない。

◆エネルギー密度

現在の肥満流行の他の主な原因として多くの食品においてエネルギー密度が上昇していることが考えられる。エネルギー密度は「食品の重量あたりのエネルギー量（kcal/g または kJ/g）」と定義される[137]。ある食品に水を加えると食品の重さは増えるがエネルギーは増えないので，この水分量がエネルギー密度を決める主要な要因である。そのため，スープや牛乳，飲み物はおおむね果物や野菜と同様にエネルギー密度が低い。一方，乾燥させた果物や野菜はエネルギー密度が高い傾向がある。脂質と砂糖を多く含む加工食品のほとんどは，エネルギー密度も嗜好性も高く，過食をひき起こす可能性がある。しかし高脂質食が必ずしもエネルギー密度が高いというわけではない。NHS II のコホート[138]では，食事のエネルギー密度は，飽和脂肪酸（$r=0.16$），トランス脂肪酸（$r=0.15$），食事の GI（$r=0.16$），菓子と有意な正の関連を示したが，野菜のタンパク質（$r=-0.30$）や，野菜や果物の摂取量とは負の関連を示した。興味深いことに，食事のエネルギー密度は，総脂質摂取量とわずかな関連（$r=0.08$）を示しただけだった。これらの結果より食事全体のエネルギー密度（の高さ）は，飽和脂肪酸やトランス脂肪酸，精製炭水化物を多く含む食品の摂取量の多さと果物や野菜の摂取の少なさによりほとんど決まることを示唆している。

いくつかの短期の食事介入研究によって，試験食（前負荷として摂取する，または食事に取り入れる）のエネルギー密度とエネルギー摂取量に関連があったことが示された。つまり，対象者は低エネルギー密度の食品よりも高エネルギー密度の食品を食べた場合，より多くのカロリーを摂取する傾向にあった[137]。2 日間の調査においても，エネルギー密度とポーションサイズの低下は，空腹感を増加させることなく，自由摂食によるエネルギー摂取量をそれぞれ独立に減少させた[139]。エネルギー密度とエネルギー摂取量には正の関連があるが，長期に及んだ場合に代償的に摂取量が減るかどうかは不明である。これまでのところ，低エネルギー密度食の体重減少および維持への影響を検討した長期間の無作為化比較試験はない。本章のはじめに述べた通り，低脂質食（これはおそらくエネルギー密度を減少させる）が長期的な体重の維持に特に効果的とはいえない。

生態学的な解析から，高エネルギー密度の食品は低価格（メガジュール mJ あたりのドル）と密接に関連していることが示唆されており，それは社会経済的に低層の人々に肥満者が多いことを説明するかもしれない[140]。いくつかの横断研究では，エネルギー密度と体重の正の関連が報告されている。Howarth ら[141]は多民族コホートにおいて，食物摂取頻度調査票（food frequency questionnaire; FFQ）の回答からエネルギー密度を計算し，24 時間の食事思い出し法から算出した値とを比較し，妥当性を検証した。1 日あたりの食品摂取量，年齢，現在の喫煙，身体活動量，慢性疾患と教育歴を調整した後，それぞれの民族において，高エネルギー密度の食品摂取は現時点で BMI が高いことと関連があった。Ledikwe ら[142]は，1994-1996 年の CSFII 研究から，7,356 人の成人について横断的調査を実施した。エネルギー密度を計算するために（飲料は計算から除外）2 日間の

24時間の食事思い出し法を実施したところ,肥満の人は正常体重の人に比べエネルギー密度が高い傾向にあることを報告した。同じような関連は米国国民健康栄養調査（National Health and Nutrition Examination Survey; NHANES）III[143]の対象者においても認められた。もうひとつの横断研究はエネルギー密度とエネルギー摂取量には正の関連性があるが，BMIとは関連がないと報告している[144]。

2つの前向き研究が，エネルギー密度と長期間の体重増加との関連を検討している。Iqbalら[145]は，食事のエネルギー密度と5年間の体重増加との関連をデンマーク人男女において検討し，全員ではないものの肥満女性においてはエネルギー密度が体重増加量と関連することを報告した。NHS IIの中年女性50,749人を対象とした大規模研究において，Bes-Rastrolloら[138]は，追跡期間中に，エネルギー密度が5分位の最低位から最高位に変化した女性では体重が最も増加し（1991-1999年；6.83 kg），5分位の最高位から最低位に変化した女性では体重増加が最も少なかった（1991-1999年；4.29 kg）ことを報告した。これらの解析は食事全体のエネルギー密度の低下が，中年女性の体重減少に軽度の効果があることを示す。興味深いことに，長期間の体重変化は，個々の食品や飲料のエネルギー密度の値により，かなり異なった。ソーダやフルーツポンチ，じゃがいものような，いくつかの低エネルギー密度の食品や飲料では体重増加が大きく，逆にオリーブオイルやナッツのような，いくつかの高エネルギー密度の食品では，体重増加が小さかった。このため，公衆衛生的に推奨する場合には，個々の食品や飲料のエネルギー密度よりも，食事全体のエネルギー密度に焦点をあてるべきである。飽和脂肪酸やトランス脂肪酸と精製された炭水化物の摂取量を減らし，果物や野菜の摂取量を増加させることはエネルギー密度を下げ，体重増加の予防に効果的である。

3　まとめ

食事は体重コントロールにおいて大きな役割を果たすと考えられているが，特定の食事要因の影響についてはよくわかっていない。もちろん体重コントロールのための「特効薬」はない。むしろ，個々の食事要因が体重にわずかに影響し，長期にわたる日々のエネルギーバランスのわずかな崩れの蓄積が体重増加と肥満をひき起こす。食事中の脂質は長い間，肥満の隠れた主要因と考えられてきたが，大規模な前向き研究や長期間の無作為化比較試験によると，エネルギー比率における脂質の減少が，肥満予防や体重コントロールに有効であるとはいえない。逆に，新たなエビデンスとして，厳しい炭水化物の制限やGLの減少が体重コントロールに有用であることが示唆されているが，長期間の前向きデータはいまだ限られている。

食品や飲料の摂取と体重との長期間の関連が注目されている。これらの解析は実践的な食事指針を作る上で非常に有用である。いくつかの大規模前向き研究が，中高年者で，全粒穀類や果物，野菜の摂取量増加が長期間の体重増加を抑制することを示している。さらに，小児，成人の両者で，砂糖添加した清涼飲料の高頻度の摂取が体重増加を促すことを示唆する研究結果がある。ナッツは高脂質食品であるが，疫学研究と臨床試験によると，他の食品のかわりにナッツをたくさん摂取することが，心血管疾患リスクに対して効果があり，体重増加の原因にはならないと考えられる。

乳製品とカルシウムの体重への効果は結論が出ないままである。最近の大規模疫学研究や長期間の調査でも，乳製品やカルシウムの体重への効果は確認できていない。多くの疫学研究は，軽度ま

表14-1 食事と体重に関する疫学研究と介入研究における方法論的な問題

前向きコホート研究	・サンプルサイズが小さいこと ・追跡期間が短いこと ・食事と生活習慣についての繰り返し測定がないこと ・身体活動や他の要因の交絡 ・因果の逆転（例えば，過体重→食事の変化） ・食事や身体活動，肥満評価に際しての測定誤差 ・多重検定
無作為化比較試験	・サンプルサイズが小さいこと ・短期間 ・食事介入の遵守が不適切であること ・脱落 ・治療群と対照群における介入強度の違い ・介入食とコントロール食の香りや味の違い ・少数の栄養素や食品の1回だけの摂取が検討されていること

たは中程度のアルコール摂取が，男性の体重増加と関連せず，女性では体重減少に効果的とも考えられることを示している。しかし重度の飲酒はエネルギー摂取量を増加させ，結果として体重が増加する。砂糖や飽和脂肪酸，トランス脂肪酸を多く含む加工食品の摂取を減少させ，果物や野菜の摂取を増加させることによって食事のエネルギー密度を低下させることは，体重増加を予防するかもしれない。

　食事と体重に関する既存の文献は，方法論的な問題を抱えている（表14-1）。実験研究は，食事摂取と体重に関する最も厳しい評価ができる。しかし，長期間の食事介入試験は，理論上は理想的であるものの，費用がかかることや，研究対象者の遵守度から，実現はまず難しい。大部分の既存の試験は規模が小さく，限られた数の栄養素や食品の1回だけの摂取について検討している。さらに食事介入試験では，対象者の食事への遵守度が低いことや，脱落者が多いことも一般にみられる。これらの要因のために，さまざまな食事因子と肥満の長期的な関連の評価は，主に［観察的］疫学研究を基盤にして実施されてきた。しかし［観察的］疫学研究データは，食事や身体活動の測定誤差や，食事曝露と結果に関する繰り返し測定が欠けていること，因果の逆転，食事と生活習慣以外の交絡要因などの多くの方法論上の問題を含むため，解釈が複雑である[67]。特に，検出力の小さい研究は偽陰性および偽陽性の結果をもたらしやすい。24時間の思い出し法や食事記録，食物摂取頻度調査を含むさまざまな食事調査方法が，疫学研究では用いられてきているが，どの方法も完全なものではない（第6章参照）。しかし慎重に妥当性を検討した食物摂取頻度調査を追跡期間中に何度か実施する方法は，長期間の摂取パターンの評価に最も適していると思われる。将来的には観察研究においても介入研究においても，これらの方法論上の問題に配慮すべきである。

　結論として，ここにあげた研究は，食事での主要栄養素の割合を変えることは長期間の体重コントロールに大きな影響を与えないことを示す。炭水化物の厳しい制限が体重減少にある程度有効であるという研究結果もいくつかあるが，どの単一栄養素も体重に大きな影響を与えるものはなさそうである。むしろ，多種類の食事要因（個々の食品や飲料を含む）の複合的な影響が長期にわたり蓄積し，体重に大きな影響を与えると考えられる。そのため体重増加と肥満を予防するにあたっては，摂取総カロリーのコントロールと，健康的な食事パターンを取り入れることの両方に留意すべきである。

文　献

1. Malik VS, Hu FB. Popular weight-loss diets: from evidence to practice. *Nat Clin Pract Cardiovasc Med.* 2007; 4:34-41.
2. Lissner L, Heitmann BL. Dietary fat and obesity: evidence from epidemiology. *Eur J Clin Nutr.* 1995;49:79-90.
3. Bray GA, Popkin BM. Dietary fat intake does affect obesity! *Am J Clin Nutr.* 1998;68:1157-1173.
4. Seidell JC. Dietary fat and obesity: an epidemiologic perspective. *Am J Clin Nutr.* 1998;67(3 Suppl):546S-550S.
5. Willett WC. Dietary fat plays a major role in obesity: no. *Obes Rev.* 2002;3:59-68.
6. Willett WC, Leibel RL. Dietary fat is not a major determinant of body fat. *Am J Med.* 2002;113 (Suppl 9 B): 47S-59S.
7. Astrup A, Astrup A, Buemann B, Flint A, Raben A. Low-fat diets and energy balance: how does the evidence stand in 2002? *Proc Nutr Soc.* 2002;61:299-309.
8. Swinburn BA, Caterson I, Seidell JC, James WP. Diet, nutrition and the prevention of excess weight gain and obesity. *Public Health Nutr.* 2004;7:123-146.
9. Popkin BM. The nutrition transition: an overview of world patterns of change. *Nutr Rev.* 2004;62:S140-S143.
10. Willett WC. Is dietary fat a major determinant of body fat? *Am J Clin Nutr.* 1998;67(3 Suppl):556S-562S.
11. Heitmann BL, Lissner L, Sorensen TI, Bengtsson C. Dietary fat intake and weight gain in women genetically predisposed for obesity. *Am J Clin Nutr.* 1995;61:1213-1217.
12. Field AE, Willett WC, Lissner L, Colditz G. Dietary fat and weight gain among women in the Nurses' Health Study. *Obesity (Silver Spring).* 2007;15:967-976.
13. Hu FB, van Dam RM, Liu S. Diet and risk of type II diabetes: the role of types of fat and carbohydrate. *Diabetologia.* 2001;44:805-817.
14. Koh-Banerjee P, Chu NF, Spiegelman D, et al. Prospective study of the association of changes in dietary intake, physical activity, alcohol consumption, and smoking with 9-y gain in waist circumference among 16 587 US men. *Am J Clin Nutr.* 2003;78:719-727.
15. Howard BV, Manson JE, Stefanick ML, et al. Low-fat dietary pattern and weight change over 7 years: the Women's Health Initiative Dietary Modification Trial. *JAMA.* 2006;295:39-49.
16. Ludwig DS. Clinical update: the low-glycaemic-index diet. *Lancet.* 2007;369:890-892.
17. Nordmann AJ, Nordmann A, Briel M, et al. Effects of low-carbohydrate vs low-fat diets on weight loss and cardiovascular risk factors: a meta-analysis of randomized controlled trials. *Arch Intern Med.* 2006;166: 285-293.
18. Gardner CD, Kiazand A, Alhassan S, et al. Comparison of the Atkins, Zone, Ornish, and LEARN diets for change in weight and related risk factors among overweight premenopausal women: the A TO Z Weight Loss Study: a randomized trial. *JAMA.* 2007;297:969-977.
19. Ludwig DS. The glycemic index: physiological mechanisms relating to obesity, diabetes, and cardiovascular disease. *JAMA.* 2002;287:2414-2423.
20. Jenkins DJ, Wolever TM, Taylor RH, et al. Glycemic index of foods: a physiological basis for carbohydrate exchange. *Am J Clin Nutr.* 1981;34:362-366.
21. Salmeron J, Ascherio A, Rimm EB, et al. Dietary fiber, glycemic load, and risk of NIDDM in men. *Diabetes Care.* 1997;20:545-550.
22. Hu FB, Willett WC. Optimal diets for prevention of coronary heart disease. *JAMA.* 2002;288:2569-2578.
23. Liese AD, Schulz M, Fang F, et al. Dietary glycemic index and glycemic load, carbohydrate and fiber intake, and measures of insulin sensitivity, secretion, and adiposity in the Insulin Resistance Atherosclerosis Study. *Diabetes Care.* 2005;28:2832-2838.
24. Ma Y, Olendzki B, Chiriboga D, et al. Association between dietary carbohydrates and body weight. *Am J Epidemiol.* 2005;161:359-367.
25. Roberts SB. High-glycemic index foods, hunger, and obesity: is there a connection? *Nutr Rev.* 2000;58: 163-169.
26. Sloth B, Krog-Mikkelsen I, Flint A, et al. No difference in body weight decrease between a low-glycemic-index and a high-glycemic-index diet but reduced LDL cholesterol after 10-wk ad libitum intake of the low-glycemic-index diet. *Am J Clin Nutr.* 2004;80:337-347.
27. McMillan-Price J, Petocz P, Atkinson F, et al. Comparison of 4 diets of varying glycemic load on weight loss and

cardiovascular risk reduction in overweight and obese young adults: a randomized controlled trial. *Arch Intern Med.* 2006;166:1466-1475.
28. Sichieri R, Moura AS, Genelhu V, Hu FB, Willett WC. An 18-mo randomized trial of a low-glycemic-index diet and weight change in Brazilian women. *Am J Clin Nutr.* 2007;86:707-713.
29. Ebbeling CB, Leidig MM, Feldman HA, Lovesky MM, Ludwig DS. Effects of a low-glycemic load vs low-fat diet in obese young adults: a randomized trial. *JAMA.* 2007;297(19):2092-2102.
30. Halton TL, Hu FB. The effects of high protein diets on thermogenesis, satiety and weight loss: a critical review. *J Am Coll Nutr.* 2004;23:373-385.
31. Skov AR, Toubro S, Ronn B, Holm L, Astrup A. Randomized trial on protein vs carbohydrate in ad libitum fat reduced diet for the treatment of obesity. *Int J Obes Relat Metab Disord.* 1999;23:528-536.
32. Merchant AT, Anand SS, Vuksan V, et al. Protein intake is inversely associated with abdominal obesity in a multi-ethnic population. *J Nutr.* 2005;135:1196-1201.
33. Hu FB. Protein, body weight, and cardiovascular health. *Am J Clin Nutr.* 2005;82:242S-247S.
34. Pereira MA, Jacobs DR J, Slattery ML, et al. The association of whole grain intake and fasting insulin in a biracial cohort of young adults: The CARDIA Study. *CVD Prevention.* 1998;1:231-242.
35. Liu S, Willett WC, Manson JE, Hu FB, Rosner B, Colditz G. Relation between changes in intakes of dietary fiber and grain products and changes in weight and development of obesity among middle-aged women. *Am J Clin Nutr.* 2003;78:920-927.
36. Koh-Banerjee P, Franz M, Sampson L, et al. Changes in whole-grain, bran, and cereal fiber consumption in relation to 8-y weight gain among men. *Am J Clin Nutr.* 2004;80:1237-1245.
37. Slavin JL. Dietary fiber and body weight. *Nutrition.* 2005;21:411-418.
38. Koh-Banerjee P, Rimm EB. Whole grain consumption and weight gain: a review of the epidemiological evidence, potential mechanisms and opportunities for future research. *Proc Nutr Soc.* 2003;62:25-29.
39. Pereira MA, Ludwig DS. Dietary fiber and body-weight regulation. Observations and mechanisms. *Pediatr Clin North Am.* 2001;48:969-980.
40. Pereira MA, Jacobs DR Jr, Pins JJ, et al. Effect of whole grains on insulin sensitivity in overweight hyperinsulinemic adults. *Am J Clin Nutr.* 2002;75:848-855.
41. Ludwig DS, Pereira MA, Kroenke CH, et al. Dietary fiber, weight gain, and cardiovascular disease risk factors in young adults. *JAMA.* 1999;282:1539-1546.
42. Pittler MH, Ernst E. Guar gum for body weight reduction: meta-analysis of randomized trials. *Am J Med.* 2001;110:724-730.
43. He K, Hu FB, Colditz GA, Manson JE, Willett WC, Liu S. Changes in intake of fruits and vegetables in relation to risk of obesity and weight gain among middle-aged women. *Int J Obes Relat Metab Disord.* 2004;28:1569-1574.
44. Fraser GE, Sabate J, Beeson WL, Strahan TM. A possible protective effect of nut consumption on risk of coronary heart disease. The Adventist Health Study. *Arch Intern Med.* 1992;152:1416-1424.
45. Hu FB, Stampfer MJ, Manson JE, et al. Frequent nut consumption and risk of coronary heart disease in women: prospective cohort study. *BMJ.* 1998;317:1341-1345.
46. Bes-Rastrollo M, Sabate J, Gomez-Garcia E, Alonso A, Martinez JA, Martinez-Gonzalez MA. Nut consumption and weight gain in a Mediterranean cohort: the SUN Study. *Obesity.* 2007;15(1):107-116.
47. Jiang R, Manson JE, Stampfer MJ, Liu S, Willett WC, Hu FB. Nut and peanut butter consumption and risk of type 2 diabetes in women. *JAMA.* 2002;288:2554-2560.
48. Sabate J. Nut consumption and body weight. *Am J Clin Nutr.* 2003;78(3 Suppl):647S-650S.
49. Estruch R, Martinez-Gonzalez MA, Corella D, et al. Effects of a Mediterranean-style diet on cardiovascular risk factors: a randomized trial. *Ann Intern Med.* 2006;145:1-11.
50. Wien MA, Sabate JM, Ikle DN, Cole SE, Kandeel FR. Almonds vs complex carbohydrates in a weight reduction program. *Int J Obes Relat Metab Disord.* 2003;27:1365-1372.
51. Alper CM, Mattes RD. Effects of chronic peanut consumption on energy balance and hedonics. *Int J Obes Relat Metab Disord.* 2002;26:1129-1137.
52. Fraser GE, Bennett HW, Jaceldo KB, Sabate J. Effect on body weight of a free 76 Kilojoule (320 calorie) daily supplement of almonds for six months. *J Am Coll Nutr.* 2002;21:275-283.
53. Zemel MB. The role of dairy foods in weight management. *J Am Coll Nutr.* 2005;24(6 Suppl):537S-546S.
54. Zemel MB, Shi H, Greer B, Dirienzo D, Zemel PC. Regulation of adiposity by dietary calcium. *FASEB J.* 2000;14:1132-1138.

55. Barr SI. Increased dairy product or calcium intake: is body weight or composition affected in humans? *J Nutr.* 2003;245S-248S.
56. Zemel MB, Thompson W, Milstead A, Morris K, Campbell P. Calcium and dairy acceleration of weight and fat loss during energy restriction in obese adults. *Obes Res.* 2004;12:582-590.
57. Shapses SA, Heshka S, Heymsfield SB. Effect of calcium supplementation on weight and fat loss in women. *J Clin Endocrinol Metab.* 2004;89:632-637.
58. Lorenzen JK, Molgaard C, Michaelsen KF, Astrup A. Calcium supplementation for 1 y does not reduce body weight or fat mass in young girls. *Am J Clin Nutr.* 2006;83:18-23.
59. Gunther CW, Legowski PA, Lyle RM, et al. Dairy products do not lead to alterations in body weight or fat mass in young women in a 1-y intervention. *Am J Clin Nutr.* 2005;81:751-756.
60. Gonzalez AJ, White E, Kristal A, Littman AJ. Calcium intake and 10-year weight change in middle-aged adults. *J Am Diet Assoc.* 2006;106:1066-1073.
61. Macdonald HM, New SA, Campbell MK, Reid DM. Longitudinal changes in weight in perimenopausal and early postmenopausal women: effects of dietary energy intake, energy expenditure, dietary calcium intake and hormone replacement therapy. *Int J Obes Relat Metab Disord.* 2003;27:669-676.
62. Rajpathak SN, Rimm EB, Rosner B, Willett WC, Hu FB. Calcium and dairy intakes in relation to long-term weight gain in US men. *Am J Clin Nutr.* 2006;83:559-566.
63. Berkey CS, Rockett HR, Willett WC, Colditz GA. Milk, dairy fat, dietary calcium, and weight gain: a longitudinal study of adolescents. *Arch Pediatr Adolesc Med.* 2005;159:543-550.
64. Pereira MA, Jacobs DR Jr, Van Horn L, Slattery ML, Kartashov AI, Ludwig DS. Dairy consumption, obesity, and the insulin resistance syndrome in young adults: the CARDIA Study. *JAMA.* 2002;287:2081-2089.
65. Choi HK, Willett WC, Stampfer MJ, Rimm E, Hu FB. Dairy consumption and risk of type 2 diabetes mellitus in men: a prospective study. *Arch Intern Med.* 2005;165:997-1003.
66. Bray GA, Nielsen SJ, Popkin BM. Consumption of high-fructose corn syrup in beverages may play a role in the epidemic of obesity. *Am J Clin Nutr.* 2004;79:537-543.
67. Malik VS, Schulze MB, Hu FB. Intake of sugar-sweetened beverages and weight gain: a systematic review. *Am J Clin Nutr.* 2006;84:274-288.
68. Berkey CS, Rockett HR, Field AE, Gillman MW, Colditz GA. Sugar-added beverages and adolescent weight change. *Obes Res.* 2004;12:778-788.
69. Ludwig DS, Peterson KE, Gortmaker SL. Relation between consumption of sugar-sweetened drinks and childhood obesity: a prospective, observational analysis. *Lancet.* 2001;357:505-508.
70. Phillips SM, Bandini LG, Naumova EN, et al. Energy-dense snack food intake in adolescence: longitudinal relationship to weight and fatness. *Obes Res.* 2004;12:461-472.
71. Welsh JA, Cogswell ME, Rogers S, Rockett H, Mei Z, Grummer-Strawn LM. Overweight among low-income preschool children associated with the consumption of sweet drinks: Missouri, 1999-2002. *Pediatrics.* 2005;115:e223-e229.
72. Blum JW, Jacobsen DJ, Donnelly JE. Beverage consumption patterns in elementary school aged children across a two-year period. *J Am Coll Nutr.* 2005;24:93-98.
73. Newby PK, Peterson KE, Berkey CS, Leppert J, Willett WC, Colditz GA. Beverage consumption is not associated with changes in weight and body mass index among low-income preschool children in North Dakota. *J Am Diet Assoc.* 2004;104:1086-1094.
74. Schulze MB, Manson JE, Ludwig DS, et al. Sugar-sweetened beverages, weight gain, and incidence of type 2 diabetes in young and middle-aged women. *JAMA.* 2004;292:927-934.
75. Bes-Rastrollo M, Sanchez-Villegas A, Gomez-Gracia E, Martinez JA, Pajares RM, Martinez-Gonzalez MA. Predictors of weight gain in a Mediterranean cohort: the Seguimiento Universidad de Navarra Study 1. *Am J Clin Nutr.* 2006;83:362-370.
76. French SA, Jeffery RW, Forster JL, McGovern PG, Kelder SH, Baxter JE. Predictors of weight change over two years among a population of working adults: the Healthy Worker Project. *Int J Obes Relat Metab Disord.* 1994;18:145-154.
77. Kvaavik E, Andersen LF, Klepp KI. The stability of soft drinks intake from adolescence to adult age and the association between long-term consumption of soft drinks and lifestyle factors and body weight. *Public Health Nutr.* 2005;8:149-157.
78. DiMeglio DP, Mattes RD. Liquid versus solid carbohydrate: effects on food intake and body weight. *Int J Obes*

Relat Metab Disord. 2000;24:794-800.
79. Raben A, Vasilaras TH, Moller AC, Astrup A. Sucrose compared with artificial sweeteners: different effects on ad libitum food intake and body weight after 10 wk of supplementation in overweight subjects. *Am J Clin Nutr*. 2002;76:721-729.
80. Tordoff MG, Alleva AM. Effect of drinking soda sweetened with aspartame or high-fructose corn syrup on food intake and body weight. *Am J Clin Nutr*. 1990;51:963-969.
81. James J, Thomas P, Cavan D, Kerr D. Preventing childhood obesity by reducing consumption of carbonated drinks: cluster randomised controlled trial. *BMJ*. 2004;328:12367.
82. Ebbeling CB, Feldman HA, Osganian SK, Chomitz VR, Ellenbogen SJ, Ludwig DS. Effects of decreasing sugar-sweetened beverage consumption on body weight in adolescents: a randomized, controlled pilot study. *Pediatrics*. 2006;117:673-680.
83. Boozer CN, Daly PA, Homel P, et al. Herbal ephedra/caffeine for weight loss: a 6-month randomized safety and efficacy trial. *Int J Obes Relat Metab Disord*. 2002;26:593-604.
84. Boozer CN, Nasser JA, Heymsfield SB, Wang V, Chen G, Solomon JL. An herbal supplement containing Ma Huang-Guarana for weight loss: a randomized, double-blind trial. *Int J Obes Relat Metab Disord*. 2001;25:316-324.
85. Coffey CS, Steiner D, Baker BA, Allison DB. A randomized double-blind placebo-controlled clinical trial of a product containing ephedrine, caffeine, and other ingredients from herbal sources for treatment of overweight and obesity in the absence of lifestyle treatment. *Int J Obes Relat Metab Disord*. 2004;28:1411-1419.
86. Ryan DH. Use of sibutramine and other noradrenergic and serotonergic drugs in the management of obesity. *Endocrine*. 2000;13:193-199.
87. Astrup A, Breum L, Toubro S, Hein P, Quaade F. The effect and safety of an ephedrine/caffeine compound compared to ephedrine, caffeine and placebo in obese subjects on an energy restricted diet. A double blind trial. *Int J Obes Relat Metab Disord*. 1992;16:269-277.
88. Haller CA, Benowitz NL. Adverse cardiovascular and central nervous system events associated with dietary supplements containing ephedra alkaloids. *N Engl J Med*. 2000;343:1833-1838.
89. Clinical Guidelines on the Identification, Evaluation, and Treatment of Overweight and Obesity in Adults. The Evidence Report. *Obes Res*. 1998;6(Suppl):51S-209S.
90. Van Soeren MH, Graham TE. Effect of caffeine on metabolism, exercise endurance, and catecholamine responses after withdrawal. *J Appl Physiol*. 1998;85:1493-1501.
91. Spriet LL, MacLean DA, Dyck DJ, Hultman E, Cederblad G, Graham TE. Caffeine ingestion and muscle metabolism during prolonged exercise in humans. *Am J Physiol*. 1992;262(6 Pt 1):E891-E898.
92. Astrup A, Toubro S, Cannon S, Hein P, Breum L, Madsen J. Caffeine: a double-blind, placebo-controlled study of its thermogenic, metabolic, and cardiovascular effects in healthy volunteers. *Am J Clin Nutr*. 1990;51:759-767.
93. Acheson KJ, Gremaud G, Meirim I, et al. Metabolic effects of caffeine in humans: lipid oxidation or futile cycling? *Am J Clin Nutr*. 2004;79:40-46.
94. Lopez-Garcia E, van Dam RM, Rajpathak S, Willett WC, Manson JE, Hu FB. Changes in caffeine intake and long-term weight change in men and women. *Am J Clin Nutr*. 2006;83:674-680.
95. Johnston KL, Clifford MN, Morgan LM. Coffee acutely modifies gastrointestinal hormone secretion and glucose tolerance in humans: glycemic effects of chlorogenic acid and caffeine. *Am J Clin Nutr*. 2003;78:728-733.
96. van Dam RM, Hu FB. Coffee consumption and risk of type 2 diabetes: a systematic review. *JAMA*. 2005;294:97-104.
97. Westerterp-Plantenga MS, Verwegen CR. The appetizing effect of an aperitif in overweight and normal-weight humans. *Am J Clin Nutr*. 1999;69:205-212.
98. Jequier E. Alcohol intake and body weight: a paradox. *Am J Clin Nutr*. 1999;69:173-174.
99. Suter PM, Jequier E, Schutz Y. Effect of ethanol on energy expenditure. *Am J Physiol*. 1994;266(4 Pt 2):R1204-R1212.
100. Davies MJ, Baer DJ, Judd JT, Brown ED, Campbell WS, Taylor PR. Effects of moderate alcohol intake on fasting insulin and glucose concentrations and insulin sensitivity in postmenopausal women: a randomized controlled trial. *JAMA*. 2002;287:2559-2562.
101. Hellerstedt WL, Jeffery RW, Murray DM. The association between alcohol intake and adiposity in the general population. *Am J Epidemiol*. 1990;132:594-611.

102. Suter PM. Is alcohol consumption a risk factor for weight gain and obesity? *Crit Rev Clin Lab Sci.* 2005;42: 197-227.
103. Liu S, Serdula MK, Williamson DF, Mokdad AH, Byers T. A prospective study of alcohol intake and change in body weight among US adults. *Am J Epidemiol.* 1994;140:912-920.
104. Wannamethee SG, Shaper AG. Alcohol, body weight, and weight gain in middle-aged men. *Am J Clin Nutr.* 2003;77:1312-1317.
105. Lewis CE, Smith DE, Wallace DD, Williams OD, Bild DE, Jacobs DR Jr. Seven-year trends in body weight and associations with lifestyle and behavioral characteristics in black and white young adults: the CARDIA study. *Am J Public Health.* 1997;87:635-642.
106. Wannamethee SG, Field AE, Colditz GA, Rimm EB. Alcohol intake and 8-year weight gain in women: a prospective study. *Obes Res.* 2004;12:1386-1396.
107. Togo P, Osler M, Sorensen TI, Heitmann BL. Food intake patterns and body mass index in observational studies. *Int J Obes Relat Metab Disord.* 2001;25:1741-1751.
108. Newby PK, Muller D, Hallfrisch J, Andres R, Thcker KL. Food patterns measured by factor analysis and anthropometric changes in adults. *Am J Clin Nutr.* 2004;80:504-513.
109. Newby PK, Muller D, Hallfrisch J, Qiao N, Andres R, Thcker KL. Dietary patterns, and changes in body mass index and waist circumference in adults. *Am J Clin Nutr.* 2003;77:1417-1425.
110. Schulz M, Noethlings U, Hoffmann K, Bergmann MM, Boeing H. Identification of a food pattern characterized by high-fiber and low-fat food choices associated with low prospective weight change in the EPIC-Potsdam cohort. *J Nutr.* 2005;135(5):1183-1189.
111. Schulze MB, Fung TT, Manson JE, Willett WC, Hu FB. Dietary patterns and changes in body weight in women. *Obesity (Silver Spring).* 2006;14:1444-1453.
112. Cummings DE, Purnell JQ, Frayo RS, Schmidova K, Wisse BE, Weigle DS. A preprandial rise in plasma ghrelin levels suggests a role in meal initiation in humans. *Diabetes.* 2001;50:1714-1719.
113. Boyle PJ, Shah SD, Cryer PE. Insulin, glucagon, and catecholamines in prevention of hypoglycemia during fasting. *Am J Physiol.* 1989;256(5 Pt 1):E651-E661.
114. Nakazato M, Murakami N, Date Y, et al. A role for ghrelin in the central regulation of feeding. *Nature.* 2001; 409:194-198.
115. Wren AM, Seal LJ, Cohen MA, et al. Ghrelin enhances appetite and increases food intake in humans. *J Clin Endocrinol Metab.* 2001;86:5992.
116. Farshchi HR, Taylor MA, Macdonald IA. Deleterious effects of omitting breakfast on insulin sensitivity and fasting lipid profiles in healthy lean women. *Am J Clin Nutr.* 2005;81:388-396.
117. Melanson KJ, Westerterp-Plantenga MS, Saris WH, Smith FJ, Campfield LA. Blood glucose patterns and appetite in time-blinded humans: carbohydrate versus fat. *Am J Physiol.* 1999;277(2 Pt 2):R337-R345.
118. Cho S, Dietrich M, Brown CJ, Clark CA, Block G. The effect of breakfast type on total daily energy intake and body mass index: results from the Third National Health and Nutrition Examination Survey (NHANES III). *J Am Coll Nutr.* 2003;22:296-302.
119. Ma Y, Bertone ER, Stanek EJ III, et al. Association between eating patterns and obesity in a free-living US adult population. *Am J Epidemiol.* 2003;158:85-92.
120. Song WO, Chun OK, Obayashi S, Cho S, Chung CE. Is consumption of breakfast associated with body mass index in US adults? *J Am Diet Assoc.* 2005;1373:82.
121. Ortega RM, Requejo AM, Lopez-Sobaler AM, et al. Difference in the breakfast habits of overweight/obese and normal weight schoolchildren. *Int J Vitam Nutr Res.* 1998;68:125-132.
122. Barton BA, Eldridge AL, Thompson D, et al. The relationship of breakfast and cereal consumption to nutrient intake and body mass index: the National Heart, Lung, and Blood Institute Growth and Health Study. *J Am Diet Assoc.* 2005;105:1383-1389.
123. Berkey CS, Rockett HR, Gillman MW, Field AE, Colditz GA. Longitudinal study of skipping breakfast and weight change in adolescents. *Int J Obes Relat Metab Disord.* 2003;27:1258-1266.
124. Bazzano LA, Song Y, Bubes V, Good CK, Manson JE, Liu S. Dietary intake of whole and refined grain breakfast cereals and weight gain in men. *Obes Res.* 2005;13:1952-1960.
125. Nooyens AC, Visscher TL, Schuit AJ, et al. Effects of retirement on lifestyle in relation to changes in weight and waist circumference in Dutch men: a prospective study. *Public Health Nutr.* 2005;8:1266-1274.
126. van der Heijden AA, Hu FB, Rimm EB, van Dam RM. A prospective study of breakfast consumption and

weight gain among U.S. men. *Obesity (Silver Spring)*. 2007;15:2463-2469.
127. Bowman SA, Gortmaker SL, Ebbeling CB, Pereira MA, Ludwig DS. Effects of fastfood consumption on energy intake and diet quality among children in a national household survey. *Pediatrics*. 2004;113(1 Pt 1):112-118.
128. Ebbeling CB, Sinclair KB, Pereira MA, Garcia-Lago E, Feldman HA, Ludwig DS. Compensation for energy intake from fast food among overweight and lean adolescents. *JAMA*. 2004;291:2828-2833.
129. Taveras EM, Berkey CS, Rifas-Shiman SL, et al. Association of consumption of fried food away from home with body mass index and diet quality in older children and adolescents. *Pediatrics*. 2005;116:e518-e524.
130. Pereira MA, Kartashov AI, Ebbeling CB, et al. Fast-food habits, weight gain, and insulin resistance (the CARDIA study): 15-year prospective analysis. *Lancet*. 2005;365:36-42.
131. French SA, Harnack L, Jeffery RW. Fast food restaurant use among women in the Pound of Prevention study: dietary, behavioral and demographic correlates. *Int J Obes Relat Metab Disord*. 2000;24:1353-1359.
132. Duffey KJ, Gordon-Larsen P, Jacobs DR Jr, Williams OD, Popkin BM. Differential associations of fast food and restaurant food consumption with 3-y change in body mass index: the Coronary Artery Risk Development in Young Adults Study. *Am J Clin Nutr*. 2007;85:201-208.
133. Nielsen SJ, Popkin BM. Patterns and trends in food portion sizes, 1977-1998. *JAMA*. 2003;289:450-453.
134. Rolls BJ, Morris EL, Roe LS. Portion size of food affects energy intake in normal-weight and overweight men and women. *Am J Clin Nutr*. 2002;76:1207-1213.
135. Diliberti N, Bordi PL, Conklin MT. Roe LS, Rolls BJ. Increased portion size leads to increased energy intake in a restaurant meal. *Obes Res*. 2004;12:562-568.
136. McConahy KL, Smiciklas-Wright H, Birch LL, Mitchell DC, Picciano MF. Food portions are positively related to energy intake and body weight in early childhood. *J Pediatr*. 2002;140:340-347.
137. Ello-Martin JA, Ledikwe JH, Rolls BJ. The influence of food portion size and energy density on energy intake: implications for weight management. *Am J Clin Nutr*. 2005;82(1 Suppl):236S-241S.
138. Bes-Rastrollo M, van Dam RM, Li TY, Sampson L, Hu FB. A prospective study of dietary energy density and weight gain in women. *Am J Clin Nutr*. 2008;88:769-777.
139. Rolls BJ, Roe LS, Meengs JS. Reductions in portion size and energy density of foods are additive and lead to sustained decreases in energy intake. *Am J Clin Nutr*. 2006;83:11-17.
140. Drewnowski A, Darmon N. The economics of obesity: dietary energy density and energy cost. *Am J Clin Nutr*. 2005;82(1 Suppl):265S-273S.
141. Howarth NC, Murphy SP, Wilkens LR, Hankin JH, Kolonel LN. Dietary energy density is associated with overweight status among 5 ethnic groups in the multiethnic cohort study. *J Nutr*. 2006;136:2243-2248.
142. Ledikwe JH, Blanck HM, Kettel Khan L, et al. Dietary energy density is associated with energy intake and weight status in US adults. *Am J Clin Nutr*. 2006;83:1362-1368.
143. Kant AK, Graubard BI. Energy density of diets reported by American adults: association with food group intake, nutrient intake, and body weight. *Int J Obes (Lond)*. 2005;29:950-956.
144. de Castro JM. Dietary energy density is associated with increased intake in free-living humans. *J Nutr*. 2004;134:335-341.
145. Iqbal SI, Helge JW, Heitmann BL. Do energy density and dietary fiber influence subsequent 5-year weight changes in adult men and women? *Obesity (Silver Spring)*. 2006;14:106-114.

第15章

身体活動，座位生活と肥満

Frank B. Hu

　体重コントロールに対する身体活動の役割は，古くから知られている。1940年にBruch[1]は，正常体重の子どもに比べて肥満の子どもは身体活動やエネルギー消費が非常に低いことを観察し，1956年にはJohnsonら[2]が，女子高校生の肥満の形成には，過食より身体活動が低いことが問題となることを示した。1950年代以来Morrisらは身体活動と心疾患との関連について画期的な疫学研究を続け，それを契機に，身体活動と，主に肥満が原因となる慢性疾患の予防とに強い関心が寄せられるようになった[3-5]。ここ数十年，体重コントロールにおける身体活動の役割について膨大な研究が蓄積されているが，大多数の無作為割付試験は，一般集団における体重増加の予防というよりは，肥満者を対象にした運動による体重減少の効果を中心としたものが多い。

　もともとの体重を増やさないことが，肥満度を減少させ体重を減らすことよりもはるかに効果的である。加齢による体重増加に歯止めをかけるためには，身体活動の役割を理解することが非常に重要であり，体重増加防止に関する研究結果は，その多くが疫学研究から得られている。食事要因と肥満に関する研究（第14章参照）のように，身体活動や肥満度の測定の妥当性や再現性の問題，因果の逆転（体重増加や肥満によりひき起こされる活動性の低下など），食事や他の生活習慣による交絡，経時的データの解析方法の差異など，多くの方法論的な問題が身体活動と肥満の疫学研究を困難にしている。このような困難はあるが，前向きコホート研究や無作為割付試験の積み重ねにより，身体活動や活動的な生活習慣は体重コントロールのために重要な役割をもっていることが明らかになってきた。ここには総エネルギー消費の増加，体脂肪の減少，筋肉量や基礎代謝率の保持，社会心理的な充足感など，身体活動の管理に関わる多様な経路が含まれている（図15-1）。

　この章では，身体活動や座位生活が肥満とどのように関連するかを調べた疫学研究の中で，高い

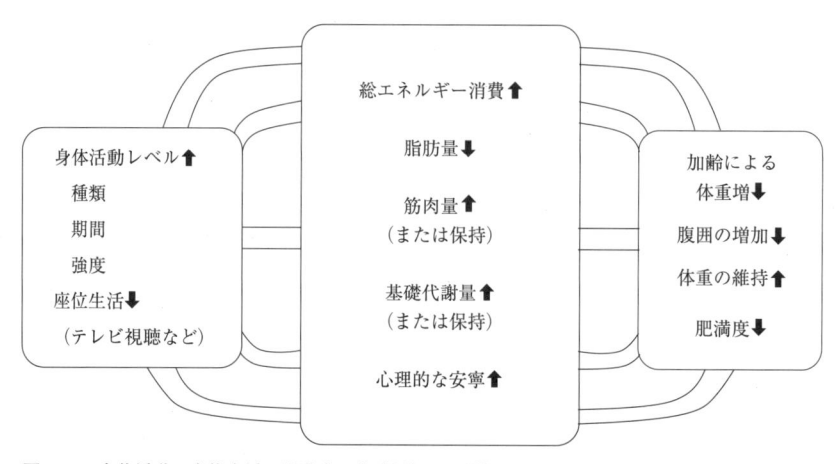

図15-1　身体活動や座位生活の肥満度や体重増加への影響の経路

身体活動が，加齢と並行する全身的脂肪蓄積（体重に反映される）と腹部肥満（腹囲に反映される）を予防することを中心に述べる。体重減少についてはこの章の中心的話題ではないが，肥満者を対象としたトレーニングと体重減少や適正体重維持についての無作為割付研究を概括し，最後に身体活動と肥満に関する疫学研究の方法論上の問題を検討する。身体活動の測定および評価の妥当性についてはすでに第7章で詳細に検討したので，ここでは触れない。

1 身体活動のパターンと年代による傾向

Brownson ら[6]は，時代による米国の身体活動の動向について広範な文献を検討した。それによると，余暇の身体活動はおおむね横ばいないし微増であるが，労働や移動や家事に関連する活動は，どれもかなり減少している。そのかわりに，座位生活（テレビ視聴やコンピュータ使用）が劇的に増加した。このような変化が，身体活動全体の減少につながっている。

米国では，余暇の身体活動量に関する全国的調査が，主にリスク要因行動監視制度（Behavioral Risk Factor Surveillance System; BRFSS）を通して行われている。1990年から2000年のBRFSSの質問票は，「この1カ月，ランニング，柔軟体操，ゴルフ，庭仕事，運動のための歩行などの身体活動に参加しましたか」という内容であった。もし，回答が「はい」であったら，最もよく行った活動とその頻度や持続時間についての質問が続く。このデータは米国疾病管理予防センター（Centers for Disease Control and Prevention; CDC）の推奨基準（週5回以上の中程度の強度の30分の運動，または週3回以上の20分続く激しい運動）に合致する身体活動レベルに達している人の割合を計算するのに使われた。2000年以降，身体活動の質問票は，中程度あるいは激しい運動を，平日にどのくらい行うかを尋ねる形式に変更されている[7]。

2000年には，米国の成人の26.2％は余暇の身体活動の推奨量を満たしていた。男性（27.1％）は女性（25.5％）よりやや活動的であり，非ヒスパニックの白人男性（27.5％）は，非ヒスパニックの黒人男性（21.9％）やヒスパニック（21.1％）よりも推奨値に合致していた。大学卒以上の学歴の人（34.2％）は，教育歴12年未満の人（14.5％）より基準を満たしていた。余暇の身体活動の程度はハワイ（34.8％）と西部の州（例えばワシントン32.4％，オレゴン32.4％）で最も高く，ケンタッキー（17.47％），ルイジアナ（18.3％），ミシシッピー（21.3％）などの南部の州で最も低かった。

1990年から2000年の間に，余暇の身体活動の推奨値を満たす人の数は男女とも少し増加した（図15-2）。この10年間での相対的な改善は女性（5.8％）より男性（9.7％）のほうが高く，時代の傾向として教育レベルにより違うパターンがみられた。大学教育を受けた人では余暇の身体活動の推奨値を満たす人の割合は8.9％の増加があったが，教育歴12年未満の人では7.6％減少した。余暇の身体活動は白人と黒人では少しだけ上昇したが，ヒスパニックの成人では減少した。

BRFSSは，質問が常に一定であり，大規模で調査対象者集団の特性をよく反映していること，そして異なった州のさまざまな民族集団のデータが使えるなどの理由により，余暇の身体活動の傾向をつかむのに役に立つ[6]。しかし，この調査は電話インタビューに基づいているので，余暇の身体活動が少し増えているという結果は，社会的に身体活動の評価が高まっているための自己記入バイアスを反映しているとも考えられる。低所得者層は電話をもつ人が少ないので，調査には表れない。もうひとつ，2000年以降，身体活動の質問内容が改訂されたために，年代ごとのデータの解釈が困難になったという問題もある。最近のBRFSSのデータ（2000-2005年）によると，2005年

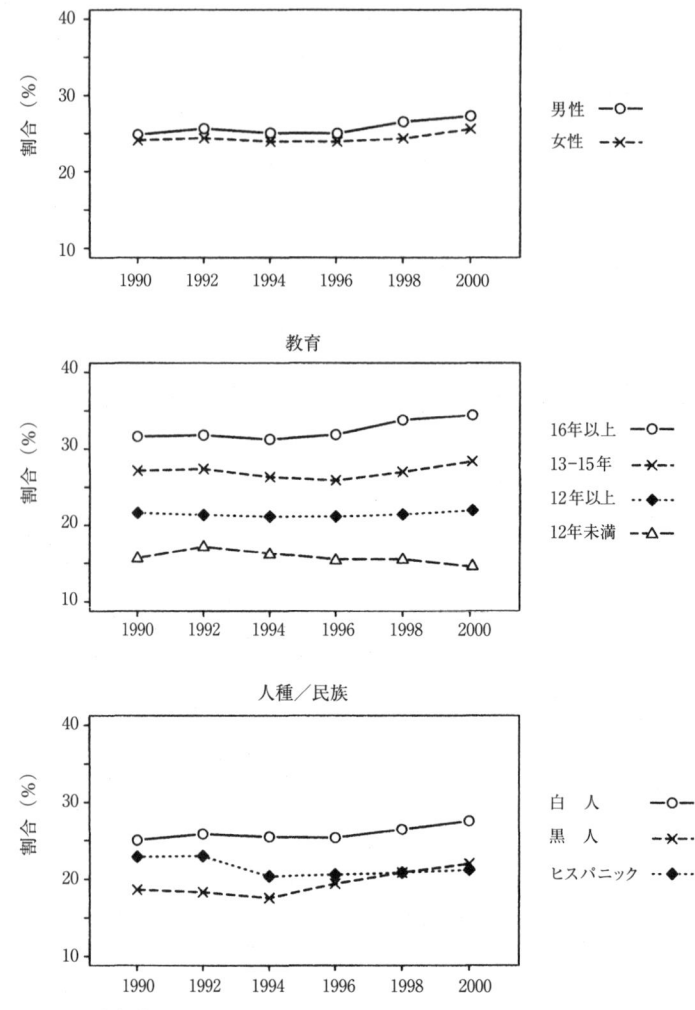

図 15-2　身体活動の推奨を満たす人の推移，米国，1990-2000 年。文献 6 より

には約半数の米国成人が余暇の身体活動の推奨レベルの運動を行っていると報告されている（http://www.cdc.gov/nccdphp/dupa/physical/stats/index.htm）。この短い期間に余暇の身体活動がこれほど急激に増えることは考えにくく，この増加は 2000 年以降の身体活動の質問票の改訂によるものと考えられる。一方では，2000 年から 2005 年の間にいつも身体活動を行う人の割合（週 5 回以上の中程度の強度の 30 分の運動，週 3 回以上の 20 分続く激しい運動のいずれかあるいは両方と定義されている）は，女性では 8.6％増加（43.0％から 46.7％へ），男性では 3.5％増加（48.0％から 49.7％へ）した。この増加は非ヒスパニックの黒人女性で最も大きく（31.4％から 36.1％へ 15.0％増加），非ヒスパニックの黒人男性で最も小さかった（40.3％から 45.3％へ 12.4％増加）[7]。

BRFSS のデータによると，前月比で余暇の身体活動（例えばランニング，柔軟体操，ゴルフ，庭仕事，歩行）を行わなかった米国人の割合は，1989 年の約 31％から 2005 年には約 25％に減少している（http://www.cdc.gov/nccdphp/dupa/physical/stats/index.htm）。

第 7 章で検討した通り，余暇の身体活動は全体のエネルギー消費量のほんの一部を占めるに過ぎ

ないので，職業，家事，移動などを含む余暇以外の身体活動の年代ごとの傾向を調べることが重要である。米国の労働統計局や国勢調査部，Kingらの研究による職業分類[8]からの推計によると，過去50年間に高い身体活動の必要な職業（例えば農場労働者，給仕，建設作業者，清掃従事者）に従事する人の割合は，1950年の約30%から2000年には23%にまで減少していた[7]。逆に，身体活動の低い職業（例えば管理職，経営者，教師，研究者，店員，運転手など）の従事者は1950年の23%から2000年の42%へ増加した。

自動化とコンピュータ使用の増加に伴う仕事内容の構造の変化は，職業における身体活動のエネルギー消費をかなり減らした。身体活動の総量の減少のもうひとつの原因は，仕事以外での自動車使用の急激な増加であり，これは歩行や公共交通機関の使用の減少と並行して起こっている。郊外や都市近郊に住む人口の割合は，ここ何十年かで倍増し，2000年には50%近くにまでなり，車の使用が増加して，車以外の移動や歩行が減少する結果となった[6]。

身体活動によるエネルギー消費の総量の減少とともに，座位生活も急激に増加した。米国での代表的な座位行為はテレビの視聴であり，成人男性は平均して週29時間，成人女性は34時間，テレビをみている[9]。過去50年間，肥満の増加と並行してテレビ視聴とコンピュータの使用時間は増え続けている。

以上より，余暇に身体活動を行う時間が減少傾向にあるわけではなく，むしろある程度増加しているかもしれないが，この増加は，仕事や家事，移動などに費やす活動時間の減少と相殺できるほどではない。したがって，人々の身体活動の総量はかなり減少したといえる。

2 身体活動と肥満に関する生態学的研究と横断研究

PrenticeとJebb[10]は，イギリスにおける身体活動と肥満について，時代の傾向との関連を調べた。米国における長年の動向と同じように，自動車所有とテレビ視聴時間の増加は肥満の割合の増加と密接に関連し，社会階層と肥満の強い負の相関は，食事の変化より身体活動の低さによって説明できるように思われる。しかし，この解析には，食事や生活様式の変化の影響も考慮する必要があるので，今後の課題として視野に入れておく必要がある。それでも，身体活動の低下と肥満の増加が同時に起こる現象は，さまざまな集団で観察されている。

Ewingら[11]は，BRFSSのデータ（448のコミュニティと83の大都市域を含んでいる）を使用して，スプロール化（都市の無秩序な膨張）と身体活動，そして肥満の関連を生態学的に調査した。国勢調査やその他のデータから主成分分析により算出されたスプロール指数は，郊外の人口密度の低さを反映していた。地理的，行動的な共変数を補正したマルチレベル解析では，スプロール指数が高いことは，歩行時間の短いこと（$P=0.004$），肥満の割合の高いこと（$P<0.001$），高血圧有病率（$P=0.018$）と関連していた。この生態学的なデータは，身体環境が身体活動への影響を通じて，肥満の出現割合に関与しているという考えを支持している（スプロール化と肥満の詳細な検討は第17章参照）。

個人レベルでは，数多くの横断研究が身体活動と肥満との関連を明らかにし，そのうち大多数の研究で身体活動が多いほど体重は低くなるという結果になっている。一般的に，強度の身体活動は，中程度・軽度の身体活動に比べて，体重との関連が強い。例えば，Bernsteinら[12]は，強い身体活動が肥満のオッズ比を下げ，明らかな量反応関係のあることを示したが，中程度の活動では，

その傾向は明らかではなかった。一方で，歩行距離や歩数が体重と負の相関をもつという研究もあり[13]，いくつかの横断研究が身体活動と腹囲やウェストヒップ比と負の相関をもつという結果を出している[14,15]。ほとんどの研究が余暇の身体活動について検討している中で，Kingら[8]は，米国国民健康栄養調査（National Health and Nutrition Examination Survey; NHANES）Ⅲの一部のデータを使った横断研究で，余暇の身体活動と職業上の活動が両方とも多いと，肥満の割合が低いことを見出した。しかし，その関連性は職業上の活動より余暇の身体活動とのほうが強かった。

客観的に測定した身体活動と脂肪蓄積との相関を報告している研究がいくつかある。Chanら[16]は，歩数計を使って測定した1日あたりの歩数と体格指数（body mass index; BMI）との間に男女とも負の相関があること，腹囲との間には女性でのみ負の相関が観察されることを報告した。加速度センサーで測定した身体活動も，低いBMI[17,18]や脂肪量[19]と関連がある。

テレビ視聴時間と肥満割合の間の強い正の関連もいくつかの横断研究で報告されている[20,21]。医療専門職追跡研究（Health Professionals' Follow-up Study; HPFS）でも，週に41時間以上テレビやビデオをみる男性は週1時間以下の男性に比べて，4倍も過体重が多く[22]，TV視聴時間とBMIとの強い正の関連は，看護師健康研究（Nurses' Health Study; NHS）でも，特に中年や高齢の女性の間で観察されている[23]。

横断研究において身体活動と脂肪蓄積との関連に一貫性がみられるが，時間の関連を考慮すると一概には結果の解釈はできず，［正か負かの］関連の方向性は決められない。明らかな問題のひとつに，因果の逆転があげられる。身体活動の低さや長時間の座位は，肥満の結果であるとするものである。肥満者は社会的に非難されやすく，活動性に問題があるためスポーツから遠ざかる傾向が強い。身体活動と肥満の関連についての横断研究の結果は，前向き研究の場合より強く出ることが多い（後述）ので，横断研究の結果は，身体活動の真の効果と，因果の逆転や食事をはじめとした生活因子の交絡による人為的な効果の組み合わせを反映していると考えられる。

3 身体活動と肥満の前向き研究

◆身体活動と年齢増加に伴う体重増加の防止

中年期の体重増加はどの集団にもみられる一般的な現象である。Hillら[24]は，ここ何十年かの世界的肥満がはじまったころからの米国成人の平均的な体重増加は，年0.45-0.90 kgと推計している。同様にBrownら[25]は，中年のオーストラリア女性は，毎年0.5 kgずつ体重が増えていると推計した。ほとんどの人にとって，中年期の体重増加は体脂肪の増加の反映であり，加齢によって除脂肪体重が減少することもある。肥満者にとって，体重を減らすことや減った体重を維持することは非常に困難なので，年齢増加に伴う体重増加を防止する道筋をつけることはとても重要である。

過去20-30年の間に，多くの前向きコホート研究により身体活動と体重増加の関連が調べられてきた。2000年にFogelhomとKukkonen-Harjula[26]は身体活動と体重増加の16編のコホート研究を系統的に検討した。追跡期間は2年から21年である。ほとんどの研究は種々の質問から測定した余暇の身体活動に関するものであり，いくつかの研究ではベースラインの身体活動が高いことが体重増加を抑える予測因子としてあげられた[27-33]が，それとは逆の結論を出した研究もあった[34-36]。長期追跡後の身体活動とその間の体重増加との間に，ベースラインの身体活動よりも強い負の関連を認めた研究は興味深く[37,38]，体重増加が身体活動に影響することを示唆するものであ

る。

　2005年，Wareham ら[39]は，2000年までに出版された14編の身体活動と体重増加のコホート研究を系統的に検討した。追跡期間は3年から10年である。そのうち12編の研究[23,40-50]は，自己記入法により身体活動を測定し，残りの2編[51,52]は身体活動を客観的な方法で評価したものである。

　この総説[39]によると，身体活動と体重増加の関連は，最近の研究であるほど，Fogelholm と Kukkonen-Harjula の報告[26]よりも一貫性のある結果が得られているが，その効果は概して弱いものであった。近年のほうが関連が強くあらわれたのには2つの理由が考えられる。ひとつは，近年の研究が以前のものと比べてはるかに大規模であるため，比較的小さい効果もみつける検出力があるということ，もうひとつは，ベースラインの身体活動とそれに続く体重増加という単純な関連ではなく，経時的な身体活動変化と体重変化の関連を検討するというような，方法論的に優れたデザインによる研究が可能になったことによる。その他の可能性として，身体活動の評価方法の改善によるとも考えられる。最近の研究は，活動レベルの評価のためにより詳細で妥当な質問票を使用している。

　Wareham らによる報告[39]以来，さらに5つの前向き研究が報告されている。このうち4つは，身体活動と，体重または体重増加との間に有意な負の関連を認めており[25,50,53,54]，ひとつだけ有意な関連を認めていない[55]。それ以前の研究と同様に，身体活動と体重の相互の関連は弱い。思春期からの身体活動と体重の変化も新たに2つ検討されている[56,57]。Parsons ら[56]は11歳時の身体活動はBMIの推移とは関連がないことをみつけた。しかし，16歳の時の運動と16歳から45歳までの体重変化との間に，女性では負の関連があり，男性では関連を認めなかった。もうひとつ，21年間の追跡で，9歳から18歳の身体活動と成人期の腹囲との間には直接の関連はなかったとする研究[57]があるが，若年期の身体活動は，成人期の身体活動との相関を介して，成人期の腹囲に対し間接的な効果しかもっていないといえる。

　研究デザインの多様性，特に，参加者の年齢，解析法，測定値の評価の違いがあるため，研究結果を量的にまとめることは非常に困難なので，ここでは，身体活動と体重を繰り返し測定したデータのある，最近の大規模な報告について述べる。1998年に Coakly ら[32]は，1988-1992年に40-75歳であったHPFSの19,478人の男性を対象に，経年的体重変化の予測因子を検討した。このコホートでは，テレビやビデオ視聴と間食は体重増加と正の相関をもっていたが，激しい活動は体重減少と関連していた。研究期間前の禁煙と自発的な体重減少歴は，その後の大幅な体重増加と強く関連していた。身体活動やテレビ視聴と体重増加の関連は高齢男性より若年男性で強かった。

　4年間の追跡期間で，全コホートの体重変化の平均が1.4kgの増加だったのに対し，激しい運動（ジョギング，ランニング，水泳，自転車，ボート，柔軟体操，ラケットボールを含む）を週に1.5時間にまで増やし，テレビ時間を短縮し，間食をやめた男性では，平均して1.4kg減少した。この期間，相対的に激しい身体活動レベルを維持した人は，体重増加が最も少なく，肥満の割合も最も低かった（図15-3）。このデータから，4年以上体重増加を予防するためには，激しい活動の維持とテレビ視聴時間の短縮が重要であることが示唆された。

　Schmiz ら[58]は，若年成人における冠動脈リスク進展（Coronary Artery Risk Development in Young Adults; CARDIA）研究の開始時に18-30歳であった黒人と白人の男女5,115人を10年間追跡し，身体活動の変化と体重増加の経時的な関連を検討した。時代による変化と年齢，その他の共

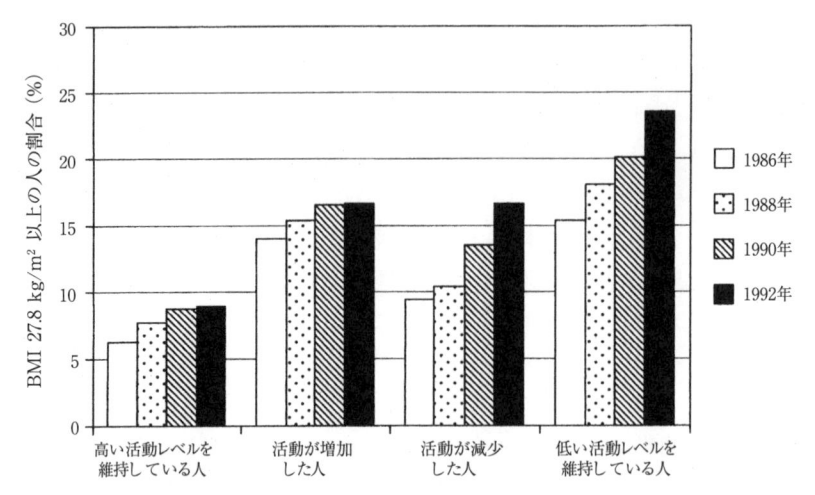

図 15-3 余暇の身体活動のパターンごとの肥満（BMI 27.8 kg/m² 以上）の割合の推移。1986 年に 45-54 歳の非喫煙者で，高血圧・高コレステロール血症がない男性 3,666 人のデータに基づく。文献 32 より

変数を補正後，身体活動の増加は，性・人種の異なる 4 つのサブグループすべてで有意に体重減少と関連していた．特に，6 MET-時以上の強度な活動が週 2 時間にまで増加すると，黒人男性を除く 3 群では，年齢相応の体重増加を低く抑えられた．運動の体重増加予防の効果は，ベースラインで肥満のある人のほうが，正常体重の人より大きかった．付け加えると，追跡の最初の 2-3 年の身体活動の増加は，それに続く 5 年間の追跡期間の体重増加の速度の低下と関連があった．

Wagner ら[44]は，余暇の運動や日常の通勤の歩行・自転車利用と 5 年間の体重増加を 50 歳から 59 歳の 8,865 人の男性のコホートを用いて検討した．年齢，喫煙，飲酒，教育レベルなど交絡因子の補正後，強度の（6 MET-時以上）余暇の運動は体重減少と関連していたが，軽度の余暇の運動には関連は認められなかった．しかも，週あたり 10 MET-時以上の運動を通勤時の歩行や自転車利用によって通常行っている男性は，行っていない人に比べ，ベースラインで低い BMI をもち，追跡期間中の体重増加も少なかった．

Kawachi ら[59]は，NHS の 2 年間の追跡（1986-1988 年）中に，女性の禁煙後の体重変化に身体活動が影響を与えるかどうかについて検討した．1986 年に 1 日 1-24 本のタバコを吸っていた女性では，禁煙後，平均 2.3 kg の体重増加が認められた．しかし，禁煙して運動を増やした女性では，週あたり 8-16 MET-時の増加では体重増加が 1.8 kg に，週 16 MET-時以上の増加では，体重増加が 1.3 kg に抑えられた．1986 年に毎日 25 本以上吸っていたヘビースモーカーでは，高レベルの運動をした場合 2 年間の追跡の間の体重増加は 1.6 kg であった．この研究から，運動の増加は禁煙後の体重増加に歯止めをかけることが示唆された．

NHS のデータによる解析[23]の続きとして，著者らは，50,277 人の健康な肥満のない女性について，歩行，座位生活（特に長いテレビ視聴時間）と肥満や 2 型糖尿病のリスクとの関連を 1992 年のベースラインデータを用いて検討した．年齢，喫煙，運動レベル，食事要因などの共変量を補正した多変量解析では，1 日 1 時間の活発な歩行の増加は，肥満の発生を 24％（95％信頼区間：19-29）低下させていた．毎日 2 時間，自宅周辺で立ったり歩いたりすることは，肥満を 9％（95％信頼区間：6-12）減らした．一方，毎日 2 時間のテレビ視聴時間の増加は 23％（95％信頼区間：17-30），

毎日2時間の座位の増加は5%（95%信頼区間：0-10）の肥満を，それぞれ増加させていた。

Droyvoldら[48]は，20-69歳の8,305人の正常体重の男性で，ベースラインでの自己記入式の余暇の運動とBMIの変化との関連を11年間の追跡により検討した。自己記入で強度な身体活動をしていると答えた活動的な人は，軽度な身体活動しかしない人と比べて，体重増加の割合は少なかった（体重増加の減少はBMIで約0.27単位，178 cmの身長で約0.86 kgに相当する）。同じコホートの正常体重の女性では[50]，ベースラインでの身体活動が高レベルな人は，低レベルな人と比べて，BMI増加が0.18単位少なかった。

客観的な身体活動や身体適応度の測定法を使って経時的な体重予測をしている前向き研究がいくつかある。DiPietroら[54]は，エアロビクスセンター縦断的研究（Aerobics Center Longitudinal Study）で，心肺機能の変化と体重増加との関連を検討した。最大トレッドミル時間の差により計算される初回検査と2回目の検査（平均1.8年の間隔）の心肺機能変化が，初回と最終回の検査（平均追跡期間7.5年）における体重差を予測するのに使われた。多変量解析の結果，トレッドミル時間の1分の改善が10 kg以上の体重増加のリスクを，男女とも21％低下させていた。

Ekelundら[52]は，心拍数モニタリングにより測定された身体活動エネルギー消費と生体インピーダンスにより評価された体組成との関連を，311人の男性と428人の女性（年齢中央値53.8歳）について検討した。54歳未満の若年者を5.6年追跡した結果は，ベースラインの身体活動エネルギー消費が高いと体脂肪の増加が少なかった。高齢の参加者では，ベースラインの身体活動は，体脂肪，除脂肪体重，体重の増加との間に有意に正の相関があった。この結果から，身体活動により，中年では体脂肪の増加を抑制でき，高齢者では除脂肪体重を維持できることがわかる。

ピマインディアンの小規模の研究（$n=94$）[51]では，体重増加は，二重標識水法で評価された総エネルギー摂取と正に関連しており，間接熱量測定法で評価された安静時代謝率と負に関連していた。しかし，ベースラインの身体活動エネルギー消費は，体重の変化と有意な関連はなかった。

◨身体活動と腹囲増加の予防

中年期の体重増加は腹部の脂肪蓄積をもたらし，その結果腹囲が増加することがよくみられる。この現象は脂肪が腰部や大腿部につきやすい女性より，男性に顕著である。腹部の脂肪蓄積は代謝疾患，心血管疾患，死亡率と強く関連しているので（第7・9・11章参照），中年期の腹囲増加の予防は，慢性疾患や早期死亡のリスクの減少のために非常に重要である。

身体活動と腹囲との負の相関は多くの横断研究で示されているが，前向き研究によって身体活動の腹囲への効果を報告したものはほとんどない。Koh-Banerjeeら[46]は，HPFSの16,587人の男性を対象に，身体活動や食事の変化と9年間の腹囲の増加の関連について前向き研究を実施した。9年の追跡期間で，腹囲増加の平均値（±標準偏差）は3.3±6.2 cmであった。ベースラインのBMI，腹囲などの共変量を補正すると，週25 MET-時の激しい運動と，週0.5時間以上の筋力トレーニングは，それぞれ0.38，0.91 cmの腹囲の減少と関連していた（$P<0.001$）。週20時間テレビ視聴を減らすと，腹囲は0.59 cm減少した。これらの結果から，身体活動（特に筋力トレーニング）と座位時間の短縮は年齢増加による腹囲の増加に歯止めをかけることが示唆された。

Sternfeldら[53]は，42歳から52歳の健康な女性3,064人を対象に身体活動と体重や腹囲の変化の関連を検討した。3年の追跡後，体重は2.1 kg（標準偏差4.8），腹囲は2.2 cm（標準偏差5.4）増加した。スポーツや運動，歩行や自転車など毎日決まった身体活動を増加させると，体重や腹囲の経

時的な増加はより少なくなった。

◆身体活動と体重減少後の体重の維持

減量プログラムによる減量成功後のリバウンド現象はよくみられる。WingとHill[60]は，過体重や肥満の人ではわずか20%しか体重の維持（10%以上の減量を1年以上維持すること）に成功した経験がないと推計している。短期の臨床試験では，身体活動の介入は体重維持の成功率を上昇させることが示されている[60]が，長期の観察研究は非常に少ない。van Baakら[61]は，Sibutramine Trial on Obesity Reduction and Maintenance（STORM trial）により減量した後の長期の体重維持に対する余暇の運動の役割を検討した（$n=261$）［シブトラミン Sibutramine はいわゆるやせ薬の一種。日本では未承認］。STORM trialは，6カ月の非盲検の減量導入期と，その後の18カ月の無作為割付による二重盲検プラセボ対照の体重維持期からなる。試験を終了した人を対象に，18カ月の体重維持期にわたり，リバウンドが減量体重の20%未満だったのは，プラセボ群ではわずか16%のみだったのに対し，シブトラミン群では43%あった。しかし，両群とも体重維持の個人間変動が大きかったため，観察研究により，体重減少状態を維持する予測因子が検討された。

多変量解析の結果，体重維持を有意に規定する因子が明らかになった。①治療群（シブトラミン対プラセボ），②6カ月の減量期でのもとの体重からの減量割合，③12-24カ月に測定された余暇の運動の指数，の3つである。余暇の運動の指数が高いほど，歩行，自転車利用が多く，TV視聴は少ないということを示す。調査の期間中に，余暇の運動と身体活動の総量が増加したが，これはおそらく，ベースラインで全員に行われた運動の推奨のためであろう。しかし，シブトラミンによる減量が身体活動の増加につながっているとも考えられるので，この研究デザインからは，身体活動と体重維持の成功の関連の方向を決めることはできない。

◆高齢者の身体活動と体重減少の遅延

高齢者の体重減少は，筋肉や骨格などの脂肪以外の喪失であることが多い。これが身体活動の減少によるものであることはよく知られているが，身体活動を増加させることで加齢による高齢者の体重減少を遅らせることができるかどうかについては，よくわかっていない。Dziuraら[62]は，65歳以上の高齢者コホートの身体活動と12年間の体重の経年変化との関連を検討した。多変量解析の結果，ベースラインの身体活動スコアの総計が多い人は経年的な体重減少が少なく，この傾向は，特にベースラインで慢性疾患をもっている人に多かった。このことから，身体活動は慢性疾患によりひき起こされる高齢者の体重減少を遅延させることが示された。しかし，身体活動が高いということはベースラインの身体機能状態が良いことを反映している可能性もあり，その場合ベースラインの身体活動と続発する体重減少の関連に交絡が存在することになる。

◆トレーニングと減量，体重増加防止の対照比較研究

過体重や肥満の人を対象にして，減量や体重維持に対する身体活動の効果について，多くの無作為対照試験が実施され，これについて広範な総説やメタアナリシスが報告されている。Millerら[63]は，過体重や肥満の人を対象に，減量における食事，または運動，または食事＋運動の493の介入研究を総合的に検討したが，全体として運動による減量効果は小さかった。食事，運動，食事＋運動，それぞれの減量効果の平均（±標準誤差）は，順に $10.7±0.5$, $2.9±0.4$, $11.0±0.6$ kgであり，

追跡1年後では,食事+運動は,食事単独の介入より効果が高い傾向にあった。長期にわたる体重減少の最近のメタアナリシス[64]でも,食事と運動の総合効果は,食事単独より1年後の減量効果が大きい(6.7対4.5 kg)。

Wing[65]は,身体活動と体重減少の対照比較研究を総合的に検討し評価した。多くの無作為割付研究(10件のうち6件)は,運動のみ行った群で対照よりも有意な体重減少が認められたが,減少量は少なかった(平均で1-2 kg)。食事+運動では,食事単独より体重減少量は多かったが,統計的に有意な結果が出た研究は13のうち2つにとどまった。1年以上の長期の体重維持に関する6件の研究はすべて食事+運動のほうが食事単独より体重減少量は多かったが,有意な減少はそのうち2件しかない。多くの研究が,例数が少なく,研究期間が短く,運動処方が遵守されない,などの方法上の問題を抱えている。

運動単独では減量に対する効果は小さいが,除脂肪体重の維持に役立っている可能性もある。GarrowとSummerbell[66]は,28編の研究のメタアナリシスで,食事制限より有酸素運動のほうが除脂肪体重の減少を弱めることを明らかにした。同じ体重の減少ならば,運動で減量したほうが,男性で41%,女性で23%,除脂肪体重からの減少が少なかった。なお,筋力トレーニングは減量には効果がほとんどなかったが,除脂肪体重を男性で約2 kg,女性で1 kg増加させた。

中年や若年成人の体重増加を防止する運動の効果についての対照比較研究は少ない。身体活動と生活様式介入プログラムを使用した7件の研究を総合的に検討した結果には一貫性がみられなかった(4件の研究で有意な体重減少を認めた)が,それは対象数が少なく,介入事項の多いプログラムのためと思われる[39]。Midwest Exercise Trial[67]では,中程度の強さの運動(毎日45分,1週間に5回)は,若年肥満女性の体重増加を防止し,若年肥満男性の有意な体重減少をひき起こした(16ヵ月で5.2 kg)。これらは,若年成人の体重コントロールには中程度―強度の運動が有益であることを支持する結果である。しかし,この研究は脱落者が多いので(46%),それが大きな欠点となっている。

4 身体活動と肥満の疫学研究に関する方法論的問題

身体活動と肥満の疫学研究の方法論的な問題を述べたいくつかの報告がある[26, 39]。横断研究における明らかな問題点は,関連の方向性が問えないということである。その他,交絡や測定誤差に関する問題もある。前向き研究であっても,これらの困難は解決されない。ここでは,身体活動と肥満のコホート研究に共通する方法論的な問題を検討する。

◆測定誤差

身体活動と体組成の測定が不正確であると,これらを変数とした場合の相互の関連は弱まる。大多数の研究は身体活動の測定に質問票を使用している。第7章で述べたように,自己記入式の身体活動は毎日の変動,不正確な記憶や推量,肥満度によって想起内容が異なる思い出しバイアスなどが誤差の原因となる。多くの研究で,自己記入の時に起こるそのような測定誤差は,身体活動と肥満の真の関連を判断する能力を低下させる。特に,関連が弱いときにはこの傾向は顕著である。体重も,多くの研究では自己申告によるが,身体活動に比べると正確で再現性も高い。しかし,体重やBMIは,脂肪の少ない状態から体脂肪蓄積へと変化しても実際にそれを識別するわけではない

ので，体重増加の意味合いは若年者と高齢者で異なってくる。

身体活動と脂肪蓄積に関連する研究の中で測定誤差の影響を緩和する方法は，いくつかある。食事と同様の繰り返し測定を身体測定でも行うことは，個人内変動による長期の身体活動の誤分類を減少させる。HPFSの一部のサンプルで，身体活動と血中HDLコレステロール濃度の関連を調べた研究では，個々の質問による身体活動の評価を使用するより5つの質問の平均値を使用したほうが，強い関連が認められた[68]。なお，更新した情報を積算する方法では，ベースラインの身体活動のみを用いた解析に比べて，身体活動と2型糖尿病[69]や心疾患[70]との負の相関がより強くみられた。

正確で再現性の高い測定のためには，身体活動の客観的な測定も必要かもしれない。しかし，客観的な測定法（例えば，歩数計や加速度センサー，二重標識水法，間接熱量測定法，体力テスト，心拍計）はどれも高額で，しかも身体活動のすべての側面を捉えることはできない（第7章参照）。このような客観的な測定値を用いた研究もあるが，質問票による研究より強い関連が出ているともいえない。加速度センサーは制限なく生活している集団でのすべての活動の頻度，時間，強度についてのリアルタイムのデータが得られるが，毎日の変動が大きいため，数日または数週にわたる複数回の記録が必要である。今のところ，身体活動と肥満の大規模な前向き研究で，加速度センサーを使用した研究はみられない。

最後に，測定誤差の補正について触れる。身体活動の測定に関わる偶然誤差，系統誤差の両方を補正する（第7章参照）ことは，身体活動の疫学研究ではほとんど行われていない。

◆因果の逆転

体重は研究参加者が自分で観察できるアウトカムのひとつである。同時に，体重は，食事や身体活動などの体重をコントロールする行動にも逆向きの影響を与えている。肥満者は身体活動が減り，座位生活が増える傾向にあることは周知の事実なので，身体活動と肥満の横断的な関連は，真の関連と因果の逆転による作られた関連の複合体といえる。真の関連と作られた関連を区別するのは難しい。身体活動と肥満の前向き研究は，体重変化などのアウトカムを評価する前にベースラインの身体活動を測定することで因果の逆転を減らすことができる。しかし因果の逆転は完全にはなくならない。身体活動の変化と体重の変化の同時進行的な解析のときは，追跡の期間中に太りつつある者は身体活動が減少するので，特に難しい。

いくつかの研究は，ベースラインの身体活動よりも現在の身体活動のほうが体重変化をよく予測することを示唆している。NHANES I 疫学追跡研究でWilliamsonら[38]は，ベースラインの身体活動とその後の体重変化の間に関連がないことを報告したが，追跡期間に報告された余暇の身体活動の少なさは，研究期間中の体重増加に強く関連していた。同様に，Petersenら[49]も，ベースラインの身体活動とその後の体重増加は無関係であることを報告した。一方で，ベースラインの過体重は，その後の身体活動を有意に下げる要因であった。これらの解析は，身体活動と肥満の因果の逆転を示しており，縦断研究において，関連の方向付けをすることは難しい。身体活動の変化と体重増加を，時間を区切って評価する解析は，この問題を解消する助けになる。例えば，CARDIA研究でSchmitzら[58]は，追跡早期の身体活動増加はその後の追跡期間中の体重増加の遅延と関連していることを報告している。

◆交　絡

　身体活動と肥満の縦断研究は，横断研究に比べ交絡を補正しやすいが，それでも身体活動量に関連する食事や生活様式の要因による交絡が存在することが多い。典型的なものとしては，身体活動の多い者は健康的な食事をし，健康に対して関心をもつ傾向にある。身体活動の増加が体重に良い影響を及ぼす事実は，食物繊維摂取の増加のように，体重をコントロールする他の行動の変化を反映している可能性もある。食事要因を測定したり補正した疫学研究はほとんどなく，食事や生活様式の要因を補正しても，なお残余交絡がある可能性もある。したがって，身体活動や体重増加の変化を縦断解析する場合は，ベースラインの共変量と経時的な共変量の変化の両方を補正して，残余交絡の影響を減らすことが重要である。

　慢性疾患では体重減少だけでなく身体活動の減少もひき起こすので，疾患の存在が，身体活動と肥満との関連に交絡して，結果を曲げる可能性がある。したがって，身体活動と体重増加の関連は，ベースラインや追跡期間中に慢性疾患（特に心疾患やがん）の診断を報告したものを除いた健康人のコホートで分析するのが理想的である。このためには，研究開始時に非常に多くの対象者を必要とすることが多い。他の方法としては，ベースラインでの慢性疾患の有無による層別解析があり，特に，高齢者のコホートでは重要である。この方法により，身体活動は，体力の落ちた者の体重減少を遅延させるかどうかを特異的に検討することが可能となる。

◆縦断データの解析法

　縦断研究で得られる身体活動や体重の繰り返し測定は，肥満に対する身体活動の短期的，長期的効果について，種々の仮説を検証する機会となる。身体活動と体重の関連を解析するのにいくつかの共通の方法が用いられている。まず，追跡期間中に続発する体重増加や肥満の発生を予見するためにベースラインの身体活動が使われる。例えば，NHSのデータを使用して1992年に評価された歩行や座位生活が，1992年から1998年までの期間に発生する肥満を予見できるかどうかを，ベースラインで肥満のない女性を対象に検討した[23]。この古典的な方法は，曝露（ベースラインの身体活動）とアウトカム（体重増加や肥満の発生）の時間的な関係を明白にすることができた。

　第2の方法は，経時的な身体活動と体重の変化の同時的な解析であり，これもよく行われている。多くの研究によって身体活動の変化が追跡期間の体重増加を予見するかどうかが総合的に検討されている。この種の解析は，曝露要因の変化とアウトカムの変化がどのように関連しているかをみる介入研究の形を借りている。これまで検討した通り，身体活動と体重の負の関連は，原因と結果の区別を，ときに困難にしている。しかし，3回以上の繰り返しデータが取られていれば，追跡期間の早期の身体活動の変化がそれ以降の体重の変化を予見するかどうかについて，時間を考慮した解析（lagged analysis）が可能である。多くの時点で，一貫して活動性の高い人と低い人との体重の推移を比較できる。例えば，Coakleyら[32]は，低い活動レベルが続いた人は，ベースラインのBMIが高いだけでなく，追跡期間中の体重増加が最も大きかったが，逆に一貫して高い活動レベルを保っていた人は，ベースラインでのBMIが最も低く，経時的なBMIの増加も最も小さかったことを報告している。

　第3の方法として，ランダム効果モデルあるいは混合モデルによって身体活動と体重変化の経時的関連を解析する手法が急速に脚光をあびている。この方法は，横断と縦断の関連について従属変数の繰り返し測定の相関を考慮に入れながら解析できるという利点をもつ[71]。またこの解析は，欠

損は無作為に起きるという仮定のもとで，欠損値を埋めるという柔軟性をもつ。典型的な縦断研究では，身体活動の繰り返し測定データは，他の共変量の繰り返し測定データとともに独立変数としてモデルに入れられるが，BMI や体重の繰り返し測定データは従属変数としてモデルに組み込まれる。ランダム切片モデルは，典型的には体重の繰り返し測定データの相関を考慮したモデルとして使われる[72]。追跡時間とベースラインの身体活動との2方向性の交互作用は，ベースラインの身体活動レベルによって体重の推移に違いがあるかどうかを推計するのに用いられる。もし，体重変化と身体活動両方の繰り返し測定がモデルに組み込まれていたなら，追跡時間と身体活動の交互作用は，経時的な体重増加の推移に対する身体活動変化の影響を計測できる。

　構造方程式モデリング（structural equation modeling; SEM）は，複数の曝露やアウトカムの変数に対して，あらかじめ指定した概念モデルや経路を検定する統計法である[73,74]が，最近，フィンランドのコホートにより若年時の身体活動と成人期の脂肪蓄積の関連を解析するために用いられた[57]。この研究では，若年時の身体活動は成人期の身体活動に影響を与えながら，直接的，間接的に成人期の BMI に作用すると仮定されている。構造方程式解析により，身体活動と肥満は若年期から成人期へ受け継がれていることが示された。成人の身体活動は若年者と違って成人期の脂肪蓄積に直接影響する。これらの解析は，若年時の身体活動が成人期の肥満に与える影響は，主に，成人期の身体活動が保持されていることを介しての影響であることを示唆している。構造方程式モデリングは，身体活動などの曝露がいかに体重に影響を与えるかに関する特別の経路を検定するのに優れた方法である。モデルの適合性は，広く受け入れられている適合度指標[73,74]で評価可能である。構造方程式モデリングは多くの共変量の補正が困難であるにもかかわらず，肥満の社会心理学的な規定因子のモデリングによく用いられるようになってきている（詳細は第17章参照）。

5　まとめ

　食事と同様，身体活動はエネルギーバランスを保ち，体重をコントロールする重要な役割をもっている。しかし，今日の太りやすい食事環境と座位の多い生活様式のため，体重は増加方向へ傾きがちである。多くの過体重の人にとって，食事と運動で体重を長期間にわたり落とすことは難しい。したがって，もともとの体重を増やさないことは，増えた体重を減らして肥満度を減少させることより効果的である。重要なのは，身体活動を増やせば，加齢による成人期の体重増加を緩和できるかどうかである。多くの疫学研究がこの問題に取り組んできた。横断研究は身体活動と体重の間に強い負の相関を示したが，このような研究デザインでは因果関係の方向は特定できない。30編以上の前向き研究が，何年にもわたり身体活動と体重変化の関連を検討してきた。その結果は完全に一致しているわけではないが，多くは，身体活動の増加は中年期の体重や腹囲の増加に歯止めをかけることを示している。

　しかし，身体活動の効果は概して穏やかで，身体活動の増加だけでは体重や腹囲の増加を完全には予防できない。多くの疫学研究は，激しい運動ないしは強度な身体活動に焦点をあてている。強度な身体活動は軽度，中程度の活動に比べて，質問票により正確に測定できるというのが重要な理由のひとつである。それでも，最近の研究は歩行や自転車利用が，特に中年，高齢の女性の肥満を予防するのに効果的であることを示している。

　身体活動が体重増加を予防する生物学的なメカニズムは多様で，身体活動の種類と強度により異

なると思われる。身体活動によるエネルギー消費の増大は，エネルギーバランスを保つのに役立つと思われるが，多くの活動のエネルギー消費は小さく，余分に運動をすれば後でその分を補えるかどうか，つまり運動の「貯金」ができるかについてはよくわかっていない。身体活動は食欲やエネルギー摂取を増大させるので，食事介入なしのトレーニングは体重コントロールに対して相対的に小さい効果しかない。有酸素運動は除脂肪体重を保つのに役立つが，安静時代謝率増加の効果はなさそうである[75]。一方で，筋力トレーニングは減量にはほとんど効果はないが，筋肉量，安静時代謝率の両方を増やす。運動の情緒的な好影響や社会心理学的な充足感は，運動プログラムをさらに実行しようとする推進力となる。

　成人期の体重増加の予防のために必要な運動の最適量は明らかでないが，年齢，性，エネルギー摂取量によっても異なるらしい[76]。HPFSの45歳から75歳までの男性を対象に，週あたり1時間半まで激しい運動の時間を増加させることは体重増加を遅らせたが，体重増加を完全に減らすには至らなかった[32]。しかし，運動の増加にテレビ視聴時間の減少を加えれば，4年間の追跡期間中に増えると予想される体重の増加を十分抑えられるようである。CARDIA研究では，18歳から30歳までの若年成人が体重増加を相殺するためには，6 MET-時以上の強度な運動をベースラインより週あたり2時間まで増加させる必要があるとしている[58]。全体として，若年成人が体重増加を完全に予防するためには，平均週4-5時間の運動が必要である。

　これらの推計値は，Aerobics Center Longitudinal Study のものとよく一致しており[77]，中年期における体重維持には少なくとも安静時代謝率の1.6倍（毎日45-60分の運動で達成される）の日常身体活動レベル（physical activity level）が必要であることが示されている。このように，健康的な体重を維持するために必要な身体活動は，週に最低4日の30分以上の中程度の運動という，現在の慢性疾患予防のガイドラインの推奨より高くなっている[78]。この中程度の身体活動が死亡や罹患のリスクを下げるとはいえ，正常体重から過体重への移行を阻止するためには，たいていの人はもっと運動（毎日約45-60分）をする必要がある[76,79]。なお，長すぎるテレビ視聴時間を短縮するなど座位生活を減らすことが，運動量と独立して体重コントロールに役立つとの根拠が出されているので，肥満や慢性疾患の予防のためには，余暇の身体活動を増やすだけでなく，座位生活を減らすように呼びかけることも，公衆衛生学的な見地からは必要なことである。

　適正体重を維持するのにより多くの身体活動が必要である理由は2つあると思われる。ひとつは，現代の食生活のカロリーが高く，エネルギーバランスがプラスに傾きがちであること，もうひとつは，余暇の身体活動時間以外は座位が多くなり，その傾向は今後も続くであろうことである。したがって，個人の身体活動の変容を奨励することに加えて，身体活動がしやすいように環境も変えなければならない。例えば，居住地域や職場，商店街，学校などは，新しい建設技術や土地活用を進めて，もっと身体活動をしやすいように作り変える必要がある[7]。また，歩行や自転車利用などの身体活動が日常生活の一部としてもっと行われるように，歩道や自転車専用レーン，レクリエーションパークなどを利用できる環境作りも必須である（身体に関する環境要因の研究の詳細については第17章参照）。

文 献

1. Bruch H. Obesity in children. *Am J Dis Child*. 1940;60:1082.
2. Johnson ML, Burke BS, Mayer J. The prevalence and incidence of obesity in a crosssection of elementary and secondary school children. *Am J Clin Nutr*. 1956;4:231-238.
3. Morris JN, Heady JA, Raffle PA, Roberts CG, Parks JW. Coronary heart-disease and physical activity of work. *Lancet*. 1953;265:1111-1120.
4. Morris JN, Clayton DG, Everitt MG, Semmence AM, Burgess EH. Exercise in leisure time: coronary attack and death rates. *Br Heart J*. 1990;63:325-334.
5. Morris JN, Crawford MD. Coronary heart disease and physical activity of work; evidence of a national necropsy survey. *BMJ*. 1958;2:1485-1496.
6. Brownson R, Boehmer TK, Luke DA. Declining rates of physical activity in the United States: what are the contributors? *Annu Rev Public Health*. 2005;26:421-443.
7. Centers for Disease Control and Prevention (CDC). Prevalence of regular physical activity among adults—United States, 2001 and 2005. *MMWR Morb Mortal Wkly Rep*. 2007 Nov 23;56(46):1209-1212.
8. King GA, Fitzhugh EC, Bassett DR Jr, et al. Relationship of leisure-time physical activity and occupational activity to the prevalence of obesity. *Int J Obes Relat Metab Disord*. 2001;25:606-612.
9. *Nielsen Report on Television*. Northbrook, IL: AC Nielsen Co., Media Research Division; 1998.
10. Prentice AM, Jebb SA. Obesity in Britain: gluttony or sloth? *BMJ*. 1995;311:437-439.
11. Ewing R, Schmid T, Killingsworth R, Zlot A, Raudenbush S. Relationship between urban sprawl and physical activity, obesity, and morbidity. *Am J Health Promot*. 2003;18:47-57.
12. Bernstein MS, Costanza MC, Morabia A. Association of physical activity intensity levels with overweight and obesity in a population-based sample of adults. *Prev Med*. 2004;38:94-104.
13. Williams PT. Nonlinear relationships between weekly walking distance and adiposity in 27,596 women. *Med Sci Sports Exerc*. 2005;37:1893-1901.
14. Seidell JC, Cigolini M, Deslypere JP, Charzewska J, Ellsinger BM, Cruz A. Body fat distribution in relation to physical activity and smoking habits in 38-year-old European men. The European Fat Distribution Study. *Am J Epidemiol*. 1991;133:257-265.
15. Visser M, Launer LJ, Deurenberg P, Deeg DJ. Total and sports activity in older men and women: relation with body fat distribution. *Am J Epidemiol*. 1997;145:752-761.
16. Chan CB, Spangler E, Valcour J, Tudor-Locke C. Cross-sectional relationship of pedometer-determined ambulatory activity to indicators of health. *Obes Res*. 2003;11:1563-1570.
17. Cooper AR, Page A, Fox KR, Misson J. Physical activity patterns in normal, overweight and obese individuals using minute-by-minute accelerometry. *Eur J Clin Nutr*. 2000;54:887-894.
18. Yoshioka M, Ayabe M, Yahiro T, et al. Long-period accelerometer monitoring shows the role of physical activity in overweight and obesity. *Int J Obes (Lond)*. 2005;29:502-508.
19. Tucker LA, Peterson TR. Objectively measured intensity of physical activity and adiposity in middle-aged women. *Obes Res*. 2003;11:1581-1587.
20. Tucker LA, Friedman GM. Television viewing and obesity in adult males. *Am J Public Health*. 1989;79:516-518.
21. Tucker LA, Bagwell M. Television viewing and obesity in adult females. *Am J Public Health*. 1991;8:908-911.
22. Ching PL, Willett WC, Rimm EB, Colditz GA, Gortmaker SL, Stampfer MJ. Activity level and risk of overweight in male health professionals. *Am J Public Health*. 1996;86:25-30.
23. Hu FB, Li TY, Colditz GA, Willett WC, Manson JE. Television watching and other sedentary behaviors in relation to risk of obesity and type 2 diabetes mellitus in women. *JAMA*. 2003;289:1785-1791.
24. Hill JO, Wyatt HR, Reed GW, Peters JC. Obesity and the environment: where do we go from here? *Science*. 2003;299:853-855.
25. Brown WJ, Williams L, Ford JH, Ball K, Dobson AJ. Identifying the energy gap: magnitude and determinants of 5-year weight gain in midage women. *Obes Res*. 2005;13:1431-1441.
26. Fogelholm M, Kukkonen-Harjula K. Does physical activity prevent weight gain—a systematic review. *Obes Rev*. 2000;1:95-111.
27. Klesges RC, Klesges LM, Haddock CK, Eck LH. A longitudinal analysis of the impact of dietary intake and

physical activity on weight change in adults. *Am J Clin Nutr*. 1992;55:818-822.
28. Owens JF, Matthews KA, Wing RR, Kuller LH. Can physical activity mitigate the effects of aging in middle-aged women? *Circulation*. 1992;85:1265-1270.
29. Taylor CB, Jatulis DE, Winkleby MA, Rockhill BJ, Kraemer HC. Effects of life-style on body mass index change. *Epidemiology*. 1994;5:599-603.
30. Kahn HS, Tatham LM, Rodriguez C, Calle EE, Thun MJ, Heath CW Jr. Stable behaviors associated with adults' 10-year change in body mass index and likelihood of gain at the waist. *Am J Public Health*. 1997;87:747-754.
31. Barefoot JC, Heitmann BL, Helms MJ, Williams RB, Surwit RS, Siegler IC. Symptoms of depression and changes in body weight from adolescence to mid-life. *Int J Obes Relat Metab Disord*. 1998;22:688-694.
32. Coakley EH, Rimm EB, Colditz G, Kawachi I, Willett W. Predictors of weight change in men: results from the Health Professionals Follow-up Study. *Int J Obes Relat Metab Disord*. 1998;22:89-96.
33. Fogelholm M, Kujala U, Kaprio J, Sarna S. Predictors of weight change in middle-aged and old men. *Obes Res*. 2000;8:367-373.
34. Heitmann BL, Kaprio J, Harris JR, Rissanen A, Korkeila M, Koskenvuo M. Are genetic determinants of weight gain modified by leisure-time physical activity? A prospective study of Finnish twins. *Am J Clin Nutr*. 1997;66:672-678.
35. Parker DR, Gonzalez S, Derby CA, Gans KM, Lasater TM, Carleton RA. Dietary factors in relation to weight change among men and women from two southeastern New England communities. *Int J Obes Relat Metab Disord*. 1997;21:103-109.
36. French SA, Jeffery RW, Murray D. Is dieting good for you?: Prevalence, duration and associated weight and behaviour changes for specific weight loss strategies over four years in US adults. *Int J Obes Relat Metab Disord*. 1999;23:320-327.
37. Rissanen AM, Heliovaara M, Knekt P, Reunanen A, Aromaa A. Determinants of weight gain and overweight in adult Finns. *Eur J Clin Nutr*. 1991;45:419-430.
38. Williamson DF, Madans J, Anda RF, Kleinman JC, Kahn HS, Byers T. Recreational physical activity and ten-year weight change in a US national cohort. *Int J Obes Relat Metab Disord*. 1993;17:279-286.
39. Wareham NJ, van Sluijs EM, Ekelund U. Physical activity and obesity prevention: a review of the current evidence. *Proc Nutr Soc*. 2005;64:229-247.
40. Rainwater DL, Mitchell BD, Comuzzie AG, VandeBerg JL, Stern MP, MacCluer JW. Association among 5-year changes in weight, physical activity, and cardiovascular disease risk factors in Mexican Americans. *Am J Epidemiol*. 2000;152:974-982.
41. Ainsworth BE, Haskell WL, Whitt MC, et al. Compendium of physical activities: an update of activity codes and MET intensities. *Med Sci Sports Exerc*. 2000;32(9 Suppl):S498-S504.
42. Sherwood NE, Jeffery RW, French SA, Hannan PJ, Murray DM. Predictors of weight gain in the Pound of Prevention study. *Int J Obes Relat Metab Disord*. 2000;24:395-403.
43. Bell AC, Ge K, Popkin BM. Weight gain and its predictors in Chinese adults. *Int J Obes Relat Metab Disord*. 2001;25:1079-1086.
44. Wagner A, Simon C, Ducimetiere P, et al. Leisure-time physical activity and regular walking or cycling to work are associated with adiposity and 5 y weight gain in middle-aged men: the PRIME Study. *Int J Obes Relat Metab Disord*. 2001;25:940-948.
45. Ball K, Brown W, Crawford D. Who does not gain weight? Prevalence and predictors of weight maintenance in young women. *Int J Obes Relat Metab Disord*. 2002;26:1570-1578.
46. Koh-Banerjee P, Chu NF, Spiegelman D, et al. Prospective study of the association of changes in dietary intake, physical activity, alcohol consumption, and smoking with 9-y gain in waist circumference among 16 587 US men. *Am J Clin Nutr*. 2003;78:719-727.
47. Macdonald HM, New SA, Campbell MK, Reid DM. Longitudinal changes in weight in perimenopausal and early postmenopausal women: effects of dietary energy intake, energy expenditure, dietary calcium intake and hormone replacement therapy. *Int J Obes Relat Metab Disord*. 2003;27:669-676.
48. Droyvold WB, Holmen J, Midthjell K, Lydersen S. BMI change and leisure time physical activity (LTPA): an 11-y follow-up study in apparently healthy men aged 20-69 y with normal weight at baseline. *Int J Obes Relat Metab Disord*. 2004;28:410-417.
49. Petersen L, Schnohr P, Sorensen TI. Longitudinal study of the long-term relation between physical activity and obesity in adults. *Int J Obes Relat Metab Disord*. 2004;28:105-112.

50. Wenche DB, Holmen J, Kruger O, Midthjell K. Leisure time physical activity and change in body mass index: an 11-year follow-up study of 9357 normal weight health women 20-49 years old. *J Womens Health (Larchmt)*. 2004;13:55-62.
51. Tataranni PA, Harper IT, Snitker S, et al. Body weight gain in free-living Pima Indians: effect of energy intake vs expenditure. *Int J Obes Relat Metab Disord*. 2003;27:1578-1583.
52. Ekelund U, Brage S, Franks PW, et al. Physical activity energy expenditure predicts changes in body composition in middle-aged healthy whites: effect modification by age. *Am J Clin Nutr*. 2005;81:964-969.
53. Sternfeld B, Wang H, Quesenberry CP Jr, et al. Physical activity and changes in weight and waist circumference in midlife women: findings from the Study of Women's Health Across the Nation. *Am J Epidemiol*. 2004;160:912-922.
54. DiPietro L, Kohl HW III, Barlow CE, Blair SN. Improvements in cardiorespiratory fitness attenuate age-related weight gain in healthy men and women: the Aerobics Center Longitudinal Study. *Int J Obes Relat Metab Disord*. 1998;22:55-62.
55. Bak H, Petersen L, Sorensen TI. Physical activity in relation to development and maintenance of obesity in men with and without juvenile onset obesity. *Int J Obes Relat Metab Disord*. 2004;28:99-104.
56. Parsons TJ, Manor O, Power C. Physical activity and change in body mass index from adolescence to mid-adulthood in the 1958 British cohort. *Int J Epidemiol*. 2006;35:197-204.
57. Yang X, Telama R, Leskinen E, Mansikkaniemi K, Viikari J, Raitakari OT. Testing a model of physical activity and obesity tracking from youth to adulthood: the cardiovascular risk in young Finns study. *Int J Obes (Lond)*. 2007;31:521-527.
58. Schmitz KH, Jacobs DR Jr, Leon AS, Schreiner PJ, Sternfeld B. Physical activity and body weight: associations over ten years in the CARDIA study. Coronary Artery Risk Development in Young Adults. *Int J Obes Relat Metab Disord*. 2000;24:1475-1487.
59. Kawachi I, Troisi RJ, Rotnitzky AG, Coakley EH, Colditz GA. Can physical activity minimize weight gain in women after smoking cessation? *Am J Public Health*. 1996;86:999-1004.
60. Wing RR, Hill JO. Successful weight loss maintenance. *Annu Rev Nutr*. 2001;21:323-341.
61. van Baak MA, van Mil E, Astrup AV, et al. Leisure-time activity is an important determinant of long-term weight maintenance after weight loss in the Sibutramine Trial on Obesity Reduction and Maintenance (STORM trial). *Am J Clin Nutr*. 2003;78:209-214.
62. Dziura J, Mendes de Leon C, Kasl S, DiPietro L. Can physical activity attenuate aging-related weight loss in older people? The Yale Health and Aging Study, 1982-1994. *Am J Epidemiol*. 2004;159:759-767.
63. Miller WC, Koceja DM, Hamilton EJ. A meta-analysis of the past 25 years of weight loss research using diet, exercise or diet plus exercise intervention. *Int J Obes Relat Metab Disord*. 1997;21:941-947.
64. Curioni CC, Lourenco PM. Long-term weight loss after diet and exercise: a systematic review. *Int J Obes (Lond)*. 2005;10:1168-1174.
65. Wing RR. Physical activity in the treatment of the adulthood overweight and obesity: current evidence and research issues. *Med Sci Sports Exerc*. 1999;31(11 Suppl):S547-S552.
66. Garrow JS, Summerbell CD. Meta-analysis: effect of exercise, with or without dieting, on the body composition of overweight subjects. *Eur J Clin Nutr*. 1995;49:1-10.
67. Donnelly JE, Hill JO, Jacobsen DJ, et al. Effects of a 16-month randomized controlled exercise trial on body weight and composition in young, overweight men and women: the Midwest Exercise Trial. *Arch Intern Med*. 2003;163:1343-1350.
68. Fung TT, Hu FB, Yu J, et al. Leisure-time physical activity, television watching, and plasma biomarkers of obesity and cardiovascular disease risk. *Am J Epidemiol*. 2000;152:1171-1178.
69. Hu FB, Sigal RJ, Rich-Edwards JW, et al. Walking compared with vigorous physical activity and risk of type 2 diabetes in women: a prospective study. *JAMA*. 1999;282:1433-1439.
70. Tanasescu M, Leitzmann MF, Rimm, EB, Willett WC, Stampfer MJ, Hu FB. Exercise type and intensity in relation to coronary heart disease in men. *JAMA*. 2002;288:1994-2000.
71. Hedeker D, Gibbons RD. *Longitudinal Data Analysis*. Hoboken, NJ: John Wiley & Sons, Inc.; 2006.
72. Little RJA, Rubin DB. *Statistical Analysis with Missing Data*. New York, NY: John Wiley & Sons; 1987.
73. Jöreskog K, Sörbom D. LISREL 8: Structural equation modeling with the SIMPLIS command language: Scientific Software International/Lawrence Erlbaum Associates, 1993.
74. Bryne BM. Structural Equation Modeling with EQS and EQS/WINDOWS. Basic Concepts, Applications, and

Programming. London, England: SAGE Publications London, 1994.
75. Dishman RK, Washburn RA, Heath GW. Physical activity and obesity (Chapter 8). In: *Physical Activity Epidemiology*. Champaign, IL: Human Kinetics, 2004:165-188.
76. Blair SN, LaMonte MJ, Nichaman MZ. The evolution of physical activity recommendations: how much is enough? *Am J Clin Nutr*. 2004;79:913S-920S.
77. Di Pietro L, Dziura J, Blair SN. Estimated change in physical activity level (PAL) and prediction of 5-year weight change in men: the Aerobics Center Longitudinal Study. *Int J Obes Relat Metab Disord*. 2004;28:1541-1547.
78. Pate RR, Pratt M, Blair SN, et al. Physical activity and public health. A recommendation from the Centers for Disease Control and Prevention and the American College of Sports Medicine. *JAMA*. 1995;273:402-407.
79. Saris WH, Blair SN, van Baak MA, et al. How much physical activity is enough to prevent unhealthy weight gain? Outcome of the IASO 1st Stock Conference and consensus statement. *Obes Rev*. 2003;4:101-114.

第16章 睡眠不足と肥満

Sanjay R. Patel and Frank B. Hu

1 はじめに

　過去10年にわたり，睡眠不足が体重増加や肥満のリスク要因であるという証拠が着実に積み重ねられてきている。最近の神経生物学の発展により，睡眠と体重両者の調節に関わるオレキシン系など神経回路の存在が明らかになり，それに加えて肥満と睡眠不足の蔓延は呼応しているという事実もある。電気製品や室内照明の発達とともに，人々の睡眠時間は減少し，交代勤務や夜勤の増加，ケーブルテレビやインターネットの普及による24時間社会が睡眠時間の減少にさらに拍車をかけている。20世紀のはじめ，青年の睡眠時間はおよそ9時間であった[1]が，1960年代後半には，成人の睡眠時間は7.7時間に減少した[2]。過去20年間に睡眠時間はさらに短くなり，深刻さを増している。米国国立睡眠財団（National Sleep Foundation）が毎年行っている調査によると，1998年には，平日に8時間睡眠をとるアメリカ人成人は35％しかおらず，2005年には26％にまで減少した[3]。一方，睡眠時間が6時間未満のアメリカ人成人は，1998年の12％から2005年には16％に増加した。このように短時間睡眠が増加している中，睡眠時間の減少と肥満の因果関係は，公衆衛生学上きわめて重要な意味をもつ。この章では，睡眠時間が体重調節に影響を与える可能性のメカニズムについて検討し，睡眠と肥満の関連を示す疫学データに言及しつつ，睡眠時間と体重の間の因果関係を明らかにするにあたり，疫学者が直面する課題や限界について述べる。

2 睡眠と体重調節をつなぐメカニズム仮説

　睡眠時間の減少と肥満を結ぶ因果経路がいくつかあることが，断眠（sleep deprivation）実験（図16-1）により示されている。急性の完全な断眠がおよぼす生理学的影響については，動物に限らず人でも多くの研究が行われているが，数日間の断眠研究の結果が，何十年にもわたり5時間から6時間の睡眠しかとっていない人の場合にも適用できるかどうかについては明らかでない。実際，成長ホルモンや甲状腺刺激ホルモン（thyroid stimulating hormone；TSH）の分泌の値から，急性の完全な断眠と慢性の睡眠不足は，その程度もパターンもかなり異なることが示唆されている[4]。それにもかかわらず，急性の断眠研究は，睡眠習慣の変化が生体の恒常性維持システム（ホメオスタシス）にどう影響するかについての視点を与えてくれる。

　そのシステムのひとつは体温調節系である。人を対象にした急性の断眠研究によれば，睡眠不足に伴い，深部体温が下がる[5]。断眠（睡眠の遮断）により，まず震えが生じ，寒気を感じるが，これは体温のセットポイントが変化するためではない[6]。熱を奪われるために寒気を感じるとする研究もあるが，運動を組み合わせた研究によれば，断眠は熱の保持増加につながることが示唆されて

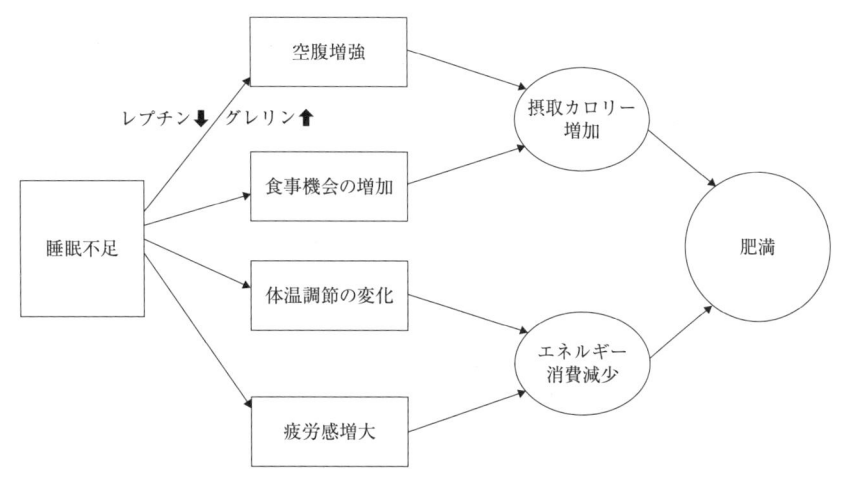

図16-1 睡眠不足が肥満を誘発すると考えられる有力なメカニズム。文献26より許可を得て転載

いる[7-9]。これらの研究の結果，睡眠の変化は，体温調節の変化を介してエネルギー消費に影響することが示唆される。

　慢性の睡眠不足は，疲労感につながることも明らかになっている[10]。疲労感が増すことで身体活動が減少する可能性がある。実際，小児を対象にした横断研究によれば，短時間睡眠は，テレビ視聴時間の増加や団体スポーツへの参加の減少と関連している[11,12]。看護師健康研究（Nurses' Health Study）ⅠとⅡでは，短時間睡眠を習慣にしている人では，自己申告で身体活動が少ないという関連がみられた[13,14]。しかし，最近の研究では，自己申告の睡眠時間と二重標識水法（doubly-labelled water; DLW）[D（重水素）と^{18}O（酸素-18）の2種類の安定同位体で標識された水を摂取した後に尿中の安定同位体比の変化を測定し，生体が1日に消費する総エネルギー量を算出する方法，第5章参照]によるエネルギー消費量との間には関連はみられなかった[15]。

　睡眠不足は，カロリー摂取の増加によって体重増加をひき起こすのかもしれず，動物における急性の完全断眠実験では，断眠により過食が起こることが一貫して報告されている[16]。人では，完全な断眠はレプチンの日内変動の振幅の減少をもたらす[17]。最近の部分的断眠実験も同様の影響があることを示唆している。また，一晩に4時間の睡眠をとった場合と10時間睡眠を2日間以上続けた場合とを比較したところ，視覚的アナログ尺度（visual analog scale; VAS）[疼痛のような特定の感覚や感情の強度の主観的な評価に用いられる手法。感覚や感情の程度を，両端をそれぞれ最小，最大とした1本の直線上の点の位置として表現する。通常10段階尺度で表現される]で評価された空腹と食欲の両スコアが断眠により上昇したことが報告されている[18]。特に，高脂質，高炭水化物の食品に関するスコアの増加が顕著であり，こうした変化は，血清グレリン濃度の増加とレプチン濃度の減少に対応していた。つまり，睡眠不足は空腹の辺縁調節系に影響を与えることを示唆している。6日間にわたり睡眠を制限した別の研究でも，血清レプチン濃度の同様の減少が24時間続いたことが報告されている[19]。慢性の睡眠不足は，食欲や代謝率や脂質合成を変化させ体重調節に影響を与えることのあるコルチゾール（副腎皮質ホルモン），甲状腺刺激ホルモン（TSH），成長ホルモンなどホルモン濃度に影響を与えることも明らかにされている[20,21]。また，食物が簡単に手に入る環境では，目覚めているほとんどの時間にスナックを食べながらテレビをみるような生活をすれば，カロリー消費量は起きている時間と正比例すると主張する研究者もいる[22]。単純に考えれば，睡眠時

間が短くなれば食べることに費す時間が増えるということになる。

短期間の睡眠不足はインスリン抵抗性や交感神経活性［原本においてsympathovagal balanceと表現されているもので，Mallianiらによって1983年に初めて用いられた交感神経と副交感神経のバランスを主として意味する用語。通常，心拍変動で測定され，文献19でも心拍変動が用いられている。sympathovagal balanceの上昇は，心拍変動の低下，すなわち副交感神経に対する交感神経活性の優位な状態を指す］を増すこともわかっている。複数の疫学研究において，体重増加と独立して睡眠不足が糖尿病や高血圧と関連していることが示されており[21・23-25]，体重だけではなく，メタボリックシンドロームのさまざまな側面にも広範な影響を及ぼす可能性が考えられている。

3　子どもにおける研究

◆横断研究と症例対照研究

我々は最近，標準化した方法で睡眠時間と子どもの体重の関連についての文献を検索し，計13編の横断研究と症例対照研究について系統的にまとめた（表16-1）[26]。これらの研究はすべて，睡眠不足と肥満の間の正の関連を報告している。ほとんどの研究で，肥満の定義は年齢調整した直接計測体格指数（body mass index; BMI）を用い，睡眠時間は，親が記入した質問紙から得ている。小児期は，年齢によって必要な睡眠時間が異なるため，睡眠時間の短さの定義は研究によって大きく異なる。

小学校入学時の健康診断データを分析した研究で，Locardら[11]は，睡眠時間が11時間未満のフランス人学童では肥満のオッズが40％高いことを報告している。ドイツの学童6,862人を調べた同様の研究では，睡眠時間が11.5時間以上の学童に比べ，睡眠時間がそれぞれ10.5-11時間，10.5時間未満の学童では肥満オッズ比は，1.18と2.22であった[12]。両研究とも，親の肥満度やテレビ視聴時間など重要な交絡因子を調整している。

これまでで最大規模の小児の研究として，日本の8,274人の出生コホート研究があり，対象者の6-7歳時の睡眠と体重の関連を検討している[27]。睡眠時間が10時間以上の子どもに比べ，睡眠時間が9-10時間，8-9時間，または8時間未満の子どもの肥満オッズ比は，親の肥満度，身体活動，テレビ視聴時間，朝食をとる習慣があるか否か，スナック菓子を食べるか否かを調整した上で，それぞれ1.49，1.89，2.89であった。ポルトガルの7-9歳の小児4,511人の研究でも同様の結果が得られ[28]，睡眠時間が11時間以上の子どもに比べ，睡眠時間が9-10時間，または8時間の子どもの肥満オッズ比は，それぞれ2.27と2.56であった。

さらに3つの小規模研究では，より幅広い年齢層の小学生について検討している。カナダの5-10歳の研究では，睡眠時間が10.5-11.5時間，または10時間以下の子どもの肥満オッズ比は，睡眠時間が12時間以上の子どもに比べ，それぞれ1.42と3.45であった[29]。ブラジルの6-10歳の子どもを対象にした症例対照研究では，肥満児は普通体重児に比べ，睡眠時間が31分短かった[30]。チュニジアの研究では，睡眠が8時間未満の子どもの肥満オッズは11倍であった[31]。

青年期における睡眠と体重の関連について4つの研究があり，そのうち2つは，睡眠の客観的指標を使用したことで注目される。Guptaら[32]は，11-16歳の383人を対象に，手首につけた活動記録計（actigraphy：アクチグラフ）を用いて24時間にわたる睡眠時間を計った。それによると，1時間睡眠時間が減るごとに，肥満オッズは5倍となった。セネガルの40人の女子を対象に，腰部

表 16-1　児童の睡眠と体重に関する研究

著者／年／国	児童数（人）	年齢範囲または平均	母集団	体重評価方法	睡眠評価方法	関連性
Locard ら (1992)[11] フランス	1,031	5	202 校	計測 BMI	親への質問（1 項目）	短時間睡眠は肥満リスクの増加と関連 ST<11 h の OR=1.4 (1.0, 2.0)
Ben Slama ら (2002)[31] チュニジア	167	6-10	Ariana 地区の小学校	計測 BMI，体脂肪量	親への質問（1 項目）	短時間睡眠は肥満リスクの増加と関連 ST<8 h の OR=11 (4.5, 28)
Von Kries ら (2002)[12] ドイツ	6,862	5-6	入学時健診	計測 BMI	就寝／起床時間に関する親への質問	短時間睡眠は肥満リスクの増加と関連 ST>11 h に対する ST≤10 h の OR=2.2 (1.3, 3.6)
Sekine ら (2002)[27] 日本	8,274	6-7	富山出生コホート	計測 BMI	親への質問（1 項目）	短時間睡眠は肥満リスクの増加と関連 ST≥10 h に対し，ST=9-10 h の OR=1.5 (1.1, 2.1) ST=8-9 h の OR=1.9 (1.3, 2.7) ST<8 h の OR=2.9 (1.6, 5.1)
Gupta ら (2002)[32] 米国	383	11-16	Heartfelt Study	計測 BMI，体脂肪率	24 時間活動記録計	短時間睡眠は肥満リスクの増加と関連 ST が 1 h 減少するごとの OR=5.0 (2.9, 9.1)
Agras ら (2004)[36] 米国	150	3	サンフランシスコ出生コホート	計測 BMI	毎年の親への質問（1 項目）を 3 年間	横断関連は検討せず縦断的に短時間睡眠は 6.5 年後の過体重リスクの増加と関連 $r=-0.21$ ($P<0.05$)
Benefice ら (2004)[33] セネガル	40	13-14	Niakhar 地区	計測 BMI，上腕三頭筋部皮下脂肪厚	72-96 時間の加速度センサー	睡眠時間と BMI の負の関連 線形回帰で $\beta=-0.011$ h/kg/m^2 ($-0.18, -0.05$)
Giugliano と Carneiro (2004)[30] ブラジル	165	6-10	私立学校	計測 BMI，体脂肪率	親への質問（1 項目）	睡眠時間と体脂肪率に負の関連 線形回帰で $r=-0.28$ ($P<0.02$)
Knutson ら (2005)[34] 米国	4,486	17	NLSAH	計測 BMI	児童への質問（1 項目）	短時間睡眠は男子でのみ過体重リスクの増加と関連 ST が 1 h 減るごとに男子の OR=1.1 (1.0, 1.2) 女子の OR=0.9 (0.8, 1.0)
Padez ら (2005)[28] ポルトガル	4,511	7-9	小学校	計測 BMI	平日／週末についての親への質問	短時間睡眠は肥満リスクの増加と関連 ST≥11 h に対し，ST=8 h の OR=2.6 (2.4, 2.9)
Reilly ら (2005)[37] 米国	8,234	3	ALSPAC	計測 BMI	親への質問（1 項目）	横断関連は検討せず縦断的に短時間睡眠は 4 年後の肥満リスクの増加と関連 ST≥12 h に比べ ST<10.5 h の OR=1.5 (1.1, 1.9)
Chaput ら (2006)[29] カナダ	422	5-10	14 校	計測 BMI	親への質問（1 項目）	短時間睡眠は過体重リスクの増加と関連 12-13 h ST に対し，ST≤10 h の OR=3.5 (2.6, 4.7)
Chen ら (2006)[35] 台湾	656	13-18	7 校	計測 BMI	平日少なくとも 6-8 時間の適度な睡眠の頻度についての児童への質問	適度な睡眠をとる頻度が少ないと肥満リスクが増加 5 日／週に比べ 3 日以下／週 OR=1.7 (1.3, 2.4)

（ ）は 95％信頼区間，BMI: body mass index（体格指数），ST: sleep time（睡眠時間），OR: odds ratio（オッズ比），ALSPAC: Avon Longitudinal Study of Parents and Children（Avon 親子縦断研究），NLSAH: National Longitudinal Study of Adolescent Health（米国若者縦断的健康調査）
文献 26 より引用改変

につけた振動加速度計を用いて3-4日間の睡眠を調べた研究で，Beneficeら[33]は，BMIが1 kg/m²増加するごとに睡眠時間が6.85分少ないことを報告している。この研究は，非肥満集団（平均BMI 16.9 kg/m²）の睡眠と体重の関連を明らかにしたことで注目される。10代を対象にした別の2つの研究では，本人の自己申告睡眠時間を使用した。米国の10代約4,500人の研究では，男子において睡眠時間が1時間減少するごとにBMIのZ値が0.08%増加し，過体重（overweight）［米国疾病管理予防センター国立衛生統計センターによる年齢別および性別BMI成長曲線の95パーセンタイル以上］の危険が11%大きいことが報告されている[34]。女子ではそのような関連は認められていない。台湾の10代656人を対象にした研究で，Chenら[35]は，少なくとも6-8時間の睡眠をとっている子どもでは肥満リスクが小さいことを報告している。

◘コホート研究

小児の睡眠と体重の関連を検討した縦断研究は2つしかない。サンフランシスコの小児150人の出生コホート研究で，Agrasら[36]は肥満の原因となる独立した危険因子を明らかにするために再帰分割法［統計パッケージでは，決定木分析（decision tree）として知られている］を用いた。2-5歳までの毎年の睡眠時間データを親から得たところ，3-5歳までの睡眠時間が安定していたため，3年間のデータの平均値を用いた。その結果，この平均睡眠時間は独立して9.5歳時の肥満リスクを予測していた。Reillyら[37]によるイギリスの小児8,234人の出生コホート研究は，親が申告した生後38カ月の睡眠時間と7歳の時の肥満について調べたものである。睡眠時間12時間以上の子どもに対して，睡眠時間がそれぞれ10.5時間未満，10.5-10.9時間，11-11.9時間の子どもの肥満オッズ比はそれぞれ，1.45，1.35，1.04と単調増加関係を示したことを報告している。両研究とも，出生時体重と生後1年の体重増加を調整しているものの，睡眠時間申告時の体重は結果に含まれていない。

◘まとめ

小児を対象にした13件の研究のいずれもが，睡眠時間が減少すると肥満リスクが増加するという，睡眠不足と過体重の間の正の線形関係を報告している。この総説結果は5大陸からの調査を含み，研究結果が一致していることから，人種による効果修飾（effect modification［交互作用と同義，第4章参照］）についての正式な検討はされていないものの，この関連は民族共通であると考えられる。さらにいくつかの研究では，男子は女子に比べ睡眠不足の影響を受けやすいことも示されている。Sekineら[27]は，10時間以上の睡眠に比べ8時間未満の睡眠では，肥満オッズ比は，女子の2.1に比べ，男子では5.5であることを報告している。Chaputら[29]は，12時間以上の睡眠に比べ10時間以下の睡眠では，肥満のオッズ比が男子で5.7，女子で3.2であることを確認している。また，Knutsonら[34]は，男子において短時間睡眠と体重増加の有意な関連を確認しているが，女子ではそのような関連はみられなかったと報告している。

いくつかの研究で，睡眠不足と肥満をつなぐ因果の経路の特定を試みたが，成功していない。von Kriesら[12]は，睡眠習慣と食物摂取頻度調査票（food frequency questionnaire: FFQ）によるカロリー摂取との間に関連を見出すことはできなかった。前向き研究でカロリー摂取を測定したものが2つあり，イギリスの研究ではFFQを用い，サンフランシスコの研究では，24時間食物摂取を直接検討した[36,37]。いずれの研究でも，食物摂取の違いで睡眠と体重の関連を説明することはで

きなかった。また，睡眠と肥満の関連が身体活動の違いによって説明できるかどうかについても不明である。日中の活動記録計データを用いた Gupta ら[32]の研究でも，Benefice ら[33]による振動加速度計データを用いた研究でも，睡眠時間と身体活動レベルには関連がみられなかった。Agras ら[36]は，睡眠時間が活動記録計で計測した身体活動と負の関連をもっていることを見出したものの，これによって睡眠と肥満の関連を説明することはできなかった。一方，Chen ら[35]は，睡眠時間が少ないと，栄養，運動，ストレスマネジメント，ソーシャルサポートで低いスコアをとるなど，不健康な生活態度と関連することを見出した。短時間の睡眠とテレビ視聴時間の長さについては強い関連があるが，テレビ視聴について検討した6件の研究のいずれも，テレビ視聴時間の長さでは睡眠と肥満の関連を説明することはできなかった[11,27,29,35-37]。

4　成人における研究

◆横断研究と症例対照研究

文献検索によると，成人における睡眠と体重についての23編の横断研究がある（表16-2）[26]が，小児の研究に比べてその結果は一貫していない。11の研究で睡眠時間の減少と体重増加の関連が報告され，2つの研究で，片方の性でのみ関連がみられたという報告がなされている。5つの研究では，睡眠と体重には関連がみられなかったと報告しているが，睡眠時間の短いことが体重減少と関連していたことを報告している研究が1つあった。また，4つの研究では，睡眠時間が長いことと体重増加の関連，つまり睡眠時間と体重の間にU字型の関連を見出している。肥満の定義は，直接計測か自己申告によるBMIが30 kg/m^{2}以上とし，睡眠時間は質問票から得た結果である。

睡眠と体重の関連についての最も規模が大きい研究は，もともとは死亡率に及ぼす睡眠時間の影響を検討した前向きコホート研究である[38-41]。これらの研究における睡眠と体重の関連は，睡眠と死亡の関連に交絡する要因として報告されており，一部の関連が報告されているにすぎない。このうち最大規模の研究は，米国がん協会（American Cancer Society）による110万人以上を対象としたものである[38]。女性において，7時間睡眠で最も体重が少ないという，睡眠とBMIの間のU字型関連が見出された。一方，男性では睡眠時間が長いほど体重が少ないという，より直線的な傾向を示した。7時間睡眠を参照カテゴリーとすると，4時間睡眠では，BMIが女性で1.39 kg/m^2，男性で0.57 kg/m^{2}高かった。一方，10時間以上の睡眠では，BMIは女性で1.10 kg/m^{2}高く，男性で0.11 kg/m^{2}低かった。次に大規模な研究は，10万人以上を対象にした日本人コホートである。これは，睡眠時間の減少が体重減少と関連していることを見出した唯一の研究である。7時間睡眠に比べ，4時間未満では平均BMIが男性で0.3 kg/m^2，女性で0.5 kg/m^{2}低かった[40]。11,000人を対象にした日本の別の研究では，睡眠時間とBMIの間の関連はみられなかった[39]。一方，約7,000人を対象としたスコットランドの研究では，睡眠時間が7時間未満の男性では，7-8時間の睡眠の場合に比べ，平均BMIが0.3 kg/m^{2}高いことを報告している[41]。しかし，女性では，睡眠とBMIの間の関連はみられなかった。体重を二次的なアウトカムとみなす研究が他に2つある。Sleep Heart Health Study［睡眠と心疾患の関連などを調査する大規模研究］では，7-8時間睡眠に比べ，睡眠時間が6時間未満と9時間以上とでは，BMIがそれぞれ0.7 kg/m^{2}と0.2 kg/m^{2}高いというU字型の関連を見出し[42]，スウェーデン人女性の研究では，睡眠時間がBMI（$r=-0.06$），ウェストヒップ比（$r=-0.08$）とそれぞれ逆相関していることを報告している[43]。

表16-2 成人の睡眠と体重に関する研究

著者／年／国	児童数（人）	年齢範囲または平均（歳）	母集団	体重評価法	睡眠評価法	関連性
Gortmaker ら (1990)[55] 米国	712	—	ハーバード公衆衛生大学院	自己申告BMI	睡眠に関する1項目の質問	短時間睡眠とBMIは関連なし 線形回帰でr=−0.02（P>0.05）
Vioque ら (2000)[44] スペイン	1,772	≥15	バレンシア健康栄養調査（Health and Nutritional Survey of Valencia）	計測BMI	睡眠に関する1項目の質問	短時間睡眠は肥満リスクの増加と関連 ST≥9hに比べ≤6hのOR=2.1（1.4, 3.3）
Shigeta ら (2001)[52] 日本	453	53	病院の診療所	計測BMI	睡眠に関する1項目の質問	短時間睡眠は肥満リスクの増加と関連 睡眠時間ST<6hのOR=2.0（1.0, 3.8）
Heslop ら (2002)[41] イギリス	6,797	35-64	スコットランドの職域	計測BMI	睡眠に関する1項目の質問	短時間睡眠は男性においてのみBMIと関連 男性でST=7-8hに対し<7hで、BMIが0.30（0.05, 0.55）kg/m²高い
Kripke ら (2002)[38] 米国	1,116,936	33-102	米国がん協会の志願者	自己申告BMI	睡眠に関する1項目の質問	短時間睡眠とBMIに男性では負の線形関係、女性ではU字型関係 ST=7hに対し4hの男性でBMIが0.57（0.46, 0.68）kg/m² 女性で1.39（1.25, 1.53）kg/m²高い
Tamakoshi と Ohno (2004)[40] 日本	104,010	40-79	文部科学省科学研究費がん特定領域大規模コホート研究（Japan Collaborative Cohort Study; JACC研究）	自己申告BMI	睡眠に関する1項目の質問	短時間睡眠は低値BMIと関連 ST 6.5-7.5hに比べ<4.5hでは、男性でBMIが0.50（0.15, 0.85）kg/m² 女性で0.30（0.03, 0.57）kg/m²低い
Amagai ら (2004)[39] 日本	11,325	19-93	自治医科大学（JIMS）コホート研究（Jichi Medical School Cohort Study）	計測BMI	就寝／起床時間に関する質問	睡眠時間とBMIの関連なし ST=7-8hに対し<6hで、男性でBMIが0.20（−0.19, 0.59）kg/m² 女性で0.20（−0.19, 0.59）kg/m²低い
Cournot ら (2004)[46] フランス	3,127	32-62	VISAT study	計測BMI	就寝／起床時間に関する質問	短時間睡眠は女性においてのみ高BMIと関連 調整なしの解析でST≤6hの男性でBMIが0.20（−0.19, 0.59）kg/m²、女性で0.63（0.17, 1.09）kg/m²高い
Hasler ら (2004)[58] スイス	496	27	チューリッヒコホート研究（Zurich Cohort Study）	自己申告BMI	4時点における睡眠に関する3質問、（就寝／起床時間、および寝付くまでの時間）	横断的には短時間睡眠は肥満リスクの増加と関連 ST≥6hに対し<6hのORは27歳で7.4（1.3, 43.1）、29歳で8.1（1.6, 37.4）、34歳で4.7（1.5, 14.8）、40歳で1.1（0.3, 4.0）縦断的には、短時間睡眠は肥満リスクの増加と関連 ST≥6hに対し<6hのORは27歳の追跡時で8.2（1.9, 36.3）、29歳および5年後で4.6（1.3, 16.5）、34歳および6年後で3.5（1.0, 12.2）
Ohayon ら (2004)[57] ヨーロッパ	8,091	55-101	ヨーロッパ7ヵ国における無作為抽出	自己申告BMI	就寝／起床時間に関する質問	夜間の短時間睡眠とBMIには関連なし、長時間睡眠とやせは正の関連 STが95パーセンタイルより長いと、BMI 19 kg/m²未満のORが1.9（1.1, 3.1）
Taheri ら (2004)[47] 米国	1,024	53	ウィスコンシン睡眠コホート研究（Wisconsin Sleep Cohort Study）	計測BMI	6日間の睡眠日誌	睡眠時間とBMIにU字型関連 STの二乗をモデルに含めた解析ではST=7.7hでBMIが最低、ST=8hに対し5hではBMIは1.1 kg/m²高い
Bjorkelund ら (2005)[43] スウェーデン	1,462	38-60	ゴッセンバーグ地域コホート	計測BMI, WHR	睡眠に関する1項目の質問	短時間睡眠とBMIに負の関連 線形回帰では、BMIに対してr=−0.06（P=0.03）

（次頁へ続く）

著者／年／国	児童数 (人)	年齢範囲または平均 (歳)	母集団	体重評価法	睡眠評価法	関連性
Gangwisch ら (2005)[59] 米国	9,588	32-86	NHANES	計測および自己申告 BMI	睡眠に関する1項目の質問	横断的には短時間睡眠と肥満リスクはU字型関連 ST=7hに対し<5hでORは2.4 (1.4, 4.0), 50-67で1.9, 68-86歳で1.7 縦断的には短時間STは肥満リスクの増加と関連 ST=7hに比べて<5hでは32-49歳での4年後のORは1.8 (1.0, 3.3), 9年後は2.0 (1.1, 3.6)
Ohayon と Vecchierini (2005)[56] フランス	1,026	≥60	パリ地域コホート	自己申告 BMI	夜間／昼間の睡眠に関する質問	夜間の短時間睡眠とBMI増加と関連 ST=6-8hに対し≤4.5hで, BMI 20-25 kg/m²に対する ORは3.6 (1.0-13.1), 4.5-6hで1.9 (0.7, 5.6) STの合計とBMIには関連なし
Singh ら (2005)[45] 米国	3,158	18-65	デトロイト地域コホート	自己申告 BMI	平日／週末の睡眠に関する質問	短時間睡眠とBMI増加リスクの増加に関連 ST=7-8hに対し<5hでは, ORが1.7 (1.3, 2.3), 5-6hで, ORが1.4 (1.1, 1.8)
Vorona ら (2005)[53] 米国	924	18-91	4つの一次診療所	計測 BMI	平日／週末の睡眠に関する質問	短時間睡眠とBMI増加と関連 BMIが25 kg/m²より高いとSTは16分短い
Gottlieb ら (2006)[42] 米国	5,910	40-100	Sleep Heart Health Study [睡眠と心疾患の関連などを調査する大規模研究]	計測 BMI	睡眠に関する1項目の質問	短時間睡眠はBMIにU字型関連 ST=7-8hに対し<6hで, BMI 0.7 (0.2, 1.2) kg/m²高い
Kohatsu ら (2006)[50] 米国	990	48	アイオワ州の田舎の従業員	計測 BMI	睡眠に関する1項目の質問	短時間睡眠とBMIに負の関連 線形回帰では, Bは1hごとに −0.42 (−0.77, −0.07) kg/m²
Lauderdale ら (2006)[54] 米国	669	35-49	CARDIA Study	計測 BMI (睡眠評価の3年前)	72時間の活動記録計	短時間睡眠とBMIに関連なし 線形回帰では, Bは1hごとに −0.01 (−0.02, 0.01) kg/m²
Moreno ら (2006)[48] ブラジル	4,878	40	サンパウロの男性トラック運転手	計測 BMI	睡眠に関する1項目の質問	短時間睡眠と肥満リスクの増加に関連 ST≥8hに対し<8hで, ORは1.2 (1.1-1.4)
Patel ら (2006)[14] 米国	68,183	45-65	看護師健康研究 (Nurses' Health Study)	自己申告 BMI	睡眠に関する1項目の質問	横断的には短時間睡眠と肥満のリスクはOR 1.5 (1.4-1.7) 縦断的には短時間STは16年間にわたる肥満の増加と体重増加のリスクと関連 ST=7hに対し≤5hでは肥満HRは1.2 (1.0-1.3), 15 kgの体重増加HRは1.3 (1.2, 1.4)
Chaput ら (2007)[51] カナダ	740	21-64	ケベック家族研究 (Quebec Family Study)	計測 BMI, WHR, 皮下脂肪厚, 体脂肪量	睡眠に関する1項目の質問	STと肥満リスクはU字型関連 ST=7-8hに比べ5-6hでORは1.7 (1.2, 2.4)
Ko ら (2007)[49] 中国	4,793	17-83	香港の労働組合員	計測 BMI, ウエスト周囲長 (腹囲)	睡眠に関する1項目の質問	STとBMIおよびウエスト周囲径との間に負の関連 年齢調整回帰ではBMIに対しr=−0.04 ($P=0.02$), ウエストに対しr=−0.05 ($P=0.004$)

推計値がある場合は, カッコ内に95%信頼区間かP値. BMI: body mass index (体格指数). WHR: waist-to-hip ratio (ウエスト/ヒップ比). ST: sleep time (睡眠時間). OR: odds ratio (オッズ比). (特に記載がない場合, オッズ比はすべて肥満のオッズ比). HR: hazard ratio (ハザード比). VISAT study: Vieillissement, Santé, Travail study (加齢・健康・労働コホート研究). NHANES: National Health and Nutrition Examination Survey (米国国民健康栄養調査). CARDIA: Coronary Artery Risk Development in Young Adults (若年成人における冠動脈リスク発展研究)
文献 26 より引用改変

地域住民集団を対象にした2つの研究では，中年における睡眠と肥満の関連を直接検討している。Vioque ら[44] は，スペイン人成人1,772人のデータを分析し，睡眠時間と肥満の間に負の線形関係がみられることを見出した。睡眠時間7時間に対して6時間以下の肥満オッズ比は1.39，8時間，9時間以上ではそれぞれ0.79と0.60であった。アメリカ人3,158人の研究でも，睡眠と肥満の間の負の関連を報告し，8-9時間の睡眠時間で肥満リスクが最小となった[45]。

労働者の睡眠と体重の関連を検討した研究もある。フランス人労働者3,127人を対象にした研究では，男性では睡眠時間と体重の関連はなかったが，女性では6時間以下の睡眠では，それ以上の睡眠に比べBMIが$0.63\,kg/m^2$高かった[46]。ウィスコンシン州職員1,024人では，睡眠日誌から得られた睡眠時間と体重の間にU字型の関連がみられ，睡眠時間7.7時間でBMIが最低であった[47]。ブラジルのトラック運転手4,878人の調査では，1日の睡眠時間8時間未満で肥満のオッズが24%高かった。一方，香港の労働組合員4,793人の調査では，睡眠時間とBMIは負の相関（$r=-0.037$, $P=0.02$）を示し[48,49]，同様に，990人を対象にしたアイオワ州の研究では，睡眠時間が1時間短くなるごとにBMIは$0.42\,kg/m^2$高くなった[50]。

睡眠と肥満のU字型の関連はカナダの家族研究データでも示されている[51]。7-8時間睡眠に比べ，5-6時間睡眠の肥満のオッズ比は女性1.63，男性1.72，9-10時間の肥満のオッズ比は女性1.51，男性1.18であった。患者を用いて睡眠と体重の関連を検討している2つの研究のうち，日本の研究では，睡眠時間6時間未満の患者では，肥満のオッズがほぼ2倍であった[52]。プライマリケアクリニックに通うアメリカ人924人の研究では，BMIが25未満で睡眠時間が最も長かった[53]。男性ではU字型の関連がみられ，過体重の男性（BMIが$25-29\,kg/m^2$）で睡眠時間が最も少なく，睡眠時間の合計は標準体重の男性より19分短かった。女性ではより関連が強く，BMIが$30-40\,kg/m^2$では，BMI $25\,kg/m^2$未満に比べ睡眠時間が49分短かった。

成人では唯一，客観的な睡眠時間の指標を用いて睡眠と体重の関連を検討した研究がある。Lauderdale ら[54] は，3日間に及ぶ手首につけた活動記録計から中年669人の睡眠時間の予測要因を検討した。線形回帰法により，睡眠時間とBMIの間に弱い負の関連を見出したが，統計的には有意ではなかった。712人を対象にした別の研究でも，線形回帰分析により，自己申告の睡眠と体重の間に弱い負の関連を見出したが統計的に有意ではなかった[55]。

高齢者において睡眠と体重の関連を中心的に検討した2つの報告がある。両研究とも，高齢者の標準的な睡眠習慣を特定するための研究デザインで，体重を睡眠の予測要因とみなした。60歳以上のフランス人1,026人の研究では，BMI $20-25\,kg/m^2$に比べ，$27\,kg/m^2$以上で，夜の睡眠時間が下位20%に入る確率が3.6倍であった[56]。しかしながら，体重が重い人ほど昼寝をしていると回答し，睡眠時間の合計とBMIの関連はみられなかった。西ヨーロッパ全域の55歳以上8,091人を対象にした研究では，夜の睡眠時間下位20%と肥満との関連はみられなかったが，BMI $19\,kg/m^2$未満では睡眠時間が上位20%に入る確率が高かった[57]。しかし，やはり過体重の者で昼寝の頻度が高かった。

◆コホート研究

成人の睡眠と体重の関連を縦断的に検討している3つの研究がある。Hasler ら[58] は，チューリッヒコホート研究（Zurich Cohort Study）において，496人の成人を27歳から40歳になるまで追跡した。身長と体重は自己申告により，就寝時間，起床時間，床に入って寝付くまでの時間

(sleep latency) は質問をして,睡眠時間を算出した。これらの質問は4回行われた。横断分析では,6時間未満の睡眠と肥満の関連は年齢が高くなるほど弱まることが見出された。オッズ比は,年齢27,29,34,40歳でそれぞれ,7.4,8.1,4.7,1.1であり,13年間のBMI変化率は,13年間の平均睡眠時間と線形の関係を示していた。睡眠時間が9時間以上では体重が減少した一方,5時間未満では毎年約0.4 kg/m^{2}の割合で体重が増加した。興味深いことに,睡眠時間は,現在や将来の体重よりも,過去の体重とより強く関連していた。例えば,29歳時に睡眠時間が6時間未満であった者の肥満オッズ比は,27歳時で11.8,29歳時で8.1,34歳時で4.6であった。

Gangwischら[59]は,米国国民健康栄養調査(National Health and Nutrition Examination Survey; NHANES)参加者9,588人のデータを分析した。身長と体重は研究開始時にのみ計測し,調査期間中は自己申告の体重を用いた。睡眠時間は,夜間の睡眠のみ調べた。研究開始時に7時間睡眠であった者が肥満のリスクが最も小さいというU字型の関連がみられ,7時間睡眠に比べて4時間以下では肥満オッズ比は32-49歳で3.21,50-67歳で1.81,68-86歳で1.71と,睡眠と肥満の間の関連の強さは年齢とともに減少した。睡眠と体重に関しての横断的関連は年齢が一番若い3分位で最も強かったため,その後の縦断的検討はこの年齢層に限った。9年間追跡し,睡眠時間4時間以下ではBMIが1.46 kg/m^{2}増加した一方,10時間以上ではわずか0.08 kg/m^{2}の増加であり,睡眠と体重増加の間の線形関係が確認された。飲酒,喫煙,睡眠障害,うつ,身体活動など交絡の可能性のある要因を調整すると,睡眠時間が1時間減少するごとの平均BMIの増加はわずか0.05 kg/m^{2}であり,その値は統計的に有意ではなかった。

Patelら[14]はNurses' Health Studyにおいて,45-65歳のアメリカ人女性68,183人を16年間追跡した。研究開始時に1日の睡眠時間について質問し,自己申告体重は,研究開始時および2年ごとに得た。横断研究では,7時間睡眠で体重が最も低いというU字型の関連がみられた。研究開始時の体重の違いを調整すると,7時間睡眠に比べ5時間睡眠と6時間睡眠で,16年間の体重増加がそれぞれ1.14 kg,0.71 kg大きかったが,7時間以上の睡眠では有意な差はみられなかった。5時間睡眠の肥満発症のハザード比[hazard ratio:ある時点において事象が発生しない確率に対する発生する確率の比。ハザードモデルにより求められる。この場合の事象は肥満]ならびに15 kg体重が増加するハザード比は,それぞれ1.15と1.28であった。

◆まとめ

成人においては,大部分の横断研究と3つの前向き研究の結果から,短時間睡眠者(short sleeper)は7-8時間睡眠者に比べて体重が重いことが明らかとなった。肥満と長時間睡眠の間の正の関連についての結果はあまり一貫していないが,これは,多くの研究が長時間睡眠者(long sleeper)と通常睡眠者(normal sleeper)を区別していないこともその一因と思われる。興味深いことに,NHANESでもNurses' Health Studyにおいても,横断的には長時間睡眠は肥満と正の関連をしているが,将来の肥満とは関連していないため,このような横断的関連は,因果の逆転か,残余交絡の可能性がある[14,59]。長時間睡眠と肥満が関連するメカニズムとしては,因果関係があるかどうかは別として,うつ,低い社会経済的地位(socioeconomic status; SES),社会的孤立,が考えられる[13]。もし,睡眠と体重の間の横断的関係が実際にU字型だとすれば,2つの変数間の線形関係を前提とした線形回帰分析による研究では,短時間睡眠の効果は過小評価されることになる。これが2つの研究で関連がみられなかった理由かもしれない[54,55]。

睡眠と体重の関連が重要な下位集団（subgroup［ある集団を，性・年齢・睡眠時間など属性の違いによってさらに分けた集団をさす］）で異なっているか否かを検討した研究もある。2つの研究で，睡眠時間の短縮が体重調節に与える効果は年齢とともに減少することを示唆している。NHANESでは，短時間睡眠と肥満の関連は，32-49歳において最も強く，67歳以上で最も弱かった[59]。Zurich Cohot Studyでは，短時間睡眠と肥満の横断的関連は，27歳時でオッズ比が7.4だったのが40歳時には1.1とコホートの年齢が高くなると消滅することを見出している[58]。さらに，2つの高齢者の研究は，睡眠不足が体重調節に及ぼす効果が年齢とともに弱まるという仮説を支持している[56,57]。

性差に関する結果はさまざまである。女性の脆弱性を示唆する研究もあれば[38,46,51,53]，少なくとも2つの研究は，睡眠不足が男性においてのみ肥満と関連することを報告している[41,49]。睡眠が代謝に与える効果が人種によって異なるかどうかを検討した研究はないが，Singhら[45]は，睡眠不足も肥満も黒人ではるかに多くみられることを報告している。

睡眠と体重をつなぐ経路を特定しようと試みた研究もある。6つの研究が，睡眠不足と肥満の関連を報告しているが，いずれの研究においても質問紙により把握した身体活動を調整しても関連はみられなかった[14,44,46,51,58,59]。同様に，テレビ視聴を考慮した2つの研究でも，短時間睡眠と肥満の正の関連は，テレビ視聴と無関係であった[44,46]。

短時間睡眠は肥満とは無関係に，レプチンレベルの減少と関連していたとする2つの研究がある[47,51]。ケベック家族研究（Quebec Family Study）では，睡眠と体重の間にみられた関連はレプチン値を調整すると消滅した。これは，このホルモンが原因と結果をつなぐ中間因子（causal intermediate）である可能性を示唆している[51]。ウィスコンシン睡眠コホート研究（Wisconsin Sleep Cohort Study）では，短時間睡眠はBMIを調整したグレリンレベルとも関連していた[47]が，Nurses' Health Studyでは，睡眠と体重の関連は食品摂取の違いでは説明できなかった。この研究によると，食品摂取頻度調査により得られたカロリー摂取量は短時間睡眠者で最も少なかった[14]。

5 因果の逆転

短期間の生理学的研究が，睡眠時間が体重調節に影響を与えるという生物学的可能性を示しているが，体重増加が睡眠パターンに影響を与えるのかもしれない。肥満は，変形性関節症や胃食道逆流症，喘息，うっ血性心不全などの疾患リスクを増加させ，同時にこれらの疾患は一般に睡眠を妨げ不眠をひき起こす[60-63]。肥満は，閉塞性睡眠時無呼吸の最大のリスク要因であり，その大きな特徴として睡眠の中断がある[64]。多変量解析でこれらの疾患を共変量として扱うことで調整した研究もある[14,45,48,50,53,54]。これらの研究では，通常，いびきやその関連症状についての質問を睡眠時無呼吸の代理変数として扱っている。因果の逆転に対するもうひとつの考えとして，肥満に関連する疾患（合併症）がほとんどない小児の研究による知見がある。小児でも睡眠時無呼吸はあるが，この年齢層では，肥満は重要なリスク要因ではない。

肥満によって起こる合併症とは無関係に，肥満が睡眠に影響を与えるか否かについては明確ではないが，既存のデータによれば，影響があったとしても逆方向の可能性がある。肥満による炎症は，催眠性サイトカインを放出し，長時間睡眠をひき起こす可能性があり[65]，最近の食餌性肥満モデルマウスによる実験は，肥満が睡眠時間を増加させるという説を支持している[66]。

6 交絡

　睡眠時間と肥満の関連には，両者の共通の原因が複数交絡している可能性がある。睡眠時間の減少と肥満の双方に関連する潜在的交絡要因として，慢性疼痛症候群などの疾患やうつなどの精神障害があげられ，これらは個人の身体活動能力を制限したり，睡眠の継続を妨げたりする。睡眠障害はうつ病の決定的な診断基準でもある[67]。加えて，上記の治療に用いられる薬は，体重や睡眠に影響を与える可能性があり，身体疾患や精神障害，服薬を多変量解析によって調整した研究もいくつかある[14・48・50・53・58・59]。Zurich Cohort Study は，精神医学的アウトカムを調べるために計画されたもので，うつの症状についても詳細な検討が行われ，睡眠と体重はうつとは独立して関連していたことを報告している[58]。Nurses' Health Study では，がん，心疾患，糖尿病などの明確な病歴がない人に限定して解析を行った[14]。これらの疾患がほとんどない小児の研究においても睡眠と体重の関連がみられたのは，その関連が身体的・精神的疾患などによる交絡によるものではないことを示している。

　SES の違いも睡眠と体重の間の関連について重要な交絡要因となる。SES が低い人では，睡眠環境が劣悪で，長時間労働，交代勤務や夜勤など好ましくない時間帯に働くため睡眠の質も悪くなる。所得の低さは，睡眠時間の減少と関連していることが報告されている[54]。SES による交絡を避けるため，多くの研究が，所得，教育程度，職業などに関する共変量を加えた多変量解析を行ってきた[11・12・28・29・34・36・37・44-46・50・54・58・59]。小児を対象とした多くの研究では，ひとり親や兄弟姉妹の有無などの家族類型を調整している[11・12・28・29・37]。2つの研究では，対象者を単一の職業に限定することで，SES による違いを調整している[14・48]。

　交絡が存在するもうひとつのメカニズムは，遺伝子の多面発現性（genetic pleiotropy）［単一遺伝子が複数の機能の発現に関係すること，すなわち単一遺伝子の欠損が複数の異常をもたらすこと］である。睡眠・覚醒調節に重要な視床下部の神経系の多くは，体重維持のシステムにも働く[68]。例えば，オレキシンは，覚醒の維持と食欲増進の両方に重要である。睡眠習慣も体重も遺伝の関与がきわめて大きいことがわかっている[69・70]が，最近の双子の研究で，不眠と肥満の間には，有意な共通の遺伝子変異があることが見出された[71]。これにより，オレキシン経路などを調節する遺伝子多型が，睡眠や肥満の表現型の発現に多面的な影響を与えている可能性がある。概日（サーカディアン）リズムを調節する遺伝子も共通の経路に含まれるかもしれない。マウスでは，重要な概日遺伝子のひとつである CLOCK のホモ接合変異により，肥満になることがわかっている[72]。多くの小児の研究では，このような遺伝によるバイアスを最小限にするために，親の肥満を調整している[11・12・27-29・36・37]。

7 測定誤差

　疫学研究では，日常の睡眠時間を測定するのは困難である。睡眠時間を客観的に測定した研究はほとんどない。睡眠を記録する最も優れた方法は睡眠ポリグラフ（polysomnography; PSG）であるが，これは費用も被験者の負担も多く疫学研究にはあまり有用ではない。研究室での PSG では，第一夜効果（first night effect）がよく知られている。PSG で測定された睡眠時間が家庭での睡眠時間より大幅に少ない理由のひとつとして，被験者が不慣れな環境で眠らなければならないことがあ

げられる。しかし，自宅でのPSGでも電極や他の記録計をとりつけて眠る不快さのために睡眠時間が短くなることがある。Wisconsin Sleep Cohort Studyでは，平日と週末の睡眠時間の加重平均値の7.2時間や，睡眠日誌（sleep diary）による睡眠時間7.7時間に対し，PSGによる平均睡眠時間は6.2時間であった[47]。Sleep Heart Health Studyでは，病歴のない非肥満群では，自宅でのPSGによる睡眠時間は，質問紙による日常の睡眠時間より1時間少なかった[73]。

活動記録計は，より非侵襲的な睡眠時間の測定法として開発されたもので，腕か脚につけた振動加速度計により活動を記録する。この機器は腕時計の大きさで，睡眠時間の測定の妨げにはならない。健康な成人では，第一夜効果を除けば，PSGによる睡眠時間の相関が0.97と高い[74,75]。このような腕につけた活動記録計は安静時の覚醒状態を睡眠とみなすことがあるため，健康な人の睡眠を多少過大評価する傾向があるが，この影響は比較的小さく，研究によれば平均的な差は12分である[74]。こうした性能に加え，安価であり，長時間の記録も簡便なため，活動記録計は疫学研究では睡眠時間の測定に最適な方法といえる。残念なことに，活動記録計を使用した睡眠と肥満についての先行研究は2つしかなく，両研究とも記録期間が短いため，1週間の睡眠時間の変動を考慮したデータにはなっていない[32,54]。しかし，そのうちのひとつは，活動記録計で全睡眠時間を測定するだけでなく，身体活動レベルの評価も行っている点は興味深い。これは睡眠習慣がどのように体重変化につながるのかを理解するには重要な変数である[32]。別の研究では，腰部につけた振動加速度計を用いて睡眠と活動の両方を測定している[33]。この位置での測定は，身体活動の評価には有用であるが，睡眠の測定にも有効かどうかについては適切な検証はされていない。

費用と被験者の負担があるため，ほとんどの疫学研究では質問紙による睡眠時間の主観的評価に頼ってきた。夜間の平均睡眠時間の回答は，被験者に日常の就寝時間と起床時間を尋ねて計算した値よりは大幅に長い。つまり，人は一般的な睡眠時間である8時間に近づけるために，自分の睡眠時間を長めに評価しがちである。また多くの質問紙では，夜間の睡眠しか尋ねていないので，昼寝の時間が含まれないために睡眠時間が大幅に過小評価される結果となる。加えて，夜勤人口が増えると彼らが眠るのは通常昼間になる。昼寝を考慮することの重要性は，Ohayonら[56]の研究でも示されている。これによると，肥満は夜間の睡眠時間の短いことと昼間の睡眠時間の長いことに関連しており，睡眠時間の合計とは関連しなかった。質問紙による睡眠時間の測定誤差の大きさは不明であるが，Lauderdaleら[54]の研究では，質問紙による日常の睡眠時間が72時間活動記録計により得られた平均睡眠時間より0.7時間多く，実質的なバイアスがあることを示唆している。

睡眠時間を評価する際のもうひとつの問題は，日による変動が大きいということである。富山出生コホート研究では，小児の睡眠習慣についての親の回答の3ヵ月後の再現性は中等度（カッパ係数で0.48-0.64）であった[27]。特に懸念されるのは，学生や労働者では概して，睡眠時間が平日に比べ週末に長くなることである。2005年のアメリカ睡眠調査（Sleep in America Poll）[米国睡眠財団による調査]では，平日の睡眠時間は週末より0.6時間短かった[3]。Lauderdaleら[54]も，平日と週末の睡眠時間が0.6時間違うことを報告している。Sleep Heart Health Studyでは，平日と週末の睡眠時間の違いは，退職したとみなされる70-91歳ではわずか0.2時間であるのに比べ，40-54歳では0.8時間短かった[73]。平日と週末の平均睡眠時間をいかに的確に把握できるかについては明らかでなく，この問題に対処するために，いくつかの研究では，勤務日と休日の睡眠時間を別々に尋ね，その加重平均を用いている[28,42,45,47,53]。

睡眠日誌を1週間以上にわたり記入することで，睡眠習慣の夜毎の変動を克服しようと試みた研

究もいくつかある。被験者は，毎晩の就寝時間と起床時間，昼寝の時間を日誌に記録する。日誌の時間の平均をとることで毎日の睡眠時間を得る。Nurses' Health Study では，高齢者（平均年齢 68 歳）を対象に，1 週間分の睡眠日誌をもとに，睡眠時間に関するひとつの質問の妥当性を検討し，良好な相関（$r=0.79$）を見出した[76]。一般に，短時間睡眠者は自分の睡眠時間を少なく見積もり，長時間睡眠者は長く見積もる傾向がみられた。つまり，睡眠時間 5 時間未満と報告している者は睡眠日誌では平均 5.2 時間の睡眠の記録があり，睡眠時間 9 時間以上と報告している者は，睡眠日誌では平均 8.5 時間と記録していた。

　睡眠日誌自体にもかなりの誤差がある。活動記録計による推定睡眠時間と睡眠日誌による睡眠時間の相関は中等度（夜間睡眠で $r=0.57$　昼寝で $r=0.48$）であり[77]，他の主観的な睡眠時間指標と同様，睡眠日誌にも睡眠状態の誤解による不正確さが生じる可能性がある。目覚めている時間しか知覚されないため，寝床にいながら目覚めている時間を多く見積もり，実際に眠っている時間を少なく評価する可能性がある。このような過小評価は，多くの時間を寝床で目覚めたまま過ごしがちな不眠者でよくみられるため，短時間睡眠者と通常の睡眠者の睡眠時間の違いが誇張される可能性がある[78,79]。

　従来の疫学研究では，Agras ら[36] や Hasler ら[58] による研究を除き，ひとつの時点での睡眠時間しか考慮していない。個人の睡眠パターンは，時とともに明らかに変動する上に，年齢によっても必要な睡眠時間は変わる。したがって，1 時点のみの睡眠の評価では，短時間睡眠と体重の関連の測定に大幅な誤分類バイアスが生じうる。Nurses' Health Study では，日常の睡眠時間の 2 年後の再現性のカッパ係数は 0.39 であった[76]。しかし，1 時間のずれを容認した場合，係数は 0.81 に増加した。

8　睡眠の生物学

　睡眠は均質ではなく，急速眼球運動（rapid eye movement; REM）のないノンレム（non-REM）睡眠とレム（REM）睡眠に明確に分かれる。この 2 つの状態では自律神経緊張状態（トーン）が大きく異なり，2 つの睡眠相の代謝や体重調節との関連は大きく異なる可能性がある[80]。選択的なレム喪失が体温調節に及ぼす影響は，完全な断眠とはパターンが異なる[81]［ラットの実験］。ノンレム睡眠の中でも，徐波睡眠すなわち脳波（electroencephalogram; EEG）上，高振幅徐波（デルタ波）が主体となった睡眠と，より睡眠深度の浅いノンレム睡眠とでは神経内分泌系に与える影響が異なると考えられる。具体的には，成長ホルモンの分泌は徐波睡眠と緊密に関連している[82]。従来の肥満に関する疫学研究では，これらの異なる睡眠相を区別してこなかった。Sleep Health Heart Study のデータによると，体重の増加は，眠りの浅いノンレム睡眠の比率が増え，徐波睡眠が減少することと関連するが，レム睡眠の比率については体重による違いがみられなかった[83]。睡眠のどの部分が体重調節と緊密に関連しているのかを明らかにするためにさらに研究が必要である。

　短時間睡眠と肥満の関連が，なぜ睡眠時間が短いのか，その理由によって異なるのか否かについての研究はいまだみられない。短時間睡眠の理由は少なくとも 3 つ知られている。7 時間未満の睡眠でも十分に休息がとれる人，睡眠不足による神経認知的影響があるにもかかわらず，仕事や，子育て，余暇（例えば，テレビ視聴，インターネット）など他のことをするために自主的に睡眠時間を減らす人，そして，不眠のため日中に症状がありもっと眠りたいと欲する人，の 3 つである。慢性

的な睡眠不足が与える生物学的影響は，3つのグループでは非常に異なるかもしれない．不眠の愁訴がある人では精神疾患がより多く，不眠ではない人には認められない副腎皮質刺激ホルモン（adrenocorticotropic hormone; ACTH）やコルチゾールの分泌増加があることが明らかになっている[84,85]．一方，短時間睡眠と糖尿病の関連を検討した研究では，不眠感の有無にかかわらず，短時間睡眠者で糖尿病のリスクが高まることを報告している[24]．短時間睡眠と過体重をつなぐ生物学的経路を理解し，睡眠習慣改善のための公衆衛生活動を計画するためには，肥満への易罹患性（susceptibility）［かかりやすさ，なりやすさ］が異なることを理解する必要があるのは明白である．

睡眠パターンが異なる人々を比較する際のもうひとつの重要な問題は，睡眠時間減少の原因または結果として，概日リズム相が大幅に異なっている可能性である．これは，概日律動性を呈するようなバイオマーカーの研究では特に重要となる．概日リズムをもつホルモンとして，コルチゾール，TSH，成長ホルモン，レプチンなどがあるので[4]，睡眠時間が異なる人々を比較するには，同じ絶対時点でなく，概日相の同時点でのバイオマーカーレベルを比較するのが重要と思われる．残念なことに，今までのところ，この影響を考慮した睡眠と肥満についての疫学研究はない．

9 今後の課題

この研究分野でなによりも必要なのは，睡眠習慣をより的確に測定することである．睡眠習慣の夜毎の変動を補正するには少なくとも1週間の測定が必要であるが，活動記録計はこの意味で役立つ手段の代表といえる．短時間睡眠と体重調節をつなぐメカニズムの検討も優先すべきである．このような研究は，睡眠と体重増加との関連に，もともと因果関係があるのかどうかを明らかにし，睡眠の理論的解釈を発展させる上で重要である．今後の疫学研究は，食事の種類や身体活動レベル，エネルギー消費などの潜在的中間因子と睡眠時間との関連をより詳細に検討することが必要となる．

下位集団の違いも，より詳細に検討する必要がある．不眠症や身体疾患，精神障害のために睡眠が短い人と，自ら睡眠を短くしている人とでは睡眠時間短縮の影響が大きく異なる可能性がある．また，年齢が短時間睡眠の効果修飾要因となりうるかについて，さらに理解を進めることも必要である．既存の研究では，短時間睡眠と肥満の関連は若年層ではるかに強いことが示唆されているが，これは，若年層では睡眠不足の生物学的影響をより強く受けることを意味しているのかもしれない．

最後に，睡眠と体重調節の間の因果関係を確立するためには，睡眠パターンを変えるような介入研究も大切である．このような研究の実現のためには，一般集団において睡眠習慣を効果的に改善するための行動学的介入法の開発と評価がまず必要である．

文　献

1. Terman L, Hocking A. The sleep of school children, its distribution according to age, and its relationship to physical and mental efficiency. *J Educ Psychol*. 1913;4:269-282.
2. Tune GS. Sleep and wakefulness in normal human adults. *BMJ*. 1968;2:269-271.
3. *2005 Sleep in America Poll*. Washington: National Sleep Foundation, 2005.
4. Spiegel K, Leproult R, Van Cauter E. Metabolic and endocrine changes. In: Kushida CA, ed. *Sleep Deprivation:*

Basic Science, Physiology, and Behavior. New York: Marcel Dekker; 2005:293-318.
5. Shaw P J. Thermoregulatory changes. In: Kushida CA, ed. *Sleep Deprivation: Basic Science, Physiology, and Behavior*. New York: Marcel Dekker; 2005:319-338.
6. Savourey G, Bittel J. Cold thermoregulatory changes induced by sleep deprivation in men. *Eur J Appl Physiol Occup Physiol*. 1994;69:216-220.
7. Rechtschaffen A, Bergmann BM. Sleep deprivation in the rat: an update of the 1989 paper. *Sleep*. 2002;25:18-24.
8. Sawka MN, Gonzalez RR, Pandolf KB. Effects of sleep deprivation on thermoregulation during exercise. *Am J Physiol*. 1984;246:R72-R77.
9. Kolka MA, Martin BJ, Elizondo RS. Exercise in a cold environment after sleep deprivation. *Eur J Appl Physiol Occup Physiol*. 1984;53:282-285.
10. Dinges DF, Pack F, Williams K, et al. Cumulative sleepiness, mood disturbance, and psychomotor vigilance performance decrements during a week of sleep restricted to 4-5 hours per night. *Sleep*. 1997;20:267-277.
11. Locard E, Mamelle N, Billette A, Miginiac M, Munoz F, Rey S. Risk factors of obesity in a five year old population. Parental versus environmental factors. *Int J Obes Relat Metab Disord*. 1992;16:721-729.
12. von Kries R, Toschke AM, Wurmser H, Sauerwald T, Koletzko B. Reduced risk for overweight and obesity in 5- and 6-y-old children by duration of sleep—a cross-sectional study. *Int J Obes Relat Metab Disord*. 2002;26:710-716.
13. Patel SR, Malhotra A, Gottlieb DJ, White DP, Hu FB. Correlates of long sleep duration. *Sleep*. 2006;29:881-889.
14. Patel SR, Malhotra A, White DP, Gottlieb DJ, Hu FB. Association between reduced sleep and weight gain in women. *Am J Epidemiol*. 2006;164:947-954.
15. Manini TM, Everhart JE, Patel KV, et al. Daily activity energy expenditure and mortality among older adults. *JAMA*. 2006;296:171-179.
16. Rechtschaffen A, Bergmann BM. Sleep deprivation in the rat by the disk-over-water method. *Behav Brain Res*. 1995;69:55-63.
17. Mullington JM, Chan JL, Van Dongen HP, et al. Sleep loss reduces diurnal rhythm amplitude of leptin in healthy men. *J Neuroendocrinol*. 2003;15:851-854.
18. Spiegel K, Tasali E, Penev P, Van Cauter E. Sleep curtailment in healthy young men is associated with decreased leptin levels, elevated ghrelin levels, and increased hunger and appetite. *Ann Intern Med*. 2004;141:846-850.
19. Spiegel K, Leproult R, L'Hermite-Baleriaux M, Copinschi G, Penev PD, Van Cauter E. Leptin levels are dependent on sleep duration: relationships with sympathovagal balance, carbohydrate regulation, cortisol, and thyrotropin. *J Clin Endocrinol Metab*. 2004;89:5762-5771.
20. Spiegel K, Leproult R, Colecchia EF, et al. Adaptation of the 24-h growth hormone profile to a state of sleep debt. *Am J Physiol Regul Integr Comp Physiol*. 2000;279:R874-R883.
21. Spiegel K, Leproult R, Van Cauter E. Impact of sleep debt on metabolic and endocrine function. *Lancet*. 1999;354:1435-1439.
22. Sivak M. Sleeping more as a way to lose weight. *Obes Rev*. 2006;7:295-296.
23. Ayas NT, White DP, AI-Delaimy WK, et al. A prospective study of self-reported sleep duration and incident diabetes in women. *Diabetes Care*. 2003;26:380-384.
24. Gottlieb DJ, Punjabi NM, Newman AB, et al. Association of sleep time with diabetes mellitus and impaired glucose tolerance. *Arch Intern Med*. 2005;165:863-867.
25. Gangwisch JE, Heymsfield SB, Boden-Albala B, et al. Short sleep duration as a risk factor for hypertension: analyses of the first National Health and Nutrition Examination Survey. *Hypertension*. 2006;47:833-839.
26. Patel SR, Hu FB. Short sleep duration and weight gain: a systematic review. *Obesity (Silver Spring)*. 2008;16:643-653. Epub 2008 Jan 17.
27. Sekine M, Yamagami T, Handa K, et al. A dose-response relationship between short sleeping hours and childhood obesity: results of the Toyama Birth Cohort Study. *Child Care Health Dev*. 2002;28:163-170.
28. Padez C, Mourao I, Moreira P, Rosado V. Prevalence and risk factors for overweight and obesity in Portuguese children. *Acta Paediatr*. 2005;94:1550-1557.
29. Chaput JP, Brunet M, Tremblay A. Relationship between short sleeping hours and childhood overweight/obesity: results from the 'Quebec en Forme' Project. *Int J Obes (Lond)*. 2006;30:1080-1085.
30. Giugliano R, Carneiro EC. Factors associated with obesity in school children. *J Pediatr (Rio J)*. 2004;80:17-22.

31. Ben Slama F, Achour A, Belhadj O, Hsairi M, Oueslati M, Achour N. [Obesity and life style in a population of male school children aged 6 to 10 years in Ariana (Tunisia)]. *Tunis Med.* 2002;80:542-547.
32. Gupta NK, Mueller WH, Chan W, Meininger JC. Is obesity associated with poor sleep quality in adolescents? *Am J Hum Biol.* 2002;14:762-768.
33. Benefice E, Garnier D, Ndiaye G. Nutritional status, growth and sleep habits among Senegalese adolescent girls. *Eur J Clin Nutr.* 2004;58:292-301.
34. Knutson KL. Sex differences in the association between sleep and body mass index in adolescents. *J Pediatr.* 2005;147:830-834.
35. Chen MY, Wang EK, Jeng YJ. Adequate sleep among adolescents is positively associated with health status and health-related behaviors. *BMC Public Health.* 2006;6:59.
36. Agras WS, Hammer LD, McNicholas F, Kraemer HC. Risk factors for childhood overweight: a prospective study from birth to 9.5 years. *J Pediatr.* 2004;145:20-25.
37. Reilly JJ, Armstrong J, Dorosty AR, et al. Early life risk factors for obesity in childhood: cohort study. *BMJ.* 2005;330:1357.
38. Kripke DF, Garfinkel L, Wingard DL, Klauber MR, Marler MR. Mortality associated with sleep duration and insomnia. *Arch Gen Psychiatr.* 2002;59:131-136.
39. Amagai Y, Ishikawa S, Gotoh T, et al. Sleep duration and mortality in Japan: the Jichi Medical School Cohort Study. *J Epidemiol.* 2004;14:124-128.
40. Tamakoshi A, Ohno Y. Self-reported sleep duration as a predictor of all-cause mortality: results from the JACC study, Japan. *Sleep.* 2004;27:51-54.
41. Heslop P, Smith GD, Metcalfe C, Macleod J, Hart C. Sleep duration and mortality: the effect of short or long sleep duration on cardiovascular and all-cause mortality in working men and women. *Sleep Med.* 2002;3:305-314.
42. Gottlieb DJ, Redline S, Nieto FJ, et al. Association of usual sleep duration with hypertension: the Sleep Heart Health Study. *Sleep.* 2006;29:1009-1014.
43. Bjorkelund C, Bondyr-Carlsson D, Lapidus L, et al. Sleep disturbances in midlife unrelated to 32-year diabetes incidence: the prospective population study of women in Gothenburg. *Diabetes Care.* 2005;28:2739-2744.
44. Vioque J, Torres A, Quiles J. Time spent watching television, sleep duration and obesity in adults living in Valencia, Spain. *Int J Obes Relat Metab Disord.* 2000;24:1683-1688.
45. Singh M, Drake CL, Roehrs T, Hudgel DW, Roth T. The association between obesity and short sleep duration: a population-based study. *J Clin Sleep Med.* 2005;1:357-363.
46. Cournot M, Ruidavets JB, Marquie JC, Esquirol Y, Baracat B, Ferrieres J. Environmental factors associated with body mass index in a population of Southern France. *Eur J Cardiovasc Prev Rehabil.* 2004;11:291-297.
47. Taheri S, Lin L, Austin D, Young T, Mignot E. Short sleep duration is associated with reduced leptin, elevated ghrelin, and increased body mass index. *PLoS Med.* 2004;1:e62.
48. Moreno CR, Louzada FM, Teixeira LR, Borges F, Lorenzi-Filho G. Short sleep is associated with obesity among truck drivers. *Chronobiol Int.* 2006;23:1295-1303.
49. Ko GT, Chan JC, Chan AW, et al. Association between sleeping hours, working hours and obesity in Hong Kong Chinese: the 'better health for better Hong Kong' health promotion campaign. *Int J Obes (Lond).* 2007;31:254-260.
50. Kohatsu ND, Tsai R, Young T, et al. Sleep duration and body mass index in a rural population. *Arch Intern Med.* 2006;166:1701-1705.
51. Chaput JP, Després JP, Bouchard C, Tremblay A. Short sleep duration is associated with reduced leptin levels and increased adiposity: results from the Québec Family Study. *Obesity.* 2007;15:253-261.
52. Shigeta H, Shigeta M, Nakazawa A, Nakamura N, Yoshikawa T. Lifestyle, obesity, and insulin resistance. *Diabetes Care.* 2001;24:608.
53. Vorona RD, Winn MP, Babineau TW, Eng BP, Feldman HR, Ware JC. Overweight and obese patients in a primary care population report less sleep than patients with a normal body mass index. *Arch Intern Med.* 2005;165:25-30.
54. Lauderdale DS, Knutson KL, Yan LL, et al. Objectively measured sleep characteristics among early-middle-aged adults: the CARDIA study. *Am J Epidemiol.* 2006;164:5-16.
55. Gortmaker SL, Dietz WH Jr, Cheung LW. Inactivity, diet, and the fattening of America. *J Am Diet Assoc.* 1990;90:1247-1252, 1255.

56. Ohayon MM, Vecchierini MF. Normative sleep data, cognitive function and daily living activities in older adults in the community. *Sleep.* 2005;28:981-989.
57. Ohayon MM. Interactions between sleep normative data and sociocultural characteristics in the elderly. *J Psychosom Res.* 2004;56:479-486.
58. Hasler G, Buysse DJ, Klaghofer R, et al. The association between short sleep duration and obesity in young adults: a 13-year prospective study. *Sleep.* 2004;27:661-666.
59. Gangwisch JE, Malaspina D, Boden-Albala B, Heymsfield SB. Inadequate sleep as a risk factor for obesity: analyses of the NHANES I. *Sleep.* 2005;28:1289-1296.
60. Felson DT, Anderson JJ, Naimark A, Walker AM, Meenan RF. Obesity and knee osteoarthritis. The Framingham Study. *Ann Intern Med.* 1988;109:18-24.
61. Jacobson BC, Somers SC, Fuchs CS, Kelly CP, Camargo CA Jr. Body-mass index and symptoms of gastro-esophageal reflux in women. *N Engl J Med.* 2006;354:2340-2348.
62. Kenchaiah S, Evans JC, Levy D, et al. Obesity and the risk of heart failure. *N Engl J Med.* 2002;347:305-313.
63. Camargo CA Jr, Weiss ST, Zhang S, Willett WC, Speizer FE. Prospective study of body mass index, weight change, and risk of adult-onset asthma in women. *Arch Intern Med.* 1999;159:2582-2588.
64. Young T, Peppard PE, Gottlieb DJ. Epidemiology of obstructive sleep apnea: a population health perspective. *Am J Respir Crit Care Med.* 2002;165:1217-1239.
65. Vgontzas AN, Papanicolaou DA, Bixler EO, Kales A, Tyson K, Chrousos GP. Elevation of plasma cytokines in disorders of excessive daytime sleepiness: role of sleep disturbance and obesity. *J Clin Endocrinol Metab.* 1997;82:1313-1316.
66. Jenkins JB, Omori T, Guan Z, Vgontzas AN, Bixler EO, Fang J. Sleep is increased in mice with obesity induced by high-fat food. *Physiol Behav.* 2006;87:255-262.
67. *Diagnostic and Statistical Manual of Mental Disorders, DSM-IV-TR: Text Revision.* Washington: American Psychiatric Publishing, Inc.; 2000.
68. Flier JS, Elmquist JK. A good night's sleep: future antidote to the obesity epidemic? *Ann Intern Med.* 2004;141:885-886.
69. Partinen M, Kaprio J, Koskenvuo M, Putkonen P, Langinvainio H. Genetic and environmental determination of human sleep. *Sleep.* 1983;6:179-185.
70. Stunkard AJ, Foch TT, Hrubec Z. A twin study of human obesity. *JAMA.* 1986;256:51-54.
71. Watson NF, Goldberg J, Arguelles L, Buchwald D. Genetic and environmental influences on insomnia, daytime sleepiness, and obesity in twins. *Sleep.* 2006;29:645-649.
72. Threk FW, Joshu C, Kohsaka A, et al. Obesity and metabolic syndrome in circadian Clock mutant mice. *Science.* 2005;308:1043-1045.
73. Walsleben JA, Kapur VK, Newman AB, et al. Sleep and reported daytime sleepiness in normal subjects: the Sleep Heart Health Study. *Sleep.* 2004;27:293-298.
74. Jean-Louis G, von Gizycki H, Zizi F, et al. Determination of sleep and wakefulness with the actigraph data analysis software (ADAS). *Sleep.* 1996;19:739-743.
75. Jean-Louis G, von Gizycki H, Zizi F, Spielman A, Hauri P, Taub H. The actigraph data analysis software: I. A novel approach to scoring and interpreting sleep-wake activity. *Percept Mot Skills.* 1997;85:207-216.
76. Patel SR, Ayas NT, Malhotra MR, et al. A prospective study of sleep duration and mortality risk in women. *Sleep.* 2004;27:440-444.
77. Lockley SW, Skene DJ, Arendt J. Comparison between subjective and actigraphic measurement of sleep and sleep rhythms. *J Sleep Res.* 1999;8:175-183.
78. Carskadon MA, Dement WC, Mitler MM, Guilleminault C, Zarcone VP, Spiegel R. Self-reports versus sleep laboratory findings in 122 drug-free subjects with complaints of chronic insomnia. *Am J Psychiatr.* 1976;133:1382-1388.
79. Means MK, Edinger JD, Glenn DM, Fins AI. Accuracy of sleep perceptions among insomnia sufferers and normal sleepers. *Sleep Med.* 2003;4:285-296.
80. Somers VK, Dyken ME, Mark AL, Abboud FM. Sympathetic-nerve activity during sleep in normal subjects. *N Engl J Med.* 1993;328:303-307.
81. Shaw PJ, Bergmann BM, Rechtschaffen A. Effects of paradoxical sleep deprivation on thermoregulation in the rat. *Sleep.* 1998;21:7-17.
82. Van Cauter E, Latta F, Nedeltcheva A, et al. Reciprocal interactions between the GH axis and sleep. *Growth*

Horm IGF Res. 2004;14 (Suppl A):S10-S17.
83. Redline S, Kirchner HL, Quan SF, Gottlieb DJ, Kapur V, Newman A. The effects of age, sex, ethnicity, and sleep-disordered breathing on sleep architecture. *Arch Intern Med.* 2004;164:406-418.
84. Ford DE, Kamerow DB. Epidemiologic study of sleep disturbances and psychiatric disorders. An opportunity for prevention? *JAMA.* 1989;262:1479-1484.
85. Vgontzas AN, Bixler EO, Lin HM, et al. Chronic insomnia is associated with nyctohemeral activation of the hypothalamic-pituitary-adrenal axis: clinical implications. *J Clin Endocrinol Metab.* 2001;86:3787-3794.

第17章 肥満の社会的規定因子

Gary G. Bennett, Kathleen Y. Wolin and Dustin T. Duncan

1 はじめに

2000年以上も前，哲学者アリストテレスは，シンプルながらも洞察に富んだ説を発表し，その中で「社会は本質的に個人に先んじる」と述べた。この指摘は，今日特に重要となっている。生命科学の基礎に関わる研究が爆発的に増加する昨今，それと並行して健康の社会的規定因子に対する関心も急速に高まっており，米国医学研究所（Institute of Medicine; IOM）や世界保健機構（World Health Organization; WHO）や国際連合をはじめとする機関が，健康や疾患に根本的な影響を与えるものとして社会的規定因子を考慮する重要性を強調している。本章では，社会的規定因子の視点の理論的根拠について概観する[1]。端的にいえば，社会的規定因子に対するアプローチでは，個人レベルを超えた多重レベルでの規定因子を探り「原因の原因（cause of causes）」に注目する必要がある。社会的規定因子には，社会人口学的特性（例えば，性，出生，人種／民族，社会経済的位置 socioeconomic position; SEP）や社会心理的特性（例えば，ストレス，仕事の要求度，うつや不安など純粋に心理的概念）を反映する要因が含まれ，地域特性，社会構造，社会環境など，より上位にある要因も含まれる。ほとんどの社会で，健康の社会的規定因子の最も重要なものが経済発展の度合いであることは明らかであり，発展の度合いが寿命の延長や感染症有病率の減少と関連する。多くの場合，単に個人の行為や健康関連行動に注目するだけでは，疾患の分布様式を完全に説明することはできない。健康関連行動は，広く社会の影響を受けるため，より上位の社会的規定因子が個人レベルの行動を形成することには疑いの余地がない。しかし，さまざまな社会的規定因子が遍在するため，それらの因子の測定の困難さが，疫学研究や，最終的には介入研究における社会的規定因子的視点の課題となり，特に，世界的視点から社会的規定因子を考慮する際に問題になる。というのも社会的規定因子の多くが，グローバリゼーションや先進国と発展途上国の間の格差拡大の影響を受けるからである。

米国や主な先進国における肥満の研究には，社会的規定因子による視点が適している。肥満はその主たる規定因子（食事や身体活動）をとらえやすいが，集団的に肥満の分布を変えるには，食事や身体活動に影響するあらゆる社会要因に関心を払う必要がある。肥満の規定因子が社会に深く根差していることは明らかであり，これらの要因はあらゆるレベルで肥満と強く関わっている。例えば，食事の選択や身体活動の機会が，社会経済的因子により規定されることはよく知られている。心理社会的ストレスに慢性的にさらされると「快楽を求めた食行動（comfort eating）」につながる。うつになると，健康のために身体活動を行う気持ちが失せるかもしれない。米国をはじめとする国々での肥満の蔓延の程度にはさまざまな社会的規定因子の存在が示唆されているが，肥満の社会的規定因子に対する研究はまだ始まったばかりなので，肥満と関連がありそうな規定因子を特定

し，それらの因子の測定についても研究を続ける必要がある。

　本章では，まず多様な集団を対象とした研究結果について概観し，いくつかの社会的規定因子と肥満の関連について詳述する。次に，さまざまな社会的規定因子の測定方法について述べ，社会的規定因子の研究を行う際に有用となる方法論を紹介する。本章では，必要に応じて食事や身体活動により生じる関連性についても述べるが，主としてアウトカムとしての肥満に注目する。社会的規定因子の研究の範疇に含まれる概念はさまざまである。本章で概観する社会的規定因子を選ぶにあたっては，意味ある結論に達するのに十分な根拠があり，その適切な測定方法についてのある程度の合意が得られているものに限った。この分野の研究文献は膨大なため，(a)食事や身体活動をアウトカムとしたものではなく肥満（体格指数 body mass index；BMI や体重データを含む）をアウトカムとした研究，(b)臨床ではなく一般の成人集団を対象としたもの，(c)介入研究以外で得られたデータ，の3つの研究に絞って紹介する。

2　社会人口学的特徴

　肥満においては社会人口学的多様性を考慮する必要がある。一般に加齢により体重は増え（最大の体重増加は中年期に起こる），この25年で65-74歳の人々の肥満の蔓延が目立つ。この年齢層の肥満の割合は1976-1980年に比べ1999-2002年で倍になり，ほとんどすべての先進国で女性の方が肥満の割合が高いことが報告されている。米国で，国の代表サンプルを用いた米国国民健康栄養調査（National Health and Nutrition Examination Survey；NHANES）（第2章参照）からもわかるように，過去40年間，常に女性の方が肥満率が高い。いくつかの集団にみられる社会文化的要因，女児の肥満率の高さ，中年期の体重増加，妊娠・出産による体重増加とその保持が，このような性差の原因ではないかと考えられている。年齢と性に加え，特に人種や民族，出生状況など他の社会人口学的特徴も肥満と強く関連している。

◧人種／民族

　1985年の Heckler 報告は，人種や民族により健康の格差がある問題についてアメリカ人の国民的な興味をかきたてた。1998年までには，この問題は公衆衛生学的にも注目され，その年のラジオ演説で当時の William J Clinton 大統領は，2010年までに人種や民族による格差をなくすことを研究者に要求した。それに応じて，国立衛生研究所（National Institutes of Health；NIH）は格差研究をその戦略プランに加え，それ以来，さまざまな健康問題における格差の社会的規定因子についての研究が著しく増加している。肥満そのものはそれほど注目されなかったものの，肥満は人種や民族により異なることも知られてきた。

　米国統計局は，非ヒスパニックの白人人口が2100年にはわずか40％となり，多数派から少数派に転落することを予測した。将来，人種／民族マイノリティが増加することを考えると，肥満が特定の人種や民族に偏って分布していることは，ますます問題となってくる。

　米国の2000年の国勢調査によると，およそ30％のアメリカ人がいわゆる人種／民族的マイノリティに属すると申告している。マイノリティに含まれるのは，黒人すなわちアフリカ系アメリカ人（アフリカの黒色人種起源の人々），アジア系アメリカ人（極東，東南アジア，インド亜大陸起源の人々），アメリカインディアンまたはアラスカ原住民（北米，中米，南米の原住民起源の人々），ハワ

イ原住民または太平洋諸島出身（ハワイ，グアム，サモア，その他太平洋諸島原住民起源の人々），ヒスパニックまたはラテン民族（キューバ，メキシコ，プエルトリコ，中南米，その他スペイン文化圏起源の人々），である。ヒスパニックまたはラテン民族と自己申告する人々は，白人を含むどのカテゴリーにも入りえる。また2000年の国勢調査からは，連邦指定人種の複数のカテゴリーを選ぶことができるようになり，そのような場合は混血人種（multiracial）とみなされる。NHANESの最新のデータによると，2003-2004年の肥満者の割合は，メキシコ系アメリカ人37%，非ヒスパニック白人30%に対し，非ヒスパニック黒人は45%であった。

白人や他の人種／民族マイノリティに比べ，アジア系アメリカ人では肥満が少ないことはほとんどの研究で一致している。米国国民健康インタビュー調査（National Health Interview Survey; NHIS）のデータによれば，アジア系アメリカ人の中でも自己申告BMIにはかなりの違いがある。例えば，BMIは日本人男性，フィリピン人男性，フィリピン人女性，インド人女性で最も高い（ベトナム人は男女ともアジア系アメリカ人の中ではBMIが最も低い）。米国においてはどこで生まれ育ったかが肥満と強く関連しており，アジア系アメリカ人の肥満者の割合は，米国生まれで最も高い。外国生まれの場合は，米国での居住期間が長くなればなるほど肥満が増加する。ハワイ，太平洋諸島原住民における肥満者の割合に関する正確なデータはほとんどないが，非ヒスパニック白人に比べ，このグループでは肥満者の割合がやや高いことを示唆する事実がある[2]。

人種や民族による肥満の格差は，男女別々に検討すると特に著しい。現在，およそ54%の黒人女性が肥満であり，非ヒスパニック白人女性に比べ，非ヒスパニック黒人女性では2倍以上肥満の確率が高い。白人に比べると，非ヒスパニック黒人男性とヒスパニック男性で肥満の有病率は高い[3]が，多くのデータでその差は統計的に有意ではない[3-5]。実際，米国の黒人男性と白人男性の間のこのわずかな（そして統計的に有意でない）肥満の差は，20世紀後半には一貫してみられた。一方，白人女性に比べ，黒人女性とヒスパニック女性で，肥満のオッズが約2倍ほど高いことが，多くの研究で報告されている[3-6]が，例外もある[7]。

人種や民族による肥満の差を説明するために多くの仮説が提案された。米国の人種／民族マイノリティでは社会経済的位置（SEP）が低い人々が多いため，人種や民族は，SEPの影響による差の代理変数ではないかとする研究者もいる。SEPによる肥満の差がそれほどみられない米国黒人の最近の結果は，この意見とは矛盾する。すべてではないが，いくつかの研究[8]では，白人に比べ人種／民族マイノリティで肥満の発生が急速であることを示唆している。しかし，食事様式や身体活動の社会規範に影響を与える社会文化的な因子が，肥満の人種／民族差の主要な規定因子であるとする報告は多い。

例えば，米国の黒人は，白人に比べ，過体重に対する社会的許容度が高く，体重に対する不満が少なく，理想とする体重が重いようである[9-15]。加えて，最近の国を代表する集団コホートによれば，黒人は，白人に比べ自身を過体重と認識する割合が低く，ヒスパニックも同様の傾向を示す[16,17]。Bennettら[17]は，過体重の黒人とヒスパニックは，白人に比べ，自身を平均体重であるとみなす傾向があることを報告している。自分の体重についての誤解が，食事様式や身体活動志向などの肥満関連行動と関連している可能性がある[16,17]。

健康状態における人種や民族の差は動かしがたいものがあるが，実は米国で最も一般的に使われている自己申告の人種／民族は，行政管理予算局（Office of Management and Budget; OMB［予算編成や財政計画作成を補佐する大統領直属の行政機関］）による連邦定義を応用したものであるといえば

読者は驚かれるかもしれない。このOMBによる人種／民族の定義は、大規模な一般健康サーベイランス調査や米国国勢調査において広く使われている。これほど広く使われているにもかかわらず、疫学研究においては、この定義は結果の解釈の上で大きな問題となっている。

人種や民族は、社会・文化・環境要因など健康に関連する強い潜在的交絡要因の代理変数としてしばしば使われてきた。例えば、白人に比べて米国の黒人では貧しい者の割合が多いが、黒人間でも違いがあるため、人種や民族は社会経済的剥奪（socioeconomic deprivation）の代理変数とはなりえない。同様に、移民や異文化適応の体験によって、たとえ集団的にみて両者がひとつの民族カテゴリーに含まれるとしても、米国生まれのヒスパニックと、外国生まれのヒスパニックの健康関連行動は大いに異なる。

「人種」は社会的に決められた概念であり、それ自体、生物学的な根拠があるわけではなく、科学的でないという点では広く意見が一致している。それでも、人種や民族による健康の格差は、遺伝的な違いの代理変数としても用いられてきた。「人種」の残差効果（確認できる交絡要因を調整しても残る効果）を遺伝的差異に帰する伝統的な分析法は何人かの研究者により批判されている。Cooper[18]によれば、固定した属性である人種や民族は、反事実的（counterfactual）という問題があるため因果モデルには適さない。つまり、X人種がY人種として育つとその健康状態はどうなるかという問いに答えられない。しかし、肥満リスクにおける遺伝的差異の重要性を示す既存のデータをみれば、集団ごとの健康の格差の程度を理解することはますます重要になる。しかし、肥満に対する遺伝的脆弱性について人種や民族差を検討するには、（人種内で）層化することが最も適していることも、広く意見が一致するところである。

人種や民族データを捉える最も適した測定法について、過去10年以上多くの議論が交わされてきた。自己申告の人種や民族は外部からの評価（例えば医師や研究者による）より適切であるということでは意見が一致している。自己申告の人種や民族では、その人が自分の社会文化的背景や経験に最も適したカテゴリーを選べる半面、通常使われている人種や民族の尺度の多くは精密さを欠く。例えば、OMBによる人種／民族分類は、集団内の重要な差異をほぼ間違いなく隠してしまう。例をあげれば、他の人種カテゴリー（例：アジア系アメリカ人や黒人）にも多くの民族が含まれるにもかかわらず、OMBによる民族分類はヒスパニックもしくはラテン系かどうかのみしか調べない。もうひとつの課題は、自身の祖先が複数の民族である人々の誤分類である。今のところ、そのような人々は、混血人種という1カテゴリーか、どれかひとつの主要な人種／民族カテゴリーに分類されるか、もしくは分析から除外される。米国における混血人種の適切な扱い方を述べた成人の肥満に関する文献はほとんどない。これは今後の研究の重要な課題である。

結論として、人種や民族の分類は、他と比べて肥満が多い集団を特定するには有用であるが、既存分類法は一般に非特異的である［他と区別できない］ため、生物学的、社会的、文化的、社会経済的に同質であると誤って仮定する可能性がある。米国NIHの助成金による研究では、人種や民族ごとにデータを提供するよう求められる。このようなデータがあれば、人種や民族の差異を検討しようという気にはなるかもしれない。しかし、人種や民族による差がみられたとして、それについて意味ある解釈をする際に生じる本質的な問題を考えると、研究者は、人種や民族差を調べる根本的な理由、自分の研究デザインでそのような検討が可能か、そもそも人種や民族差がアウトカムとより深い関連をもつ他の要因によるものなのかを調べるデータの有無などを注意深く考慮するべきである。

◘出生地

過去5年の間に，米国への移民は16％以上増え，それに伴い，移民に関する人々の関心も高まりつつある。このような関心は研究にも反映され，（主に先進国で行われた）研究で，受け入れ国での移民の居住期間に焦点をあて，出生と肥満の関連を検討している。

ほとんどの米国のデータは，米国で生まれた者に比べ移民では肥満者の割合が低いことを示している[19,20]。これらの結果は，移民が（肥満者の割合が低いとみられる）発展途上国から来ていることを反映していると思われる。異文化への適応過程は肥満の急速な増加と関連している。というのも比較的短期間に移民の肥満者の割合が受け入れ国の肥満者の割合に追いつくからである。米国とカナダの研究によれば，居住期間が長くなればなるほど，移民における肥満者の割合は増加する[21,22]。民族的背景とはほぼ独立して（そのような関連がみられない米国への黒人移民は例外として）[23]，肥満の増加（居住期間と関連する）は，男性より女性において急速であることを示す証拠もいくつかある[24]。しかし，他の先進国データとは対照的に，スウェーデンとイギリスの研究は移民者に肥満が多いことを示している[25,26]。

上記の結果は，移民の過程そのものでなく，移住先の肥満者の割合や生活習慣が，肥満の差に関連していることを示唆する。しかし，ほとんどの米国での研究は，異文化適応過程における何らかの特性が移民における肥満率の増加と関連していることを示す。異文化適応という言葉は，限定的ではないが言語使用の程度，移民か否か，世代，米国での居住期間，ソーシャルネットワークをどの民族と有しているか，文化に対する誇りはどうかなど多くの異なる事柄を意味する。さまざまな集団においていくつかの異文化適応尺度が作られ検証されてきており[27-30]，多くの研究では，親の出生地[33,34]に加え，言語による適応の尺度[31,32]を用いている。一般に，特定の状況下での優先言語について尋ねることで，言語による文化適応度を測定する。例えば，読む，話す，考える，友人と会話する，テレビをみる，ラジオを聴く，ときなどの優先言語を尋ねるのである[27,35]。この言語による文化適応尺度には限界があるものの，多くの場合，肥満と正の関連をもっている。

最後に，他の異文化適応尺度を紹介する。例えば，米国（もしくは支配文化）の価値観についての知識，自国の文化的習慣への親しみの度合いやその保存に対する意識，伝統的な家族形態への態度，ソーシャルネットワークを有する相手の人種などがしばしば使われる[27,36]。Tullら[37]は，黒人の移民では，米国的価値観の採用がBMIと正の関連を有していたことを報告している。

異文化適応と肥満の関連を示す研究のほとんどは，ヒスパニック集団で行われている[35,38-41]。非ヒスパニック集団における研究では，結果は一貫していないものの，移民に肥満が少ないという関連がみられている[42,43]。

既存のデータは，生まれと育ちが肥満の強力な予測要因であり，居住期間が長くなると，おそらくは異文化適応過程をとおし，移民の肥満が最終的に受け入れ国と同等になることを示唆している。したがって，移民集団の調査を縦断的に進めることで，肥満に与える社会的規定因子の影響をさらに明らかにすることができるかもしれない。

3　社会経済的位置

社会経済的位置（SEP）は，社会階層における個人の位置／地位，富，権力／名声，物的資源の所有，そしてそれらに関連する社会的身分を反映する多面的な概念である。本章では「小児期およ

び成人期の社会階級に伴う資産や名声に関連する尺度を含んだ集合的概念」[44]と定義される社会経済的位置（socioeconomic position; SEP）という言葉を使用する。これは，社会階層における個人の地位に伴う名声のみを意味する社会経済的地位（socioeconomic status; SES）とは異なるものである。

　SEP は，多面的な概念ではあるものの多くの場合ひとつの指標で示されており，この種のアプローチにつきものの解釈の難しさに十分な注意が払われていない。研究報告では，個人レベルでのさまざまな SEP 指標が使われている。学歴の測定には，たいてい正規の学校教育年数か学位を用いる。収入の測定には，賃金（年，月，週，または時給）を連続数かカテゴリーで尋ねるが，カテゴリー回答尺度（研究対象者の予想賃金幅に基づきカテゴリー幅は決められる）のほうがより一般的である。というのも人は教育や職業を報告するのに比べ，正確な収入については情報を提供したがらないからである。すべての収入の合計や家庭レベル（家族数に関する情報が必要である）の収入による検討も可能である。もっとも，すべての家族に収入が平等に分配されるわけではないことを考慮する必要はある。家庭の資産，住居や車の所有などを用いた富の測定にも関心が高まっている。貧困状況は，家族数を調整した家庭の収入データをその年の貧困ライン（州や連邦レベル）と比較することで得られる。職業的地位は，現在の雇用状況，職業の格式，職歴，職位，管理職か否か，労働時間や，フルタイムかパートタイムかなどを考慮して測定できる。政府の財政援助プログラム（例：WIC［Women, Infants and Children: 妊娠中の女性，新生児と5歳までの児童が対象の福祉政策］，食券支給，AFDC［Aid to Families with Dependent Children: 児童扶養世帯補助］，メディケア［Medicare: 高齢者や障害者対象の医療制度］，メディケイド［Medicaid: 低所得者向けの医療扶助制度］，SCHIP［State Children's Health Insurance Program: 児童のための医療保険プログラム。無保険状態の児童を減らすことを目的に 1997 年に創設された］）を受けているか否かを尋ねた研究もあり，複数のデータを合成した指標を使った研究もある。

　地域レベルでは，富，貧困，職業階級，教育，タウンゼンド指標（Townsend index: 失業，車のない家庭の割合，家を所有していない者の割合，人口過密状態を合成した指数）などさまざまな SEP 指標が入手できる。地域の SEP や地域の社会経済的指標（area-based socioeconomic measures; ABSM）の収集や利用に関連する方法論的課題については，後述する。

◘非西欧諸国および発展途上国

　一般的に，非西欧諸国や発展途上国では，多くの研究[45,46]で SEP と肥満との間に正の関連が報告されているが，例外もある[47,48]。研究デザインがさまざまであるため，結論づけるのは難しいが，ここに紹介するデータは衝撃的である。ある研究で，貧困国（国民総生産 GNP が年 800 ドル未満）の貧しい人では，肥満リスクが減少し栄養失調が増加する一方，より豊かな国では，貧しい人で肥満リスクが増加していた[49]。例えば，Subramanian と Smith[45]は，インド人における生活水準，カースト［ヒンドゥー教の身分制度に基づいた親から子に受け継がれる身分］，教育レベル，職業，そして居住環境について測定し，それぞれの SEP 尺度が肥満と正の関連があることを報告している。

　発展途上国で SEP と肥満の間に正の関連があるのは驚くことではない。過去 20 年の間に，西欧的生活習慣（身体活動の減少とカロリーの高い食品摂取の増加）がまず富裕層で広まり，発展途上国の肥満の急増につながったことは明らかである。発展途上国が経済的に豊かになり，都市化し，工

業化すると，（経済発展により加速された生活習慣の変化に敏感に反応して）肥満などが増加することは十分予測できる。

◆米国，西欧，カナダ，およびオーストラリア

先進国の研究でも同様にさまざまな社会経済指標が用いられているが，中でも，この種の研究が数多く行われている米国では，SEPと肥満の関連は複雑であり，性や人種／民族によっても異なる。先行研究によれば，先進国では女性においてSEPと肥満の間に負の関連があることがわかっている。すべての人種や民族集団を合わせると，女性や所得の低い者は，所得のより高い者に比べ，およそ50％肥満の確率が高いが，男性においてはそのような負の関連はそれほど明確ではない[50,51]。しかし，前述のように，SEPと肥満の関連は人種や民族によっても異なる。

Mujahidら[52]は，地域における動脈硬化リスク（Atherosclerosis Risk in Communities; ARIC）研究のデータを用い，低所得で教育年数が短い女性で，人種や民族とは無関係に肥満割合が高いことを見出した[52]。しかし，男性では人種により異なる関連がみられた。白人では，肥満は収入と負の関連を示す一方，黒人では肥満と収入は正の関連をしていた。同様に，ZhangとWang[53]のNHANES Ⅲのデータを用いた研究では，非ヒスパニック黒人およびメキシコ系アメリカ人男性において，SEPとBMIは正の関連を，非ヒスパニック白人男性では負の関連を見出した。ARICデータとは対照的に，NHANES Ⅲでは，非ヒスパニック白人女性においてのみSEPと肥満の関連がみられた。ほとんどのヨーロッパにおける研究は，さまざまなSEP指標を用いて，肥満との負の関連を報告している[54]。ここまで紹介した研究の多くは横断研究デザインを用いているが，BallとCrawford[51]は，既存の縦断研究を総合的にまとめ，SEPと体重変化の間の関連性を検討した。それによれば，非黒人では，男女とも肥満と職業階級の間に強い負の関連があったが，教育歴に関しては，特に男性において関連は明確ではなかった。収入を体重増加のSEP指標として検討した研究では，男女とも結果は一致していない。また，黒人においては，SEPと体重増加の関連はほとんどみられなかったが，これは研究が少ないためとされている。この結果は，黒人，特に女性において，肥満になる社会経済的条件には差がないことを示す他の研究結果とも一致している[55]。

最近注目を集めている分野の中で，何人かの研究者が，人生早期の逆境や社会経済的状況の変化が成人期の肥満にどのような影響を与えるかを適切に捉えるために，ライフコースSEP指標を用い始めている[56-58]。簡単にいえば，ライフコースSEPを捉えるために，親の教育（特に父親の教育），親の職業，人生早期の家庭の状況（例：食事の充足度，小児期の公的援助の受給状況），もしくは小児期から成人期にかけての社会経済的変化を反映するような大まかな指標（crude summary indices）を使用するのである。例えば，Jamesら[58]は，小児期低SEP―成人期低SEP，小児期低SEP―成人期高SEP，小児期高SEP―成人期低SEP，小児期高SEP―成人期高SEPという，社会経済的変化を示す4レベルのSEPカテゴリーをつくり，肥満に与えるライフコースSEPの影響を検討した。この方法には思い出しバイアスの可能性があるので解釈がやや難しいという問題がある。例えば，親の教育を人生早期の逆境の代理変数として使用するにあたり，親の年齢の違い，居住地，性，職位，そして人種や民族などが（ほんの数例をあげただけでも）対象者間で異なるために，結果の解釈は慎重に行う必要がある。Jamesら[58]は，アフリカ系アメリカ人女性で，小児期のSEPが高い女性に比べ，小児期のSEPが低いと成人期に2倍肥満になりやすいことを報告して

いる。また，小児期，成人期ともSEPが低い女性は，両時期ともSEPが高い女性に比べ，肥満のリスクが2倍であることも報告している。小児期のSEPが低く成人期のSEPが高い女性では（両時期ともSEPが高い女性に比べ）肥満のオッズは55％高く，人生早期の環境の重要性を示唆している。

　SEPを検討した研究から結論を導き出すにあたり，いくつか注意しなければならないことがある。一般に，肥満をアウトカムとして検討した場合，ほとんどのSEP指標は因果の逆転を免れることができない。BMIが増加した者は，健康上の問題や身体障害，スティグマ（stigma［元々は奴隷や犯罪者であることを示す刺青など肉体的刻印を指す言葉。スティグマを負った人々への劣等視が社会的に正当化される結果，スティグマを負った人々は差別という形でさまざまな社会的不利益を被る］）のために，所得や富，職位が下がり貧困に陥るかもしれない。教育，職業上の地位，収入は最も広く使われているSEP尺度ではあるが，これらの尺度には互換性がなく，集団によって関連が異なるかもしれない。しかも，このよく使われる3つの変数には，考慮しなければならない明らかな特性がある。教育歴は収入や職業と違い安定しており，誰にでも尋ねられ，（退職したり身体障害になった者も含め）どの年齢層でも使用可能である。さらに，成人期の健康を調査する場合の因果の逆転の可能性が少ない。しかし，教育歴にはコホートバイアスや世代効果が起こりえる。しかも，特定の教育レベルに関連した経済的利益や職業上の特権は人種や民族，性，出生によって異なる可能性がある。

　職業上の地位は，教育歴による利益を反映する限りは，尺度として多くの利点があり，しかも収入よりは年代にわたって安定している。また職位は環境や職業状況への曝露（exposure［疾患などの原因に接触または接近すること］）も反映している。これらの利点にもかかわらず，職業上の地位尺度を適切に選定するには問題が多い。一般的には，労働者の職業分類連邦システムの，米国国勢調査標準職業分類（U. S. Census Standard Occupational Classification）に職名（job title）を結合する。しかし，現在の職名の種類は膨大なため，非常に手間のかかる仕事になる。職名を結びつけるほとんどの方法には誤分類の可能性があり，異なる集団や地域で職業を比較することができないため，尺度としての有用性には問題が残る。収入は（教育歴や職業に比較して），不安定でしかも人生の時期によっても変わる可能性があり，年齢にも左右されるため，退職年齢の人々にはあまり有用ではない。また，収入に伴う購買力は，異なった地域や社会人口学的に多様な集団の間では比較ができない。例えば，中流階級の住む郊外地域に比べ，低所得者の住む都市近郊地域で，乳製品や果物や野菜の値段が高いことはよく知られている。そのため，データの解釈には課題が残る。また，所得，富，貧困状況などの経済的指標はどれも，私的な財産取引や資産（例：遺産相続，貯蓄，給付）を把握できない可能性がある。

4　居住地域の特性

　どこに住むかは，明らかに健康状態と関連する。さまざまなサービスがある総合スーパーマーケットのある地域に住めば，身体活動のための安全な選択肢も多く（自動車を使うよりも）移動のために歩く機会も豊富なので，肥満のリスクを減らすことができる。地域環境の重要性は古くから認識されており，個人レベルの規定因子に注目する限界点が認識されるにつれ，地域環境は再び急速に注目を集めてきている。特に先進国では，肥満と地域の状況（建築環境も含む）の無数のつな

がりが検討されている．地域環境の問題が疫学的に注目されるようになったのは比較的新しく，研究結果も蓄積されつつあるが，肥満の根本的な規定因子として近隣の居住地域の特性を考慮することは明らかに重要である．ここでは，肥満につながるいくつかの地域特性について，現在わかっている結果を概観する．まず，地域 SEP について概説し，主に食事の経路（スーパーマーケットやその他の食料品店，ファストフード店）を通して影響を受ける地域特性について述べ，次に，主に身体活動に関わる地域特性（都市スプロール化，地域の安全）について述べる．

◆地域の社会経済的位置

すでに述べたように，さまざまな集団で個人の SEP が肥満のリスクや肥満関連行動と強く関連していることを示す多くの証拠がある．議論の余地は残るが，地域の影響に関する多くの研究が地域 SEP について行われている．一般的に，社会経済レベルの低い地域に住むと健康状態が悪く，肥満にもなりやすい．個人レベルおよび地域レベルの SEP は，それぞれ別個に健康状態に影響を与え，その程度もさまざまである[59]．特に地域 SEP は，肥満の社会構造的規定因子の強い予測要因となっている．例えば，地域の貧困は，健康的な食品の入手の可能性や身体活動の機会を制限することで肥満リスクと関連するだけでなく文化的特性（例：社会的規範）にも影響を与える．

いくつかの横断研究（米国，イギリス，オーストラリア，スウェーデン）から，社会経済的に低いレベルの地域に住むと肥満のオッズが高いことが明らかになった[52・60-65]．例えば，Cubbin ら[62]は，地域レベルの貧困の社会経済的指標と個人レベルのデータであるスウェーデン生活水準年次調査（Swedish Annual Level of Living Survey）を結びつけて検討した．その結果，社会経済的にレベルの高い地域では，中程度に高い地域に住む人に比べ，さまざまな個人レベルの指標を調整した後でも，肥満のオッズが低いことを見出した．

それとは逆の知見もあり，少数ながら前向き研究もある．この分野における非常に稀な縦断研究のひとつとして，Mujahid ら[52]による，ARIC（米国の社会経済的要因および人種構造が異なる 4 地域における前向き研究）データと 1990 年の米国国勢調査から得られた地域の社会経済的特性データを結合した．縦断的には，地域 SEP と BMI の間には何ら関連を見出さなかったものの，黒人男女においては，地域 SEP と BMI の間に正の関連のある可能性が示された．この知見は，多くの前向き研究の結果と同様，地域 SEP のレベルによって BMI の変化に顕著な差がみられるかどうかに関しては，一貫した結果が出ていないのである．前向き研究に比べ，横断研究では，地域 SEP と BMI の関連が一貫しているが，その理由ははっきりしない．方法論的な問題（例：追跡不能，分析方法の選択）が関連していることは間違いないが，一般集団において体重が増加傾向にあることが関連しているかもしれない．また，社会経済的な違いがベースライン時の BMI と強く関連しているとすれば，時が経つにつれその違いはより不明瞭になる可能性もある．

最終的には無作為割付デザインが，地域レベルの要因と肥満の関連について最適な回答を与えてくれると思われるが，施設設備の面や政治，財政面から，そのような研究を行うのは難しい．1994-1998 年にかけて，5 つの都市（ボルチモア，ボストン，シカゴ，ロサンゼルス，ニューヨーク）の低所得 4,600 家族が参加した MTO（Moving to Opportunity for Fair Housing）実験プログラムがある．無作為に介入グループに割り付けられた参加者は，貧困率の低い地域（貧困率<10%）に居住できる引換証を受け取った．その他の参加者は，標準的な Section 8 給付（Section 8 benefit）か，公営住宅に住み続けるか，その他の住居援助を受けるコントロールグループに無作為に割り付けら

れた。MTOプロジェクトの中間結果は2003年に発表され，介入群で精神的肉体的健康面での良好な変化がみられ，中でも肥満の減少が著しかったと報告している[66]。

いくつかの先行研究をみると，性，年齢，所得，および人種／民族によって，地域SEPの影響は異なる[52・60・63・64・67-69]。例えば，女性でのみ地域SEPと高いBMIが関連し，男性では関連がみられなかったとする研究もある[52・60・64・65]。地域SEPは，個人SEPとは独立した関連を示すことが多いが，個人の社会経済指標が交絡していることを示す研究もある。例えば，ある研究では，貧困率が高い地域で，黒人と最低所得者の身体活動レベルが最も低く[69]，別の研究では，SEPの低い地域で，低所得の黒人が（同地域に住む低所得の白人，より所得の高い白人，より所得の高い黒人に比べて）不健康な食事をとる確率が最も高いことを示している[68]。

地域の貧困と強く関連しているのが，居住地隔離（residential segregation）という複雑で多面的な概念であり，これは地域における肥満リスクへの曝露を促進する可能性がある[70・71]。簡単にいえば，居住地隔離は居住空間の物理的な分離である[71]。居住地隔離は米国，特に大都市圏に多く，米国の居住地は人種／民族や社会経済的状況によって分割されている。おそらくこれは，制度的隔離（institutional segregation［国家や法律制度などによる差別］）（例：居住施設の差別や住宅ローンの差別）[70・71]や居住地への嗜好（特に移民の間での）の結果であり，これらの隔離が広がった地域に社会経済的に不利な人々が集中することでさらに隔離が強まったと思われる。居住地隔離と肥満のリスクについて検討した研究はほとんどないが，ある研究[72]は，非ヒスパニック黒人に多くみられる人種的孤立は，SEPなどいくつかの個人レベル要因を調整しても，BMIとの間に正の関連があることを見出した。白人では，人種的孤立とBMIの間に有意な関連はみられなかった[72]。

居住地隔離と地域SEPは，肥満に関連する地域特性へ影響を与えることで，肥満と関連する可能性が高い[55・73・74]。その例として，人種／民族マイノリティやSEPが低い者では，スーパーマーケットへのアクセスが限られること[75-78]，果物や野菜市場が少なく[75]，品質の悪い生鮮食品を扱う店しかなく[79]，生鮮食品を扱う店へのアクセスが限られている[80]ことを報告した複数の研究がある。しかも，米国の研究では，白人中心の地域に比べ，黒人が多数を占める地域でファストフード店が多く[81]，イギリスの研究では，地域の貧困とマクドナルドの数が正の関連をしていることを見出している[82]。加えて，SEPの低い地域ではSEPの高い地域に比べ，身体活動のための施設設備が有意に少ないことも別の研究で報告されている[83-85]。肥満を促進するこのような地域特性は，地域の貧困と居住地隔離の厄介な副産物といえる。肥満をひき起こす危険性のある地域特性は，貧しくて人種／民族マイノリティが多数を占める地域だけにみられるわけではないが，そのような地域に肥満をひき起こす因子がより多く存在し，そこに住む人は，その影響を受けやすいことが，圧倒的な研究結果により示されているのである[71・86]。

◆地域の社会経済的指標

健康状態の程度と社会経済的な差異を調べる有用な手段として社会経済的指標（ABSM）［国勢調査データを用いて地域ごとに求めた失業者率，貧困者率，低収入者（世帯）割合，単純労働に従事する世帯の割合などの単独あるいは複合指標］が登場した。ABSMにより，個人のレベルをこえた社会経済的な差（例：地域，市，州，国レベルでの違い）を測定することができる。肥満が個人の社会的位置づけ（社会経済的位置，地域，職業など）により影響を受けるという根拠が増えるなら，ABSMと適切な統計的手法（後述）を用いて，その差異についてさらに詳細に検討することができる。ただ

し，社会経済的曝露のモデリングが可能であることが条件となる。ABSM はおよそ 1 世紀前から活用されてきたが，分析に最適な尺度の選択についてはほとんどの研究で一致していない。検討すべき ABSM データは多いので，社会経済指標を適切に選ぶことが重要である。例えば，所得は，世帯所得中央値，低所得者割合，高所得者割合，ジニ係数（所得の不平等尺度），もしくは合成尺度として表すことができる。また，分析に最適な地理的な範囲も選ぶ必要がある。

　ABSM は，国勢統計ブロック群（census block group），国勢統計区（census tract），郵便番号（zip code）などいくつかの地理レベルと結合できる。Krieger ら[87-92]は，18 の特定の ABSM（11 の単一変数と 7 つの合成変数）と地域レベルのどちらが，さまざまな健康アウトカムにおける社会経済的勾配［健康格差が社会経済的地位に伴って連続的に生じること］を予測するのに最も有用で感度がよいかを検討した。その結果，国勢統計区レベルの貧困尺度が，一貫して予測どおりの方向に社会経済的差異が現れることを示し，広く応用できる上，解釈も簡単であることが明らかとなった。Krieger ら[87-92]の研究は，社会経済的差異が米国でどの程度明白なのかを理解するために ABSM を選択する際の手引となる。

　しかし，ジオコーディング（geocoding）を用いれば，さまざまなソースから得られたデータを結合できる。ジオコーディングとは，簡単にいえば，地理的位置[87]を示すコードを割り当てることであり，一般的なジオコードとして，緯度と経度がある。ジオコードを用いれば，ある特定のデータを地理的な識別名（例：警察管区，郵便地域，スーパーマーケットの近所）をもつ他の外部データと結合できる。これにより，個人レベルのデータを手元の地域レベル指標と結合できる。このような識別名をもつデータは多いため，この方法によって，地域レベル変数と肥満の関連についての理解を進めることができる[88-92]。

　地域の影響についての研究の大部分は，集合データ（例：地域 SEP，人種隔離）を用いており，直接的に健康関連行動に影響する地域の環境特性を表すのに，集合データが適切な代理変数となるのかどうかについてはほとんど考慮されていない。例えば，肥満と関連する地域レベルの特性について因果関係を検討したい場合，地域レベルの曝露（ある国勢統計区内の総合スーパーマーケットに対するファストフード店の数）をモデルに使用することは，異なった影響源を反映しているかもしれない集合データ（例：地域 SEP）よりも望ましい。地域の影響に関する従来の研究の大きな限界は，地域特性（特に地域 SEP）と肥満アウトカムをつなぐ経路について適切な検討が行われてこなかったことである。

◘食事に与える地域の影響
○スーパーマーケットおよびその他の食品店

　この分野の研究はまだ限られているが，健康的な食材を提供する食品店の利用が，肥満リスクの減少と関連している可能性が明らかになっている。この分野では，スーパーマーケットや食料雑貨店，コンビニエンスストア，専門店などさまざまな食品店について検討されており[77]，ほとんどの研究では，ある特定の食品店へのアクセス（もしくは近さ）を肥満と食行動の規定因子として検討している。例えば，Morland ら[93]は，自分の住む国勢統計区にスーパーマーケットがあると肥満者の割合が低く，コンビニエンスストアがあれば肥満率が高いことを見出した。さらに，食料雑貨店やコンビニエンスストアがあってもスーパーマーケットのない地域に住んでいる人々では，肥満者の割合が最大であり，国勢統計区内のスーパーマーケットの数と果物や野菜の摂取には正の関連

があった。構造方程式モデルを用いた別の研究では，スーパーマーケットや専門店で買い物をする女性は，専門店ではない食料雑貨店で買い物をする人よりも果物や野菜を多く摂っていた[76]。

食料品店と肥満の関連は米国では結果が一貫しているようだが，イギリスではそうではない[94,95]。米国では，食料品店があることとその結果としての食事内容には，人種／民族による作用修飾［推定原因因子の作用に影響を与えること］の可能性がある。しかしアウトカムとしての肥満との関連は小さい[93]ので，食料品店へのアクセス，利用可能性，食料品店の質が肥満につながるか否かは今後の重要な研究課題である。

食料品店についてのこれまでの研究のほとんどは地域レベルのものである。アクセスの尺度（例えば特定の国勢統計区）と食料品店の実際の質を組み合わせた研究が必要であるが，今のところ，食料品店の種類（例：食料雑貨店，スーパーマーケット，総合スーパーマーケット，酒店）についての標準的な定義はなく，ほとんどの研究で分類が異なっている。関連研究の多くでは，個人の買い物パターン，交通機関のパターン，社会人口学的特性など，重要な作用修飾要因を考慮していない。価格や新鮮さや健康意識が食品購買行動に影響することがわかっているが，これらの習慣は集団によっても異なり，自分の住む地域外で食品を購入するか否かにも影響するかもしれない。地域レベルの食料品店が個人レベルの肥満に与える影響を検討するのは，重要な一歩ではあるが，個人の行動パターンを作用修飾要因として組み入れたマルチレベルの方法も必要である。関連の方向性は明白のようにみえるが，肥満者が特定の店のある地域を選んだり，企業が市場調査の結果，特定の食品を好む（例：自社の製品への需要が高い肥満者が多い）地域に出店する可能性もある。

○ファストフード店

過去25年の間に米国では外食が著しく増えた。自宅で調理された食事の方が外食より質がよい[96]ことを考えれば，これは大きな問題である。ファストフード店（たいていの場合，種類が少なく，不健康な食事を提供する）は外食先として人気があるが，そこで出されるカロリーの高い食事の多くは，肥満の重要なリスク要因となっている[97]。ほとんどのアメリカ人は，毎日はファストフードを食べないものの，およそ40％は，週に1，2回ファストフードを食べることが報告されている。複数の米国の研究では，カロリーが高く，しかも脂肪からのカロリー摂取も多い不健康な食事習慣とファストフードとの間に正の横断的（いくつかは縦断的）関連を報告している。しかし，食物繊維や果物や野菜摂取の低下[98-100]と肥満[98,99,101]の関連についての報告はそれほど多くはない。例としてファストフード店あたりの人口密度と州レベルの肥満者の割合の関連を報告している研究がひとつある[102]。

ファストフード店と肥満の間には，時に予期しない方向に働く作用修飾が起こることを示す研究がある。例えば，JefferyとFrench[99]は，高所得の女性において，週あたりのファストフード摂取回数がBMIと正の関連をしていたが，低所得の女性および男性では，そのような関連がないことを見出した。15年間のファストフード摂取頻度の変化は，白人において体重変化と直接関連していたが，黒人では関連はそれほど強くなかった[101]。ファストフードへのアクセスにも地域差があり，個人の購買力や食事の嗜好にも差があることを考えると，ファストフードと肥満の関連については，あらゆる作用修飾を考慮することが必要である。

ファストフードの定義も明確ではないため，誤分類や過小報告があるかもしれない。例えば，調理済み食品を売るエスニックフード店（例：中華，インド料理）やピザ屋やコーヒーショップは

ファストフードに含まれるであろうか。食料品店の種類の定義や，適切な分類方法を確立するための方法論的取り組みが必要である。さらに，他の食料品店と同様にファストフード店の場所(これも地域特性によるものであろう)も，ファストフードと肥満の間の関連性に影響を与える可能性がある。

また一方で，多くのアメリカ人が定期的にファストフードを食べる現実がある。広く手に入り，安価で，(カロリーは高いが)おいしく感じる食品の恩恵を受けているSEPの低い人々にとっては，ファストフードの摂取は実用にもかなっている。すでに公衆衛生分野では，最近増えている健康的なファストフードを選択するよう勧める方向に向かっている。

◼身体活動に及ぼす地域の影響
○都市スプロール化

過去25年間で，米国では都市のスプロール化が進展した。寿命が延び，人口が着実に増え，特に人口増加の著しい地域(例：アトランタ，ヒューストン)で都市スプロール化が広くみられるようになった。「都市スプロール化」という言葉は，あまり厳密に定義されていないが，一般的に土地利用パターンの一点集中という特徴がある。密度の低い土地利用，単一利用地域制(ゾーニング)，雇用の分散，歩行者に優しい通路の減少，同質な建築，歩行や自転車の利用の制限などもその特徴である。都市スプロール化は，自動車の利用に拍車をかけ，身体活動を安全に定期的に行うための時間や機会を減少させ，肥満の割合を増加させると考えられている。スプロール化が進んだ地域では公園やフィットネス施設も遠く，歩道は少なく，車の往来の激しい道路が多い。都市スプロール化の全体像を描くことはこの章の意図ではないが，より詳細な報告については他の論文を参照してほしい[103・104]。

スプロール化と肥満についての研究は限られてはいるが，土地利用が多様な地域に住む人々は，肥満になりにくく身体的にも活動的であることを示すことが報告されはじめている。都市スプロール化は，さまざまな方法で測定できるため，肥満をアウトカムとした研究にとって最も効果的な方法が何かについては，まだ意見が一致していない。ほとんどの測定法では，1個または複数の代理指標(例：居住地密度，歩行可能性，交差点の数または道路の連結の度合い，自動車の所有，土地利用の多様性)か，総合指標を用いている。Lopez[105]は，2000年の米国国勢調査データを用いた指標を開発し，居住地密度や居住地の密集の度合い(または，大都市圏における居住密度の分布の仕方)を測定した。マルチレベルデザインを用い，2000年の行動危険因子サーベイランス調査(Behavioral Risk Factor Surveillance System; BRFSS)の個人レベルの変数と都市スプロール化指数(大都市レベルで計測した)を統合し，個人レベル特性(年齢，人種/民族，世帯所得，教育)を調整した上で，肥満リスクの増加が都市スプロール化と関連していることを見出した。

都市スプロール化の代理指標を用いた他の研究でも，同様の結果が報告されている。都市スプロール化の進展は，身体活動と負の関連があり[106-109]，BMI[108]や肥満[105・108・110]と正の関連がある。具体的にいうと，土地利用の多様性のなさ［土地の用途が商業，工業など単一な利用のされ方をしていること］[111]，居住地密度[111]，交差点の数や道路の連結の度合い[111]，乗用車に乗っている時間[111]，乗用車の所有[112]など，さまざまなスプロール化指標と肥満との間に正の関連が見出された。

同様に，身体活動の増加がいくつかのスプロール化指標，つまり土地利用の多様性[103・106・113]，居住地密度[103・106・111・114・115]，交差点の数や道路の連結の度合い[103・106・111]と関連していることがわかった。

肥満との関連で都市スプロール化を検討する研究は，まだ始まったばかりであり，身体活動および肥満アウトカムとは全く関連がなかったという報告もある。都市スプロール化尺度がさまざまであるため研究間の比較が必ずしもできず，観察される結果も一致していないため結果の解釈は限られる。多くの研究が米国で行われているが，インドやオーストラリアの研究も出てきており，ほぼ予測どおりの結果を示している。

人種/民族，性はそれぞれ独自に，都市スプロール化指標と身体活動や肥満との間の関連を修飾していることを示す研究もある。特に白人（黒人に比べ）や男性（女性に比べ）が，都市スプロール化による影響を受けやすい[111]。例えば，Frank ら[111] は，アトランタ地方の 13 の郡に住む 10,878 人の移動調査（travel survey）データを用い，都市スプロール化指標が肥満と関連していることを報告した。土地利用の多様性が 1/4 分位増加するごとに肥満のオッズが 12.2% 減少し，車で過ごす時間が 1 時間増えるごとに肥満オッズが 6% 増加した。しかし，研究者らは，黒人ではなく白人（特に白人男性）において，BMI が多くの指標（土地利用の多様性，道路の連結度合い，居住地密度，歩行距離，車で過ごす時間など）と有意に関連していることも報告している。都市デザインが，交通手段，特に移動のために身体を使うかどうかを決定するのにどのように影響するかは，人種や民族によって異なる可能性があるとする研究者もいる。また，都市利用が多様な地域に住むことを好む人種や民族には，スプロール化の影響が少ないかもしれない。

この分野の研究には，いくつかの方法論的問題がある。地域のあり方が身体活動や肥満に与える影響を評価する方法が研究によって違う[103・116]ことが，結果や関連の大きさが異なる理由のひとつと考えられる。研究の中には，総合尺度を用いて都市デザインを測定しているため，生態学的バイアスの可能性も否定できない。加えて，地域の定義もさまざまである。建築環境のさまざまな側面（街灯，ベンチ，歩道の質など）が検討されないこともあるため，測定されない交絡が存在する可能性もある。

○地域の安全性

地域の安全性に対して不安があれば，人は戸外での身体活動を控えるかもしれない。地域の安全に不安があれば，特に都市では，歩行以外の移動手段（例：バス，地下鉄，車の利用）を選択するかもしれない。地域の主観的安全性と身体活動の間に負の関連を想定する者は多いが，これまでの研究では，一致した結果は見出されていない[117]。いくつかの研究[118-120]では，地域の安全性の主観的評価と身体活動との間に負の関連を見出しているが，別の結果もある[84・103・121-123]。しかも，地域の主観的安全性は，過体重[124]や肥満[125]と関連することを示す報告もある。この種の研究は，ヨーロッパやオーストラリアにもあるが，主に米国で行われてきた。

地域の安全性と身体活動の関連には，社会人口学的（人種/民族，性，年齢など）差異が存在する可能性もある。ある研究では，白人で，地域の主観的安全性と身体活動の間に負の関連を見出したものの，黒人では関連がみられなかった[126]。しかし，黒人において，地域の主観的安全性と身体活動との間に正の関連がある[127]ことや，白人より非白人において，地域の安全性が身体活動のより強い予測因子である可能性を示した研究もある[128]ことには注意が必要である。また，地域の安全性に対する不安は，女性において特に関連が強いとする研究もある[129・130]。

方法論的問題にも触れる必要がある。この分野のほとんどの研究で，安全性の評価方法に大きなばらつきがある。例えば，犯罪に関する安全性を評価する研究もあれば，交通，犬，その他につい

ての安全性を評価する研究もある。このような違いが，結果が一貫しない理由のひとつかもしれない。特に低所得者層や都市において，地域の主観的安全性が肥満リスクの増加につながる可能性が明白なのに，ほとんどの研究が肥満アウトカムを直接検討していない。地域の安全性の影響を理解するには，作用修飾を考慮する必要があり，SEPが低い人（肥満の割合が著しく高い）に，このような関連がみられやすいことを考えると，この分野における肥満の研究がさらに必要となる。

◉地域を測定する際の留意点

これまで述べてきたように，数多くの研究により，肥満をひき起こす地域特性が，食事や身体活動や肥満そのものに影響を与えることがわかってきた。しかし，これらの研究から結論を導き出すには，いくつかの検討すべき点がある。

過去50年間にわたり，個人を科学的に測定する方法は十分に確立されてきたものの，地域レベルの影響を測定する方法や，それらを個人レベルのデータとどう組み合わせるかについてはようやく検討されはじめたに過ぎない。今までの地域測定法では妥当性が損なわれる可能性がある。これらの課題について述べることは本書の範疇をこえるが，重要な点については考慮する必要がある。

地域とは何かについて，広く認められている正確な定義はない。前述のKriegerら[88]は，米国で汎用される国勢統計区単位が有用であることを示した。しかし，国勢統計区や同様の地理単位が，個人の意識する地域と一致するかどうかについては，ほとんど注意が払われていない。地理単位の利便性のため，地域の影響に関する研究は急速に進展し，興味深い結果が出てきてはいるが，誤分類によって妥当性が損なわれるかもしれない。また，Messer[131]が述べたように「予測有用性が最大である地理単位が，因果の理論と必ずしも一致していない可能性がある」。経験的に導き出された因果経路を前もって特定するために，理論は特に重要である。因果経路を明らかにせずに関連のパターンを検討しても，ほとんど意味はない。

地域レベルの特性を捉えるために，さまざまな測定法が使用されてきた。広く使われている方法は，行政，商業，自治体，もしくはオンラインの企業データベースから得られるデータ（例：食料品店やファストフードレストランや公園の位置）を，地理的情報システム（geographic information system; GIS）[132]を利用して統合することである。標準化された目録を用い，測定者を雇って地域の特性を調査するデータ収集法も利用できる。例えば，過去5年の間に，定期的な身体活動を行うにあたり，障害または促進要因になりうる地域特性を明らかにするための標準化された測定尺度が利用できるようになったが，これらの尺度によって，時には複数の測定者が，あらかじめ決められた通院圏／通学圏（catchment area［特定の保健施設の利用者や学校の通学者が住んでいる地域］）の地区データを得ることができる。この場合は，バイアスを考慮し，測定者間の信頼性の推測値を示す必要がある。このような観察的方法は，他の方法では入手できない地域レベルの特性を明らかにするための強力なツールであることがわかっている。しかし，地理的に拡散した大規模な疫学集団の場合，研究の遂行上の問題点があり，このようなデータを収集することはできない。

地域レベルのデータを得るために自己申告が広く利用され，肥満と関連する可能性のある地域環境についてさまざまな面から測定することができる。自己申告により評価する試みは広く知られているが，地域の影響を調べる場合は情報源バイアス（source bias）に注意する必要がある。社会的望ましさ（social desirability），生活習慣，性格の特性によって，参加者の申告に系統的なバイアスが生じるかもしれない。地域特性に関する主観は，人によって大きく異なる可能性があり，自己申

告が必ずしも客観的事実と合致しているわけではない。Mujahidら[133]は,このようなバイアスを克服するための興味深い方法を紹介している。心血管疾患(cardiovascular disease; CVD)リスクと関連する地域要因を検討するために,研究対象者と同地域に住む別のグループから地域に関するデータを得て,地域特性に関するデータを統合し,対象グループと結合し,想定される関連を検討するという方法である。

　地域の影響を検討する際の大きな課題は,構造的交絡(structural confounding)の問題である[131]。多くの場合,人々は無作為に住む場所を選ぶわけではない。むしろ,さまざまなマクロレベルの力(例：政策,歴史,経済傾向)や個人の嗜好,文化的伝統,職業上の配慮によって,特定の地域を選ぶ。伝統的な共変量(例：年齢,所得,人種／民族,職位,生活習慣)を調整しても,個人の地域の選び方に影響を与える潜在的な交絡要因が残るために構造的交絡が起こる。その結果,個人間の違いを統計的に調整できず,因果関係の推論を誤ってしまう[132]。

　これまでに地域の影響について蓄積されてきた結果は,刺激的で興味深い。方法論的な課題に対する取り組みも進み,得られたデータは,将来の介入や予防活動のために多くの情報を与えてくれるだろう。しかし,地域レベルのデータを最大限に活用するときには,研究者として,これらの要因が肥満や肥満関連のリスク行動と相関していることを示すだけでなく,どうすれば人々が最終的により健康的な行動を取るようになるのか,その経路を明らかにする必要がある[131]。

5　心理社会的要因

　心理社会的という言葉は,健康や疾患に対する個人レベルの影響を表す上で明確な定義がないまま広く使われてきた。Martikainenら[134]は,心理社会的要因とは,(a)社会構造的要因が個人の健康アウトカムに与える影響を仲介するもの,そして(and/or)(b)それらが存在する社会状況によって決定され修飾されるもの[134]とした。彼らは,心理社会的要因を中間レベルの影響とみなす。つまり,マクロレベルの曝露が個人(ミクロレベル)の経過に与える影響を仲介する重要な役割を果たすというものである。これらの心理社会的要因は時として仲介［介在］因子として働くため,介入のための適切な目標となる。また,より末端の曝露が肥満アウトカムに与える影響を修飾する役割を果たすこともある。ここでは,肥満との関連が示されている一般的な心理社会的要因である,ストレス,社会的支援,うつについて概説する。

◆ストレス

　昔から慢性ストレスは健康に良くないといわれてきた。研究者らは,何世紀もの間,慢性ストレスがさまざまな慢性的健康問題に及ぼす病因論的影響を見定めようとしてきた。ほとんどの研究では,主観的ストレスの増加や,コーピング［英語のcopeを語源にもつストレス対処法］が慢性ストレスの曝露の影響を適切に和らげることができないと,生理学的調節が乱れるという仮説をたててきた。ストレスを健康の規定因子とする研究には,理論がいろいろあり複雑であるが,そもそもストレスとは,ホメオスタシスやアロスタシス［ホメオスタシスが負のフィードバックによる定常状態の維持を示すのに対し,アロスタシスは同じくフィードバック機構による生体機能の調節を想定しながらも,その目標値が徐々に変化していく過程を示す］を攪乱させる潜在的な力を記述するために,大まかに定義された言葉なのである。

ストレスは肥満と関連すると一般に信じられ，ストレスによる体重増加を防ぐために，小規模な栄養サプリメント産業も現れた。しかし，ストレスと肥満の関連について詳細に述べた文献は予想よりはるかに少なく，食事をストレスのエンドポイントとした研究の方がずっと一般的であり[135-137]，この中でストレスと肥満の間には正の関連が報告されている。Korkeila ら[138]は，前向き研究を用い，ベースライン時に心理社会的ストレスが高いと 6-15 年後のフォローアップ時の体重増加がより著しいことを報告している。同様に，Smith ら[139]は，健康な児童の親に比べ小児がんの子を持つ親では，3 カ月間の体重増加が顕著であったことを示した。体重増加は自己申告のストレスの多さと比例し，食事よりも身体活動の減少と強く関連していた。

多くの研究者が，ストレスと肥満の関連を説明する経路を提案している[140-143]。ストレスへの生物学的反応では，視床下部―下垂体―副腎（hypothalamic-pituitary-adrenal; HPA）系の活性化が，糖質コルチコイドホルモンであるコルチゾールの調節不全（第 18 章も参照）などと関連している。いくつかの観察研究では，コルチゾールの調節不全と腹腔内脂肪，および肥満との関連が示されている[140・143-145]。Marniemi ら[146]は，肥満度の異なる一卵性双生児で，腹腔内脂肪の蓄積が，高レベルの心理社会的ストレスと，それに伴うコルチゾールやノルアドレナリンの増加に関連することを報告した。さらに最近の研究では，コルチゾール分泌と肥満の関連は，性ホルモンや成長ホルモンの分泌，そして，いくつかの重要な遺伝子マーカーの多型によっても仲介されている可能性が示されている[140]。

食事量の増加も，ストレスと肥満をつなぐ経路の可能性がある。ストレスにより，高カロリーのコンフォートフード（comfort foood［糖分や脂質を多く含み，その摂取によって不安やストレスの軽減につながると考えられているような食品。例えばパスタやピザなど簡単に準備できる食事]）の消費が増える。例えば，Laitinen ら[147]は，フィンランド人男女 5,150 人の前向き研究で，「ストレスによって食事や飲酒をする」とした人々で，31 歳時の BMI が最高であったことを報告している。このような人々は，他の研究参加者に比べ，多くのストレスに満ちた生活経験があり，高カロリーの食事をとっていた。生理学的要因も，ストレスによるコンフォートフードの消費を増やす可能性があり[148]，糖質コルチコイドの分泌により，カロリーの高い食品をとる可能性が高まることを示した研究もある[149]。体重増加（特に腹部において）に加えて，コンフォートフードの消費は脳の快楽中枢を刺激することで，ストレスによる全身の覚醒状態を調節している可能性がある[149]。

◆職業ストレス

職場は，慢性的な心理社会的ストレスに日常的にさらされる場である。職場における仕事の要求度は，日々のストレッサーの大部分を占め[150・151]，長時間（起きている時間の 30-40％）過ごす場でも[152]ある。簡単に避けられるような他のストレッサーとは異なり，ほとんどの人は，職場における要求に常にさらされている。

要求／コントロールもしくは職業ストレス（job strain）モデル[153]は，職業ストレスの主要な構成理論である[152]。このモデルによれば「職場での要求度と，それに応じる労働者の意思決定の自由度（裁量権）の両方により」リスクが影響を受けることになる。要求度の高い仕事とは，通常，さまざまな圧力下（例：時間的圧力，目標達成への期待，解雇の可能性）での莫大な量の労働の提供を求められる。裁量権の低い仕事とは，与えられた仕事をほとんど自分でコントロールできない仕事で，単純で繰り返しが多いという特徴がある。要求度が高く，主観的な裁量権が低い仕事では，

職業ストレスを受ける割合が高い。先行研究により，職業ストレスと心血管疾患の発症と死亡[152,154-157]，および全死因死亡[158,159]との関連が確認されている（もちろん関連がないとする研究もある）。

職業ストレスと肥満に関する研究結果はさまざまである[160-162]。職業ストレスが高い者でBMIが高いことを示す研究[163-165]もあるが，仕事の要求度が高い場合に[163,166]，そして裁量権が低い場合に[165,167,168]，BMIが高くなることが報告されている。ホワイトホールII研究（Whitehall II Study）で，Kivimakiら[169]は，職業ストレスと高いBMIの関連が特に過体重の人でみられるのではないかと仮定した。というのも過体重の人は（標準体重の人に比べ）職業ストレスによる過食の可能性があるからである。その結果は，職業ストレスと裁量権の低さの両方の体重増加に対する影響が，研究開始時BMIによって異なった。すなわちBMIが最も高い5分位にあった人では，5年間の体重増加が最も大きかった。職場ストレスの肥満に与える効果を修飾する（moderate）要因として性も考えられる[165,170]。性は，ストレスの自覚とコーピング反応のとり方の双方と相関しているため，当然かもしれない。したがって，ストレスと肥満の関連に関心をもつ研究者は，性による作用修飾の可能性を考慮する必要がある[169]。

○測定上の留意点

ストレスの定義はあまり厳密ではないが，ストレスを測定するためにはいくつかの方法がある。まず，特に要求度が高い（客観的にも主観的にも）と思われる社会環境の特性を測定しようとするのがひとつ。これにはストレスフルライフイベントチェックリストによる方法がしばしば使われる。この方法では，ある一定期間内にストレスに満ちた出来事（例：配偶者や子どもの死，離婚，失業）がいくつ起こったかを対象者に尋ねる。一般にこの方法では，ストレスフルライフイベント数の合計を得点化し，得点が高いほどストレスが高いことを示す。場合によっては，特定の出来事の大きさによって重みづけをすることもある。その他にも，一般集団対象の疫学研究にはあまり適さないが，広く用いられるストレスフルライフイベントの測定法もある[171]。非構造化面接やストレスフルイベント尺度（一定期間にわたり，対象者が毎日記入する）がその例である[172]。

その他の一般的なストレス測定方法として，主観的ストレスの検討や，社会環境の要求度に対処する能力の主観的評価を用いる[173]。このような尺度を用いるのは比較的少ないが，Cohenの主観的ストレス尺度（Cohen's Perceived Stress Scale; PSS）（4項目，10項目，14項目版がある）[174,175]は，ストレスが自分の対処能力を超えているか否かの主観的尺度として一般に用いられている。ストレスへの曝露は悲観的感情と関連しているため，対象者の感情を評価するための形容詞チェックリスト尺度（adjective checklist measures）も用いられる。他にも同様な尺度はある[176]が，通常の疫学研究には項目数（100以上）が多すぎる。

測定方法にかかわらず，ストレス評価には多くの限界がある。ストレスは明らかに主観的なものであり，既存のストレス尺度を異なった集団にも用いることができるか否かは明らかでない。多くの研究者は，慢性ストレスへの曝露には社会階層による勾配があることを示唆している。つまり，SEPが低い者ほど逆境に遭遇しやすく，しかも出来事を適切に処理できない傾向がある。人種／民族マイノリティも女性も，同様にストレスレベルが高くなりがちである[177]。したがって，研究者は用いる尺度が適当かどうか，目標集団に適用しても問題ないかどうかに注意する必要がある。また，ストレス尺度が急性ストレッサー（密度はきわめて濃くても時が経てば解決したり，処理可能にな

るもの）と慢性ストレッサー（密度はそれほど濃くないかもしれないが，時が経ってもなくならないもの）を有効に区別できるかどうかについても理解しておく必要がある。そして，ストレス尺度を選ぶ際には，研究目的を明確にすることが大切である。尺度には互換性がない上に，場合によっては複数尺度の利用もありえるからである。

◆社会的支援

健康アウトカムに及ぼす人間関係の恩恵について検討した研究は多い[178-185]。このような研究の前提は，他人とのつながりの強さや，社会関係が，健康や安寧（well-being）に恩恵を及ぼすというものである。しかし，肥満アウトカムと独立した関連を示す研究はあまりなく，ほとんどの研究は，介入の仕方やその結果[186-190]，または減量の維持[191-193]に対する社会的つながりの重要性に注目している。

社会的支援は他人から提供された資源とみなされ[194]，実際に研究課題として関心を集めている。社会的支援には大きく分けて2種類ある。情緒的支援は，一般に他人による愛情や気遣い，励ましをさす。この種の支援は，その性質上目にはみえない。一方，手段的支援は，より実態のある支援（例：お金，移動手段，子守の提供）である。社会的支援研究の多くは，介入という形で行われ，支援が友人や家族[195]からであれ，カウンセラーやコーチから[196-198]であれ，社会的支援を受けることが，体重減少アウトカムとある程度関連があることがわかっている。

社会的支援が少ない者は，肥満のリスクが高いことを示す研究もある。Raikkonenら[199]は，一般的に社会的支援を受ける機会が少ないと，閉経後の女性で腹囲が大きいことを報告した。同様に，年齢18-34歳のスウェーデン人女性1,967人の横断研究でAliとLindstrom[200]は，情緒的支援の少ない女性はおよそ70%も肥満が多く，手段的支援が少ない女性では肥満リスクが2倍であることを見出した。性差もある。例えば，Lallukkaら[201]は，ヘルシンキ在住の40-60歳8,892人を対象にした研究で，社会的支援の少なさと12カ月後の体重増加との関連が女性でのみみられたことを報告した。加えて，女性では情緒的支援の少なさとストレスによる食事行動や肥満との関連もみられている[202]。

このような正の結果でも明らかに因果の逆転があり得るため，社会的支援と肥満の間に関連があるとするには課題が残る。おそらくはスティグマによるものであろうが，肥満の結果，多くの人が社会的に孤立することはよく知られている。社会的支援は，作用修飾要因と考えるのが適当であり，つらい経験をした場合，肥満リスクが高くなる人がどの程度存在するかを明らかにするのに用いることができる。社会的支援の恩恵は，社会人口学的特性によっても異なり，社会的支援の次元（例：種類，支援源，支援の一貫性）も肥満関連のアウトカムとは異なる関連を示す。

社会的支援を評価する尺度は多いが，どの尺度を使用するかについて合意は得られていない。これが，概念としての社会的支援の大きな限界のひとつである。さまざまな支援の入手可能性の詳細を尋ねる簡便なチェックリストから，種類，支援源，入手可能性まで詳細に検討する複雑な尺度までとその尺度も多様である。

◆うつ

うつは，精神医学的にも身体的にも重大な結果を伴う深刻な臨床症状であり，CVDなどいくつかの重大疾患の独立した危険因子でもある。一般集団におけるうつの有病率が15%であることを

考えると，うつと肥満は同時に現れることが非常に多く，うつが肥満の規定因子としてどの程度関与しているかが，何十年にもわたり多くの研究者を悩ませてきた[203]。したがって，この仮説を支持する結果もさまざまである。

うつと肥満の関連を研究するにあたり，いくつかの問題がある。まず，大うつ障害（major depressive disorder）の臨床集団と一般集団の研究を明確に区別する必要がある。本章のねらいを考慮し，今後の議論では，特に後者の一般集団に焦点をあてる。次に，この分野の用語や尺度に注意する必要がある。うつという言葉は，一般的な悲観的感情，うつ症状（診断なしの），そして大うつ障害のどれにも広く使われている。同様に，簡便な悲観感情自己申告尺度から，精神医学的診断を下すための構造化面接まで，その評価法もさまざまである。

うつが規定因子となるかどうかについて調べた多くの研究では，肥満の結果としてのうつ，または悲観的感情に焦点をあてている[204-206]。これらの研究は，その目的にもかかわらず多くは横断的であり，因果関係は曖昧である。肥満とうつの間に有意な正の関連を報告している一般集団対象の横断研究がいくつかある[207-217]。例えばKressら[210]は，米国の現役軍人10,400人から集めた横断データで，男女ともに肥満とうつ症状（depressive symptom）の間に正の関連を認め，女性ではうつ症状のオッズが3倍であった。同様に，Jormら[218]は，オーストラリア人の横断研究で，うつ症状と肥満は女性において正の関連を示したが，男性では関連が弱いことを報告した。しかし，仲介の可能性がある要因（例：身体健康度，身体活動，社会的支援，社会経済的資源）を補正すると，女性にみられた正の関連はかなり弱まった。HaukkalaとUutela[219]は，汎用されているベック抑うつ尺度（Beck Depression Inventory; BDI）を用いて25-64歳の男女3,361人を対象にした研究で，女性でのみBDI得点の高さとウェストヒップ比，BMIとの間に有意な正の関連を見出した。Carpenterら[214]は，過去1年の自殺念慮や自殺未遂の有無を測定し，大うつ病（major depression）を精神障害のための診断と統計のマニュアル第4版（Diagnostic and Statistical Manual of Mental Disorders; DSM-IV）を用いて診断した。その結果，女性においては，BMI増加と大うつ病および自殺念慮の間に正の関連がみられたが，男性においては，大うつ病，自殺未遂，自殺念慮とも低いBMIと関連しており，関連のパターンは性により異なっていた。これらの研究では，調査方法も大きく異なり[220]，関連の程度も小さい[220]。研究によっては負の関連もみられ[221]，全く関連がないとした研究もあった[222・223]。これらの結果は，うつと肥満の関連を検討するためには，時間関係に特に注目した前向き研究が必要なことを示している。

しかし，この分野の前向き研究は，ほんの一握りしか行われていない[224・225]。初期の研究のひとつとしてPineら[226]は，776人の青年（9-18歳）を1983年に調査し，彼らが17-28歳になった1992年に再調査した。ベースライン時のうつレベルとBMIの間に正の関連を見出したが，共変量を調整するとその関連は消滅した。同じ研究班の行った小規模の臨床研究[227]では，うつの診断を受けた6-17歳の小児とそうでない小児双方を追跡した結果，10-15年後，小児期にうつであった対象者では，有意に成年期のBMIが高かった。より最近の研究では，同じ研究班[228]がうつ評価のための臨床面接を受けた591人のコホートを対象とした前向き研究（19歳から40歳になるまでを追跡）がある。複数の共変数を調整した結果，17歳になる前にうつと診断された女性では，青年期に体重増加および肥満がみられたが，男性では関連がみられなかった。これらの結果は，ニュージーランドの出生コホート研究の結果とも一致している。26年間の追跡研究で，青年期のうつは成人女性の肥満と有意に関連していたが，男性では関連がみられなかった。この分野の優れた研究

デザインとしては，Robertsら[229]の，2度行われたアラメダ郡研究（Alameda County Study）の2,123人（年齢50歳以上）のうつ（DSM-IV基準を用いて）を評価したものがある。この研究デザインにより，2つの要因の間の時間的関係を識別できる。関連する共変量を調整した後，ベースライン時の肥満が5年後のうつを予測することを支持する結果を見出した。しかし，うつは肥満リスクの増加とは関連しなかった。研究デザインの強みにもかかわらず，わずか5年の追跡データ（自己申告）しかなく，対象者の年齢が高いことは研究の大きな限界点である[50・94]。

肥満もうつも，同じ生理学的機序をもつようである。HPA系は両者の予後に大きな役割をもつため[230]，肥満とうつが同じ規定因子をもつのではないかと推測する研究者も多い[220・230]。簡単にいえば，コルチゾールのような糖質コルチコイドの過剰投与や過剰生成により，腹腔内脂肪蓄積や肥満といった代謝の変化が起こり[230-232]，HPA系の活性は，うつにも同様に関わる[233・234]。このような先行研究は，HPA系構成要因の調節異常が（高コルチゾール症とともに），うつと肥満の両者に関連していることを明確に示している。この結果，肥満とうつの源は同じではないかという推測が生まれ，両者が同時発生したり，それぞれがお互いの規定要因として働く可能性についての研究の重要性が示唆されるようになった。

生理学的機序に加え，行動学的経路も関連しているかもしれない。うつは，コンフォートフードの摂取の増加と関連しており（これが感情を調節する快楽中枢を活性化すると推測される），体重増加は，DSM-IVによればうつ症状のひとつとしてあげられている。うつは身体活動の減少とも関連していることから，身体活動による介入が感情を好転させることも示されている[235]。

うつの評価の最も理想的な尺度として広く用いられるSCID（Structured Clinical Interview for DSM-IV Axis I disorders: DSM-IV I軸障害のための構造化面接）は，DSM-IVの第I軸障害の診断のための半構造化面接法である。SCIDは，うつのみを評価するモジュール式ツールで，これにより現在のエピソードの状況や生涯エピソードの有無がわかる。その有用性にもかかわらず，SCIDは時間と費用がかかるため，一般集団対象の疫学研究では有用性が少ない。前述したBDIは，臨床的，疫学的研究にしばしば用いられ，21項目の尺度によって，うつと関連する主要な感情的，身体的症状を測定できる。同様に，20項目の国立精神保健研究所疫学的抑うつ尺度（Center for Epidemiologic Studies Depression Scale; CES-D）でもうつの症状を評価できる。CES-DもBDIも，臨床集団と一般集団の区別が可能である。連続数としての点数化も，臨床診断に関連する閾値（これは集団により異なる）の使用も可能である。その他にも，さまざまな尺度が用いられ，多くは（臨床的うつというよりは）うつ的症状を評価するものである。臨床的な診断が必要な場合には，臨床家による構造化面接が望ましい。うつ尺度を選択する際の重要な鍵は，かかる時間と費用，臨床的診断を確立したいのか否か，想定されるうつの程度の大きさはどうかである。

ここまでをまとめると，肥満とうつの関連には十分な根拠がある[220]が関連の方向性や正確さは不明である。多くの研究が肥満の結果としてのうつに焦点をあててきたが，いまだ結果は一貫していない[220]。いくつかの前向き研究は，人生早期のうつがその後の体重増加や場合によっては肥満を予測することを示唆しているが，これらの報告と矛盾する優れたデザインの研究もある[204・229]。性は，うつと肥満の関連における重要な効果修飾要因（moderate）と思われ，今後の研究課題である。詳細な理由は不明であるが，うつも肥満も女性において明らかに有病率が高い。加えて，うつも肥満も，社会の受けとめ方やその転帰が男性と女性では異なっているのかもしれない。同様に，証拠は少ないが，SEPも重要な効果修飾の可能性がある。経済力の高い人々で，肥満とうつの間

の正の関連を認めた研究はいくつかあるが，経済的により低いレベルにある人々では，結果が一貫していない。こうした研究報告に関しては，今後の前向き研究，特に関連の方向を検討できるAlameda Country Studyのような方法が大いに必要とされている。

6 新しい研究方法

刺激的な新しい社会学的，行動学的アプローチや分析手法が，研究文献にもみられるようになってきている。構造方程式モデリング（Structural equation modeling; SEM）は，そのような手法のひとつであり，肥満の社会的規定要因の研究には大いに活用できる。SEMは理論仮説の検討に特に有用な手法である。

◤構造方程式モデリング

多くの場合，社会的規定因子は，肥満関連アウトカムと一方向の関連を保っているわけではない。一例をあげれば，教育は肥満と直接の関連があるというよりは，教育によって心理社会的ストレスを経験する度合いが異なり，コンフォートフードの摂取の増加や身体活動の減少につながる。ストレスはうつ症状につながり，ストレスもうつ症状も，コルチゾールの分泌の調節異常によって仲介されている可能性がある。他の分野とは異なり，伝統的な分析手法では，このような複雑な理論的関連を検討することが難しい。結果として，社会学，行動科学において，多変量統計手法がますます受け入れられるようになっている。

SEMは，汎用される多変量モデルのひとつである。簡単にいえば，SEMは理論モデルにおける構造（または潜在的な関連）の検討を可能にする仮説検証型手法である。調査のためのアプローチというよりは，確認的アプローチであるという点で他の多変量手法とは異なる。SEM（因果，パス，潜在変数，もしくは共分散構造モデルとも呼ばれる）は，複数の理由により社会的規定因子の研究に大きく貢献している。まず，前述のように，SEMでは，複数の社会的予測要因とそれに伴う多くのアウトカムとの間の動的な関連を検討できる。2つ目に，複雑な理論モデルの検討のために複数の単変量解析を行う際に起こる第1種の錯誤［差がないのに差があるとすること］によるみせかけの関連を調整できる。他の多変量手法とは異なり，SEMでは，検討する変数間で想定する関連を指定できる。最新のほとんどのSEMソフトでは，これを視覚的に行うことができ，研究者は文字通り想定する理論モデルを描くことができる。SEMモデルの指定には，非方向的関連，一方向的関連がある。例えば，特定の方向を指定せずに，うつと肥満は関連しているとみなすこともできるし，関連の時間的関係を指定することもできる。SEMはまた，潜在変数を指定し，観測変数を用いて潜在変数の間の関連を指定することもできる。最終的に，ほとんどのSEM分析パッケージでは，欠損値を扱う上級の方法も可能である。

SEM分析の一番基本的なステップは，測定モデル，構造モデルの両方を作成し検討することである。測定モデルを指定するには，あらかじめ予想に基づいて構造概念（観察可能および潜在性）を指定する。測定モデリングのステップでは，確証的因子分析（confirmatory factor analysis［探索的因子分析に対し，最初から因子構造を定めてモデルの適合度を確認する因子分析法］）を行うのとほぼ同様のプロセスで，モデルへの適合度を検討する。測定モデルの適合度が決まれば，構造モデルが指定できる。これには，測定モデルで指定された構成概念の間の潜在的な関連を検討し，因子の直

接的，間接的，全体的効果を決定することも含まれる。SEM は，洗練された分析手法といえるが，いくつかの限界もある。因果モデリングとしばしば呼ばれるにもかかわらず，SEM は実際には相関分析であり，因果関係を推測するには，時間関係に注意を払う必要がある。結局 SEM は洗練されたモデルの構築が可能であるが，モデルが単純でサンプルサイズが大きいほど効果的である[236]。そして，SEM の分析の質は理論的アプローチの質に大きく依存する。

これが SEM の重要な特徴であり，他の多変量手法のほとんどが，主に関連のパターンを記述するのに有用であるのに対し，SEM の真の強みは理論モデルの検討にある[237]。社会疫学論文にみられる，見かけ上はつながりのないようにみえる広い範囲に意味をもたせることに研究者は関心を寄せているので，この手法の有用性も増している。

7 まとめ

本章の目的は，さまざまな集団における社会的規定要因と肥満との関連についてのエビデンスを読者に提供し，この種の研究につきものの，測定上の問題点のいくつかを紹介することであった。本章で述べたように，結果が一貫しない部分を明らかにするためには，さらなる研究が求められるにしても，多くの研究が，社会要因が肥満に影響を与えていることを示している。文献を批判的な目で検討した結果，社会的規定因子は，肥満とどれも同じように関連しているわけではなく，むしろ，さまざまな変数，特に社会人口学的特性によってかなり修飾されていることが明らかになった。社会的規定因子に対する作用修飾の影響を検討することは，今後の研究の重要な課題である。

米国や他の国における，肥満者の割合の急速な増加は，肥満の社会的規定因子の影響についてさらに系統的に研究する必要性を示している。今後の研究では，本章で述べた方法論的な限界に取り組み，社会要因が個人の肥満リスクに関連するメカニズムを解明することが必要である。いくつかの仮説が提唱されてはいるが，社会的規定因子（特に，より上流にある要因）と肥満をつなぐメカニズムは，十分明らかにされてはいない。これらのメカニズムの解明が，効果的な介入法の開発には不可欠である。肥満率の異常な増加は，肥満が社会現象に起因することを反映している。このような中，肥満の規定因子を特定し，最終的には肥満を撲滅するために，社会にも目を向けることが重要であることを強調したい。

文 献

1. Kawachi I, Berkman L. *Neighborhoods and Health*. Oxford: Oxford University Press; 2003.
2. Howarth NC, Murphy SP, Wilkens LR, Hankin JH, Kolonel LN. Dietary energy density is associated with overweight status among 5 ethnic groups in the multiethnic cohort study. *J Nutr*. 2006;136:2243-2248.
3. Ogden CL, Carroll MD, Curtin LR, McDowell MA, Tabak CJ, Flegal KM. Prevalence of overweight and obesity in the United States, 1999-2004. *JAMA*. 2006;295:1549-1555.
4. Flegal KM, Carroll MD, Ogden CL, Johnson CL. Prevalence and trends in obesity among US adults, 1999-2000. *JAMA*. 2002;288:1723-1727.
5. Dustan HP. Obesity and hypertension in blacks. *Cardiovasc Drugs Ther*. 1990;4 (Suppl 2):395-402.
6. Koutoubi S, Huffman FG. Body composition assessment and coronary heart disease risk factors among college students of three ethnic groups. *J Natl Med Assoc*. 2005;97:784-791.
7. Hemiup JT, Carter CA, Fox CH, Mahoney MC. Correlates of obesity among patients attending an urban family medical center. *J Natl Med Assoc*. 2005;97:1642-1648.

8. Sheehan TJ, DuBrava S, DeChello LM, Fang Z. Rates of weight change for black and white Americans over a twenty year period. *Int J Obes Relat Metab Disord*. 2003;27:498-504.
9. Flynn KJ, Fitzgibbon M. Body images and obesity risk among black females: a review of the literature. *Ann Behav Med*. 1998;20:13-24.
10. Kumanyika S, Wilson JF, Guilford-Davenport M. Weight-related attitudes and behaviors of black women. *J Am Diet Assoc*. 1993;93:416-422.
11. Striegel-Moore RH, Wilfley DE, Caldwell MB, Needham ML, Brownell KD. Weight related attitudes and behaviors of women who diet to lose weight: a comparison of black dieters and white dieters. *Obes Res*. 1996;4:109-116.
12. Stevens J, Kumanyika SK, Keil JE. Attitudes toward body size and dieting: differences between elderly black and white women. *Am J Public Health*. 1994;84:1322-1325.
13. Smith DE, Thompson JK, Raczynski JM, Hilner JE. Body image among men and women in a biracial cohort: the CARDIA Study. *Int J Eat Disord*. 1999;25:71-82.
14. Powell AD, Kahn AS. Racial differences in women's desires to be thin. *Int J Eat Disord*. 1995;17:191-195.
15. Altabe M. Ethnicity and body image: quantitative and qualitative analysis. *Int J Eat Disord*. 1998;23:153-159.
16. Paeratakul S, White MA, Williamson DA, Ryan DH, Bray GA. Sex, race/ethnicity, socioeconomic status, and BMI in relation to self-perception of overweight. *Obes Res*. 2002;10:345-350.
17. Bennett GG, Wolin KY, Goodman M, et al. Attitudes regarding overweight, exercise, and health among Blacks (United States). *Cancer Causes Control*. 2006;17:95-101.
18. Cooper RS. Race, genes, and health—New wine in old bottles? *Int J Epidemiol*. 2003;32:23-25.
19. Singh GK, Siahpush M. Ethnic-immigrant differentials in health behaviors, morbidity, and cause-specific mortality in the United States: an analysis of two national data bases. *Hum Biol*. 2002;74:83-109.
20. Park SY, Murphy SP, Sharma S, Kolonel LN. Dietary intakes and health-related behaviours of Korean American women born in the USA and Korea: the Multiethnic Cohort Study. *Public Health Nutr*. 2005;8:904-911.
21. McDonald JT, Kennedy S. Is migration to Canada associated with unhealthy weight gain? Overweight and obesity among Canada's immigrants. *Soc Sci Med*. 2005;61:2469-2481.
22. Tremblay MS, Perez CE, Ardern CI, Bryan SN, Katzmarzyk PT. Obesity, overweight and ethnicity. *Health Rep*. 2005;16:23-34.
23. Goel MS, McCarthy EP, Phillips RS, Wee CC. Obesity among US immigrant subgroups by duration of residence. *JAMA*. 2004;292:2860-2867.
24. Antecol H, Bedard K. Unhealthy assimilation: Why do immigrants converge to American health status levels? *Demography*. 2006;43:337-360.
25. Lindstrom M, Sundquist K. The impact of country of birth and time in Sweden on overweight and obesity: a population-based study. *Scand J Public Health*. 2005;33:276-284.
26. Lean ME, Han TS, Bush H, Anderson AS, Bradby H, Williams R. Ethnic differences in anthropometric and lifestyle measures related to coronary heart disease risk between South Asian, Italian and general-population British women living in the west of Scotland. *Int J Obes Relat Metab Disord*. 2001;25:1800-1805.
27. Marin G, Sabogal F, Marin BV, Otero-Sabogal R, Perez-Stable EJ. Development of a short acculturation scale for Hispanics. *Hisp J Behav Sci*. 1987;9:183-205.
28. Elder JP, Castro FG, de Moor C, et al. Differences in cancer-risk-related behaviors in Latino and Anglo adults. *Prev Med*. 1991;20:751-763.
29. Marin G, Perez-Stable EJ, Marin BV. Cigarette smoking among San Francisco Hispanics: the role of acculturation and gender. *Am J Public Health*. 1989;79:196-198.
30. Marin G, Gamba RJ. A new measurement of acculturation for Hispanics: The Bidimensional Acculturation Scale for Hispanics (BAS). *Hisp J Behav Sci*. 1996;18:297-316.
31. Wallen GR, Feldman RH, Anliker J. Measuring acculturation among Central American women with the use of a brief language scale. *J Immig Health*. 2002;4:95-102.
32. Sundquist J, Winkleby M. Country of birth, acculturation status and abdominal obesity in a national sample of Mexican-American women and men. *Int J Epidemiol*. 2000;29:470-477.
33. Khan LK, Sobal J, Martorell R. Country of birth, acculturation status and abdominal obesity in a national sample of Mexican-American women and men. *Int J Epidemiol*. 1997;21:91-96.
34. Crespo CJ, Smit E, Carter-Pokras O, Andersen R. Acculturation and leisure-time physical inactivity in Mexican American adults: results from NHANES III, 1988-1994. *Am J Public Health*. 2001;91:1254-1257.

35. Cantero PJ, Richardson JL, Baezconde-Garbanati L, Marks G. The association between acculturation and health practices among middle-aged and elderly Latinas. *Ethn Dis*. 1999;9:166-180.
36. Hazuda HP, Haffner SM, Stern MP, Eifler Cw. Effects of acculturation and socioeconomic status on obesity and diabetes in Mexican Americans. The San Antonio Heart Study. *Am J Epidemiol*. 1988;128:1289-1301.
37. Tull ES, Thurland A, LaPorte RE, Chambers EC. Acculturation and psychosocial stress show differential relationships to insulin resistance (HOMA) and body fat distribution in two groups of blacks living in the US Virgin Islands. *J Natl Med Assoc*. 2003;95:560-569.
38. Hubert HB, Snider J, Winkleby MA. Acculturation and overweight-related behaviors among Hispanic immigrants to the US: the National Longitudinal Study of Adolescent Health. *Soc Sci Med*. 2003;57:2023-2034.
39. Lin H, Bermudez OI, Tucker KL. Dietary patterns of Hispanic elders are associated with acculturation and obesity. *J Nutr*. 2003;133(11):3651-3657.
40. Khan LK, Sobal J, Martorell R. Acculturation, socioeconomic status, and obesity in Mexican Americans, Cuban Americans, and Puerto Ricans. *Int J Obes Relat Metab Disord*. 1997;21:91-96.
41. Hazuda HP, Haffner SM, Stern MP, Eifler CW. Effects of acculturation and socioeconomic status on obesity and diabetes in Mexican Americans. The San Antonio Heart Study. *Am J Epidemiol*. 1998;128(6):1289-1301.
42. Song YJ, Hofstetter CR, Hovell MF, et al. Acculturation and health risk behaviors among Californians of Korean descent. *Prev Med*. 2004;39:147-156.
43. Lee SK, Sobal J, Frongillo EA Jr. Acculturation and health in Korean Americans. *Soc Sci Med*. 2000;51:159-173.
44. Krieger N. A glossary for social epidemiology. *J Epidemiol Community Health*. 2001;55:693-700.
45. Subramanian SV, Smith GD. Patterns, distribution, and determinants of under- and overnutrition: a population-based study of women in India. *Am J Clin Nutr*. 2006;84:633-640.
46. Fezeu L, Minkoulou E, Balkau B, et al. Association between socioeconomic status and adiposity in urban Cameroon. *Int J Epidemiol*. 2006;35:105-111.
47. Al-Kandari YY. Prevalence of obesity in Kuwait and its relation to sociocultural variables. *Obes Rev*. 2006;7:147-154.
48. Ersoy C, Imamoglu S, Thncel E, Erturk E, Ercan I. Comparison of the factors that influence obesity prevalence in three district municipalities of the same city with different socioeconomical status: a survey analysis in an urban Turkish population. *Prev Med*. 2005;40:181-188.
49. Hossain P, Kawar B, El Nahas M. Obesity and diabetes in the developing world—a growing challenge. *N Engl J Med*. 2007;356:213-215.
50. Sobal J, Stunkard AJ. Socioeconomic status and obesity: a review of the literature. *Psychol Bull*. 1989;105:260-275.
51. Ball K, Crawford D. Socioeconomic status and weight change in adults: a review. *Soc Sci Med*. 2005;60:1987-2010.
52. Mujahid MS, Diez Roux AV, Borrell LN, Nieto FJ. Cross-sectional and longitudinal associations of BMI with socioeconomic characteristics. *Obes Res*. 2005;13:1412-1421.
53. Zhang Q, Wang Y. Trends in the association between obesity and socioeconomic status in U.S. adults: 1971 to 2000. *Obes Res*. 2004;12:1622-1632.
54. Manios Y, Panagiotakos DB, Pitsavos C, Polychronopoulos E, Stefanadis C. Implication of socio-economic status on the prevalence of overweight and obesity in Greek adults: the ATTICA study. *Health Policy*. 2005;74:224-232.
55. Lewis TT, Everson-Rose SA, Sternfeld B, Karavolos K, Wesley D, Powell LH. Race, education, and weight change in a biracial sample of women at midlife. *Arch Intern Med*. 2005;165:545-551.
56. Ball K, Mishra GD. Whose socioeconomic status influences a woman's obesity risk: her mother's, her father's, or her own? *Int J Epidemiol*. 2006;35:131-138.
57. Bennett GG, Wolin KY, James SA. Lifecourse socioeconomic position and weight change among blacks: The Pitt County study. *Obesity (Silver Spring)*. 2007;15:172-181.
58. James SA, Fowler-Brown A, Raghunathan TE, Van Hoewyk J. Life-course socioeconomic position and obesity in African American Women: the Pitt County Study. *Am J Public Health*. 2006;96:554-560.
59. Robert S. Community-level socioeconomic status effects on adult health. *J Health Soc Behav*. 1998;39:18-37.
60. Robert SA, Reither EN. A multilevel analysis of race, community disadvantage, and body mass index among adults in the US. *Soc Sci Med*. 2004;59:2421-2434.
61. Sundquist J, Malmstrom M, Johansson SE. Cardiovascular risk factors and the neighbourhood environment: a

multilevel analysis. *Int J Epidemiol.* 1999;28:841-845.
62. Cubbin C, Sundquist K, Ahlen H, Johansson S, Winkleby M, Sundquist J. Neighborhood deprivation and cardiovascular disease risk factors: protective and harmful effects. *Scand J Public Health.* 2006;34:228-237.
63. Cubbin C, Hadden W, Winkleby M. Neighborhood context and cardiovascular disease risk factors: the contribution of material deprivation. *Ethn Dis.* 2001;11:687-700.
64. Smith G, Hart C, Watt G, Hole D, Hawthorne V. Individual social class, area-based deprivation, cardiovascular disease risk factors, and mortality: the Renfrew and Paisley Study. *J Epidemiol Community Health.* 1998;52:399-405.
65. Ellaway A, Anderson A, Macintyre S. Does area of residence affect body size and shape? *Int J Obes Relat Metab Disord.* 1997;21:304-308.
66. Orr L, Feins J, Jacob R, et al. *Moving to Opportunity for Fair Housing Demonstration: Interim Impacts Evaluation.* U.S. Department of Housing and Urban Development; 2003.
67. Ecob R, Macintyre S. Small area variations in health related behaviors; do these depend on the behaviour itself, its measurement, or on personal characteristics? *Health Place.* 2000;6:261-274.
68. Diez-Roux A, Nieto F, Caulfield L, Tyroler H, Watson R, Szklo M. Neighbourhood differences in diet: the Atherosclerosis Risk in Communities (ARIC) Study. *J Epidemiol Community Health.* 1999;53:55-63.
69. Yen I, Kaplan G. Poverty area residence and changes in physical activity level: evidence from the Alameda County Study. *Am J Public Health.* 1998;88:1709-1712.
70. Acevedo-Garcia D, Lochner KA, Osypuk TL, Subramanian SV. Future directions in residential segregation and health research: a multilevel approach. *Am J Public Health.* 2003;93:215-221.
71. Williams D, Collins C. Racial residential segregation: a fundamental cause of racial disparities in health. *Public Health Reports.* 2001;116:404-416.
72. Chang V. Racial residential segregation and weight status among US adults. *Soc Sci Med.* 2006;63:1289-1303.
73. Baker E, Schootman M, Barnidge E, Kelly C. The role of race and poverty in access to foods that enable individuals to adhere to dietary guidelines. *Prev Chronic Dis.* 2006;3:A76.
74. Horowitz CR, Colson KA, Hebert PL, Lancaster K. Barriers to buying healthy foods for people with diabetes: evidence of environmental disparities. *Am J Public Health.* 2004;94:1549-1554.
75. Moore LV, Diez Roux AV. Associations of neighborhood characteristics with the location and type of food stores. *Am J Public Health.* 2006;96:325-331.
76. Zenk SN, Schulz AJ, Hollis-Neely T, et al. Fruit and vegetable intake in African Americans income and store characteristics. *Am J Prev Med.* 2005;29:1-9.
77. Morland K, Wing S, Diez Roux A. The contextual effect of the local food environment on residents' diets: the atherosclerosis risk in communities study. *Am J Public Health.* 2002;92:1761-1767.
78. Powell L, Slater S, Mirtcheva D, Bao Y, Chaloupka F. Food store availability and neighborhood characteristics in the United States. *Prev Med.* 2007;44:189-195. Epub 2006 Sep 25.
79. Zenk S, Schulz A, Israel B, James S, Bao S, Wilson M. Fruit and vegetable access differs by community racial composition and socioeconomic position in Detroit, Michigan. *Ethn Dis.* 2006;16:275-280.
80. Algert SJ, Agrawal A, Lewis DS. Disparities in access to fresh produce in low-income neighborhoods in Los Angeles. *Am J Prev Med.* 2006;30:365-370.
81. Block JP, Scribner RA, DeSalvo KB. Fast food, race/ethnicity, and income: a geographic analysis. *Am J Prev Med.* 2004;27:211-217.
82. Cummins S, Petticrew M, Higgins C, Findlay A, Sparks L. Large scale food retailing as an intervention for diet and health: quasi-experimental evaluation of a natural experiment. *J Epidemiol Community Health.* 2005;59:1035-1040.
83. Estabrooks PA, Lee RE, Gyurcsik NC. Resources for physical activity participation: does availability and accessibility differ by neighborhood socioeconomic status? *Ann Behav Med.* 2003;25:100-104.
84. Parks SE, Housemann RA, Brownson RC. Differential correlates of physical activity in urban and rural adults of various socioeconomic backgrounds in the United States. *J Epidemiol Community Health.* 2003;57:29-35.
85. McCormack G, Giles-Corti B, Bulsara M, Pikora T. Correlates of distances traveled to use recreational facilities for physical activity behaviors. *Int J Behav Nutr Phys Act.* 2006;3:18.
86. Schulz, AJ, Williams D, Israel B, Lempert L. Racial and spatial relations as fundamental determinants of health in Detroit. *Milbank Q.* 2002;80:677-707, iv.
87. Geocodes. Available at: http://www.hsph.harvard.edu/thegeocodingproject/webpage/monograph/introduc-

tion.htm#introref 3. Last accessed 2/5/2007.
88. Krieger N, Chen J, Waterman P, Soobader M-J, Subramanian S, Carson R. Choosing area-based socioeconomic measures to monitor social inequalities in low birthweight and childhood lead poisoning—The Public Health Disparities Geocoding Project (US). *J Epidemiol Community Health.* 2003;57:186-199.
89. Krieger N, Chen J, Waterman P, Soobader M-J, Subramanian S. Monitoring socioeconomic inequalities in sexually transmitted infections, tuberculosis, and violence: geocoding and choice of area-based socioeconomic measures—The Public Health Disparities Geocoding Project (US). *Public Health Reports.* 2003;118:240-260.
90. Krieger N, Chen J, Waterman P, Rehkopf D, Subramanian S. Race/ethnicity, gender, and monitoring socioeconomic gradients in health: a comparison of area-based socioeconomic measures—the Public Health Disparities Geocoding Project. *Am J Public Health.* 2003;93:1655-1671.
91. Krieger N, Waterman P, Lemieux K, Zierler S, Hogan JW. On the wrong side of the tracts? Evaluating the accuracy of geocoding in public health research. *Am J Public Health.* 2001;91:1114-1116.
92. Krieger N, Waterman P, Chen J, Soobader M-J, Subramanian S, Carson R. ZIP Code caveat: bias due to spatiotemporal mismatches between ZIP Codes and US census-defined areas—The Public Health Disparities Geocoding Project. *Am J Public Health.* 2002;92:1100-1102.
93. Morland K, Diez Roux A, Wing S. Supermarkets, other food stores, and obesity: the atherosclerosis risk in communities study. *Am J Prev Med.* 2006;30:333-339.
94. Wrigley N, Warm D, Margetts B, Whelan A. Assessing the impact of improved retail access on diet in a "food desert": a preliminary report. *Urban Stud.* 2002;39:2061-2082.
95. Pearson T, Russell J, Campbell M, Barker M. Do "food deserts" influence fruit and vegetable consumption? —A cross-sectional study. *Appetite.* 2005;45:195-197.
96. Guthrie JF, Lin BH, Frazao E. Role of food prepared away from home in the American diet, 1977-78 versus 1994-96: changes and consequences. *J Nutr Educ Behav.* 2002;34:140-150.
97. Prentice A, Jebb S. Fast foods, energy density and obesity: a possible mechanistic link. *Obes Rev.* 2003;4:187-194.
98. Satia JA, Galanko JA, Siega-Riz AM. Eating at fast-food restaurants is associated with dietary intake, demographic, psychosocial and behavioural factors among African Americans in North Carolina. *Public Health Nutr.* 2004;7:1089-1096.
99. Jeffery RW, French SA. Epidemic obesity in the United States: are fast foods and television viewing contributing? *Am J Public Health.* 1998;88:277-280.
100. Jeffery R, Baxter J, McGuire M, Linde J. Are fast food restaurants an environmental risk factor for obesity? *Int J Behav Nutr Phys Act.* 2006;3:2.
101. Pereira MA, Kartashov AI, Ebbeling CB, et al. Fast-food habits, weight gain, and insulin resistance (the CARDIA study): 15-year prospective analysis. *Lancet.* 2005;365:36-42.
102. Maddock J. The relationship between obesity and the prevalence of fast food restaurants: state-level analysis. *Am J Health Promot.* 2004;19:137-143.
103. Saelens BE, Sallis JF, Black JB, Chen D. Neighborhood-based differences in physical activity: an environment scale evaluation. *Am J Public Health.* 2003;93:1552-1558.
104. Frumkin H. Urban sprawl and public health. *Public Health Rep.* 2002;117:201-217.
105. Lopez R. Urban sprawl and risk for being overweight or obese. *Am J Public Health.* 2004;94:1574-1579.
106. Frank L, Schmid T, Sallis J, Chapman J, Saelens B. Linking objectively measured physical activity with objectively measured urban form: findings from SMARTRAQ. *Am J Prev Med.* 2005;28:117-125.
107. King W, Belle S, Brach J, Simkin-Silverman L, Soska T, Kriska A. Objective measures of neighborhood environment and physical activity in older women. *Am J Prev Med.* 2005;28:461-469.
108. Ewing R, Schmid T, Killingsworth R, Zlot A, Raudenbush S. Relationship between urban sprawl and physical activity, obesity, and morbidity. *Am J Health Promot.* 2003;18:47-57.
109. Berrigan D, Troiano R. The association between urban form and physical activity in U.S. adults. *Am J Prev Med.* 2002;23:74-79.
110. Vandegrift D, Yoked T. Obesity rates, income, and suburban sprawl: an analysis of US states. *Health Place.* 2004;10:221-229.
111. Frank L, Andresen M, Schmid T. Obesity relationships with community design, physical activity, and time spent in cars. *Am J Prev Med.* 2004;27:87-96.
112. Bell A, Ge K, Popkin B. The road to obesity or the path to prevention: motorized transportation and obesity in

China. *Obes Res*. 2002;10:277-283.
113. Rhodes R, Brown S, McIntyre C. Integrating the perceived neighborhood environment and the theory of planned behavior when predicting walking in a Canadian adult sample. *Am J Health Promot*. 2006;21:110-118.
114. Atkinson J, Sallis J, Saelens B, Cain K, Black J. The association of neighborhood design and recreational environments with physical activity. *Am J Health Promot*. 2005;19:304-309.
115. De Bourdeaudhuij I, Sallis J, Saelens B. Environmental correlates of physical activity in a sample of Belgian adults. *Am J Health Promot*. 2003;18:83-92.
116. Booth K, Pinkston M, Poston W. Obesity and the built environment. *J Am Diet Assoc*. 2005;105:S110-S117.
117. Humpel N, Owen N, Leslie E. Environmental factors associated with adults' participation in physical activity: a review. *Am J Prev Med*. 2002;22:188-199.
118. Li F, Fisher KJ, Bauman A, et al. Neighborhood influences on physical activity in middle-aged and older adults: a multilevel perspective. *J Aging Phys Act*. 2005;13:87-114.
119. Suminski RR, Poston WS, Petosa RL, Stevens E, Katzenmoyer LM. Features of the neighborhood environment and walking by U.S. adults. *Am J Prev Med*. 2005;28:149-155.
120. Heesch KC, Brown DR, Blanton CJ. Perceived barriers to exercise and stage of exercise adoption in older women of different racial/ethnic groups. *Women's Health (Hillsdale, NJ)*. 2000;30:61-76.
121. Eyler AA, Matson-Koffman D, Young DR, et al. Quantitative study of correlates of physical activity in women from diverse racial/ethnic groups: The Women's Cardiovascular Health Network Project—summary and conclusions. *Am J Prev Med*. 2003;25:93-103.
122. Thompson PD, Buchner D, Pina IL, et al. Exercise and physical activity in the prevention and treatment of atherosclerotic cardiovascular disease: a statement from the Council on Clinical Cardiology (Subcommittee on Exercise, Rehabilitation, and Prevention) and the Council on Nutrition, Physical Activity, and Metabolism (Subcommittee on Physical Activity). *Circulation*. 2003;107:3109-3116.
123. Brownson RC, Baker EA, Housemann RA, Brennan LK, Bacak SJ. Environmental and policy determinants of physical activity in the United States. *Am J Public Health*. 2001;91:1995-2003.
124. Catlin T, Simoes E, Brownson R. Environmental and policy factors associated with overweight among adults in Missouri. *Am J Health Promot*. 2003;17:249-258.
125. Burdette H, Wadden T, Whitaker R. Neighborhood safety, collective efficacy, and obesity in women with young children. *Obesity (Silver Spring)*. 2006;14:518-525.
126. Hooker S, Wilson D, Griffin S, Ainsworth B. Perceptions of environmental supports for physical activity in African American and white adults in a rural county in South Carolina. *Prev Chronic Dis*. 2005;2:A11.
127. Wilbur J, Chandler P, Dancy B, Lee H. Correlates of physical activity in urban Midwestern African-American women. *Am J Prev Med*. 2003;25:45-52.
128. Centers for Disease Control and Prevention (CDC), National Center for Health Statistics (NCHS). *National Health and Nutrition Examination Survey Data*. Hyattsville, MD; 1999-2000.
129. Shenassa E, Liebhaber A, Ezeamama A. Perceived safety of area of residence and exercise: a pan-European study. *Am J Epidemiol*. 2006;163:1012-1017.
130. Foster C, Hillsdon M, Thorogood M. Environmental perceptions and walking in English adults. *J Epidemiol Community Health*. 2004;58:924-928.
131. Messer LC. Invited commentary: beyond the metrics for measuring neighborhood effects. *Am J Epidemiol*. 2007;165:868-871.
132. Morland K, Wing S, Diez Roux A, Poole C. Neighborhood characteristics associated with the location of food stores and food service places. *Am J Prev Med*. 2002;22:23-29.
133. Mujahid MS, Diez Roux AV, Morenoff JD, Raghunathan T. Assessing the measurement properties of neighborhood scales: from psychometrics to ecometrics. *Am J Epidemiol*. 2007;165:858-867.
134. Martikainen P, Bartley M, Lahelma E. Psychosocial determinants of health in social epidemiology. *Int J Epidemiol*. 2002;31:1091-1093.
135. Ganley R. Emotion and eating in obesity: a review of the literature. *Int J Eat Disord*. 1989;8:343-361.
136. Macht M, Simons G. Emotions and eating in everyday life. *Appetite*. 2000;35:65-71.
137. Greeno C, Wing R. Stress-induced eating. *Psychol Bull*. 1994;115:444-464.
138. Korkeila M, Kaprio J, Rissanen A, Koshenvuo M, Sorensen TI. Predictors of major weight gain in adult Finns: stress, life satisfaction and personality traits. *Int J Obes Relat Metab Disord*. 1998;22:949-957.
139. Smith AW, Baum A, Wing RR. Stress and weight gain in parents of cancer patients. *Int J Obes (Lond)*. 2005;

29:244-250.
140. Bjorntorp P. Do stress reactions cause abdominal obesity and comorbidities? *Obes Rev.* 2001;2:73-86.
141. Dallman MF, Pecoraro NC, La Fleur SE, et al. Glucocorticoids, chronic stress, and obesity. *Prog Brain Res.* 2006;153:75-105.
142. Kral JG. The pathogenesis of obesity: stress and the brain-gut axis. *Surg Obes Relat Dis.* 2005;1:25-34.
143. Steinman L, Conlon P, Maki R, Foster A. The intricate interplay among body weight, stress, and the immune response to friend or foe. *J Clin Invest.* 2003;111:183-185.
144. Drapeau V, Therrien F, Richard D, Tremblay A. Is visceral obesity a physiological adaptation to stress? *Panminerva Med.* 2003;45:189-195.
145. Gluck ME, Geliebter A, Lorence M. Cortisol stress response is positively correlated with central obesity in obese women with binge eating disorder (BED) before and after cognitive-behavioral treatment. *Ann NY Acad Sci.* 2004;1032:202-207.
146. Marniemi J, Kronholm E, Aunola S, et al. Visceral fat and psychosocial stress in identical twins discordant for obesity. *J Intern Med.* 2002;251:35-43.
147. Laitinen J, Ek E, Sovio U. Stress-related eating and drinking behavior and body mass index and predictors of this behavior. *Prev Med.* 2002;34:29-39.
148. Dallman MF, Pecoraro N, Akana SF, et al. Chronic stress and obesity: a new view of "comfort food." *Proc Natl Acad Sci USA.* 2003;100:11696-11701.
149. Dallman MF, Pecoraro NC, la Fleur SE. Chronic stress and comfort foods: self-medication and abdominal obesity. *Brain Behav Immun.* 2005;19:275-280.
150. Oxman TE, Freeman DH, Manheimer ED. Lack of social participation or religious strength and comfort as risk factors for death after cardiac surgery in the elderly. *Psychosom Med.* 1995;57:5-15.
151. Farmer I, Meyer PS, Ramsey DJ, et al. Higher levels of social support predict greater survival following acute myocardial infarction: The Corpus Christi Heart Project. *Behav Med.* 1996;22:59-66.
152. Krumholz HM, Butler J, Miller J, et al. The prognostic importance of emotional support for elderly patients hospitalized with heart failure. *Circulation.* 1998;97:958-964.
153. Berkman LF, Breslow L. *Health and Ways of Living: The Alameda County Study.* New York, NY: Oxford University Press; 1983.
154. Morris PL, Robinson RG, Andrzejewski P, Samuels J, Price TR. Association of depression with 10-year poststroke mortality. *Am J Psychiatr.* 1993;150:124-129.
155. Siegist J. Adverse health effects of high-effort/low-reward conditions. *J Occup Health Psychol.* 1996;1:27-41.
156. Repetti RL. Short-term effects of occupational stressors on daily mood and health complaints. *Health Psychol.* 1993;12:125-131.
157. Schwartz JE, Pickering TG, Landsbergis PA. Work-related stress and blood pressure: current theoretical models and considerations from a behavioral medicine perspective. *J Occup Health Psychol.* 1996;1:287-310.
158. Karasek RA. Job demands, job decision latitude, and mental strain: implications for job redesign. *Administrative Science Quarterly.* 1979;24:285-307.
159. Karasek R, Theorell T. *Healthy Work: Stress, Productivity, and the Reconstruction of Working Life.* New York: Basic Books; 1990.
160. Brisson C, Larocque B, Moisan J, Vezina M, Dagenais GR. Psychosocial factors at work, smoking, sedentary behavior, and body mass index: a prevalence study among 6995 white collar workers. *J Occup Environ Med.* 2000;42:40-46.
161. Landsbergis PA, Schnall PL, Deitz DK, Warren K, Pickering TG, Schwartz JE. Job strain and health behaviors: results of a prospective study. *Am J Health Promot.* 1998;12:237-245.
162. Jonsson D, Rosengren A, Dotevall A, Lappas G, Wilhelmsen L. Job control, job demands and social support at work in relation to cardiovascular risk factors in MONICA 1995, Goteborg. *J Cardiovasc Risk.* 1999;6:379-385.
163. Hellerstedt WL, Jeffery RW. The association of job strain and health behaviours in men and women. *Int J Epidemiol.* 1997;26:575-583.
164. Wamala SP, Wolk A, Orth-Gomer K. Determinants of obesity in relation to socioeconomic status among middle-aged Swedish women. *Prev Med.* 1997;26:734-744.
165. Kouvonen A, Kivimaki M, Cox SJ, Cox T, Vahtera J. Relationship between work stress and body mass index among 45,810 female and male employees. *Psychosom Med.* 2005;67:577-583.
166. Niedhammer I, Goldberg M, Leclerc A, David S, Bugel I, Landre MF. Psychosocial work environment and

cardiovascular risk factors in an occupational cohort in France. *J Epidemiol Community Health.* 1998;52: 93-100.
167. Kivimaki M, Leino-Arjas P, Luukkonen R, Riihimaki H, Vahtera J, Kirjonen J. Work stress and risk of cardiovascular mortality: prospective cohort study of industrial employees. *BMJ.* 2002;325:857.
168. Steptoe A, Cropley M, Griffith J, Joekes K. The influence of abdominal obesity and chronic work stress on ambulatory blood pressure in men and women. *Int J Obes Relat Metab Disord.* 1999;23:1184-1191.
169. Kivimaki M, Head J, Ferrie JE, et al. Work stress, weight gain and weight loss: evidence for bidirectional effects of job strain on body mass index in the Whitehall II study. *Int J Obes (Lond).* 2006;30:982-987.
170. Overgaard D, Gyntelberg F, Heitmann BL. Psychological workload and body weight: is there an association? A review of the literature. *Occup Med (London).* 2004;54:35-41.
171. Wethington E, Brown G, Kessler R. *Interview Measurement of Stressful Life Events.* New York: Oxford University Press; 1995:59-79.
172. Lepore S. *Measurement of Chronic Stressors.* New York: Oxford University Press; 1995:102-121.
173. Monroe S, Kelley J. *Measurement of Stress Appraisal.* New York: Oxford University Press; 1995:122-147.
174. Cohen S, Kamarck T, Mermelstein R. A global measure of perceived stress. *J Health Soc Behav.* 1983;24: 385-396.
175. Cohen S, Williamson G. Perceived stress in a probability sample of the United States. Newbury Park, CA: Sage; 1988.
176. Stone A. *Measurement of Affective Response.* New York: Oxford University Press; 1995:148-174.
177. Williams DR. Race/ethnicity and socioeconomic status: measurement and methodological issues. *Int J Health Serv.* 1996;26:483-505.
178. Moller J, Hallqvist J, Diderichsen F, Theorell T, Reuterwall C, Ahlborn A. Do episodes of anger trigger myocardial infarction? A case-crossover analysis in the Stockholm Heart Epidemiology Program (SHEEP). *Psychosom Med.* 1999;61:842-849.
179. Gabbay FH, Krantz DS, Kop WJ, et al. Triggers of myocardial ischemia during daily life in patients with coronary artery disease: physical and mental activities, anger and smoking. *J Am Coll Cardiol.* 1996;27: 585-592.
180. Ironson G, Taylor CB, Boltwood M, et al. Effects of anger on left ventricular ejection fraction in coronary artery disease. *Am J Cardiol.* 1992;70:281-285.
181. Miller TQ, Smith TW, Turner CW, Guijarro ML, Hallet AJ. A meta-analytic review of research on hostility and physical health. *Psychol Bull.* 1996;119:322-348.
182. Gump BB, Matthews KA, Raikkonen K. Modeling relationships among socioeconomic status, hostility, cardiovascular reactivity, and left ventricular mass in African American and White children. *Health Psychol.* 1999;18:140-150.
183. Smith TW. Hostility and health: current status of a psychosomatic hypothesis. *Health Psychol.* 1992;11: 139-150.
184. Anderson D, Deshaies G, Jobin J. Social support, social networks and coronary artery disease rehabilitation: a review. *Can J Cardiol.* 1996;12:739-744.
185. Berkman LF. The role of social relations in health promotion. *Psychosom Med.* 1995;57:245-254.
186. Verheijden M, Bakx J, van Weel C, Koelen M, van Staveren W. Role of social support in lifestyle-focused weight management interventions. *Eur J Clin Nutr.* 2005;59 (suppl 1):179-186.
187. Wolfe WA. A review: maximizing social support—a neglected strategy for improving weight management with African-American women. *Ethn Dis.* 2004;14:212-218.
188. Parham ES. Enhancing social support in weight loss management groups. *J Am Diet Assoc.* 1993;93:1152-1156; quiz 1157-1158.
189. Brownell KD. Behavioral, psychological, and environmental predictors of obesity and success at weight reduction. *Int J Obes.* 1984;8:543-550.
190. Wing RR, Jeffery RW. Benefits of recruiting participants with friends and increasing social support for weight loss and maintenance. *J Consult Clin Psychol.* 1999;67:132-138.
191. Quartetti HR. Shedding pounds for life. Been there done that. Successful weight losers share their secrets for keeping weight off for good. *Diabetes Forecast.* 2003;56:83-84.
192. Elfhag K, Rossner S. Who succeeds in maintaining weight loss? A conceptual review of factors associated with weight loss maintenance and weight regain. *Obes Rev.* 2005;6:67-85.

193. Jeffery R, Bjornson-Benson W, Rosenthal B, et al. Correlates of weight loss and its maintenance over two years of follow-up among middle-aged men. *Prev Med*. 1984;13:155-168.
194. Cohen S, Syme S. *Social Support and Health*. Orlando, FL: Academic Press; 1984.
195. Gallagher KI, Jakicic JM, Napolitano MA, Marcus BH. Psychosocial factors related to physical activity and weight loss in overweight women. *Med Sci Sports Exerc*. 2006;38:971-980.
196. Wing RR, Tate DF, Gorin AA, Raynor HA, Fava JL. A self-regulation program for maintenance of weight loss. *N Engl J Med*. 2006;355:1563-1571.
197. Harvey-Berino J, Pintauro S, Buzzell P, Gold EC. Effect of internet support on the long-term maintenance of weight loss. *Obes Res*. 2004;12:320-329.
198. Foreyt JP, Poston WS II. The role of the behavioral counselor in obesity treatment. *J Am Diet Assoc*. 1998;98:S27-S30.
199. Raikkonen K, Matthews KA, Kuller LH. Anthropometric and psychosocial determinants of visceral obesity in healthy postmenopausal women. *Int J Obes Relat Metab Disord*. 1999;23:775-782.
200. Ali SM, Lindstrom M. Socioeconomic, psychosocial, behavioural, and psychological determinants of BMI among young women: differing patterns for underweight and overweight/obesity. *Eur J Public Health*. 2006;16:325-331.
201. Lallukka T, Laaksonen M, Martikainen P, Sarlio-Lahteenkorva S, Lahelma E. Psychosocial working conditions and weight gain among employees. *Int J Obes (Lond)*. 2005;29:909-915.
202. Laitinen J, Nayha S, Kujala V. Body mass index and weight change from adolescence into adulthood, waist-to-hip ratio and perceived work ability among young adults. *Int J Obes (Lond)*. 2005;29:697-702.
203. Kessler RC, McGonagle KA, Zhao S, Nelson CB. Lifetime and 12-month prevalence of DSM-III-R psychiatric disorders in the United States: Results from the National Comorbidity Study. *Arch General Psychiatr*. 1994;51:8-19.
204. Roberts RE, Kaplan GA, Shema SJ, Strawbridge WJ. Are the obese at greater risk for depression? *Am J Epidemiol*. 2000;152:163-170.
205. Palinkas LA, Wingard DL, Barrett-Connor E. Depressive symptoms in overweight and obese older adults: a test of the "jolly fat" hypothesis. *J Psychosom Res*. 1996;40:59-66.
206. Rothschild M, Peterson HR, Pfeifer MA. Depression in obese men. *Int J Obes*. 1989;13:479-485.
207. Wing RR, Matthews KA, Kuller LH, Meilahn EN, Plantinga P. Waist to hip ratio in middle-aged women. Associations with behavioral and psychosocial factors and with changes in cardiovascular risk factors. *Arterioscler Thromb*. 1991;11:1250-1257.
208. Istvan J, Zavela K, Weidner G. Body weight and psychological distress in NHANES I. *Int J Obes Relat Metab Disord*. 1992;16:999-1003.
209. Sullivan M, Karlsson J, Sjostrom L, et al. Swedish obese subjects (SOS)—an intervention study of obesity. Baseline evaluation of health and psychosocial functioning in the first 1743 subjects examined. *Int J Obes Relat Metab Disord*. 1993;17:503-512.
210. Kress AM, Peterson MR, Hartzell MC. Association between obesity and depressive symptoms among U.S. Military active duty service personnel, 2002. *J Psychosom Res*. 2006;60:263-271.
211. Roberts R, Strawbridge W, Deleger S, Kaplan G. Are the fat more jolly? *Ann Behav Med*. 2002;24:169-180.
212. Dong C, Sanchez L, Price R. Relationship of obesity to depression: a family-based study. *Int J Obes*. 2004;28:1-6.
213. Blazer D, Moody-Ayers S, Craft-Morgan J, Burchett B. Depression in diabetes and obesity, racial/ethnic/gender issues in older adults. *J Psychosom Res*. 2002;53:913-916.
214. Carpenter K, Hasin D, Allison D, Faith M. Relationship between obesity and DSM-IV major depressive disorder, suicide ideation and suicide attempts: results from a general population study. *Am J Public Health*. 2000;90:251-257.
215. Siegel J, Yancey A, McCarthy W. Overweight and depressive symptoms among African-American women. *Prev Med*. 2000;31:232-240.
216. Onyike C, Crum R, Lee H, Lyketsos C, Eaton W. Is obesity associated with major depression? Results from the Third National Health and Nutrition Examination Survey. *Am J Epidemiol*. 2003;158:1139-1147.
217. Noppa H, Hallstrom T. Weight gain in adulthood in relation to socioeconomic factors, mental illness and personality traits: a prospective study of middle-aged women. *J Psychosom Res*. 1981;25:83-89.
218. Jorm AF, Korten AE, Christensen H, Jacomb PA, Rodgers B, Parslow RA. Association of obesity with anxiety, depression and emotional well-being: a community survey. *Aust NZ J Public Health*. 2003;27:434-440.

219. Haukkala A, Uutela A. Cynical hostility, depression, and obesity: the moderating role of education and gender. *Int J Eat Disord.* 2000;27:106-109.
220. Faith MS, Matz PE, Jorge MA. Obesity-depression associations in the population. *J Psychosom Res.* 2002;53:935-942.
221. Crisp AH, McGuiness B. Jolly fat: relation between obesity and psychoneurosis in general population. *BMJ.* 1976;1:7-9.
222. Friedman MA, Brownell KD. Psychological correlates of obesity: moving to the next research generation. *Psychol Bull.* 1995;117:3-20.
223. Kittel F, Rustin RM, Dramaix M, de Backer G, Kornitzer M. Psycho-socio-biological correlates of moderate overweight in an industrial population. *J Psychosom Res.* 1978;22:145-158.
224. Juarbe TC, Gutierrez Y, Gilliss C, Lee KA. Depressive symptoms, physical activity, and weight gain in pre-menopausal Latina and White women. *Maturitas.* 2006;55:116-125.
225. Barefoot JC, Heitmann BL, Helms MJ, Williams RB, Surwit RS, Siegler IC. Symptoms of depression and changes in body weight from adolescence to mid-life. *Int J Obes Relat Metab Disord.* 1998;22:688-694.
226. Pine D, Cohen P, Brook J, Coplan J. Psychiatric symptoms in adolescence as predictors of obesity in early adulthood: a longitudinal study. *Am J Public Health.* 1997;87:1303-1310.
227. Pine DS, Goldstein RB, Wolk S, Weissman MM. The association between childhood depression and adulthood body mass index. *Pediatrics.* 2001;107:1049-1056.
228. Hasler G, Pine DS, Kleinbaum DG, et al. Depressive symptoms during childhood and adult obesity: the Zurich Cohort Study. *Mol Psychiatr.* 2005;10:842-850.
229. Roberts RE, Deleger S, Strawbridge WJ, Kaplan GA. Prospective association between obesity and depression: evidence from the Alameda County Study. *Int J Obes Relat Metab Disord.* 2003;27:514-521.
230. Bornstein SR, Schuppenies A, Wong ML, Licinio J. Approaching the shared biology of obesity and depression: the stress axis as the locus of gene-environment interactions. *Mol Psychiatr.* 2006;11:892-902.
231. McMahon M, Gerich J, Rizza R. Effects of glucocorticoids on carbohydrate metabolism. *Diabetes Metab Rev.* 1988;4:17-30.
232. Hauner H, Entenmann G, Wabitsch M, et al. Promoting effect of glucocorticoids on the differentiation of human adipocyte precursor cells cultured in a chemically defined medium. *J Clin Invest.* 1989;84:1663-1670.
233. Amsterdam J, Maislin G, Winokur A, Berwish N, Kling M, Gold P. The oCRH stimulation test before and after clinical recovery from depression. *J Affect Disord.* 1988;14:213-222.
234. Nemeroff C, Bissette G, Akil H, Fink M. Neuropeptide concentrations in the cerebrospinal fluid of depressed patients treated with electroconvulsive therapy. Corticotrophin-releasing factor, beta-endorphin and somatostatin. *Br J Psychiatr.* 1991;158:59-63.
235. Brosse AL, Sheets ES, Lett HS, Blumenthal JA. Exercise and the treatment of clinical depression in adults: recent findings and future directions. *Sports Med.* 2002;32:741-760.
236. Buhi ER, Goodson P, Neilands TB. Structural equation modeling: a primer for health behavior researchers. *Am J Health Behav.* 2007;31:74-85.
237. Crowley S, Fan X. Structural equation modeling: basic concepts and applications in personality assessment research. *J Pers Assess.* 1997;68:508-531.

第18章 代謝性・内分泌性の肥満予測因子

Frank B. Hu

　肥満が個人の行動様式からひき起こされるのか（後天性），あるいは生物学的な要因（体質）によるのか（先天性）について，長く議論されてきた。体重増加を予防する上で，食事や生活様式の多くの要因は比較的小さな影響しかもたず（第15・16章参照），もともと体重の重い人は，いったんやせても，また太ることはよくみられる現象である。したがって，それぞれの人に固有の代謝要因が個人の肥満になりやすさを決める上で決定的な役割をしており，体重が減少すると，それを取り戻すために生物学的な強い力が働くと考えられている。過去数十年にわたり，体重増加と肥満の代謝的な予測因子を決めるために広くさまざまな研究が行われてきた。これらの研究では，安静時代謝率（resting metabolic rate; RMR）と，呼吸商（respiratory quotient; RQ）によって測定される脂質酸化やインスリン感受性に焦点があてられてきた。もし，RMR が低いことが体重増加の予測因子であることがわかれば，エネルギー供給が豊富な環境では代謝的効率のよい個人は肥満になりやすいというわかりやすい仮説が支持されることになる。そのため，RMR に関する研究は特別な関心をもたれている。

　ピマインディアン（Pima Indian）を対象とした縦断研究によって，将来の体重増加の予測因子がいくつか明らかになった。つまり，RMR 低値，RQ 高値（脂質酸化の率が低いことを反映），インスリン感受性高値，レプチン（leptin）低値である（表18-1）[1]。興味深いことに，これらの関連の方向性は横断解析では逆になり，肥満者における適応的代謝変化を反映していると考えられた。他の集団を対象にした前向き研究でもこれらの代謝的な予測因子が調べられたが，その結果は一致しなかった。

　最近の研究では，体重増加や肥満におけるグレリンなど消化管ホルモンの役割が注目されている。グレリンは，空腹感と食欲を調節する上でカギになることが明らかとなっているが，血漿グレリン値が将来の体重増加の予測因子となるかどうかは明らかでない。さらに，肥満は一種の炎症状態であるとする説が現在広く受け入れられているが，いま健康にみえる個人でも，慢性の炎症が肥満の発現に寄与するかどうかも明らかではない。

　この章では，肥満の代謝性予測因子や内分泌性予測因子に関する疫学研究を批判的に検討した結果を述べる。前章までと同様，基本的に前向きコホート研究に絞り，まず RMR や RQ，インスリン感受性などの代謝性因子について検討し，次いで，グレリン，レプチン，アディポネクチンなどの内分泌性の肥満の予測因子の研究について検討する。炎症性サイトカインについては，C 反応性タンパク

表18-1　肥満に関連する代謝因子：ピマインディアン成人における横断研究と縦断研究

	横断研究 （肥満との関連）	縦断研究 （体重増加の予測）
安静時代謝率	正常または高値	低い
脂質酸化	正常または高値	低い
インスリン感受性	低い	高い
交感神経活性	高い	低い
血漿レプチン濃度	高い	低い

文献1より引用改変

質（C-reactive protein; CRP）とフィブリノゲンに関する最近の前向き研究について検討する。最後に，ストレスホルモンであるコルチゾールと脂肪蓄積の関連を検討する。

1　安静時代謝率

第6章で述べたように，全エネルギー消費は次の3要素からなる。つまり，安静時代謝率（RMR）と，食物の体温上昇効果と，身体活動によって消費されるエネルギー量である。このうちRMRは全エネルギー消費の60-75％にあたり，基本的に除脂肪体重によって決められるが，体脂肪量や年齢，性の影響も受ける[2]。肥満状態では，体格に適応してRMRが増加する。体重減少時にはRMRは減少することが多い。エネルギーの摂取と身体活動によるエネルギー消費が同程度であれば，RMRが低い人の方がRMRの高い人よりは体重が増えやすいと推定される。この仮説は概念的には受け入れられやすいが，これを支持する疫学的な証拠がいつも得られるわけではない。

現在までに，RMRと体重増加の関連を調べた前向き研究が9編ある（表18-2）。そのうちの3編[3-5]ではRMR低値が体重増加の予測因子となったが，他の3編[6-8]では，同じような結果は得られなかった。また他の1編では，RMRと将来の体重増加との間に正の関連がみられた[9]。さらに他の2編はRMRと体重減少後の再増加の関係を検討したものであるが，そのうち1編ではRMR高値が体重増加が少ないことを予測させ[10]，もう1編では，RMRとその後の体重増加の間に何の関連もみられなかった[11]。

9編の前向き研究のうち最初の研究であるRavussinら[3]によるピマインディアンの2つの小規模コホートを対象とした研究では，低RMRおよび24時間代謝率の低値と体重増加の間に有意な関連を認めた。同時にこの研究では，ピマインディアンの同胞間でRMR値が類似するという家族集積性が認められ，RMRの一部は遺伝的に決定されていることが示唆された。ピマインディアンの別のコホートを対象として実施されたその後の研究でも，RMRと体重増加の間に負の関連が認められた[5]。Buscemiら[4]は，イタリアで行われた小規模研究で同様の関連を確認しているが，これ以外の研究では，この知見は再現されていない。ボルチモア加齢縦断研究（Baltimore Longitudinal Study of Aging）[6]では，RQと体重増加の間に有意な正の関連が認められているが，調査開始時RMRとその後の体重増加の間には関連は認められなかった。同様に，ケベック家族研究（Quebec Family Study）[7]でも，体重，腹囲，皮下脂肪厚の5年半の変化とRMRとの間に関連は示されなかった。対照的に，Lukeら[9]は，やせ型の成人ナイジェリア人を対象とした研究で，体格と体組成で補正したRMRと体重増加の間に正の関連があることを見出している。

これらの互いに矛盾する結果をひとつにまとめることは困難である。RMRと体重変化の間にはとても弱い関連があり，それを多くの研究では検出できていないというのが，ひとつの可能な説明である。

別の説明としては，ピマインディアンが他の民族に比べて肥満になりやすいことからもわかるように，RMRと体重増加の生物学的関連は民族特異的であるというものである。ピマインディアンの結果は，"倹約遺伝子仮説（thrifty gene hypothesis）"と一致している。つまり，代謝効率の良さは，飢餓時にエネルギーを節約できるので生存競争で有利になるが，エネルギーが十分にある環境下では肥満になりやすい原因となるというものである[12]。しかし，この生物学的なメカニズムがピマインディアンにあるとしたら，なぜナイジェリア人にはないのか，という点は明らかでない。両

表 18-2　安静時代謝率と体重増加に関する前向き疫学研究

研究	対象集団	追跡年数	補正した変数	主な結果
Ravussin ら (1988)[3]	第1回調査 ピマインディアン 95 人 第2回調査 ピマインディアン 126 人	第1回調査：2年 第2回調査：4年	年齢 性 除脂肪体重 脂肪重量	2つの調査で，調査開始時のRMRが低いことは追跡期間中の体重増加を有意に予測した．体重増加の後，追跡期間中に調整RMRは有意に増加．加えて，RMR値が家族性に集中した値を取ること（家族集積）が観察された
Seidell ら (1992)[6]	ボルチモア加齢縦断研究 (Baltimore Longitudinal Study of Aging) 18歳から98歳の男性775人	10 年	年齢 RQ BMI 除脂肪体重 追跡年数	RMRと体重変化との関連性は顕著ではない．RQと体重増加の間に有意な正の関連がみられた
Weinsier ら (1995)[8]	肥満後の女性24人 肥満でない対照24人	4 年	年齢 脂肪重量 除脂肪体重	追跡期間中に，RMRまたはRQと体重変化の間に有意な関連はみられなかった
Katzmarzyk ら (2000)[7]	ケベック家族研究 (Quebec Family Study) における 16歳から68歳までの男性76人，女性71人	5.5 年	年齢 性 体重 皮下脂肪厚の総計	RMR/RQと体重変化または体重増加（腹囲と皮下脂肪厚）の間に有意な関連はみられなかった
Tataranni ら (2003)[5]	糖尿病のないピマインディアン 92 人	74人につき4±3年	年齢 性 体組成 追跡年数	体重変化とRMRとの間の相関係数は－0.28であった（$P=0.016$）．計算上のエネルギー摂取量は体重増加と関連していた（$r=0.25$, $P=0.028$）
Weinsier ら (2003)[11]	以前過体重であった女性49人と過体重のない女性49人	87%は追跡調査1年後に再評価，38%は2年後に再評価	年齢 人種 除脂肪体重	調査開始時の安静時（あるいは睡眠時）エネルギー消費と1年（あるいは2年）間の体重変化には関連がなかった．以前過体重であった女性と対照との間で，RMRあるいはRQに差はなかった
Buscemi ら (2005)[4]	イタリアの18-55歳の男性72人，女性83人	10-12 年	除脂肪体重	調査開始時のRMRと体重増加，体脂肪増加には，有意に負の関連があった（それぞれ $r=-0.57$, -0.44）
Vogels ら (2005)[10]	18-65歳の男性29人，女性62人	体重減少プログラム完了後少なくとも2年後	除脂肪体重	調査開始時のRMRは％体重再増加と関連した（$r=-0.38$, $P=0.01$）．減量後の体重維持を予測できる因子は，減量中の食事制限の強化と調査開始時の脂肪重量の比較的な高値であった
Luke ら (2006)[9]	ナイジェリアの男性352人，女性392人 年齢は45.9±16.1歳	5.5 年	年齢 性 除脂肪体重 脂肪重量	調査開始時のRMRと体重変動の間に正の有意な関連があった．層化研究では，この関連は体重が増加した人にみられ，体重が減少した人にはみられなかった

RMR: resting metabolic rate（安静時代謝率），RQ: respiratory quotient（呼吸商）

民族とも，歴史的にはエネルギー不足の飢餓期を経験しているが，大部分のナイジェリア人は現在でもエネルギーに溢れた環境では生活していない．これが，両民族で異なる観察結果となることを説明するのかもしれない．

以前肥満であった人のRMRと，一度も肥満になったことのない人のRMRを比較した複数の研究でも，一定の結果は得られていない．以前肥満であった124人と，一度も肥満になったことのない121人についてのメタアナリシスで，Astrupら[13]は，除脂肪体重と脂肪量を調整したRMRが，以前肥満であった人の方がマッチングさせた対照群よりも2.9％低いことを見出した（$P=0.09$）．Leibelら[14]は，以前過体重であった人が体重を10％減らした場合に，一度も肥満になったことがない人と比較して，総エネルギー消費とRMRが有意に低下することを報告している．しかし，全米体重管理レジストリー（National Weight Control Registry）参加者を対象とした研究でWyattら[15]

は，以前肥満でありその後1年以上減量した体重を維持している40人と，対照群（体重をそろえた）46人を比較して，両者のRMRに有意な差はないことを見出している。Weinsierら[16]も，減量した女性のRMRが，減量後エネルギーバランスが回復した状態では，一度も肥満でない対照群に比べて有意な差がないことを報告している。これらの知見は，"セットポイント理論"，すなわち減量した人はRMRも適応的に低下するため，体重の再増加が起こりやすいという説[17]に疑問を投げかけている。

いくつかの横断的研究によって，アフリカ系アメリカ人は白人に比べてRMRが低いことが報告されている。例えばFormanら[18]は体重と除脂肪体重を調整した後では，アフリカ系アメリカ人女性は白人女性に比べてRMRが12%低いことを見出している。同様にSunら[19]の研究でも，年齢，タナー（Tanner）の性成熟度分類［思春期における性徴の発育度評価法］，脂肪量，除脂肪体重を調整すると，同様に，アフリカ系アメリカ人の小児は白人小児より有意にRMRが低いことが観察されている。これらの知見は，アフリカ系アメリカ人に白人より肥満が多いことを説明できる。しかし，民族によるRMRの違いが体重増加の違いを予測できるかどうかを調べるための前向き研究はまだ試みられていない。興味深いことにLukeら[20]は，ナイジェリア人58人とアフリカ系アメリカ人34人という遺伝的に近縁の2群間の横断的研究で，肥満者割合はナイジェリア人に比べアフリカ系アメリカ人で圧倒的に高いにもかかわらず，RMRには有意な差がないことを観察している。

Foxら[21]は，伝統的な生活様式でメキシコに住んでいるやせ型のピマインディアンと，年齢，性，体組成をマッチングさせたメキシコ人とを比較した研究で，両者のRMRとレプチン濃度（後述）がほぼ等しいことを観察している。これらの知見は，RMRの低値やレプチン値の低いこと（両方とも，検約遺伝子の発現型であると考えられる）によってはピマインディアンの肥満になりやすさが説明されないことを示している。反対に，メキシコに住んでいるやせ型のピマインディアンの身体活動量は，遺伝的に近縁のアリゾナに住んでいるピマインディアンに比べて明らかに高く，肥満の原因としての環境要因の重要性が強く示唆される。

2 呼吸商

脂質を酸化する割合が低いことは，体重増加・肥満の重要な因子と考えられてきた[1]。どの食物素材が酸化されたかは，呼吸商（RQ）つまり，酸化のために取り込まれる酸素に対する二酸化炭素放出の割合で把握することができる。RQは通常，間接熱量測定法で測られる。脂質のみの酸化の場合にはRQは0.70となり，糖質のみの酸化の場合にはRQは1.0となるので，実際のRQの値はこの0.70と1.0の間であり，通常は約0.8である。RQ値が増加することは脂質酸化が減少したことを意味し，これが脂肪の蓄積，さらには体重増加をもたらすと考えられた[1]。RQは食事成分（高糖質食ではRQは高くなる），性（女性は脂質酸化率が低く，RQが高い），年齢（高齢者はRQが高い），体脂肪量（貯蔵脂肪の多い人は脂質酸化が多くなり，RQは低下する），遺伝要因によって影響を受ける[1]。

いくつかの前向き研究で，24時間RQあるいは空腹時のRQと体重増加・肥満との関係が調べられたが，その結果はさまざまであった。Zurloら[23]のピマインディアンを対象とした研究では，調査開始時の24時間RQと以後の体重増加あるいは脂肪増加の間には有意な相関があった（それ

ぞれ $r=0.27$, $P<0.01$, $r=0.19$, $P<0.05$)。エネルギー消費とは独立に，24時間RQの上位10％に入る人は，5kg以上体重が増える確率が下位10％の人の2.5倍であった。Baltimore Longitudinal Study of Agingにおいて，Seidellら[6]は，肥満でない男性の10年間の追跡で，調査開始時の空腹時RQとその後の体重増加に有意な関連を認めた。空腹時RQが0.85の人は，0.76の人に比べて体重が5kg増える確率が約2.5倍であった。イタリアでの3年間の追跡研究で，Marraら[24]は，空腹時RQの比較的高値と体重増加の間に有意な関連を認めている。RQの低さと，急速な減量後の体重の再増加の程度が少ないこととの関連も認められている[25]。

ところが，他のいくつかの研究では，RQが低いことと体重の再増加が抑えられることとの間には何の有意な関連もなかった[7,8]。Quebec Family Study[7]では，間接熱量測定法による空腹時RQと5年半の間の体重変化あるいは体脂肪組成変化の間には有意な関連はみられなかった。Weinsierら[8]も，かつて肥満であった女性と一度も肥満になったことのない女性の間にRQの差を見出していない。さらに，調査開始時のRQはかつて肥満であった女性の4年後の体重変化を予測できなかった。ただし，自己申告による身体活動の少なさと体重増加の間には関連があった。

結局のところ，現在までの報告では，体重増加において脂質酸化が主要な役割をもつという確たる証拠はないということである。RMRと体重との相関を調べた研究と同様，RQに関する研究は比較的小規模で期間も短い。加えて，RQ測定の誤差が大きいことが，結果を混乱させている可能性がある。RQは，年齢，性，エネルギーバランスや体脂肪率などの多くの要因の影響を受けるので，RQの説明は複雑であり，研究対象の特徴の違いによって研究結果に不均一性をもちこむことにもなりうるのである。

3　インスリン抵抗性

肥満とインスリン抵抗性（insulin resistance）に密接な関連があることが，非常に多くの横断的研究によって示されてきた。これに加えて，前向き疫学研究と無作為化臨床試験によって，体重増加がインスリン抵抗性を高め，減量がインスリン感受性を改善することが明らかとなっている。しかし，インスリン抵抗性がその後の体重増加にどのように影響するかについては明らかでない。「倹約遺伝子」仮説によれば，ある遺伝系列，つまり，代謝効率を高め末梢組織でのインスリン抵抗性を高めるような遺伝子をもった人たちは，食物の利用効率がよく脂肪をより多く蓄積できるので，飢饉に耐えて生き延びやすいであろう[26]。この観点では，インスリン抵抗性は脂肪蓄積・体重増加の元凶ととらえられる。

インスリン抵抗性は，脂肪組織においてインスリン感受性の脂質分解を抑制するので，Arner[27]は，インスリン抵抗性から来る高インスリン血症では体重増加が促進されるだろうとの仮説をたてた。一方Eckel[28]は，インスリン抵抗性は「肥満の人にとって，これ以上の体重増加を防ぐために必要な適応である」との説を提唱した。この仮説によれば，代謝的には有害であるにせよ，インスリンに抵抗性のある状態によって将来の体重増加を防ぐことができる。逆にいえば，インスリン感受性の増加は，体重増加，再肥満をもたらすことになる。そして，インスリンの感受性を高めるチアゾリジン誘導体（thiazolidinedione；TZD）治療によって体重増加が起こることが観察されたため[29]，この仮説が部分的には支持されたのである。

現在までに，16編の前向きコホート研究が，インスリン抵抗性とその後の体重変化の関係につ

いて検討を加えている（14編は成人，2編は子ども）（表18-3）。しかし，結果は一致しているわけではない。Swinburnら[30]は，糖尿病ではない192人のピマインディアンを対象とした前向き研究で，正常血糖保持テスト（euglycemic clamp）[主に末梢組織（主に骨格筋）でのインスリン感受性を評価する方法。一定量のインスリン注入を保持しながら血糖値を100 mg/dLに維持するために必要な外因性グルコースの注入量をもって，インスリン感受性を評価するhyperinsulinemic euglycemic clamp法が一般的]によるインスリン抵抗性と，3年半にわたる体重変化を調べた。インスリン抵抗性をもつ人

表18-3 インスリン抵抗性と体重増加に関する前向き疫学研究のまとめ

筆頭著者名（年）	対象集団	曝露（測定）	結果（帰結）	連関（関連）
Swinburnら（1991）[30]	アリゾナ州ピマインディアン 追跡調査期間＝3.5年 年齢＝25歳 BMI＝34 糖尿病にかかっていない男女192人（男性104人，女性88人）	正常血糖保持テストによるインスリン抵抗性（IR）（IRは，グルコース取り込みを体重に対して回帰させた回帰直線より下で求める）	％体重変化	IRの増加と体重増加速度の減少との間に関連があった（$P<0.0001$）
Valdezら（1994）[31]	San Antonio Heart Study[†1]（メキシコ系アメリカ人／非ヒスパニック白人） 追跡調査期間＝8年 年齢＝25-64歳 BMI＝24-28 糖尿病にかかっていない男女1,493人	空腹時インスリン量	体重変化	肥満の人の中で，空腹時インスリン量の増加が，体重増加割合が低い傾向と関連があった（$P<0.001$）
Schwartzら（1995）[32]	アリゾナ州ピマインディアン 追跡調査期間＝3年 年齢＝25歳 BMI＝34 糖尿病にかかっていない男女97人（男性64人，女性33人）	インスリン分泌： 　MTT_{AUC} 　$OGTT_{AUC}$ 　AIRg IR： 　Submax M 　Max M	％体重変化 ％脂肪重量変化	3種類のどの測定でも，インスリン分泌の低下は多変数直線回帰分析で有意に％体重増加と関連があった（$P<0.05$） 両測定とも，インスリン抵抗性は，単変数分析では体重増加と関連したが，多変量直線回帰分析では関連がなかった
Hoagら（1995）[33]	San Luis Valley Diabetes Study[†2]（ヒスパニック／非ヒスパニック白人） 追跡調査期間＝4年 年齢＝53歳 BMI＝26 糖尿病にかかっていない男女789人	空腹時インスリン量	体重変化	グルコース耐性のない被検者では，調査開始時の空腹時インスリン量が高いほど追跡期間での体重増加率が低かった（$P<0.006$）
Hodgeら（1996）[34]	モーリシャス人（アジア系インド人，クレオール人，中国人） 追跡調査期間＝5年 年齢＝25-74歳 BMI＝22-27 糖尿病にかかっていない男女3,156人	空腹時インスリン量 HOMA-IR 空腹時インスリン／グルコース比	％体重変化 WHR	中国人（男性のみ）でIRが体重増加の予測因子であった。多変量解析（空腹時インスリン量：$P=0.004$），（HOMA：$P=0.002$）（空腹時 I/G：$P=0.02$）

(次頁へ続く)

筆頭著者名（年）	対象集団	曝露（測定）	結果（帰結）	連関（関連）
Boyko ら (1996)[35]	Japanese-American Community Diabetes Study[†3] 追跡調査期間＝5.5 年 年齢＝61 歳 BMI＝25.5 糖尿病にかかっていない男性 137人（48％は耐糖能障害あり）	空腹時インスリン量 インスリン分泌比：最初の 30 分のインスリン／最初の 30 分のグルコース インスリン AUC	体重変化 BMI 変化 IAF 腹部の皮下脂肪	空腹時インスリンの増加とインスリン分泌比の低下が IAF 蓄積を予測した 多変量直線回帰分析（それぞれ $P=0.048$ と $P=0.027$） 階層化した IAF に関するロジスティック回帰モデルでも，空腹時インスリン量またはインスリン分泌比の 3 分位でも，有意の関連はみられなかった 他の測定値やインスリン AUC 曝露に関して，有意の関連はみられなかった
Sigal ら (1997)[36]	Joslin 糖尿病センター 2 型糖尿病（T2DM）の夫婦の子ども 追跡調査期間＝16.7 年 年齢＝32.9 歳 BMI＝25.5（身長と体重の平均値から計算） 糖尿病にかかっていない男女 107人	Bergman's minimal モデルによるインスリン感受性 急性インスリン分泌： 0-10 分 インスリン AUC 10-120 分インスリン AUC	体重増加速度（被検者の体重を時間経過でプロットした回帰直線，g/ 年）	インスリン感受性の増加と急性インスリン分泌の両方が，その後の体重増加を有意に予測した（多変量モデルで $P<0.05$）
Folsom ら (1998)[37]	ARIC[†4] （白人／アフリカ系アメリカ人） 追跡調査期間＝6 年 年齢＝54 歳 BMI＝27 糖尿病にかかっていない男女 11,197 人 CARDIA[†5] （白人／アフリカ系アメリカ人） 追跡調査期間＝7 年 年齢＝25 歳 BMI＝24 糖尿病にかかっていない男女 3,636 人	空腹時インスリン量	体重変化	ARIC 白人と黒人の女性で，調査開始時の空腹時インスリンが高いほど体重増加速度が遅かった（$P<0.05$） CARDIA 調査開始時の体重で補正すると，空腹時インスリンと体重変化の正の関連は支持されなかった
Lazarus ら (1998)[38]	Normative Aging Study[†6]（白人） 追跡調査期間＝3 年 年齢＝62 歳 BMI＝26.9 糖尿病にかかっていない男性 376人	空腹時インスリン量	体重変化	調査開始時のインスリン濃度と，その後の体重減少に相関があった（補正なし $r=-0.12$, $P<0.05$） 検査開始後の空腹時インスリン増加は，以後の体重増加の予測因子であった（$P=0.026$）
Zavaroni ら (1998)[39]	イタリアの工場労働者 追跡調査期間＝14 年 年齢＝40 歳 BMI＝25.0-27.3 糖尿病にかかっていない男女 647 人	糖負荷 2 時間後のインスリン量 空腹時インスリン量	体重変化	追跡期間中，インスリン抵抗性は体重変化とは関連しなかった

（次頁へ続く）

筆頭著者名（年）	対象集団	曝露（測定）	結果（帰結）	連関（関連）
Gould ら (1999)[40]	Isle of Ely Diabetes Study[†7]，イギリス 追跡調査期間＝4.4年 年齢＝40-65歳 BMI＝25 糖尿病にかかっていない男女883人	空腹時インスリン量 糖負荷後のインスリン量	体重変化 WHR	50歳以上の女性では，空腹時高インスリン血症と経過期間でのWHRの増加とが関連した（$P=0.007$） 男性は関連なし 女性では，インスリン分泌第一期の減少が体重増加と関連した（年齢をそろえると $r=-0.13$, $P<0.01$）。男性は関連なし
Wedick ら (2001)[41]	Rancho Bernardo Study[†8]（白人） 追跡調査期間＝8年 年齢＝50-89歳 BMI＝24.7 糖尿病にかかっていない男女725人	空腹時インスリン量 HOMA	体重変化	IRが体重減少と関連した（多変量 $\beta=-1.3$, $P=0.01$） HOMAでも同様の結果であった
Mayer-Davis ら (2003)[42]	IRAS[†9]（ヒスパニック系白人／非ヒスパニック白人／アフリカ系アメリカ人） 追跡調査期間＝5年 年齢＝39-69歳 BMI＝29.2 1,194人（うち，554人のみがグルコース耐性正常）	空腹時インスリン量 Bergman's minimal モデルによるインスリン感受性 急性インスリン反応 Disposition Index	体重変化 腹囲 BMI	NGT（糖耐性正常者）の中では，インスリン代謝のどの値も体重変化を有意に予測しなかった
Howard ら (2004)[43]	Women's Helth Initiative[†10]（白人60％，黒人30％，ヒスパニック12％，アジア太平洋諸島系8％） 追跡調査期間＝3年 年齢＝62歳 BMI＝27 糖尿病にかかっていない閉経女性3,389人	空腹時インスリン量 HOMA-IR	体重変化	白人女性では，空腹時インスリン量は有意に体重増加と関連があり（多変量 $\beta=11.5$, $P=0.004$），またコホート全体でも，空腹時インスリン量は有意に体重増加と相関があった（多変量 $\beta=6.5$, $P=0.039$） しかし，黒人およびアジア系の女性では関連しなかった
Odeleye ら (1997)[44]	アリゾナ州ピマインディアン 追跡調査期間＝9年 年齢＝5-9歳 BMI＝19 糖尿病にかかっていない少年少女328人	空腹時インスリン量	体重変化	少年でも（$r=0.42$, $P<0.0001$）少女でも（$r=0.20$, $P<0.01$），空腹時インスリン量は年間の体重増加速度と正の相関があった
Travers ら (2002)[45]	白人（アフリカ系アメリカ人3人を含む） 追跡調査期間＝3年 年齢＝9.7-14.5歳 BMI＝19-22 糖尿病にかかっていない子ども111人	Bergman's minimal モデルによるインスリン感受性	体組成（皮下脂肪厚，BMI, hydrodensitometry, バイオインピーダンス）	インスリン抵抗性は体脂肪の減少と関連があった

IAF: intra-abdominal fat（腹腔内脂肪），AIRg: acute insulin response to glucose（グルコースに対する急性インスリン反応），IR: insulin resistance（インスリン抵抗性），HOMA-IR: homeostasis model assessment of insulin resistance（恒常性モデルで測定したインスリン抵抗性），MTT: meal tolerance test（食餌耐性試験），AUC: area under the curve（曲線より下の面積），WHR: waist-to-hip ratio（ウェストヒップ比），OGTT: oral glucose tolerance test（経口グルコース耐性試験）

[[†1]サン・アントニオ心臓研究，[†2]サン・ルイス・バレー糖尿病研究，[†3]日系アメリカ人社会糖尿病調査，[†4]Atherosclerosis Risk in Communities Study（地域における動脈硬化リスク研究），[†5]Coronary Artery Risk Development in Young Adults（若年成人における冠動脈リスク進展研究），[†6]標準的加齢研究，[†7]エリー島糖尿病研究，[†8]ランチョ・ベルナルド研究，[†9]Insurin Resistance Atherosclerosis Study（インスリン抵抗性動脈硬化研究），[†10]女性の健康イニシアチブ］

は，インスリン感受性の人に比べて体重増加が少なかった（3.1 kg 対 7.6 kg，$P<0.0001$）。高インスリン濃度でのグルコース取込み率と1年あたりの％体重増加には有意の相関があった（$r=0.34$, $P<0.0001$）。サン・アントニオ心臓研究（San Antonio Heart Study）[31] では，肥満の人では空腹時インスリン濃度が高いほど体重増加のリスクが低くなり（ただし，やせ型の人ではこの関連はない），サン・ルイス・バレー糖尿病研究（San Luis Valley Diabetes Study）[33] では，空腹時インスリン濃度が高いほど体重増加のリスクが低くなることがみつけられている。年齢，性，人種，体格指数（body mass index; BMI）で補正した線形回帰モデル（linear regression model）において，調査開始時の空腹時インスリン濃度の値の2倍が平均6.3 kgの体重増加幅の減少に対応していた（$P<0.006$）。Wedick ら[41] は，ランチョ・ベルナルド研究（Rancho Bernardo Study）において，糖尿病のない50歳から89歳までの725人の男女についてインスリン抵抗性と体重変化の関係を調べた。インスリン抵抗性をもつ人はもたない人に比べ，10 kg 以上体重が減る確率が3倍であることがわかった。

その他の研究からも一致した結論は得られていない。Folsom ら[37] は，2つのコホート研究，若年成人における冠動脈リスク進展（Coronary Artery Risk Development in Young Adults; CARDIA）研究と地域における動脈硬化リスク（Atherosclerosis Risk in Communities; ARIC）研究において，空腹時インスリン濃度と体重増加の関連を調べた。CARDIA研究では，空腹時インスリン濃度と体重増加には，調査開始時の体重を補正した後には関連はみられなかった。一方，ARIC研究においては，調査開始時BMIを補正した後にも，空腹時インスリン濃度と体重増加の間に負の関連がみられた。両研究の間では年齢層と調査開始時BMIが異なることが，結果の違いをもたらした可能性がある。ARIC研究の対象者のほうがCARDIA研究の対象者より年齢が高く体重も重かった。

複数の研究が[39,42] インスリン抵抗性と体重増加との間の関連を認めていないが，正の関連を認めた研究もある。Hodge ら[34] は中国人男性において，インスリン抵抗性が高いほど追跡期間での体重増加の大きいことを報告している。しかし，インド人と白人（クレオール Creole）（男性および女性）では，インスリン抵抗性と体重やウェストヒップ比（waist-hip ratio; WHR）の変化には関連がなかった。Gould ら[40] は中年女性で，4.4年の追跡期間で空腹時インスリン濃度がWHR増加と関連することを報告している。これに加えて，第1期のインスリン分泌が少ないほど体重増加が大きいことも観察している。標準的加齢研究（Normative Aging Study）[38] では，空腹時インスリン濃度が高いほど，以後の体重増加が大きかった。女性の健康イニシアチブ（Women's Health Initiative）観察研究の3年の追跡で，Howard ら[43] は，特に調査開始時のBMIの低い女性では，インスリン抵抗性に体重増加との独立した関連があることを報告している。日系アメリカ人の5.5年の追跡調査においてBoyko ら[35] は，CTスキャンから得られる腹腔内脂肪（intra-abdominal fat; IAF）の変化とインスリン抵抗性の関連を調べた。調査開始時の空腹時インスリン値とCペプチドは，調査開始時のIAFで調整すると有意にIAFの増大と関連していた。Schwartz ら[32] は，ピマインディアン成人においてインスリン抵抗性よりもインスリン分泌の低下が体重増加の独立した予測因子となることを観察している。これに加えてSigal ら[36] は，インスリン分泌高値のグループのみで，Bergman's minimal モデルによって測定したインスリン抵抗性が高いほどその後の体重増加のリスクが低いことを見出している。

小児を対象とした研究でも，相反する結果が報告されている。Odeleye ら[44] は5歳から9歳までの328人のピマインディアンを，9.3年間追跡して，空腹時インスリン濃度と体重増加の関連を

調べた。調査開始時の相対体重，性，追跡期間中の身長と年齢の変化を調整すると，空腹時血漿インスリン量と年間の体重増加速度には，少年でも少女でも有意な関連があった。彼らは，ピマインディアンの小児では，インスリン抵抗性が高いほど体重増加が大きいと予測できるだろうと結論付けている。これに対して，Traversら[45]は，9.7-14.5歳の健康な子ども111人の調査で，インスリン抵抗性が低いほど体脂肪が増大することを見出した。彼らは，成人になる過程で，インスリン抵抗性が増大することが脂肪蓄積を抑えるという可能性を指摘している。

インスリン感受性が，いったん減少した体重が増えることを予測するかどうかについても，現在まで一致した結果は得られていない。Yostら[46]は，3カ月の減量プログラムに参加した肥満女性10人がその後3カ月間，体重を維持した過程を追跡した。減量前および体重維持期の最後の時点で，正常血糖保持テストで測定したインスリン感受性が高い被検者は，12カ月目，18カ月目における体重の再増加が有意に大きかった。一方Wingら[47]は，糖尿病がなくても糖尿病患者でも，減量プログラムに参加した人の調査開始時から6カ月までの空腹時インスリンの変化と体重（再）増加には何の関連もみられなかったと報告している。

全体として，文献的には，インスリン抵抗性を，肥満の人がこれ以上の体重増加を防ぐための適応機序として考える仮説は必ずしも明確な支持が得られていない。言い換えれば，インスリン感受性の増加が必ず肥満をもたらすとはいえない。これとは対照的に，いくつかの調査対象集団では，インスリン抵抗性が肥満をもたらすという証拠も蓄積している。文献から得られた結果の解釈は，いくつもの要因によって複雑になっている。まず第一に，調査対象集団の特徴（民族，性，年齢など）が，研究内でも研究間でも異なる点である。インスリン感受性は年齢や性，民族などによって影響を受けるので，インスリン感受性と体重増加の関連も，それらの要因によって異なるかもしれない。第二に，研究によっては肥満の人を対象としたり，比較的やせ型の人々を対象とする場合もある。調査開始時にもともとインスリン抵抗性の高い肥満の人は，追跡期間中に体重増加が起こらないか，むしろ減少する傾向にある。したがって，調査開始時のインスリン抵抗性が体重維持だけでなく体重減少をも促進するとの観察は，もともと肥満の人は，やせている人よりも体重増加が少ない傾向にあることの反映かもしれない。したがって，調査開始時のインスリン抵抗性と追跡期間中の体重増加の関連には，調査開始時の体重が交絡しているかもしれない。多くの研究で調査開始時の体重が調整されているが，それでも残余交絡の問題が残る。いくつかの研究で，調査開始時の体重を調整すると，インスリン感受性と体重増加に有意の関連がみられなくなっているのである。第3に，インスリン抵抗性の測定が研究によって異なっている問題である。インスリン抵抗性の基準法である正常血糖保持テストを使っている研究もあるが，多くの研究では，恒常性モデル法（homeostasis model assessment; HOMA）によるインスリン抵抗性指数あるいは空腹時インスリン濃度を使っている。後者は非糖尿病者に関してはインスリン抵抗性測定の代用としては優れているが，この測定値を，糖尿病患者や小児，高齢者にも応用してよいものかどうかはまだ確立されていない。最後に，多くの研究でインスリン抵抗性は調査開始時に1回測定されているのみである。インスリン抵抗性の変化がその後の体重増加を予測するかどうかを調べるような縦断研究が必要である。

4 レプチン

　レプチン（leptin）は，脂肪細胞から分泌されるホルモンとして最初に同定されたもののひとつである[48]。レプチンはエネルギー消費を促進し，また食欲を減少させるので摂食を減少させる作用をもつ。*ob* 遺伝子の突然変異によるレプチン欠損マウス *ob/ob* では食欲が亢進し，著しく肥満になる。一方，リコンビナント・レプチンの投与によって，体重と肥満度が減少する[48-50]。人間の場合はマウスと異なり，過体重または肥満の人は通常はレプチン濃度が高い[51,52]。インスリン抵抗性のアナロジーとして，レプチン活性への抵抗性が肥満と血漿レプチン濃度の直接の連関のもとになっていると考えられている[53]。

　横断研究では，血漿レプチン濃度はBMIや体脂肪の分布にかかわる数値（例えば皮下脂肪厚や腹囲）と強い関連がある[54-56]。いくつかの前向きコホート研究が，血漿レプチン濃度と引き続く体重増加の関係を調べた。Ravussinら[57]は，体重をそろえた糖尿病のないピマインディアンの2つのグループで空腹時レプチン濃度を調査開始時に調べ，約3年間にわたって追跡した。調査開始時の体脂肪率で補正すると，このレプチンの低値がより大きな体重増加と関連していた。

　ピマインディアンで得られた肥満の他の代謝性予測要因と同様，レプチン低濃度が体重増加に関連するという初期の研究結果は，その後の他の調査対象集団では必ずしも再現されなかった。Lindroosら[58]による，肥満でない両親をもつ女性の4年間の追跡では，調査開始時のレプチン濃度が高いほど，体重増加が小さいか，または体重減少が起こった。ところが，少なくとも片方が肥満の親をもつ女性では，レプチン濃度は体重増加とは関連がなかった。2つの人種（白人と黒人）を対象とした8年にわたる調査で，Folsomら[59]は，出発時のレプチン濃度は体重変化とは何の関連も認められないと報告した（$P=0.47$）。ところが，追跡期間中のレプチン濃度の増大と体重増加の間には強い相関があった（$r=0.62$）。同様に，モーリシャス非感染性疾患研究（Mauritius Noncommunicable Disease Study）で，Hodgeら[60]は，男性の5年間のBMI，WHR，腹囲の変化は，調査開始時のレプチン濃度の高・低・正常とは何の関係も認められないことを報告した。女性では，最もWHRが増えたのはレプチン濃度が低いグループであった。Rancho Bernardo Study[61]では，レプチンレベルと体重には正の関連があったが，ひき続く体重増加はレプチンレベルからは予測されなかった。メキシコシティ糖尿病研究（Mexico City Diabetes Study）[62]では，糖尿病でない人を3年3カ月追跡したところ，調査開始時のレプチンレベルは体重増加につながらなかった。さらに，閉経後の女性で比較的低いレプチンレベルは減量後の4年後の体重増加を予測しなかった[63]。加えて，Niskanenら[64]の肥満の男女を対象とした研究では，研究開始時のレプチンレベルは減量プログラムへの反応性に何の関連も示さなかった。

　いくつかの前向き研究で出発時のレプチンレベルとその後の体重増加との間に正の関連がみられている。日系アメリカ人について，Chesslerら[65]は，開始時の体脂肪率，年齢，空腹時インスリン濃度をそろえると研究開始時のレプチンレベルと体重，BMI，体脂肪率の増加との間に，正の関連のあることを見出した。医療専門職追跡調査（Health Professionals' Follow-up Study）[66]では，過体重の男性では出発時のレプチンレベルが高いほど4年間の体重増加が大きかったが，通常体重の男性では，そのようなことはなかった。オランダの6.8年の追跡研究で，van Rossumら[67]は，体重が明らかに増えた（12.6 kg以上）グループの259人と体重が安定していた277人で，出発時のレプチンを比較したところ，体重が増えたグループは体重が安定していたグループに比べ，明らかに

出発時のレプチンが高値であった。

　いくつかの研究からは，未成年でも血漿中のレプチン濃度が高いとその後の体重増加が大きいことが報告されている。Savoyeら[68]は，2つの人種の7-18歳の肥満の青少年68人のコホート研究で，調査開始にあたって空腹時レプチンレベルを測定した。出発時のBMI，タナー評価段階，追跡時の年齢，空腹時インスリンで補正すると，レプチンレベルとBMIの増加に少女では正の関連がみられた（$P=0.006$）が，少年ではみられなかった（追跡期間は2.5年）。Johnsonら[69]は，85人の小児（白人42人，黒人43人）について，出発時のレプチンレベルと体脂肪量（測定はdual energy x-ray absorptiometry; DXAによる）の関係を調べ，両者に正の関連があることを見出し，レプチン値が高いことが小児でも脂肪の蓄積を促進することを推定している。これらの研究は，肥満になることを運命づけられた小児はすでにレプチン耐性が生じていることを意味するかもしれない。

　ピマインディアンを対象とした初期の研究で，レプチン濃度が低いほど体重増加が大きくなることを予測したのとは対照的に，その後の多くの研究では，成人でも小児でも，出発時レプチン値と体重増加の間には関連がないか，むしろ正の関連があるという結果であった。レプチン量が減量プログラムへの反応性に影響があるとする証拠はほとんどない。レプチンは横断研究では肥満と強い関連があり，エネルギー代謝の恒常性維持の上で決定的な役割を演じているが，レプチン濃度がその後の体重増加の予測因子として大きな役割を演じているようには思われない。

5　アディポネクチン

　アディポネクチン（adiponectin）は脂肪組織のみで合成・分泌されるタンパク質で[70,71]，APM1とも呼ばれている。アディポネクチンは人間の血漿タンパク質中で最も多いもののひとつで，1 mL中約5-10 μg である[72]。肥満の成人ではこの値は低く，減量すると増える[73]。アディポネクチンは空腹時血糖値，インスリン，インスリン抵抗性とは，BMIと独立して，負の関連がある[72]。いくつかの研究[74-76]では，アディポネクチン濃度が低いほど，脂肪蓄積とは無関係に2型糖尿病になりやすいと報告されている。

　アディポネクチン値が高いとインスリン感受性が高いという明らかな関係はあるものの，血漿アディポネクチン低値が肥満のなりやすさを予測するというはっきりした証拠はない。Vozarovaら[77]は，肥満でないピマインディアン219人で血漿アディポネクチン量と体重変化を調べて，調査開始時のアディポネクチン値と追跡期間での体重・BMI変化には有意な関連がないことを報告している。同様に，Rancho Bernardo Study[61]でも，研究開始時のアディポネクチン値とそれ以後の体重増加には関連がないことを60-91歳の男女で観察している。これらの研究から推定されることは，アディポネクチン値は肥満の結果であって原因ではないということである。また，2型糖尿病に対するアディポネクチンの予防効果は，体重とは無関係の機構によると考えられる。

6　グレリン

　グレリン（ghrelin）は，主に胃と十二指腸で分泌されるホルモンで，食欲と体重調節に重要な役割を演じている[78]。グレリンは成長ホルモン分泌受容体（growth hormone secretagogue-receptor; GHS-R）の内因性リガンドとして働いている。血漿グレリンが食事の直前に増大し，食事直後に減

少するので[79]，このホルモンが摂食の動機付け効果をもつことが示唆される。ラットやマウスなどのげっ歯類では，グレリンを与えると摂食が促進され，体重が増える[80]。人間でも，グレリン投与により摂食の増加と成長ホルモン分泌の促進が起こる[81]。

ところが，肥満の人の血漿グレリン値はやせた人に比べて非常に低いのである。複数の横断研究で，空腹時グレリン値はBMI，体脂肪率，レプチンレベルと負の関連があり[82,83]，他の研究でも，血漿グレリンとメタボリックシンドロームの有病率とは負の関連を示した[84,85]。食事制限による減量では24時間血漿グレリンは増大し，一方，胃のバイパス手術によってグレリンレベルが明らかに減少した[86]。

空腹時グレリンレベルが体重増加の予測因子となるかどうかを調べた研究は2編だけある。そのひとつで，Buntら[87]は，身長と体重の大きなピマインディアンの小児は空腹時グレリンレベルが低いが，グレリンレベルとその後の体重・BMI増加や成長速度とは，それぞれ関係がないことを報告した。Rancho Bernardo Study[61]では，研究開始時のグレリン値と体重増加には関連がないことを，高齢の男女で4.7年間の追跡により観察している。これらの研究から推定されることは，グレリンの低値は肥満の原因ではなく，むしろ肥満の結果であるということである。肥満におけるグレリン低値はインスリン抵抗性の別の症状であると推定されているが，グレリンと肥満の関係を説明する詳細なメカニズムについては，今後の研究に俟たなければならない。

7 炎症マーカー

脂肪組織は催炎症性サイトカインを分泌する中心的な組織なので（第8章参照），肥満は低レベルの炎症状態と考えることができる。横断研究によると，肥満には血漿IL-6（インターロイキン-6），腫瘍壊死因子α（tumor necrosis factor α; TNF-α），CRP，フィブリノゲン値と関連があることが報告されている[88]。血漿CRP値の上昇は，将来のメタボリックシンドローム発症率[89]，2型糖尿病[90-92]，冠動脈疾患[93]の有意な予測因子となる。

脂質蓄積と炎症マーカーの間には横断研究では明らかに関連があるが，炎症マーカーがその後の体重増加を予測できるかどうかを示すデータは多くはない。さまざまな人種で，異なる炎症マーカーと体重増加との関連が調べられている。Duncanら[94]はARIC研究で，中年の成人についてフィブリノゲンやその他の炎症マーカーを調べた。3年間の追跡期間において，フィブリノゲン値で対象者全体を4つ（4分位）に分けたうち，最高4分位のグループでは最低4分位のグループより体重増加が1年につき平均0.23 kgだけ多かった（$P<0.001$）。多変量解析では，体重増加が顕著な人（体重増加が上位10%）のフィブリノゲン最高値グループと最低値グループとの調整RR（relative risk: 相対危険度）は1.65であった（95%信頼区間：1.38-1.97）。白血球数（高値），第8因子（高値），フォン・ビルブランド因子（高値）に関しては体重増加顕著者の調整RRは，それぞれ1.38（95%信頼区間：1.14-1.67），1.28（95%信頼区間：1.08-1.53），1.28（95%信頼区間：1.08-1.51）であった。これらの結果は，炎症状態の亢進は肥満の進行に何らかの役割があることを示唆している。

このARIC研究コホートのうち禁煙した人をひき続き分析すると[95]，炎症マーカーの高値は，禁煙に伴う体重増加を増幅した。すなわち，新たに禁煙した人の中で白血球数の最高4分位グループは，最低4分位グループより体重増加が年あたり0.56 kg多かった。多変量解析では，喫煙継続者に対する禁煙者の体重増加のRRは白血球数最高値グループについて6.2で，最低値グループにつ

いては 2.2 であった（喫煙状態と白血球数の交互作用の $P=0.03$）。

　Engstrom ら[96]は，炎症状態で変動する血漿タンパク質（inflammation-sensitive plasma protein；ISP）（フィブリノゲン，オロソムコイド orosomucoid，α1-アンチトリプシン alpha-1-antitrypsin，ハプトグロビン haptoglobin，セルロプラスミン ceruloplasmin）が高値を示すとその後に体重増加が起こることを，38-50 歳の糖尿病のない男性 2,821 人について，マルモ予防研究（Malmo Preventive Study）のコホートの分析で明らかにした。6.1 年の追跡期間において体重増加が最大であった 4 分位グループ（3.8 kg 以上）に入る割合は，最高値 4 分位グループにある ISP の数が多いほど，量反応的に多かった（傾向性の $P=0.005$）。このコホートの継続研究で Engström ら[97]は，血漿中の補体第 3 因子（C 3）の濃度と体重増加の間に関連があることを見出した。出発時の体重，年齢，身長，追跡期間を補正後，体重増加の最高 4 分位グループ（3.8 kg 以上）の RR が，C 3 濃度 4 分位グループが順次大きくなるのにつれて，1.00（対照），0.96（95％信頼区間：0.7-1.2），1.1（95％信頼区間：0.9-1.5），1.4（95％信頼区間：1.1-1.8）と大きくなった（傾向性の $P=0.01$）。身体の不活動性，アルコール摂取，喫煙，ISP レベルでさらに補正を加えても，この関連の有意性は維持された。肝臓における C 3 合成は炎症性サイトカインによって促進されるので，この研究の結果からは，炎症によってひき起こされた免疫反応が体重増加をもたらす可能性を示唆している。

　心血管系健康研究（Cardiovascular Health Study）において Barzilay ら[98]は，3,254 人の 65 歳以上の高齢者を対象に，いくつかの炎症マーカーを体重変化と関連させて 3 年にわたって追跡した。出発時の CRP は追跡期間中の体重変化（5％，増加または減少）と有意の関連があった。他の炎症マーカーであるフィブリノゲンや第 VIIIc 因子なども体重増加と正の関連があったが，白血球数は，体重減少との関連を示した。これらの分析により，炎症マーカーは体重の減少または増大より先に増加することが示唆された。体重減少との関連は，すでにあった潜在性の疾患によって炎症状態が亢進した結果かもしれない。

　これらをまとめると，炎症マーカーは体重増加の予測因子となる可能性がある。この知見は特に，これから加齢に伴って体重が増加する若年者について有用である。しかし，炎症マーカーと体重増加の関連はそれほど強いものではないし，炎症に関連した食事や生活習慣因子の調整が不適切であれば，それらが交絡した結果かもしれない。炎症マーカーとその後の体重増加の関連に関する生物学的メカニズムは不明である。動物実験では，病原菌の感染も肥満の病因となりうることが示されており[99]，感染性の炎症は体重増加の予測因子となるかもしれない。しかし，これまでのところ，感染と肥満の関係は動物の実験データに限られている。炎症性因子の体重増加への影響はインスリン抵抗性を介して起こることも考えられる。なぜなら，これらのサイトカインは末梢でインスリン抵抗性を増大させることが知られているからである。しかし，すでに述べたようにインスリン抵抗性と体重増加の関係についても，まだ十分に解明されていない。

8　コルチゾール

　40 年以上前 Dunkelman ら[100]は，コルチゾールの分泌増加が肥満の進行に何らかの役割を演じていることを示唆した。コルチゾールが肥満，特に中心性（胴体型）肥満と関連があることは，臨床での観察[101]からも支持される。例えばコルチコステロイドを処方された患者は体重増加，特に中心性肥満が起こりやすい。また，クッシング症候群や高コルチゾール血症ではしばしば中心性肥

満が起こり，コルチゾール値が正常に戻ると肥満も解消する[101]。これらの所見から，正常にみえる人のコルチゾール値の変動が中心性肥満の原因となる可能性が示唆される。

肥満の人，特に腹腔内脂肪蓄積の高い人にはコルチゾールの分泌亢進が認められる[102]。Wallerius ら[103]は，朝の唾液コルチゾール値が BMI（$r=0.45$），WHR（$r=0.54$），腹部矢状径（$r=0.54$），血糖（$r=0.54$），インスリン（$r=0.57$），トリグリセリド（$r=0.46$）と正の相関があることを認めた。覚醒直後のコルチゾール値は，視床下部―下垂体―副腎（hypothalamic-pituitary-adrenal; HPA）経路で亢進するが，上記の知見は，覚醒直後のコルチゾール値の上昇が中心性肥満とメタボリックシンドロームの進行の予測因子となる可能性を示している。しかし，朝のコルチゾール値が体重増加やメタボリックシンドロームの進行を予測できるかどうかを調べた前向き研究はまだない。

肥満の人では，コルチゾール分泌は亢進しているが血漿コルチゾール値は正常かあるいは低値を示すので，コルチゾール代謝の亢進が示唆される。コルチゾールの合成促進や末梢での代謝亢進が肥満の病態生理と関わっているかどうかは，今のところ明らかでない。Bjorntorp[101]は，HPA 経路の活性化に由来するコルチゾール合成促進が心理社会的なストレスと腹部肥満の関連の原因となっているとの仮説を提唱している。横断研究で，Rosmond ら[104]は，284人の男性について7回にわたりランダムの勤務日に，唾液コルチゾール濃度と，被検者の受けているストレスを測定した。ストレスに関連したコルチゾール分泌と，腹部矢状径で測定した中心性肥満，血圧，総コレステロール，低比重リポタンパク（low-density lipoprotein; LDL）コレステロールとが正の相関を示した。しかし，この分析は横断研究なので，この結果の意味するところは明らかでない。

9　まとめ

将来の体重増加を予測できる代謝性因子や内分泌性因子を決めるために，広くさまざまな研究が行われてきた。最も肥満になりやすい人口集団といわれているピマインディアンの成人を対象とした研究の初期の結論は，除脂肪体重を調整後の RMR の低さと，脂質酸化率が低いことを反映した高 RQ が，将来の体重増加の予測要因であるというものだった。しかし，他の集団を用いたその後の研究では，これらの結果は確認できなかった。一致した結論が得られなかった理由として，方法論の問題（集団が均一でないこと，測定誤差や不十分な検出力）が考えられる。とはいえ，より明確な証拠から，体重増加の程度や体重減少後の体重増加の程度を予測する上で，RMR や RQ は，初期に考えられていたほど重要ではないことが示唆される。

インスリン抵抗性は，肥満の人にとってこれ以上の体重増加を予防する適応機序であると考える仮説は，必ずしも明確な支持を得られていない。肥満の人はインスリン抵抗性が強いが，前向き研究からは，調査開始時のインスリン抵抗性と体重増加の間には，負の関連を示す結果も正の関連を示す結果も得られている。いくつかの研究では，調査開始時のインスリン抵抗性と体重増加の関連が調査開始時の体重で補正されることによって弱まったり，有意性がなくなることもあるので，調査開始時の体重こそが，これらの分析で最も結果を左右する交絡要因であろう。

ピマインディアンを対象とした初期の研究で示されたもうひとつの結果は，レプチンの低値がより大きな体重増加を予測させるというものであったが，その後の研究では，調査開始時のレプチン値と体重増加の間には関連がないか，または正の関連があるという結果となった。調査開始時の体重が，ここでも大きな交絡因子である。最近発見された消化管ホルモンであるグレリンは，食欲と

満腹感を調節している。これは摂食の開始と摂食の増加に影響がある。ところが横断研究では，肥満の人の血漿グレリン値はやせた人より常に低い。今のところ，グレリン値が体重増加の予測因子であるとする証拠は得られていない。

　肥満は炎症状態であるという考え方が現在広く受け入れられており，多くの横断研究によって，CRP, TNF-α, IL-6などの炎症性のサイトカインが肥満によって有意に増加することが示されている。いくつかの前向き研究では，調査開始時の高い炎症マーカー値が将来の体重増加の予測因子になることが示されているが，その影響は大きくない。これらの分析においても，生活習慣要因や調査開始時の体重による交絡がどの程度あるのかが重要になっている。

　最後に，肥満の進行におけるコルチゾールの役割に関しては非常に多くの文献がある。HPA経路の活性化に基づくコルチゾール分泌の亢進が，心理社会学的なストレスと肥満との関連の原因となっているかもしれない。しかし，コルチゾールと肥満を結び付けているほとんどすべての証拠は横断研究に限られているので，これらの横断研究を確認するための前向き研究が必要である。

　以上をまとめると，肥満が代謝性・内分泌性の異常と関連していることは明らかであるが，どれかひとつの代謝因子あるいはどれかひとつのホルモンだけが将来の体重増加を予測させるものではない。文献からは，肥満の病態生理が複雑なことや，代謝性リスクファクターと体重増加に関する疫学研究が方法論的な困難に直面していることがうかがわれる。現在までの研究結果が示唆することは，多くの人々にとって，体重の増加は，臨床的に検出可能な代謝異常の結果ではなくて，多くのわずかずつの代謝障害が積み重なった結果だと考えられる。これはこれまで述べてきたような，非健康的な食事や身体活動の減少などの無数の行動学的あるいは環境的な因子によってもたらされるものである。肥満をひき起こす環境要因への代謝的な反応が個人個人によって異なることを理解するために，さらに研究を進める必要があることはいうまでもない。

文　献

1. Ravussin E, Gautier JF. Metabolic predictors of weight gain. *Int J Obes Relat Metab Disord*. 1999;23 (Suppl 1):37-41.
2. Filozof C, Gonzalez C. Predictors of weight gain: the biological-behavioural debate. *Obes Rev*. 2000;1:21-26.
3. Ravussin E, Lillioja S, Knowler WC, et al. Reduced rate of energy expenditure as a risk factor for body-weight gain. *N Engl J Med*. 1988;318:467-472.
4. Buscemi S, Verga S, Caimi G, Cerasola G. Low relative resting metabolic rate and body weight gain in adult Caucasian Italians. *Int J Obes (Lond)*. 2005;29:287-291.
5. Tataranni PA, Harper IT, Snitker S, et al. Body weight gain in free-living Pima Indians: effect of energy intake vs expenditure. *Int J Obes Relat Metab Disord*. 2003;27:1578-1583.
6. Seidell JC, Muller DC, Sorkin JD, Andres R. Fasting respiratory exchange ratio and resting metabolic rate as predictors of weight gain: the Baltimore Longitudinal Study on Aging. *Int J Obes Relat Metab Disord*. 1992;16:667-674.
7. Katzmarzyk PT, Perusse L, Tremblay A, Bouchard C. No association between resting metabolic rate or respiratory exchange ratio and subsequent changes in body mass and fatness: 5-1/2 year follow-up of the Quebec family study. *Eur J Clin Nutr*. 2000;54:610-614.
8. Weinsier RL, Nelson KM, Hensrud DD, Darnell BE, Hunter GR, Schutz Y. Metabolic predictors of obesity. Contribution of resting energy expenditure, thermic effect of food, and fuel utilization to four-year weight gain of post-obese and never-obese women. *J Clin Invest*. 1995;95:980-985.
9. Luke A, Durazo-Arvizu R, Cao G, Adeyemo A, Tayo B, Cooper R. Positive association between resting energy expenditure and weight gain in a lean adult population. *Am J Clin Nutr*. 2006;83:1076-1081.

10. Vogels N, Diepvens K, Westerterp-Plantenga MS. Predictors of long-term weight maintenance. *Obes Res*. 2005;13:2162-2168.
11. Weinsier RL, Hunter GR, Zuckerman PA, Darnell BE. Low resting and sleeping energy expenditure and fat use do not contribute to obesity in women. *Obes Res*. 2003;11:937-944.
12. Neale BM, Sham PC. The future of association studies: gene-based analysis and replication. *Am J Hum Genet*. 2004;75:353-362.
13. Astrup A, Gotzsche PC, van de Werken K, et al. Meta-analysis of resting metabolic rate in formerly obese subjects. *Am J Clin Nutr*. 1999;69:1117-1122.
14. Leibel RL, Rosenbaum M, Hirsch J. Changes in energy expenditure resulting from altered body weight. *N Engl J Med*. 1995;332:621-628.
15. Wyatt HR, Grunwald GK, Seagle HM, et al. Resting energy expenditure in reduced-obese subjects in the National Weight Control Registry. *Am J Clin Nutr*. 1999;69:1189-1193.
16. Weinsier RL, Nagy TR, Hunter GR, Darnell BE, Hensrud DD, Weiss HL. Do adaptive changes in metabolic rate favor weight regain in weight-reduced individuals? An examination of the set-point theory. *Am J Clin Nutr*. 2000;72:1088-1094
17. Harris RB. Role of set-point theory in regulation of body weight. *FASEB J*. 1990;4:3310-3318.
18. Forman IN, Miller WC, Szymanski LM, Fernhall B. Differences in resting metabolic rates of inactive obese African-American and Caucasian women. *Int J Obes Relat Metab Disord*. 1998;22:215-221.
19. Sun M, Gower BA, Bartolucci AA, Hunter GR, Figueroa-Colon R, Goran MI. A longitudinal study of resting energy expenditure relative to body composition during puberty in African American and white children. *Am J Clin Nutr*. 2001;73:308-315.
20. Luke A, Rotimi CN, Adeyemo AA, et al. Comparability of resting energy expenditure in Nigerians and U.S. blacks. *Obes Res*. 2000;8:351-359.
21. Fox CS, Esparza J, Nicolson M, et al. Is a low leptin concentration, a low resting metabolic rate, or both the expression of the "thrifty genotype"? Results from Mexican Pima Indians. *Am J Clin Nutr*. 1998;68:1053-1057.
22. Esparza J, Fox C, Harper IT, et al. Daily energy expenditure in Mexican and USA Pima Indians: low physical activity as a possible cause of obesity. *Int J Obes Relat Metab Disord*. 2000;24:55-59.
23. Zurlo F, Lillioja S, Esposito-Del Puente A, et al. Low ratio of fat to carbohydrate oxidation as predictor of weight gain: study of 24-h RQ. *Am J Physiol*. 1990;259:E650-E657.
24. Marra M, Scalfi L, Covino A, Esposito-Del Puente A, Contaldo F. Fasting respiratory quotient as a predictor of weight changes in non-obese women. *Int J Obes Relat Metab Disord*. 1998;22:601-603.
25. Valtuena S, Salas-Salvado J, Lorda PG. The respiratory quotient as a prognostic factor in weight-loss rebound. *Int J Obes Relat Metab Disord*. 1997;21:811-817.
26. Neel J. Diabetes mellitus: a "thrifty" genotype rendered detrimental by "progress?" *Am J Hum Genet*. 1962;14:353-362.
27. Arner P. Control of lipolysis and its relevance to development of obesity in man. *Diabetes Metab Rev*. 1988;4:507-515.
28. Eckel RH. Insulin resistance: an adaptation for weight maintenance. *Lancet*. 1992;340:1452-1453.
29. Fonseca V. Effect of thiazolidinediones on body weight in patients with diabetes mellitus. *Am J Med*. 2003;115(Suppl 8A):42S-48S.
30. Swinburn BA, Nyomba BL, Saad MF, et al. Insulin resistance associated with lower rates of weight gain in Pima Indians. *J Clin Invest*. 1991;88:168-173.
31. Valdez R, Mitchell BD, Haffner SM, et al. Predictors of weight change in a bi-ethnic population. The San Antonio Heart Study. *Int J Obes Relat Metab Disord*. 1994;18:85-91. .
32. Schwartz MW, Boyko EJ, Kahn SE, Ravussin E, Bogardus C. Reduced insulin secretion: an independent predictor of body weight gain. *J Clin Endocrinol Metab*. 1995;80:1571-1576.
33. Hoag S, Marshall JA, Jones RH, Hamman RF. High fasting insulin levels associated with lower rates of weight gain in persons with normal glucose tolerance: the San Luis Valley Diabetes Study. *Int J Obes Relat Metab Disord*. 1995;19:175-180.
34. Hodge AM, Dowse GK, Alberti KG, Tuomilehto J, Gareeboo H, Zimmet PZ. Relationship of insulin resistance to weight gain in nondiabetic Asian Indian, Creole, and Chinese Mauritians. Mauritius Non-communicable Disease Study Group. *Metabolism*. 1996;45:627-633.
35. Boyko EJ, Leonetti DL, Bergstrom RW, Newell-Morris L, Fujimoto WY. Low insulin secretion and high fasting

insulin and C-peptide levels predict increased visceral adiposity. 5-year follow-up among initially nondiabetic Japanese-American men. *Diabetes*. 1996;45:1010-1015.

36. Sigal RJ, El-Hashimy M, Martin BC, Soeldner JS, Krolewski AS, Warram JH. Acute postchallenge hyperinsulinemia predicts weight gain: a prospective study. *Diabetes*. 1997;46:1025-1029.
37. Folsom AR, Vitelli LL, Lewis CE, Schreiner PJ, Watson RL, Wagenknecht LE. Is fasting insulin concentration inversely associated with rate of weight gain? Contrasting findings from the CARDIA and ARIC study cohorts. *Int J Obes Relat Metab Disord*. 1998;22:48-54.
38. Lazarus R, Sparrow D, Weiss S. Temporal relations between obesity and insulin: longitudinal data from the Normative Aging Study. *Am J Epidemiol*. 1998;147:173-179.
39. Zavaroni I, Zuccarelli A, Gasparini P, Massironi P, Barilli A, Reaven GM. Can weight gain in healthy, nonobese volunteers be predicted by differences in baseline plasma insulin concentration? *J Clin Endocrinol Metab*. 1998;83:3498-3500.
40. Gould AJ, Williams DE, Byrne CD, Hales CN, Wareham NJ. Prospective cohort study of the relationship of markers of insulin resistance and secretion with weight gain and changes in regional adiposity. *Int J Obes Relat Metab Disord*. 1999;23:1256-1261.
41. Wedick NM, Mayer-Davis EJ, Wingard DL, Addy CL, Barrett-Connor E. Insulin resistance precedes weight loss in adults without diabetes: the Rancho Bernardo Study. *Am J Epidemiol*. 2001;153:1199-1205.
42. Mayer-Davis EJ, Kirkner GJ, Karter AJ, Zaccaro DJ. Metabolic predictors of 5-year change in weight and waist circumference in a triethnic population: the insulin resistance atherosclerosis study. *Am J Epidemiol*. 2003;157:592-601.
43. Howard BV, Adams-Campbell, L, Allen C, et al. Insulin resistance and weight gain in postmenopausal women of diverse ethnic groups. *Int J Obes Relat Metab Disord*. 2004;28:1039-1047.
44. Odeleye OE, de Courten M, Pettitt DJ, Ravussin E. Fasting hyperinsulinemia is a predictor of increased body weight gain and obesity in Pima Indian children. *Diabetes*. 1997;46:1341-1345.
45. Travers SH, Jeffers BW, Eckel RH. Insulin resistance during puberty and future fat accumulation. *J Clin Endocrinol Metab*. 2002;87:3814-3818.
46. Yost TJ, Jensen DR, Eckel RH. Weight regain following sustained weight reduction is predicted by relative insulin sensitivity. *Obes Res*. 1995;3:583-587.
47. Wing RR. Insulin sensitivity as a predictor of weight regain. *Obes Res*. 1997;5:24-29.
48. Zhang Y, Proenca R, Maffei M, Barone M, Leopold L, Friedman JM. Positional cloning of the mouse obese gene and its human homologue. *Nature*. 1994;372:425-432.
49. Campfield LA, Smith FJ, Guisez Y, Devos R, Burn P. Recombinant mouse OB protein: evidence for a peripheral signal linking adiposity and central neural networks. *Science*. 1995;269:546-549.
50. Frederich RC, Hamann A, Anderson S, Lollmann B, Lowell BB, Flier JS. Leptin levels reflect body lipid content in mice: evidence for diet-induced resistance to leptin action. *Nat Med*. 1995;1:1311-1314.
51. Considine RV, Caro JF. Leptin in humans: current progress and future directions. *Clin Chem*. 1996;42(6 Pt 1):843-844.
52. Considine RV, Sinha MK, Heiman ML, et al. Serum immunoreactive-leptin concentrations in normal-weight and obese humans. *N Engl J Med*. 1996;334:292-295.
53. Arch JR, Stock MJ, Trayhurn P. Leptin resistance in obese humans: does it exist and what does it mean? *Int J Obes Relat Metab Disord*. 1998;22:1159-1163.
54. Hu FB, Chen C, Wang B, Stampfer MJ, Xu X. Leptin concentrations in relation to overall adiposity, fat distribution, and blood pressure in a rural Chinese population. *Int J Obes Relat Metab Disord*. 2001;25:121-125.
55. Haffner SM, Gingerich RL, Miettinen H, Stern MP. Leptin concentrations in relation to overall adiposity and regional body fat distribution in Mexican Americans. *Int J Obes Relat Metab Disord*. 1996;20:904-908.
56. Zimmet P, Hodge A, Nicolson M, et al. Serum leptin concentration, obesity, and insulin resistance in Western Samoans: cross sectional study. *BMJ*. 1996;313:965-969.
57. Ravussin E, Pratley RE, Maffei M, et al. Relatively low plasma leptin concentrations precede weight gain in Pima Indians. *Nat Med*. 1997;3:238-240.
58. Lindroos AK, Lissner L, Carlsson B, et al. Familial predisposition for obesity may modify the predictive value of serum leptin concentrations for long-term weight change in obese women. *Am J Clin Nutr*. 1998;67:1119-1123.
59. Folsom AR, Jensen MD, Jacobs DR Jr, Hilner JE, Tsai AW, Schreiner PJ. Serum leptin and weight gain over 8 years in African American and Caucasian young adults. *Obes Res*. 1999;7:1-8.

60. Hodge AM, de Courten MP, Dowse GK, et al. Do leptin levels predict weight gain? —A 5-year follow-up study in Mauritius. Mauritius Non-communicable Disease Study Group. *Obes Res*. 1998;6:319-325.
61. Langenberg C, Bergstrom J, Laughlin GA, Barrett-Connor E. Ghrelin, adiponectin, and leptin do not predict long-term changes in weight and body mass index in older adults: longitudinal analysis of the Rancho Bernardo cohort. *Am J Epidemiol*. 2005;162:1189-1197.
62. Haffner SM, Mykkanen LA, Gonzalez CC, Stern MP. Leptin concentrations do not predict weight gain: the Mexico City Diabetes Study. *Int J Obes Relat Metab Disord*. 1998;22:695-699.
63. Nagy TR, Davies SL, Hunter GR, Darnell B, Weinsier RL. Serum leptin concentrations and weight gain in postobese, postmenopausal women. *Obes Res*. 1998;6:257-261.
64. Niskanen LK, Haffner S, Karhunen LJ, Turpeinen AK, Miettinen H, Uusitupa MI. Serum leptin in obesity is related to gender and body fat topography but does not predict successful weight loss. *Eur J Endocrinol*. 1997;137:61-67.
65. Chessler SD, Fujimoto WY, Shofer JB, Boyko EJ, Weigle DS. Increased plasma leptin levels are associated with fat accumulation in Japanese Americans. *Diabetes*. 1998;47:239-243.
66. Chu NF, Spiegelman D, Yu J, Rifai N, Hotamisligil GS, Rimm EB. Plasma leptin concentrations and four-year weight gain among US men. *Int J Obes Relat Metab Disord*. 2001;25:346-353.
67. van Rossum CT, Hoebee B, van Baak MA, Mars M, Saris WH, Seidell JC. Genetic variation in the leptin receptor gene, leptin, and weight gain in young Dutch adults. *Obes Res*. 2003;11:377-386.
68. Savoye M, Dziura J, Castle J, DiPietro L, Tamborlane WV, Caprio S. Importance of plasma leptin in predicting future weight gain in obese children: a two-and-a-half-year longitudinal study. *Int J Obes Relat Metab Disord*. 2002;26:942-946.
69. Johnson MS, Huang TT, Figueroa-Colon R, Dwyer JH, Goran MI. Influence of leptin on changes in body fat during growth in African American and white children. *Obes Res*. 2001;9:593-598.
70. Scherer PE, Williams S, Fogliano M, Baldini G, Lodish HF. A novel serum protein similar to C1q, produced exclusively in adipocytes. *J Biol Chem*. 1995;270:26746-26749.
71. Hu E, Liang P, Spiegelman BM. AdipoQ is a novel adipose-specific gene dysregulated in obesity. *J Biol Chem*. 1996;271:10697-10703.
72. Havel PJ. Control of energy homeostasis and insulin action by adipocyte hormones: leptin, acylation stimulating protein, and adiponectin. *Curr Opin Lipidol*. 2002;13:51-59.
73. Esposito K, Pontillo A, Di Palo C, Giugliano G, Masella M, Marfella R, Giugliano D. Effect of weight loss and lifestyle changes on vascular inflammatory markers in obese women: a randomized trial. *JAMA*. 2003;289:1799-1804.
74. Lindsay RS, Funahashi T, Hanson RL, et al. Adiponectin and development of type 2 diabetes in the Pima Indian population. *Lancet*. 2002;360:57-58.
75. Spranger J, Kroke A, Mohlig M, et al. Adiponectin and protection against type 2 diabetes mellitus. *Lancet*. 2003;361:226-228.
76. Daimon M, Oizumi T, Saitoh T, et al. Decreased serum levels of adiponectin are a risk factor for the progression to type 2 diabetes in the Japanese Population: the Funagata study. *Diabetes Care*. 2003;26:2015-2020.
77. Vozarova B, Stefan N, Lindsay RS, et al. Low plasma adiponectin concentrations do not predict weight gain in humans. *Diabetes*. 2002;51:2964-2967.
78. Kojima M, Hosoda H, Date Y, Nakazato M, Matsuo H, Kangawa K. Ghrelin is a growth-hormone-releasing acylated peptide from stomach. *Nature*. 1999;402:656-660.
79. Cummings DE, Purnell JQ, Frayo RS, Schmidova K, Wisse BE, Weigle DS. A preprandial rise in plasma ghrelin levels suggests a role in meal initiation in humans. *Diabetes*. 2001;50:1714-1719.
80. Tschop M, Smiley DL, Heiman ML. Ghrelin induces adiposity in rodents. *Nature*. 2000;407:908-913.
81. Wren AM, Small CJ, Ward HL, et al. The novel hypothalamic peptide ghrelin stimulates food intake and growth hormone secretion. *Endocrinology*. 2000;141:4325-4328.
82. Tschop M, Weyer C, Tataranni PA, Devanarayan V, Ravussin E, Heiman ML. Circulating ghrelin levels are decreased in human obesity. *Diabetes*. 2001;50:707-709.
83. Bacha F, Arslanian SA. Ghrelin suppression in overweight children: a manifestation of insulin resistance? *J Clin Endocrinol Metab*. 2005;90:2725-2730.
84. Fagerberg B, Hulten LM, Hulthe J. Plasma ghrelin, body fat, insulin resistance, and smoking in clinically healthy men: the atherosclerosis and insulin resistance study. *Metabolism*. 2003;52:1460-1463.

85. Langenberg C, Bergstrom J, Laughlin GA, Barrett-Connor E. Ghrelin and the metabolic syndrome in older adults. *J Clin Endocrinol Metab*. 2005;90:6448-6453.
86. Cummings DE, Weigle DS, Frayo RS, et al. Plasma ghrelin levels after diet-induced weight loss or gastric bypass surgery. *N Engl J Med*. 2002;23:1623-1630.
87. Bunt JC, Salbe AD, Tschop MH, DelParigi A, Daychild P, Tataranni PA. Cross-sectional and prospective relationships of fasting plasma ghrelin concentrations with anthropometric measures in Pima Indian children. *J Clin Endocrinol Metab*. 2003;88:3756-3761.
88. Das UN. Is obesity an inflammatory condition? *Nutrition*. 2001;17:953-966.
89. Han TS, Sattar N, Williams K, Gonzalez-Villalpando C, Lean ME, Haffner SM. Prospective study of C-reactive protein in relation to the development of diabetes and metabolic syndrome in the Mexico City Diabetes Study. *Diabetes Care*. 2002;25:2016-2021.
90. Pradhan AD, Manson JE, Rifai N, Buring JE, Ridker PM. C-reactive protein, interleukin 6, and risk of developing type 2 diabetes mellitus. *JAMA*. 2001;286:327-334.
91. Spranger J, Kroke A, Mohlig M, et al. Inflammatory cytokines and the risk to develop type 2 diabetes: results of the prospective population-based European Prospective Investigation into Cancer and Nutrition (EPIC)-Potsdam Study. *Diabetes*. 2003;52:812-817.
92. Hu FB, Meigs JB, Li TY, Rifai N, Manson IE. Inflammatory markers and risk of developing type 2 diabetes in women. *Diabetes*. 2004;53:693-700.
93. Willerson JT, Ridker PM. Inflammation as a cardiovascular risk factor. *Circulation*. 2004;109(Suppl 1):II2-II10.
94. Duncan BB, Schmidt MI, Chambless LE, Folsom AR, Carpenter M, Heiss G. Fibrinogen, other putative markers of inflammation, and weight gain in middle-aged adults—the ARIC study. Atherosclerosis Risk in Communities. *Obes Res*. 2000;8:279-286.
95. Duncan BB, Schmidt MI, Chambless LE, Folsom AR, Heiss G. Atherosclerosis Risk in Communities Study Investigators. Inflammation markers predict increased weight gain in smoking quitters. *Obes Res*. 2003;11:1339-1344.
96. Engstrom G, Hedblad B, Stavenow L, Lind P, Janzon L, Lindgarde F. Inflammation-sensitive plasma proteins are associated with future weight gain. *Diabetes*. 2003;52:2097-2101.
97. Engström G, Hedblad B, Janzon L, Lindgärde F. Weight gain in relation to plasma levels of complement factor 3: results from a population-based cohort study. *Diabetologia*. 2005;48(12):2525-2531.
98. Barzilay JI, Forsberg C, Heckbert SR, Cushman M, Newman AB. The association of markers of inflammation with weight change in older adults: the Cardiovascular Health Study. *Int J Obes (Lond)*. 2006;30:1362-1367.
99. Dhurandhar NV. Infectobesity: obesity of infectious origin. *J Nutr*. 2001;131:2794S-2797S.
100. Dunkelman SS, Fairhurst B, Plager J, Waterhouse C. Cortisol metabolism in obesity. *J Clin Endocrinol Metab*. 1964;24:832-841.
101. Bjorntorp P. Do stress reactions cause abdominal obesity and comorbidities? *Obes Rev*. 2001;2:73-86.
102. Bjorntorp P, Rosmond R. Obesity and cortisol. *Nutrition*. 2000;16:924-936.
103. Wallerius S, Rosmond R, Ljung T, Holm G, Bjorntorp P. Rise in morning saliva cortisol is associated with abdominal obesity in men: a preliminary report. *J Endocrinol Invest*. 2003;26:616-619.
104. Rosmond R, Dallman MF, Bjorntorp P. Stress-related cortisol secretion in men: relationships with abdominal obesity and endocrine, metabolic and hemodynamic abnormalities. *J Clin Endocrinol Metab*. 1998;83:1853-1859.

第19章 肥満の発生期発達期起源

Matthew W. Gillman

1 肥満の予防は胎児期からはじめなければならない

　肥満は経済先進国で猛威をふるっているが，それだけでなく，多くの発展途上国でも疫学的転換期に入ろうとしている。注目すべき特徴のひとつは，子どもにおいても例外ではないということである。図に示すように，就学前の児童と乳幼児で，ここ20-30年の間に肥満の割合が劇的に増大した（図19-1）[1,2]。

　幼児期の肥満は，小児期後期の肥満[3]と異なり，成人期の肥満との関連がないにもかかわらず病気の罹患率を上げる。子どもの過体重は2型糖尿病[4-6]，高血圧と脂質異常症[7,8]，睡眠障害[9]，早期成熟[10]や精神的ストレスの原因となり，喘息のリスクファクターともなる。なお，喘息は，有病率や罹患率，経済的負担の点で肥満に匹敵する唯一の子どもの慢性疾患である[11-14]。

　一旦肥満になってしまうと，その治療は難しい。なぜなら，肥満を維持する生活習慣が定着しているだけではなく，発生過程で獲得した倹約型の体質，つまり生理的メカニズムが体重減少に抵抗しようとするからである[15,16]。

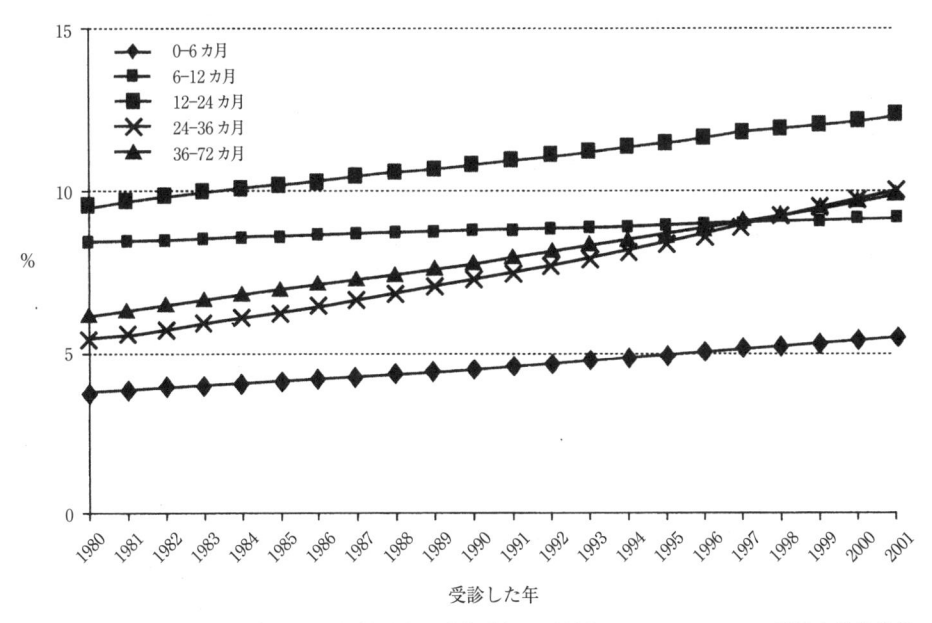

図19-1　1980年から2001年までの月齢区分別過体重児予測割合。マサチューセッツ州健康維持機構（Health Maintenance Organization；HMO）の小児健康診断に訪れた0カ月から71.9カ月（6歳）までの120,680児の累計366,109回の受診結果に基づく。文献1より許可を得て転載

これらの理由から，できるだけ初期に肥満を予防することが決定的に重要となる。生まれる前から必要といっても過言ではない。そのためこの章では，のちの肥満とその健康アウトカムを決める妊娠前後の要因に焦点を当てる。

2　低年齢の小児の肥満の判定は難しい

　出生前および周産期に原因をもつ肥満に関する多くの研究は，小児期の健康結果で判断しているので，脂肪の蓄積を適切に判定することが重要となる。米国疾病管理予防センター（Centers for Disease Control and Prevention; CDC）やその他の公的機関では，臨床的または公衆衛生学的目的による2歳以降の肥満の標準的判定に体格指数（body mass index; BMI）を使うことを勧めている。第5章で指摘しているように，正確な身長を測定できれば，BMIは簡単に値を得られるという利点があり，CDCもBMIを用いた成長曲線を広めてきた。米国において「過体重（overweight）」（以前は，「過体重になる危険性（at risk of overweight）」と呼ばれていた）と「肥満（obesity）」（以前は，「過体重（overweight）」と呼ばれていた）として提唱されているBMIの範囲は，それぞれ年齢・性別に85から95パーセンタイル，95パーセンタイル超である（第20章も参照）。これらのパーセンタイルの数値を出すのに使われた集団は，1970年代に行われた全国的な抽出調査によるもので，当時は集団全体としてかなりやせていた。多くの他の国々では国際肥満タスクフォース（International Obesity Task Force; IOTF）によって公表されている成長曲線を用いている[17]。

　パーセンタイルを使うかわりに，IOTFは年齢と性別による過体重と肥満のカットポイントを決めた。それぞれのカットポイントは，成人の過体重および肥満のカットポイントである$25\,\mathrm{kg/m^2}$と$30\,\mathrm{kg/m^2}$を予測するものとされている。思春期の子どもに対してCDCの成長曲線を使うと，成人の範囲では過体重や肥満を大きく見積もる傾向にあるので，IOTFの標準値のほうが優れている。しかし，思春期以前の子どもの場合はCDCの成長曲線が適切である。将来的に，研究者や臨床家は母乳栄養の乳児を標準とした新しいWHO（World Health Organization: 世界保健機構）チャートを使うようになるだろう[18-21]。

　0歳から2歳までの乳幼児の過体重と肥満は，BMIではなくCDCの「身長に対する体重」標準（weight-for-length standard）によって定義される。その大きな違いは身長が2乗になっていないことである。より年齢の高い子どもに対する基準と同様に，カットポイントは85および95パーセンタイルであるが，その定義は確立していない。その理由として，基準となる集団を決定するための国民を代表するデータが不足していることと，この年代の過体重・肥満の問題点に関するデータが少ないことがあげられる。

　また，身長測定上のエラーが臨床的によく起こるのも問題である。Rifas-Shimanら[22]はプライマリケアの場で，0カ月から23カ月までの160人の子どもの妥当性研究を行い，臨床の場での身長測定は研究標準的測定値より平均1 cm以上大きいことを示した（図19-2）。

　身長の過大評価は，肥満の有病率をかなり過小評価するような「身長に対する体重」の測定結果を生み出すことになるので，典型的な米国の集団がまるで栄養欠乏状態にあるようにみえる。このように医師は子どもの患者の過体重を十分検出していないので，臨床の現場では，正確に測定できる装置や技術を取り入れる必要がある。臨床的に得られたデータベースから身長，そして「身長に

対する体重」の値を使う研究者はこの限界を強く認識して，身長の測定値を補正するために，前出の妥当性研究から得られた回帰式を用いることを考えたほうがよい（図19-2参照）。

2歳から3歳の場合はさらに状況が混乱している。子どもがどれだけしっかりと直立できるかによって，臨床家は寝たまま，または直立した状態で身長を計測することになる。研究標準的測定でも，直立した場合の身長（standing height）は横臥位身長（recumbent length）よりおよそ0.5から0.75 cmほど値が低くなる[23,24]。したがって，研究者は直立または横臥位のどちらで身長が測定されているかを知り，適切なCDCチャート，つまり0歳から36カ月までは「身長に対する体重」を用い，24カ月以上の場合はBMI（直立で測定した身長で算出することが前提とされている）を用いる必要がある。

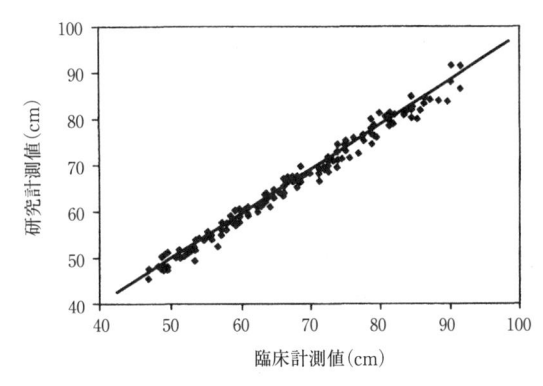

図19-2 0-23カ月の160児の身長の臨床計測値と研究的計測値における関連。研究計測値＝臨床計測値×0.953＋1.88 cmの関係がある。文献22より許可を得て転載

つまり，研究者は可能ならば常に最新の精密な方法で身長（横臥位または直立）を直接測ることが重要である。しかし，身長が正確に測定できたとしても，BMIも「身長に対する体重」も体組成を直接測っているわけではないという限界が当然存在する。BMIが95パーセンタイル以上というのは，過剰な脂肪蓄積を正確に示す基準のようにみえるが，さらに体重が重くなるほど，「身長に対する体重」と体脂肪量との相関は低くなる[25]。

研究の場では，体組成の直接的計測は生まれたときから可能である。その方法としては，2重エネルギーX線吸光法（dual-energy x-ray absorptiometry; DXA）[26-28]と体積測定技術を用いたPEAPOD[29,30]があり，DXAもPEAPODも全身の脂肪を測る。DXAは，局所の脂肪や除脂肪量，骨密度や骨量を測定できるが高価である。皮下脂肪厚の測定はかなり安価であるが，技術的厳密さと高度の訓練が要求される。そのうえ皮下脂肪厚の測定部位は限られている。生体インピーダンスは，脂肪の量を決める数式上の仮定が異なるため，年齢の低い子どもでは信頼できる値が得られない[31,32]。

小児肥満の研究において，体重／身長（横臥位または直立）による指標を使うか，あるいは脂肪の蓄積を直接測定するかは，それが使えるかどうかだけでなく目的によっても異なる。肥満の早期の起源に関する最近の多くの研究は単純な身体計測指標に限られており，その知見が文献にも示されている。しかし，この章でこれから述べるように，妊娠前および周産期の要因と，のちの脂肪蓄積や肥満との間の関連については不明な点が多く残っている。そのため，体組成や，過剰な脂肪蓄積に伴う生理学的代謝的反応を直接調べることが重要となる。

3　慢性疾患へのライフコースアプローチと健康と疾患の発生期発達期起源説はひとつに収束する概念である

最近出された2つのパラダイムが概念をまとめるのに役立つ。第一は，慢性疾患へのライフコースアプローチ[33]で，これには時間と階層性という2つの軸がある。時間軸として妊娠前から出産

前，乳児期，幼児期，さらにそれ以降のそれぞれの時期に，種々の要因が作用して慢性疾患のリスクが決まる。もうひとつの軸は階層性であり，種々の要因は，社会環境，都市や自然環境といった巨視的なものから行動や生理や遺伝といった個別の微視的なものにまで及ぶ。これらの要因はライフステージにより幾分その重要性は異なるものの，一生を通じて相互に影響しあう。

このパラダイムによると，多くの要因の中でもそのうちのいくつかが決定的なのかもしれない。生涯にわたる，時には不可逆的な変化が，発生過程の感受性の高い重要な時期に起き，それは「プログラミング」と呼ばれる。ひとつの例として，詳細に記述されたすぐれたラットの実験がある。母体の低タンパク食は，たとえそれが胎生期の2，3日だけだとしても生まれた仔の生涯にわたる高血圧の原因となりうる，というものである[34]。そのメカニズムとしては，胎児を過剰なグルココルチコイド（ストレスホルモン）の影響から守る胎盤の酵素活性の低下が関与すると考えられている。また他の要因として，危険因子の蓄積が慢性疾患の発症をひき起こす。例えば，脂質量が増大した状態に長く置かれると，動脈硬化の前段階となる冠動脈の傷害が思春期から起こる[35]。

第二のパラダイムとして，以前は"成人病胎児期起源説"と呼ばれていた健康と病気の発生期発達期起源説（Developmental Origins of Health and Disease; DOHaD）がある。ライフコースアプローチと同様に，DOHaDは，個人の長期の健康状態の決定要因として胎児期と乳児期に主に着目している[36]。

以上の2つの概念は，生涯にわたる健康の道筋を決める発生学的可塑性の時期が決定的に重要であることを強調している。可塑性を有する時期は臓器や器官系で異なるが，一般的には出生により，または生後1年でその時期を終える[36]。この考えによれば，例えば成人期のリスクファクターのようなのちに起こる要因は，この時期に決定した道筋を修正するものと考えられる。この相互作用の重要性を説明する理論のひとつとして，予測的適応応答の概念がある。この理論によると，生物はその発生の過程でライフコースを通してある環境が維持されることを予期するようプログラムされている。この予期された環境と小児期や成人期の環境が合致していれば病気のリスクは低くなり，ミスマッチがあると良くない健康結果となる。この理論の実際の検証ははじまったばかりであるが，循環器代謝系のリスクが最も高い人は，低出生体重児が小児期に急激に体重が増えて，のちに高いBMI値をもつ組み合わせの人々である，といった疫学的事実によって支持されている[37-43]。

この特徴的な現象は倹約型の体質（thrifty phenotype）と呼ばれ，予測適応応答のひとつである[44]。妊娠期にエネルギーを欠乏させ，生まれた仔に過剰のエネルギーを与えた動物実験から，この現象は胎児期の環境の変化によるものであって胎児の遺伝的な変化によるものではないことが明らかになっている[45-47]。

4 健康と病気の発生期発達期起源説に関する観察研究

動物実験により，早期の発生学的要因が生涯の健康に影響を与えるという確実な知見が得られた[48]。体組成や高血圧や心血管・代謝疾患に対する長期的な影響は，タンパク質やエネルギーの制限といった栄養学的なものから，グルココルチコイドなどのホルモン投与，子宮動脈結紮などの器質的傷害，貧血や酸素欠乏などの条件設定によって比較的容易に誘導される[36]。しかし，動物による実験は原理を証明することはできるが，その条件を人間にあてはめることは難しい。第一に，母体—胎盤—胎児とつながる生理学的知見は間接的なものが多いこと，第二に，動物への介入実験の

大多数は極端な条件で行われるので，人には実行不可能なことがその理由である．そのため，臨床的に，人間集団を基盤とした研究を実施する場合は，綿密にデザインされた疫学研究から確実な推論を導く必要がある．

　疫学研究の第一世代は歴史的コホート研究である．行政で保存されていた出生体重データあるいは思い出しによる出生体重データを用いてコホート分析を行うという素晴らしい発想による研究である．Barkerら[49]は，出生時体重が数十年後の心血管系疾患とその危険因子に関連することに最初に気づき，最も多くの報告を残した．出生時体重はDOHaD研究における主要な出発点であるが，それ自体は病因ではなく，なぜ出生時体重が疾患に関連するのかというメカニズムや公衆衛生的重要性の理解につながるものではない．例えば，出生時体重が低くても高くても，おそらく異なる経路が働いてのちの脂肪蓄積に関連した結果をもたらす[50]．DOHaDの研究者は今では，出生時体重，あるいはその要因である胎児の成長や妊娠期間が，生涯の健康を決定する多くの決定要因の代理指標であり，そこに含まれる多くの決定要因そのものの同定と定量がきわめて重要であると考えている[51]．そのために病因に迫りうる妊娠前後の問題点に関するデータをもつ別のタイプの研究が必要とされている．

　第二の研究は，数十年前に行われた妊娠女性とその児のコホート研究の復活ともいうべきものである．米国の「国民共同周産期調査（National Collaborative Perinatal Project; NCPP）」と「小児児童の健康と発達に関する調査」がその良い例であり，この2つのコホート研究はともに，1950年代から1960年代に妊婦を研究対象者として募集し，以後当該出生児が就学年齢に達するまで追跡した調査である．何人かの研究者が，現在は成人となった当時の児童集団に再び連絡をとり，一部の対象者について追跡調査を行っており，肥満や他の健康アウトカムを調べた報告が出はじめている[52-57]．これらの研究では，妊娠期と小児期早期に研究目的で収集された良質なデータが保存されているが，現在研究者が関心をもつ核心的なデータ要素には不足している．例えば，NCPPには母体の食事データはなく，血液サンプルも-20℃で保存されているだけで，現在のように-80℃またはそれ以下で保存されたものはない．

　第三の疫学研究は新規に妊娠女性とその児の出生前コホートを作り出そうとするものである．このような研究は，血液などの生体由来のサンプルを採取する点では新しいデータを収集できる利点があるが，臨床的アウトカムを待つには長い時間がかかり，研究者の寿命をこえてしまうかもしれない．幸いなことに小児における肥満と心血管・代謝疾患には，小児期に利用が可能な比較的多くの代理アウトカムがある．米国では，「国民小児調査（現在はその「揺籃期」にある）」によりこのタイプの大規模調査の例が示されている[58]．

5　研究者は発生期の変容可能な決定要因を明らかにしようとしている

◆胎生期の決定要因——妊娠期の母体の喫煙，妊娠期の体重増加，妊娠糖尿病

　実験動物を妊娠させてタンパク質やエネルギーの摂取を厳しく制限すると，生まれた仔の健康に悪影響があるので，「母体の低栄養」は実験生理学者にとっては実験を組み立てやすい．しかし，人間で同様の実験を行うことはできない．かわりに使えるのは「胎生期の栄養」，すなわち成長する胚や胎児に対する栄養素や酸素やホルモンなどの供給経路である．ここでは母体の食事だけでなく母体の他の行動要因をも考慮に入れる．さらに，子宮と胎盤の血流，胎盤と胎児の代謝といった

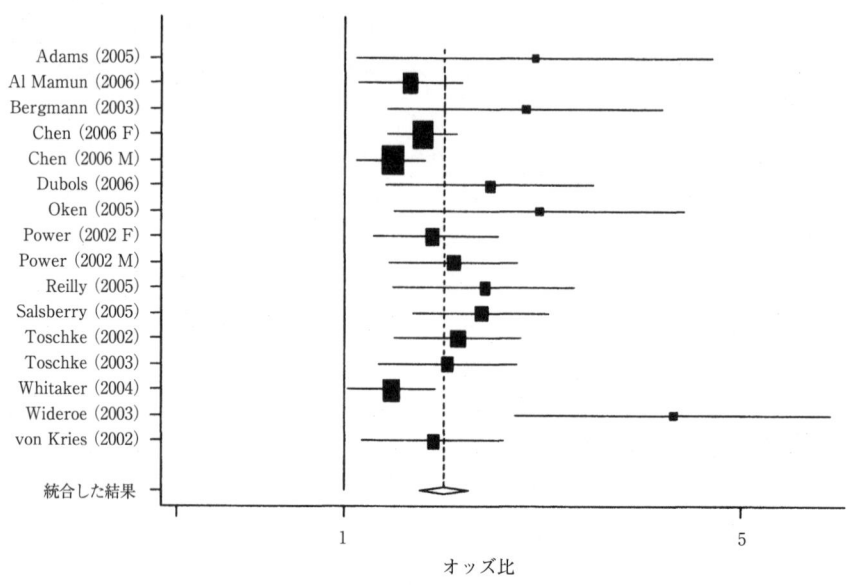

図 19-3 妊娠中の母体の喫煙と子どもの過体重に関するメタアナリシスの結果。調整統合オッズ比は 1.50（95％信頼区間：1.36-1.65）であった。文献 59 より許可を得て転載

　母体から胎児への影響（downstream influence）や，母体の妊娠前の健康度そしてさらに母親自身の子宮内生育状況や，生後初期の出来事といった母体側の上流の影響因子（upstream influence）が重要な役割を果たす。

　このような考え方を軸に，研究者は，生まれてくる子の肥満とその結果起こる疾患についての，変容可能な妊娠中の決定因子を調べはじめた。妊娠期の母体の喫煙がその一例である。母体の喫煙は胎児の低成長の原因になるだけでなく，これまでに 12 編以上の研究が，母体の喫煙は生まれる子の肥満に関連することを明らかにしている。14 編の研究のメタアナリシスで Oken ら[59]は，妊娠期の母体の喫煙が子ども（3 歳から 33 歳時までの結果が含まれた）のその後の肥満（定義は年齢別の BMI カットポイントを用いている）のオッズ比を 50％上昇（調整オッズ比 1.50，95％信頼区間：1.36 から 1.65）させると推定した（図 19-3）。社会経済的位置に関連する要因を調整してもオッズ比推定値には大きな影響はなかった。しかし残余交絡の可能性がないわけではない。この現象に関する動物実験はほとんどなく，産褥期にニコチンを投与した［妊娠前 14 日から妊娠中―離乳までニコチンを投与］ラットにおいて，仔が成育するにつれて体重がより増加するという報告があるのみである[60]。

　もしニコチンと子どもの体重増加に因果関連があるなら，母体の喫煙が肥満の流行とともに上昇している発展途上国で，公衆衛生的な対策をはじめることが重要となる。母体喫煙による胎児の低体重および小児肥満という現象は，急性疾患から慢性疾患への疫学的（疾病構造）変化の特徴であるだけでなく[61]，心血管・代謝疾患のリスクが最も高い組み合わせなのである[37-42]。

　もうひとつの例は妊娠期の体重増加である。米国科学アカデミー（National Academy of Science）による最近のワークショップの報告にまとめられているように[62]，多くの女性は以前に比べて体重がより重い状態，または肥満の状態で妊娠期に入る。そのうえ妊娠期の過剰の体重増加の割合も以前より増えている。ボストン地区の出生前コホート研究である Project Viva で Oken ら[63]は，1990 年の米国医学研究所ガイドライン（Institute of Medicine Guidelines）[64]定義による妊娠期の過剰

な体重増加が，生まれた子どもの3歳の時の高いBMIと肥満リスクに関連することを示した（図19-4）。妊娠期の体重増加の決定要因はほとんど知られていないが，ここ20-30年の変化が行動変容の可能性を示している。近年の肥満の蔓延の時代においては，妊娠中の適切な体重増加に関する知見が緊急に必要であり，それによって推奨体重の新しい基準を作ることができる。

妊娠時点の母体の高いBMIは，出生児のその後の肥満など，多くの有害な状況をひき起こす強いリスクファクターとなる[65]。妊娠がいったん始まれば，母体の高いBMIを低くすることはできない［変容不能］ので，この章で妊娠時点での母体のBMIが出生児の肥満に及ぼす影響については触れない。そうはいっても妊娠時点でのBMIを適切な値にすることは世代間にわたる肥満の予防の上で最も重要な目標のひとつである。

妊娠前の母体の肥満の主要なアウトカムのひとつは妊娠糖尿病（gestational diabetes mellitus; GDM）である。

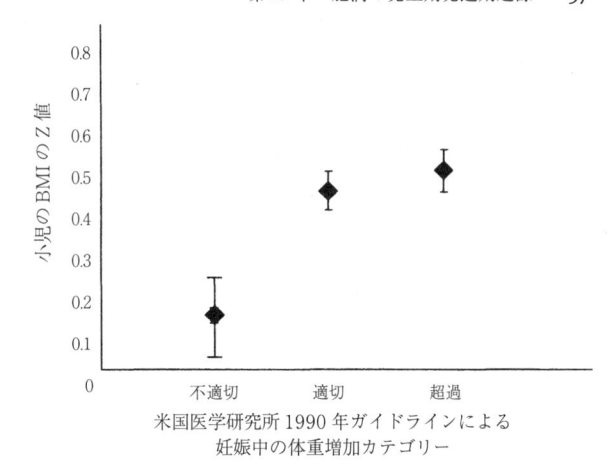

図19-4 米国医学研究所により提唱されている妊娠中体重増加カテゴリー別の，3歳になった子どものBMIのZ値の調整平均（95%信頼区間）。Project Vivaのデータ。文献63より許可を得て転載

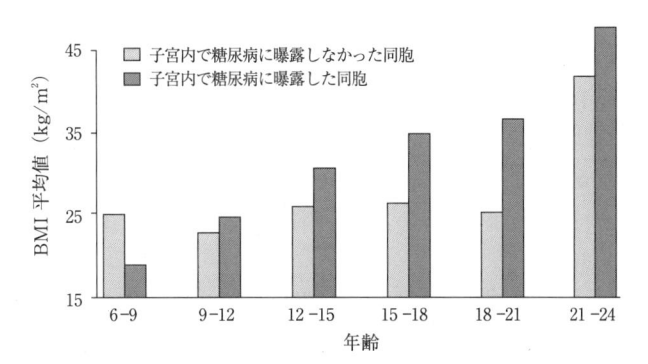

図19-5 子宮内で糖尿病に曝露しなかった同胞に比べ糖尿病の子宮内環境にさらされた子どもの方が平均BMIがより大きくなる。ピマインディアンのデータから。文献70より許可を得て転載

GDMは胎児の過度の成長，つまり出生体重に影響を与え，出生時の体重はのちのBMIに直接的に関係することを多くの研究が示している[66-68]。したがって，生まれる子の肥満の決定因子としてGDMを研究するのは理にかなっている。なおGDMを誘発した動物実験でもこの関係が示唆され，GDMが高頻度に起こる地域での疫学調査（方法論として強力な家族内研究——同胞ペア——を含む）によっても同様に示されている（図19-5）[69・70]。

しかし，一般的な集団を対象とした研究では，GDMと生まれた子の肥満の関係ははっきりしない[66・71]。世界中で肥満と糖尿病の増加が予測される中[72]，肥満—GDM—出生児の肥満，という世代間にわたる悪循環が肥満の流行をさらに悪化させるので，GDMと子どもの肥満リスクについては，その程度を含め明らかにする必要がある。

加えて，GDMの原因およびその帰結についての研究にはさらに多くの課題が残っている。例えば，身体活動は妊娠前も妊娠中もGDMの予防に効果がみられるようであるが[73-75]，食事要因は，妊娠中ではなく，妊娠前の内容だけが予防的に働くと考えられている[76-78]。そして，BMIだけでなく，小児期と成人期の体組成や心血管・代謝疾患のアウトカムの研究が，世代をまたがるGDMの影響を十分理解する上で重要である。

妊娠期の母体の食事摂取も，生まれた子の肥満の決定要因のひとつである可能性が高い。驚くべきことに，実はこれについて文献的に一致した結果はない。その理由のひとつは方法論的な違いである。すなわち，妊娠期に正確な食事調査データを収集して，かつ生まれた子の肥満がはっきりと判定できるほど長期間にわたって追跡した研究はない。現在実施されている研究は，微量栄養素（ビタミンDなど），および主要栄養素の量と質（グリセミック負荷など）の両者の役割と食事パターンに焦点が当てられている。マウスモデルを用いた新しい研究によれば，妊娠前後にメチル基を十分含む食事を母体に与えると，エピジェネティックな機構[後天的DNA修飾による遺伝子発現制御]により仔の肥満と糖尿病のリスクを低下させることができる[79]。しかし，人間で同様に研究するには，妊娠前後の正確な食事調査，バイオマーカーの収集，健康結果の把握を含む縦断調査が必要であり，またエピジェネティックの組織または種特異性に関わる難しさもあって，研究はまだ始まったばかりである。

◨出生後の決定要因──乳児期体重増加，栄養，睡眠

　出生後の生活も重要である。生まれて最初の1年に，少なくとも3つの要因がその後の肥満を決める役割を演じている。第一は乳児の成長の度合いで，体重増加と身長の伸びを区別することが決め手となる。そして，体重増加は身長の伸びに伴うので，体重増加だけよりも身長の過剰な伸びにおける体重増加に注目すべきである。第2節で述べたように，正確な身長を測定することがきわめて重要であるが，現在までのほとんどの研究は，正確な身長を用いておらず，体重増加の評価のみが判断の根拠となっている。将来的には正確な体重と身長の他にも体組成の縦断的測定が役に立つと思われる。

　現在，2つのメタアナリシスによって，生後数週または数カ月の間の急速な体重増加はその後の高いBMIつまり肥満につながることが示されている[80,81]。例えば，Bairdら[80]は，乳児の成長と後の肥満の関連を調べた10編の研究を総合的に検討した中で，他の乳児に比べ速い成長を示した乳児の，後々の肥満に対するオッズ比および相対危険度は1.17から5.70の間にあることを示した。この関連は肥満が判定された年齢にかかわらず，また1927年から1994年に及ぶ対象者の出生年にもかかわらず一貫した結果であった。

　人工乳で育てられた乳児の出生後最初のたった1週間の体重増加が，20歳から32歳になった時の肥満を予測できるとした研究もある[82]。交絡因子を調整後，生後1週間の体重増加が100g増えるごとに成人の過体重のオッズ比が28％増加したという（OR, 1.28; 95％信頼区間：1.08-1.52）。未熟児や妊娠週数に比べ低成長児（small for gestational age [わが国では，SFD児：small for dateと呼ばれている]）が，乳児期早期に高エネルギーの人工乳を投与されて急速に体重が増加した場合は，小児期後期や思春期のBMI，血圧，インスリン濃度，レプチン濃度がより高かったことが，追跡調査で示されている[83,84]。正確な身長測定を行った数少ない研究のひとつとして，Belfortら[85]は，出生から生後6カ月までの「身長に対する体重」の増加が，高い収縮期血圧に関連したことをProject Vivaの3歳児の調査で示している。

　以上の結果は一貫しているようであるが，逆の結果を示す研究にも注意を払う必要がある。冠動脈疾患を発症したフィンランド人男性は，集団全体に比べて，2歳以降に劇的に身長，体重，BMIが増加したが，それ以前の0歳から1歳までは身長，体重，BMIがむしろ低下していた[43]。インド人男性と女性で若年成人期に耐糖能異常あるいは2型糖尿病を発症した場合も同様のパターンを

示した[42]。乳児期の体重（および脂肪）増加の役割に関するこのような矛盾の解明はきわめて重要で，臨床家や親はその結果に今後注意を払う必要がある。

　第二に，乳幼児の体重増加の決定要因のひとつは母乳栄養か人工栄養かである。完全な母乳栄養，または長期にわたる母乳栄養はのちの肥満リスクの低下につながるかもしれない。母乳栄養の期間に関するあるメタアナリシスによると，母乳栄養の期間が1カ月増えるごとにオッズが4％低下すると推定している[86]。母乳栄養では人工栄養に比べ，のちの肥満のオッズが13％から22％低下することが，2つのメタアナリシスによって示されている[87,88]。しかし，人種や民族に関する情報を含む米国の2つの研究では，その効果は白人に限られていた[89,90]。ひとつの説明としては，文化的環境が異なる場合，授乳の仕上げを人工乳で締めくくるなど異なる母乳栄養の習慣があるかもしれないが，これに関する研究結果はない。さらに，集団の結果として報告されたものをまとめたものではなく，個人レベルのデータを用いたメタアナリシスでは，BMIの平均値は人工栄養の場合と同様で，母乳栄養による予防効果は認められなかった[91]。肥満リスクと母乳栄養の関連の無さをどのように説明したらよいか。理由のひとつはアウトカムが異なることである。アウトカムを肥満か非肥満かに二値化した研究では予防効果があるようにみえ，BMIを連続変数として扱って平均値を比較した研究では効果がないようにみえる。BMI分布の端の方の効果が大きく，平均値の効果より大きく出ている可能性もある。別の説明としては，個人レベルのメタアナリシスでは社会経済的交絡因子がより適切に調節されるのかもしれない。しかし，看護師研究参加子息研究（Growing Up Today Study）において，Gillmanら[92]は母乳栄養期間の［肥満に対する］オッズ比が同一家族内分析（within family analysis）でも，コホート全体の分析でもよく似た結果であることを見出しており，社会経済的因子の残余交絡は，主要な役割をもたなかったことを示唆している。加えて，最近のいくつかの研究では，多くの可能な交絡因子を考慮した上で，関連性を確認している[93]。ベラルーシ共和国における母乳栄養の推奨活動に関する大規模無作為試験に参加した小児をさらに追跡調査することでこの問題に答えることができる[94]。

　第三の乳児期の要因は，親になったばかりの多くの人々にとって悩みの種の睡眠時間である。第16章で述べられているように，成人の睡眠不足は過体重と肥満の発症に関連している。同様の関係は小児期早期にもあてはまるようだが，それを示すデータはまだほとんどない。例えば，Project Vivaのコホートで，Taverasら[95]によって，乳児期の睡眠時間が1日12時間未満であった子どもの3歳の時の過体重に対するオッズ比が2.04（95％信頼区間：1.07-3.91）であったことが示されている。睡眠の質とおそらくは睡眠時間も乳児期における変容可能な要因と考えられる[96-98]。

◆胎生期の因子と出生後の因子の組み合わせ

　慢性疾患へのライフコースアプローチは，異なるライフステージの複数の要因の組み合わせが異なる健康状態をもたらすことを教えている。そのため出生前および出生後に起こる肥満の発生期発達期の決定因子の組み合わせを考慮することは重要である。Gillmanら[99]は，Project Vivaのデータを使って，変容可能と考えられる5つの危険因子の値を組み合わせて，3歳時点での肥満の予測確率を調べた。なお，危険因子の値は共変量によってあらかじめ調整されたものが用いられている。それらの因子とは，妊娠期の母体の喫煙，妊娠期の体重増加，母乳栄養の期間の長さ，生後6カ月までの乳児の体重増加，乳児の睡眠の5つである。5つの因子がすべて最適（optimal）の値の場合の肥満の予測確率は6％で，一方5つの因子すべてが悪い（adverse）値である時の肥満の予

測確率は29%であった。この予測値の大きな違いは，妊娠期と乳児期にこれら5つの要因を改善させる取り組みがあれば，小児の肥満の割合をかなり減少できることを示唆している。

複雑な経路を解決するのに新しい分析方法が役立つかもしれない。特に成長に関連した内容分析は今後の課題である。例えば，人生のある時期の体重増加は，その次の時期にも体重増加をもたらすことが多い。体重増加の中で，人生のある時期の「その後の体重増加を決める重要な体重増加」をそれ以外の体重増加と区別したり，解析の中で成長という変数を他の変数と組み合わせることは困難である[100]。De Stavola[101] は，これらの問題を解決するために構造方程式モデリングの使用を提唱している。これは有望な方法であるが，有効性ははっきりしていない。加えて，成長の分析には，単に出生時に身長や体重などの測定を行うより，胎児の超音波検査を連続して行うような新しい研究が胎生期の成長に関するパラメーターの直接的な測定につながるだろう。

6 臨床医学，公衆衛生施策への応用の可能性と今後の方向性

肥満および肥満の結果起こる疾患について妊娠前から周産期に至る決定因子を同定し定量化する多くの研究が必要とされている一方，いくつかの項目はすでに明らかになっている。第一に，出生体重への介入は有害ではないとしても，意味のないことである。出生体重は多くの決定因子の状態を反映する代理的変数であり，それ自体は肥満の原因（etiologic factor）ではない。出生体重に影響を与えるかどうかに関わらず，肥満の原因それ自体に焦点を当てる努力が必要なのは，この章で述べた通りである。

最近数十年間に，たばこ産業の巧妙な戦略により妊娠時の母体の喫煙は発展途上国では恐らく上昇している[102-106]。米国で成功した喫煙を減らすやり方——政策，環境，個々人の行動変容戦略——は世界の他の地域では計画・実行ともに難しい[107-110]。しかし，生殖年齢にある少女や女性の喫煙の抑制は世界的に最も重要な健康課題である。その理由はひとつ，生まれる子どもの肥満を防ぐためである。

GDMの予防も優先課題のひとつである。GDMは生まれた子の肥満だけでなく多くの周産期の合併症をひき起こす[66,71]。最も重要な予防方法は，現代では最も達成が難しいが女性に正常のBMIで妊娠するよう指導することである。そのうえで，妊娠期に軽度から中等度の身体活動を行うこともGDMの予防戦略として期待される[73]。

GDMの治療が，生まれる子どもの肥満のリスクを軽減するかどうかは明らかでない。GDM治療の意義について，短期間の介入試験に参加して治療に成功した母親から生まれた子どもの追跡調査[111] は，この問いに答え，またGDMと子どもの肥満の間に因果関係があることを確認する強力な研究デザインになる。

妊娠期の体重増加の調節は，現在の公衆衛生学的到達点として魅力的である。しかし，妊娠期の体重増加が少なすぎることは，胎児の低成長や新生児期の疾病に関連しているため，注意が必要である[64]。女性への勧告を改変する前に，米国科学アカデミーや他の権限のある団体は，妊娠期の種々の程度の体重増加に対する短期的および長期的な危険性と有益性の両者について比較した多くのデータを集めなければならない。またそのようなデータは，妊娠する前のBMIで定義したいくつかのグループごとに必要となる。妊娠期の体重増加の決定因子はいまだ解明されていないので，妊娠期の体重増加を防ぐ最良の戦略は明らかとなっていない。しかし幸いなことに，妊娠は女性の

人生において行動変容を達成しやすい時期でもある[112]。

　母乳栄養の開始と継続は，アトピーや胃腸疾患を含む小児の多くの健康アウトカムに効果がある[94]。交絡による見せかけの効果である可能性は依然としてあるが，現時点での最も多い研究結果は母乳栄養が後の肥満のリスクを低下させることを示唆しており，有害であることを示す研究は見当たらない。そのため，臨床家や公衆衛生担当者による母乳栄養者割合を増やす運動の中で，その効用のひとつに肥満予防があることを含めることは理にかなっている。過去30, 40年の間に，米国で母乳栄養を開始した人，および継続している人の割合がかなり増加したことからもわかるように[113]，母乳哺育は変容が可能な行動である。

　小児期の肥満を予防する臨床的，公衆衛生的なプログラムに，乳児期の体重増加や睡眠の長さに関する内容を含めるべきかどうかについて十分な知見はない。のちの肥満に関連するような乳児期体重増加の決定因子は，乳児期の栄養以外には明らかではないので，乳児期の体重増加を軽減することによって，小児期，成人期の肥満が軽減するかどうか（また，もしそうであればどのように軽減するのか）は知られていない。さらに，少なくとも未熟児において，低すぎる乳児期の体重増加は神経心理学的に有害な結果となる[114, 115]。そのため，乳児期の最適な体重増加量ならびに乳児期の体重増加が変容可能かどうかに関する情報がもっと集まるまでは，どんな勧告も臨床の場では行われるべきではない。

　同様に，肥満の防止を目的として睡眠の長さについて何らかの推奨を行うことも時期尚早である。両者の関連，そのメカニズム，そして乳児期の睡眠時間の決定因子に関するデータをさらに蓄積する必要がある。しかし，今のところは，臨床家も親も，乳児の睡眠の質を向上させて，睡眠時間を延ばすために，科学的根拠のある睡眠方法をとり入れることを求めている[116-118]。

　出生児のその後の脂肪蓄積と関連する疾患をもたらす胎児期および周産期の要因や因果経路を新たに探索するために，これからの研究では縦断的研究デザインの利点を活用すべきである。例えば，Gillmanら[119]は，動物実験にならい，胎児の糖質コルチコイド曝露の程度を表す指標である母体の妊娠中期の副腎皮質刺激ホルモン放出ホルモンの濃度を調べた。その結果，このホルモン濃度は，中心性肥満の特徴であるBMIは低いが肩甲骨下端部と上腕三頭筋部の皮下脂肪厚の比が高いことに関連していたことを，3歳児で明らかにした。この結果は，妊娠中の母体のストレスが，生活習慣とは独立して，生まれてくる子どもの代謝的機能不全を組み込んでしまう可能性のあることを示している。

　加えて，この章で述べたようなより精密な測定技術や新しい分析方法によって，肥満発生経路への理解がさらに増すと思われる。さまざまな技術的方法論的進歩によって，我々研究者は，適切な臨床的・公衆衛生的介入に役立つような，変容が可能な肥満の原因を見出すことが容易になっている。究極的には，妊娠期と乳幼児期の間に発生・発達の観点から，適切でかつ個人の行動と個人を取り巻く環境の両方の要因を変容するような戦略に基づく介入が，生涯（ライフコース）の肥満とその結果起こる疾患の予防に向けて進むことが期待される。

文　献

1. Kim J, Peterson KE, Scanlon KS, et al. Trends in overweight from 1980 through 2001 among preschool-aged children enrolled in a health maintenance organization. *Obesity (Silver Spring)*. 2006;14:1107-1112.
2. Ogden CL, Carroll MD, Curtin LR, McDowell MA, Tabak CJ, Flegal KM. Prevalence of overweight and obesity in the United States, 1999-2004. *JAMA*. 2006;295:1549-1555.
3. Whitaker RC, Wright JA, Pepe MS, Seidel KD, Dietz WH Jr. Predicting obesity in young adulthood from childhood and parental obesity. *N Engl J Med*. 1997;337:869-873.
4. Liese AD, D'Agostino RB Jr, Hamman RF, et al. The burden of diabetes mellitus among US youth: prevalence estimates from the SEARCH for Diabetes in Youth Study. *Pediatrics*. 2006;118:1510-1518.
5. Haines L, Wan KC, Lynn R, Barrett TG, Shield JP. Rising incidence of type 2 diabetes in children in the U. K. *Diabetes Care*. 2007;30:1097-1101.
6. Molnar D. The prevalence of the metabolic syndrome and type 2 diabetes mellitus in children and adolescents. *Int J Obes Relat Metab Disord*. 2004;28 (Suppl 3):S70-S74.
7. Freedman DS, Serdula MK, Srinivasan SR, Berenson GS. Relation of circumferences and skinfold thicknesses to lipid and insulin concentrations in children and adolescents: the Bogalusa Heart Study. *Am J Clin Nutr*. 1999;69:308-317.
8. Morrison JA, Sprecher DL, Barton BA, Waclawiw MA, Daniels SR. Overweight, fat patterning, and cardiovascular disease risk factors in black and white girls: the National Heart, Lung, and Blood Institute Growth and Health Study. *J Pediatr*. 1999;135:458-464.
9. Daniels SR. The consequences of childhood overweight and obesity. *Future Child*. 2006;16:47-67.
10. Lee JM, Appugliese D, Kaciroti N, Corwyn RF, Bradley RH, Lumeng JC. Weight status in young girls and the onset of puberty. *Pediatrics*. 2007;119:E624-E630.
11. Gold DR, Damokosh AI, Dockery DW, Berkey CS. Body-mass index as a predictor of incident asthma in a prospective cohort of children. *Pediatr Pulmonol*. 2003;36:514-521.
12. Akinbami L. The state of childhood asthma, United States, 1980-2005. Advance data from vital and health statistics (381). 12-12-2006. Hyattsville, MD: National Center for Health Statistics.
13. Lozano P, Sullivan SD, Smith DH, Weiss KB. The economic burden of asthma in US children: estimates from the National Medical Expenditure Survey. *J Allergy Clin Immunol*. 1999;104:957-963.
14. Wang G, Dietz WH. Economic burden of obesity in youths aged 6 to 17 years: *1979-1999*. *Pediatrics*. 2002;109:e 81.
15. Rosenbaum M, Leibel RL. The physiology of body weight regulation: relevance to the etiology of obesity in children. *Pediatrics*. 1998;101:525-539.
16. Rosenbaum M, Goldsmith R, Bloomfield D, et al. Low-dose leptin reverses skeletal muscle, autonomic, and neuroendocrine adaptations to maintenance of reduced weight. *J Clin Invest*. 2005;115:3579-3586.
17. Cole TJ, Bellizzi MC, Flegal KM, Dietz WH. Establishing a standard definition for child overweight and obesity worldwide: international survey. *BMJ*. 2000;320:1240-1243.
18. World Health Organization. New Growth Charts. Available at: http://www.who.int/nutrition/media_page/en/index.html. 2007. Accessed October 9, 2007.
19. de Onis M, Onyango AW. The Centers for Disease Control and Prevention 2000 growth charts and the growth of breastfed infants. *Acta Paediatr*. 2003;92:413-419.
20. Wright CM. Growth charts for babies. *BMJ*. 2005;330:1399-1400.
21. de Onis M, Garza C, Onyango AW, Borghi E. Comparison of the WHO child growth standards and the CDC 2000 growth charts. *J Nutr*. 2007;137:144-148.
22. Rifas-Shiman SL, Rich-Edwards JW, Scanlon KS, Kleinman KP, Gillman MW. Misdiagnosis of overweight and underweight children younger than 2 years of age due to length measurement bias. *Medscape General Med*. 2005;7:55.
23. WHO. Child Growth Standards based on length/height, weight and age. *Acta Paediatr*. Suppl 2006;450:85.
24. Buyken AE, Hahn S, Kroke A. Differences between recumbent length and stature measurement in groups of 2- and 3-y-old children and its relevance for the use of European body mass index references. *Int J Obes (Lond)*. 2005;29:24-28.
25. Daniels SR, Khoury PR, Morrison JA. The utility of body mass index as a measure of body fatness in children

and adolescents: differences by race and gender. *Pediatrics*. 1997;99:804-807.
26. Goran MI. Measurement issues related to studies of childhood obesity: assessment of body composition, body fat distribution, physical activity, and food intake. *Pediatrics*. 1998;101:505-518.
27. Eisenmann JC, Heelan KA, Welk GJ. Assessing body composition among 3- to 8-year-old children: anthropometry, BIA, and DXA. *Obes Res*. 2004;12:1633-1640.
28. Fors H, Gelander L, Bjarnason R, Albertsson-Wikland K, Bosaeus I. Body composition, as assessed by bioelectrical impedance spectroscopy and dual-energy x-ray absorptiometry, in a healthy paediatric population. *Acta Paediatr*. 2002;91:755-760.
29. Ellis KJ, Yao M, Shypailo RJ, Urlando A, Wong WW, Heird WC. Body-composition assessment in infancy: air-displacement plethysmography compared with a reference 4-compartment model. *Am J Clin Nutr*. 2007;85: 90-95.
30. Ma G, Yao M, Liu Y, et al. Validation of a new pediatric air-displacement plethysmograph for assessing body composition in infants. *Am J Clin Nutr*. 2004;79:653-660.
31. Dung NQ, Fusch G, Armbrust S, Jochum F, Fusch C. Body composition of preterm infants measured during the first months of life: bioelectrical impedance provides insignificant additional information compared to anthropometry alone. *Eur J Pediatr*. 2007;166:215-222.
32. Mast M, Sonnichsen A, Langnase K, et al. Inconsistencies in bioelectrical impedance and anthropometric measurements of fat mass in a field study of prepubertal children. *Br J Nutr*. 2002;87:163-175.
33. Kuh D, Ben-Shlomo Y. *A Life Course Approach to Chronic Disease Epidemiology: Tracing the Origins of Ill-Health from Early to Adult Life*. 2 nd ed. London: Oxford University Press; 2004.
34. Kwong WY, Wild AE, Roberts P, Willis AC, Fleming TP. Maternal undernutrition during the preimplantation period of rat development causes blastocyst abnormalities and programming of postnatal hypertension. *Development*. 2000;127:4195-4202.
35. PDAY Research Group. Relationship of atherosclerosis in young men to serum lipoprotein cholesterol concentrations and smoking. A preliminary report from the Pathobiological Determinants of Atherosclerosis in Youth (PDAY) Research Group. *JAMA*. 1990;264:3018-3024.
36. Gluckman P, Hanson M. *Developmental Origins of Health and Disease*. New York: Cambridge University Press; 2006.
37. Bavdekar A, Yajnik CS, Fall CHD, et al. The insulin resistance syndrome in eight-year-old Indian children; small at birth, big at eight years or both? *Diabetes*. 1999;48:2422-2429.
38. Adair LS, Cole TJ. Rapid child growth raises blood pressure in adolescent boys who were thin at birth. *Hypertension*. 2003;41:451-456.
39. Valdez R, Mitchell BD, Haffner SM, et al. Predictors of weight change in a bi-ethnic population. The San Antonio Heart Study. *Int J Obes Relat Metab Disord*. 1994;18:85-91.
40. Frankel S, Elwood P, Sweetnam P, Yarnell J, Davey-Smith G. Birthweight, body-mass index in middle age, and incident coronary heart disease. *Lancet*. 1996;348:1478-1480.
41. Rich-Edwards JW, Kleinman K, Michels KB, et al. Longitudinal study of birth weight and adult body mass index in predicting risk of coronary heart disease and stroke in women. *BMJ*. 2005;330:1115.
42. Bhargava SK, Sachdev HS, Fall CH, et al. Relation of serial changes in childhood body-mass index to impaired glucose tolerance in young adulthood. *N Engl J Med*. 2004;350:865-875.
43. Barker DJP, Osmond C, Forsen TJ, Kajantie E, Eriksson JG. Trajectories of growth among children who later have coronary events. *N Engl J Med*. 2005;353:1802-1809.
44. Hales CN, Barker DJP. Type 2 (non-insulin-depedent) diabetes mellitus: the thrifty phenotype hypothesis. *Diabetologia*. 1992;35:595-601.
45. Ikenasio-Thorpe BA, Breier BH, Vickers MH, Fraser M. Prenatal influences on susceptibility to diet-induced obesity are mediated by altered neuroendocrine gene expression. *J Endocrinol*. 2007;193:31-37.
46. Vickers MH, Breier BH, McCarthy D, Gluckman PD. Sedentary behavior during postnatal life is determined by the prenatal environment and exacerbated by postnatal hypercaloric nutrition. *Am J Physiol Regul Integr Comp Physiol*. 2003;285:R271-R273.
47. Vickers MH, Gluckman PD, Coveny AH, et al. Neonatal leptin treatment reverses developmental programming. *Endocrinology*. 2005;146:4211-4216.
48. McMillen IC, Robinson JS. Developmental origins of the metabolic syndrome: prediction, plasticity, and programming. *Physiol Rev*. 2005;85:571-633. .

49. Barker DJP. *Mothers, Babies. and Disease in Later Life*. London: Harcourt Brace & Co., Limited; 1998.
50. Oken E, Gillman MW. Fetal origins of obesity. *Obes Res*. 2003;11:496-506.
51. Gillman MW: Developmental origins of health and disease. *N Engl J Med*. 2005;353:1848-1850.
52. Stettler N, Kumanyika SK, Katz SH, Zemel BS, Stallings VA. Rapid weight gain during infancy and obesity in young adulthood in a cohort of African Americans. *Am J Clin Nutr*. 2003;77:1374-1378.
53. Monuteaux MC, Blacker D, Biederman J, Fitzmaurice G, Buka SL. Maternal smoking during pregnancy and offspring overt and covert conduct problems: a longitudinal study. *J Child Psychol Psychiatr*. 2006;47:883-890.
54. Martin LT, Fitzmaurice GM, Kindlon DJ, Buka SL. Cognitive performance in childhood and early adult illness: a prospective cohort study. *J Epidemiol Community Health*. 2004;58:674-679.
55. Buka SL, Shenassa ED, Niaura R. Elevated risk of tobacco dependence among offspring of mothers who smoke during pregnancy: a 30-year prospective study. *Am J Psychiatr*. 2003;160:1978-1984.
56. Susser ES, Schaefer CA, Brown AS, Begg MD, Wyatt RJ. The design of the prenatal determinants of schizophrenia study. *Schizophr Bull*. 2000;26:257-273.
57. Insel BJ, Brown AS, Bresnahan MA, Schaefer CA, Susser ES. Maternal-fetal blood incompatibility and the risk of schizophrenia in offspring. *Schizophr Res*. 2005;80:331-342.
58. Landrigan PJ, Trasande L, Thorpe LE, et al. The National Children's Study: a 21-year prospective study of 100,000 American children. *Pediatrics*. 2006;118:2173-2186.
59. Oken E, Levitan EB, Gillman MW. Maternal smoking during pregnancy and child overweight: systematic review and meta-analysis. *Int J Obes*. Advance online publication, 27 November 2007;doi:10.1038/sj.ijo.0803760.
60. Gao YJ, Holloway AC, Zeng ZH, et al. Prenatal exposure to nicotine causes postnatal obesity and altered perivascular adipose tissue function. *Obes Res*. 2005;13:687-692.
61. Rivera JA, Barquera S, Gonzalez-Cossio T, Olaiz G, Sepulveda J. Nutrition transition in Mexico and in other Latin American countries. *Nutr Rev*. 2004;62:S149-S157.
62. Committee on the Impact of Pregnancy Weight on Maternal and Child Health, National Research Council. Influence of Pregnancy Weight on Maternal and Child Health: Workshop Report. The National Academies Press; 2007.
63. Oken E, Taveras EM, Kleinman K, Rich-Edwards JW, Gillman MW. Gestational weight gain and child adiposity at age 3 years. *Am J Obstet Gynecol*. 2007;196:322 e8.
64. Institute of Medicine. *Nutrition during Pregnancy*. Washington, DC: National Academy Press; 1990.
65. Whitaker RC, Whitaker RC. Predicting preschooler obesity at birth: the role of maternal obesity in early pregnancy. *Pediatrics*. 2004;114:e29-e36.
66. Gillman MW, Rifas-Shiman SL, Berkey CS, Field AE, Colditz GA. Maternal gestational diabetes, birth weight, and adolescent obesity. *Pediatrics*. 2003;111:e221-e226.
67. Rogers I. The influence of birthweight and intrauterine environment on adiposity and fat distribution in later life. *Int J Obes Relat Metab Disord*. 2003;27:755-777.
68. Parsons TJ, Powers C, Logan S, Summerbell CD. Childhood predictors of adult obesity: a systematic review. *Int J Obes Reldt Metab Disord*. 1999;23:S1-S107.
69. Silverman BL, Cho NH, Rizzo TA, Metzger BE. Long-term effects of the intrauterine environment. *Diabetes Care*. 1998;21:B142-B148.
70. Dabelea D, Hanson RL, Lindsay RS, et al. Intrauterine exposure to diabetes conveys risks for type 2 diabetes and obesity: a study of discordant sibships. *Diabetes*. 2000;49:2208-2211.
71. Whitaker RC, Pepe MS, Seidel KD, Wright JA, Knopp RH. Gestational diabetes and the risk of offspring obesity. *Pediatrics*. 1998;101:e9.
72. Wild S, Roglic G, Green A, Sicree R, King H. Global prevalence of diabetes: estimates for the year 2000 and projections for 2030. *Diabetes Care*. 2004;27:1047-1053.
73. Oken E, Ning Y, Rifas-Shiman SL, Radesky JS, Rich-Edwards JW, Gillman MW. Associations of physical activity and inactivity before and during pregnancy with glucose tolerance. *Obstet Gynecol*. 2006;108:1200-1207.
74. Zhang C, Solomon CG, Manson JE, Hu FB. A prospective study of pregravid physical activity and sedentary behaviors in relation to the risk for gestational diabetes mellitus. *Arch Intern Med*. 2006;166:543-548.
75. Dempsey JC, Butler CL, Sorensen TK, et al. A case-control study of maternal recreational physical activity and risk of gestational diabetes mellitus. *Diabetes Res Clin Pract*. 2004;66:203-215.
76. Zhang C, Liu S, Solomon CG, Hu FB. Dietary fiber intake, dietary glycemic load, and the risk for gestational diabetes mellitus. *Diabetes Care*. 2006;29:2223-2230.

77. Zhang C, Schulze MB, Solomon CG, Hu FB. A prospective study of dietary patterns, meat intake and the risk of gestational diabetes mellitus. *Diabetologia*. 2006;49:2604-2613.
78. Radesky JS, Oken E, Rifas-Shiman SL, Kleinman KP, Rich-Edwards JW, Gillman MW. Diet during early pregnancy and development of gestational diabetes. *Paediatr Perinat Epidemiol*. 2008;22:47-59.
79. Waterland RA, Jirtle RL. Early nutrition, epigenetic changes at transposons and imprinted genes, and enhanced susceptibility to adult chronic diseases. *Nutrition*. 2004;20:63-68.
80. Baird J, Fisher D, Lucas P, Kleijnen J, Roberts H, Law C. Being big or growing fast: systematic review of size and growth in infancy and later obesity. *BMJ*. 2005;331:929-934.
81. Ong KK, Loos RJ. Rapid infancy weight gain and subsequent obesity: systematic reviews and hopeful suggestions. *Acta Paediatr*. 2006;95:904-908.
82. Stettler N, Stallings VA, Troxel AB, et al. Weight gain in the first week of life and overweight in adulthood: a cohort study of European American subjects fed infant formula. *Circulation*. 2005;111:1897-1903.
83. Singhal A, Lucas A. Early origins of cardiovascular disease: is there a unifying hypothesis? *Lancet*. 2004;363:1642-1645.
84. Singhal A, Cole TJ, Fewtrell M, et al. Promotion of faster weight gain in infants born small for gestational age: is there an adverse effect on later blood pressure? *Circulation*. 2007;115:213-220.
85. Belfort MB, Rifas-Shiman SL, Rich-Edwards JW, Kleinman KP, Gillman MW. Size at birth, infant growth, and blood pressure at 3 years of age. *J Pediatr*. 2007;151:670-674.
86. Harder T, Bergmann R, Kallischnigg G, Plagemann A. Duration of breastfeeding and risk of overweight: a meta-analysis. *Am J Epidemiol*. 2005;162:397-403.
87. Arenz S, Ruckerl R, Koletzko B, von Kries R. Breast-feeding and childhood obesity— a systematic review. *Int J Obes Relat Metab Disord*. 2004;28:1247-1256.
88. Owen CG, Martin RM, Whincup P, Davey-Smith G, Cook DG. Effect of infant feeding on the risk of obesity across the life course: a quantitative review of published evidence. *Pediatrics*. 2005;115:1367-1377.
89. Bogen DL, Hanusa BH, Whitaker RC. The effect of breast-feeding with and without formula use on the risk of obesity at 4 years of age. *Obes Res*. 2004;12:1527-1535.
90. Grummer-Strawn LM, Mei Z. Does breastfeeding protect against pediatric overweight? Analysis of longitudinal data from the Centers for Disease Control and Prevention Pediatric Nutrition Surveillance System. *Pediatrics*. 2004;113:e 81-e 86.
91. Owen CG, Martin RM, Whincup PH, Davey-Smith G, Gillman MW, Cook DG. The effect of breastfeeding on mean body mass index throughout life: a quantitative review of published and unpublished observational evidence. *Am J Clin Nutr*. 2005;82:1298-1307.
92. Gillman MW, Rifas-Shiman SL, Berkey CS, et al. Breastfeeding and overweight in adolescence: within-family analysis. *Epidemiology*. 2006;17:112-114.
93. Taveras EM, Rifas-Shiman SL, Scanlon KS, Sherry BL, Grummer-Strawn LM, Gillman MW. To what extent is the protective effect of breastfeeding on future overweight explained by decreased maternal feeding restriction? *Pediatrics*. 2006;118:2341-2348.
94. Kramer MS, Chalmers B, Hodnett ED, et al. Promotion of Breastfeeding Intervention Trial (PROBIT): a randomized trial in the Republic of Belarus. *JAMA*. 2001;285:413-420.
95. Taveras EM, Rifas-Shiman SL, Oken E, Gunderson EP, Gillman MW. Short sleep duration in infancy and risk of childhood overweight. *Arch Pediatr Adolesc Med*. 2008;162:305-311.
96. Ferber R. *Solve Your Child's Sleep Problems: New, Revised, and Expanded Edition*. New York: Fireside; 2006.
97. Eckerberg B. Treatment of sleep problems in families with young children: effects of treatment on family well-being. *Acta Paediatr*. 2004;93:126-134.
98. Mindell JA, Kuhn B, Lewin DS, Meltzer LJ, Sadeh A. Behavioral treatment of bedtime problems and night wakings in infants and young children. *Sleep*. 2006;29:1263-1276.
99. Gillman MW, Rifas-Shiman SL, Kleinman KP, Taveras EM, Oken E. Developmental origins of childhood obesity: potential public health impact. *Early Hum Dev*. 2007;83(Suppl 1):S66.
100. Cole TJ. Modeling postnatal exposures and their interactions with birth size. *J Nutr*. 2004;134:201-204.
101. De Stavola BL, Nitsch D, dos Santos SI, et al. Statistical issues in life course epidemiology. *Am J Epidemiol*. 2006;163:84-96.
102. Mackay J, Amos A. Women and tobacco. *Respirology*. 2003;8:123-130.
103. Tobacco Control State Highlights 2002: Impact and Opportunity. Department of Health and Human Services,

Centers for Disease Control and Prevention National Center for Chronic Disease Prevention and Health Promotion Office on Smoking and Health. Atlanta, GA; 2002.
104. Orleans CT, Barker DC, Kaufman NJ, Marx JF. Helping pregnant smokers quit: meeting the challenge in the next decade. *Tob Control.* 2000;9:III6-III11.
105. Taylor T, Lader D, Bryant A, Keyse L, McDuff TJ. *Smoking-Related Behavior and Attitudes, 2005.* London: Office for National Statistics; 2006.
106. *Women and the Tobacco Epidemic: Challenges for the 21st Century.* Samet JM, Young S-Y. London: Office for National Statistics; 2007.
107. Jha P, Chaloupka F. *Tobacco Control in Developing Countries.* Cary, NC: Oxford University Press; 2001.
108. Abdullah AS, Husten CG. Promotion of smoking cessation in developing countries: a framework for urgent public health interventions. *Thorax.* 2004;59:623-630.
109. Mackay J. The tobacco problem: commercial profit versus health—the conflict of interests in developing countries. *Prev Med.* 1994;23:535-538.
110. Lumley J, Oliver SS, Chamberlain C, Oakley L. Interventions for promoting smoking cessation during pregnancy. *Cochrane Database Syst Rev.* 2004;CD001055.
111. Crowther CA, Hiller JE, Moss JR, McPhee AJ, Jeffries WS, Robinson JS. Effect of treatment of gestational diabetes mellitus on pregnancy outcomes. *N Engl J Med.* 2005;352:2477-2486.
112. Oken E, Kleinman KP, Berland WE, Simon S, Rich-Edwards JW, Gillman MW. Decline in fish consumption after a national mercury advisory. *Obstet Gynecol.* 2003;102:346-351.
113. Ryan AS, Wenjun Z, Acosta A. Breastfeeding continues to increase into the new millennium. *Pediatrics.* 2002;110:1103-1109.
114. Casey PH, Whiteside-Mansell L, Barrett K, Bradley RH, Gargus R. Impact of prenatal and/or postnatal growth problems in low birth weight preterm infants on school-age outcomes: an 8-year longitudinal evaluation. *Pediatrics.* 2006;118:1078-1086.
115. Ehrenkranz RA, Dusick AM, Vohr BR, Wright LL, Wrage LA, Poole WK. Growth in the neonatal intensive care unit influences neurodevelopmental and growth outcomes of extremely low birth weight infants. *Pediatrics.* 2006;117:1253-1261.
116. Taheri S. The link between short sleep duration and obesity: we should recommend more sleep to prevent obesity. *Arch Dis Child.* 2006;91:881-884.
117. Stremler R, Hodnett E, Lee K, et al. A behavioral-educational intervention to promote maternal and infant sleep: a pilot randomized, controlled trial. *Sleep.* 2006;29:1609-1615.
118. Hiscock H, Wake M. Randomised controlled trial of behavioural infant sleep intervention to improve infant sleep and maternal mood. *BMJ.* 2002;324:1062-1065.
119. Gillman MW, Rich-Edwards IW, Huh S, et al. Maternal corticotropin-releasing hormone levels during pregnancy and offspring adiposity. *Obesity.* 2006;14:1647-1653.

第20章 小児期肥満の原因とその影響

Alison E. Field

1 はじめに

　米国では，小児期や青年期の肥満が公衆衛生上の重大な問題となっている。2003-2004年米国国民健康栄養調査（National Health and Nutrition Examination Survey; NHANES）は，過体重または過体重のリスクのある人（体格指数 body mass index; BMI が性・年齢別での85パーセンタイル以上）が，小児期で37％，青年期で34％と概算した[1]。さらに，過去20年間に，小児期と青年期の過体重者は2倍以上になった[2]。過体重の割合は，男女間では変わらないが[3]，人種・民族間では大きく異なる。アジア人や白人に比べ，ヒスパニック系やアフリカ系アメリカ人で過体重者が多い[4]。小児期と青年期の過体重は，多くの先進国や富裕な国での公衆衛生上の問題であるだけでなく，それ以外の国でも新たな問題となっている[5]。遺伝的な影響で太りやすい人もいるかもしれないが，過去30年以上にわたって小児や青年で肥満が急速に増加していることから[1]，非生物学的な他の因子が青少年の肥満の問題に関わっていると思われる。

2 定　義

　若者における過体重の原因を探るときに難しいのは，「肥満」や「過体重」の定義が時代によって変わったり，米国と他の国では定義が微妙に違ったりすることである。小児肥満を取り扱うアメリカ人研究者の間では，「肥満」という単語はあまり使われない。そのかわり，小児期と青年期における体重の多い状態を指すのに，「過体重のリスク状態」や「過体重」という単語を頻繁に使う[6]。一方，他の国では，これらの単語はそれぞれ「過体重」，「肥満」と呼ばれ[7]，さらに米国や他の国では，成人の超過体重の程度を指すためにも使われている。

　一般に過体重は，年齢・身長別の標準体重に比べて体重が重いことを指す。過体重の人が必ずしも脂肪が過剰な状態ではない。がっしりとした筋肉をもつ活動的な人では，低脂肪にもかかわらず身長別の標準体重よりもいくぶん重いため，過体重と分類される可能性がある。肥満は，本来は脂肪の蓄積に基づき分類されていたが，現在，多くは，年齢・身長別の標準体重に比べて体重が重いことと定義されている。小児や青年は成長過程にあるため，正常体重を過体重や肥満から区別するのに，カットオフ値がひとつだけというわけにはいかない。そのかわり，子どもの体重の状態を評価するために，性別，身長別の BMI（kg/m^2：身長と体重から算出され，疫学研究では一般に使用される）のパーセンタイル値が使用される。性，年齢での85パーセンタイルから95パーセンタイルの子どもを，米国では「過体重のリスク状態」，他国では「過体重」と呼び，95パーセンタイル以上の子どもを，米国では「過体重」，他の国では「肥満」と呼ぶ。もうひとつ厄介なことに，米国で

は，一般に疾病管理予防センター（Centers for Disease Control and Prevention; CDC）が開発したパーセンタイルを使用している[8]。この基準値はいくつかの国の大きなデータに基づいたものだが，国際肥満タスクフォース（International Obesity Task Force; IOTF）のカットオフ値と違って，CDC の超過体重のカットオフ値が，成人になったときに，成人の過体重や肥満のカットオフ値に一致するようには開発されていない。Cole らが開発した国際的小児基準[7]は，6 カ国からのデータに基づき 18 歳で成人基準にあてはまるように開発されているため，いつ小児の基準から成人の基準に移行するべきかが明らかになっている。さらに，性・年齢別のカットオフ値が，18 歳で BMI 25 kg/m^2（過体重），30 kg/m^2（肥満）を通過するようにできている。CDC のカットオフ値は Cole らの国際的小児基準と極端には違わないものの，成人の基準（BMI≧25 kg/m^2）では過体重とみなされるような青年でも CDC 小児基準（BMI≧性・年齢別の 95 パーセンタイル）を満たさないため，青年期に過体重が誤分類される問題がある。この誤分類は，男児で 13.5 歳，女児で 12 歳から生じ始める。BMI が性・年齢別の 85 パーセンタイル以上と定義すると，この問題はかなり小さくなり，男児で 17.5 歳，女児で 17 歳までは分類の不一致が起こらなくなる。以上のことから，青年期に CDC 成長曲線に基づいて過体重を定義している研究では，過体重の割合が過小評価され，過体重の原因に関する分析もいくぶん偏っているかもしれない。

3　肥満の予測因子

◆小児期・青年期の体重

　小児期の過体重が問題である理由のひとつは，小児期・青年期に過体重である子どもはそうでない子どもに比べて，将来成人肥満になりやすいことである。過体重児が成人肥満になるリスクは加齢につれ上昇する[9-11]。就学前の肥満児が成人肥満になる確率は，非肥満児のおよそ 2 倍であるのに対し[12]，過体重の青年が成人期早期に肥満になる確率は，やせ型の者の約 18 倍にものぼる[13]。さらに過体重の若者だけでなく，正常値の上限にいる若者たちも成人で過体重になりやすい。Field ら[14]によると，東ボストンの小児 269 人の調査で正常体重範囲内でも上位半分（すなわち BMI が性・年齢別の 50-84 パーセンタイル）に属することは，若年成人で過体重になる予測因子であった。成人期早期までに過体重になるリスクは，BMI が性・年齢別の 50 パーセンタイル未満の小児に比べ，50-74 パーセンタイルの男女でおよそ 5 倍，75-84 パーセンタイルの男女では 20 倍にも上る。Freedman ら[15]によるボガルサ心臓研究（Bogalusa Heart Study）でも似たような結果であった。小児期の過体重が成人期まで強く引きずられることから，成人期肥満の予防として早期の介入が必要であることが強調されている。

4　食事と体重増加

　遺伝的な要因で他の人より体重が増加しやすい人がいるかもしれないが，体重増加は摂取エネルギーが消費エネルギーを超過したことにより起こる。脂質，タンパク質，炭水化物，ある食品群，またはある特殊な食品が肥満の進行に与える役割は，よくわかっていない。肥満予防の介入でよく，1 日にとる野菜と果物の量を多くし[16,17]，脂肪分を減らし[18-20]，炭酸飲料の摂取を制限する[21,22]ことに焦点が当てられるが，これらの変化で効率的に体重増加を抑えることができるかど

うかは明らかでない。

◧体重増加を予防する食事要因

　成人では，食物繊維の豊富な食事で多くの慢性疾患のリスクが軽減される[23,24]が，小児期・青年期では，食物繊維や果物，野菜の摂取が体重増加と関連するかどうかはよくわかっていない。データが足りないにもかかわらず，肥満予防の介入には，野菜や果物を多く食べることがよく盛り込まれている[18-20]。野菜や果物には食物繊維が多く含まれているために，満足感が得られやすく，そのため総エネルギー摂取量を減らせるためかもしれない。また，野菜や果物は小児や青年で人気の高い炭酸飲料やスナック菓子などの高カロリー食品のかわりに食べられることが多いため，1日の摂取エネルギー量を減らす可能性もある。成人では，食物繊維の摂取は体重増加の減少と関連するが[25,26]，小児での結果は一致していない。看護師研究参加子息研究（Growing Up Today Study；GUTS）で，9-15歳の女児6,149人，男児4,620人を分析したところ，食物繊維の摂取と体重増加との関連はみられなかった[27]。しかし，若年成人における冠動脈リスク進展（Coronary Artery Risk development in Young Adults；CARDIA）研究では，アフリカ系アメリカ人，白人の18歳以上の若年成人および成人において，食物繊維の摂取と体重増加に負の関連がみられた[28]。以上の研究で結果が一致しなかった理由には，研究対象者の年齢の違いや，CARDIAでのBMI増加のほうがGUTSでみられた増加よりかなり大きかったために，体重増加の予測因子を検出しやすかったことがあげられる。ほとんどの成人では，体重増加は健康的に良くないものであるが，若い年齢での体重増加は，普通は健康的で望ましいものであるため，正常で健康的な体重増加の原因と過剰な体重増加の原因を区別することは難しい。食物繊維を摂取すると余分な体重増加を予防できるかどうかを明らかにするために，さらに研究を進める必要がある。

　野菜や果物の摂取を増やすためのキャンペーンでは，しばしば，果物の量に果汁飲料が含まれるが，小児では，果汁飲料の摂取によって体重が増加することもいくぶん懸念されている[29,30]。小児では，果汁飲料が果物の総摂取量のかなりの部分を占めており，炭酸飲料と同様に100%果汁飲料や他の果汁飲料の摂取は総カロリー量の増加につながるため[31]，果物摂取の増加を目指す介入で体重増加が起こる可能性がある。果汁飲料とは対照的に，ジュース以外の果物，野菜の摂取は体重増加を予防すると信じられているが，結果は一致していない。GUTSの女児8,203人，男児6,715人を3年間追跡した結果，野菜摂取とBMI Z値の変化との弱い負の関連が男児でのみに認められ，女児では関連はみられなかった[32]。その理由として，小児・青年の間では，非健康的な食品のかわりというより，高カロリー食品に追加する形で果物や野菜の摂取が行われることがあるためである。

　果物や野菜の摂取を増やす計画を組み込んだ介入研究がいくつかあるが，果物や野菜摂取が体重変化に及ぼす影響を，他の生活習慣改善による影響から切り離すことはできない。また，これらの介入の中で，フォローアップ後の有意な体重変化を報告しているのはひとつだけである[17]。以上の結果を合わせると，小児や青年では，体重コントロールのために果物と野菜の摂取をすすめても，それらが非健康的な高カロリー食品のかわりとなるのでなければ，過体重や肥満になんら影響をもたらさないと思われる。

○食事性脂肪

脂質摂取と体重増加の関連が広く研究されているが，いまだ大いに議論の余地がある。脂質は炭水化物やタンパク質に比べ，1gあたりのカロリーが高い。さらに，高脂肪食は大抵とても美味しく感じるため，たくさん食べてしまい，高カロリー摂取につながる。そのため，脂質と体重増加の関係は，脂質摂取による真の影響なのか，高脂肪食品の高カロリーによる影響なのかのどちらかとなる。脂質摂取と体重増加に関する文献を吟味するときに難しいのは，研究によって総カロリー摂取量で補正してあるものとないものがあることである。この方法論的な違いが，結果の不一致を説明するかもしれない。

横断研究は特に解釈が難しい。例えば，Garemoら[33]によるスウェーデンの小学4年生95人の横断研究では，高BMIは脂肪エネルギー比率の低値と関連があった。この負の関連は，因果の逆転，すなわち過体重の子どもは体重をおとそうとして低脂肪食を食べていることによる。要するに，体重が重いために脂質摂取の減少を起こすのであって，低脂肪食が体重増加をもたらすということではない。また，過体重児はやせ型の子どもに比べエネルギー摂取量を少なく申告するとの報告もある[34]。縦断研究でも体重増加の前に食事摂取状況の情報が集められているものは，その関係を理解する必要がある。しかし，これらの研究から得られる結果も結論的ではない。CARDIA研究では，脂質摂取が体重増加を予測したというが[28]，GUTS[27]やドルトムント（ドイツ）における栄養と体格に関する出生コホート研究（Dortmund Nutritional and Anthropometric Longitudinally Designed; DONALD）研究[35]では関連はみられなかった。分析方法の違いにより結果が一致しないのかもしれないが，脂質の種類によって体重増加との関係が異なる可能性もある。例えば，Fieldら[36]によると，成人女性において，飽和脂肪酸やトランス脂肪酸は体重増加を促進するが，植物性脂肪は体重増加に関係しなかった。同様の分析は，小児や若年成人ではまだ行われていない。

○カルシウム

カルシウム摂取が体重制御に及ぼす役割についても，議論の余地がある。Zemelら[37,38]は高カルシウム摂取が体重増加を予防すると報告したが，その結果は他の多くの研究では確かめられていない（第14章参照）。Phillipsら[39]やBerkeyら[40]による2つの異なる前向きコホート研究でも，乳製品やカルシウムの摂取と体重増加との関連は青年ではみられなかった。さらに，Lappeら[41]による女児への小規模な介入研究においても，高カルシウム食群と普通食群では，体脂肪や体重増加に差がみられなかった。しかし，8歳の白人小児52人とその母親を対象としたSkinnerら[42]による前向き研究では，カルシウム摂取と二重エネルギーX線吸光法（dual energy x-ray absorptiometry; DXA）により測定された体脂肪との間に負の関連がみられた。また，幼稚園児の前向き研究[43]や別の若い成人女性の前向き研究[44]でも，カルシウム摂取と体脂肪変化に負の関連がみとめられた。骨の健康のためにカルシウム摂取をすすめることは賢明であるが，過剰な体重増加を防ぐということには必ずしもならない。

○グリセミック指数

グリセミック指数（glycemic index; GI）とグリセミック負荷（glycemic load; GL）の体重増加に対する役割については異論も多いが，その役割は認められつつある。GIは，炭水化物含有食品の属性で，食後に血糖値を上昇させる程度を表す（第14章参照）。急速に消化吸収される食品，例え

ば芋や精製された穀物ではGI値が高い[45,46]。対照試験では，グルコースや高GI食の経口摂取の後に血糖値とインスリン値の急激な上昇がみられる。多くの人では，この後インスリン値が穏やかに上昇し続け，反応性の低血糖になるために，結局は空腹になり食事摂取が増加する[47]。

　低GI食が肥満の発症や過剰な体重増加を予防できるかどうかははっきりしない。デンマークの10歳児485人と16歳児364人の横断研究で，体脂肪は，10歳児ではGIともGLとも関連しないが，16歳児ではGIとGLの両方とも皮下脂肪厚の4計測値の合計と正の関連を認めた[48]。一方，GUTSの青年期と前青年期の女児6,149人，男児4,620人では，GIとGLのどちらも体重と関連しなかった[27]。Ebbelingら[49]による肥満若年者14人に対する小規模無作為化研究では，肥満の治療として低GL食がエネルギー制限低脂肪食よりも有効であった。しかし，若年成人23人への12カ月間の介入では，低GL食を摂取した人の体重減少（8.4％）はエネルギー制限低脂肪食を摂取した人の体重減少（7.8％）と同じぐらいであり，両群とも1年間の追跡期間後にもベースライン時の体重より低値であった[50]。このように，低GI食は肥満の治療としては有用かもしれないが，他の治療方法に比べてこれがどのくらい有効であるかを解明するためには，さらに研究が必要である。

　青年期や前青年期では，GIとGLに関して大規模な前向き研究が十分ではないため，なんらかの結論をまとめることはできない。結果が不一致なことの理由として少なくともいくつかあげられる。低グリセミック食は，体重増加や肥満の進行を抑えるというより体重減少やその維持に対して，より効果的であるのかもしれない。さらに，低グリセミック食の体重減少効果は小さいと思われるので，食事を把握するための食物摂取頻度調査票（food frequency questionnaire; FFQ）や他の自己申告法を使用する研究では，測定誤差のせいで真の小さな関連を見出せないのかもしれない。

5　食行動：外食

　体重増加の原因として，特定の主要栄養素や微量栄養素の摂取量ではなく，食行動を調べる傾向が近年みられる。栄養素ではなく食行動を調べることの利点として，食品の買い方や摂取量に基づいた指導は，栄養素と違って一般の人に理解されやすい点がある。食行動のひとつに外食がある。Guthrieら[51]によると，外食での食事摂取は1977-1978年には全摂取エネルギーの14％であったが，1994-1996年には32％まで増加した。外食での1回量は家で同じものを食べるときよりも多くなる傾向があり，結局摂取カロリーが増える。さらに近年，多くの食事で1回量がだんだん多くなっている[52,53]。また，これらの食品の多くは脂質，特に飽和脂肪酸やトランス脂肪酸のような不健康な脂質に富んでいる。

　近年では，ファストフードや揚げ物類の摂取に注目した研究がいくつかみられる。2つの大規模研究で，ファストフードの摂取と摂取カロリーとの正の関連が認められた[54,55]。ファストフードを食べると消費カロリー以上のカロリーを摂取してしまい，その結果肥満をひき起こすことが示唆されている。Taverasら[55]は，GUTSでの横断研究で，外食での揚げ物の摂取頻度が摂取カロリー，トランス脂肪酸，甘味飲料の摂取と正に関連することを発見した。ある前向き研究では，外食での揚げ物の摂取が週1回以下から週4-7回以上に増加した子どもは，そうでない子に比べて1年間のBMIの増加が大きかった。さらに，Pereiraら[56]がCARDIA研究のコホートで15年間の追跡調査を行ったところ，白人も黒人も，ファストフードのベースライン時での摂取頻度と摂取頻度の変化との両方がそれぞれ独立に体重の変化量に関連した。この関連は白人でより強かった。い

くつかの研究ではファストフードの摂取と体重の関連がみられていないが[57]，縦断研究を含む他の多くの研究で，ファストフードの摂取が過剰な体重増加を促進させ肥満を進行させるという仮説が支持されている。

◆間食と炭酸飲料

　間食の摂取により過体重になりそのまま戻らない危険性が大きくなるのには，多くの理由がある。例えば，間食は正規の食事のかわりというより食事に追加して食べるため，過剰なカロリー摂取につながる。過去20年間で間食の摂取量と小児肥満の増加との生態学的な関連があるにもかかわらず[3,58]，間食摂取と体重変化の関係はまだよくわかっていない。両者が正に関連することは広く知られているが，そのデータは結論を出すには至っていない。Francisら[59]は，5-9歳の白人女児173人の中で，少なくとも片親が過体重である場合に体重増加と間食摂取量との関連を見出した。しかし，2つの他の縦断研究では，間食摂取量とBMIの変化との間に有意な関連はみられなかった[60,61]。Francisらの研究とは逆に，Fieldら[60]は，母が過体重である子どもは他の子どもより太りやすいが，母がやせ型でも過体重でも，子どもの間食摂取と体重変化に独立した関連はみられなかった。これらの研究で必ず限界点となるのは，間食にはスナック食品以外の品目（例えば，少なくともスナック食品と同じくらいのカロリーがあるシリアル，スムージー，サンドウィッチ，朝食用食品，メインディッシュなど）が含まれるために，間食のパターンを評価できないことである。そのため，間食と過剰な体重増加の関係をさらに理解するためには，間食行動と間食として食べた食品とを評価するような縦断研究が必要である。

　近年のいくつかの前向き研究で，砂糖入り甘味飲料の摂取が体重増加の原因になることがわかった[62-64]。このうち2つの研究では，体重増加への甘味飲料の影響は比較的小さかった。しかし，強い関連がないからといって，肥満予防において栄養価が低くカロリーが高いこれらの食品や飲料の摂取を注意する必要がないと考えるべきでない。体重増加は，つまるところ，摂取エネルギーが消費エネルギーを超過すると起こるのであり，どの種類の食品・飲料であっても過剰に摂取すれば体重が増加する。総摂取エネルギーを減らし肥満を予防するためには，栄養素やミネラルを増やしカロリーを少なくしたさまざまな健康食品や飲料もあるものの，スナック食品や甘味飲料のような食品はたとえゼロカロリーであっても減らそうとするのが賢明である。

◆身体活動

　体重の増加はエネルギーの摂取が消費に釣り合っていないことを反映しているので，小児の肥満において改善することが可能な原因を考える際には，食だけでなく身体活動についても考慮することが重要である。しかし，体重増加予防における身体活動の役割について研究の結果は一致していない[27,65]。女児でのみ身体活動が体重増加を予防するとの報告もあれば，男児でのみ効果があるとの報告もある。

　過体重の子どもは体重を減らそうと努力して活動的になることがあるため，横断研究の結果の解釈は難しい。そのため，前向き研究の結果に注目すべきである。Gordon-Larsenら[66]は，米国若年者縦断的健康調査（National Longitudinal Study of Adolescent Health; Add Health）で，調査開始時の活動量やその後の活動量の変化が追跡期間中の過体重を予測するかどうかを評価したが，その際にベースラインのBMIや体重を調整しなかった。そのため，得られた関連が横断的なのか，過体

重での変化によるのかはわからないが，以下のような結果となった。青年期男女12,759人で，ベースライン時に中等度から激しい身体活動をしていた場合，若年成人になったときの肥満を予防した。また女児とは異なり男児では，中等度から激しい身体活動を増加させた場合，追跡期間中の肥満のオッズ比が低かった。

前向き研究の結果は，男性より女性で一貫しているが強くはなく，体重の均衡におけるエネルギー消費の重要性を説明できる程ではない。BMIの変化に焦点を当てる研究もあれば，皮下脂肪のような脂肪の変化に焦点を当てる研究もある。このようなアウトカムの違いが結果の不一致の原因と思われる。

GUTSの分析では，女児でのみ，低活動性がBMIの増加を予測したが，男児では関連がみられなかった[27]。その理由は，身体活動によって脂肪が減少して筋肉量が増えたことが体重増加につながり，BMIが脂肪と筋肉の違いを区別できなかっただけかもしれない。また，身体活動が体重増加予防に効果的なのは，摂取カロリーを一緒に減らした場合だけとも考えられる。フランス北部の男児222人，女児214人の研究結果が身体活動の役割を強調している[67]。ベースラインの児童の身体活動は男女ともに脂肪の増加と関連しなかったが，2年間にわたって中等度の身体活動レベルが低下した女児ではBMI，体脂肪率，皮脂厚，腹囲が増加した。男児では，激しい身体活動による変化が脂肪の変化に強く関与していた。米国健康・成長研究（National Growth and Health Study; NGHS）では，黒人1,152人と白人1,135人の女児の前向きコホート研究で，約10年間の追跡調査で活動量の著名な減少と肥満の増加がみられた[68,69]。活動量の低下した女児では，他の活動的な女児に比べ体重も皮下脂肪厚も増加した。追跡調査終了時には，活動的な女児では，非活動的な女児に比べBMIが2-3単位も少なかった[70]。一方，アフリカ系アメリカ人思春期女性を対象にした体重増加防止目的の介入結果を調査するマルチセンター臨床試験（Girls Health Enrichment Multisite Studies; GEMS）のパイロットスタディでは，8-10歳のアフリカ系アメリカ人女児126人で，身体活動とBMIの変化に関連はなかった[65]。関連がなかったのは，対象者数が少なく追跡調査期間が短いため，さほど大きくない結果をみつけるための統計学的検出力が弱かった可能性がある。過剰な体重増加を防ぐために身体活動が有用かどうかをさらに理解するために，青年期の男女でBMIや脂肪，食事摂取を測定する大規模前向き研究が必要である。

◼非活動性

非活動性とは，テレビの視聴や，座って休んでいることや，コンピュータを使うなどのいわゆる座って行う活動［座位生活］に費やす時間である。しかし，多くの研究では，テレビの視聴時間だけが非活動性の指標に使われている。身体活動と非活動性とは対となる概念ではなく，1人の人で，両方とも高かったり，両方とも低かったりということがありうる。しかし，非活動性により肥満が起こるのは，活動的な時間が制約されるからと考えられている。テレビ視聴時間は，小児期・青年期の体重増加において改善可能な原因の中で最も大きなもののひとつである[71,72]。若者での肥満予防の介入方法として，テレビ視聴時間を減らすことは最も成功する手段のひとつである[17,65]。テレビをみると，視聴者は，CMに出てくる高カロリーで栄養たっぷりの食品が食べたくなり，それを自分で買ったり母親にせがんだりする。さらに活動的な時間も制限されるため肥満が進行する。結果は一目瞭然なので，肥満予防のための取り組みでは，必ず若者にテレビの視聴を制限することが重要である。

6 身体の健康への影響

　BMIの報告カード等を使う学校区があるように，小児期の過体重に注目が集まっているが，体重への関心や摂食障害が増える可能性があるため，過体重にあまり注目すべきではないとの意見もある。しかし，小児期肥満の健康への悪影響を忘れてはならない。過体重の小児や青年は成人期も過体重や肥満になりやすいため[12-14]，心血管疾患[73]，ある種のがん[74・75]，糖尿病[76]，喘息[77]のようなさまざまな慢性疾患を発症するリスクが高い。さらに，過体重の成人は死亡率も高い[78]。小児肥満のアウトカムについては今のところあまり研究されていない。

◘ 心血管疾患

　過体重の青年は，やせ型の者に比べ，成人期に心疾患にかかりやすい。小児期の体重と成人期の慢性疾患との関連を調べるために，小児を長期間追跡した研究はほとんどないが，ハーバードにおける思春期過体重児の長期予後調査（Harvard Growth Study）では，508人の男女を調べ，青年期に過体重であった者は成人期に冠動脈不全を起こしやすかったと報告している[79]。

　高血圧は，体重と強く関連し，日常的にも治療が行われている。高血圧は重度の心血管疾患の強い予測因子であるため，治療されずに放置されると，重大な結果につながる。小児期，青年期，成人期のすべてで，体重と血圧は強い正の関連を示す。Scrinivasanら[80]が783人を13-17歳から27-31歳まで追跡調査したところ，青年期に過体重であった者は，他のやせ型の児に比べ8倍も高血圧や高コレステロール血症になりやすかった。また，女性に比べ男性は，収縮期血圧が上昇しやすく，過体重の若者はBMIが25-50パーセンタイルの人の約4倍も収縮期血圧が高値になりやすかった。さらに，過体重と拡張期血圧との間にも，弱いけれども有意な関連がみられた。Fieldらが8-15歳児314人を8-12年追跡した研究[14]や5-17歳の9,167人を対象としたBogalusa Heart Study[15]でも，同様の結果が示された。また，Bogalusa Heart StudyとNGHSでは，過体重児では中性脂肪の値が高いことも報告された。

◘ 糖尿病

　2型糖尿病が青年期や若年成人で増加していると考えられているが[81]，小児期，思春期での正確な有病率はわかっていない。Duncan[82]は，近年NHANESを対象として青年の糖尿病，空腹時血糖値異常の有病率を調べ，糖尿病の申告が0.5％（95％信頼区間：0.24-0.76）と推定した。全糖尿病のうち，29％（95％信頼区間：14-44）が2型糖尿病であり，糖尿病と自己申告していない人の11％（95％信頼区間：8-14）に空腹時血糖値異常をみとめた。これらの推定値が正しいとすると，全米で39,005人の青年が2型糖尿病ということになる。

　成人では，BMIと2型糖尿病の発症が強く関連することが確かめられているが[83・84]，若者ではあまり調査されていない。しかし，成人と同様のメカニズムで，小児期・青年期の超過体重がインスリン抵抗性を介して2型糖尿病のリスクを増大させると考えられている[85]。

　Bogalusa Heart Studyの小児9,167人で，小児期のBMI高値がインスリン値と関連していたことから（OR=12.6, 95％信頼区間：10-16），小児期の体重が2型糖尿病のリスクファクターとなることが裏付けられた[15]。

　体重だけでなく，体重の増加も糖尿病リスクに関連している。出生時や幼児期早期に低体重で

あった者では，小児期の体重増加が糖尿病の進行に大きく関与するようである．Barkerら[86]によると，13,517人のフィンランド人男女において，11歳の時のBMIが成人期の糖尿病の発症を予測した．すべての群で，11歳時にBMIが17.6をこえていた者でリスクが最も高かったが，この関連は出生時体重が最も小さい群でのみ有意であった．Bhargavaら[87]により，同様の結果が若年成人1,492人においてもみられており，2歳のときには体重が低かったが2歳から12歳までにBMIが大きく増加した者では，耐糖能異常や糖尿病発症のリスクが高かった．

青年期や若年成人期の体重も，糖尿病の発症に関与しているようである．看護師健康研究（Nurses' Health Study）では，18歳（青年期後期）時の体重（思い出して申告してもらった値）が糖尿病に強く関与していた．Colditzら[88]は30-55歳の女性看護師114,281人の中で，18歳時のBMIが成人期の糖尿病に強く関与することをみつけた．18歳のBMIが22 kg/m^{2}の女性に比べ，BMIが25-27 kg/m^{2}の人では3倍（相対危険度 relative risk; RR = 3.3），BMIが35 kg/m^{2}以上の人では13倍（RR = 13.5）も，糖尿病になりやすかった．

◆ がん

小児期の体重とがんの発症の関連については限られた情報しかない．多くのデータが，調査対象者から昔の体重や体型を聞き出したものである．例えば，スウェーデン住民の大規模な症例対照研究では，7歳の頃の体型が閉経後の乳がんと負に関連した[89]．このスウェーデンの症例対照研究[89]や，米国の大規模症例対象研究[90]や，Nurses' Health Study[75]において，18歳頃のBMIは閉経後の乳がんの弱い負の予測因子となった．この負の関連は，デンマーク人女性での14歳時のBMIにもみられた[91]．このようなリスクの低下は，過体重女性によくみられる生理不順やそれに関連したエストロゲン低値によるものかもしれない．

BMIと乳がんの研究ほどは多くないが，青年期後期のBMI高値と卵巣がんのリスク上昇との関連を示唆する研究が2つある[92,93]．Nurses' Health Studyで20年間追跡した女性109,445人の分析では，18歳頃に過体重であった女性では閉経前の卵巣がんのリスクが2倍であった[93]．

◆ 喘 息

多くの横断研究[94-96]で，小児期の肥満と喘息との関連が示されている．ただし，異なる報告もある[97]．この関連の時間的経過がはっきりしないので，結果の解釈は難しいが，前向き研究の結果では，より一貫性がみられる[77,98]．南カリフォルニアで1993年から1998年に毎年調査した児童健康研究（Children's Health Study）で，参加者3,792人中，過体重や肥満の子どもは他のやせ型の子どもに比べ，有意に喘息になりやすかった[77]．同様に，5年間毎年調査を行った米国6市の子ども9,828人では，喘息になるリスクが調査開始時のBMIと調査期間中のBMIの変化に関連していた[98]．また，青年2,399人の調査では，女性でのみ過体重の場合に2倍も喘鳴症状を起こしやすかった[99]．これらの結果を合わせると，小児期の一般的な慢性疾患である肥満は，もうひとつの一般的な慢性疾患である喘息のリスクファクターとなる．

7 社会的，心理的な影響

小児期の過体重が身体の健康に及ぼす影響は，高血圧や糖尿病を除いて成人期まで現れないこと

が多いが，社会的・心理的影響の多くは小児期・青年期にすでに起こっている．過体重が急激に増加している一方で，西洋化社会ではやせや健康志向が重んじられている．この文化的な価値観は若者にも浸透しており，いくつかの研究は，このような文化的価値観が子に引き継がれるのには親の関与が大きいことを示唆している[100・101]．

DavisonとBirch[102]によると，9歳女児178人とその親は，一般的に過体重の人に対してマイナスイメージをもっていた．さらにLatnerとStunkard[103]によると，米国の公立小学校5・6年生458人の児童も，過体重児に対して偏見をもっていた．これは子どもに同性の肥満児，障害児，健康児の描画をみせ，それぞれどれくらい好むかをランキングさせた調査結果による．1961年に行われた同様の研究でも，肥満児は最も人気がなく，特に男児より女児が肥満児を嫌っていた．また，5歳女児の研究では，体重の重い子は認知能力が低いと思われていた[104]．さらに，青年の大規模研究で，過体重の若者はやせ型の者に比べ社会的に孤立していることが示された[105・106]．過体重の青年，特に女性に対して社会的に不利な影響は他にもたくさんある．過体重の青年女性は，大学に入学しにくく[107]，結婚もしにくい[108]．Gortmakerら[108]は国の代表的な集団で若年成人10,039人を16-24歳までの8年間追跡した．青年期に過体重でなかった女性に比べ，過体重であった女性は，学歴が0.3年ほど短く，結婚している確率が20％ほど低く，世帯収入が6,710ドルほど少なかった．男性の場合，女性より影響は少ないが，過体重の男性では肥満のない男性に比べ追跡期間中に結婚する確率が11％低かった．

◆摂食障害

過体重の小児や青年（特に女性）は，平均的な体重の人に比べ，体重への関心が強く，過食症や瀉下行為［体重をコントロールするための緩下薬の使用や自己嘔吐］を起こしやすい[109-112]．臨床研究では，過食症患者は過体重の病歴を申告することが多い[113・114]が，過食症患者の多くは，症状が現れてから治療を求めるまでに少なくとも数年間かかるため[115]，過体重が本当にあったというより，摂食障害のひとつの症状である歪んだ自己認識による報告なのかもしれない．Fairburnら[116・117]による2つの症例対照研究では，小児期の肥満の自己申告が，成人期での拒食症や過食症と関係していることが観察された．しかし，単変量の関係があるだけなので，この関連が本物なのか交絡によるものかは明らかでない．体重の状態と摂食障害発症のリスクとの独立した関連は，3年間の前向き研究ではみられなかった[118]．さらに，Fieldら[119]によるとGUTSで，ベースライン時のBMIと独立して，過食症の男児では他の児に比べ3年間に有意に体重が増加した．また，重症の過食症では，体重減少も少なかった[120]．これらのことから，体重の状態と過食症の記録による関連や横断的な関連は，体重増加が過食症をひき起こしたのではなく，むしろ過食症により体重増加がひき起こされたためかもしれない．体重と摂食障害の発症との関係を理解するためには，縦断的な研究がさらに必要である．

◆からかい，いじめ

小児期の過体重に対するネガティヴな仕打ちとして，いじめがある．ミネソタの青年での大規模な横断研究で，過体重の青年は平均体重の者に比べ体重に関するいじめを受けやすかった[121]．過体重の青年の中でいじめられている人は，過食症になったり非健康的な食事制限をしたりする率が高かった．Hayden-Wadeら[122]は，10-14歳の過体重児と正常体重児156人のいじめられ歴を調査

したところ，過体重の若者がいじめられやすかった。過体重の若者は，頻繁に外見に関するいじめにあいやすく，このことが過食行動に関与していた。11-16 歳のカナダ人男女 5,749 人で体重といじめとの関連を調べたところ[123]，肥満の男女ではやせ型の子どもに比べ，友達からの攻撃対象になりやすかった。

◖自分を認める感情

過体重と自分を認める感情（自己評価 self esteem）との関連についてはいろいろな説がある。過体重や肥満の小児はやせ型の小児に比べ，自己評価が低いと報告する横断研究もあれば[124,125]，関連がみられないという研究もある[126]。縦断研究によると，関連は性や人種・民族性により異なっていた[124]。Strauss[124] は，国レベルの小児コホート研究である米国青年全国縦断研究（National Longitudinal Study of Youth）にエントリーした 9-10 歳の小児 1,520 人において，肥満と全体的な自己評価との横断的関連はベースライン時にはみられなかったと報告した。しかし，4 年間の追跡で，白人・ヒスパニックの肥満女児の自己評価度は，正常体重の女児に比べ，有意に低下した。黒人女児の自己評価の低下は有意ではなかった。この自己評価の低下の結果として，13-14 歳時では，肥満児と正常体重児の間に自己評価度の横断的な差が生じた。男児でも自己評価の低下は有意であったが，女児ほどではなかった。NGHS に登録した研究開始時 9-10 歳の女児（白人 1,166 人，黒人 1,213 人）を 5 年間前向きに分析したところ，Brown ら[127] は，黒人女児では自己尊厳感が 9-14 歳の間保たれた（$P=0.09$）が，白人女児では有意に低下したことを発見した。同じ時期に，外見に対する評価は，白人でも黒人でも低下した。BMI の増加に従って，自己尊厳尺度，外見尺度，社会的許容尺度が低下し，特に白人女児では，外見尺度の低下が著しかった。Biro ら[128] は，9-22 歳の女性をフォローアップしたコホートのデータを最近分析したところ，年齢と人種に関係なく，BMI が平均の 1 SD（standard deviation）以上である女性では最も自己評価が低かった。人種と BMI は，自己評価度の重要な予測因子であり，BMI の増加は，自己評価の低下と関連があった。

◖生活の質

小児と成人の両方で，肥満が生活の質（quality of life；QOL）のいろいろな側面に影響を及ぼすことを示した研究が増えてきている（第 12 章参照）。Swallen ら[129] による 7-12 歳の小児・青年 4,743 人の横断研究の中で，過体重・肥満の青年は明らかに健康状態が悪いと自ら申告し，さらに，肥満の青年は，身体機能に制約のあることを申告する傾向があった。同様に，8-11 歳の青年期前期の 371 人において，過体重児は平均体重の児に比べ，身体的機能や心理社会的健康度が有意に低かった[130]。しかし，最も衝撃的な結果は，Schwimmer ら[131] による小児・青年 106 人の研究である。ここでは，肥満者の健康に関する生活の質（health-related QOL）は肥満でない者より低く，がんを患う者の QOL と同じぐらいであった。つまり，過体重の小児や青年では，社会的な汚名や肥満が健康に及ぼす影響のために QOL が低い。

8　測定方法

小児期肥満の過体重を吟味するときには，測定方法の問題を考慮に入れることが重要である。小

児期の肥満の決定因子や影響について研究する際には，前向き研究の結果を熟慮するとともに，よくある測定誤差についてもその意味合いを考えるべきである．

◆体重（BMI，脂肪蓄積）

食事摂取や運動とその後の体重増加との間に強い関連がないのには，いくつかの理由が考えられる．まず，BMIは，小児や青年で過体重とそれ以下の体重を区別するのにはよいが，筋肉と体脂肪を区別できないため，完全な指標とはならない．実際，BMIの値によって過体重と分類されても，体脂肪が低い子どももいる．しかし，水中秤量法や皮下脂肪厚測定法のようなより正確な方法は費用がかかり労力も要するため，多くの研究では参加者の体重の分類にBMIを用いている．また，小児では，成人と違って，体重増加が必ずしも非健康的とはいえず，むしろ，多くの小児では体重がいくらかは増加すべきである．そのため，非健康的で過剰な体重増加と健康的な体重増加とを区別することはとても難しい．体重増加や肥満の発症の予測因子に関する知見が一貫しない理由として，食事摂取や身体活動が，健康的な体重増加と非健康的な体重増加の両方の予測因子である可能性があげられる．さらに，青年期には体脂肪変化に性差があり，女性では脂肪が増え，男性では減るので，成熟段階を考慮できない研究が，分析時に男女をまとめてしまうと，参加者を誤分類してしまう可能性がある．

◆食事のデータ

小児での食事摂取の評価が難しいことは十分考慮する必要がある．確かに小児でも平均的な食事摂取量について情報を提供する程度の抽象的思考力はあるので，およそ9-10歳以下の子どもでも情報の提供はできるのだが，体重増加の予測因子をみつけだす目的としては十分に正確なものではない．さらに，24時間思い出し法のような方法は最近の食事を具体的に示すだけで，平均的な摂取量を答える必要はないが，それでも若年小児では最近の食事に何を食べたかに関する答えは信頼できないと考えられている[132]．そのため，小児の食事パターンを正確に把握するには，用いられる調査方法にかかわらず，情報源を広げる（両親・先生・小児本人）ことが必須である．小児期の食事を多くの情報源で評価した研究は比較的少ないので，食事摂取と体重増加に関する文献の結果が一致していないのも当然のことである．測定誤差が多すぎて余分な体重増加の真の予測因子をみつけだせないのかもしれない．

もうひとつの測定上の問題点として，多くの研究で小児期の食事摂取を評価するのに用いられている食事評価方法は，体重増加の予測因子である長期間の食事パターンを評価するためには開発されていないことである．特定の日の食事を把握するには，24時間思い出し法のような方法が最も正確である．しかし，食事摂取は日による変動が高頻度に起こるため[133,134]，体重増加の予測因子として長期の食事パターンを評価するには，平日と週末の両方を含む連続しないかなりの日数が必要となる．実施上や財政上の理由から，24時間思い出し法でたくさんのデータを集めることができる研究はほとんどないので，その後の体重増加を正確に予測する上で十分な平均的食事摂取量を把握することは難しい．食物摂取頻度調査票（food frequency questionnaire; FFQ）のような方法は，平均的な食事を把握するにはよいが，少なくとも9-10歳以上の小児ではじめて可能である．その場合でも，体重増加につながるエネルギーの摂取と消費のアンバランスを検出できるほど，FFQの感度がよくない．さらに，過体重の子どもは食事摂取量を少なく申告する傾向のあること

や[135]，予防的介入を行うと，過体重児はフォローアップ後に事実ではなく望ましい食事を申告する傾向があること[136]も方法論的に重要な問題である。したがって，食事摂取と体重増加の真の関連のうちいくらかは，用いられた食事の調査方法のせいで見逃され，一貫して関連がみつけられているものでも，真の関連よりは過小評価されている可能性がある。

◆活動性

　身体活動の評価の限界は，食事摂取の評価の場合よりもはっきりしている。質問紙や24時間思い出し法が多くの研究で用いられているが，調査対象児の運動量の大小を順位付けするのに役立つだけで，活動した時間を正確に推定することはできない。というのは，小児では身体活動の時間が過大に申告されやすい[137,138]からである。総活動量を評価できる最も正確な方法（例：三軸加速度計によるモニタリング）は，費用がかかるため，ほとんどの大規模な研究ではコストと実施上の問題から使われていない。さらに，そのようにモニターされた情報でも，Healthy People 2010の目標値が示すような，1日あたりや週あたりの活動時間（分）として解釈することは難しい[139,140]。食事摂取と身体活動の測定誤差が重なると，真の関連がよほど強くない限り関連をみつけだすことは困難である。さらに，若者の肥満予測因子をみつけだすための分析において，体重増加を非健康的か健康的か区別するのも難しい。結果と予測因子の両方で正確性を欠いているため，食事要因や身体活動の中で肥満予測因子として一貫しているものがほとんどないのも当然といえる。予測因子がないわけではないが，小さな関連をもみつけ出すためには，洗練された手法が必要である。

9　まとめ

　小児期・青年期の過体重の割合は，米国でも他の西欧諸国においても急速に増加し，今後数十年間で心血管疾患，高血圧，糖尿病，喘息，特定のがんのような慢性疾患が増加すると予測される。肥満の健康リスクややせていなければならないという社会的プレッシャーにもかかわらず，小児期の過体重は増加し続けている。

　体重増加は，消費よりも摂取しているエネルギーが多い結果であるが，食事摂取と肥満の関連はよくわかっていない。余分な体重増加の修飾因子を理解するには，食事や身体活動を評価できる優れた方法が必要である。特定の主要栄養素や微量栄養素との関連が一致しない今，甘味飲料や外食（特にファストフード）のような非健康的な食事パターンの予防にもっと取り組むべきである。なぜなら，これらと肥満の関連の方がより強く，一般人にも理解されやすいからである。さらに，小児期や青年期では，身体活動を活発にしてテレビの時間を制限させる必要がある。運動は体重を減少させ余分な体重増加を防ぐのに有用であり，小児や青年には，体重にかかわらず活動的な生活をするよう奨励すべきである。

文　献

1. Ogden CL, Carroll MD, Curtin LR, McDowell MA, Tabak CJ, Flegal KM. Prevalence of overweight and obesity in the United States, 1999-2004. *JAMA*. 2006;295:1549-1555.
2. Flegal KM, Carroll MD, Kuczmarski RJ, Johnson CL. Overweight and obesity in the United States: prevalence and trends, 1960-1994. *Int J Obes Relat Metab Disord*. 1998;22:39-47.
3. Ogden CL, Flegal KM, Carroll MD, Johnson CL. Prevalence and trends in overweight among US children and adolescents, 1999-2000. *JAMA*. 2002;288:1728-1732.
4. Hedley AA, Ogden CL, Johnson CL, Carroll MD, Curtin LR, Flegal KM. Prevalence of overweight and obesity among US children, adolescents, and adults, 1999-2002. *JAMA*. 2004;291:2847-2850.
5. Wang Y, Monteiro C, Popkin BM. Trends of obesity and underweight in older children and adolescents in the United States, Brazil, China, and Russia. *Am J Clin Nutr*. 2002;75:971-977.
6. Himes JH, Dietz WH. Guidelines for overweight in adolescent preventive services: recommendations from an expert committee. The Expert Committee on Clinical Guidelines for Overweight in Adolescent Preventive Services. *Am J Clin Nutr*. 1994;59:307-316.
7. Cole TJ, Bellizzi MC, Flegal KM, Dietz WH. Establishing a standard definition for child overweight and obesity worldwide: international survey. *BMJ*. 2000;320:1240-1243.
8. CDC. 2000 CDC Growth Charts: United States. http://www.cdc.gov/growthcharts/.2002. Available at: http://www.cdc.gov/growthcharts/. Accessed December 15, 2003.
9. Guo SS, Wu W, Chumlea WC, Roche AF. Predicting overweight and obesity in adulthood from body mass index values in childhood and adolescence. *Am J Clin Nutr*. 2002;76:653-658.
10. Williams S. Overweight at age 21: the association with body mass. index in childhood and adolescence and parents' body mass index. A cohort study of New Zealanders born in 1972-1973. *Int J Obes Relat Metab Disord*. 2001;25:158-163.
11. Magarey AM, Daniels LA, Boulton TJ, Cockington RA. Predicting obesity in early adulthood from childhood and parental obesity. *Int J Obes Relat Metab Disord*. 2003;27:505-513.
12. Serdula MK, Ivery D, Coates RJ, Freedman DS, Williamson DF, Byers T. Do obese children become obese adults? A review of the literature. *Prev Med*. 1993;22:167-177.
13. Whitaker RC, Wright JA, Pepe MS, Seidel KD, Dietz WH. Predicting obesity in young adulthood from childhood and parental obesity. *N Engl J Med*. 1997;337:869-873.
14. Field AE, Cook NR, Gillman MW, Weight status in childhood as a predictor of becoming overweight or hypertensive in early adulthood. *Obes Res*. 2005;13:163-169.
15. Freedman DS, Khan LK, Dietz WH, Srinivasan SR, Berenson GS. Relationship of childhood obesity to coronary heart disease risk factors in adulthood: the Bogalusa Heart Study. *Pediatrics*. 2001;108:712-718.
16. Gortmaker SL, Cheung LW, Peterson KE, et al. Impact of a school-based interdisciplinary intervention on diet and physical activity among urban primary school children: eat well and keep moving. *Arch Pediatr Adolesc Med*. 1999;153:975-983.
17. Gortmaker SL, Peterson K, Wiecha J, et al. Reducing obesity via a school-based interdisciplinary intervention among youth: Planet Health. *Arch Pediatr Adolesc Med*. 1999;153:409-418.
18. Baranowski T, Baranowski JC, Cullen KW, et al. The Fun, Food, and Fitness Project (FFFP): the Baylor GEMS pilot study. *Ethn Dis*. 2003;13(Suppl 1):S30-S39.
19. Beech BM, Klesges RC, Kumanyika SK, et al. Child- and parent-targeted interventions: the Memphis GEMS pilot study. *Ethn Dis*. 2003;13(Suppl 1):S40-S53.
20. Story M, Sherwood NE, Himes JH, et al. An after-school obesity prevention program for African-American girls; the Minnesota GEMS pilot study. *Ethn Dis*. 2003;13(Suppl 1):S54-S64.
21. James J, Kerr D. Prevention of childhood obesity by reducing soft drinks. *Int J Obes*. 2005;2:54-57.
22. Rochon J, Klesges RC, Story M, et al. Common design elements of the Girls health Enrichment Multi-site Studies (GEMS). *Ethn Dis*. 2003;13(Suppl 1):S6-S14.
23. Rimm EB, Ascherio A, Giovannucci E, Spiegelman D, Stampfer MJ, Willett WC. Vegetable, fruit, and cereal fiber intake and risk of coronary heart disease among men. *JAMA*. 1996;275:447-451.
24. Willett WC. Diet and health: what should we eat? *Science*. 1994;264:532-537.
25. Koh-Banerjee P, Franz M, Sampson L, et al. Changes in whole-grain, bran, and cereal fiber consumption in

relation to 8-y weight gain among men. *Am J Clin Nutr*. 2004;80:1237-1245.
26. Howarth NC, Huang TT, Roberts SB, McCrory MA. Dietary fiber and fat are associated with excess weight in young and middle-aged US adults. *J Am Diet Assoc*. 2005;105:1365-1372.
27. Berkey CS, Rockett HR, Field AE, et al. Activity, dietary intake, and weight changes in a longitudinal study of preadolescent and adolescent boys and girls. *Pediatrics*. 2000;105:E56.
28. Ludwig DS, Pereira MA, Kroenke CH, et al. Dietary fiber, weight gain, and cardiovascular disease risk factors in young adults. *JAMA*. 1999;282:1539-1546.
29. Faith M, Dennison BA, Edmunds L, Stratton H. Fruit juice intake predicts increased adiposity gain in children from low-income families: weight status-by-environment interaction. *Pediatrics*. 2006;118:2066-2075.
30. Dennison BA, Rockwell HL, Baker SL. Excess fruit juice consumption by preschool-aged children is associated with short stature and obesity. *Pediatrics*. 1997;99:15-22.
31. O'Connor T, Yang S, Nicklas T. Beverage intake among preschool children and its effect on weight status. *Pediatrics*. 2006;118:1010-1018.
32. Field AE, Gillman MW, Rosner B, Rockett HR, Colditz GA. Association between fruit and vegetable intake and change in body mass index among a large sample of children and adolescents in the United States. *Int J Obes Relat Metab Disord*. 2003;27:821-826.
33. Garemo M, Palsdottir V, Strandvik B. Metabolic markers in relation to nutrition and growth in healthy 4-y-old children in Sweden. *Am J Clin Nutr*. 2006;84:1021-1026.
34. Fisher J, Johnson R, Lindquist C, Birch L, Goran M. Influence of body composition on the accuracy of reported energy intake in children. *Obes Res*. 2000;8:597-603.
35. Alexy U, Sichert-Hellert W, Kersting M, Schultze-Pawlitschko V. Pattern of longterm fat intake and BMI during childhood and adolescence—results of the DONALD Study. *Int J Obes Relat Metab Disord*. 2004;28: 1203-1209.
36. Field A, Willett W, Lissner L, Colditz G. Dietary fat and weight gain among women in the nurses' health study. *Obesity*. 2007;15:967-976.
37. Zemel M. The role of dairy foods in weight management. *J Am Coll Nutr*. 2005;24:537-546.
38. Zemel M, Shi H, Greer B, Dirienzo D, Zemel P. Regulation of adiposity by dietary calcium. *FASEB J*. 2000; 14:1132-1138.
39. Phillips SM, Bandini LG, Cyr H, Colclough-Douglas S, Naumova E, Must A. Dairy food consumption and body weight and fatness studied longitudinally over the adolescent period. *Int J Obes Relat Metab Disord*. 2003; 27:1106-1113.
40. Berkey CS, Rockett HR, Willett WC, Colditz GA. Milk, dairy fat, dietary calcium, and weight gain: a longitudinal study of adolescents. *Arch Pediatr Adolesc Med*. 2005;159:543-550.
41. Lappe JM, Rafferty KA, Davies KM, Lypaczewski G. Girls on a high-calcium diet gain weight at the same rate as girls on a normal diet: a pilot study. *J Am Diet Assoc*. 2004;104:1361-1367.
42. Skinner JD, Bounds W, Carruth BR, Ziegler P. Longitudinal calcium intake is negatively related to children's body fat indexes. *J Am Diet Assoc*. 2003;103:1626-1631.
43. Carruth BR, Skinner JD. The role of dietary calcium and other nutrients in moderating body fat in preschool children. *Int J Obes Relat Metab Disord*. 2001;25:559-566.
44. Lin YC, Lyle RM, McCabe LD, McCabe GP, Weaver CM, Teegarden D. Dairy calcium is related to changes in body composition during a two-year exercise intervention in young women. *J Am Coll Nutr*. 2000;19:754-760.
45. Foster-Powell K, Miller JB. International tables of glycemic index. *Am J Clin Nutr*. 1995;62:871-890.
46. Wolever TM, Jenkins DJ, Jenkins AL, Josse RG. The glycemic index: methodology and clinical implications. *Am J Clin Nutr*. 1991;54:846-854.
47. Ludwig DS, Majzoub JA, Al-Zahrani A, Dallal GE, Blanco I, Roberts SB. High glycemic index foods, overeating, and obesity. *Pediatrics*. 1999;103:E26.
48. Nielsen B, Bjornsbo K, Tetens I, Heitmann B. Dietary glycaemic index and glycaemic load in Danish children in relation to body fatness. *Br J Nutr*. 2005;94:992-997.
49. Ebbeling CB, Leidig MM, Sinclair KB, Hanger JP, Ludwig DS. A reduced-glycemic load diet in the treatment of adolescent obesity. *Arch Pediatr Adolesc Med*. 2003;157(8):773-779.
50. Ebbeling CB, Leidig MM, Sinclair KB, Seger-Shippee LG, Feldman HA, Ludwig DS. Effects of an ad libitum low-glycemic load diet on cardiovascular disease risk factors in obese young adults. *Am J Clin Nutr*. 2005;81: 976-982.

51. Guthrie J, Lin B, Frazao E. Role of food prepared away from home in the American diet, 1977-78 versus 1994-96: changes and consequences. *J Nutr Educ Behav*. 2002;34:140-150.
52. Briefel RR, Johnson CL. Secular trends in dietary intake in the United States. *Annu Rev Nutr*. 2004;24:401-431.
53. Young LR, Nestle M. The contribution of expanding portion sizes to the US obesity epidemic. *Am J Public Health*. 2002;92:246-249.
54. Bowman SA, Gortmaker SL, Ebbeling CB, Pereira MA, Ludwig DS. Effects of fastfood consumption on energy intake and diet quality among children in a national household survey. *Pediatrics*. 2004;113:112-118.
55. Taveras EM, Berkey CS, Rifas-Shiman SL, et al. Association of consumption of fried food away from home with body mass index and diet quality in older children and adolescents. *Pediatrics*. 2005;116:518-524.
56. Pereira MA, Kartashov AI, Ebbeling CB, et al. Fast-food habits, weight gain, and insulin resistance (the CARDIA study):15-year prospective analysis. *Lancet*. 2005;365:36-42.
57. French SA, Story M, Neumark-Sztainer D, Fulkerson JA, Hannan P. Fast food restaurant use among adolescents: associations with nutrient intake, food choices and behavioral and psychosocial variables. *Int J Obes Relat Metab Disord*. 2001;25:1823-1833.
58. Jahns L, Siega-Riz AM, Popkin BM. The increasing prevalence of snacking among US children from 1977 to 1996. *J Pediatr*. 2001;138:493-498.
59. Francis LA, Lee Y, Birch LL. Parental weight status and girls' television viewing, snacking, and body mass indexes. *Obes Res*. 2003;11:143-151.
60. Field AE, Austin SB, Gillman MW, Rosner B, Rockett HR, Colditz GA. Snack food intake does not predict weight change among children and adolescents. *Int J Obes Relat Metab Disord*. 2004;28:1210-1216.
61. Phillips SM, Bandini LG, Naumova EN, et al. Energy-dense snack food intake in adolescence: longitudinal relationship to weight and fatness. *Obes Res*. 2004;12:461-472.
62. Berkey CS, Rockett HR, Field AE, Gillman MW, Colditz GA. Sugar-added beverages and adolescent weight change. *Obes Res*. 2004;12:778-788.
63. Ebbeling CB, Feldman HA, Osganian SK, Chomitz VR, Ellenbogen SJ, Ludwig DS. Effects of decreasing sugar-sweetened beverage consumption on body weight in adolescents: a randomized, controlled pilot study. *Pediatrics*. 2006;117:673-680.
64. Schulze MB, Manson JE, Ludwig DS, et al. Sugar-sweetened beverages, weight gain, and incidence of type 2 diabetes in young and middle-aged women. *JAMA*. 2004;292:927-934.
65. Robinson TN, Killen JD, Kraemer HC, et al. Dance and reducing television viewing to prevent weight gain in African-American girls: the Stanford GEMS pilot study. *Ethn Dis*. 2003;13(Suppl 1):S65-S77.
66. Gordon-Larsen P, Adair LS, Popkin BM. Ethnic differences in physical activity and inactivity patterns and overweight status. *Obes Res*. 2002;10:141-149.
67. Kettaneh A, Oppert JM, Heude B, et al. Changes in physical activity explain paradoxical relationship between baseline physical activity and adiposity changes in adolescent girls: the FLVS II study. *Int J Obes (Lond)*. 2005;29:586-593.
68. Kimm SY, Barton BA, Obarzanek E, et al. Obesity development during adolescence in a biracial cohort: the NHLBI Growth and Health Study. *Pediatrics*. 2002;110:54-58.
69. Kimm SY, Glynn NW, Kriska AM, et al. Decline in physical activity in black girls and white girls during adolescence. *N Engl J Med*. 2002;347:709-715.
70. Kimm SY, Glynn NW, Obarzanek E, et al. Relation between the changes in physical activity and body-mass index during adolescence: a multicentre longitudinal study. *Lancet*. 2005;366:301-307.
71. Gortmaker SL, Must A, Sobol AM, Peterson K, Colditz GA, Dietz WH. Television viewing as a cause of increasing obesity among children in the United States, 1986-1990. *Arch Pediatr Adolesc Med*. 1996;150:356-362.
72. Robinson TN. Reducing children's television viewing to prevent obesity: a randomized controlled trial. *JAMA*. 1999;282:1561-1567.
73. Manson JE, Colditz GA, Stampfer MJ, et al. A prospective study of obesity and risk of coronary heart disease in women. *N Engl J Med*. 1990;322:882-889.
74. Shoff SM, Newcomb PA. Diabetes, body size, and risk of endometrial cancer. *Am J Epidemiol*. 1998;148:234-240.
75. Huang Z, Hankinson SE, Colditz GA, et al. Dual effects of weight and weight gain on breast cancer risk. *JAMA*. 1997;278:1407-1411.

76. Field AE, Coakley EH, Must A, et al. Impact of overweight on the risk of developing common chronic diseases during a 10-year period. *Arch Intern Med*. 2001;161:1581-1586.
77. Gilliland FD, Berhane K, Islam T, et al. Obesity and the risk of newly diagnosed asthma in school-age children. *Am J Epidemiol*. 2003;158:406-415.
78. Manson JE, Willett WC, Stampfer MJ, et al. Body weight and mortality among women. *N Engl J Med*. 1995;333:677-685.
79. Must A, Jacques PF, Dallal GE, Bajema CJ, Dietz WH. Long-term morbidity and mortality of overweight adolescents. A follow-up of the Harvard Growth Study of 1922 to 1935. *N Engl J Med*. 1992;327:1350-1355.
80. Srinivasan SR, Bao W, Wattigney WA, Berenson GS. Adolescent overweight is associated with adult overweight and related multiple cardiovascular risk factors: the Bogalusa Heart Study. *Metabolism*. 1996;45:235-240.
81. Bloomgarden ZT. Type 2 diabetes in the young: the evolving epidemic. *Diabetes Care*. 2004;27:998-1010.
82. Duncan G. Prevalence of diabetes and impaired fasting glucose levels among US adolescents: National Health and Nutrition Examination Survey, 1999-2002. *Arch Pediatr Adolesc Med*. 2006;160:523-528.
83. Colditz GA, Willett WC, Stampfer MJ, et al. Weight as a risk factor for clinical diabetes in women. *Am J Epidemiol*. 1990;132:501-513.
84. Field AE, Manson JE, Laird N, Williamson DF, Willett WC, Colditz GA. Weight cycling and the risk of developing type 2 diabetes among adult women in the United States. *Obes Res*. 2004;12:267-274.
85. Mahler RJ, Adler ML. Clinical review 102: type 2 diabetes mellitus: update on diagnosis, pathophysiology, and treatment. *J Clin Endocrinol Metab*. 1999;84:1165-1171.
86. Barker DJ, Eriksson JG, Forsen T, Osmond C. Fetal origins of adult disease: strength of effects and biological basis. *Int J Epidemiol*. 2002;31:1235-1239.
87. Bhargava SK, Sachdev HS, Fall CH, et al. Relation of serial changes in childhood body-mass index to impaired glucose tolerance in young adulthood. *N Engl J Med*. 2004;350:865-875.
88. Colditz GA, Willett WC, Rotnitzky A, Manson JE. Weight gain as a risk factor for clinical diabetes mellitus in women. *Ann Intern Med*. 1995;122:481-486.
89. Magnusson C, Baron J, Persson I, et al. Body size in different periods of life and breast cancer risk in postmenopausal women. *Int J Cancer*. 1998;76:29-34.
90. Shoff SM, Newcomb PA, Trentham-Dietz A, et al. Early-life physical activity and postmenopausal breast cancer: effect of body size and weight change. *Cancer Epidemiol Biomarkers Prev*. 2000;9:591-595.
91. Ahlgren M, Melbye M, Wohlfahrt J, Sorensen T. Growth patterns and the risk of breast cancer in women. *Int J Cynecol Cancer*. 2006;16:569-575.
92. Lubin F, Chetrit A, Freedman LS, et al. Body mass index at age 18 years and during adult life and ovarian cancer risk. *Am J Epidemiol*. 2003;157:113-120.
93. Fairfield KM, Willett WC, Rosner BA, Manson JE, Speizer FE, Hankinson SE. Obesity, weight gain, and ovarian cancer. *Obstet Cynecol*. 2002;100:288-296.
94. von Kries R, Hermann M, Grunert VP, von Mutius E. Is obesity a risk factor for childhood asthma? *Allergy*. 2001;56:318-322.
95. von Mutius E, Schwartz J, Neas LM, Dockery D, Weiss ST. Relation of body mass index to asthma and atopy in children: the National Health and Nutrition Examination Study III. *Thorax*. 2001;56:835-838.
96. Kwon H, Ortiz B, Swaner R, Shoemaker K, Jean-Louis B, Harlem Children's Zone Asthma Initiative. Childhood asthma and extreme values of body mass index: the Harlem Children's Zone Asthma Initiative. *J Urban Health*. 2006;83:421-433.
97. To T, Vydykhan TN, Dell S, Tassoudji M, Harris JK. Is obesity associated with asthma in young children? *J Pediatr*. 2004;144:162-168.
98. Gold DR, Damokosh AI, Dockery DW, Berkey CS. Body-mass index as a predictor of incident asthma in a prospective cohort of children. *Pediatr Pulmonol*. 2003;36:514-521.
99. Tollefsen E. Female gender is associated with higher incidence and more stable respiratory symptoms during adolescence. *Respir Med*. 2007;101:896-902.
100. Hill AJ, Franklin JA. Mothers, daughters and dieting: investigating the transmission of weight control. *Br J Clin Psychol*. 1998;37:3-13.
101. Lowes J, Tiggemann M. Body dissatisfaction, dieting awareness and the impact of parental influence in young children. *Br J Health Psychol*. 2003;8:135-147.

102. Davison KK, Birch LL. Predictors of fat stereotypes among 9-year-old girls and their parents. *Obes Res*. 2004;12:86-94.
103. Latner J, Stunkard A. Getting worse: the stigmatization of obese children. *Obesity*. 2003;11:452-456.
104. Davison KK, Birch LL. Weight status, parent reaction, and self-concept in five-year-old girls. *Pediatrics*. 2001;107:46-53.
105. Falkner NH, Neumark-Sztainer D, Story M, Jeffery RW, Beuhring T, Resnick MD. Social, educational, and psychological correlates of weight status in adolescents. *Obes Res*. 2001;9:32-42.
106. Strauss RS, Pollack HA. Social marginalization of overweight children. *Arch Pediatr Adolesc Med*. 2003;157:746-752.
107. Canning H, Mayer J. Obesity-its possible effect on college acceptance. *N Eng J Med*. 1966;275:1172-1174.
108. Gortmaker SL, Must A, Perrin JM, Sobol AM, Dietz WH. Social and economic consequences of overweight in adolescence and young adulthood. *N Engl J Med*. 1993;329:1008-1012.
109. Field AE, Camargo CA Jr, Taylor CB, et al. Overweight, weight concerns, and bulimic behaviors among girls and boys. *J Am Acad Child Adolesc Psychiatr*. 1999;38:754-760.
110. Ackard DM, Neumark-Sztainer D, Story M, Perry C. Overeating among adolescents: prevalence and associations with weight-related characteristics and psychological health. *Pediatrics*. 2003;111:67-74.
111. Boutelle K, Neumark-Sztainer D, Story M, Resnick M. Weight control behaviors among obese, overweight, and nonoverweight adolescents. *J Pediatr Psychol*. 2002;27:531-540.
112. Neumark-Sztainer D, Story M, Hannan PJ, Perry CL, Irving LM. Weight-related concerns and behaviors among overweight and nonoverweight adolescents: implications for preventing weight-related disorders. *Arch Pediatr Adolesc Med*. 2002;156:171-178.
113. Beumont PJ, George GC, Smart DE. "Dieters" and "vomiters and purgers" in anorexia nervosa. *Psychol Med*. 1976;6:617-622.
114. Garner DM, Garfinkel PE, O'Shaughnessy M. The validity of the distinction between bulimia with and without anorexia nervosa. *Am J Psychiatr*. 1985;142:581-587.
115. Herzog DB, Keller MB, Lavori PW, Ott IL. Short-term prospective study of recovery in bulimia nervosa. *Psychiatr Res*. 1988;23:45-55.
116. Fairburn CG, Welch SL, Doll HA, Davies BA, O'Connor ME. Risk factors for bulimia nervosa. A community-based case-control study. *Arch Cen Psychiatr*. 1997;54:509-517.
117. Fairburn CG, Cooper Z, Doll HA, Welch SL. Risk factors for anorexia nervosa: three integrated case-control comparisons. *Arch Gen Psychiatr*. 1999;56:468-476.
118. Patton GC, Selzer R, Coffey C, Carlin JB, Wolfe R. Onset of adolescent eating disorders: population based cohort study over 3 years. *BMJ*. 1999;318:765-768.
119. Field AE, Austin SB, Taylor CB, et al. Relation between dieting and weight change among preadolescents and adolescents. *Pediatrics*. 2003;112:900-906.
120. Stunkard AJ, Allison KC. Two forms of disordered eating in obesity: binge eating and night eating. *Int J Obes Relat Metab Disord*. 2003;27:1-12.
121. Neumark-Sztainer D, Falkner N, Story M, Perry C, Hannan PJ, Mulert S. Weight-teasing among adolescents: correlations with weight status and disordered eating behaviors. *Int J Obes Relat Metab Disord*. 2002;26:123-131.
122. Hayden-Wade H, Stein R, Ghaderi A, Saelens B, Zabinski M, Wilfley D. Prevalence, characteristics, and correlates of teasing experiences among overweight children vs. non-overweight peers. *Obesity Res*. 2005;13:1381-1392.
123. Janssen I, Craig WM, Boyce WF, Pickett W. Associations between overweight and obesity with bullying behaviors in school-aged children. *Pediatrics*. 2004;113:1187-1194.
124. Strauss RS. Childhood obesity and self-esteem. *Pediatrics*. 2000;105:15.
125. Kimm SY, Barton BA, Berhane K, Ross JW, Payne GH, Schreiber GB. Self-esteem and adiposity in black and white girls: the NHLBI Growth and Health Study. *Ann Epidemiol*. 1997;7:550-560.
126. French SA, Story M, Perry CL. Self-esteem and obesity in children and adolescents: a literature review. *Obes Res*. 1995;3:479-490.
127. Brown K, McMahon R, Biro F, Crawford P, Schreiber G, Similo S. Changes in self-esteem in black and white girls between the ages of 9 and 14 years. The NHLBI Growth and Health Study. *J Adolesc Health*. 1998;23:7-19.

128. Biro F, Striegel-Moore R, Franko D, Padgett J, Bean J. Self-esteem in adolescent females. *J Adolesc Health.* 2006;39:501-507.
129. Swallen K, Reither E, Haas S, Meier A. Overweight, obesity, and health-related quality of life among adolescents: the National Longitudinal Study of Adolescent Health. *Pediatrics.* 2005;115:340-347.
130. Friedlander SL, Larkin EK, Rosen CL, Palermo TM, Redline S. Decreased quality of life associated with obesity in school-aged children. *Arch Pediatr Adolesc Med.* 2003;157:1206-1211.
131. Schwimmer JB, Burwinkle TM, Varni JW. Health-related quality of life of severely obese children and adolescents. *JAMA.* 2003;289:1813-1819.
132. Matheson D, Hanson K, McDonald T, Robinson T. Validity of children's food portion estimates: a comparison of 2 measurement aids. *Arch Pediatr Adolesc Med.* 2002;156:867-871.
133. Beaton G, Milner J, McGuire V, Feather T, Little 1. Source of variance in 24-hour dietary recall data: implications for nutrition study design and interpretation. Carbohydrate sources, vitamins, and minerals. *Am J Clin Nutr.* 1983;37:986-995.
134. Tarasuk V, Beaton G. The nature and individuality of within-subject variation in energy intake. *Am J Clin Nutr.* 1991;54:464-470.
135. Maffeis C, Schutz Y, Zaffanello M, Piccoli R, Pinelli L. Elevated energy expenditure and reduced energy intake in obese prepubertal children: paradox of poor dietary reliability in obesity? *J Pediatr.* 1994;124:348-354.
136. Harnack L, Himes J, Anliker J, Clay T, Gittelsohn J, Jobe J. Intervention-related bias in reporting of food intake by fifth-grade children participating in an obesity prevention study. *Am J Epidemiol.* 2004;160:1117-1121.
137. Wong S, Leatherdale S, Manske S. Reliability and validity of a school-based physical activity questionnaire. *Med Sci Sports Exerc.* 2006;38:1593-1600.
138. Treuth M, Sherwood N, Butte N, McClanahan B, Obarzanek E, Zhou A. Validity and reliability of activity measures in African-American girls for GEMS. *Med Sci Sports Exerc.* 2003;35:532-539.
139. CDC. Healthy People 2010: National Health Promotion and Disease prevention Objectives. 2000. Available at: http://www.healthypeople.gov/Document/HTML/Volume2/22Physical.htm. Accessed August 3, 2002.
140. Koplan JP, Liverman CT, Kraak VI. Preventing childhood obesity: health in the balance: executive summary. *J Am Diet Assoc.* 2005;105:131-138.

第21章 肥満をひき起こす遺伝的予測因子

Frank B. Hu

　肥満遺伝子の探索は数十年前に始まったが，ヒトゲノム計画（Human Genome Project）の完了と，分子生物学，遺伝型判定（genotyping）技術，遺伝疫学法の進歩により，近年特に多くの努力が払われるようになってきた。稀な単一遺伝子型肥満症（monogenic obesity）については原因となるいくつかの遺伝要因が同定されてきたが，通常型肥満の遺伝子については大部分が未解明のままである。それでもゲノム技術と多要因疾患の遺伝的関連性研究の進歩が，通常型肥満の感受性遺伝子同定のために新たな手段や推進力となると思われる。

　この章は，単一遺伝子型肥満症や症候型肥満症（syndromic forms of obesity）の基礎になる遺伝要因を総合的に検討し，次いで通常型の肥満について，特にゲノムワイド連鎖（genome-wide linkage）研究と候補遺伝子（candidate gene）関連性研究から得られた結果に焦点をあてて解説する。また，ゲノムワイド関連（genome-wide association; GWA）法を用いた最近の知見についても述べる。最後に，一般に遺伝研究にとって判断に迷ういくつかの方法上の問題，特に結果を再現できないという点を取り上げる。体重調整の生理学的基礎について詳細に述べることは本章の範囲をこえるが，肥満の進行に遺伝が果たす役割を理解するためには触れる必要がある。この項目に関しては，他に優れた総説がある[1-3]。

1 単一遺伝子型肥満症の遺伝学

　過去数十年間にわたる動物モデル，ヒトの連鎖研究，そして重篤な肥満患者の遺伝型判定と表現型判定により，単一遺伝子型肥満症の進行に寄与している単一変異に関しての理解が深められてきた[4-8]。このような稀な型の重症肥満症は，通常は小児期に発症し，単一遺伝子の自然発生的変異から生じて，メンデル型の遺伝形質を示す。単一遺伝子型肥満症の原因となる遺伝子変異はいくつか同定されてきたが，それらの遺伝子の多くはレプチン経路とメラノコルチン（melanocortin）経路を変化させる（図21-1）[5]。

　レプチンは脂肪細胞が分泌するホルモンであり，血液脳関門を通過して脳の受容体に結合し満腹シグナルを視床下部に伝達する。そこでは複雑な神経ペプチドネットワークが長期的エネルギー恒常性と体重制御を調整している[9]。レプチンは異化と同化の経路を経由するシグナルを送り，それぞれの経路は異なるクラスのニューロンから構成されている[2]。異化経路には食欲不振誘発性（anorexigenic）ペプチドであるプロオピオメラノコルチン（proopiomelanocortin; POMC）とコカインおよびアンフェタミン関連転写因子（cocaine- and amphetamine-related transcript; CART）が含まれ，これらは食欲と食事摂取を低下させる。レプチン分泌の増加はPOMC産生を刺激し，それは転換酵素1（proconvertase 1; PC1）によりα-メラノコルチン刺激ホルモン（α-melanocortin stimulating hormone; α-MSH）へと転換される。メラノコルチンの作用は一連のメラノコルチンレセプ

ターにより仲介される。メラノコルチン4レセプター（melanocortin 4 receptor; MC4R）は大部分が脳と中枢神経に発現しており，MC4Rの活性化は食欲を抑制しエネルギー消費量を増大させる。同化経路にはニューロペプチド-Y（neuropeptide-Y; NPY）とアグーティ関連タンパク質（agouti-related protein; AGRP）が含まれる。NPY/AGRP ニューロンの活性化は食欲増加と食事摂取増加，エネルギー消費の低下を促進する。レプチン分泌の低下は NPY/AGRP シグナル伝達を活性化し MC4R シグナル伝達を減少させるため，食事摂取が刺激され体重増加が促進される。グレリン（ghrelin）は主に胃で産生される消化管ペプチドホルモンで，NPY/AGRP の脱抑制によりレプチン活性に対抗し，結果的に短期的な食事摂取を刺激しエネルギー消費を低下させる[10]。レプチンとメラノコルチン経路の稀な遺伝的変異は異化と同化にかかわる神経ペプチドの産生と機能に障害を起こし，それが原因となって重篤な早期発症型の肥満症と多様な神経内分泌系異常に至る。以下では，単一遺伝子型肥満症の一因となるこれらの経路内での主な遺伝的変異について概括する（表21-1）。詳細な内容については，いくつかの総説を参照されたい[4-7]。

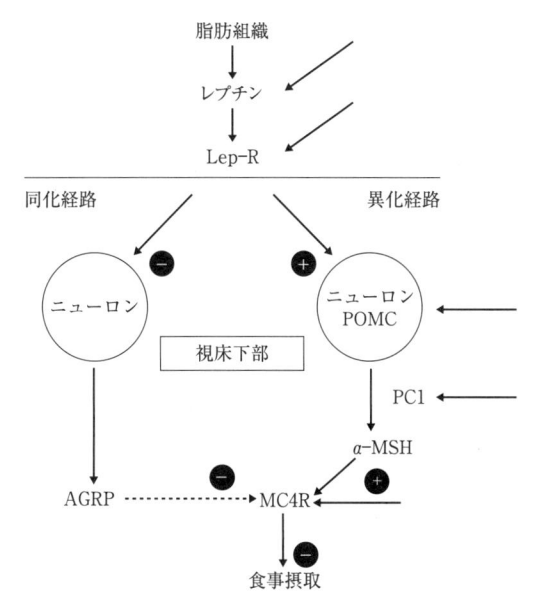

図21-1 レプチンとメラノコルチン経路。Lep-R: レプチンレセプター，POMC: プロオピオメラノコルチン，α-MSH: α-メラノコルチン刺激ホルモン，AGRP: アグーティ関連タンパク質，MC4R: メラノコルチン4レセプター，PC1: 転換酵素1，──→：ヒトでの単一型肥満症の原因となる遺伝子変異部位，┈┈▶：AGRPはMC4Rの自然拮抗物質，＋：経路活性化，−：経路抑制。文献5より許可を得て転載

表21-1 レプチンとメラノコルチン経路に影響するヒト肥満症での変異

遺伝子	遺伝形式	肥満症	関連する表現型
レプチン（LEP）	劣性	重篤，出生直後から	レプチン欠如 性腺刺激ホルモン低下，甲状腺刺激ホルモン低下
レプチンレセプター（LEPR）	劣性	重篤，出生直後から	性腺刺激ホルモン低下，甲状腺刺激ホルモン低下，成長ホルモン低下，高レプチン
プロオピオメラノコルチン（POMC）	劣性	重篤，出生直後から	副腎皮質刺激ホルモン低下，軽度の甲状腺機能低下，赤髪（ginger hair）
転換酸素1（PC1）	劣性	重篤，出生直後から	性腺刺激ホルモン低下，副腎皮質刺激ホルモン低下，高インスリン血症，その他の消化管ペプチド機能不全
メラノコルチン4レセプター（MC4R）	優性	早期発症，重篤度は多様，巨体	他の表現型はない

文献6より引用改変

◆ LEP 遺伝子変異

レプチンは脂肪組織で産生されるホルモンであり，肥満遺伝子（*ob* gene）の産物であるが，食事摂取とエネルギー恒常性の調整に主要な役割を果たす。ホモ接合型 *LEP* 遺伝子変異をもつ *ob/ob* マウスはレプチン完全欠損を示し，早期発症型の重篤な肥満症と糖尿病を発症する[9]。1997

年に Montague ら[11] はパキスタン系の一血縁家系から，早期発症型の重篤肥満症と過食症を呈する2人のレプチン欠損児について報告した。両患者とも *LEP* 遺伝子398位でホモ接合型の一塩基欠失があり，結果的に Gly132 以降のレプチンコード化領域でフレームシフトとペプチド合成の中途終止が起きていた。常染色体劣性遺伝形式どおり，家族の他の者はこの変異に対してヘテロ接合型であり，重篤な肥満症ではなかった。その後の研究によると，先天的レプチン欠損症をもつ3人の病的肥満児に対し，最大で4年まで組換え型ヒト由来レプチンの連日皮下注射を行うことで体重が劇的に減少した[12]。

◪ *LEPR* 遺伝子変異

レプチンレセプターはいくつかのイソ型［機能が類似しているがアミノ酸配列の異なるタンパク質］で存在しており，レプチンの有効性と生物学的機能を調節する役割を果たす[13,14]。*db/db* マウスでの *LEPR* 遺伝子の変異は，*ob/ob* マウスと同じ表現型を生ずるが，*db/db* マウスにはレプチン欠損症というよりもむしろレプチン抵抗性という特徴がある。ヒト *LEPR* 遺伝子変異の最初の報告は，Clement ら[15] によるアルジェリア系の一血縁家系での3人の病的肥満姉妹（13-19歳）に関するものである。患者には *LEPR* 遺伝子のエクソン16でのスプライス部位でホモ接合型一塩基置換があり，その結果レプチンレセプター欠損が生じ，血清レプチン高値が続発していた。患者は生後数カ月で，過食と重篤な肥満症を発症した。ヘテロ接合型である患者の両親と兄弟姉妹に重篤な肥満はなく，この障害は常染色体劣性形質として特徴づけられる。最近の研究で Farooqi ら[8] は，重篤な早期発症型肥満症患者で最大3%には病的な *LEPR* 遺伝子変異が存在すると報告し，5つのナンセンス変異と4つのミスセンス変異を，8人の発端者（proband）から同定した。すべてのミスセンス変異は，レプチン受容体のシグナル伝達を障害するかまたは完全に妨げることが示された。興味深いことに，これらの患者で血清レプチンの値はそれほど上昇していなかった。

◪ *PC1* 遺伝子変異

POMC がその構成ペプチドに処理されるためには，転換酵素が必要である。*PC1* 遺伝子の機能欠失型変異は，肥満の原因となることが示されてきた[3]。先天的 PC1 欠損症は最初に Jackson ら[16] により，重篤な早期発症型肥満症，耐糖能障害，性機能不全症，低アドレナリン症，そして反応性低血糖症を呈する一人の中年女性の症例として報告された。この女性には，*PC1* 遺伝子の2カ所のヘテロ結合型遺伝子変異が複合していた。エクソン13でのG→A置換とイントロン15スプライス供与部位でのA→C置換で生じた *PC1* の Gly483Arg ミスセンス変異により，機能をもった *PC1* 産生が減少していた。この病態の女性の4人の子どもは，2カ所のうち1カ所でヘテロ結合型変異があったが正常体重であった。この報告に続いて，Jackson ら[17] が2つの変異の複合ヘテロ結合型によるヒト *PC1* 欠損症の2例目を報告した。その患者は肥満症の表現型では第一例目と共通であったが，さらに重篤な小腸吸収機能不全を発症していた。

◪ *POMC* 遺伝子変異

POMC 誘導ペプチドは視床下部のメラノコルチン受容体における作用を通して，エネルギー恒常性と体重の調整に重要な役割を果たす[5]。Krude ら[18] は，過食を伴った早期発症型肥満症を発症した，互いに親族関係にはない家系からの5歳女児と5歳男児での *POMC* 遺伝子変異について報

告した。両児とも乳児期から蒼白皮膚, 赤髪, 副腎皮質刺激ホルモン (adrenocorticotropin ; ACTH) 欠損症をもっていた。女児では POMC エクソン3で2つのヘテロ結合型変異 (G7013T, C7133delta) が複合しており, 結果として ACTH 産生能と α-MSH 産生能が欠損していた。男児では POMC の5' 末端未翻訳領域でホモ接合型の C3804A 置換があり, POMC 翻訳が停止していた。POMC 欠損症を呈する他の重篤な肥満児では, 別の POMC 遺伝子機能欠失型変異が同定された[19]。POMC 欠損による肥満は, 体重調整にとって重要なメラノコルチン受容体のリガンドである POMC 誘導ホルモンの不足と神経ペプチド不足の結果として起こる[20]。

◘ MC4R 遺伝子変異

MC4R は, 食事摂取の低下とエネルギー消費の増加によって体重を調整している視床下部核にみられる[21]。ホモ接合型の MC4R ノックアウトマウスでは肥満, 過食, 高インスリン血症, 高血糖を含む多くの代謝表現型がみられるのに対し, ヘテロ接合型マウスは中間的な肥満症の表現型を呈する[22]。1998年に2編の研究がそれぞれ別個に, 優性遺伝型肥満症と関連するヒト MC4R 遺伝子でのヘテロ接合型フレームシフト変異を報告した[23,24]。それ以来さまざまな民族集団の肥満者で, この遺伝子に90以上の異なる変異が報告されてきた[4]。ここには遺伝子のフレームシフト, フレーム内欠失, ナンセンス変異, ミスセンス変異が含まれる。これらの変異の大部分は優性型の遺伝法則に従い, 結果として受容体機能の部分的喪失や完全喪失をもたらす[25,26]。MC4R 変異の頻度は, 重篤な早期発症型肥満症例では 0.5-6% の範囲にある[4]が, 一般集団での MC4R 変異の頻度は, 非常に低い。Jacobson ら[27] は528人の被験者を対象とした MC4R 変異の直接法による塩基配列決定によるスクリーニングで, 6つのミスセンス変異と6つのサイレンス変異を検出したが, いずれも肥満症や肥満に関わる表現型とは有意な関連がなかった。

1,003人の重篤な肥満成人からなるドイツ人集団では, 受容体機能障害の原因となる MC4R 非同義変異 [アミノ酸配列に変化が生じ, 機能に影響する変異] は, 2人の対象者でのみ起きていた[28]。体格指数 (body mass index; BMI) 35 kg/m² 以上の769人の成人患者で, 肥満特異的 MC4R 変異の頻度は 2.6% であった[29]。Ma ら[30] は, 全員が互いに遺伝的に関連をもつが一親等関係にはない426人の成人ピマインディアンで, MC4R 遺伝子のコード領域の配列決定を行った。この集団の300人の重篤な肥満者のうち, 12人からヘテロ接合型として3か所でのみコード化変異が検出された。総合的に, これらの研究では多くの病的な MC4R 変異が同定されてきたものの, 一般集団での出現頻度は非常に低く, 肥満という現象のごく一部しか説明することができない。

2 遺伝による肥満の発症

ヒトでの単一遺伝子型肥満症に関する最近の総説で, Farooqi と O'Rahilly[7] は遺伝的変異や染色体異常が原因となる約30の稀な肥満症について記載した。このような疾患は重篤な肥満にしばしば精神遅滞を伴うという特徴がある。Prader-Willi 症候群 (Prader-Willi Syndrome; PWS) は最もよくみられるもので, 25,000人の出生あたり1人に起こる[31]。PWS は親から遺伝的に受け継いだ染色体 15q11.2-q12 領域での欠失により生じ, 特徴的な症状は肥満症, 過食, 低身長, 精神遅滞, そして低ゴナドトロピン性腺機能低下症である。PWS 患者は循環血液中のグレリンが上昇するので, それが空腹感増大と過食の一因となっている[32]。

Bardet-Biedl 症候群（Bardet-Biedl syndrome; BBS）は中心性肥満，精神遅滞，男性での性腺機能低下症，腎臓異常，そして色素性網膜症を特徴とする，非常に稀な常染色体劣性遺伝による疾患である[7]。さまざまな家系で位置クローニング（positional cloning）と候補遺伝子研究により，8つのBBS遺伝子が同定されてきたが，その分子機能は完全には解明されていない[33]。最近，通常型肥満とBBS2，BBS4，BBS6での変異の間に年齢依存型の関連があることが，フランス人集団の研究で明らかにされた[34]。

3　通常の肥満に関連する遺伝子

◆肥満に及ぼす遺伝の影響

肥満のような形質に及ぼす遺伝の影響は狭義の遺伝力（heritability）で定量化されるが，それは相加的遺伝効果（additive genetic effect）が原因となって起きる全表現型変動のパーセントとして定義される（$h^2 = V_G/V_P$，V_Gは相加的遺伝での分散，V_Pは表現型での分散）[35]。家族と双生児の研究から，肥満と肥満関連形質は遺伝性要素がかなり強いことを示している。一卵性（monozygotic; MZ）双生児と二卵性（dizygotic; DZ）双生児の比較研究で，多くの情報が得られた。MZ双生児は全部の遺伝子が共通であり，DZ双生児は平均的に半分が共通であることから，双生児研究は肥満に及ぼす遺伝の影響を推定するには良い方法である。双生児での分析は，「同等の環境」という仮定に基づいており，その仮定ではMZ双生児が環境を共有する程度はDZ双生児が共有する程度と同等なので，MZ双生児とDZ双生児の間の共有表現型の違いは，遺伝要因によるものとみなされる[35]。25,000以上の双生児のペアと，50,000人の血縁家族と縁戚関係の家族のデータをもとに，Maesら[36]はBMIの平均相関係数がMZ双生児で0.74，DZ双生児で0.32，兄弟姉妹で0.19，親子で0.19，義理の親族で0.06，夫婦で0.12であると推定した。MZ双生児での相関がDZ双生児，兄弟姉妹，あるいは親子より強いということから，BMIへの強い遺伝的影響が示唆される。

1997年に国立心肺血管研究所双生児研究（National Heart, Lung, and Blood Institute（NHLBI）Twin Study）で，肥満と他の心血管危険因子に関する遺伝の影響が実証された[37]。その後の多数の双生児研究で，BMIに対する遺伝の影響は25-90%の範囲と推定されてきた[38]。遺伝の影響に関する推定値の範囲は脂肪量と体脂肪率で65-75%[39-41]，腹囲で46-90%[42-44]，皮下脂肪厚（全体，四肢，および体幹）で48-69%[44]，血清レプチン量で38-73%であった[45,46]。離れて育てられたMZ双生児では，BMIに対する遺伝の影響の推定値範囲は50-70%であった[47]。古典的な双生児研究では同等の環境という仮定が必要であるのに対し，離別養育された双生児の研究は，相互に相関のない環境で育てられた双生児であるという利点をもつ。

義理の親と縁組みをした養子は環境のみからの変動要因を共有するのに対し，養子縁組みで実の親のもとから出た子と実の親とは遺伝的な変動要因のみを共有する。このことから，養子研究は肥満形質に対する遺伝的影響と環境の影響を区別するのに有用なもうひとつの手法となる。データによると，遺伝要因でBMI変動の20-60%が説明できる[35]。Danish Adoption Registryからの3,500人以上の対象者の研究によると，養子と実の親の間に体脂肪の強い相関が広範囲に観察された[48]。これとは対照的に，養子と義理の親との間には有意な関連は観察されなかった。

要約すると，通常型肥満は明らかに遺伝的形質である。ただし遺伝の影響が正確にどの程度あるのかについてはまだ明らかではない。それにもかかわらず肥満には強い遺伝的基盤があることか

ら，過去20年間に肥満遺伝子を同定する努力に拍車がかかってきた．単一遺伝子型肥満症と異なり，通常型肥満は多くの遺伝子によって起きると思われる．連鎖解析と候補遺伝子関連性は，通常型肥満感受性遺伝子を同定するための基本となる方法である．この2つの方法について，長所と短所を含めた説明を行う．またゲノムワイド関連研究からの最近の知見についても述べる．

◆連鎖解析と「位置クローニング」

連鎖解析では兄弟姉妹，核家族，大家族など親族関係にある個々人からのデータを用いて，遺伝子座のマップを作成する[49]．ゲノムワイド連鎖解析では疾患感受性遺伝子が潜んでいる可能性があるゲノム領域を同定するという事前の仮説をたてず，ゲノム全体にわたる一連の無名マーカーが用いられる．連鎖の根拠は，1955年にMortonが最初に提唱した対数オッズ（logarithm of the odds; LOD）得点により評価され[50]，LODが大きいほど強い連鎖の根拠となる．有意な連鎖は一般的にはLOD得点>3.6で，連鎖の可能性ありと示されるのはLOD得点2.2である[51]．しかしこれらの判定基準は任意であり，低めのLOD得点（例えば1.5-2.2の範囲）が必ずしも連鎖の可能性を除外するものではない．それでも少なくとも3.6を厳格な判定基準（ゲノムワイドの第1種の過誤が0.05に相当）として適用するのは，偽陽性の結果を最小に抑えようとする意図からである[52]．

連鎖解析は，当初，単一遺伝子型肥満症の基盤となる遺伝子のマップ作成に用いられたが，この方法は通常型肥満関連遺伝子のマップ作成にも広く適用されてきた．Human Obesity Gene Mapに従えば，253の量的形質座（quantitative trait locus; QTL）［身長や体重のような量的形質に影響を与えるDNA領域］が，白人，アフリカ系アメリカ人，メキシコ系アメリカ人，そしてアジア人を含むさまざまな集団で実施された61のゲノムワイドスクリーニングによって同定された[53]．またピマインディアンや旧派アーミッシュ（Old Order Amish）のような孤立集団でも，スクリーニングが実施されてきた．BMI，脂肪量，除脂肪量，皮下脂肪厚，腹腔内脂肪，腹囲，脂肪細胞のサイズ，体脂肪率，呼吸商，そしてインスリン，レプチン，血糖，アディポネクチンの値を含む非常に多様な肥満指標やバイオマーカーが評価されてきた．

通常型肥満に関する多数の連鎖解析研究にもかかわらず，同定され再現された肥満感受性遺伝子はほとんどみあたらない．このように成果が限られるのは，多くの要因によるものと思われる．第一に通常型肥満の発症には，単一遺伝子型肥満症と異なり多数の遺伝子が関与し，それぞれの遺伝子が寄与する程度は少ないと考えられるので，大部分の家族ベースの連鎖研究は，遺伝子の寄与の程度を検出するには検出力不足である[54]．第二に，通常型肥満は複雑で異質なものが混合した表現型である．BMIや体組成測定値など肥満に関連するさまざまな量的形質が連鎖解析では用いられてきた．肥満はエネルギー代謝と有意に関連しているので，いくつかの中間的な表現型（例えばレプチン値，安静時代謝率，呼吸商）も，肥満の量的形質座を探索するために用いられてきた[55]．しかし，異なる遺伝子が異なる肥満関連形質を調整しているかもしれないので，研究によって連鎖領域が不均質となる．第三に，肥満連鎖研究は多様な肥満誘因環境で生活している集団で実施されてきた．環境要因は遺伝的影響を修飾しうる（第22章参照）が，大部分の連鎖解析で遺伝子—環境相互作用を考慮しておらず，このことが不均一な結果の一因となる可能性がある．最後に，早期発症型肥満に影響する遺伝子と，成人期の体重増加に寄与する遺伝子とは異なるかもしれないので，小児と成人での連鎖研究は異なるゲノム領域が関わっているかもしれない．

連鎖解析は遺伝子を発見する過程の第一歩にすぎない．いったんゲノム領域が同定されたら，次

のステップではマップ作成による遺伝子のクローニング,関連性研究,そして機能解析,いわゆる位置クローニング技術へと進む.この技術は,近年,通常型肥満に寄与している可能性がある新たな遺伝子の同定へとつながってきた.1998年にフランス白人の肥満158家族のゲノムワイド精査が行われ,Hagerら[56]は染色体10p領域と肥満との連鎖について有意な根拠があると報告し,他の集団での再現性研究でも連鎖が確認された[57].それらに続きBoutinら[58]は,188の核家族からの620人で連鎖ピーク周辺の16の多型マーカーを評価することで,染色体10p座のマップを作成した.さらに解析を進めたところ,連鎖シグナルはグルタミン酸脱炭酸酵素(glutamate decarboxylase; GAD2)遺伝子のイントロン7に位置するひとつのマーカーまで絞られた.別個に行われた症例対照研究における関連性検定では,GAD2遺伝子でのいくつかの一塩基多型(single-nucleotide polymorphism; SNP)($-243A>G$, $+61450C>A$, $+83897T>A$)と病的肥満($BMI>40 kg/m^2$)リスクとの関係が示唆された.$-243A>G$ SNPは30%の肥満リスク増大と関連していたが,高度な空腹感や脱抑制スコアとも有意に関連していた.それに加えて機能データでは,$-243A>G$ SNPリスクアレルを有するとGAD2プロモーター活性が6倍増加することが示された.GAD2はグルタミン酸脱炭酸酵素をコードしており,その酵素はγアミノ酪酸(gamma-aminobutyric acid; GABA)形成を触媒する.GABAはNPYと相互作用し,空腹感と食事摂取を刺激する[59].このことからGAD2は位置的にも生物学的にも強い肥満遺伝子候補とみなされる.しかし,これらの関連を再現する試みの結果はさまざまであった.大規模家族研究と2つの独立した症例対照標本では,$-243A>G$ SNPと他の2カ所のGAD2 SNPは病的肥満と関連を示さず[60],これとは対照的に,Meyreら[61]によるもう一編の研究では,フランス人小児での早期発症型の重篤肥満症とGAD2 $-243A>G$ SNPとの関連が確認された(オッズ比 odds ratio; $OR=1.25$; $P=0.04$).

フィンランド人の肥満核家族でのゲノムワイド連鎖研究で,Ohmanら[62]は染色体Xq24との連鎖を報告した.Suviolahtiら[63]は218組の肥満フィンランド人同胞ペアを対象に,15-Mb連鎖領域に広がって存在する11の候補遺伝子での9個のマイクロサテライトマーカーと36個のSNPの遺伝型判定を行うことでこの遺伝子座をさらに調べた.その結果,AGTR2,SLC6A14,SLC25A5でのSNPと肥満との有意な関連が明らかとなった.フィンランド人からの117症例と182対照の追跡研究では,肥満がSLC6A14でのSNP 22510 C>G(rs20718772)および20649C>T(rs2011162)と有意に関連すると報告された.スウェーデン人とフィンランド人を対象とした別の研究で,Tiwariら[64]もSNP 22510 C>Gと肥満との関連を報告した.Durandら[65]は1,267人の肥満者と649人の非肥満正常血糖者からなるフランス人集団で,SNP 20649 C>TとSNP 22510 C>Gを調べた.その結果は,Suviolahtiら[63]の最初の結果(オッズ比は20649Tに対して1.23,22510Gに対して1.36)を確認することができたが,どちらのSNPも小児期肥満との関係は観察されなかった.このような研究での結果の不一致については,後に述べる.

◧候補遺伝子関連性研究

候補遺伝子関連性研究では,選択された候補遺伝子内の多型マーカーと肥満表現型との関係が検証される.候補遺伝子は通常,肥満表現型との連鎖解析で関連が示されたゲノム領域内の位置か(位置候補),生物学的機能に基づいて(機能的候補)選択される[66].GAD2とSLC6A14は位置候補遺伝子の良い例である.機能候補は動物の肥満モデルか,エネルギー代謝と関係する遺伝子変異のin vitroでの特性,または単一遺伝子型肥満症(既述)で関連が示された遺伝子から導き出され

る。

　いったん候補遺伝子が選択されたら，次のステップはそれらの遺伝子内の遺伝マーカーを選ぶことである。遺伝的変異はSNP，転写数変異，マイクロサテライト，遺伝子全体または染色体領域の欠失を含む多くの形態で起きる。SNPは最も一般的な遺伝子変異で，ヒトゲノムの全変異のうちの90％があてはまる。SNPはゲノム全体に広がって存在し（1,000万以上のSNPが同定されてきた），また遺伝子型判定にはいくつかの判定用基本手技があり容易に遺伝型を判定できるので，関連性研究では最も一般的に利用されるマーカーである。遺伝型判定のためのSNPを選択するには，次の4つの判定基準，(a)機能を有するという事前の見込み（例えばエクソンSNPはイントロンSNPより機能があると思われる），(b)SNP間連鎖不均衡（linkage disequilibrium; LD）の程度，(c)塩基配列決定により検出されるミスセンス変異，(d)全ゲノムをカバーする高性能低価格SNPアレイの入手しやすさ，がよく用いられる[66]。

　後に述べる候補遺伝子関連性研究の大部分は，候補遺伝子のひとつかまたは数SNPしか評価してこなかった。包括的な手法であれば，一般的（出現頻度＞5％）非同義コード化SNPすべてに加えて，調整領域とスプライス部位にある他の候補SNPでも遺伝型が判定される。選択のもととなるのは，想定されている機能，以前から報告されている肥満との関連，あるいは肥満に関連する表現型である。さらに少数の「標識SNP（tagging SNP）」は，機能不明で残された通常SNPにとって効果的な代理SNPとして役立つ[67]。HapMapではアフリカ人，東アジア人，ヨーロッパ人の3大陸集団から成る標本でLDのパターンが包括的に調べられたが，代理SNPの選択は，HapMap第二相の完了により促進されてきた[68]。標識SNPの組合せを選択し，それらの標識SNPのどれかひとつとのペアで高い相関をもつ他のSNPを領域内で捕捉するため，簡便で効果的なアルゴリズムが利用できる[69,70]。このアルゴリズムはHaploview（http://www.broad.mit.edu/mpg/haploview/）というプログラムで実施され，それはまたSNPの組合せの間でのLDパターンを視覚化するためにも利用されている。

　親族関係にない個人を対象にした症例対照研究は簡便であるため，関連性研究の型では最も一般的である。ここでは肥満者と非肥満者で選択された候補遺伝子の変異アレル出現頻度を比較し，アレルと肥満表現型との間に関連があるかどうかを決定する。関連性研究は，複数の家族でも行うことができる[71]。例えばTransmission Disequilibrium Test（TDT）では親と有病状態の子3人組を用い，ヘテロ接合型の親から有病状態の子へのアレルの伝播が偶然による期待値（50％）から逸脱するかを評価する[71]。家族を基礎にした関連性研究の主な利点は集団構造化バイアス（後述）の影響を受けないことであるが，他のいくつかの不利な影響も受けるため利用が広がらない[66]。家族から3人組を集めるのが困難であるのに加えて，対象者とその親を選択的に集めることは早期発症型の疾患に偏るという潜在的なバイアスを招く。さらにこの場合の親はヘテロ接合型のみなので，TDTの検出力は低い。これとは対照的に，親族関係にない個人を対象にした症例対照研究は，遺伝的関連性研究では最もよく知られている方法である。

　今日まで多数の肥満候補遺伝子が，さまざまな集団での関連性研究で検証されてきた。大部分の遺伝子は，食欲調整，食事摂取，エネルギー代謝，脂肪細胞分化の機能に基づいて選択されている。Human Obesity Gene Map[53]によると，遺伝的関連性研究では127個の候補遺伝子と正の関連性を示す426の成果が報告されている。だが大部分の結果は再現性がない。22個の遺伝子のみが少なくとも5件の研究で正の関連が確認されたが，統計的有意性の程度はさまざまである。関連を

表 21-2 BMI や肥満関連表現型に関連する候補遺伝子のメタアナリシスの要約

著者（年）	遺伝子，変異	研究数	所見
Allison ら (1998)[76]	β3-アドレナリンレセプター（ADRB3），W64R	23（$n=7,399$）	BMI とは有意関連はない
Fujisawa ら (1998)[77]	ADRB3，W64R	31（$n=9,236$）	保因者は有意に BMI が高く，差の平均は 0.30（0.13-0.47）
Kurokawa ら (2001)[78]	ADRB3，W64R	27（$n=6,582$；すべて日本人）	保因者は有意に BMI が高く，差の平均は 0.26（0.18-0.42）
Heo ら (2002)[87]	レプチンレセプター（LEPR），K109R, Q223R, K656N	9（$n=3,263$）	3 変異のいずれも有意でなかった
Masud ら (2003)[85]	ペルオキシソーム増殖因子活性化受容体-γ（PPARG2），P12A	30（$n=19,136$）	A 12 アレルは BMI≧27 の者の間でのみ有意に高い BMI と関連しており，保因者と非保因者との差の平均は 0.11 であった
Geller ら (2004)[100]	MC4R，V103I	14（$n=7,713$）	肥満の低リスクと有意に関連。OR = 0.69，95% 信頼区間 0.50-0.96
Sookoian ら (2005)[94]	腫瘍壊死化因子-α（TNF），−308G > A	肥満，8（$n=3,562$） BMI，18（$n=5,009$） WHR，13（$n=3,910$） レプチン値，4（$n=845$）	肥満リスク増加と関連。OR = 1.23，95% 信頼区間 1.04-1.45。BMI 上昇と関連（$P=0.034$）するが，WHR やレプチン値とは関連はない
Paracchini ら (2005)[86]	レプチンレセプター（LEPR），Q223R, K109R, K656N PPARG2, P12A	Q223R, 10（$n=2,972$） K109R, 18（$n=1,696$） K656N, 13（$n=2,064$） PPARG2, 4（$n=4,022$）（すべて健常者）	いずれの変異も肥満リスクと有意な関連はなかった。Q223R では OR = 1.13，95% 信頼区間 0.98-1.30。K109R では OR = 1.05，95% 信頼区間 0.89-1.23。K656N では OR = 1.02，95% 信頼区間 0.86-1.21。P12A では OR = 1.13，95% 信頼区間 0.98-1.29
Marti ら (2006)[91]	グルココルチコイドレセプター遺伝子（GRL または NR3CI），N363S	13（$n=5,909$）	保因者では非保因者に比べて BMI が軽度上昇した（0.18，95% 信頼区間 0-0.35）。肥満リスクとの有意な関連はない。OR = 1.02，95% 信頼区間 0.56-1.87
Qi ら (2007)[99]	インターロイキン-6（IL 6），−174 G > C	19（$n=26,944$）	遺伝型は BMI，腹囲，WHR と有意に相関しなかった

［BMI: body mass index（体格指数），OR: odds ratio（オッズ比），WHR: waist-to-hip ratio（ウェストヒップ比）］

認めないとする研究の数は，正の関連を示す研究と同数かそれを上回っているので，公表されたすべての遺伝的関連に関して注意深くメタアナリシスを実施し，報告された関連性についての根拠を総合化する必要がある。以下にメタアナリシスを受けた肥満候補遺伝子について述べる。表 21-2 は，これらのメタアナリシスの結果をまとめたものである。

◐ β3-アドレナリン受容体遺伝子 W64R の多型

β3-アドレナリンレセプター（β3-adrenergic receptor; ADRB3）は主に脂肪細胞で発現しており，脂肪分解と熱産生の調節に重要な役割を果たしている[72]。1995 年にいくつかの研究により，ADRB3 遺伝子の 64 番アミノ酸でのトリプトファン（W）からアルギニン（R）への置換と肥満との関連が検討された[73-75]。Kadowaki ら[74]は，日本人で WW 遺伝子型に比較して，RR 遺伝子型で有意に高い BMI を示すことを報告し（24.7 kg/m² 対 22.1 kg/m²），一方，Widen ら[75]は，フィンランド人で R アレルが WHR 上昇と有意に相関することを明らかにした。そして，この多型と肥満や肥満関連形質との関係に関する何十編もの論文が出された。3 つのメタアナリシスが発表されたが，結果はいくぶんか矛盾するものであった。最初は Allison ら[76]により 1998 年に実施されたも

ので，23編の研究結果が含まれる。W64R多型とBMIとの間には有意な関連は認められなかった。この結果は，同年に31研究からプール化された結果でRアレル保有者は非保有者より有意に高い平均BMI（平均0.30 kg/m^{2}の差）を示したというFujisawaら[77]によるメタアナリシスとは正反対であった。2001年にKurokawaら[78]は日本人集団で27研究のメタアナリシスを行い，Rアレル保有者と非保有者との間で有意な平均BMIの差（0.26 kg/m^2）を見出した。日本人では白人より変異の出現頻度が高く，メタアナリシスを日本人集団に限定すると多型がBMIに与える小さな効果の検出力が改善した。だがその後，他の日本人集団で実施した研究でさまざまな結果が得られたので[79,80]，さらに調査をする必要がある。

◧ペルオキシソーム増殖因子活性化受容体-γ遺伝子 P12A 多型

ペルオキシソーム増殖因子活性化受容体-γ（peroxisome proliferator activated receptor-γ; *PPARG*）は脂肪細胞分化，脂質代謝，そしてインスリン感受性を調整する機能をもつため，関心が高まっている肥満候補遺伝子である[81,82]。最も頻繁に研究されてきた*PPARG*変異は，12番アミノ酸でのプロリン（P）からアラニン（A）への置換で，それにより*PPARG*活性が低下しインスリン感受性が改善する[83,84]。Masudら[85]はP12多型がBMIに及ぼす効果を検討するため，30の独立した研究から得た40のデータセットを用いてメタアナリシスを実施した。Aアレル保有者と非保有者との間での平均BMI値の差は無視できるほどであった（0.07 kg/m^2）。だが層化解析では肥満者でのみ有意な差が明らかになった（平均差は0.11 kg/m^2）。最近Paracchiniら[86]は，6つの症例対照研究のデータを要約し，Aアレルと関連する肥満リスクの有意性は境界域であると報告した（OR＝1.13，95％信頼区間：0.98-1.29）。

◧ *LEPR* 遺伝子多型

単一遺伝子型肥満を起こす*LEPR*遺伝子の稀な突然変異に加えて，この遺伝子によくみられるいくつかのSNPは通常型肥満と関連する可能性がある。Q223R，K109R，K656Nを含むアミノ酸置換を起こす3つのSNPが肥満との関連で広く検討されてきた。アジア人ではR223変異とR109変異が他の民族より高い頻度で起こり，N656変異は白人でより高頻度に起きる[86]。以前のメタアナリシスでは，Heoら[87]が9編の研究からのデータを要約しており，そこには多様な民族的背景をもつ3,269人の親族と非親族関係にある対象者が含まれている。全集団や年齢，性別，民族による小グループごとの解析では，*LEPR*アレルはBMIや腹囲と有意な関係を示さなかった。最近の症例対照研究でも，同様の結果が得られた[86]。肥満への結合ORはQ223R（10研究）で1.13（95％信頼区間：0.98-1.30），K109R（7研究）で1.05（95％信頼区間：0.89-1.23），K656N（7研究）で1.02（95％信頼区間：0.86-1.21）であった。

◧グルココルチコイド受容体遺伝子 N363S 多型

腹部内臓型肥満の進行に伴いコルチゾールの産生が増加している（第18章参照）。グルココルチコイド受容体は核の受容体であり，グルココルチコイド反応性遺伝子の転写調節に関与している[88]。グルココルチコイド受容体遺伝子（glucocorticoid receptor gene; *GRL*）は染色体5q31.3に位置し，エクソン2のコドン363によくみられるアスパラギン（N）からセリン（S）への置換を含んでいる。S変異は転写促進能を高め，グルココルチコイドに対する感受性増加と関連することが

示されてきた[89,90]。この変異は BMI 増加と関連するが，一致した結果はない。Marti ら[91]は N363S 多型と肥満リスクとの関連を評価するためのメタアナリシスを行った。解析は 12 編の発表済みの研究と 3 件の未発表研究からの 5,909 人の対象者を含むが，S アレル保有者は非保有者に比べて小幅だが有意に高い BMI をもつことが明らかになった（平均 0.18 kg/m² の差）。しかし変異と肥満リスクとの関連は統計的に有意ではなかった。

◧腫瘍壊死因子-α遺伝子の－308G＞A 多型

腫瘍壊死因子-α（tumor necrosis factor-α; TNFA）は炎症性サイトカインで，他のサイトカインの産生を刺激し，糖代謝，脂質代謝，インスリン抵抗性を調整している[92]。脂肪組織は内因性 TNFA の主な産生部位であり，TNFA 増加はヒトでの脂肪蓄積の増加やインスリン抵抗性の増加と関連している。TNFA 遺伝子のプロモーター領域－308 位での G から A への置換は，in vitro では核因子（nuclear factor）の結合を強化し，その結果転写活性を増加させる[93]。Sookoian ら[94]は肥満，インスリン抵抗性，そして高血圧との関係で，この多型に関する関連性研究を要約した（n＝3,562）。GG 遺伝子型と比較して，GA と AA 遺伝子型をまとめた組合せでは肥満リスク増加との関連がみられた（OR＝1.23）。だが，これらの 2 遺伝子型グループ間では，平均 BMI と WHR に有意な違いはなかった。

◧インターロイキン-6 遺伝子－174G＞C 多型

インターロイキン-6（interleukin-6; IL6）は，脂肪組織や免疫細胞や筋肉から分泌される炎症誘発性サイトカインである。循環血液中の IL6 値は肥満者で増加しており，インスリン抵抗性と 2 型糖尿病進行の予測因子となる[95,96]。IL6 プロモーター領域内の－174G＞C 多型は血漿中の IL6 値や空腹時血糖値，インスリン感受性指標，糖恒常性と関連している[97,98]が，19 件の研究からの 26,944 人を対象にした最近のメタアナリシスでは，この SNP と脂肪蓄積指標（BMI，WHR，あるいは腹囲）との間に有意な関連はみられなかった[99]。

◧MC4R 遺伝子 V103I 多型

MC4R での遺伝的変動は，単一遺伝子型肥満だけでなく通常型肥満とも関連のあることが示されてきた。この遺伝子での V103I 多型は，肥満リスクとの関係で精力的に研究されている。14 件の研究からの 7,713 人を対象にしたメタアナリシスでは，I アレル保有者のプール化肥満 OR は 0.69（95％信頼区間：050-0.96）であった[100]。7,937 人を対象にした最近の研究でも，この変異と肥満リスクとの有意な負の関連が報告された[101]。

総合的にみてメタアナリシスは，広く研究されている多型と各種の肥満指標との間には，あるとしても弱い関連を示唆するのみである。GRL，MC4R，TNFA での遺伝的変動との関連を支持する根拠は一貫しているように思われるが，その根拠は最終的な結論からは遠いものである。ここでは多型の主な効果に焦点を当ててきたが，これらの候補遺伝子座が肥満リスクを変化させる環境と相互作用をもつかどうかについても考慮が必要である。遺伝子と環境の交互作用については，第 22 章でさらに詳しく述べる。

◆ゲノムワイド関連性研究

　候補遺伝子による手法は，よくみられる疾患の感受性遺伝子を同定する場合にうまくいくこともあるが，それぞれのSNPの全体的な遺伝的影響への寄与が小幅であること，全ゲノムでの多数のSNPを調査するときの視野が限られていること，また候補遺伝子とSNPを選択するために使われる判定基準が変動することが足かせとなってきた[102]。候補遺伝子による手法は，疾患の生物学的機序に関する理解が不十分なままなので限定的である。GWA法では正しい遺伝子の選択に依存するのではなく，包括的で偏りのない方法で原因遺伝子変異を全ゲノムで調査する。この手法は，最近の遺伝型判定技術の進歩のおかげで可能となってきた[103]。何十万もの遺伝子座を同時に測定するためのGWA研究で，一般的に使われる市販商品には，Affymetrix SNPチップとIllumina SNPチップがある。これらのチップセットで得られるSNPはゲノム上で無作為に選択されるか（旧型のAffymetrix），HapMapからのLDに基づいて選択される（Illumina商品や新型のAffymetrix商品）。これらの高密度SNPアレイは，ヒトゲノムでよくみられる変異の80％以上を捉えることができる（マイナーアレル頻度の10％以上）[104]。

　GWA精査により有望な手がかりをふるい分けて再現するために，通常は多段階法が用いられる[105]。2段階デザインではまず利用可能な対象者の一部にゲノムワイドSNPによる遺伝子型判定を行い，残りの対象者には少数の有意なマーカーで遺伝子型判定を行う。もし適切に解析されるなら，全対象者でゲノム全体の遺伝子型判定を行う単段階デザインよりもずっと安価で，ほぼ同じ検出力が得られる[106, 107]。最近，GWA法により予期しない遺伝子の中で慢性疾患に関連する一般的なSNPがいくつか同定された。最初に，補因子H変異と年齢関連性黄斑変性との関連が認められ[108]，それに続いて2型糖尿病[109-112]，心疾患[113-115]，その他の疾患[116]に対するいくつかの新規遺伝子座が同定された。このことから，GWA分析では多要因疾患に対する新しい感受性遺伝子を同定することができる。

　肥満に特定したGWA研究を最初に行ったのは，Herbertら[117]である。フラミンガム心臓研究（Framingham Heart Study）の子孫コホートからの694人の参加者に対して116,204個のSNPで遺伝子型判定を行った後，インスリン誘導遺伝子2（insulin-induced gene 2; *INSIG2*）近傍のSNP rs7566605 G>Cのみが肥満と有意に関連することを見出した。3つの家族ベース標本での再現性研究と非親族を対象とした4つの症例対照研究のうちの3つで，遺伝子型rs7566605 CCが肥満と関連した。すべての症例対照標本を対象にしたメタアナリシスでは，劣性モデルでCC遺伝子型が肥満と有意な関連をもち，オッズ比は1.22であった。*INSIG2*は脂肪酸合成とコレステロール合成に関与しているので[118]，肥満候補遺伝子である可能性が高い。ただそれ以降の再現性は一貫していない[119-122]。

　ごく最近GWA研究により，2型糖尿病リスクと関連する*FTO*遺伝子でよくみられる変異が同定され，これは肥満と完全に関連していた[123]。SNP rs993609 T>AとBMIとの関連は，当初，GWA精査により発見されたものだが，38,759人が参加した13のコホートで再現されている。遺伝子型AAをもつ成人（16％）はTT型をもつ成人と比較して約3 kg体重が多く，肥満リスクは67％上昇していた。さらに2つの大規模出生コホートの解析では，*FTO* SNPは胎児期成長の変化とは関連しないが，小児期の脂肪蓄積とは関連することが示唆された。*FTO*変異と肥満との関連は，さらにいくつかの研究で確認されている[124, 125]。*FTO*遺伝子の生物学的機能はいまだ不明だが，これらの変異は通常型肥満にとって最も再現性がある遺伝的マーカーとなっている[126]。

4 肥満の関連性研究における方法上の問題

　関連性研究は，一般的に，肥満のような多くの遺伝子の形質に影響される遺伝的変異を同定するために用いられる。この研究デザインはこれまで成功をおさめたものもあるが，再現性の欠如に悩まされてきた。Hirschhornら[127]による系統的分析では，3回以上行った166の想定関連性研究で，少なくとも75％の再現性を示したのは6編のみだった。再現性の欠如には多くの理由が考えられるため，その検討が広く行われている[66・128-130]。そのうちのいくつかについて，以下で簡潔に述べる。

◆偽陽性所見と勝者の呪い

　偽陽性（第1種の過誤）はいくつかの原因で生じるもので，偶然の所見や統計的変動（statistical fluctuation），多重検定，出版バイアスなどがその中に含まれる。再現性が得られないという場合，多くは最初の報告では有意でありながら，その後の研究では有意な関連性が再現されない。大抵の場合，最初の有意な報告の関連性はそれに続く研究でのメタアナリシスで推定される遺伝的効果をこえており，この現象は「勝者の呪い（winner's curse）」と呼ばれる[131・132]。本章で取り扱う通常型肥満の遺伝的関連性の大部分が，この「勝者の呪い」のパターンを示す。そのため最初の研究で陽性と出た遺伝的関連性は，全体のまたは真の遺伝的効果を推定するために用いることはできない[131]。

◆多重検定

　遺伝型判定技術の進歩に伴い多数のSNPを同時に評価することができるようになると，多重検定による偽陽性リスクが増加することになる。特にGWAの出現により何十万ものマーカーが同時に測定されると，偽陽性リスクへの懸念は高まる。このような解析では，標準的な$\alpha=0.05$という有意性閾値（20回の独立した検定ごとに1回の偽陽性結果）は寛容すぎるとみなされる。それとは逆に，Bonferroniによる調整では0.05をマーカー数で除したものを用い，それはfamily-wide誤差率［多重検定を行う場合，それらの検定に第1種の過誤が少なくとも1つ含まれる割合］とおおよそ同等であるが，このように全体の有意水準を強く制御しようとする手法は慎重すぎるので，偽陰性の結果が増えやすい。これらの手法は，ゲノムの広域LDは多くのSNPが相関していることを裏付けているのでGWA研究にも適さない[133]。したがって多重検定に対する適切な戦略として，偽陽性リスクと偽陰性リスクのバランスをとることが考えられる。順列検定（permutation testing）はfamily-wide第1種の過誤を制御するために用いられるノンパラメトリック検定再サンプリング手法である[134]。この手法は現実のデータに存在するSNP間の相関を保つので，Bonferroniによる調整ほど慎重さは必要ない。さらに，多重検定問題に対処するためfalse discovery rate（FDR）法がよく使われるようになってきた。この方法では，偽陽性の結果が生じる機会を制御しようとする（Bonferroniによる調整のように）のではなく，検定で有意とみなされた全部の結果のうちの偽陽性の割合を，ある一定の期待される値以下に統制しようとする[135]ものである。この手法では偽陽性結果を減らすことが可能であり，真の発見につながる検出力を維持できる。究極的には異なる集団での遺伝的関連性を再現することが，多重検定や他の原因から生じる偽陽性所見に対抗できる最良の策である。

◆遺伝型判定誤差

　最新の遺伝型判定法による判定誤差は低いが，大規模な関連性研究では判定誤差は避けがたい。誤差は検出力を損なうだけでなく，偽陽性結果にも結びつく[136]。遺伝型判定誤差にはDNAの汚染混入，アレルの不適切な呼称，実験分析の非特異性などの多くの原因がある。少量の遺伝型判定誤差でも小さな遺伝的影響をみえなくしたり誇張したりするので，多要因疾患の関連性研究では，遺伝型判定の正確性は決定的に重要である[137]。症例標本と対照標本の遺伝型判定を一括して行ったり，研究者と技術者には症例か対照かの状態を知らせないことで系統誤差を最小にできる。Hardy-Weinberg平衡（Hardy-Weinberg equilibrium；HWE）からの逸脱は，通常，遺伝型判定誤差を示すので，遺伝的関連性の検定を実施する前に対照標本の各SNPに対してHWE検定を行うべきである[138]。GWA研究では，標本操作誤差を最小化するために厳密な精度管理手順が必要であり，関連性解析を実施する前に質の劣るDNAとSNPを除かなければならない[110-112]。

◆集団構造化

　遺伝的に均一でない集団から症例と対照を不均一に選択すると，集団構造化（population stratification）が生じる[139]。この特別な型の交絡は，民族や家系が遺伝的マーカーと疾患リスクとの関係を歪ませているときに観察される[140]。集団構造化の古典的な例には，GmハプロタイプであるGm3;5,13,14と2型糖尿病との強い負の関連性がある。当初は4,920人のピマインディアンの集団で観察されたが，ヨーロッパ人家系の影響を調節するとその関連は消失した[141]。Gm3;5,13,14は白人が混入していることのマーカーであるため，対照群にヨーロッパ人家系が過剰に含まれていることがマーカーと糖尿病の間での見かけ上の負の関連につながった。文献的には，集団構造化によって生じる大きなバイアスは稀であり[142]，いくつかのシミュレーション研究と経験による研究で，注意深くマッチングされた症例対照デザインでは構造化によるバイアスはほとんどなかった[140,143]。集団構造化によるバイアスの可能性は，症例と対照を民族的，人種的に均一の集団から選択し，解析のときに家系の影響を制御することで最小化できる。明確に規定された基準となる集団から選択された症例と対照を用いた前向きコホート研究では，後ろ向き研究より集団構造化バイアスの影響を受けにくい。

　大きな集団構造化バイアスが症例と対照の間に発生することは稀であるが，遺伝的背景の微妙な差異による小さなバイアスに対しては，たとえヨーロッパ人由来の集団対象であっても，関連性研究においては考慮が必要である[144]。DevlinとRoeder[145]は関連性研究における集団構造化を制御するため，ゲノム制御（genomic control；GC）という手法を提唱した。集団構造化はしばしば過大なχ^2検定（inflated χ^2 test）となり帰無仮説が棄却されることが頻繁に起きるという仮定に基づき，無作為抽出された null 座位の組合せから推定される分散拡大要因（inflation factor）であるラムダを用いて観察された遺伝的関連性が統計的に補正される。この手法の欠点は，下位集団（sub-population）間で頻度に差のみられないマーカーに対して過剰補正が行われることである。

　ごく最近，Priceら[146]は，集団構造化を調節するために，主成分解析に基づく方法を提唱した。この手法では，集団構造を把握するためゲノム全体の遺伝子型データからいくつかの主成分が導かれる。次いでこれらの主成分は回帰モデルで集団構造を調節するために，共変量として含められる。通常は，症例と対照の間での家系や民族の差異を最もよく捕捉する最初のいくつかの主成分が，潜在的な集団構造化を調節するために共変量として含められる。この手法はGC法よりも強力

であり，第1種の過誤率をよりよく制御できるという根拠が得られている[146]。

◆偽陰性所見（第2種の過誤）

偽陰性の結果は通常，小規模で検出力が不足する研究から生じるが，遺伝的関連性研究では再現性欠如の一因となる。大部分の遺伝的変異は浸透性（penetration）［遺伝子型の変化が実際の表現型上の変化として現れる割合］が低く，肥満のような多くの要因が絡む形質には小さな効果しかもたないので，わずかな有意性を得る検出力を確保するにも大きな標本サイズ（しばしば何千人もの症例と対照が必要になることがある）が要求される[66]。PPARG2 P12A変異と2型糖尿病との関連はその良い例である。当初の研究ではPP遺伝子型でオッズ比が4.35（$P=0.028$）と強い影響がみられたが[147]，それに続く5編の研究のうち4編の研究では関連を確認できなかった。3,000人以上のメタアナリシスでは，多数アレルであるPアレルと関連して，弱いながら（1.25倍）も糖尿病リスクが有意に（$P=0.002$）増加することが明らかになった[84]。以前の個別研究で有意性を再現できなかったのは，標本サイズが小さく検出力が不十分であることによると考えられる。実際それよりも大きな標本サイズでの最近の関連性研究では，関連性が再現されてきた[148・149]。この例から，メタアナリシスは遺伝解析の検出力を大幅に改善し，複数の関連性研究でのさまざまな結果を統合できることを示す。ただしメタアナリシスは，大規模なよくデザインされた関連性研究に置き換わるものではない。

多型の出現頻度も，関連性研究での検出力の重要な決定要因である。大部分の研究は，「ありふれた疾患の共通変異仮説［*common disease-common variant* hypothesis. 病因遺伝子の存在頻度が高いと考えられるとき，家系が異なっていても原因遺伝子は同じと考える仮説］」を基礎にして，多要因形質の遺伝的リスクは，比較的出現頻度が高い（>5%）疾患誘発アレルやハプロタイプによる，という仮説を検証するようデザインされている[131]。25の異なった既報の関連性について行われたメタアナリシスでは，この仮説を支持する結果が得られており[131]，最近では，限られた数のありふれたハプロタイプで候補遺伝子の大部分の変動が説明できることを示した研究もある[150・151]。だが稀なアレルやハプロタイプが，多要因形質の一因となるという根拠もある。例えば肥満と関連する*GRL* N363S多型と*MC4R* V103I多型は，変異アレル出現頻度が5%未満である。稀なアレルやハプロタイプが通常型肥満の原因であるという対立仮説を検証するには，これまで発表された大部分の研究に比べてかなり大きな標本と遺伝型判定の努力が必要になると思われる。

表現型と遺伝型の測定誤差は遺伝的関連性を同定するための検出力を著しく減じるかもしれないので，そのことも関連性研究での検出力推定では考慮されなければならない[152]。一般によく用いられるBMIや腹囲のような肥満指標は，脂肪蓄積と脂肪分布の指標としては不完全である。さらに自己申告値は，実際の肥満状態が高いほど大きな誤差を伴って報告されやすい（第5章参照）。このような誤差は比較的小さなものではあるが，特に真の遺伝的関連性が小さな場合などでは，検出力不足や文献的に一致しない関連性を招くことがある。

◆真の不均一性

遺伝的関連性における真の不均一性（genuine heterogeneity）が異なる研究の間では存在するが，これをバイアスや検出力不足による再現性の欠如と区別することは困難である。前述したように疫学研究では脂肪蓄積を評価するために，BMI，腹囲，体脂肪率，体重変化，そして血漿レプチン濃

度を用いてきた。これらの測定値は高い相関性をもつが，同じ遺伝的機序で起こるわけではない。さらに，中程度の過体重を肥満の表現型アウトカムの結果として用いてきた研究もあれば，病的肥満に焦点をあてた研究もある。病的肥満に寄与する遺伝子座が軽度肥満の遺伝子座とは異なる可能性もある。

　小児では環境による圧力にさらされる機会が成人よりも少ないので，小児期肥満では後年発症の肥満より遺伝が大きな役割を果たしていると思われる[4]。そのため肥満児は連鎖研究と関連性研究にとって，期待がもたれる対象集団である。ある研究で肥満への遺伝的関連性の程度は，小児と成人では異なるように思われた[65]。これらの異なる結果は偶然による可能性もあるが，早期発症型肥満と後年発症型肥満の遺伝が真に不均一であることの現れであるかもしれない。異なる集団での異なる遺伝的背景と環境の背景も，真の不均一性の原因となる。これまで，肥満とそれ以外の多要因形質を対象にした大部分の遺伝的関連性研究は，白人集団で実施されてきた。個々の研究とメタアナリシスにとって，集団構造化によるバイアスを減らすには民族的に均一な標本を用いることが望ましい。だが，異なる民族集団では遺伝的構造とアレル頻度も異なることから，別の民族集団や人種集団でこれらの関連を再現することが重要となる。ひとつの変異が複数の民族集団で疾患と関連することを明らかにすれば，因果関係の根拠は強まる。しかし，民族に特異的な遺伝的リスクもあるので，別の民族集団や人種集団で再現性がなかったとしても，必ずしも観察された遺伝的関連性が無効というわけではない。

　遺伝的関連性においては，遺伝子―環境相互作用も真の不均一性の一因となりうる。そのような相互作用の前提として，遺伝的関連性は集団の環境背景に影響されるということがある。そのため背景となる食事要因や生活習慣要因により，ある集団では明白な遺伝的影響が別の集団では明白とならない。遺伝子―環境相互作用は，文献上では一致しない結果の多くを説明できると広く信じられてきたが，そのような相互作用を探索することは理論的にも方法的にも興味深いことである。次章では，肥満の進行における遺伝子と環境の相互作用の役割について述べる。

5　まとめ

　単一遺伝子型肥満症のマップ作成のための努力は，大きな成功をおさめてきた。これまで発見されてきた単一遺伝子型肥満症の大部分は *LEP*，*LEPR*，*PC1*，*POMC*，*MC4R* 遺伝子を含むレプチン経路とメラノコルチン経路の遺伝的変化が原因であるように思われる。これらの遺伝子は食欲制御，食事摂取，そしてエネルギー恒常性で重要な役割を果たしている。これらの遺伝子の機能障害は，小児期に発症する重篤な肥満症をひき起こす。だが単一遺伝子変異による肥満症例数は極端に少ない。これまでの報告で，11の異なる遺伝子での単一遺伝子変異によるヒトの肥満症例は200に満たないが[53]，これらの変異は通常型肥満の一因とはならないと考えられている。

　通常型肥満の遺伝子マップ作成は，当初予期されたよりも困難であることがわかってきた。通常型肥満が強い遺伝的要素をもつにもかかわらず，個々の遺伝子の寄与ははっきりせず，大部分の遺伝的関連性も再現されなかった。一般に研究対象とされるいくつかの多型（表21-2）について，メタアナリシスが実施されている。全体的にみて *GRL* N365S，*MC4R* V103I，*TNF* -308 G>A 多型については肥満との関連が示唆されるが，遺伝的効果は小さく，大規模標本での追加確認が必要であることは明らかである。

GWA研究は多要因疾患に関連する遺伝的変異を同定する包括的で強力な手法として，近年，脚光を浴びている．この手法を用いることで，慢性疾患に関連してよくみられる変異が予期しなかった遺伝子で明らかにされたこともある．糖尿病GWAスクリーニングにより同定された*FTO*変異と肥満との関連は，複数の集団で再現性があった．これまで慢性疾患に関する多くのGWA研究により，ほぼすべての研究で身体計測情報が収集されてきたので，これらの研究で作られたデータは肥満感受性遺伝子を同定するための強力な情報源になるだろう．検出力を改善し偽陰性結果を減らすために，これらのGWA研究をプール化した解析が必要である．

他の多要因疾患と同様，通常型肥満のパズルは単一の手法では解き明かせない．通常型肥満にとっての最初の発見，再現，そして遺伝子と遺伝子の間や遺伝子と環境の間での相互作用の発掘をめざしての大規模で検出力の高い，人口ベースの研究から得られた資源を活用するための今後の研究が必要である．GWA研究は遺伝疫学の主柱となり，機能的，位置的候補遺伝子は，肥満の遺伝的関連性研究の中でひき続き調べられるだろう．ここで明らかになった関連性は，異なる民族集団と人種集団で再現される必要がある．さらに，原因となる変異の同定のため，精密なマップ作成と機能的研究が要求される．肥満の動物モデル，遺伝子発現研究，ゲノム技術の進歩により，肥満の生物学的機序への理解が深まり，遺伝疫学研究のための新しい手法がひき続き開発されるであろう．

文　献

1. Hofbauer KG. Molecular pathways to obesity. *Int J Obes Relat Metab Disord*. 2002;26(Suppl 2):S 18-S 27.
2. Cummings DE, Schwartz MW. Genetics and pathophysiology of human obesity. *Annu Rev Med*. 2003;54:453-471.
3. Clement K, Ferre P. Genetics and the pathophysiology of obesity. *Pediatr Res*. 2003;53:721-725.
4. Bell CG, Walley AJ, Froguel P. The genetics of human obesity. *Nat Rev Genet*. 2005;6:221-234.
5. Clement K. Genetics of human obesity. *Proc Nutr Soc*. 2005;64:133-142.
6. Clement K. Genetics of human obesity. *C R Biol*. 2006;329:608-622.
7. Farooqi IS, O'Rahilly S. Monogenic obesity in humans. *Annu Rev Med*. 2005;56:443-458.
8. Farooqi IS, Wangensteen T, Collins S, et al. Clinical and molecular genetic spectrum of congenital deficiency of the leptin receptor. *N Engl J Med*. 2007;18:237-247.
9. Zhang Y, Proenca R, Maffei M, Barone M, Leopold L, Friedman JM. Positional cloning of the mouse obese gene and its human homologue. *Nature*. 1994;372:425-432.
10. Horvath TL, Diano S, Sotonyi P, Heiman M, Tschop M. Minireview: ghrelin and the regulation of energy balance—a hypothalamic perspective. *Endocrinology*. 2001;142:4163-4169.
11. Montague CT, Farooqi IS, Whitehead JP, et al. Congenital leptin deficiency is associated with severe early-onset obesity in humans. *Nature*. 1997;387:903-908.
12. Farooqi IS, Matarese G, Lord GM, et al. Beneficial effects of leptin on obesity, T cell hyporesponsiveness, and neuroendocrine/metabolic dysfunction of human congenital leptin deficiency. *J Clin Invest*. 2002;110:1093-1103.
13. Chen H, Charlat O, Tartaglia LA, et al. Evidence that the diabetes gene encodes the leptin receptor: identification of a mutation in the leptin receptor gene in db/db mice. *Cell*. 1996;84:491-495.
14. Chua SC Jr, Chung WK, Wu-Peng XS, et al. Phenotypes of mouse diabetes and rat fatty due to mutations in the OB (leptin) receptor. *Science*. 1996;271:994-996.
15. Clement K, Vaisse C, Lahlou N, et al. A mutation in the human leptin receptor gene causes obesity and pituitary dysfunction. *Nature*. 1998;392:398-401.
16. Jackson RS, Creemers JW, Ohagi S, et al. Obesity and impaired prohormone processing associated with mutations in the human prohormone convertase 1 gene. *Nat Genet*. 1997;16:303-306.

17. Jackson RS, Creemers JW, Farooqi IS, et al. Small-intestinal dysfunction accompanies the complex endocrinopathy of human proprotein convertase 1 deficiency. *J Clin Invest*. 2003;112:1550-1560.
18. Krude H, Biebermann H, Luck W, Horn R, Brabant G, Gruters A. Severe early-onset obesity, adrenal insufficiency and red hair pigmentation caused by POMC mutations in humans. *Nat Genet*. 1998;19:155-157.
19. Krude H, Biebermann H, Schnabel D, et al. Obesity due to proopiomelanocortin deficiency: three new cases and treatment trials with thyroid hormone and ACTH 4-10. *J Clin Endocrinol Metab*. 2003;88:4633-4640.
20. Krude H, Biebermann H, Gruters A. Mutations in the human proopiomelanocortin gene. *Ann NY Acad Sci*. 2003;994:233-239.
21. Mountjoy KG, Mortrud MT, Low MJ, Simerly RB, Cone RD. Localization of the melanocortin-4 receptor (MC 4-R) in neuroendocrine and autonomic control circuits in the brain. *Mol Endocrinol*. 1994;8:1298-1308.
22. Huszar D, Lynch CA, Fairchild-Huntress V, et al. Targeted disruption of the melanocortin-4 receptor results in obesity in mice. *Cell*. 1997;88:131-141.
23. Yeo GS, Farooqi IS, Aminian S, Halsall DJ, Stanhope RG, O'Rahilly S. A frameshift mutation in MC 4 R associated with dominantly inherited human obesity. *Nat Genet*. 1998;111:2,
24. Vaisse C, Clement K, Guy-Grand B, Froguel P. A frameshift mutation in human MC 4 R is associated with a dominant form of obesity. *Nat Gene*. 1998;20:113-114.
25. Farooqi IS, Yeo GS, Keogh JM, et al. Dominant and recessive inheritance of morbid obesity associated with melanocortin 4 receptor deficiency. *J Clin Invest*. 2000;106:271-279.
26. Tao YX. Molecular mechanisms of the neural melanocortin receptor dysfunction in severe early onset obesity. *Mol Cell Endocrinol*. 2005;239:1-14.
27. Jacobson P, Ukkola 0, Rankinen T, et al. Melanocortin 4 receptor sequence variations are seldom a cause of human obesity: the Swedish Obese Subjects, the HERITAGE Family Study, and a Memphis cohort. *J Clin Endocrinol Metab*. 2002;87:4442-4446.
28. Hinney A, Bettecken T, Tarnow P, et al. Prevalence, spectrum, and functional characterization of melanocortin-4 receptor gene mutations in a representative population-based sample and obese adults from Germany. *J Clin Endocrinol Metab*. 2006;91:1761-1769.
29. Lubrano-Berthelier C, Dubern B, Lacorte JM, et al. Mel anocortin 4 receptor mutations in a large cohort of severely obese adults: prevalence, functional classification, genotype-phenotype relationship, and lack of association with binge eating. *J Clin Endocrinol Metab*. 2006;91:1811-1818.
30. Ma L, Tataranni PA, Bogardus C, Baier LJ. Melanocortin 4 receptor gene variation is associated with severe obesity in Pima Indians. *Diabetes*. 2004;53:2696-2699.
31. Goldstone AP. Prader-Willi syndrome: advances in genetics, pathophysiology and treatment. *Trends Endocrinol Metab*. 2004;15:12-20.
32. DelParigi A, Tschop M, Heiman ML, et al. High circulating ghrelin: a potential cause for hyperphagia and obesity in Prader-Willi syndrome. *J Clin Endocrinol Metab*. 2002;87:5461-5464.
33. Sheffield Vc. Use of isolated populations in the study of a human obesity syndrome, the Bardet-Biedl syndrome. *Pediatr Res*. 2004;55:908-911.
34. Benzinou M, Walley A, Lobbens S, et al. Bardet-Biedl syndrome gene variants are associated with both childhood and adult common obesity in French Caucasians. *Diabetes*. 2006;55:2876-2882.
35. Bouchard C, Perusse L, Rice T, Rao DC. Chapter 9: Genetics of human obesity. In: Bray GA, Bouchard C, eds. *Handbook of Obesity: Etiology and Pathophysiology*. 2nd ed. New York: Marcel Dekker; 2004.
36. Maes HH, Neale MC, Eaves LJ. Genetic and environmental factors in relative body weight and human adiposity. *Behav Genet*. 1997;27:325-351.
37. Feinleib M, Garrison RJ, Fabsitz R, et al. The NHLBI twin study of cardiovascular disease risk factors: methodology and summary of results. *Am J Epidemiol*. 1977;106:284-285.
38. Bouchard C, Perusse L. Genetic aspects of obesity. *Ann NY Acad Sci*. 1993;699:26-35.
39. Hanisch D, Dittmar M, Hohler T, Alt KW. Contribution of genetic and environmental factors to variation in body compartments—a twin study in adults. *Anthropol Anz*. 2004;62:51-60.
40. Nguyen TV, Howard GM, Kelly PJ, Eisman JA. Bone mass, lean mass, and fat mass: same genes or same environments? *Am J Epidemiol*. 1998;147:3-16.
41. Faith MS, Pietrobelli A, Nunez C, Heo M, Heymsfield SB, Allison DB. Evidence for independent genetic influences on fat mass and body mass index in a pediatric twin sample. *Pediatrics*. 1999;104(1 Pt):61-67.
42. Rose KM, Newman B, Mayer-Davis EJ, Selby JV. Genetic and behavioral determinants of waist-hip ratio and

waist circumference in women twins. *Obes Res.* 1998;6:383-392.
43. Selby JV, Newman B, Quesenberry CP Jr, et al. Genetic and behavioral influences on body fat distribution. *Int J Obes.* 1990;14:593-602.
44. Schousboe K, Visscher PM, Erbas B, et al. Twin study of genetic and environmental influences on adult body size, shape, and composition. *Int J Obes Relat Metab Disord.* 2004;28:39-48.
45. Li HJ, Ji CY, Wang W, Hu YH. A twin study for serum leptin, soluble leptin receptor, and free insulin-like growth factor-I in pubertal females. *J Clin Endocrinol Metab.* 2005;90:3659-3664.
46. Narkiewicz K, Szczech R, Winnicki M, et al. Heritability of plasma leptin levels: a twin study. *J Hypertens.* 1999;17:27-31.
47. Allison DB, Kaprio J, Korkeila M, Koskenvuo M, Neale MC, Hayakawa K. The heritability of body mass index among an international sample of monozygotic twins reared apart. *Int J Obes Relat Metab Disord.* 1996;20:501-506.
48. Stunkard AJ, Sorensen TI, Hanis C, et al. An adoption study of human obesity. *N Engl J Med.* 1986;314:193-198.
49. Dawn Teare M, Barrett JH. Genetic linkage studies. *Lancet.* 2005;366:1036-1044.
50. Morton NE. Sequential tests for the detection of linkage. *Am J Hum Genet.* 1955;7:277-318.
51. Lander E, Kruglyak L. Genetic dissection of complex traits: guidelines for interpreting and reporting linkage results. *Nat Genet.* 1995;11:241-247.
52. Khoury MJ, Beaty TH, Cohen BH. *Fundamentals of Genetic Epidemiology.* New York: Oxford University Press; 1993.
53. Rankinen T, Zuberi A, Chagnon YC, et al. The human obesity gene map: the 2005 update. *Obesity (Silver Spring).* 2006;14:529-644.
54. Risch NJ. Searching for genetic determinants in the new millennium. *Nature.* 2000;405:847-856.
55. Comuzzie AG, Allison DB. The search for human obesity genes. *Science.* 1998;280:1374-1377.
56. Hager J, Dina C, Francke S, et al. A genome-wide scan for human obesity genes reveals a major susceptibility locus on chromosome 10. *Nat Genet.* 1998;20:304-308.
57. Saar K, Geller F, Ruschendorf F, et al. Genome scan for childhood and adolescent obesity in German families. *Pediatrics.* 2003;111:321-327.
58. Boutin P, Dina C, Vasseur F, et al. GAD2 on chromosome 10p12 is a candidate gene for human obesity. *PLoS Biol.* 2003;1:E68.
59. Zheng H, Corkern M, Stoyanova I, Patterson LM, Tian R, Berthoud HR. Peptides that regulate food intake: appetite-inducing accumbens manipulation activates hypothalamic orexin neurons and inhibits POMC neurons. *Am J Physiol Regul Integr Comp Physiol.* 2003;284:R1436-R1444.
60. Swarbrick MM, Waldenmaier B, Pennacchio LA, et al. Lack of support for the association between GAD2 polymorphisms and severe human obesity. *PLoS Biol.* 2005;3:e315.
61. Meyre D, Boutin P, Tounian A, et al. Is glutamate decarboxylase 2 (GAD2) a genetic link between low birth weight and subsequent development of obesity in children? *J Clin Endocrinol Metab.* 2005;90:2384-2390.
62. Ohman M, Oksanen L, Kaprio J, et al. Genome-wide scan of obesity in Finnish sibpairs reveals linkage to chromosome Xq24. *J Clin Endocrinol Metab.* 2000;85:3183-3190.
63. Suviolahti E, Oksanen LJ, Ohman M, et al. The SLC6A14 gene shows evidence of association with obesity. *J Clin Invest.* 2003;112:1762-1772.
64. Tiwari HK, Allison DB. Do allelic variants of SLC6A14 predispose to obesity? *J Clin Invest.* 2003;112:1633-1636.
65. Durand E, Boutin P, Meyre D, et al. Polymorphisms in the amino acid transporter solute carrier family 6 (neurotransmitter transporter) member 14 gene contribute to polygenic obesity in French Caucasians. *Diabetes.* 2004;53:2483-2486.
66. Newton-Cheh C, Hirschhorn JN. Genetic association studies of complex traits: design and analysis issues. *Mutat Res.* 2005;573:54-69.
67. Neale BM, Sham PC. The future of association studies: gene-based analysis and replication. *Am J Hum Genet.* 2004;75:353-362.
68. International HapMap Consortium. A haplotype map of the human genome. *Nature.* 2005;437:1299-1320.
69. de Bakker PI, Yelensky R, Pe'er I, Gabriel SB, Daly MJ, Altshuler D. Efficiency and power in genetic association studies. *Nat Genet.* 2005;37:1217-1223.
70. Carlson CS, Eberle MA, Rieder MJ, Yi Q, Kruglyak L, Nickerson DA. Selecting a maximally informative set of

single-nucleotide polymorphisms for association analyses using linkage disequilibrium. *Am J Hum Genet.* 2004;74:106-120.
71. Spielman RS, McGinnis RE, Ewens WJ. Transmission test for linkage disequilibrium: the insulin gene region and insulin-dependent diabetes mellitus (IDDM). *Am J Hum Genet.* 1993;52:506-516.
72. Krief S, Lonnqvist F, Raimbault S, et al. Tissue distribution of beta 3-adrenergic receptor mRNA in man. *J Clin Invest.* 1993;91:344-349.
73. Clement K, Vaisse C, Manning, B St. J., et al. Genetic variation in the beta3-adrenergic receptor and an increased capacity to gain weight in patients with morbid obesity. *N Engl J Med.* 1995;333:352-354.
74. Kadowaki H, Yasuda K, Iwamoto K, et al. A mutation in the beta 3-adrenergic receptor gene is associated with obesity and hyperinsulinemia in Japanese subjects. *Biochem Biophys Res Commun.* 1995;215:555-560.
75. Widen E, Lehto M, Kanninen T, Walston J, Shuldiner AR, Groop LC. Association of a polymorphism in the beta 3-adrenergic-receptor gene with features of the insulin resistance syndrome in Finns. *N Engl J Med.* 1995;10:348-351.
76. Allison DB, Heo M, Faith MS, Pietrobelli A. Meta-analysis of the association of the Trp64Arg polymorphism in the beta3 adrenergic receptor with body mass index. *Int J Obes Relat Metab Disord.* 1998;22:559-566.
77. Fujisawa T, Ikegami H, Kawaguchi Y, Ogihara T. Meta-analysis of the association of Trp64Arg polymorphism of beta 3-adrenergic receptor gene with body mass index. *J Clin Endocrinol Metab.* 1998;83:2441-2444.
78. Kurokawa N, Nakai K, Kameo S, Liu ZM, Satoh H. Association of BMI with the beta3-adrenergic receptor gene polymorphism in Japanese: meta-analysis. *Obes Res.* 2001;9:741-745.
79. Oizumi T, Daimon M, Saitoh T, et al. Genotype Arg/Arg, but not Trp/Arg, of the Trp64Arg polymorphism of the beta(3)-adrenergic receptor is associated with type 2 diabetes and obesity in a large Japanese sample. *Diabetes Care.* 2001;24:1579-1583.
80. Matsushita Y, Yokoyama T, Yoshiike N, et al. The Trp(64)Arg polymorphism of the beta(3)-adrenergic receptor gene is not associated with body weight or body mass index in Japanese: a longitudinal analysis. *J Clin Endocrinol Metab.* 2003;88:5914-5920.
81. Berger J, Moller DE. The mechanisms of action of PPARs. *Annu Rev Med.* 2002;53:409-435.
82. Ristow M, Muller-Wieland D, Pfeiffer A, Krone W, Kahn CR. Obesity associated with a mutation in a genetic regulator of adipocyte differentiation. *N Engl J Med.* 1998;339:953-959.
83. Stumvoll M, Haring H. The peroxisome proliferator-activated receptor-gamma2 Pro12Ala polymorphism. *Diabetes.* 2002;51:2341-2347.
84. Altshuler D, Hirschhorn JN, Klannemark M, et al. The common PPARgamma Pro12Ala polymorphism is associated with decreased risk of type 2 diabetes. *Nat Genet.* 2000;26:76-80.
85. Masud S, Ye S, SAS Group. Effect of the peroxisome proliferator activated receptor-gamma gene Pro12Ala variant on body mass index: a meta-analysis. *J Med Genet.* 2003;40:773-780.
86. Paracchini V, Pedotti P, Taioli E. Genetics of leptin and obesity: a HuGE review. *Am J Epidemiol.* 2005;162:101-114.
87. Heo M, Leibel RL, Fontaine KR, et al. A meta-analytic investigation of linkage and association of common leptin receptor (LEPR) polymorphisms with body mass index and waist circumference. *Int J Obes Relat Metab Disord.* 2002;26:640-646.
88. van Rossum EF, Russcher H, Lamberts SW. Genetic polymorphisms and multifactorial diseases: facts and fallacies revealed by the glucocorticoid receptor gene. *Trends Endocrinol Metab.* 2005;16:445-450.
89. Huizenga NA, Koper JW, De Lange P, et al. A polymorphism in the glucocorticoid receptor gene may be associated with and increased sensitivity to glucocorticoids in vivo. *J Clin Endoerinol Metab.* 1998;83:144-151.
90. Lin RC, Wang WY, Morris BJ. High penetrance, overweight, and glucocorticoid receptor variant: case-control study. *BMJ.* 1999;319:1337-1338.
91. Marti A, Ochoa MC, Sanchez-Villegas A, et al. Meta-analysis on the effect of the N363S polymorphism of the glucocorticoid receptor gene (GRL) on human obesity. *BMC Med Genet.* 2006;7:50.
92. Hotamisligil GS, Spiegelman BM. Tumor necrosis factor alpha: a key component of the obesity-diabetes link. *Diabetes.* 1994;43:1271-1278.
93. Kroeger KM, Carville KS, Abraham LJ. The -308 tumor necrosis factor-alpha promoter polymorphism effects transcription. *Mol Immunol.* 1997;34:391-399.
94. Sookoian SC, Gonzalez C, Pirola CJ. Meta-analysis on the G-308A tumor necrosis factor alpha gene variant and phenotypes associated with the metabolic syndrome. *Obes Res.* 2005;13:2122-2131.

95. Pickup JC, Mattock MB, Chusney GD, Burt D. NIDDM as a disease of the innate immune system: association of acute-phase reactants and interleukin-6 with metabolic syndrome X. *Diabetologia*. 1997;40:1286-1292.
96. Hu FB, Meigs JB, Li TY, Rifai N, Manson JE. Inflammatory markers and risk of developing type 2 diabetes in women. *Diabetes*. 2004;53:693-700.
97. Fernandez-Real JM, Broch M, Vendrell J, et al. Interleukin-6 gene polymorphism and insulin sensitivity. *Diabetes*. 2000;49:517-520.
98. Kubaszek A, Pihlajamaki J, Punnonen K, Karhapaa P, Vauhkonen I, Laakso M. The C-174G promoter polymorphism of the IL-6 gene affects energy expenditure and insulin sensitivity. *Diabetes*. 2003;52:558-561.
99. Qi L, Zhang C, van Dam RM, Hu FB. Interleukin-6 genetic variability and adiposity: associations in two prospective cohorts and systematic review in 26,944 individuals. *J Clin Endocrinol Metab*. 2007;92:3618-3625.
100. Geller F, Reichwald K, Dempfle A, et al. Melanocortin-4 receptor gene variant 1103 is negatively associated with obesity. *Am J Hum Genet*. 2004;7;4:572-581.
101. Heid IM, Vollmert C, Hinney A, et al. Association of the 1031 MC4R allele with decreased body mass in 7937 participants of two population based surveys. *J Med Genet*. 2005;42:e21.
102. Hirschhorn JN, Daly MJ. Genome-wide association studies for common diseases and complex traits. *Nat Rev Genet*. 2005;6:95-108.
103. Altshuler D, Daly M. Guilt beyond a reasonable doubt. *Nat Genet*. 2007;39(7):813-815.
104. Pe'er I, de Bakker PI, Maller J, Yelensky R, Altshuler D, Daly MJ. Evaluating and improving power in whole-genome association studies using fixed marker sets. *Nat Genet*. 2006;38:663-667.
105. Kraft P. Efficient two-stage genome-wide association designs based on false positive report probabilities. *Pac Symp Biocomput*. 2006:523-534.
106. Wang H, Thomas DC, Pe'er I, Stram DO. Optimal two-stage genotyping designs for genome-wide association scans. *Genet Epidemiol*. 2006;30:356-368.
107. Skol AD, Scott LJ, Abecasis GR, Boehnke M. Joint analysis is more efficient than replication-based analysis for two-stage genome-wide association studies. *Nat Genet*. 2006;38:209-213.
108. Klein RJ, Zeiss C, Chew EY, et al. Complement factor H polymorphism in age-related macular degeneration. *Science*. 2005;308:385-389.
109. Sladek R, Rocheleau G, Rung J, et al. A genome-wide association study identifies novel risk loci for type 2 diabetes. *Nature*. 2007;445:881-885.
110. Zeggini E, Weedon MN, Lindgren CM, et al. Replication of genome-wide association signals in UK samples reveals risk loci for type 2 diabetes. *Science*. 2007;316:1336-1341.
111. Diabetes Genetics Initiative of Broad Institute of Harvard and MIT, Lund University and Novartis Institutes of BioMedical Research, Saxena R, et al. Genome-wide association analysis identifies loci for type 2 diabetes and triglyceride levels. *Science*. 2007;316:1331-1336.
112. Scott LJ, Mohlke KL, Bonnycastle LL, et al. A genome-wide association study of type 2 diabetes in Finns detects multiple susceptibility variants. *Science*. 2007;316:1341-1345.
113. McPherson R, Pertsemlidis A, Kavaslar N, et al. A common allele on chromosome 9 associated with coronary heart disease. *Science*. 2007;316:1488-1491.
114. Helgadottir A, Thorleifsson G, Manolescu A, et al. A common variant on chromosome 9p21 affects the risk of myocardial infarction. *Science*. 2007;316:1491-1493.
115. Samani NJ, Erdmann J, Hall AS, et al. Genomewide association analysis of coronary artery disease. *N Engl J Med*. 2007;357:443-453.
116. Wellcome Trust Case Control Consortium. Genome-wide association study of 14,000 cases of seven common diseases and 3,000 shared controls. *Nature*. 2007;447:661-678.
117. Herbert A, Gerry NP, McQueen MB, et al. A common genetic variant is associated with adult and childhood obesity. *Science*. 2006;312:279-283.
118. Yabe D, Brown MS, Goldstein JL. Insig-2, a second endoplasmic reticulum protein that binds SCAP and blocks export of sterol regulatory element-binding proteins. *Proc Natl Acad Sci USA*. 2002;99:12753-12758.
119. Dina C, Meyre D, Samson C, et al. Comment on "A common genetic variant is associated with adult and childhood obesity." *Science*. 2007;315:187.
120. Loos RJ, Barroso I, O'rahilly S, Wareham NJ. Comment on "A common genetic variant is associated with adult and childhood obesity." *Science*. 2007;315:187.
121. Rosskopf D, Bornhorst A, Rimmbach C, et al. Comment on "A common genetic variant is associated with adult

and childhood obesity." *Science.* 2007;315:187.
122. Lyon HN, Emilsson V, Hinney A, et al. The association of a SNP upstream of INSIG2 with body mass index is reproduced in several but not all cohorts. *PLoS Genet.* 2007;3(4):e61.
123. Frayling TM, Timpson NJ, Weedon MN, et al. A common variant in the FTO gene is associated with body mass index and predisposes to childhood and adult obesity. *Science.* 2007;316:889-894.
124. Scuteri A, Sanna S, Chen WM, et al. Genome-wide association scan shows genetic variants in the FTO gene are associated with obesity-related traits. *PLoS Genet.* 2007;3:e115.
125. Dina C, Meyre D, Gallina S, et al. Variation in FTO contributes to childhood obesity and severe adult obesity. *Nat Genet.* 2007;39:724-726.
126. Groop L. From fused toes in mice to human obesity. *Nat Genet.* 2007;39(6):706-707.
127. Hirschhorn JN, Lohmueller K, Byrne E, Hirschhorn K. A comprehensive review of genetic association studies. *Genet Med.* 2002;4:45-61.
128. Hattersley AT, McCarthy MI. What makes a good genetic association study? *Lancet.* 2005;366:1315-1323.
129. Cordell HJ, Clayton DG. Genetic association studies. *Lancet.* 2005;366:1121-1131.
130. Kathiresan S, Newton-Cheh C, Gerszten RE. On the interpretation of genetic association studies. *Eur Heart J.* 2004;25:1378-1381.
131. Lohmueller KE, Pearce CL, Pike M, Lander ES, Hirschhorn JN. Meta-analysis of genetic association studies supports a contribution of common variants to susceptibility to common disease. *Nat Genet.* 2003;33:177-182.
132. Ioannidis JP, Ntzani EE, Trikalinos TA, Contopoulos-Ioannidis DG. Replication validity of genetic association studies. *Nat Genet.* 2001;29:306-309.
133. Nyholt DR. A simple correction for multiple testing for single-nucleotide polymorphisms in linkage disequilibrium with each other. *Am J Hum Genet.* 2004;74:765-769.
134. Dudbridge F. A note on permutation tests in multistage association scans. *Am J Hum Genet.* 2006;78(6):1094-1095.
135. Benjamini Y, Drai D, Elmer G, Kafkafi N, Golani I. Controlling the false discovery rate in behavior genetics research. *Behav Brain Res.* 2001;125:279-284.
136. Hao K, Li C, Rosenow C, Hung Wong W. Estimation of genotype error rate using samples with pedigree information—an application on the GeneChip Mapping 10 K array. *Genomics.* 2004;84:623-630.
137. Xu J, Turner A, Little J, Bleecker ER, Meyers DA. Positive results in association studies are associated with departure from Hardy-Weinberg equilibrium: hint for genotyping error? *Hum Genet.* 2002;111:573-574.
138. Hosking L, Lumsden S, Lewis K, et al. Detection of genotyping errors by Hardy-Weinberg equilibrium testing. *Eur J Hum Genet.* 2004;12:395-399.
139. Redden DT, Allison DB. Nonreplication in genetic association studies of obesity and diabetes research. *J Nutr.* 2003;133:3323-3326.
140. Wacholder S, Rothman N, Caporaso N. Population stratification in epidemiologic studies of common genetic variants and cancer: quantification of bias. *J Natl Cancer Inst.* 2000;92:1151-1158.
141. Knowler WC, Williams RC, Pettitt DJ, Steinberg AG. Gm3;5,13,14 and type 2 diabetes mellitus: an association in American Indians with genetic admixture. *Am J Hum Genet.* 1988;43:520-526.
142. Cardon LR, Palmer LJ. Population stratification and spurious allelic association. *Lancet.* 2003;361:598-604.
143. Ardlie KG, Lunetta KL, Seielstad M. Testing for population subdivision and association in four case-control studies. *Am J Hum Genet.* 2002;71:304-311.
144. Campbell CD, Ogburn EL, Lunetta KL, et al. Demonstrating stratification in a European American population. *Nat Genet.* 2005;37:868-872.
145. Devlin B, Roeder K. Genomic control for association studies. *Biometrics.* 1999;55:997-1004.
146. Price AL, Patterson NJ, Plenge RM, Weinblatt ME, Shadick NA, Reich D. Principal components analysis corrects for stratification in genome-wide association studies. *Nat Genet.* 2006;38:904-909.
147. Deeb SS, Fajas L, Nemoto M, et al. A Pro12Ala substitution in PPARgamma2 associated with decreased receptor activity, lower body mass index and improved insulin sensitivity. *Nat Genet.* 1998;20:284-287.
148. Florez JC, Burtt N, de Bakker PI, et al. Haplotype structure and genotype-phenotype correlations of the sulfonylurea receptor and the islet ATP-sensitive potassium channel gene region. *Diabetes.* 2004;53:1360-1368.
149. Weedon MN, McCarthy MI, Hitman G, et al. Combining information from common type 2 diabetes risk polymorphisms improves disease prediction. *PLoS Med.* 2006;3:e374.
150. Johnson GC, Esposito L, Barratt BJ, et al. Haplotype tagging for the identification of common disease genes. *Nat*

Genet. 2001;29:233-237.
151. Daly MJ, Rioux JD, Schaffner SF, Hudson TJ, Lander ES. High-resolution haplotype structure in the human genome. *Nat Genet.* 2001;29:229-232.
152. Gordon D, Finch SJ. Factors affecting statistical power in the detection of genetic association. *J Clin Invest.* 2005;115:1408.

第22章 遺伝子と環境の交互作用と肥満

Frank B. Hu

ここ数十年の比較的短期間の食事や生活スタイルの変化が肥満を増加させたことは明らかである。移民の調査では，肥満の少ない発展途上国から西洋諸国に移住した人で肥満のリスクが確実に上昇した[1]。北米系インディアン[2]や西サモア人[3,4]のように，食事内容や生活スタイルが西洋化した先住民でも肥満や2型糖尿病の増加が著しい。しかし，肥満者の割合の民族的な違いは，食事内容や生活スタイルの変化だけでは説明できない。遺伝的素因が肥満の発症に重要な役割を果たしていることが，家族や双子を対象とした研究で示されている（第21章参照）。さらに，食事内容や生活スタイルに対して同じ介入をしても，体重の変化に大きな個人差がみられることもわかっている。このような個人差には未知の遺伝要因が関与しているのかもしれない。

Neel[5]は，肥満や糖尿病は，代謝を効率的にする遺伝子の過剰な発現により起こるという倹約遺伝子仮説を提唱した。この遺伝子型は，飢餓の時には有利に働くが，食料過剰で運動もしない生活スタイルの時には余分なエネルギーを蓄え肥満のリスクを増大させる[1]。この仮説では，もともと備わっている遺伝子と現在の環境に交互作用があるという考えに基づいており，ピマインディアンのような特定の集団で肥満や糖尿病の有病率が高いことを説明するために広く使われている[6]。

倹約遺伝子仮説は概念としては魅力的であるが，肥満に関与する遺伝子を特定したり遺伝子と環境の交互作用を明らかにするのは非常に難しい。この章では，遺伝子と環境の交互作用についていくつかの視点から述べる。まずは，概念的統計的モデルを紹介し，その後，遺伝子と環境の交互作用を明らかにするためのさまざまな研究デザインを述べる。そして，肥満や体重変化に関する遺伝子と環境の交互作用についての介入研究，観察研究の結果を要約し，最後に，遺伝子と環境の交互作用を扱う研究の方法論的な問題（サンプルサイズ，多重比較，再現性の欠如，研究デザイン等）を考える。

1 遺伝子と環境の交互作用の概念的モデル

遺伝子と環境の交互作用の概念は古くからある。1938年に，スコットランド人遺伝学者J. B. S. Haldane[7]が初めて「生来の特質と育ち方の交互作用」の概念的モデルを提唱した。1942年にTryon[8]は，古典的な実験によって，マウスが迷路を走る能力は遺伝と環境の両者によって規定されており，ある特定の環境下でのみ遺伝による影響を受けることを示した。その後数十年の間に，人間の多くの特性や疾患が遺伝子と環境の交互作用の結果生まれることが明らかになった。古典的な例として，フェニルアラニン水酸化酵素（phenylalanine hydroxylase; PAH）をコードする遺伝子の変異で起こる劣性遺伝のフェニルケトン尿症（phenylketonurea; PKU）がある[9]。酵素の異常により血中にフェニルアラニンが蓄積し，神経障害や精神遅延をひき起こす疾患で，新生児期にスクリーニングできるため，厳密な低フェニルアラニン食による治療が可能である。

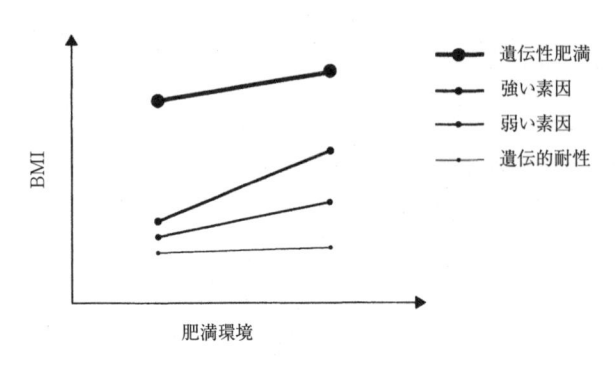

図 22-1 肥満になりやすい条件に関連する遺伝子の感受性の 4 つのパターン。遺伝性肥満・強い素因・弱い素因・肥満環境にも耐えられる遺伝的耐性。文献 10 より許可を得て転載

PKU は，遺伝子異常と環境要因（フェニルアラニン食）の両方が引き金になる疾患の明確な例である。肥満や慢性疾患では一般的に遺伝要因と環境要因の交互作用が非常に複雑で捉えにくいため，予防や治療の実践方法もはっきりしない。Loos と Bouchard[10] は，肥満への遺伝的感受性は，肥満を起こしやすい環境において理論上 4 つのパターンがあると考えた（図 22-1）。ひとつの遺伝子変異による稀な単一遺伝子病の肥満（第 21 章参照）と 3 つの素因であり，3 つの素因には，生活スタイル（食事・運動）の変化に誘発される強い素因，弱い素因と，肥満になりやすい環境にも耐えられる遺伝的耐性の素因が含まれる。恐らく多くの人が肥満に対する何らかの素因をもっており，それは民族性や家族歴に左右される。しかし，環境（食事やライフスタイル）の変化がなければ，肥満の表現型が現れることはない。例えば，メキシコの人里離れたシエラマドレ山に住むピマインディアンは，遺伝的背景があるにもかかわらず，アリゾナに住むピマインディアンより肥満も糖尿病もかなり少ない[11]。アリゾナに住むピマインディアンでは，伝統的な生活から近代的な生活環境に変化したことによって，遺伝的な肥満素因が大いに増強されたと考えられる。

以上のように，肥満は遺伝要因と環境要因の交互作用によってひき起こされる多要因疾患といえる。単一遺伝子病を起こす稀な遺伝子変異とは違って，個々の肥満のなりやすさを決める遺伝的素因の効果は大きくないが，特定の環境要因が誘引となって増強される[12]。一方，同じ食事や生活様式で過ごしても，遺伝的背景の違いによって，体重増加や肥満の起こりやすい人もいる。したがって，肥満の病因をよりよく理解するためには，遺伝子と環境の交互作用を注意深く調べる必要がある。

しかし，ほとんどの遺伝子関連研究には，そのような交互作用や食事のような非遺伝的要因についての詳細なエビデンスがない。特に食事は多様性が大きく，再現性に欠く[13]。遺伝子と環境の交互作用を説明できないと，疾患のなりやすさを決める遺伝子を同定する検出力が弱まり，遺伝要因と環境要因による複合効果を過小評価する結果になる。逆に，遺伝子と環境の交互作用をよく理解すれば，遺伝的素因をもつ個人に対する環境要因の影響を正確に見積もることができ，予防的介入をすべきハイリスク集団を特定することができる。

2 遺伝子と環境の交互作用の統計学的モデル

一般に「交互作用」という用語は，2 つ以上の変数がある特性や表現型に対し相互に依存しあうことを意味する[14]。生物学的交互作用は，疾患の発生機序に関わる因果経路において 2 つ以上の要因が生理的，生化学的に互いに影響しあうときに起こる。統計学的交互作用（効果修飾ともいう）は，第 2 の因子の値により，ある曝露変数とある特性との関連が変わったり修飾したりするときに起こる。統計学的交互作用は必ずしも生物学的交互作用を意味するものではないが，通常，基盤に

ある発生機序を説明するために生物学的交互作用を必要とする。

遺伝子と環境の交互作用は「疾患リスクに対する環境的曝露の影響が，遺伝要因によって個々に異なること」または「疾患リスクに対する遺伝要因の影響が，環境曝露によって個々に異なること」と定義される[14]。

表22-1 遺伝子型と環境要因の効果を評価するための症例対照研究でのレイアウト

G*	E*	患者	対照	オッズ比	比較		説明
+	+	a	b	ah/bg	A	A対D	遺伝型と環境要因の複合 対 対照
+	−	c	d	ch/dg	B	B対D	遺伝型単独 対 対照
−	+	e	f	eh/fg	C	C対D	環境要因単独 対 対照
−	−	g	h	1	D		対照

他の計測値	オッズ比	説明
症例内オッズ比	ag/ce	相乗モデルからの乖離
対照内オッズ比	bh/df	集団での因子の独立性
相乗的交互作用	A/(B × C)	相乗モデルからの逸脱
相加的交互作用	A−(B + C − 1)	相加モデルからの逸脱

文献16より許可を得て転載

遺伝子と環境の交互作用の存在や程度は，その効果を評価するために使われる尺度によって左右される。交互作用は，比を用いると相乗尺度となり，差を用いると相加尺度となる。疾患の病因を理解するには相乗モデルが有用であることが多いが，公衆衛生学的な問題に対しては相加性からの乖離が適切かもしれない[15]。ほとんどの分析の目的は，新しい遺伝マーカーを発見することであるが，これらのマーカーは遺伝子検査では臨床的な意義をもたないことが多い。そのため，相乗モデルがより適切であるものの，交互作用が公衆衛生と病因の両方に関わる場合には，相加モデルと相乗モデルの両方を評価することが重要である。

BottoとKhoury[16]は，遺伝要因と曝露（両方とも二分変数）の複合効果とその交互作用を評価するために2×4表を開発した（表22-1）。遺伝要因と環境曝露のオッズ比（odds ratio; OR）をそれぞれ算定し，$A/(B \times C) \neq 1$もしくは$A-(B+C-1) \neq 0$の場合には，それぞれ相乗的交互作用と相加的交互作用を評価できる。さらに，症例内オッズ比（ag/ce）が簡単に算出でき，症例内研究での知見と比較できる。遺伝要因と環境要因がそれぞれ独立しており，かつ疾患が稀な場合には，症例内研究のデザインが遺伝子と環境の交互作用を評価する効率的かつ妥当な方法である[17]（後述）。

2×4表の欠点としては，遺伝要因と環境曝露が両方とも二分変数のときにしか評価ができないことがある。さらに，多数の共変量での調整ができない。通常，これらの限界点を克服するために回帰モデルが用いられる。回帰分析では，生物学的な仮説に基づき，遺伝要因は優性影響，劣性影響，相加影響（優性：AA=1，Aa=1，aa=0，劣性：AA=1，Aa=0，aa=0，相加：AA=1，Aa=0.5，aa=0）を反映するように再コード化される。相乗的交互作用（すなわち，遺伝要因と環境要因の複合効果と遺伝要因，環境要因それぞれのオッズ比の積との乖離）は尤度比検定を用いて算出される（第4章参照）。

相加性からの乖離は，synergy index（S）で評価できる（第4章参照）。Sとその信頼区間は，ロジスティック回帰モデルから求めた推定オッズ比と共変量から算出される[18]。$S>1$の場合，遺伝要因と環境要因の相加効果から乖離していることになる。他の計算値である交互作用による過剰相対危険（relative excess risk due to interaction; RERI）も相加的交互作用を評価するのに用いられる[19]。

3 遺伝子と環境の交互作用を評価する研究デザイン

　肥満における遺伝子と環境の交互作用の効果を検証する研究デザインとして，主に観察的関連研究と無作為化比較試験の2つがある。関連研究は，血縁者内か非血縁者内のどちらかを対象に行われる（表22-2）。血縁者内関連研究には主に2種類（患者と両親の3人を対象とする方法と血縁者の患者2人を対象とする方法）があり[20]，両者とも遺伝子と環境の交互作用を評価できる。患者と両親の3人を対象とする方法では，患者の両親を対照として用いる。そして遺伝要因のオッズ比を曝露された環境ごとに算出し，遺伝子と環境の交互作用を推定する。このデザインの利点は，集団の層化バイアスの影響を受けないことである。しかし，特に発症が遅い疾患では，両親からのDNA採取が困難なため，実行が難しい[21]。また一般的に，血縁者内研究は，対象者の数が同じ場合，非血縁者での症例対照研究よりも検出力が劣る。血縁者の患者2人を対象とする方法は，罹患同胞対解析として知られ，研究者は，遺伝子座と疾患の関係と遺伝要因と環境要因の相乗効果からの乖離について評価できる。しかし，これでは，曝露の影響も特定のアレルの影響も評価することはできない[20]。

　後ろ向き症例対照研究は，主となる遺伝子の影響と遺伝子と環境の交互作用を調べるのに最もよく使われるデザインである[13]。症例対照研究は，ある疾患や状態（例えば，病的な肥満者）の症例を特定し，彼らとその状態でない人（対照）を比較する。このような研究は比較的実施しやすいが，さまざまなバイアスが起こりやすい。第一に，もととなる症例集団と対照集団の違いにより選択バイアスが起こる。要するに，対照が，症例が選び出された集団の代表ではないため，人口統計学的な特徴や他の特徴の点で，症例と対照が比較できなくなる。第二に，症例当事者が研究に登録される前に，研究目的の疾患によって死亡しインタビューや遺伝子同定ができなかった場合には，生き残りバイアスが起こる。第三に，症例当事者が過去の行動（例えば，食事，運動）や曝露につ

表22-2　血縁者内研究，症例対照研究，コホート研究，症例内研究，介入研究の特徴

特徴	血縁者内研究	症例対照研究	コホート研究	症例内研究	介入研究
集団の層化バイアス	適切に分析されれば起こらない	さまざま（良いデザイン，ゲノム管理により抑えられる）	さまざまであるが，一般的に後ろ向き症例対照研究よりは少ない（良いデザイン，ゲノム管理により抑えられる）	中等度（研究デザインにより抑えられる）	コホート研究と同じ
思い出しバイアス	中等度—高度	中等度—高度	ない	中等度〜高度	ない
生き残りバイアス	中等度—高度	中等度—高度	ない。ただし，ベースライン時に患者と対照全員のDNAが得られなければ中等度	中等度〜高度	ない
患者の血漿の表現型の利用	できない	できない	できる	できない	できる
必要なサンプルサイズが集められるかどうか	一般的な疾患：可能　稀な疾患：可能	一般的な疾患：可能　稀な疾患：可能	一般的な疾患：十分にフォローアップされれば可能　稀な疾患：多くの研究をかき集めない限り不可能	一般的な疾患：可能　稀な疾患：可能	一般的な表現型（例：体重減少）：可能　稀な疾患：不可能

文献13より引用改変

いて事実と違う申告をし，疾患と診断されない場合に，思い出しバイアスが起こる。これらのバイアスにより無差別的誤分類が起こり，遺伝子と環境の交互作用をみつける検出力が弱くなる。最後に，症例と対照の人種・民族性が異なり，研究目的の遺伝マーカーが民族により異なる場合には，集団の層化バイアスが起こる（第21章参照）。このバイアスの大部分は，多くの場合，人種・民族性を念入りにマッチングすることにより取り除くことができる[22]。

前向きコホート研究では，疾患を発症する前の研究開始時に環境要因のデータを集め，その後もできれば繰り返して何度も集める。この方法により，思い出しバイアス，選択バイアス，生き残りバイアスを最小化したり取り除いたりすることができる。さらに，研究のもととなる集団がはっきり定義されるため，集団の層化バイアスの可能性も減る。ただし，コホート内症例対照研究の際には，症例と対照の人種・民族性を注意深くマッチングさせる必要がある。前向き研究では，研究開始時にたくさんの対象者を登録させ十分に追跡調査することにより，十分な症例数を確保する必要がある。それにより信頼性の高い分析ができる。

症例内研究のデザインは，遺伝子と環境の交互作用を評価するのに簡単でかつ効率が良い[20]。この方法では，患者の状況は，目的の曝露と遺伝型の関連を2×2表を用いて評価するのに使われる。遺伝型と曝露が独立している仮定のもとでは，推定オッズ比は一般の症例対照研究から求められる相乗尺度のsynergy indexと一致する。症例内研究のデザインが有効であるのは，集団内で遺伝要因と環境要因が独立している時だけである[23]。また他の欠点として，遺伝型や曝露の主の効果についてはどちらも評価できない点がある。

無作為化比較試験も，肥満における遺伝子と環境の交互作用の効果を調べるために広く使われている。この研究では，一般にアウトカムとして数週間・数カ月間の体重変化が用いられる。無作為化試験は，食事や生活スタイルの介入を通して対照の長所をみるので，環境曝露がより正確に測定できる。さらに，食事への介入を無作為割付することで，他の因子による交絡を取り除くことができる。しかし，このような研究は一般に小規模で短期間である。また，対象者が食事への介入をしっかり守れなかったり脱落してしまったりすることがよくあるので，遺伝子と環境の交互作用に関する結果の解釈が複雑になる。

◆肥満における遺伝子と食事の交互作用に関する観察研究

多くの観察研究では，脂肪細胞の代謝を調節するよくみられる遺伝子変異に対する食事性脂質の効果修飾に焦点があてられている（表22-3）。592人の非糖尿病男女で，Luanら[24]は，*PPARG2*（peroxisome proliferator-activated receptor γ2）遺伝子のP12A多型（12番目のアミノ酸がProからAlaに置換した型）と体格指数（body mass index；BMI）との関連に食物中の多価不飽和脂肪酸と飽和脂肪酸の比（PS比）が強く交互作用することをみつけた。Aアレルをもつ人では，高PS比の食事をとっていれば肥満になりにくいという結果が得られた（遺伝環境の交互作用 $P=0.0038$）。同様の交互作用が空腹時インスリン値に対してもみられた（$P=0.0097$）。

その後の2編の研究でも，肥満に対する食事性脂質と*PPARG2*遺伝子の交互作用の効果が確認された。ひとつはMemisogluら[25]によるもので，看護師健康研究（Nurses' Health Study）の健康女性2,141人において，肥満のリスクに対する食事性脂質と*PPARG2* P12A多型の有意な交互作用が認められた。Pアレルのホモ接合型の人では，脂質摂取総量が最高5分位の人では最低5分位の人に比べて平均BMIが有意に高かった（27.3 kg/m^2 対 25.4 kg/m^2，傾向性検定 $P<0.0001$）。A変異

表 22-3 遺伝と食事の交互作用についての観察研究

著者（報告年）	研究デザイン対象者	遺伝子	食事要因	内容
Luan ら (2001)[24]	横断研究：非糖尿病者 592 人	PPARG2	多価不飽和脂肪酸と飽和脂肪酸の比（PS 比）	低 PS 比の食事の場合，12A アレルをもつ人は P ホモ接合型の人より BMI が高い。高 PS 比の食事の場合は逆である
Nieters ら (2002)[30]	症例対照研究：BMI＞35kg/m² の 154 人とマッチした対照 154 人	PPARA, PPARG2, UCP1, UCP2, UCP3, ADRB2, ADIPOQ, LEP, SORBSI, HSL, TNF	リノール酸（C18:2 n-6）とアラキドン酸（C20:4 n-6）	肥満のリスクに対して，LEP（−2548G＞A），TNF（−308G＞A），PPARG2（P12A）とリノール酸が交互作用をもつ
Marti ら (2002)[34]	症例対照研究：肥満者 159 人と正常体重の対照 154 人	PPARG2	炭水化物（CHO）	高 CHO 食（総エネルギーの 49％以上）の人でのみ 12A 型と肥満のリスクの増大が有意に関連する
Robitaille ら (2003)[26]	血縁者内研究：720 人	PPARG2	総脂肪と飽和脂肪酸	総脂肪や飽和脂肪酸の摂取量と BMI，腹囲との関係に P12A 多型が交互作用する
Martinez ら (2003)[35]	症例対照研究：BMI＞30 の肥満者 154 人と BMI＜25 の対照 154 人	ADRB2	炭水化物（CHO）	高 CHO 食と肥満リスクとの関連が 27E 型の人ではみられるが，27Q ホモ型の人ではみられない
Memisoglu ら (2003)[25]	横断研究：非糖尿病女性 2,141 人	PPARG2	総脂肪と一価不飽和脂肪酸	P12A 多型は，総脂肪や一価不飽和脂肪酸の摂取量と BMI，体重増加との関係を有意に修飾する 総脂肪摂取と肥満，BMI との正の関連が，12PP 型の遺伝子型ではみられるが 12A アレルをもつ人ではみられない
Miyaki ら (2005)[36]	横断研究：日本人男性 295 人	ADRB3	総エネルギー	高エネルギー食（最高 4 分位）と肥満のリスク（腹囲＞85cm）との関連が 64R アレルをもつ人ではみられるが，もたない人ではみられない
Robitaille ら (2006)[31]	横断研究：非糖尿病者 340 人	PPARD	脂質摂取	−87C をもつ人では，低脂質摂取であるとメタボリックシンドロームのリスクが低下するが，もたない人では，関連しない
Robitaille ら (2007)[32]	横断研究：非糖尿病者 351 人	CPT1	脂質摂取	531Glu/Lys 多型と体重，BMI，腹囲との関連を脂質摂取（総エネルギー量の 34.4％をカットオフとして定義）が有意に修飾する
Santos ら (2006)[39]	症例内研究：肥満女性 549 人	26 遺伝子と 42 SNP	食物繊維，PS 比，脂質摂取	肥満に対して，LIPC−514C＞T と食物繊維の交互作用，ADIPOQ−11377 や PPARG3−681C＞G と脂質摂取の交互作用が有意に認められる。他の多型では優位な関連は認められない
Corella ら (2007)[33]	横断研究：男性 1,703 人，女性 1,207 人	APOA5	脂質摂取	−1131TT 型の人のみ脂質摂取が増加すると BMI も増加する。脂質摂取が多い場合には，−1131C をもつ人では，TT 型の人に比べ，肥満や過体重のリスクが低い。この関係は，脂質摂取が少ない場合にはみられない
Vaccaro ら (2007)[37]	横断研究：糖尿病者 342 人	PPARG2	総エネルギー摂取	エネルギー摂取の最低 4 分位では 12A をもつ人ももたない人も BMI がかわらないが，最高 4 分位では A アレルをもつ人で BMI が有意に高い。A アレルをもたない人に比べ，A アレルをもつ人では体重 1kg あたりのエネルギー摂取量が有意に低い
Song ら (2007)[38]	横断研究：非糖尿病日本人男性 285 人	IL6R	総エネルギー摂取	腹囲とエネルギー摂取との関連が 358D をもつ人ではみられるが，358A ホモ型の人ではみられない

［PS 比：多価不飽和脂肪酸と飽和脂肪酸の比，BMI: body mass index（体格指数）］

アレルをもつ人では，脂質摂取とBMIの間には有意な傾向はみられなかった．PアレルのホモA接合型の女性では，一価不飽和脂肪酸摂取量とBMIの関連はみられなかったが，Aアレルをもつ人では負の関連がみられた（交互作用のP=0.003）．食事性脂質と遺伝子型の間の同様の交互作用が18歳からの体重増加に対してもみられた．

2つ目はRobitailleら[26]によるもので，ケベック家族研究（Quebec Family Study）に参加したコホートの成人720人で，BMIや腹囲に対する*PPARG2* P12A多型の影響に，食事性脂質が交互作用するかについて調べた．BMI，腹囲，いくつかのメタボリックシンドロームの構成要素に対して，総脂肪と飽和脂肪酸の摂取と*PPARG2*多型との有意な交互作用がみられた．Pホモ接合型の人では，総脂肪と飽和脂肪酸の摂取がBMIや腹囲に有意に関連したが，Aアレルをもつ人ではその関連はみられなかった．

肥満に対する*PPARG2*遺伝子型と食事性脂肪酸の交互作用を説明できるメカニズムは，よくわかっていない．動物実験では，ヘテロ欠損マウス（*PPARG2*遺伝子がひとつ欠損している）は野生株に比べ，高脂肪食を与えられた時の体重増加が有意に少なかった[27]．同様に，マウスにPPARγ特異的拮抗薬を与えPPARγ活性を下げると，高脂肪食による体重増加が起こりにくくなった[28]．PPARγはインスリン抵抗性を改善させる糖尿病薬チアゾリジン誘導体の細胞内標的分子である．PPARγに対する生体内リガンドは不飽和脂肪酸に対する多様性をもつと考えられる[29]．そのため前述した食事性脂質とP12A変異の交互作用は，*PPARG2*遺伝子を活性化させる不飽和脂肪酸の生物学的役割に一致する．

他の脂肪細胞関連遺伝子も，肥満の進展において不飽和脂肪酸と交互作用をする可能性がある[30-33]．Robitailleら[31]によると，*PPARD* –87T>C多型や*PPARA* Leu162 Val（L162V）多型と腹囲や他のメタボリックシンドローム因子との関係を総脂肪や飽和脂肪酸が修飾した．フランス系カナダ人では，脂質摂取とカルニチン・パルミトイルトランスフェラーゼ1（carnitine palmitoyl-transferase 1; *CPT1*: 脂肪酸のβ酸化での重要な酵素）をコードする遺伝子の多型との交互作用がみつけられた[32]．*CPT1B* Glu531Lys（E531K）多型のヘテロ接合体や*CPT1A* 275T>A多型のホモ接合体をもつ人では，BMIや腹囲のような肥満の計測値が高脂肪食摂取により高くなった．他の遺伝型保有者では，BMIと高脂肪食の関連はみられなかった．

フラミンガム次世代研究（Framingham Offspring Study）の参加者において，Corellaら[33]は，アポリポタンパク質A5（apolipoprotein A5; *APOA5*）遺伝子での一塩基多型（single-nucleotide polymorphism; SNP）と体重との関連を脂質摂取が修飾するかどうかについて調べた．その結果，BMIに対する–1331T>C SNPと総脂質摂取の交互作用がみられた．脂質摂取量が多い場合には，CアレルをもつTT遺伝型の人に比べ，肥満や過体重のリスクが低かった．しかし，この関係は脂質摂取量の少ない場合にはみられなかった．

肥満に対するSNPと脂質摂取の交互作用に加え，遺伝型と他の食事構成要素との交互作用を調べた研究もいくつかある．炭水化物が，肥満のリスクを決定する*PPARG2*[34]や*ADRB2*[35]と交互作用することがみつけられている．さらに，肥満に対する高カロリー摂取と*ADRB3* Trp64Arg（W64R）多型との交互作用が，日本人の研究でみられた[36]．また，Vaccaroら[37]は，糖尿病患者のBMIに対して*PPARG2* P12AのSNPと習慣的なエネルギー摂取が交互作用することを発見した．すなわち，エネルギー摂取量が少ないときにはAアレルの有無にかかわらずBMIは変わらないが，高エネルギー食のときではAアレルをもつ人でBMIが高かった．*IL6R*（interleukin-6 receptor）Asp358Ala（D358A）多型もエネルギー摂取と交互作用して，日本人男性の腹部肥満を予測した[38]。

　肥満における食事と遺伝の交互作用を評価するために，最近の研究ではさらに包括的な手法がとられている。Santos ら[39]は，ヨーロッパ人肥満女性 549 人の症例内研究で，食事と遺伝の交互作用に関する 26 の候補遺伝子内の 42 多型を調べた。候補遺伝子には，肥満に関与する病態的経路から，食欲制御（例：*SL6A14*, *CART*, *GAD2*, *GHRL*），エネルギー消費（*UCPs*），脂肪細胞の分化・機能（例：*PPARGC1A*, *PPARG2*, *PPARG3*），脂質代謝・糖代謝（例：*LIPC*, *IGF2*, *KCNJ11*, *ENPP1*），脂肪細胞生成（例：*ADIPOQ*, *IL6*, *TNFA*）などが選ばれた。食事の変数は，3 日間の食事記録から算出された食物繊維（g/日），PS 比，脂肪エネルギー比率などである。概して，多くの交互作用が有意ではなかった。しかし，食物繊維摂取と *LIPC*（hepatic lipase）−514C＞T 多型との有意な交互作用が肥満に関連してみられた。*ADIPOQ*（adiponectin）−11377G＞C 多型や *PPARG3*−681C＞G 多型と脂質摂取との交互作用も示唆されたが，この結果は多重検定を調整していなかった。ヨーロッパ人男女で BMI＞35kg/m^2 の肥満者 154 人と正常体重のマッチした 154 人を比較した症例対照研究では，Nieter ら[30]が，11 の候補遺伝子内の 14 カ所の SNP を遺伝子解析し，食事と遺伝の交互作用が，*LEP*−2548G＞A 多型，*TNF*−308G＞A 多型，*PPARG* P12A 多型で認められた。リノール酸の摂取が増えると，*LEP* A アレルをもつ人ではホモ接合体の野生型の人に比べ，肥満のリスクが減り，*TNFA* A アレルをもつ人では野生型の人に比べ，肥満のリスクが高かった。*PPARG2* A 多型をもつ人は野生型の人に比べ，アラキドン酸の摂取が増えると肥満のリスクが高くなった。

◆遺伝子と身体活動の交互作用についての観察研究

　身体活動が肥満や体重増加を予防することが，多くの研究で述べられている（第 7 章参照［第 15 章も参照］）。肥満の候補遺伝子の中には，エネルギー消費に関わるものもあるので，これらの遺伝子が身体活動と交互作用して体重増加に影響すると思われる。しかし，遺伝子と身体活動の交互作用を調査した研究はあまり多くない（表 22-4）。Meirhaeghe ら[40]によると，高活動性は，脂肪測定値に対する β アドレナリン受容体遺伝子（*ADRB2*）多型の Gln27Glu（Q27E）の効果と拮抗していた。具体的には，その多型と BMI や腹囲との正の関連が非活動的な人では有意にみられたが，活動的な人ではみられなかった。スペインの症例対照研究でも，BMI について Q27E 多型と身体活動の交互作用が示され，27E アレルをもつ人は身体活動による効果が少ないが，27E アレルをもたない人では身体活動の効果があった[41]。さらに，同じ研究チームが *ADRB3* 遺伝子の W64R 多型と身体活動の交互作用を報告した[42]。身体活動により，W64R 多型と肥満のリスクとの正の関係が無効になると考えられた。

　脱共役タンパク質（uncoupling protein; UCP）をコードする遺伝子が，体重減少の反応を修飾する因子として広く調べられている。UCP は，エネルギー平衡や体重制御に大きく関与するミトコンドリアの内膜にある担体タンパク質ファミリーである[43]。そのため，*UCP1*, *UCP2*, *UCP3* 遺伝子は，肥満に関する重要な候補遺伝子と考えられる。エネルギー代謝における UCP の役割を前提として，*UCP* 多型と身体活動の交互作用が肥満のリスクに関連する可能性について調べている研究もある。Otabe ら[44]によると，フランス人集団で，*UCP3* 遺伝子の 5′末端シークエンスにある C＞T 多型と BMI との関連がみられた。身体活動の効果は，野生型である CC 遺伝型の人での

表22-4 遺伝と身体活動の交互作用についての観察研究

著者（発行年）	研究デザイン・対象者	遺伝子	ライフスタイル要因	内容
Meirhaeghe ら（1999）[40]	横断研究 1,152人	ADRB2	身体活動	体重，BMI，腹囲，腰囲，WHR に対して Q27E 多型と身体活動が有意に交互作用する
Otabe ら（2000）[44]	症例対照研究 肥満者401人と対照231人	UCP3	身体活動（3分位）	−55C ホモ型の人では BMI と身体活動が負に関連するが，他の遺伝子型では関連しない
Marti ら（2002）[42]	症例対照研究 BMI＞30の肥満者159人と BMI＜25の対照154人	ADRB3	身体活動（METS時／週と余暇の座位生活時間の比，M/S）	W64R と肥満との有意な関連が座位生活をしている人でのみみられ，活動的な人ではみられない
Corbalan ら（2002）[41]	症例対照研究 BMI＞30の肥満女性139人と BMI＜25の対照女性113人	ADRB2	身体活動（上記に同じ）	肥満女性では BMI に対する Q27E 多型と活動性の有意な交互作用がある
Berentzen ら（2005）[46]	縦断研究 1,285人	UCP2 UCP3	身体活動（非活動的，中等度，活動的）	10年間の体重変化に対して，遺伝子と身体活動の有意な交互作用は認めない
Alonso ら（2005）[45]	症例対照研究 BMI＞30の肥満者150人と BMI＜25の対照150人	UCP3	レクリエーションの身体活動	−55C＞T 多型と肥満リスクとの負の関連が活動性の高い人でのみみられる
Ridderstrale ら（2006）[48]	横断研究 1,801人	PPARGC1A	余暇の身体活動（週2時間をカットオフ値）	482S と肥満リスクの増大という関連が，低身体活動の高齢男性でのみみられる
Andreasen ら（2007）[50]	横断研究 17,508人	FTO	身体活動（しない，軽度−中等度，高度）	身体的に非活動的な人でのみ，rs9939609AA 型の人の BMI が，TT 型の人の BMI より高い

[BMI: body mass index（体格指数），WHR: waist-to-hip ratio（ウェストヒップ比）]

みみられたことから，C＞T 多型が身体活動と肥満の関係を修飾するとした．Alonso ら[45]も，スペイン人で，この多型と身体活動の交互作用をみつけたが，その方向性が Otabe らの結果と一致しなかった．すなわち，UCP3 −55C＞T 多型をもち活動的な人では肥満のリスクが低いが，活動的でない人ではリスクは低くなかった．一方，Brentzen ら[46]によると，オランダ人男性の2つのコホートでは，BMI や体重増加に対する UCP2，UCP3 遺伝子多型の効果はみられず，長期間の体重増加に対するこれらの多型と身体活動の交互作用もみられなかった．

PPARGC1A（peroxisome proliferator-activated receptor-gamma coactivator-1 alpha）は，エネルギー平衡や糖代謝に関わる転写コアクチベーターである．最近のメタアナリシスから，よくみられる PPARGC1A 多型の Gly482Ser（G482S）が2型糖尿病のリスクを若干増加させることが示された[47]．この SNP は肥満のリスクと直接的には関係しないものの，肥満に対する身体活動の効果を修飾する可能性を示す．Ridderstrale ら[48]によるスウェーデンの研究では，この多型と肥満との正の関連が身体的に活動的でない男性で有意にみられたが，身体活動が高い人ではみられなかった．

FTO 遺伝子が BMI と関連することが，2型糖尿病の GWA（genome-wide association）研究[49]で初めに示され，その後，多くの集団で再現されている（第21章参照）．さらに最近，Andreasen ら[50]により，デンマーク人で FTO rs9939609 T＞A と肥満のリスクの増加との関連が確認され，さらに遺伝子と身体活動の有意な交互作用も報告された．AA 型と TT 型の BMI の違いは，身体的に活動的でない人では有意にみられたが，活動的な人ではみられなかった．これらの結果から，身体活動の高さが肥満に対する FTO 多型の負の効果を弱めることが示唆される．

◆**肥満における遺伝子と食事の交互作用に関する介入研究**

　1990年に，Bouchardら[51]はケベック州食事摂取量増加研究（Quebec Overfeeding Study）で，過食による体重や脂肪の増加は，個人間で変動が著しく大きいことを示し，その後の研究に大きな影響を与えた。この研究では，12組の男性一卵性双生児（monozygotic; MZ）に体重維持に必要な1日のエネルギーに1,000 kcal加えた量を100日間食べてもらった。余剰エネルギーに対する反応では，体重増加のペア間変動がペア内変動よりも少なくとも3倍大きかった（図22-2）。同研究でひき続き，若年成人の一卵性双生児7組が負のエネルギーバランスのプロトコールに従って，1日のエネルギー摂取量はそのままで1日に2回自転車エルゴメーターの運動を93日間続けた[52]。体重減少の平均は5.0 kg（範囲：1.0-8.0 kg）であり，同様に，体重減少でのペア間変動はペア内変動よりもずっと大きかった（図22-2）。

　これらの一卵性双生児での介入研究の結果から，慢性的なエネルギー不均衡に対する個人の反応は非常に多様であることがわかった。余剰エネルギーや不足エネルギーに対する反応がペア内でかなり似ていたことから，肥満環境に対する個人の反応を決定するのは遺伝要因であることが示唆された。しかし，正のエネルギーバランスに対する反応性を決定する遺伝マーカーは正確にはわかっていない。Quebec Overfeeding Studyでの一卵性双生児12組を対象に，UkkolaとBouchard[53]は，過食に対する反応に関連する40の候補遺伝子を調べた。その結果，レジスチン（*RETN*, IVS2 + 39C > T），アジプシン（*CFD*, HINC II），α（2A）-アドレナリン作動性受容体（*ADRA2A*, DRA I），*ADRB2*（BAN I, Gln27Glu, Arg16Gly），グルココルチコイド受容体（*GRL*, Bcl I），インスリン様成長因子-II（*IGF2*, Apa I），*LPL*（Bam HI, Hind III, Pvu II）等の遺伝子多型が，体重，体脂肪，皮下脂肪の変化に有意に関連した。しかし，この研究の限界は，対象者の数がとても少なかったことである。

　前章で述べたように，*ADRB3*は脂質の代謝や体重の制御に関わっている。このよくみられる遺伝子の多型W64Rは，特に日本人で，体重増加に関わっている。この多型が体重減少の介入による効果を修飾するかどうかについて調査した研究が多数ある（表22-5）。肥満の非糖尿病者[54]と糖

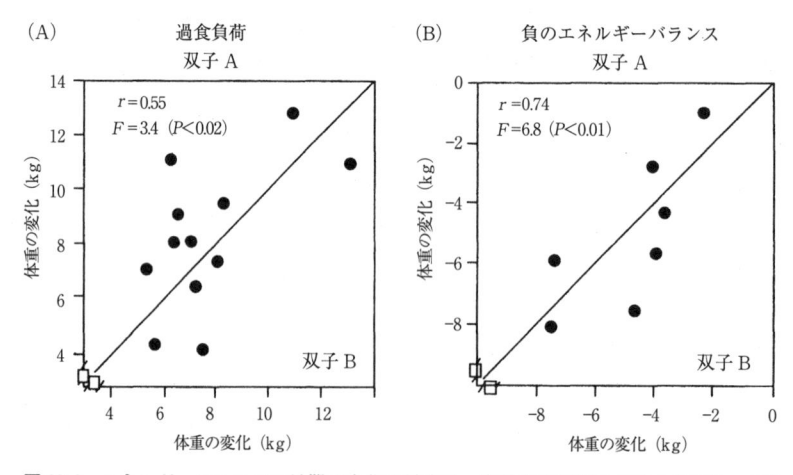

図22-2 エネルギーバランスの長期の変化に対する一卵性双生児間の反応の類似性。（A）100日間で84,000 kcalを余分に摂取した一卵性双生児12組。（B）運動により負のエネルギーバランスにした7組（不足エネルギー量は93日間で58,000 kcal）。文献51・52より許可を得て転載

第22章 遺伝子と環境の交互作用と肥満 433

表22-5 肥満・体重増加に対する遺伝子と食事の交互作用についての介入研究

著者 (発表年)	研究デザイン	追跡期間	遺伝子	介入	主な結果
Yoshida ら (1995)[54]	肥満女性88人と非肥満女性100人	3カ月	ADRB3	低カロリー食と運動	肥満者の中で、64Rをもつ人の体重減少はもたない人に比べ小さい
Fumeron ら (1996)[63]	過体重者163人 (BMI＞27kg/m²)	2.5カ月	UCP1 ADRB3	低カロリー食	UCP1多型のアレル1をもつ人は、もたない人に比べ体重減少が少ない。ADRB3 W64Rは、体重減少と関連しない
Sakane ら (1997)[55]	肥満の2型糖尿病女性61人	3カ月	ADRB3	低カロリー食と運動	64Rをもつ人はもたない人に比べ、体重、BMI、WHRの減少が少ない
Kogure ら (1998)[64]	肥満女性113人	3カ月	ADRB3 UCP1	低カロリー食と運動	UCP1がGGの人は、AAの人より体重減少が少ない。UCP1 GGかつADRB3 64Rの人では、それぞれの遺伝子型を単独でもつ人に比べ、体重減少が少ない
Tchernof ら (2000)[59]	閉経後女性24人 (BMI＞27kg/m²)	13±3カ月	ADRB3	AHA Step2食 (1200kcal/日)	体重、体脂肪の減少に差はない。内臓脂肪の減少は64Rをもつ人がもたない人に比べ有意に少ない
Xinli ら (2001)[57]	8-11歳の肥満児47名 (介入群36人、対照群11人)	3カ月	ADRB3	低コレステロール、低飽和脂肪酸の食事 (NCEPA Step1食) カロリー制限なし	64WW遺伝子型の児では、対照群に比べ体重増加やBMI増加が少なく64Rアレルをもつ児ではそうではない
Nicklas ら (2001)[61]	閉経後の女性70人	6カ月の介入＋12カ月の追跡	PPARG2	低カロリー食 (250-350kcal/日減)	体重減少に差はない。12Aアレルをもつ人は12Pホモの人より体重の再増加が大きい
Mammes ら (2001)[68]	正常体重者289人と過体重者 (BMI＞27kg/m²) 277人	2.5カ月	LEPR	低カロリー食 (25%減)	＋70T＞Cの過体重女性は、この多型をもたない人に比べ、食事の介入による体重減少が大きい
Rawson ら (2002)[58]	閉経後の肥満女性34人	13.5カ月	ADRB3	AHA Step2食 (1200kcal/日)	W64R型は、体重、BMI、体脂肪率、除脂肪量、脂肪量の変化に関連しない
Lindi ら (2002)[60]	IGTの過体重者522人	3年	PPARG2	総脂肪、飽和脂肪酸の摂取を減らし、食物繊維の摂取を増やす食事と適度の運動	12AA遺伝型の人では他の型の人に比べて体重減少しにくい
Shiwaku ら (2003)[56]	健康女性85人	3カ月	ADRB3	低カロリー食 (10%減) と運動 (1日7,000歩以上)	64Rをもつ人はもたない人に比べ体重減少しにくい
Ukkola ら (2004)[53]	一卵性双生児12組	100日	40を超える候補遺伝子	体重維持に必要な摂取量＋1,000kcalの過食	遺伝子多型 RETN (IVS2＋39C＞T); CFD (Hinc II); ADRA2A (Dra I); ADRB2 (Ban I, Q27E; Bcl I); GRL (Bcl I); IGF2 (Apa I); LPL (Bam HI, Hind III, Pvu II) が、体重、脂肪量、皮下脂肪に対し、介入と交互作用をもつ
Corella ら (2005)[74]	肥満者150人	1年	PLIN	低カロリー食	11482G＞Aをもつ女性はもたない人に比べ、体重減少しにくい

(次頁へ続く)

著者（発表年）	研究デザイン	追跡期間	遺伝子	介入	主な結果
Sesti ら (2005)[76]	病的肥満者167人（BMI＞40の人または BMI＞35で合併症のある人）	6カ月	IL6 UCP2 IRSI PPARG2	低カロリー食と腹腔鏡下調節性胃バンディング術	IL6－174GG ホモの人ではC アレルをもつ人に比べ、体重減少が大きい。UCP2－866AA ホモの人では、G をもつ人に比べ体重減少が大きい
Aberle ら (2005)[71]	過体重かつ脂質異常症の男性606人	3カ月	APOA5	脂質摂取の制限（－40～－50g/日）	－1131C アレルの多型の人は、TT ホモの人より BMI の減少が有意に大きい
Salopuro ら (2005)[67]	IGTのある507人	3年	LEPR	総脂肪、飽和脂肪酸の摂取を減らし、食物繊維の摂取を増やす食事と適度の運動	Del/Del 遺伝型の者は挿入アレルをもつ人より体重が重く、体重変化に対する遺伝と介入の交互作用はない
Vogels ら (2005)[72]	過体重者（BMI＞25）150人	6週間のダイエットと1年間の体重維持	PPARG2 GRL CNTF	超低カロリー食（VLCD）(500 kcal/日)	PPARG2 PI2A と GRL イントロン 2C＞G 多型をもつ人は体重維持に成功しやすい
Cha ら (2006)[66]	過体重の韓国人女性214人	1カ月	UCP3	低カロリー食（700kcal/日）	BMI や体脂肪の変化に、ハプロタイプ－55C＞G、－143G＞C、Y99Y、－47G＞A、－498C＞T、Y210Y が関連する
Sorensen ら (2006)[75]	肥満者771人	10週間	26遺伝子 42 SNP	目標脂質エネルギー比率が 20-25％または 40-45％の低カロリー食（600kcal/日減）	体重変化に対する遺伝と介入の交互作用は有意ではない
Goyenechea ら (2006)[70]	肥満者67人	10週間の介入後1年間追跡	PPARG2 IL6	低カロリー食（安静時エネルギー消費量の500kcal減）	体重減少後の再増加は、IL6 の－174C をもたない人に比べ、もつ人で少ない。－174C と PPARG2 12A アレルの両方をもつ人では、体重維持が良い
de Luis ら (2006)[69]	肥満者67人	3カ月	LEPR	低カロリー食・地中海ダイエット(1,520kcal/日) と有酸素運動（週3日、1時間）	BMI、体重、腹囲は遺伝子型に関係なく減少する。脂肪量は 656K ホモの人で低下し、656N の人では減少しない
Franks ら (2007)[78]	糖尿病のハイリスク者3,356人	1年	PPARG	メトフォルミン群、トリグリタゾン群、生活習慣改善群（～7％の体重減少、週に～150分の運動）	メトフォルミン群と生活習慣改善群では、どちらの遺伝型も体重が減少し、A アレルをもつ人で有意に大きい。トリグリタゾン群では体重増加が起こり、A アレルをもつ人で増加が大きい傾向がある
Santoro ら (2007)[73]	肥満小児184人	12カ月	MC3R	低カロリー食（推奨食事許容量の60％）、運動療法、行動療法	BMI z スコア＜1.5 の児の中では、17C ホモの人より 17A ヘテロの人の数が多い（17A ホモの人の数は報告なし）

[BMI: body mass index（体格指数），WHR: waist-to-hip ratio（ウェストヒップ比），IGT: impaired glucose tolerance（耐糖能異常）]

尿病者[55]を対象とした日本人の2編の研究では，W64R多型が，12週間の食事と運動の介入プログラム後での体重減少量を修飾した。具体的には，RアレルをもつÞでは，もたない人に比べ体重減少が少なく，安静時代謝率が低かった。この知見はその後の日本人の研究（76人の閉経前後の女性を対象に，食事と運動を組み合わせた介入を3カ月間行った）[56]でも確認された。ここでは，野生型の遺伝型の女性で体重や腹囲が有意に減少する一方で，W64R多型の女性ではその変化がわずかであった。Xinliら[57]は，8-11歳の中国人肥満小児に対して食事の介入を行い，W64R遺伝型が体重増加を修飾するかどうかを調べた。36人が食事の介入（低コレステロール，低飽和脂肪酸の食事）を受け，11人が対照群であった。3カ月後，WW遺伝型の小児ではRアレルをもつ子どもとは異なり，体重増加やBMI増加が対照群に比べ少なかった。以上，アジア人でのこれらの知見から，Rアレルをもつ人では食事による体重変化が起こりにくいことが示唆された。

しかし，近年の白人での研究では結果が一致しない。Rawsonら[58]によると，閉経後の白人肥満女性において，カロリー制限による体重減少の介入を行ったところ，体組成やエネルギー消費の変化は，*ADRB3*でのW64R多型をもつ人ともたない人で似ており，W64R多型の存在が体重減少を妨げる可能性は低かった。同様の研究で，13カ月以下のカロリー制限による体重減少の介入に参加した閉経後の白人肥満女性では，*ADRB3*の遺伝型にかかわらず，体重や体脂肪が減少した[59]。しかし，Rアレルをもつ人ではもたない人に比べ，内臓脂肪の減少が43%も少なかった。これらの報告と前述の日本人の3研究とは結果が違うことから，食事による体重減少に対するW64R多型の効果修飾は，この多型の体重に対する主効果と同様に，人種により違う可能性がある（第21章参照）。

PPARG2 P12A多型と体重減少での代謝反応との関連についても知見が入り混じっている（表22-5）。フィンランド糖尿病予防研究（Finnish Diabetes Prevention Study）[60]では，AA遺伝型をもつ人では，他の遺伝型の人に比べ，3年間の介入期間での体重減少が有意に大きかった。一方，Nicklasら[61]によると，A多型は6カ月間の低カロリー食の介入での体重減少には関与しないけれども，Pアレルのホモ接合体の女性（2.8±0.4 kg）に比べAアレルをもつ女性（5.4±0.9 kg）で，体重の再増加が有意に大きかった。*PPARG2*遺伝型は，体重の再増加の良い予測因子となり得る。これらの結果から，遺伝要因が体重減少と体重維持にそれぞれ違った効果をもつ可能性がある[62]。

*UCPs*遺伝子多型が，体重減少の介入に対する反応を修飾することを示す研究もいくつかある。フランスの研究で，Fumeronら[63]は，*UCP1*の5′末端の非翻訳領域（BclII多型ともいう）でのA→G塩基転移が10週間の低カロリー食（25%カロリー制限）による体重変化を修飾することを見出した。Gホモ接合体では，Aホモ接合体より体重減少が少なかった（−4.6 kg対−7.4 kg）。この知見は，12週間の食事と運動を組み合わせたプログラムに参加した肥満女性113人を対象とした日本人の研究[64]でも確認された。GG遺伝型の女性の体重減少（−4.3 kg）はAA遺伝型（−7.4 kg）より小さかった。Gホモ接合体で*ADRB3*遺伝子のW64R多型ももちあわせている人では，さらに体重減少が起こりにくかった。*UCP1*多型と*ADRB3*多型の相乗効果は，超低カロリー食（very-low-calorie diet; VLCD）を用いた小さな介入研究でもみられた[65]。ここでは，W64R多型と*UCP1*のA→G多型の組み合わせにより，VLCD介入後の体重増加が早まることが示唆された。韓国の研究でChaら[66]は，過体重女性214人に対し1カ月間低カロリー食を与え，体重変化に対する*UCP3*のハプロタイプの効果を調査した。このハプロタイプは，低カロリー食による体重減少や脂肪量を修飾するが，除脂肪量の変化には関与しなかった。

体重減少や体重維持の介入研究で，他にもいろいろな肥満関連遺伝子の役割が調査されている。例えば，LEPR[67-69]，IL6[70]，APOA5[71]，グルココルチコイド受容体（GRL）[72]，メラノコルチン受容体3（MC3R）[73]，ペリリピン（PLIN）[74]である。これらの研究では，ひとつまたは複数の遺伝子多型が，食の介入後の体重減少の程度に影響を及ぼすとしている。例えば，Corellaら[74]は，1年間の試験で，PLIN 11482G＞A 多型の肥満者では，野生型の人に比べて，カロリー制限食による体重減少が有意に少ないと報告した。また，APOA5遺伝子の－1131T＞C多型において，Cアレルをもつ人ではTアレルをもつ人に比べ，BMIの減少が有意に大きかったことから，この多型が短期の脂質制限食と交互作用するとされた[71]。

最近では，Sorensenら[75]は無作為化比較研究で，目標脂質エネルギー比率が20-25％もしくは40-45％の低カロリー食（600 kcal/日減）を肥満者648人に10週間続けて摂取してもらい，体重減少に26の肥満関連遺伝子にある42カ所のSNP（UCP2，UCP3，GAD2，PPARG2，IL6，TNFA等）が関与するかどうかを調査した。多重検定を調整した結果，どちらの介入においても，これらのSNPと体重減少の大きさに有意な関連はなかった。彼らは，これらの肥満関連候補遺伝子の遺伝子多型の働きにより，中等度の低カロリー食（高脂肪もしくは低脂肪）による体重減少が修飾されることはないであろうと結論づけた。

肥満者が増えるに従って，外科的治療や内服治療が広く行われるようになった。近年の研究には，これらの治療成果が遺伝子多型により修飾されるかどうかについて調査したものもある。ひとつは，病的肥満患者に対し腹腔鏡下調節性胃バンディング術と低カロリー食を施し，よくみられる遺伝子多型が体重減少に与える影響を調べた[76]。6カ月の追跡で，IL6 －174GG多型の人は－174GC型や－174CC型の人に比べ，体重減少が大きく（$P=0.037$），UCP2 －866AA多型の人は－866GG型（$P=0.018$）や－866GA型（$P=0.035$）の人に比べ，体重減少が少なかった。また，IRS1（insulin receptor substrate-1）Gly972Arg（G972R）遺伝型の人はG972G型の人に比べ，体重減少が小さかったが，統計学的には有意ではなかった（$P=0.06$）。

Haunerら[77]は，体重減少薬であるシブトラミン（sibutramine: 中枢性にノルアドレナリンおよびセロトニンの再取り込みを阻害する）の効果を遺伝子多型が修飾するかどうかを調べる目的で，プラセボ対照の無作為化臨床試験に参加した111人で検討した。GNB3（G-protein β3 subunit）遺伝子825C＞T 多型がシブトラミンの治療による体重減少の強い予測因子であり，具体的には，CC遺伝子型の人はTT/TC型の人に比べ，シブトラミン15mg投与の治療効果が大きかった（体重減少：シブトラミン群 7.2 ± 2.2 kg 対 対照群 4.1 ± 2.1 kg，$P=0.0013$）。

さらに最近，Franksら[78]は，ハイリスク集団に対する1年間の糖尿病予防のための無作為化治験で，メトフォルミン（metformin）治療群，トログリタゾン（troglitazone）治療群，生活習慣改善群，プラセボ群，の4群を比較し，PPARG P12A多型が肥満関連特性を修飾するかどうかを検討した。メトフォルミン治療群と生活習慣改善群では，どちらの遺伝子型でも体重が減少したが，Aアレルをもつ人のほうが有意に大きかった。トログリタゾン治療群では体重増加が起こり，Aアレルをもつ人で増加が大きい傾向があった（$P=0.08$）。この研究から，遺伝子多型が糖尿病治療の副反応（例：体重増加）を修飾する可能性が示された。

4 方法論的問題

　肥満を予測する遺伝子多型に関する研究と同様に，肥満に対する遺伝と環境の交互作用や，それに関連する表現型に関する研究において，再現性の欠如が普遍的な問題となる。これらの研究では，普通はわずかな限界効果しかない遺伝子多型と，測定することが困難な環境変数との複合効果を評価するので，主効果よりも遺伝と環境の交互作用の方が再現が難しい。たくさんのサブグループを比較するため，多重検定の問題も起こる。さらに，多くの研究が小規模で検出力が小さいという問題もある。以下では，遺伝と環境の研究においてよくみられる方法論的問題について述べる。

◖必要な対象者数

　遺伝と環境の交互作用に関する遺伝疫学研究でとりわけ大きな障壁になるのは，サンプルサイズが不十分なことである。経験的には，遺伝と環境の相乗的交互作用からの乖離を検定するのに必要なサンプルサイズは，遺伝や環境の主の関連を算定するのに必要な数の少なくとも4倍である[79]。環境要因に関わる測定誤差を穴埋めするにはさらに多くの例数が必要である[80]。検出力が不十分なことが，多くの遺伝研究に共通した問題であり，知見が再現されない大きな理由となっている[81]。Hunter[82]は，一般的な多型（マイナーアレルの頻度が5％以上）で，遺伝と環境の効果がかなり大きい場合（ORが両方とも1.5）を想定しても，ORが1.5-2くらいの相乗的交互作用を検出するのには，多くの場合，症例と対照が何千人も必要であると推定した。残念なことに，これまでの多くの観察研究は数百人のサンプルサイズに限られている。介入研究となるとサンプルサイズはもっと小さい。肥満の発症に関する遺伝と環境の交互作用を調べるためには，大規模で検出力が高く，研究デザインが念入りな観察研究が緊急に必要である。さらに，大規模で長期の介入研究も，体重減少や体重維持に対する遺伝と食事の交互作用の効果を計るために必要となる。

◖多重検定

　多重検定は，遺伝に関する研究では最大の考慮を払わなければならない事項のひとつである（第21章参照）。膨大な数の遺伝マーカーを検査するため，遺伝と環境の交互作用においては特に重要である。分析には多くの環境要因とリスクファクターの異なる定義が含まれ，さらに，環境要因の連続変数を用いるかカテゴリ変数を用いるかによって，交互作用のモデルを何回も検定することになる。したがって，標準的な有意基準である$\alpha = 0.05$（20回独立した検定を行うと偽陽性が1つ起こる）では，多数の候補遺伝子を検定する研究の場合，大まかすぎることが多い。遺伝の主効果を焦点にする研究では，多重検定の補正を行うものが近年増えつつあるが，遺伝と環境の交互作用に関する研究では，多重検定で起こる問題を考慮しているものはほとんどない。第21章で述べた通り，多くの場合，標準的なBonferroniの補正だと厳密すぎる。多重検定の問題を解決するために，パーミュテーションテスト（permutation-adjusted P values）[83]，帰無仮説が誤って棄却される割合（誤検出率）の制御による方法（false discovery rate; FDR）[84]，ベイズ推定法（Bayesian inference-based method）[85]や，次元削減法（multiple dimensionality reduction; MDR）[86]のようなノンパラメトリック法が，代替方法として取り上げられている。それでもなお，偽陽性を防ぐのに最も強力なのは，いろいろな集団における再現性である。真の遺伝マーカーや遺伝と環境の交互作用をみつけだすために，研究チームの協力がきわめて重要となっている。

◆研究デザイン

　どの研究デザインを選択するかにより，遺伝と環境の交互作用に関する研究の有効性が変わってくる。後ろ向き症例対照研究や横断研究では，環境曝露や対象者のデータが，疾患の診断後に集められるため，選択バイアスや思い出しバイアスが起こりやすい。これらのバイアスにより，遺伝要因と環境要因の推定に偏りが生じ，遺伝と環境の交互作用をみつける検出力が低くなる。前向き研究では，研究のもととなる集団が明確に定義され，環境要因が疾患の診断前に集められるため，選択バイアスや思い出しバイアスは最小限に抑えられる。さらに，脂肪計測値や環境曝露を定期的に更新しながら，アウトカムとして長期の体重変化を評価することができる。多くの大規模前向き研究では，身体計測値や食事・生活スタイルの評価データを繰り返し集めはじめたところである。この方法により，肥満や体重増加の発症に関する遺伝要因・環境要因両方の主効果（marginal effect）と複合効果（joint effect）を検定することができる。

　無作為化比較試験では，環境変数（例：食事への介入）を正確に測定し，無作為に割り付ける。理論的には，この方法により他の生活習慣要因による交絡を排除し，体重減少や体重維持に関わる遺伝と環境の交互作用を最も高く検出できる。しかし，現行の無作為化試験の多くは，小規模で短期の研究のため検出力が低い。食事への介入では，特に長期の場合，コンプライアンスが大きな問題となる。そのため，肥満における遺伝と環境の交互作用を検出する点で，無作為化比較試験が観察研究に取って代わることはない。さらに考慮すべきことは，多くの介入試験が体重減少や体重維持に焦点をあてていることである。体重減少や体重維持に関与する遺伝的決定因子は，体重増加や肥満の発症に関する因子とは異なるかもしれない。

5　まとめと展望

　肥満や肥満に関連する代謝性疾患は，多くの遺伝要因と環境要因に左右される複雑な病態である。多くの場合，遺伝要因も環境要因も単独では表現型をひき起こすほど強くないので，肥満とその関連の代謝性合併症のリスクに関与する遺伝要因と環境要因の交互作用や複合効果に関心が高まっている。遺伝学や遺伝子型決定法，遺伝疫学手法の近年の進歩により，これらの交互作用をみつけだす能力が劇的に強まった。最終的には，この情報から肥満の遺伝的背景や環境的背景への理解を深め，関連する疾患のより効率的な予防や治療につながることが望まれる。

　一卵性双生児での介入研究結果から，慢性的な正もしくは負のエネルギーバランスへの個々の反応は，遺伝要因に強く規定されることが示された。しかし，肥満や体重減少，体重維持に関する食事要因の効果を修飾する遺伝子多型はまだはっきりしていない。多くの候補遺伝子が調べられ，いくつか（*ADRB3* W64R，*PPARG2* P12A，*UCP1* −3826A＞G）は見込みがありそうだが，これらの遺伝子多型の役割に関してもまだエビデンスが限られている。遺伝の分野では，再現性の欠如が最も大きな課題である。遺伝と食事の交互作用が再現性のない理由は，研究デザインや食事の評価方法，追跡期間が違うことや，エンドポイント（例：BMI 対 腹囲，体重増加 対 体重減少）が多様なことである。また，年齢や性，人種など対象集団の違いも，研究間の結果の違いにつながる。遺伝と食事の交互作用をみつけることで，将来は疾患になりやすい人に焦点を当てたスクリーニングや予防ができるようになるだろうが，現時点では，個々人に合った食事や運動のオーダーメイド指導ができるほどのエビデンスはない。

遺伝の関連についてデータを集めたり，得られた結果を早急に再現したりするために，さまざまな研究グループが協力し結果を調整することが必要である[87]。遺伝と環境の交互作用の分析では偽陽性や偽陰性のリスクが高いので，相互の協力がより重要となる[82]。多くのコホートから元のデータ分析を蓄積していけば，検出力も上がり，出版バイアスを最小限に抑えられる。さらに，共通の方法で，食事や生活習慣の曝露を定義し，遺伝と環境の交互作用を分析することもできる。しかし，このような協力体制には費用がかかり，データのマネジメントや分析を連係するために多大な努力が必要である。

前章で述べた通り，遺伝子の関連を検定する強力で包括的な手法として，GWA研究が浮上している。遺伝と環境の交互作用の検定がGWA研究に組み込まれるならば[13]，多重検定の問題が大きく拡大する可能性もある。GWA精査はさまざまな疾患に対して行われており，多くのデータセットにはBMIのデータがある。近年の研究は，遺伝子多型の主効果と限界効果（これらはさほど大きくない）に焦点をあてている。ある環境曝露下でのみ大きな効果が起こるとしたら，単一の遺伝子座の効果に焦点をあてる現在のGWAの手法では，重要な遺伝要因が多く見過ごされるかもしれない。したがって，GWA研究に，層特有の効果や遺伝と環境の交互作用を探求するよう組み込むことが望ましい。その場合，遺伝子の主効果と遺伝要因と環境要因の交互作用の両方を考慮に入れる必要がある[88]。

遺伝学，遺伝疫学の研究デザイン，遺伝子型決定法の進歩によって，肥満の遺伝マーカーや遺伝と環境の交互作用を明らかにできるかどうか，今はわからないが，新しい手法を用い慢性疾患の関与遺伝子を次々に発見して，臨床的にも公衆衛生学的にも重要な影響を与えることを，多くの研究者が期待している[89,90]。しかし，複雑な組み合わせで小さな効果しかないような遺伝要因を多数調べることに疑問を感じ，その努力が結果をもたらし，かつ，やりがいのあるものであるという確信をもてない人もいる[91]。複雑な疾患の発症において遺伝と環境の交互作用が果たす役割を明らかにするために，最新の遺伝的手法が有用かどうかを検定するには，通常型の肥満に関する研究が特に重要な領域になるだろう。

文 献

1. Schulze MB, Hu FB. Primary prevention of diabetes: what can be done and how much can be prevented? *Annu Rev Public Health*. 2005;26:445-467.
2. Gohdes D, Kaufman S, Valway S. Diabetes in American Indians. An overview. *Diabetes Care*. 1993;6:239-243.
3. Collins VR, Dowse GK, Toelupe PM, et al. Increasing prevalence of NIDDM in the Pacific island population of Western Samoa over a 13-year period. *Diabetes Care*. 1994;17:288-296.
4. Hodge AM, Dowse GK, Toelupe P, Collins VR, Imo T, Zimmet PZ. Dramatic increase in the prevalence of obesity in Western Samoa over the 13 year period 1978-1991. *Int J Obes Relat Metab Disord*. 1994;18:419-428.
5. Neel JV. Diabetes mellitus: a "thrifty" genotype rendered detrimental by "progress"? *Am J Hum Genet*. 1962;14:353-362.
6. Ravussin E, Lillioja S, Knowler WC, et al. Reduced rate of energy expenditure as a risk factor for body-weight gain. *N Engl J Med*. 1988;318:467-472.
7. Haldane JBS. *Heredity and Politics*. New York: W. W. Norton Company; 1938.
8. Tryon RC. Individual differences. In: Moss FA, ed. *Comparative Psychology* (Rev. Ed). New York: Prentice-Hall; 1942.
9. National Institutes of Health Consensus Development Panel. National Institutes of Health Consensus Development Conference Statement: phenylketonuria: screening and management, October 16-18, 2000. *Pediatrics*.

2001;108:972-982.
10. Loos RJ, Bouchard C. Obesity—is it a genetic disorder? *J Intern Med.* 2003;254:401-425.
11. Ravussin E, Valencia ME, Esparza J, Bennett PH, Schulz LO. Effects of a traditional lifestyle on obesity in Pima Indians. *Diabetes Care.* 1994;17:1067-1074.
12. Tiret L. Gene-environment interaction: a central concept in multifactorial diseases. *Proc Nutr Soc.* 2002;61: 457-463.
13. Kraft P, Hunter D. Integrating epidemiology and genetic association: the challenge of gene-environment interaction. *Philos Trans R Soc Lond B Biol Sci.* 2005;360:1609-1616.
14. Ottman R. Gene-environment interaction: definitions and study designs. *Prev Med.* 1996;25:764-770.
15. Rothman KJ, Greenland S, Walker AM. Concepts of interaction. *Am J Epidemiol.* 1980;112:467-470.
16. Botto LD, Khoury MJ. Commentary: facing the challenge of gene-environment interaction: the two-by-four table and beyond. *Am J Epidemiol.* 2001;153:1016-1020.
17. Piegorsch WW, Weinberg CR, Taylor JA. Non-hierarchical logistic models and case-only designs for assessing susceptibility in population-based case-control studies. *Stat Med.* 1994;12:153-162.
18. Skrondal A. Interaction as departure from additivity in case-control studies: a cautionary note. *Am J Epidemiol.* 2003;158:251-258.
19. Andersson T, Alfredsson L, Kallberg H, Zdravkovic S, Ahlbom A. Calculating measures of biological interaction. *Eur J Epidemiol.* 2005;20:575-579.
20. Khoury MJ, Flanders WD. Nontraditional epidemiologic approaches in the analysis of gene-environment interaction: case-control studies with no controls! *Am J Epidemiol.* 1996;144:207-213.
21. Umbach DM, Weinberg CR. The use of case-parent triads to study joint effects of genotype and exposure. *Am J Hum Gene.* 2000;66:251-261.
22. Cardon LR, Palmer LJ. Population stratification and spurious allelic association. *Lancet.* 2003;361:598-604.
23. Gatto NM, Campbell UB, Rundle AG, Ahsan H. Further development of the case-only design for assessing gene-environment interaction: evaluation of and adjustment for bias. *Int J Epidemiol.* 2004;33:1014-1024.
24. Luan J, Browne PO, Harding AH, et al. Evidence for gene-nutrient interaction at the PPARgamma locus. *Diabetes.* 2001;50:686-689.
25. Memisoglu A, Hu FB, Hankinson SE, et al. Interaction between a peroxisome proliferator-activated receptor gamma gene polymorphism and dietary fat intake in relation to body mass. *Hum Mol Genet.* 2003;12: 2923-2929.
26. Robitaille J, Despres JP, Perusse L, Vohl MC. The PPAR-gamma P 12 A polymorphism modulates the relationship between dietary fat intake and components of the metabolic syndrome: results from the Quebec Family Study. *Clin Genet.* 2003;63:109-116
27. Kubota N, Terauchi Y, Miki H, et al. PPAR gamma mediates high-fat diet-induced adipocyte hypertrophy and insulin resistance. *Mol Cell.* 1999;4:597-609.
28. Yamauchi T, Waki H, Kamon J, et al. Inhibition of RXR and PPARgamma ameliorates diet-induced obesity and type 2 diabetes. *J Clin Invest.* 2001;108:1001-1013.
29. Krey G, Braissant O, L'Horset F, et al. Fatty acids, eicosanoids, and hypolipidemic agents identified as ligands of peroxisome proliferator-activated receptors by coactivator-dependent receptor ligand assay. *Mol Endocrinol.* 1997;11:779-791.
30. Nieters A, Becker N, Linseisen J. Polymorphisms in candidate obesity genes and their interaction with dietary intake of n-6 polyunsaturated fatty acids affect obesity risk in a sub-sample of the EPIC-Heidelberg cohort. *Eur J Nutr.* 2002;41:210-221.
31. Robitaille J, Gaudet D, Perusse L, Vohl MC. Features of the metabolic syndrome are modulated by an interaction between the peroxisome proliferator-activated receptor-delta -87T>C polymorphism and dietary fat in French-Canadians. *Int J Obes (Lond).* 2006;31:411-417.
32. Robitaille J, Houde A, Lemieux S, Perusse L, Gaudet D, Vohl MC. Variants within the muscle and liver isoforms of the carnitine palmitoyltransferase I (CPT1) gene interact with fat intake to modulate indices of obesity in French-Canadians. *J Mol Med.* 2007;85:129-137.
33. Corella D, Lai CQ, Demissie S, et al. APOA 5 gene variation modulates the effects of dietary fat intake on body mass index and obesity risk in the Framingham Heart Study. *J Mol Med.* 2007;85(2):119-128.
34. Marti A, Corbalan MS, Martinez-Gonzalez MA, Forga L, Martinez JA. CHO intake alters obesity risk associated with Pro12Ala polymorphism of PPARgamma gene. *J Physiol Biochem.* 2002;58:219-220.

35. Martinez JA, Corbalan MS, Sanchez-Villegas A, Forga L, Marti A, Martinez-Gonzalez MA. Obesity risk is associated with carbohydrate intake in women carrying the Gln27Glu beta2-adrenoceptor polymorphism. *J Nutr.* 2003;133:2549-2554.
36. Miyaki K, Sutani S, Kikuchi H, et al. Increased risk of obesity resulting from the interaction between high energy intake and the Trp64Arg polymorphism of the beta3-adrenergic receptor gene in healthy Japanese men. *J Epidemiol.* 2005;15:203-210.
37. Vaccaro O, Lapice E, Monticelli A, et al. Pro12Ala polymorphism of the PPARgamma 2 locus modulates the relationship between energy intake and body weight in type 2 diabetic patients. *Diabetes Care.* 2007;30:1156-1161.
38. Song Y, Miyaki K, Araki J, Zhang L, Omae K, Muramatsu M. The interaction between the interleukin 6 receptor gene genotype and dietary energy intake on abdominal obesity in Japanese men. *Metabolism.* 2007;56:925-930.
39. Santos JL, Boutin P, Verdich C, et al. Genotype-by-nutrient interactions assessed in European obese women: a case-only study. *Eur J Nutr.* 2006;45:454-462.
40. Meirhaeghe A, Helbecque N, Cottel D, Amouyel P. Beta2-adrenoceptor gene polymorphism, body weight, and physical activity. *Lancet.* 1999;353:896.
41. Corbalan M, Marti A, Forga L, Martinez-Gonzalez MA, Martinez JA. The 27Glu polymorphism of the beta 2-adrenergic receptor gene interacts with physical activity influencing obesity risk among female subjects. *Clin Genet.* 2002;61:305-307.
42. Marti A, Corbalan MS, Martinez-Gonzalez MA, Martinez JA. TRP64ARG polymorphism of the beta 3-adrenergic receptor gene and obesity risk: effect modification by a sedentary lifestyle. *Diabetes Obes Metab.* 2002;4:428-430.
43. Ricquier D, Bouillaud F. Mitochondrial uncoupling proteins: from mitochondria to the regulation of energy balance. *J Physiol.* 2000;529 (Pt 1):3-10.
44. Otabe S, Clement K, Dina C, et al. A genetic variation in the 5' flanking region of the UCP3 gene is associated with body mass index in humans in interaction with physical activity. *Diabetologia.* 2000;43:245-249.
45. Alonso A, Marti A, Corbalan MS, Martinez-Gonzalez MA, Forga L, Martinez JA. Association of UCP3 gene -55 C>T polymorphism and obesity in a Spanish population. *Ann Nutr Metab.* 2005;49:183-188.
46. Berentzen T, Dalgaard LT, Petersen L, Pedersen O, Sorensen TI. Interactions between physical activity and variants of the genes encoding uncoupling proteins -2 and -3 in relation to body weight changes during a 10-y follow-up. *Int J Obes (Lond).* 2005;29:93-99.
47. Barroso I, Luan J, Sandhu MS, et al. Meta-analysis of the Gly482Ser variant in PPARGC1A in type 2 diabetes and related phenotypes. *Diabetologia.* 2006;49:501-505.
48. Ridderstrale M, Johansson LE, Rastam L, Lindblad U. Increased risk of obesity associated with the variant allele of the PPARGC1A Gly482Ser polymorphism in physically inactive elderly men. *Diabetologia.* 2006;49:496-500.
49. Frayling TM, Timpson NJ, Weedon MN, et al. A common variant in the FTO gene is associated with body mass index and predisposes to childhood and adult obesity. *Science.* 2007;316:889-894.
50. Andreasen CH, Stender-Petersen KL, Mogensen MS, et al. Low physical activity accentuates the effect of the FTO rs9939609 polymorphism on body fat accumulation. *Diabetes.* 2008;57:95-101.
51. Bouchard C, Tremblay A, Despres JP, et al. The response to long-term overfeeding in identical twins. *N Engl J Med.* 1990;322:1477-1482.
52. Bouchard C, Tremblay A, Despres JP, et al. The response to exercise with constant energy intake in identical twins. *Obes Res.* 1994;2:400-410.
53. Ukkola O, Bouchard C. Role of candidate genes in the responses to long-term overfeeding: review of findings. *Obes Rev.* 2004;5:3-12.
54. Yoshida T, Sakane N, Umekawa T, Sakai M, Takahashi T, Kondo M. Mutation of beta 3-adrenergic-receptor gene and response to treatment of obesity. *Lancet.* 1995;346:1433-1434.
55. Sakane N, Yoshida T, Umekawa T, Kogure A, Takakura Y, Kondo M. Effects of Trp64Arg mutation in the beta 3-adrenergic receptor gene on weight loss, body fat distribution, glycemic control, and insulin resistance in obese type 2 diabetic patients. *Diabetes Care.* 1997;20:1887-1890.
56. Shiwaku K, Nogi A, Anuurad E, et al. Difficulty in losing weight by behavioral intervention for women with Trp64Arg polymorphism of the beta3-adrenergic receptor gene. *Int J Obes Relat Metab Disord.* 2003;27:1028-1036.

57. Xinli W, Xiaomei T, Meihua P, Song L. Association of a mutation in the beta3-adrenergic receptor gene with obesity and response to dietary intervention in Chinese children. *Acta Paediatr*. 2001;90(11):1233-1237.
58. Rawson ES, Nolan A, Silver K, Shuldiner AR, Poehlman ET. No effect of the Trp64Arg beta(3)-adrenoceptor gene variant on weight loss, body composition, or energy expenditure in obese, Caucasian postmenopausal women. *Metabolism*. 2002;51:801-805.
59. Tchernof A, Starling RD, Turner A, et al. Impaired capacity to lose visceral adipose tissue during weight reduction in obese postmenopausal women with the Trp64Arg beta3-adrenoceptor gene variant. *Diabetes*. 2000;49(10):1709-1713.
60. Lindi VI, Uusitupa MI, Lindstrom J, et al. Association of the Pro12Ala polymorphism in the PPAR-gamma2 gene with 3-year incidence of type 2 diabetes and body weight change in the Finnish Diabetes Prevention Study. *Diabetes*. 2002;51:2581-2586.
61. Nicklas BJ, van Rossum EF, Berman DM, Ryan AS, Dennis KE, Shuldiner AR. Genetic variation in the peroxisome proliferator-activated receptor-gamma2 gene (Pro12Ala) affects metabolic responses to weight loss and subsequent weight regain. *Diabetes*. 2001;50:2172-2176.
62. Moreno-Aliaga MJ, Santos JL, Marti A, Martinez JA. Does weight loss prognosis depend on genetic make-up? *Obes Rev*. 2005;6:155-168.
63. Fumeron F, Durack-Bown I, Betoulle D, et al. Polymorphisms of uncoupling protein (UCP) and beta 3 adrenoreceptor genes in obese people submitted to a low-calorie diet. *Int J Obes Relat Metab Disord*. 1996;20:1051-1054.
64. Kogure A, Yoshida T, Sakane N, Umekawa T, Takakura Y, Kondo M. Synergic effect of polymorphisms in uncoupling protein-1 and beta3-adrenergic receptor genes on weight loss in obese Japanese. *Diabetologia*. 1998;41:1399.
65. Fogelholm M, Valve R, Kukkonen-Harjula K, et al. Additive effects of the mutations in the beta 3-adrenergic receptor and uncoupling protein-1 genes on weight loss and weight maintenance in Finnish women. *J Clin Endocrinol Metab*. 1998;83:4246-4250.
66. Cha MH, Shin HD, Kim KS, Lee BH, Yoon Y. The effects of uncoupling protein 3 haplotypes on obesity phenotypes and very low-energy diet-induced changes among overweight Korean female subjects. *Metabolism*. 2006;55:578-586.
67. Salopuro T, Pulkkinen L, Lindstrom J, et al. Genetic variation in leptin receptor gene is associated with type 2 diabetes and body weight: The Finnish Diabetes Prevention Study. *Int J Obes (Lond)*. 2005;29:1245-1251.
68. Mammes O, Aubert R, Betoulle D, et al. LEPR gene polymorphisms: associations with overweight, fat mass and response to diet in women. *Eur J Clin Invest*: 2001;31:398-404.
69. de Luis RD, de la Fuente RA, Sagrado MG, Izaola O, Vicente RC. Leptin receptor Lys656Asn polymorphism is associated with decreased leptin response and weight loss secondary to a lifestyle modification in obese patients. *Arch Med Res*. 2006;37(7):854-859.
70. Goyenechea E, Dolores Parra M, Alfredo Martinez J. Weight regain after slimming induced by an energy-restricted diet depends on interleukin-6 and peroxisome-proliferator-activated-receptor-gamma2 gene polymorphisms. *Br J Nutr*. 2006;96:965-972.
71. Aberle J, Evans D, Beil FU, Seedorf U. A polymorphism in the apolipoprotein A 5 gene is associated with weight loss after short-term diet. *Clin Genet*. 2005;68:152-154.
72. Vogels N, Mariman EC, Bouwman FG, Kester AD, Diepvens K, Westerterp-Plantenga MS. Relation of weight maintenance and dietary restraint to peroxisome proliferator-activated receptor gamma2, glucocorticoid receptor, and ciliary neurotrophic factor polymorphisms. *Am J Clin Nutr*. 2005;82:740-746.
73. Santoro N, Perrone L, Cirillo G, et al. Effect of the melanocortin-3 receptor C17A and G241A variants on weight loss in childhood obesity. *Am J Clin Nutr*. 2007;85:950-953.
74. Corella D, Qi L, Sorli IV, et al. Obese subjects carrying the 11482G>A polymorphism at the perilipin locus are resistant to weight loss after dietary energy restriction. *J Clin Endocrinol Metab*. 2005;90:5121-5126.
75. Sorensen TI, Boutin P, Taylor MA, et al. Genetic polymorphisms and weight loss in obesity: a randomised trial of hypo-energetic high- versus low-fat diets. *PLoS Clin Trials*. 2006;1:e12.
76. Sesti G, Perego L, Cardellini M, et al. Impact of common polymorphisms in candidate genes for insulin resistance and obesity on weight loss of morbidly obese subjects after laparoscopic adjustable gastric banding and hypocaloric diet. *J Clin Endoerinol Metab*. 2005;90:5064-5069.
77. Hauner H, Meier M, Jockel KH, Frey UH, Siffert W. Prediction of successful weight reduction under sibutra-

mine therapy through genotyping of the G-protein beta3 subunit gene (GNB 3) C825T polymorphism. *Pharmacogenetics.* 2003;13:453-459.
78. Franks PW, Jablonski KA, Delahanty L, et al.; Diabetes Prevention Program Research Group. ThePro12 Ala variant at the peroxisome proliferator-activated receptor gamma gene and change in obesity-related traits in the Diabetes Prevention Program. *Diabetologia.* 2007;50:2451-2460. Epub 2007 Sep 27.
79. Smith PG, Day NE. The design of case-control studies: the influence of confounding and interaction effects. *Int J Epidemiol.* 1984;13:356-365.
80. Wong MY, Day NE, Luan JA, Chan KP, Wareham NJ. The detection of gene-environment interaction for continuous traits: should we deal with measurement error by bigger studies or better measurement? *Int J Epidemiol.* 2003;32:51-57.
81. Hattersley AT, McCarthy MI. What makes a good genetic association study? *Lancet.* 2005;36:1315-1323.
82. Hunter DJ. Gene-environment interactions in human diseases. *Nat Rev Genet.* 2005;6:287-298.
83. Doerge RW, Churchill GA. Permutation tests for multiple loci affecting a quantitative character. *Genetics.* 1996;142:285-294.
84. Benjamini Y, Yekutieli D. Quantitative trait loci analysis using the false discovery rate. *Genetics.* 2005;171:783-790.
85. Wacholder S, Chanock S, Garcia-Closas M, El Ghormli L, Rothman N. Assessing the probability that a positive report is false: an approach for molecular epidemiology studies. *J Natl Cancer Inst.* 2004;96:434-442.
86. Hahn LW, Ritchie MD, Moore JH. Multifactor dimensionality reduction software for detecting gene-gene and gene-environment interactions. *Bioinformatics.* 2003;19:376-382.
87. Ioannidis JP, Gwinn M, Little J, et al. A road map for efficient and reliable human genome epidemiology. *Nat Genet.* 2006;38:3-5.
88. Kraft P, Yen YC, Stram DO, Morrison J, Gauderman WJ. Exploiting gene-environment interaction to detect genetic associations. *Hum Hered.* 2007;63:111-119.
89. Merikangas KR, Low NC, Hardy J. Commentary: understanding sources of complexity in chronic diseases—the importance of integration of genetics and epidemiology. *Int J Epidemiol.* 2006;35:590-592.
90. Khoury MJ, Gwinn M. Genomics, epidemiology, and common complex diseases: let's not throw out the baby with the bathwater! *Int J Epidemiol.* 2006;35:1363-1364.
91. Buchanan AV, Weiss KM, Fullerton SM. Dissecting complex disease: the quest for the Philosopher's Stone? *Int J Epidemiol.* 2006;35:562-571.

補章

Hiroshi Yatsuya

日本における肥満の疫学

　ここでは，日本における肥満の基準，肥満度の推移と現状，成因，そして肥満の結果起こる疾患や死亡について概説する．なお，心血管疾患，がん，死亡，心血管疾患危険因子との関連については2010年までに報告されているコホート研究を中心に総説した．疫学研究の最終目標は疾病予防のための公衆衛生活動に応用されることである．わが国は，特徴的な保健医療システムや食・生活習慣，そして疾病構造（寿命）を有している．本補章が，わが国の肥満および肥満研究の現状把握のための一助となること，そしてわが国における公衆衛生活動を支える肥満疫学研究の方向性を模索するための資料となることを期待している．

1　日本の肥満の基準および記述疫学

◆肥満の基準

　成人の肥満の最も一般的な判定基準は，体格指数（body mass index; BMI）によるもので，わが国ではBMIが25 kg/m^{2}以上の状態を肥満，18.5 kg/m^{2}未満をやせと定めている[1]．これらの値は世界保健機構（World Health Organization; WHO）によるカットオフ値に準じているが，WHOでは25 kg/m^{2}を過体重，30 kg/m^{2}を肥満の基準値とし，追加的なカットオフ値として，21，23，27.5 kg/m^{2}を定めている[2]．脂肪蓄積の程度と同時に，その分布の評価が重要であるとの認識から，ウェスト周囲長（腹囲）による肥満の判定が検討／実施されている．しかし，標準的な腹囲の分布が性別や人種といった対象集団によって異なり，基準値の決め方についての国内外のコンセンサスも得られにくいことから，その判定基準は十分確立していない．日本肥満学会は男性85 cm，女性90 cmの基準値を画像診断による内臓脂肪面積との関係から「肥満症」（すなわち治療の対象となる）の診断基準として推奨したが[1]，国際糖尿病連盟（2006年）は日本人を含むアジア人についてメタボリックシンドロームの構成要素のひとつとして男性90 cm，女性80 cmの基準値を示している[3]．さらに，腹囲測定方法が十分標準化されていないことにも注意が必要である．例えば，日本肥満学会[1]の基準において腹囲は，立位，呼気時の臍周囲長とされているが，WHO[4]では，肋骨弓下縁と上前腸骨棘の中間点，米国コレステロール教育プログラム[5]においては，右上前腸骨棘の高さで床面に平行に，通常の呼吸時に測定するとされている．

◆肥満度の推移（成人）

　2008（平成20）年の国民健康栄養調査結果[6]によると，BMIが25 kg/m^{2}以上の肥満者割合は成人男性で28.6%，成人女性で20.6%にのぼっており，この割合は若年女性を除き1950年代中頃より一貫して増加している[7,8]．肥満度の年次推移を年齢区分別にみると，男性（図補-1）ではどの年齢区分も年次とともに一貫して増加しているが，女性（図補-2）では，30歳代（◆印）が1975

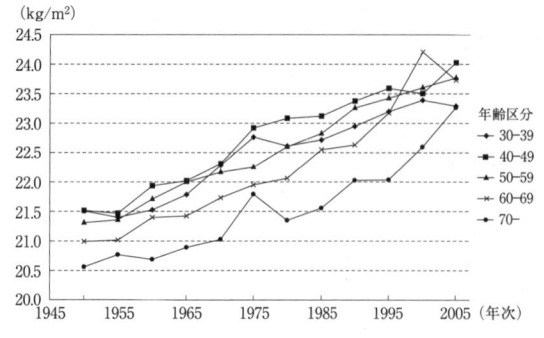

図補-1 BMI平均値の年次推移（男性）
厚生労働省国民健康栄養調査結果（1950-2006）より

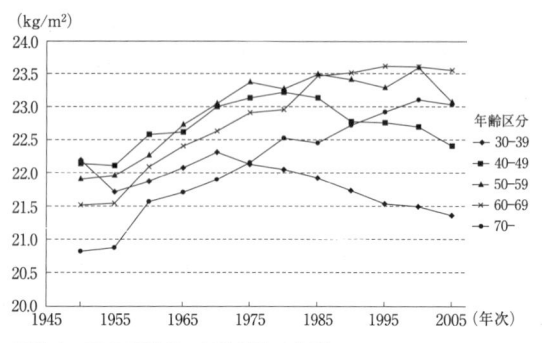

図補-2 BMI平均値の年次推移（女性）
厚生労働省国民健康栄養調査結果（1950-2006）より

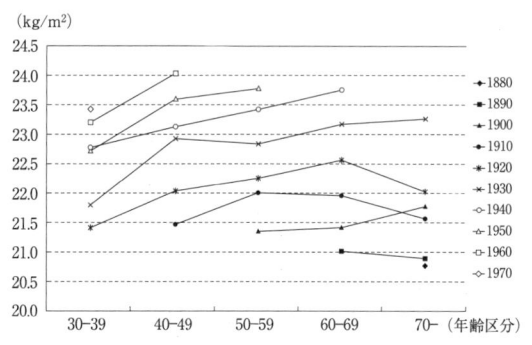

図補-3 出生年代別BMI平均値の加齢による変化（男性）
厚生労働省国民健康栄養調査結果（1950-2006）より

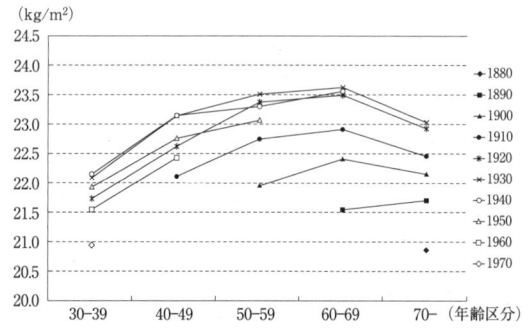

図補-4 出生年代別BMI平均値の加齢による変化（女性）
厚生労働省国民健康栄養調査結果（1950-2006）より

年より，また40歳代（■印）も1985年より減少しており，男女でかなり異なった様相を呈している．しかし，出生年代（コホート）別に肥満度の加齢による変化をみると，男女とも，どの出生コホートであっても，60歳代までは加齢に伴って増加する傾向は変わらないようである（図補-3・4）．ある年齢における肥満度を出生コホートで比較すると，男性の30歳代の肥満度は，図示した中で最も若い世代である1970年代の出生コホート（◇印）で最も高く，年長の世代ほど低い（図補-3）．この世代間差は，どの年齢における比較でもほぼ同じように認められる．また，1930年代（×印）以前の出生コホートでは，50歳代以降の肥満度の増加ははっきりしないが，1940年代の出生コホート（○印）は50歳代から60歳代にかけても肥満度が増加している．一方，女性の30歳代の肥満度は，男性とは逆に1970年代の出生コホート（◇印）で最も低いが，70歳代の肥満度は男性と同様に1880年代の出生コホート（◆印）で最も低い（図補-4）．今回の検討で認められたような最近の出生コホート男性の中高年における体重増加や，最近の出生コホート女性における中年期のやや急峻な肥満度の増加が，同一個人を縦断的に追跡した研究でも認められるか[9]，またもし認められる場合には，個人の健康状態にどのような影響を与え得るかについて，注意深い監視が必要であると考えられる．

◆**肥満者割合増加に関する生態学的検討**

肥満はエネルギー摂取が消費より過剰になった場合に起こる．前項で述べた通り，肥満者割合が男女とも増加しているにもかかわらず，過去約60年間におけるわが国の国民の平均レベルでのエネルギー摂取量の増加は明らかではない[7,8]．一方，運動習慣のある人の割合が時代とともに大きく変化している

根拠もない[7,8]。エネルギー摂取量と運動の割合が不変であるにもかかわらず，肥満者が増加していることの生態学的関連の背景には，仕事，移動や家事などの日常生活における身体活動性の減少などが想定される。

◆ 小児肥満とトラッキング

学校保健統計調査による肥満傾向児割合の年齢別推移を世代別にみると，どの年齢においても近年ほど肥満傾向児の割合が高いことがわかる（図補-5）[10]。なお，本調査で肥満傾向児は，性・年齢・身長別標準体重から算出した肥満度が20％以上としている。同じく学校保健統計調査の1978-2007年までのデータを用いて小児肥満の推移をYoshinagaら[11]が報告している。ここでは肥満を性・年齢別標準BMIの95パーセンタイル以上と定め，5歳，8歳，11歳，14歳，17歳における肥満児の割合を経年的に比較した。その結果，2000年頃までは男女，各年齢とも肥満児割合が増加していたが，それ以降は17歳男児を除いて肥満児割合が減少傾向にあるという。なお，BMIパーセンタイルを肥満の判定に用いると，肥満度の場合に比べて年少児では肥満を過大評価，年長児では過小評価する可能性があることに留意する必要がある[12]。

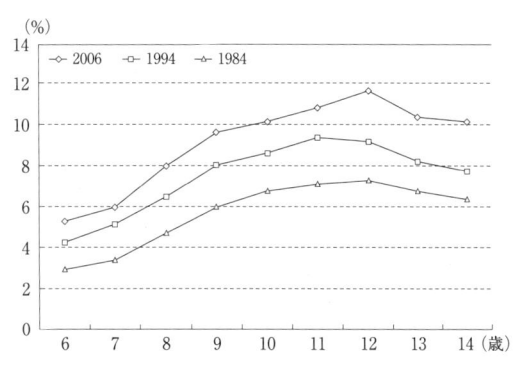

図補-5 年齢別肥満傾向児割合の世代比較
文部科学省学校保健統計調査（2006）より

トラッキングとは，小児期の異常（特徴）が成人まで持ち越されることで，これが事実であれば，成人の肥満対策を小児期から開始することは重要である。Kuboら[13]は，18-23歳の女性244人の過去の体重を調べ，調査時点の体重との関連を検討した。その結果，10歳以降のBMIと13歳以降の肥満度が調査時点のBMIと0.7以上の正の相関（Kuboらのトラッキングの基準）があったと報告している。また7歳から8歳までのBMIの変化も調査時点でのBMIと有意な正の相関があったという（$r=0.48$）。Togashiら[14]は歴史的コホート研究の手法を用いて，肥満治療を受けた小児276人を追跡し，その54.7％は成人期（平均18-36歳）のBMIが25 kg/m^{2}以上であること，さらに小児期の肥満の程度（軽度，中等度，重度：肥満度がそれぞれ20-29％，30-49％，50％以上）と成人期のBMI（25.0未満，25.0-29.9，30 kg/m^{2}以上）とが一致しやすいことを報告した。別の報告では，小児期に限っても，過体重，肥満がトラッキングすることが報告されている[15]。

小児期の肥満もエネルギー出納の不均衡に由来することは間違いないであろうが，出生前の母体の生活習慣と出生児の肥満が関連することも明らかになっている。Mizutaniら[16]は，1,417人の妊娠初期の女性を対象に生活習慣等に関するアンケート調査を実施し，出生児のその後の肥満度との関連を調べた。その結果，妊娠中の喫煙と朝食の欠食習慣が，性・年齢別BMIによって定義された5歳時点，および9-10歳時点での肥満と有意な正の関連を示していた[17]。なお，5歳時点での肥満との関連の方が9-10歳時点の関連より強かったため，児自身の生活習慣の影響が成長とともに強くなることが推測された。

2 肥満と心血管疾患発症

肥満が心血管疾患発症リスク上昇と関連することは欧米を中心に多くの知見がある。しかし，欧

米人とは体格が異なり，脳卒中発症率が心筋梗塞発症率より高い[18]日本人においても肥満と心血管疾患発症リスク上昇に関連があるかどうかについては，不明な点があった．例えば，新潟県新発田市の2,299人の男女を1977年から6.5年間追跡したコホート解析においてはBMIと脳卒中発症の間に有意な関連は認められていない（BMIが25.9 kg/m^{2}以上の群のリスク比が1.20, $P>0.05$)[19]．しかし，わが国においても，近年の大規模なコホート研究を中心に，肥満度と心血管疾患発症の間に正の関連が観察されてきている．以下に，肥満と心血管疾患の発症の関連を調べたわが国のコホート研究結果について概説する．

Japan Atherosclerosis Longitudinal Study（JALS）は，すでに一定期間の追跡を終了している質の高い既存コホートの個人レベルのデータを収集してメタアナリシスを行う0次研究と，日本全国の研究グループがあらかじめ定めた標準調査方法を用いて収集したベースラインデータを統合し，心血管疾患発症を追跡する統合研究の2つの研究を含んでいる[20]．40-89歳の男女45,235人を追跡して確認された1,113例の脳梗塞と190例の心筋梗塞の発症データを含むわが国16コホートの個人レベルデータのメタアナリシスである0次研究データを用いて，BMIと脳卒中およびその各病型（脳梗塞，脳内出血），心筋梗塞，のリスクが評価された[21]．BMIが21.0 kg/m^{2}未満を基準にした27.5 kg/m^{2}以上の年齢，喫煙，飲酒を調整した相対危険度（ハザード比）は，男性で，脳卒中，脳梗塞，脳内出血，心筋梗塞の順に1.81（95％信頼区間，以下同：1.28-2.56），1.77（1.17-2.68），2.51（1.21-5.20），3.16（1.66-6.01）であった．また，女性では，それぞれ1.65（1.23-2.21），1.56（1.05-2.32），1.98（1.12-3.52），1.15（0.44-3.04）であり，女性の心筋梗塞とBMIの間にのみ関連が認められなかった．また，BMIと心血管疾患発症の中間因子と考えられる総コレステロール値，収縮期血圧値を補正した相対危険度（27.5 kg/m^{2}以上対21.0 kg/m^{2}未満）は男性の脳卒中で1.50（1.06-2.14），心筋梗塞で2.12（1.10-4.10），と統計学的に依然有意であり，解析に含まれない他の要因によっても肥満のリスクが仲介される可能性が特に男性において示唆された．例えば，北海道端野および壮瞥町に住む2,138人の住民を8年間追跡した端野・壮瞥町研究において，BMIとインスリン抵抗性と血圧を同時に統計モデルに含めた場合には，インスリン抵抗性と血圧のみが冠動脈疾患と統計学的に有意な関連を示したことが報告されている[22]．

腹囲と心血管疾患発症に関して調べた数少ない研究のひとつに吹田研究がある．心血管疾患既往歴のない大阪府吹田市住民30-79歳の男女5,474人を1989年から2005年末まで追跡し，207例の脳卒中と133例の心筋梗塞，計340例の心血管疾患（男性204例，女性136例）を観察した[23]．女性において，腹囲の第4四分位（84-121 cm）の多変量調整脳卒中発症相対危険度は第1四分位（54-69 cm）に比し2.64（1.16-6.03）と有意に高かったが，男性において腹囲と心血管疾患発症の間に有意な関連は認められなかった（男性の第1四分位は57-76 cm，第4四分位は88-124 cm）．なお，女性においても，腹囲と心筋梗塞発症の間に関連は認められなかった．女性においてのみ肥満（BMI）と脳梗塞が関連するという知見は，久山町研究（ラクナ梗塞）[24]や秋田（井川・石沢），茨城（協和），大阪（八尾），高知（野市）の5地域のコホートであるCirculatory Risk in Communities Study（CIRCS）研究でも認められている[25]．後述するように，高血圧や糖尿病といった心血管危険因子と肥満との関連が女性でより強いことが示されており[26]，このことが肥満と心血管疾患発症リスクとの関連の男女差の一部を説明するかもしれない．

体重変化と冠動脈疾患発症の関連を厚生労働省研究班による多目的コホート研究（Japan Public Health Center-based prospective Study; JPHC Study）が報告している．本解析では，岩手，秋田，長

野,沖縄,茨城,新潟,高知,長崎,沖縄の9地域に在住の40-69歳の男女住民（男性43,235人,女性47,444人）を1990-1993年から2001年末まで追跡し518例（男性399,女性119）の冠動脈疾患の発症（89例の心臓突然死を含む）を確認した（発症率：0.59/1,000人年）[27]。10 kg以上の体重増加による冠動脈疾患発症リスクの有意な上昇は,20歳の時のBMIが21.7 kg/m^{2}未満であった人においてのみ認められた（相対危険度：2.1）。

3　肥満とがん

　がんは部位によって異なる危険因子が存在するが,大腸がん,乳がん,子宮内膜がん,腎細胞がんなど肥満との関連が強い肥満関連がんが存在することが欧米の疫学研究を中心に明らかになっている（第10章参照）。しかし,欧米人と体格や食習慣の異なる日本人においても,同じような関連が認められるかどうか明らかではなかった。

　Kuriyamaら[28]は,40歳以上の宮城県住民27,539人（男性12,485,女性15,054）を1984年から9年間追跡した結果を報告している（三府県コホート）。観察期間中に1,672人のがん罹患が把握され,ベースラインBMIの全がんおよび部位別のがんに対する罹患リスク（相対危険度）が算出された。男性では全がん,臓器別がんともに肥満との関連は認められず,非喫煙者に限定した分析においてのみ,肥満と全がん罹患との間に正の関連が認められた。一方,女性では,全対象者においてBMIが18.5-24.9 kg/m^{2}の集団を基準として,25.0-27.4 kg/m^{2}では相対危険度が1.04（95%信頼区間,以下同：0.85-1.27）,27.5-29.9 kg/m^{2}では1.29（1.00-1.68）,30 kg/m^{2}以上では1.47（1.06-2.05）と肥満度が増加するほどがん罹患のリスクが有意に高くなる傾向が認められた。さらに臓器別の解析の結果,女性では肥満は大腸がん,乳がん（閉経後）,子宮内膜がん,胆囊がん罹患の危険因子であった。肥満の全がん罹患に対する人口寄与危険割合は,男性の非喫煙者で3.7%,女性の非喫煙者で6.2%と推定された。

　しかし,JPHC研究の88,927人（男性42,093,女性46,834）を10年間追跡した研究では,女性の肥満度とがん罹患に関係は認められていない[29]。さらに,男性においても肥満と全がんの有意な正の関連は認められず,逆に最も発症率が低かった23.0-24.9の群に比べ,低BMI（14.0-18.9）のがん罹患リスクの有意な上昇が確認されている（相対危険度：1.29）。

　臓器別がん罹患と肥満の関連についても報告によって必ずしも一致しない。大腸がんと肥満の関連は,上記の三府県（宮城）コホート研究結果同様,全国45地区の40-79歳の地域在住男女110,792人を対象として1988年に開始された文部科学省科学研究費によるJapan Collaborative Cohort Study（JACC研究）においては,女性でのみ認められている[30]。すなわちベースラインのBMIが20-22 kg/m^{2}を基準として22-23.9, 24-25.9, 26-27.9, 28 kg/m^{2}以上の女性における大腸がん罹患の相対危険度はそれぞれ1.28, 2.23, 2.27, 3.41（傾向性の$P=0.01$)であった。一方,男性において高BMIと大腸がん罹患との間に関連は認められず,逆にベースラインのBMIが20 kg/m^{2}未満の群の相対危険度は0.44（0.21-0.93）と20-22 kg/m^{2}の群に比し有意に低かったことが観察されている。ところがJPHC研究では,男性においてのみ肥満度と大腸（直腸結腸）がん罹患との関連が認められた[31]。すなわち,25 kg/m^{2}未満の男性を基準とした25-26.9, 27-29.9, 30 kg/m^{2}以上の相対危険度は1.2, 1.4, 1.5（傾向性の$P=0.004$）であった。同様に,29,051人の住民を7年間追跡して297例の直腸結腸がん罹患を確認した高山コホートにおいても,男性でのみ

BMIと結腸がんの間に有意な正の関連が認められている（BMIが23.6 kg/m²以上の21.2 kg/m²以下に対する相対危険度：2.1)[32]。肥満と大腸がんをつなぐ病態には，肥満に起因するインスリン抵抗性（高インスリン血症）やインスリン様成長因子などの増殖因子，炎症性サイトカイン等の関与が考えられるが，レプチンなどアディポサイトカインの発がんへの関与も想定されている[33]。

ところで，これらの知見は観察研究によるものであって，減量の有効性を必ずしも示しているわけではない。実際，健診を受診した後の1年間に体重が減少した群と体重が不変だった群で大腸ポリープの新発見率を比較した検討はあるが[34]，体重に対する介入が大腸がんの罹患や死亡を低下させることを検討した報告はない。

JPHC研究では，乳がん罹患リスクをエストロゲン受容体の有無と合わせ詳しく検討している[35]。三府県（宮城）コホートと同じように，閉経後乳がんとBMIに正の関連を認めたが，有意な関連はエストロゲン受容体陽性の閉経後乳がんにおいて観察された。また，病院ベースの大規模な症例対照研究である「愛知県がんセンター病院疫学研究（HERPACC）」においても閉経後乳がんとBMIの間に有意な正の関連があること，さらに，20歳時のBMIの高低にかかわらず，20歳からの体重増加の程度に比例して閉経後乳がんリスクが高くなることが報告されている[36]。肥満と閉経後乳がんの関連を説明するメカニズムには閉経後の脂肪組織で産生される卵巣外エストロゲンの関与が考えられている。

肥満との関連が十分わかっていない前立腺がん，卵巣がん，肺がん，すい臓がん，胃がんと肥満度との関連を調べたわが国のコホート研究結果も紹介したい。前立腺がんに関して，JPHC研究は，進行型，限局型に分類して検討したが，総じて前立腺がんとBMIの間に関連があるという証拠は見出せなかったと報告している[37]。卵巣がんについては，JACC研究において検討され，BMIが18.5-24.9 kg/m²に比べ，25-29.9の相対危険度は2.24（1.13-4.47）と有意に高いことが報告された[38]。非喫煙者（禁煙した人を除く）における肺がんとBMIの関連もJACC研究において詳しく検討され，研究開始時のBMIも20歳時のBMIもともに肺がん死亡リスクの有意な上昇と関連することが観察されている[39]。

すい臓がんも肥満関連がんの可能性があるとされているが，わが国における関連は定かではない。224例の罹患例を用いたJPHC研究の検討ではBMIが14-20.9，21-24.9，25-39.9 kg/m²の男性の相対危険度はそれぞれ1.6，1.0（基準群），0.7で，やせているほどリスクが高いことが報告された（傾向性の$P = 0.02$）[40]。女性では両者に関連は認めず，男性の低BMIとすい臓がん罹患との関連は現喫煙者，糖尿病の既往のある人で特に強かったという。一方，402例のすい臓がん死亡例を用いたJACC研究の検討においては，研究開始時のBMIとすい臓がんによる死亡との関連は男女とも認められていない[41]。しかし，男性においては，20歳時のBMIが30 kg/m²以上の肥満群の相対危険度が3.51（1.26-9.78）と20-22.4 kg/m²の群に比べ有意に高いことが観察されている。さらに，20歳から5 kg以上の体重減少は男性では有意なリスク上昇（体重不変群を基準とした相対危険度：1.63）と，女性では有意なリスク低下（相対危険度：0.41）と関連するという男女差が報告されている。

胃噴門部腺がんと肥満の関連が欧米の症例対照研究のメタアナリシスによって報告されているが[42]，コホート研究による検討は少ない。高山コホートの検討から，20歳時のBMIが20 kg/m²未満を基準とした20-22，22 kg/m²以上の群の胃がん死亡の相対危険度が5.17（1.50-17.87），4.22（1.18-15.05）と有意に高いことが報告されている[43]。また，HERPACCにおいても，20歳時の

BMI が 22.2 kg/m² 以上の群の 20 kg/m² 未満に対するオッズ比が 1.46 と有意に高かったこと，そしてがんの組織型，部位別検討から，特に胃中部（オッズ比：1.81），未分化型（オッズ比：1.56）において関連が強かったことが報告された．

4 肥満度と死亡率

わが国においても BMI と死亡率には U 字型や J 字型の関連があることが多くの観察研究によって報告されている．その後の死亡をもたらすような疾患の存在のために BMI がすでに低かった可能性（因果の逆転）や，喫煙や年齢による交絡の可能性を除外するために，追跡開始時（BMI 測定時）の既往歴や喫煙の影響を詳細に考慮したり，年齢別の解析を実施したり，追跡開始後初期数年間の死亡を除外したりしても，同様の関連が認められている[44-49]．以下，いくつか代表的な研究結果を用いて具体的に解説する．

JPHC 研究のうち，1990 年にベースライン調査をしたコホート I（岩手，秋田，長野，沖縄，40-59 歳）対象者 40,815 人を 1990 年から 10 年間追跡し，男性 943 例，女性 483 例の死亡を確認した検討において，男女とも最も死亡リスクが低いのは BMI が 23.0-24.9 kg/m² の群（基準群）であることが報告された[48]．また死因別にみると，男性のがん，「がん・心血管疾患以外の死因」による死亡リスクは，BMI が 21 kg/m² 未満の群が基準群に比し有意に高かった．女性に関しては，BMI が 19 kg/m² 未満で，がん，「がん・心血管疾患以外の死因」による死亡リスクが，また 30 kg/m² 以上で心血管疾患による死亡リスクが有意に上昇していた．なお，女性の心血管疾患死亡率は BMI が 19.0-20.9 kg/m² の群において最も低かった．喫煙習慣で層化した場合，喫煙習慣のある男性と，喫煙経験がない女性において，BMI が 30 kg/m² 以上の肥満に伴う死亡リスクの有意な上昇が認められた．これらの解析結果は追跡開始後 5 年間の死亡者を除外しても変わらなかったとされている．

高齢者におけるベースラインの BMI とその後の死亡との関係が JACC 研究で検討されている．ベースライン時（1988-1990 年）に 65-79 歳であった 26,747 人を平均 11.2 年追跡して確認された 9,256 例の死亡について解析し，BMI が 20-22.9 kg/m² を基準にした BMI が 16 kg/m² 未満のハザード比は男性で 1.78（1.45-2.20），女性で 2.55（2.13-3.05）であった[47]．また，WHO による BMI 基準[2]としては正常範囲に含まれる 18.5-19.9 kg/m² のハザード比も基準群より有意に高かった．それに対して，BMI が 25.0-29.9 kg/m² も 30.0 kg/m² 以上の過体重・肥満の死亡率は男性では基準群と有意差がなく，女性においては，30 kg/m² 以上での死亡率は基準群に比し有意に高かった．

また逆に，WHO による BMI の正常範囲内では死亡率に差がないことを示した研究もある．NIPPON DATA 80（National Integrated Project for the Prospective Observation of Non-communicable Disease and Its Trends in the Aged）は，全国から無作為に抽出された 300 地域の住民を対象として 1980 年に実施された循環器疾患基礎調査に参加した 30 歳以上の男女 10,546 人を 19 年間にわたって追跡した研究である．このうち，心血管疾患既往歴がなく，追跡不能例や解析に必要な変数に欠損値のある者を除いた 8,924 人を 19 年間追跡し，1,718 例の死亡（うち 607 例が心血管疾患死亡）を確認した[45]．BMI 23.0-24.9 kg/m² を基準群とし，性，年齢，喫煙，飲酒を補正した分析から総死亡と BMI の関連を調べ，BMI が 18.5 kg/m² 未満のやせで死亡のハザード比が 1.39（1.16-1.67）と有意に高く，基準群で最も死亡率が低いという U 字型の関連が報告されたが，18.5-22.9 kg/m² の

群と基準群の死亡率に有意差はなかった。また，このU字型の関連は，追跡開始後5年間の死亡を除外した分析や，70歳未満の非喫煙者で総コレステロールが160 mg/dL（4.1 mmol/L）以上の健康な人に限定した分析でも変わらなかった。

死因別の検討として，JACC研究においては，BMIが27.0 kg/m²以上の男性において，冠動脈疾患死亡リスクの有意な上昇（年齢，高血圧，糖尿病歴，喫煙，アルコール摂取，歩行時間，睡眠時間，大学卒業の有無，自覚ストレス，魚摂取頻度調整ハザード比：2.05）が認められたが[50]，BMIが18.5 kg/m²未満のやせの群も，男性の脳出血，女性では脳出血および脳梗塞において，有意な上昇が認められている。一方，NIPPON DATA 80の別の検討では，BMIが30.0 kg/m²以上の群の脳梗塞死亡の相対危険度は，基準群に比べ有意に高かった（年齢，喫煙，飲酒，収縮期血圧，総コレステロール値，血糖値補正ハザード比：2.49）[51]。

体重変化と死亡率の関係は，東京，大阪の大都市圏住民を含む11地域を対象としたJPHC研究で検討された。ベースラインとベースラインから5年後の体重が調査された男性36,220人，女性44,091人について，5年間の体重変化と冠動脈疾患死亡（1,021例）との関連が男女別に調べられ，5 kg以上の体重増加は女性においてのみ有意な心血管疾患死亡リスクの上昇と関連していることが報告されている（ハザード比：1.9）[52]。また，同じ集団を対象に，20歳からの体重変化と死亡率の関連も検討された[53]。中年期の体重変化と異なり，20歳からの体重変化については，5 kg以上体重が減少した場合に男女とも総死亡リスクが有意に上昇し，5 kg以上の体重増加と死亡リスクとの関連は認められなかった。この関連は，死因別解析（がん，心血管疾患，がん・心血管疾患以外の死因），年齢区分別解析，既往歴，喫煙習慣別解析でもおおむね類似していた。

一方，大崎国保コホート研究の40-79歳，38,080人の6年間の追跡研究でも20歳とベースラインの両者の体重を用いた検討がなされ，BMIが18.5-24.9の正常群に比べ，30以上の肥満はそれが20歳時であっても，1.39（1.11-1.75）研究開始時のものであっても1.43（1.16-1.75）有意に高い死亡リスクに関連することが報告されている[54]。

5　肥満と高血圧・糖尿病・脂質異常症

肥満は高（LDL）コレステロール血症，それ以外の脂質異常症（高中性脂肪血症，低HDLコレステロール血症），高血圧，糖尿病の原因のひとつであり，肥満による心血管疾患発症リスクの上昇の多くは，これら既知の心血管危険因子と肥満の関連によって説明される。しかし，地域予防活動や臨床現場において対象者をスクリーニングする際には，実際の対象集団において，肥満度がどの程度になったら心血管危険因子発症（保有）リスクの上昇が明確になるのかという知見が必要になるであろう。肥満と高血圧・糖尿病・脂質異常症について検討したわが国の疫学研究の一部を，肥満度の値に着目して以下に概説する。

大都市近郊，農村の二地域住民5,617人における高血圧と糖尿病の発症を約10年にわたり追跡した研究では，大都市近郊住民で男女ともBMIと糖尿病の関連が強く，24.4 kg/m²以上の場合，22.3 kg/m²未満に比べ約3倍発症しやすいことが報告された[26]。また，農村においても，女性ではBMIと糖尿病発症に直線的な正の関連が認められている。高血圧とBMIの関連も大都市近郊の男女と農村女性において認められ，24.4 kg/m²の男性は約2倍，女性は1.7-1.8倍のリスクがあることが報告された。BMIの影響が年齢によって異なる可能性を示した研究もある[55,56]。40-79歳の

茨城県住民 61,415 人を平均 5.5 年追跡し，糖尿病の発症を調べた検討で，BMI が 25.0 kg/m² 未満，25.0-29.9 kg/m²，30 kg/m² の糖尿病発症率の差異は，ベースラインの年齢区分が 40-59 歳の女性で最も顕著でそれぞれ 1,000 人年あたり 6.3，11.4，34.2 であった．反対に，ベースラインの年齢が 60-79 歳の男性では 20.5，25.7，33.9 とその差が女性に比べて少なかった．BMI が 25-29.9 kg/m² の群の糖尿病発症率は男性では年齢区分によらず 1,000 人年あたり約 25 であったが，中年女性では 11.4，高年女性でも 15.9 であった．一方，30 kg/m² の群になると男女，年齢区分にかかわらず発症率が 1,000 人年あたり 30 を超えていた[55]．

山岸ら[57]は，40-69 歳の地域住民 1,427 人を約 4 年間追跡し，高血圧，糖尿病の相対危険度は BMI が 27 kg/m² 以上の群から 21.0-22.9 kg/m² の群に比べ有意に高くなること，高コレステロール血症に関しては，BMI との間に統計学的に有意な関連は認めなかったことを報告し，BMI が 25.0-26.9 kg/m² の者に対して一律に減量指導を行う必要があるかどうかについては一考を要すると述べている．Ishikawa-Takata ら[58]も，4,737 人の企業従業員を最長 4 年間追跡して確認した 242 人の糖尿病発症の相対危険度は，18.5 kg/m² 未満の群を基準とした場合，27.0-27.9 kg/m² の群から 2.61（1.05-6.51）と統計学的に有意となると報告している．しかし，本解析は BMI を 1 kg/m² に細かく分けたことが特徴であるが，そのことによって統計学的検出力が減少している可能性は否めず，統計学的有意性のみに依拠した主張の解釈には注意を要すると考えられる．実際，健診受診者からなる 16,829 人の男性，8,370 人の女性を約 7 年間追跡し男性 869 人，女性 224 人の糖尿病発症を確認し，BMI を 10 分位（第 1 十分位から第 9 十分位までの階級幅は 1 kg/m² 以内）にして発症リスクとの関連を調べた Nagaya ら[59]は，第 1 十分位（15.0-19.7 kg/m²）を基準とした糖尿病発症の相対危険度は男性では第 4 十分位（21.7-22.3 kg/m²）から 1.85（1.16-2.95），女性では第 7 十分位（22.7-23.4 kg/m²）から 3.27（1.34-7.99）と有意に高くなり，BMI による糖尿病発症リスクは男女とも連続的に上昇したと報告している．この検討結果からは，体重は少なければ少ないほどよいと解釈できるが，自発的に健診を再受診した結果をもって対象者の追跡としており，再受診の有無が糖尿病発症や体重と関連しているかもしれず，結果の解釈には注意を要する．

また検査（肥満度）の疾患発症予測能を感度や特異度等の指標を用いて臨床疫学的に検討すること，他の変数も組み合わせたリスクスコアを開発することも必要であろう．そのようにして得られた知見を保健活動の中で実践し，その評価成績を活動指針に反映させていくといった公衆衛生学的視点に基づいた疫学研究を息長く実施していくことが重要であると考えられる．

6 日本のこれからの肥満対策

男女，年齢によって差はあるものの，全体として肥満者割合は増加し続けており，肥満による疾病負担がわが国においても増していくことは避けられない．トラッキングの事実は，小児期における心理的影響にも留意した注意深い肥満対策が必要であることを示している．多くの研究で 20 歳からの体重増加が心血管疾患の発症や，がんの罹患と関連することが示されている．このことは，若年期の体重増加を予防する活動の重要性を示している．またここでは触れなかったが，肥満者に対する減量の成功率は高くないことが知られている．それでも，減量は肥満対策の重要な柱となる（ハイリスク戦略）．わが国においても減量介入試験を欧米の経験を踏まえて系統的に推し進める必要がある．肥満度によって疾病リスクの高い人をスクリーニングする方法については，臨床疫学的

検討と実践の評価を反映させた保健活動の指針整備が必要である．小児期の肥満予防，若年期からの体重増加予防には集団戦略がより適切であると考えられるので，施策への活用を意図した疫学研究がさらに必要である．また，出生前の母親の生活習慣，家族の生活習慣が児の肥満に影響を与え，それがトラッキングする事実は他の保健活動と統合した総合的な健康増進対策の必要性を示唆するものである．さらに，肥満と筋骨格系疾患，痛みや健康に関する生活の質（HRQOL），日常生活自立度（ADL）[60]との関連，肥満と医療費[61,62]，肥満対策の費用対効果等も適切に評価されるべきである．わが国において公衆衛生活動，そしてその基盤をなす疫学研究に対する政策的重点を引き寄せる努力が今後さらに必要となる．

文　献

1. 日本肥満学会肥満症診断基準検討委員会．新しい肥満の判定と肥満症の診断基準．肥満研究．2000;6:18-28.
2. BMI classification http://apps.who.int/bmi/index.jsp?introPage=intro_3.html Accessed 4/20 2010.
3. International Diabetes Federation. The IDF consensus worldwide definition of the metabolic syndrome. 2006.
4. Steering Committee of the Western Pacific Region of the World Health Organization, the International Association for the Study of Obesity, and the International Obesity Task Force. The Asia-Pacific perspective:Redefining obesity and its treatment. 2000. Health Communications Australia Pty Ltd:Melbourne, Australia:2000.
5. Third Report of the National Cholesterol Education Program (NCEP) Expert Panel on Detection, Evaluation, and Treatment of High Blood Cholesterol in Adults (Adult Treatment Panel III) final report. *Circulation* 2002;106:3143-3421.
6. 平成 20 年国民健康・栄養調査結果の概要 http://www.mhlw.go.jp/houdou/2009/11/dl/h 1109-1 b.pdf（2009）．
7. 国民栄養の現状（昭和 22 年～平成 14 年）http://www.nih.go.jp/eiken/chosa/kokumin_eiyou/.
8. 国民健康栄養調査（平成 15 年以降）http://www.mhlw.go.jp/bunya/kenkou/kokumin-kenkou.html.
9. Matsushita Y, Takahashi Y, Mizoue T, et al. Overweight and obesity trends among Japanese adults:a 10-year follow-up of the JPHC Study. *Int J Obes* (Lond). 2008;32:1861-1867.
10. 学校保健統計調査 http://www.mext.go.jp/b_menu/toukei/chousa 05/hoken/1268826.htm Accessed 4/22 2010.
11. Yoshinaga M, Ichiki T, Tanaka Y, et al. Prevalence of childhood obesity from 1978 to 2007 in Japan. *Pediatr Int.* 2009.
12. 朝山光太郎，村田光範，大関武彦，他．小児肥満症の判定基準―小児適正体格検討委員会よりの提言―．肥満研究．2002;8:204-211.
13. Kubo T, Furujo M, Ueda Y, et al. Predicting obesity in early adulthood in Japanese women. *J Paediatr Child Health.* 2008;44:33-37.
14. Togashi K, Masuda H, Rankinen T, et al. A 12-year follow-up study of treated obese children in Japan. *Int J Obes Relat Metab Disord.* 2002;26:770-777.
15. Nakano T, Sei M, Ewis AA, et al. Tracking overweight and obesity in Japanese children;a six years longitudinal study. *J Med Invest.* 57:114-123.
16. Mizutani T, Suzuki K, Kondo N, et al. Association of maternal lifestyles including smoking during pregnancy with childhood obesity. *Obesity* (Silver Spring). 2007;15:3133-3139.
17. Suzuki K, Ando D, Sato M, et al. The association between maternal smoking during pregnancy and childhood obesity persists to the age of 9-10 years. *J Epidemiol.* 2009;19:136-142.
18. Ueshima H, Sekikawa A, Miura K, et al. Cardiovascular disease and risk factors in Asia:a selected review. *Circulation.* 2008;118:2702-2709.
19. Tanaka H, Hayashi M, Date C, et al. Epidemiologic studies of stroke in Shibata, a Japanese provincial city:preliminary report on risk factors for cerebral infarction. *Stroke.* 1985;16:773-780.
20. Japan Arteriosclerosis Longitudinal Study-Existing Cohorts Combine (JALS-ECC):rationale, design, and population characteristics. *Circ J.* 2008;72:1563-1568.
21. Yatsuya H, Toyoshima H, Yamagishi K, et al. Body mass index and risk of stroke in Japanese men and women:a meta-analysis of 16 cohorts in Japan. *Circulation: Cardiovascular Quality and Outcomes.* 2010 (in print).

22. Fujiwara T, Saitoh S, Takagi S, et al. Development and progression of atherosclerotic disease in relation to insulin resistance and hyperinsulinemia. *Hypertens Res*. 2005;28:665-670.
23. Furukawa Y, Kokubo Y, Okamura T, et al. The relationship between waist circumference and the risk of stroke and myocardial infarction in a Japanese urban cohort:the Suita study. *Stroke*. 2010;41:550-553.
24. Tanizaki Y, Kiyohara Y, Kato I, et al. Incidence and risk factors for subtypes of cerebral infarction in a general population:the Hisayama study. *Stroke*. 2000;31:2616-2622.
25. Iso H, Sato S, Kitamura A, et al. Metabolic syndrome and the risk of ischemic heart disease and stroke among Japanese men and women. *Stroke*. 2007;38:1744-1751.
26. Chei CL, Iso H, Yamagishi K, et al. Body fat distribution and the risk of hypertension and diabetes among Japanese men and women. *Hypertens Res*. 2008;31:851-857.
27. Chei CL, Iso H, Yamagishi K, et al. Body mass index and weight change since 20 years of age and risk of coronary heart disease among Japanese:the Japan Public Health Center-Based Study. *Int J Obes (Lond)*. 2008;32:144-151.
28. Kuriyama S, Tsubono Y, Hozawa A, et al. Obesity and risk of cancer in Japan. *Int J Cancer*. 2005;113:148-157.
29. Inoue M, Sobue T, Tsugane S. Impact of body mass index on the risk of total cancer incidence and mortality among middle-aged Japanese:data from a large-scale population-based cohort study—the JPHC study. *Cancer Causes Control*. 2004;15:671-680.
30. Tamakoshi K, Wakai K, Kojima M, et al. A prospective study of body size and colon cancer mortality in Japan:The JACC Study. *Int J Obes Relat Metab Disord*. 2004;28:551-558.
31. Otani T, Iwasaki M, Inoue M. Body mass index, body height, and subsequent risk of colorectal cancer in middle-aged and elderly Japanese men and women:Japan public health center-based prospective study. *Cancer Causes Control*. 2005;16:839-850.
32. Shimizu N, Nagata C, Shimizu H, et al. Height, weight, and alcohol consumption in relation to the risk of colorectal cancer in Japan:a prospective study. *Br J Cancer*. 2003;88:1038-1043.
33. Tamakoshi K, Toyoshima H, Wakai K, et al. Leptin is associated with an increased female colorectal cancer risk:a nested case-control study in Japan. *Oncology*. 2005;68:454-461.
34. Yamaji Y, Okamoto M, Yoshida H, et al. The effect of body weight reduction on the incidence of colorectal adenoma. *Am J Gastroenterol*. 2008;103:2061-2067.
35. Iwasaki M, Otani T, Inoue M, et al. Body size and risk for breast cancer in relation to estrogen and progesterone receptor status in Japan. *Ann Epidemiol*. 2007;17:304-312.
36. Hirose K, Tajima K, Hamajima N, et al. Effect of body size on breast-cancer risk among Japanese women. *Int J Cancer*. 1999;80:349-355.
37. Kurahashi N, Iwasaki M, Sasazuki S, et al. Association of body mass index and height with risk of prostate cancer among middle-aged Japanese men. *Br J Cancer*. 2006;94:740-742.
38. Niwa Y, Yatsuya H, Tamakoshi K, et al. Relationship between body mass index and the risk of ovarian cancer in the Japanese population:findings from the Japanese Collaborate Cohort (JACC) study. *J Obstet Gynaecol Res*. 2005;31:452-458.
39. Kondo T, Hori Y, Yatsuya H, et al. Lung cancer mortality and body mass index in a Japanese cohort:findings from the Japan Collaborative Cohort Study (JACC Study). *Cancer Causes Control*. 2007;18:229-234.
40. Luo J, Iwasaki M, Inoue M, et al. Body mass index, physical activity and the risk of pancreatic cancer in relation to smoking status and history of diabetes:a large-scale population-based cohort study in Japan—the JPHC study. *Cancer Causes Control*. 2007;18:603-612.
41. Lin Y, Kikuchi S, Tamakoshi A, et al. Obesity, physical activity and the risk of pancreatic cancer in a large Japanese cohort. *Int J Cancer*. 2007;120:2665-2671.
42. Kubo A, Corley DA. Body mass index and adenocarcinomas of the esophagus or gastric cardia:a systematic review and meta-analysis. *Cancer Epidemiology Biomarkers & Prevention*. 2006;15:872-878.
43. Tanaka T, Nagata C, Oba S, et al. Prospective cohort study of body mass index in adolescence and death from stomach cancer in Japan. *Cancer Sci*. 2007;98:1785-1789.
44. Hayashi R, Iwasaki M, Otani T, et al. Body mass index and mortality in a middle-aged Japanese cohort. *J Epidemiol*. 2005;15:70-77.
45. Hozawa A, Okamura T, Oki I, et al. Relationship between BMI and all-cause mortality in Japan:NIPPON DATA 80. *Obesity (Silver Spring)*. 2008;16:1714-1717.
46. Miyazaki M, Babazono A, Ishii T, et al. Effects of low body mass index and smoking on all-cause mortality

among middle-aged and elderly Japanese. *J Epidemiol*. 2002;12:40-44.
47. Tamakoshi A, Yatsuya H, Lin Y, et al. BMI and all-cause mortality among Japanese older adults:findings from the Japan collaborative cohort study. *Obesity（Silver Spring）*. 2010;18:362-369.
48. Tsugane S, Sasaki S, Tsubono Y. Under-and overweight impact on mortality among middle-aged Japanese men and women:a 10-y follow-up of JPHC study cohort I. *Int J Obes Relat Metab Disord*. 2002;26:529-537.
49. Matsuo T, Sairenchi T, Iso H, et al. Age- and gender-specific BMI in terms of the lowest mortality in Japanese general population. *Obesity（Silver Spring）*. 2008;16:2348-2355.
50. Cui R, Iso H, Toyoshima H, et al. Body mass index and mortality from cardiovascular disease among Japanese men and women:the JACC study. *Stroke*. 2005;36:1377-1382.
51. Oki I, Nakamura Y, Okamura T, et al. Body mass index and risk of stroke mortality among a random sample of Japanese adults:19-year follow-up of NIPPON DATA 80. *Cerebrovasc Dis*. 2006;22:409-415.
52. Nanri A, Mizoue T, Takahashi Y, et al. Weight change and all-cause, cancer and cardiovascular disease mortality in Japanese men and women:the Japan Public Health Center-Based Prospective Study. *Int J Obes（Lond）*. 34:348-356.
53. Saito I, Konishi M, Iso H, et al. Impact of weight change on specific-cause mortality among middle-aged Japanese individuals. *J Epidemiol Community Health*. 2009;63:447-454.
54. Shimazu T, Kuriyama S, Ohmori-Matsuda K, et al. Increase in body mass index category since age 20 years and all-cause mortality:a prospective cohort study（the Ohsaki Study）. *Int J Obes（Lond）*. 2009;33:490-496.
55. Sasai H, Sairenchi T, Iso H, et al. Relationship between obesity and incident diabetes in middle-aged and older Japanese adults:the Ibaraki Prefectural Health Study. *Mayo Clin Proc*. 2010;85:36-40.
56. Fujita M, Ueno K, Hata A. Effect of obesity on incidence of type 2 diabetes declines with age among Japanese women. *Exp Biol Med（Maywood）*. 2009;234:750-757.
57. 山岸良匡，細田孝子，西連地利己，他．地域住民における Body Mass Index と高血圧，糖尿病，高コレステロール血症発症に関する追跡研究．日本公衆衛生雑誌．2003;50:1050-1057.
58. Ishikawa-Takata K, Ohta T, Moritaki K, et al. Obesity, weight change and risks for hypertension, diabetes and hypercholesterolemia in Japanese men. *Eur J Clin Nutr*. 2002;56:601-607.
59. Nagaya T, Yoshida H, Takahashi H, et al. Increases in body mass index, even within non-obese levels, raise the risk for type 2 diabetes mellitus:a follow-up study in a Japanese population. *Diabet Med*. 2005;22:1107-1111.
60. 大塚礼，八谷寛，三浦弥生，他．地域在住高齢者における扁平足と足の自覚症状，及び肥満との関連．日本公衆衛生雑誌．2003;50:988-998.
61. Ohmori-Matsuda K, Kuriyama S, Hozawa A, et al. The joint impact of cardiovascular risk factors upon medical costs. *Prev Med*. 2007;44:349-355.
62. Nakamura K, Okamura T, Kanda H, et al. Medical costs of obese Japanese:a 10-year follow-up study of National Health Insurance in Shiga, Japan. *Eur J Public Health*. 2007;17:424-429.

（本章は日本語版のための書き下ろしである）

監訳者あとがき

　本書は，フランク・B・フー（Frank B. Hu）著 *Obesity Epidemiology*（Oxford University Press, 2008, 全22章，総頁498頁）の全訳である。

　著者のHu博士は，1966年中国・湖北省に生まれた。1988年に同省・武漢市の同済医科大学を卒業。1996年に米国シカゴのイリノイ大学で博士号を取得したのち，ハーバード公衆衛生大学院のWillett博士のもとでポストドクトラルフェローとして研究を行った。現在，Hu博士はハーバード公衆衛生大学院の栄養疫学部門教授であり，肥満疫学と予防プログラムにおける共同責任者である。また，ハーバード大学メディカルスクールおよび関連病院であるブリガム・アンド・ウィミンズ病院の教授である。米国の看護師を対象にしたコホート研究である看護師健康研究（Nurses' Health Study; NHS）の糖尿病分野の研究責任者も務めている。

　Hu博士の肥満疫学に対する興味は，慢性疾患の疫学研究に従事したシカゴでの博士課程時代から始まった。2型糖尿病や心血管疾患，主要ながんが肥満に関連しているという近年の報告に基づき，ハーバードにおいて，食生活と生活習慣を改善することによって糖尿病の発症リスクをどの程度低下させることができるかを，前向きコホート研究によってはじめて明らかにした。Hu博士はまた，中国とインドの肥満および糖尿病研究者と共同研究を行い，肥満および糖尿病の急速な広まりに対する世界的な予防戦略を強く意識している。日本における肥満，糖尿病および循環器疾患の疫学研究者との共同研究もあり，日本で開催される学会の招待講演者として何度も来日している。

　Hu博士は400以上の原著論文および総説を執筆し，その多くは *New England Journal of Medicine* や *JAMA* などトップレベルの医学雑誌に掲載されてきた。彼は *Diabetes Care* 誌の編集委員や，NIHの肥満治療および予防ガイドラインの専門委員を務め，米国医学研究所に設置された，発展途上国が直面する心血管疾患の地球規模の拡大を予防するための委員会のメンバーでもある。2010年には疫学における優れた功績を称え，米国糖尿病学会から，Kelly West賞が贈られている。

　さて，Hu博士は本書の「はじめに」において，「本書は，肥満の研究に使われる疫学的方法，疫学データの分析と解釈の仕方について詳述し，肥満の原因および肥満の結果起こる疾患に関する最近の研究を要約したものである」と述べている。しかし，本書を手にした読者は，むしろこれが，疫学という広範な学問分野を「肥満」というフィルターを通して，歴史・概念・方法論から原因と諸帰結に関する研究成果の吟味にわたってカバーしたきわめて精力的なテキストであることに気付くであろう。さらに本書には，以下に示すとおり遺伝疫学，社会疫学，ライフコース疫学，QOLや経済分析に関する章も含まれており，まさに肥満を軸に疫学全体を俯瞰しようと試みたものともいえる。本書が，わが国の肥満，生活習慣病を含む慢性疾患に関する疫学研究の理解とさらなる発展に少しでも貢献することができれば，訳者としてもこの上ない喜びである。

　本書は，大きく3つの部に分けられる。第Ⅰ部は，肥満研究の歴史的発展を踏まえ，肥満の疫学研究の今後を展望する本書の礎石となる序説（第1章）に始まり，米国内外の成人・小児の肥満の推移を客観的に記述し（第2章），肥満の疫学研究で用いられる研究デザイン（第3章），因果推論に必要な疫学の重要な概念について詳しく解説している（第4章）。本書では疫学研究の原則を正

しく適用するという点が強調されており，特に第3・4章の十分な理解が，本書で紹介されている研究結果の正しい（批判的）吟味には必須である．また，体脂肪（第5章），食事（第6章），身体活動の測定（第7章）に関する具体的な事項が，関連する研究成果とともに詳しく紹介されており，研究結果の理解だけでなく研究計画を立てるうえで，実際に役に立つであろう．

第II部は肥満の諸帰結に関する優れた総説群である．肥満によってひき起こされる代謝異常（第8章），心血管疾患（第9章），がん（第11章），死亡（第12章）に関する膨大な研究結果をそのデザインの詳細まで吟味した比類なき解説である．そして，今後さらなる研究が必要な領域である，肥満によって阻害される健康の質（QOL）（第12章）と肥満によって費やされる経済コスト（第13章）について，それらの研究で用いられる具体的な方法の解説を含み，わかりやすく述べている．

第III部は肥満の原因に関して，食事・栄養の影響（第14章）と身体活動の肥満（体重増加）に対する影響（第15章）について調査した研究の総説であり，原著者の研究者としての主張を含む読み応えのある内容となっている．これらの章の理解にはそれらの要因の測定に関する第I部第6・7章の理解を伴っていることが望ましい．続く章は，現代社会に特徴的な睡眠不足と肥満に関する疫学研究についてこれを支持する生物学的メカニズムを示すとともに，因果の逆転，交絡等の疫学研究上の問題点を指摘し（第16章），個人の属性（生活習慣，遺伝子等）だけではなく，その人が属し生活する社会の特徴が肥満に関係することを探る，社会疫学分野に関する優れた解説も含まれる（第17章）．研究結果が社会に直結する社会疫学研究は，今後のわが国の公衆衛生にとっても重要であろう．さらに，代謝・内分泌的要因の個人差がその後の肥満の進展を予測するかどうかを調べた研究を総説し，これらの研究が抱える問題点を鋭く指摘している（第18章）．また，発生期（胎生期）・発達期（出生後早期）の要因を小児期・成人期の肥満の原因として同定し，究極的には肥満の予防戦略に役立てようとする分野を解説し（第19章），小児期肥満について，その定義や測定，原因，また肥満の結果として起こる疾患や心理社会的不利までの広範な内容を概説している（第20章）．締めくくりは，遺伝子と肥満，遺伝子と環境要因の肥満に対する交互作用に関する精力的な総説である（第21・22章）．この分野は主にゲノムワイド研究の広がりにより，知見が飛躍的に蓄積されつつあり，本総説の理解はその基礎になるであろう．

本書の訳出にあたっては，用語は原則として疫学辞典第3版（日本疫学会訳）を参考とし，定訳のないもの等については，原語を併記した．研究名など日本語訳をつけることに無理が感じられるものもあったが，読者の理解を助けるため，あえて訳出を試み，原語とともに表記した．訳語の統一で苦心した用語に cardiovascular disease, visceral fat, fitness がある．このうち cardiovascular disease は日本循環器学会の循環器学用語集第3版にならい，心血管疾患とした．visceral fat は内臓脂肪が定訳であるが，本書ではあえて腹腔内脂肪と訳出した．visceral fat が腹腔内（特に大網）に蓄積した脂肪を指しており，肝臓，膵臓，心臓等のいわゆる内臓内に蓄積する脂肪を ectopic fat（異所性脂肪）と呼ぶことから，腹腔内脂肪と表現した方が正確であると考えたためである．fitness は，身体・体力的に良好な状態のことで，英語では fatness との語呂から対比して用いられることがある．fat でも fit であれば，fit ではない非肥満（not fat）より疾病発症（死亡）のリスクが低いのではないかという研究がある．詳しくは，各章をご覧頂きたいが，本書では，体力，身体適応性，身体適応度等適宜使い分けた．読者諸賢のご意見を頂ければ幸いである．また，訳注を充実させることも当初からの目的のひとつにした．訳文中の［　］内はすべて訳者による補足であ

る。米国の国民調査や研究の固有名等に説明を付した。

　訳語や文体の統一に努め，平易な訳文を心がけたが，日本語として理解しにくい箇所が見受けられるかもしれない。それらはひとえに監訳者の責任であり，読者諸賢の御叱正をお願いしたい。原著の誤りは，原著者の了解を得て訂正したが，一部を除き，特に断り書きはしなかった。章末の文献についても，原著刊行時点では in press であったものなどを最新の情報に更新してある。

　本書の翻訳は，新進気鋭の肥満・疫学研究者を中心に取り組んだ。中国でも二の足を踏んだこの大著の翻訳作業が順調に進行したのは，ひとえに訳者の方々の協力の賜である。また，原著者とのこまごまとした連絡はハーバード公衆衛生大学院で学ぶ吉田穂波が直接行った。

　このほかにも，名古屋大学大学院医学系研究科 若井建志准教授，名古屋大学医学部保健学科 玉腰浩司教授の両氏には，当初より貴重なご助言をいただいた。お二人の力もあってこの翻訳は初めて可能だったといえる。

　さらに，本書では，読者諸氏に日本の現状をより深く知っていただくために，監訳者の一人である八谷寛が，「日本における肥満の疫学」を執筆した（補章）。この章がわが国の肥満および肥満研究の現状把握のための一助となり，日本の公衆衛生活動を支える肥満疫学研究の方向性を探求する資料となることを願う。また同じく八谷が「疫学統計学用語集」をまとめた。「肥満の疫学」をさらに深く理解するために，こちらもぜひご活用いただきたい。

　本書の出版にあたっては，以下の助成を受けることができた。記してお礼に代えたい。
　　平成 22 年度中部大学出版助成
　　平成 22 年度第 1 回名古屋大学学術振興基金
　　平成 22 年度金城学院大学研究費
　　平成 22 年度聖ルカライフサイエンス研究所　臨床疫学等に関する研究助成金

　本書の計画が具体化して 1 年以上が過ぎた。この間，名古屋大学出版会の安田有希氏には計画段階から，編集，校正に至るまで大変ご尽力頂いた。この場を借りて心から深謝申し上げる。

2010 年 8 月

監訳者一同

疫学統計学用語集 (五十音順)

因果逆転 reverse causation: 二変数間（xとy）に認められた統計学的関連をもとに，xを原因，yを結果と推論したような場合において，実際には，yがxの値を規定しうるような状況を因果逆転と表現する。

介在因子 mediator: 中間因子（intermediate）とも呼ばれる。概念上，説明変数から結果変数への因果経路の途上に存在する変数のこと。

感度 sensitivity: 疾病がある者のうち，検査で異常と判定される確率。

感度分析 sensitivity analysis: 解析結果が，対象の除外基準，変数のカテゴリ化方法，結果変数の定義などを変化させたときに，どの程度影響されるかを調べることにより，その結果の頑強性を調べる方法。

関連 association: 一方の変数の変化にともなって，もう一方の変数も変化すること。

偽陰性 false negative: 疾病があるにもかかわらず，検査では正常と判定されること。

偽陽性 false positive: 疾病がないにもかかわらず，検査で異常と判定されること。

検出力 power (statistical power): 関連がある場合に，ある研究によってその関連を証明する能力。検出力は（1−第2種の過誤確率）のことである。検出力を決定する主要な要因は対象者数，関連の強さ，研究デザイン（対応のある検定と対応のない検定の違い等）等だが，現実的に問題となることが多いのは対象者数による検出力不足である。

検定 test (statistical test): 統計学的検定とも表現される。統計学の手法を用いて，観察されたデータの分布がある仮説にしたがっているかどうかを調べる手続き。通常，群間に差がないといった帰無仮説を棄却することで，群間には統計学的に有意な（偶然観察されたものではない）差が存在することを示す方法。

交互作用 interaction/effect modification: 効果修飾とも呼ばれる。変数間の関連（例えば肥満度と死亡率の関連）が，第3の変数（例えば性，人種，その他）の値によって異なること。

較正 calibration: 測定誤差を記録し，調整すること。疫学研究においては，数学モデルとして実施される。キャリブレーション。

交絡 confounding: 原因（と想定している変数）と結果（と想定している変数）の両者に関連するが，両者の因果経路の中間には位置しない変数のこと。「調整」および「層化」の項もみよ。

誤差 error: 測定に関連する概念で，偶然（random）誤差と系統（systematic）誤差があり，前者を単に誤差，後者をバイアスと呼ぶことも多い。偶然誤差とは，まさに偶然による変動と考えられるような測定値の変動で，その大きさは測定の精度（precision）を表す。系統誤差は，常に一定方向に生ずる誤りで，系統誤差を含む測定結果は精度を高くしても，決して真の値には近づかない。

誤分類 misclassification: ある個人が真の属性を含まない別のカテゴリに間違って分類されること。喫煙者が自己申告では非喫煙と回答することによるものや，測定機器の偶然変動によるものなどがある。前者のように，喫煙者→非喫煙者の誤分類の確率が非喫煙者→喫煙者の誤分類の確率と異なる場合を差別的（differential）誤分類といい，後者のように，誤分類の起こる確率が同一の場合を無差別的（non-differential）誤分類と呼ぶ。

再現性 reliability/reporoducibility: テスト—再テスト再現性，試験—再試験再現性，あるいは信頼性とも表現される。同一の条件下で測定が繰り返されたときに用いた測定方法が安定した結果を再現するかどうかの指標。

至適基準 gold standard: ゴールドスタンダード。現存の測定方法で最も正確であるとみなされている方法。

人時（人年）person-time (person-year): 追跡研究において，調査集団の対象者の一人ひとりの観察開始から疾患発症，死亡あるいは調査打ち切りまでの時間の総和のこと。発症率や死亡率の分母となる。

信頼区間 confidence interval:「推定」の項をみよ。

推定 estimation: 対象集団（例えばA地域住民）において観察されたデータから平均値，標準偏差などの統計量を求め，統計学の考え方を用いて，母集団（例えば日本）におけるその変数の平均値等統計量を求めることを推定という。推定には点推定と区間推定があり，後者は95%信頼区間として表現されることが一般である。

線形モデル linear model: 結果変数が連続量で正規分布を示しているとみなされる場合に採用されるモデル。

層化 stratification: 年齢区分，性，人種，肥満度等特定の基準にしたがって，対象集団を分けて，解析を実施すること。通常，重要な交絡要因による層化がその交絡の制御のための手法として有効であることが知られている。また，交互作用が存在する場合，その要因によって層化した検討が必要となる。

相関 correlation:「関連」と同義であるが，二変数の間に存在する線形あるいは順序的な関係は相関係数として定量化されうる。

第1種の過誤 type 1 error: αエラー。帰無仮説を棄却できないにもかかわらず，棄却してしまうこと，およびその確率。危険率と呼ばれることもある。統計学的検定においては，経験的にこの確率は5%と決められている。測定値の偶然変動のみによっても同様の結果が観察されるとみなされる確率のことである。

第2種の過誤 type 2 error: βエラー。帰無仮説を棄却すべきにもかかわらず，棄却しないで関連がないと結論づけてしまうこと，およびその確率。「検出力」の項もみよ。

妥当性（測定方法の）validity: 測定すべき事項を当該測定方法でどの程度正確に測定できているかを示す度合い。疫学研究で通常問題となるのは，基準法における程度と比較される基準関連妥当性（criterion validity）。

調整 adjustment: 例えば，集団間で比較しようとしている血圧値を比較する場合に，集団間で年齢など血圧に影響を与える要因に差があれば，観察された集団間差は年齢等の交絡が残ったもののため，適切ではない。統計学的な手法を用いて集団間の交絡要因の差を除去することを調整あるいは補正という。

特異度 specificity: 疾病がない者のうち，検査で正常と判定される確率。

年齢調整 age-adjust: 集団間で年齢分布が異なると，疾病の発生率，有病率等多くの事象が単に集団間の年齢の差によって導き出されうる。目的とする変数の比較に際して予めこの年齢差を調整することが年齢調整で，回帰モデルによる調整と，標準化（標準人口を用いた直接法，基準人口の年齢区分別の率を用いる間接法の2種がある）によるものがある。

バイアス bias: 測定バイアスについては，「誤差」の項をみよ。バイアスとは，研究の種々の過程において，偏った推論を導く原因となる過誤で，症例対照研究における症例と対照のソース集団が異なる選択（selection）バイアス，症例と対照で過去の曝露の思い出しが異なる思い出し（recall）バイアスなどがある。

曝露 exposure: 疾病の原因と考えられる特定の因子（特徴）を保有あるいはそれに接触すること。

ハザードモデル hazard model（Cox proportional hazard model）: 結果変数が死亡，疾病の発症などの追跡結果で，観察開始からそれら事象発生までの観察期間を有する生存分析に用いられる解析方法。Cox比例ハザードモデルとも呼ばれる。

発症率・死亡率 rate (incidence rate, mortality rate): 疾病，死亡の発生数を，それらが観察された人時で除した値。1,000人年あたり，あるいは10万人年あたりの発症あるいは死亡として表現されることが多い。

補正 controll:「調整」と同じ。

前向き研究 prospective study: 曝露に関する情報を収集した後で，疾病発症や死亡についての情報を，対象者の追跡によって収集する研究。コホート研究と同義。曝露と結果の時間的前後関係が明確なため因果推論において有利である。

メタアナリシス meta-analysis: 一定の基準にしたがって選択・収集された過去の研究成果（例えばオッズ

比）を統計学的方法を用いて統合・分析し，統合オッズ比等の結果を導き出す研究，およびその方法。

モデル model: 観察されたデータを適合させる数学的方程式。線形モデル，ロジスティックモデル，ハザードモデルなどデータの特徴によって選択すべきモデルが異なる。

有意性 significance（statistical significance）: 統計学的有意性を有意性と単に表現することが多いが，統計学的有意性と生物学的（臨床的）有意性は厳密に区別されるべきである。帰無仮説を間違って棄却する確率（すなわち α エラー）が5％未満の場合に，統計学的に有意であるとすることが経験則になっている。生物学的（臨床的）有意性とは，観察された関連が生物学的に意味のあることを指している。これは，統計学的有意性は，非常に大きな集団の解析などでは容易に観察されることがあるためである。

リスク risk: 疾患発生や死亡などの事象が一定期間に発生する確率。

ロジスティックモデル logistic model: 結果変数がカテゴリ（通常二値）をとる場合に採用される一般的な統計モデル。解析結果はオッズ比として表現されることが最も多い。

※執筆にあたっては疫学辞典第3版等を参考にした。

和文索引

ア 行

アイソトープ希釈法　50
愛知県がんセンター病院疫学研究　450
アウトカム　39, 46
アグーティ関連タンパク質　401
アクティグラフ　296
アディポシティリバウンド　6, 20
アディポネクチン　5, 30, 62, 139-40, 144, 183-5, 189, 345, 356, 405
アドヒアランス　78
アドレナリン受容体遺伝子　408, 430
アフリカ系アメリカ人　14-7, 31, 64, 83, 147, 209, 258, 314, 319, 348, 381, 383, 387, 405
アメリカインディアン　314
アラスカ原住民　314
アリストテレス　313
アルコール　24, 93, 99, 104, 149, 186, 251, 262-3, 269, 358, 452
アロスタシス　328
安静時代謝率　114-5, 117-8, 124, 283, 289, 334-6, 405, 435
胃がん　186, 450
生き残りバイアス　→バイアス
イギリス　3-4, 18, 20, 24, 29, 31, 223, 262, 279, 298, 317, 321-2, 324
いじめ　390-1
胃食道逆流症　186, 304
イソフラボン　88-90
一塩基多型　406, 429
位置クローニング　404-6
一卵性双生児　329, 432, 438
逸失所得　237
一致性　44-5, 54
一般化可能性　13, 35, 41-2, 46
遺伝疫学　4, 26, 400, 416, 437-9
遺伝子タイピング　26
遺伝子多型　89, 305, 409, 431-2, 435-9
遺伝子―環境の交互作用　415
遺伝子の多面発現性　305
遺伝的階層化　26, 37
遺伝要因　24, 44, 114, 122, 348, 400, 404, 423-7, 432, 435, 438-9
遺伝マーカー　30, 407, 425, 427, 432, 437, 439
移動式検査施設　14
異文化適応　316-7
移民研究　24

因果関係（Hill の判断基準）　4, 13, 45-6
因果推論　4, 13, 32, 35, 44-6, 220
因果の逆転　9, 13, 23, 25, 29-30, 35-6, 38-40, 45-6, 60, 175, 177, 179, 190, 200-2, 204, 206-7, 209-10, 212, 214-5, 232, 253, 259, 263, 269, 276, 280, 286-8, 303-4, 320, 331, 384, 451
因子分析　94, 103-5, 222, 263-4, 266, 334
飲酒　29, 37, 85, 149, 186, 210, 252, 257, 262-3, 269, 282, 303, 329, 448, 451-2
インスリン感受性　141-2, 144, 146-7, 150, 169, 183, 189, 257, 262, 345, 349, 350, 353-4, 356, 409-10
インスリン抵抗性　7, 41, 54, 56, 64, 85, 88, 137-44, 148-9, 150-3, 168, 172, 174, 176, 183, 185-7, 190, 253, 255, 259, 265, 296, 349-50, 353-9, 388, 410, 429, 448, 450
インスリン抵抗性指数　150, 354
インスリン様成長因子　58, 184, 432, 450
インターロイキン-6　139, 357, 410
インド　19, 64, 314-5, 318, 324, 326, 353, 372
ウェイトサイクリング　28, 60, 149
ウェスト身長比　17, 67, 211, 216
ウェストヒップ比　8, 57, 138, 141, 165, 184, 210, 232, 256-7, 280, 299, 332, 353
うっ血性心不全　161, 174, 201, 304
うつ病　38, 201, 219, 305, 332
運動強度　113, 121
栄養所要量　98
栄養素残差法　99-100
栄養素密度法　99-100
疫学の3要素　5
液体比重測定法　50, 53
エストロゲン　183-5, 189, 191, 389, 450
エネルギー消費量　83-4, 96, 118, 127, 261, 263, 278, 295, 401
エネルギー摂取量　24, 26, 78, 83-5, 89, 92, 96-101, 105-6, 251-3, 255-7, 259, 262, 264-9, 289, 383-4, 429, 432, 446-7
エネルギーバランス　5, 58, 70, 97, 101, 251, 260-1, 265, 268, 288-9, 348-9, 432, 438
エネルギー分離法　99
エネルギー保存の法則　5
エネルギー密度　99, 251, 256-7, 262, 267-9
エピジェネティック　372
炎症性サイトカイン　140, 151-3, 345, 357-8, 410, 450
横断研究　25, 32, 39, 150, 232-3, 252-4, 256, 259-60, 262-4, 267-8, 279-80, 283, 285, 287-8, 295-6, 299, 303, 319, 321, 331-2, 355-7, 359-60, 384-6, 389-91, 438
大崎国保コホート研究　452

オーストラリア　19, 162, 222, 230, 238, 280, 319, 321, 326, 332
思い出しバイアス　→バイアス
重みづけ　260, 330
重みづけ総和法　43
オランダ　31, 211, 223, 238, 265, 355, 431
オレキシン　294, 305

カ 行

ガーナ　19
回顧的コホートデザイン　4
介在因子　40, 100-1, 220
概日遺伝子　305
概日リズム　308
下位集団　304, 308, 413
介入研究　7-9, 13, 35, 46, 78-9, 85, 89, 119, 253, 255, 258, 261, 267, 269, 284, 287, 308, 313-4, 383-4, 423, 432, 435-8
カウンセラー　331
過剰マッチング　→マッチング
過食症　390, 402
画像診断　141, 445
家族集積性　346
加速度センサー　40, 84, 118-21, 125-30, 280, 286, 298-9, 306
過体重　7, 14-7, 19-20, 61-2, 64, 67, 71, 164-5, 167, 200, 203-4, 366, 381-2, 392, 415, 445, 447, 451
学校給食　9
活動記録計　296, 299, 302, 306-8
カナダ　19, 122, 207, 223, 241, 296, 302, 317, 319, 391, 429
カフェイン　251, 261-2
加法モデル　40-1, 44
カルシウム　30, 55, 258-9, 268, 384
カロテノイド　90, 94
カロリー制限　251, 254, 435-6
環境要因　3, 6, 9, 23-4, 114, 147, 289, 316, 348, 360, 405, 424-7, 437-9, 458
肝硬変　186, 201
観察研究　13, 251, 269, 284, 329, 423, 427, 430, 437-8, 450-1
間食　103, 123, 265, 281, 298, 386, 432
間接熱量測定法　84, 117-8, 120-1, 125, 127, 283, 286, 348-9
冠動脈疾患　24, 36, 59, 69, 87, 96, 129, 140, 161-2, 167-8, 170, 172-3, 206, 242, 244, 357, 372, 448-9, 452
感度分析　97, 204
希釈法　50, 53, 57, 62, 71
記述疫学　8, 13, 20-1, 23, 445
基礎代謝率　276
喫煙　4, 29, 37, 39, 42-5, 60-2, 85, 149-51, 162, 164-5, 168-70, 172, 174, 176, 186-7, 190, 200-2, 204-7, 209-13, 215-6, 232, 241-2, 244, 252, 257, 267, 282, 303, 357-8, 369-70, 373-4, 447-52

急性ストレッサー　330
急速眼球運動（REM）　307
旧派アーミッシュ　405
共変量　38, 99, 252, 257, 282-3, 287-8, 304-5, 328, 332-3, 373, 413, 425
居住地隔離　322
居住地密度　325-6
禁煙　202, 262, 281-2, 357, 450
偶然誤差　→誤差
果物　88, 90, 251, 253, 257, 263-4, 267-9, 320, 322-4, 382-3
クッシング症候群　358
クラスター分析　103-4, 263, 266
グリセミック指数　87, 229, 254-5, 384
グリセミック負荷　41, 87, 229, 255, 372, 384
グローバリゼーション　313
傾向スコア　38
経口糖負荷試験　255
系統誤差　→誤差
血液脳関門　400
結果変数　13, 23, 36, 40, 46, 59, 97, 102, 252, 259
血管内皮機能障害　142-3, 161, 168, 176
決定木分析　298
血糖値　55, 62, 147, 173, 229, 255, 350, 384-5, 452
血流依存性拡張　142
ゲノム制御　413
ゲノムワイド連鎖　400, 405-6
健康的な食事　104, 263, 269, 287
健康と病気の発生期発達期起源説　368
健康に関する生活の質　219-20, 233, 391, 454
賢明な食事パターン　103, 264
倹約遺伝子仮説　423
倹約型の体質　365, 368
減量　9, 25, 35-6, 60, 149, 200-1, 213, 216, 233, 254, 259, 264, 284-5, 289, 331, 348-9, 354-7, 450, 453
効果修飾　4, 35, 40-2, 45, 298, 308, 424, 427, 435
交互作用　4, 25, 30-1, 35, 40-4, 288, 298, 358, 410, 423-7, 429-32, 436-9
交互作用由来寄与割合　41
交互作用由来相対過剰リスク　41
抗酸化ビタミン　256
公衆衛生活動　308, 445, 454
甲状腺刺激ホルモン　294-5
較正　40, 52, 54-5, 58, 95-6, 101-2, 129, 204
構成概念妥当性　221-2
構造的交絡　328
構造方程式モデリング　288, 334, 374
高尿酸血症　149, 151
高比重リポタンパク　36, 86, 254
抗肥満薬　35
候補遺伝子　400, 404-11, 414, 416, 430, 432, 436-8
コーピング　328, 330
交絡　23-4, 29, 35-8, 40-3, 45-6, 60-1, 98, 100, 103, 105,

143, 169-70, 187-8, 190, 200-2, 209-10, 212-3, 215-6, 220, 223, 230, 232, 241, 243, 251-4, 265, 269, 276, 280, 282, 284-5, 287, 296, 299, 303, 305, 316, 322, 326, 328, 354, 358-60, 372-3, 375, 390, 413, 427, 438, 451
呼気分析　84
呼吸商　345, 348, 405
国際がん研究機関　182, 241
国際的小児基準　382
国際糖尿病連盟　139, 445
国際肥満タスクフォース　17, 366, 382
国際連合　313
国勢調査　16-7, 279, 314-6, 320-1, 325
国勢統計区　323, 324, 327
穀類　88, 251, 253, 256-7, 263-5, 268
誤差
　偶然—　124, 128-9, 286
　系統—　78, 82, 124, 128-9, 286, 413
　測定—　20, 29, 35-6, 40, 67, 69, 83, 89, 92, 95, 98, 101-2, 105, 112, 119, 124-5, 127-30, 204, 212, 251, 269, 285-6, 305-6, 359, 385, 392-3, 414, 437
5市プロジェクト質問票　126
個人間差　28, 79, 81, 90, 97
コッホ　4
骨密度　209, 367
骨量　63, 367
子どもの健康質問票　222
コホート研究　26-32, 46, 190, 205-7, 209-12, 280-1, 298, 302, 306, 353, 356, 445, 447-50
コルチゾール　295, 308, 329, 333-4, 346, 358-60, 409
コレステロール　7, 16, 36, 38, 57, 62, 68, 83, 86, 128, 137-9, 144, 148, 151, 167-8, 173, 175, 202, 252, 254, 264, 359, 388, 411, 435, 445, 448, 452-3
コンピュータ断層撮影　5, 50
コンフォートフード　329, 333-4
コンプライアンス　23, 35-6, 78-9, 85, 123, 438

サ 行

サービングサイズ　81
サーベイランス研究　13
再帰分割法　298
再現性　39, 125-6, 306
臍周囲長　445
最終観測値延長法　35
座位生活　84, 114, 119, 276-7, 279, 282, 286-7, 289, 387
最大酸素摂取量　113, 119, 121-2, 125-6, 128
最大心拍数　113, 122, 125
細胞外水分　57
細胞内水分　57
サイレンス　→変異
サプリメント　88-9, 92, 104, 257, 259, 329
酸化ストレス　151, 186
残差効果　316
参照カテゴリー　299

参照値　117, 123, 126
参照法　50, 52-3, 55-6, 69, 71, 125-7
産褥期　370
産熱効果　115
三府県コホート　449
残余交絡　37, 100, 190, 201, 210, 213, 229, 251, 263, 287, 303, 354, 370, 373
ジオコーディング　323
視覚的アナログ尺度　295
磁気共鳴撮影　50
子宮頸がん　187
子宮内膜がん　181-3, 188-9, 191, 240-1, 449
持久力　112-3, 122
試験—再試験信頼性　125-6, 221-2
次元削減法　437
自己記入バイアス　→バイアス
自己記入法　112, 119, 123, 281
自己尊厳感　232, 239, 391
自己評価　221-2, 230, 391
自殺　207, 219, 229, 332
脂質異常症　7, 138, 144-5, 149, 161, 169, 172, 181-2, 202, 238, 242-3, 365, 452
脂質エネルギー比率　252-3, 256
脂質酸化　262, 345, 348-9, 359
思春期　58-9, 63, 70, 120, 230, 281, 348, 366, 368, 372, 387-8
視床下部—下垂体—副腎系　329, 359
実験疫学　13
疾病負荷　41
疾病予防　445
至適基準　23, 35, 52, 80, 89, 92, 122, 125, 130
自転車利用　282, 284, 288-9
シブトラミン　284, 436
脂肪肝　148, 152-3
脂肪細胞　5, 30, 38, 62, 139-40, 144, 183, 258, 355, 400, 405, 407-9, 427, 430
脂肪蓄積　39, 50, 61, 64-5, 67, 69-71, 137, 139, 142-8, 152-3, 161-2, 166, 168, 170, 172, 177, 181-2, 184-92, 200, 204, 209, 214-5, 240-1, 243, 251-3, 257, 277, 280, 283, 285-6, 288, 346, 349, 354, 356, 359, 367, 369, 375, 392, 410-1, 414, 445
死亡率　3, 7-8, 24, 28, 30-2, 37-42, 45, 60-1, 118, 122, 139, 147, 149, 165, 175, 182, 187, 188-90, 200-16, 219, 229, 232, 238-9, 243, 283, 299, 388, 451-2
脂肪量　30, 50, 53-6, 58, 61-4, 66-7, 69-70, 85, 141, 148, 165, 174, 209, 256, 259-60, 280, 346-8, 356, 367, 404-5, 436
社会医学　4
社会格差　239
社会経済的位置　313, 315, 317-8, 321-2, 370
社会経済的因子　313, 373
社会経済的指標　321-2
社会経済的地位　16, 26, 42, 210, 220, 303, 305, 318, 323

社会経済的剥奪　316
社会人口学的特性　313, 324, 331, 335
社会的規定因子　313-4, 317, 334-5
住居援助実験　321
集合データ　323
周産期　366-7, 369, 374-5
重水素　53, 83-4, 117, 295
集団構造化　38, 407, 413, 415
縮小ランク回帰分析　104
粥状動脈硬化　141, 150, 153, 181, 210
種実　88
主成分分析　103-4, 279
出生コホート　6, 296, 332, 411, 446
授乳　6, 373
寿命　4, 200, 214-6, 243, 313, 325, 369, 445
腫瘍壊死因子α　139, 357, 410
順列検定　412
障害調整生存年数　244
症候型肥満症　400
少数民族　146-7, 209, 233, 239
小児肥満　9, 20, 367, 370, 381, 386, 388, 447
消費者物価指数　240
情報源バイアス　→バイアス
乗法モデル　40-1
症例対照研究　4, 13, 23, 25-7, 30, 37-8, 43, 80, 87, 90, 149, 153, 165, 182, 184-5, 187-8, 190, 296, 299, 389-90, 406-7, 409, 411, 426-7, 430, 438, 450
職業ストレス　329-30
職業的地位　318
食行動　9, 39, 313, 323, 385-6, 391
食事記録法　78, 80, 92, 95, 101
　推量—　80
　秤量—　80-1, 101
食事指標　103-4, 263
食事制限　285, 357, 390
食事性脂質　29, 100, 427, 429
食事調査法　78, 80, 83-5, 89-90, 92-3, 96, 101, 105-6
食事パターン解析　103, 105, 263
食事変容試験　253
食事療法　36
食事歴法　78, 81-3, 93
食道がん　181-2, 185, 190-1, 241
植物性エストロゲン　88
食物摂取頻度調査　81-2, 269
食物摂取頻度調査票　78, 80, 95, 123, 267, 298, 385, 392
食物繊維　31, 40, 83, 85, 93, 102, 256-8, 265, 287, 324, 383, 430
除脂肪体重　97, 117, 148, 165-6, 169, 191, 212, 280, 283, 285, 289, 346-8, 359
除脂肪量　50, 52-8, 62-4, 70-1, 166-7, 170, 367, 405, 436
女性型肥満(西洋なし型)　66
徐波睡眠　307
腎がん　185

心筋梗塞　38, 55, 151, 165, 448
心血管疾患　6, 7, 9, 24, 30, 38, 44-5, 57-8, 60, 62, 64-5, 67-8, 122, 139, 142, 145, 149, 151, 161-2, 165, 176-7, 201, 204, 206-7, 209-16, 220, 238, 240, 254-8, 261, 268, 283, 328, 330, 388, 393, 445, 447-8, 451-3
人工甘味料　260
人口寄与危険割合　35, 43, 192, 449
人工乳　372-3
心臓突然死　162, 449
身体活動　24, 37, 63-4, 97-8, 112-5, 117-30, 147-8, 168, 170, 172, 192, 206, 211-2, 214, 240, 252, 276-89, 295-6, 299, 303-6, 308, 313-5, 318, 320-2, 325-7, 329, 332-4, 346, 348-9, 360, 371, 374, 386-7, 392-3, 430-1, 447
　余暇の—　113-4, 125, 128, 227-8, 280
身体活動質問票　112, 122-7, 130
身体機能総合評価　221, 229
身体計測　9, 50, 52, 56, 58, 62, 65-6, 69, 71, 185, 367, 416, 438
身体適応性　112-3, 121-2, 126, 128
身体適応度　137, 147, 170, 200, 214, 283
身体密度　50, 52
振動加速度計　298-9, 306
心肺機能　112-3, 119, 122, 125, 128, 130, 283
心拍計　121, 128-9, 286
心拍変動　296
心拍モニター　40, 115, 126
心不全　162, 174
心房細動　162, 176
膵がん　181, 186-7, 190-1
推奨食品スコア　104
吹田研究　448
水中秤量法　50, 52, 55-6, 71, 392
睡眠時間　150, 294-6, 298-9, 302-8, 373, 375, 452
睡眠時無呼吸　137, 150-1, 238, 240, 244, 304
睡眠日誌　302, 306-7
睡眠不足　294-6, 298, 304, 307-8, 373
睡眠ポリグラフ　305
推量食事記録　→食事記録
スーパーマーケット　320-4
スタンフォード活動習慣質問票　124, 126
スティグマ　320, 331
ストレスフルライフイベント　330
ストレスホルモン　346, 368
スナック菓子　296, 383
生活の質　216, 219, 237, 239, 391
性差　54, 63, 67, 184, 191, 204, 263, 304, 314, 331, 392
正常血糖保持テスト　142, 152, 174, 350, 354
精神機能総合評価　221, 229
精神障害のための診断と統計のマニュアル　332
生存バイアス　→バイアス
生体インピーダンス分析　50, 56
生態学的研究　13, 23-5, 32, 252, 279
生態学的錯誤　23

成長曲線　17, 298, 366, 382
成長ホルモン　294-5, 307-8, 329, 356-7
西洋型食事パターン　264
清涼飲料　25, 29, 37, 79, 100-1, 251, 259, 261, 263, 266, 268
世界保健機構　14, 64, 138, 219, 221, 241, 243, 313, 366, 445
摂食障害　388, 390
セネガル　296
セレン　89
線形回帰分析　302-3
全身カリウム計測法　50
全身骨塩量　62
全身水分量　62
喘息　210, 238-40, 244, 304, 365, 388-9, 393
選択バイアス　→バイアス
前立腺がん　58, 182, 187-9, 191, 450
総エネルギー消費　112, 114-5, 117-8, 121, 126, 276, 347
層化　26, 37-9, 211, 316, 409, 451
層化バイアス　→バイアス
早期成熟　365
相乗効果指標　41
層別解析　68, 162, 287
ソーシャルネットワーク　317
ソース集団　26
測定誤差　→誤差
損失生存可能年数　200

タ 行

第1種の過誤　334, 405, 412, 414
体格指数　3, 14, 28, 37, 52, 85, 138, 161, 182, 200, 219, 252, 280, 296, 314, 353, 366, 381, 403, 427, 445
大学卒業者質問票　124
体型　66, 185, 187, 206, 210, 229, 358, 389
体脂肪　5, 8-9, 20, 31, 39-40, 52-7, 59, 61-4, 66-7, 69, 71, 121, 137, 139-40, 143-4, 146-7, 150, 165-7, 169, 174-5, 177, 181, 200, 203, 209, 211, 214-5, 223, 251-3, 255-6, 258-9, 276, 280, 283, 349, 354-5, 357, 384-5, 387, 392, 404-5, 414, 432, 435
代謝当量　113
体重減少　8, 24, 28, 38, 53, 59-61, 63, 67, 71, 80, 90, 143, 145, 149, 161, 169-70, 175, 182, 184, 187-8, 190, 200, 202, 210, 213, 216, 230, 243, 251, 253-9, 261, 267-9, 276-7, 281-2, 284-5, 287, 299, 331, 346, 354-5, 358-9, 365, 385, 390, 430, 432, 435-8, 450
体重コントロール　9, 251, 254-5, 258, 262, 268-9, 276, 285, 289, 383
体重変動　28, 60-1
体水分量　50, 53
体組成評価　50, 55
代替健康的食事の指標　104
大腸がん　26, 31, 181-2, 184-5, 189-91, 240-1, 449-50
耐糖能　54, 56, 138, 141, 148, 150, 169, 187, 372, 389, 402

体内全カリウム　53
第2種の過誤　414
代入法　35-6
第VIIIc因子　358
胎盤　368-9
代理変数　304, 315-6, 319, 323
体力テスト　122, 286
台湾　162, 223, 229, 298
タウンゼンド指標　318
多価不飽和脂肪酸　85-6, 94, 100, 102, 104, 252, 427
多区画モデル　→モデル
多段階経路モデル　→モデル
脱共役タンパク質　430
脱落（ドロップアウト）　32, 35-6, 254, 269, 285, 427
妥当性
　経済コスト推定の―　244
　研究の―，研究結果の―，内的―　28, 32, 35-7, 39, 41-2, 46, 232
　自己申告ウェストの―，ヒップ周囲長の―　68
　自己申告体重(BMI)の―　65, 204
　質問票（食事）の―　79-85, 87, 89-95, 98, 101-3, 105-6, 266-7, 269
　質問票（身体活動）の―　115-22, 124-7, 129-30
　質問票（QOL）の―　221, 233
　睡眠時間申告の―　307
　生物学的―　45
　体組成測定法の―　3, 9, 52-7
　地域測定法の―　327
　低年齢小児身長測定の―　366-7
　BMIの体脂肪指標としての―　63-4, 67, 71, 165-6, 203
タナーの性成熟度分類　348
多嚢胞性卵巣症候群　137
多発性骨髄腫　187, 241
多変量栄養素密度法　99
多民族コホート研究　31
多目的コホート研究　448
単一遺伝子型肥満症　400, 401, 403, 405-6, 415
単価不飽和脂肪酸　86
タンザニア　19
単純糖質　254
炭水化物摂取量　87, 93, 254
男性型肥満　66
胆石　137, 148-9, 153, 186, 220
胆嚢がん　181, 186, 449
断眠　294-5, 307
チアゾリジン誘導体　349, 429
地域の社会経済的指標　318, 322
地中海式食事　104, 258
中間因子　7, 35, 100-1, 106, 167, 174, 200, 202, 205, 304, 308, 448
中国　19-20, 64, 147, 162, 164, 185, 209-11, 221, 252, 353, 435

中心性肥満　16, 50, 66-8, 70, 137, 139, 153, 161, 166-7, 185, 212, 257, 358-9, 375, 404
中性脂肪（トリグリセド）　36, 54-5, 57, 62, 66-7, 85-7, 89, 93, 137-9, 144, 152, 168, 254, 388, 359, 452
チュニジア　296
朝食　88, 251, 264-6, 296, 386, 447
超低カロリー食　435
直腸がん　58, 184, 189, 191
直列抵抗モデル　57
痛風　137, 149, 150, 153
低コレステロール血症　38
低脂質食　24, 36, 39, 253-5, 258, 267
低体重　6, 19-20, 164, 175, 202, 210, 370, 388
低比重リポタンパク　36, 86, 254, 359
適合度指標　288
適正体重　5, 9, 277, 289
テレビ視聴　44, 114, 124, 277, 279-83, 289, 295-6, 299, 304, 307, 387
天井効果　95
殿部周囲長　58, 211
デンマーク　31, 57, 81-2, 268, 385, 389, 431
同一家族内分析　373
等エネルギー置換　99
糖尿病　3, 6-7, 9, 13, 28, 40, 43-4, 60, 62, 64, 67-8, 83, 104, 137, 140, 142-3, 145-53, 161, 165-9, 172-4, 176, 181-5, 187, 202, 209-11, 214, 216, 220, 238-44, 255-6, 258-9, 261-2, 282, 286, 296, 305, 308, 350, 353-8, 365, 371-2, 388-9, 393, 401, 410-1, 413-4, 416, 423-4, 427, 429, 432, 435-6, 448, 450, 452-3
　妊娠―　369, 371
特異度　89-90, 453
トコフェロール　94
都市スプロール化　321, 325-6
トライアド法　93-4
トラッキング　447, 453-4
トランス脂肪酸　85-7, 100, 102, 104, 252-3, 265, 267-9, 384-5
トルコ　19, 223
トレッドミルテスト　119, 122, 125, 170

ナ 行

ナイジェリア　346-8
ナウル共和国　19
ナンセンス変異　402-3
西サモア人　423
二重エネルギーX線吸光法　5, 31, 50, 55, 384
二重標識水法　5, 83-4, 89, 92, 96, 115, 117, 119, 121, 125-7, 129, 283, 286, 295
24時間思い出し法　78-9, 82-3, 92-6, 101, 105, 392-3
24時間蓄尿　84-5
日系アメリカ人　31, 143, 211, 353, 355
日本肥満学会　445
乳がん　26, 31, 58, 181-4, 188-9, 191, 240-1, 389, 449-50

乳製品　30, 87, 251, 257-9, 263, 268, 320, 384
ニューロペプチド-Y　401
尿中窒素　84-5, 89, 92
二卵性双生児　404
年齢区分　15, 17-8, 40, 43, 166, 445, 452-3
年齢調整　16, 19, 173, 176, 265, 296
脳卒中　69, 161-2, 172-4, 176-7, 181, 242, 244, 448
ノンレム睡眠　307

ハ 行

パーミュテーションテスト　437
バーレーン　19
バイアス　40, 42, 46, 68, 90, 241, 306-7, 320, 326
　生き残り―，生存―　175, 177, 203, 407, 426-7
　因果の逆転―　9, 25, 29-30, 39-40, 43, 60, 188, 200-2, 205, 209, 212, 214-5, 232, 242-3, 259
　思い出し―　23, 26-7, 32, 83, 128, 285, 427, 438
　希釈―　128, 204
　交絡―　190, 200, 205, 215, 251, 305
　自己申告―，自己記入―，情報源―　39, 65, 68, 80, 97, 105, 126, 277, 327
　集団構造化―，層化―　27, 407, 413, 415, 426
　出版―　45, 412, 439
　選択―　23, 26, 97, 438
　探知―　187, 192
　面接者―　83
バイオマーカー　30, 40, 65-6, 71, 78, 83-90, 93-4, 104-6, 130, 204, 308, 372, 405
ハイリスク戦略　453
パキスタン　402
ハザード比　55, 303, 448, 451-2
ハザードモデル　→モデル
端野・壮瞥町研究　448
白血病　187
発生密度標本抽出　27
発展途上国　3, 8, 16, 18-20, 143, 219, 244, 252, 313, 317-8, 365, 370, 374, 423
ハワイ原住民　31, 314
反事実的　316
ピアソン相関係数　95
非アルコール性脂肪性肝炎　186
非アルコール性脂肪性肝疾患　152, 186
非運動性エネルギー消費　114
皮下脂肪　54-5, 64, 67, 69, 141, 143, 152, 165, 174, 387, 432
皮下脂肪厚　56, 58, 61, 69, 144, 166, 211, 213, 346, 355, 367, 375, 385, 387, 392, 404-5
非活動性　387
悲観感情自己申告尺度　332
久山町研究　448
ヒスパニック　14-5, 17-8, 31, 94, 209, 277-8, 314-7, 319, 322, 381, 391
必須脂肪酸　30, 90

ヒトゲノム計画　400
ヒップ周囲長　58, 68, 211
ヒポクラテス　3, 4, 176
ピマインディアン　283, 345-6, 348, 350, 353-7, 359, 403, 405, 413, 423-4
肥満遺伝子　400-1, 405-6
肥満疫学　3-5, 7-10, 13, 30, 32, 41, 43-4, 46, 50, 67, 78, 89, 100, 445
肥満傾向児　447
肥満者割合　13-6, 18-20, 24-5, 39, 42-3, 65-6, 252, 264, 348, 445-6, 453
肥満症　52, 175, 400-3, 406, 415, 445
肥満生態学的モデル　→モデル
肥満パラドックス　161-2, 174-5, 177, 202
肥満流行　24, 267
病因　23, 29, 41, 45, 139, 201, 220, 328, 358, 369, 414, 424-5
病因分画　43
標準的多変量解析法　99-100
病的肥満　14, 18, 20, 26, 52-3, 55, 57, 67, 69, 402, 406, 415, 436
標本抽出法　14, 20, 27
秤量食事記録　→食事記録
微量アルブミン尿　138, 142-3, 151
頻度マッチング　→マッチング
ファストフード　251, 253, 263, 265-7, 321-5, 327, 385-6, 393
フィブリノゲン　145, 346, 357-8
フィリピン　315
フードモデル　→モデル
プーリング研究　31, 58
プール解析　46
フェニルケトン尿症　423
フェリチン　89, 152
フォン・ビルブランド因子　357
腹囲　8, 16-7, 28, 31, 50, 56, 58, 64, 66-8, 70-1, 102, 105, 129, 138-9, 141-3, 145-8, 152-3, 165-7, 169, 173-4, 177, 184-5, 190-1, 210-2, 216, 223, 232, 253, 255, 257, 263, 265, 277, 280-1, 283, 288, 331, 346, 355, 387, 404-5, 409-10, 414, 429-30, 435, 438, 445, 448
腹腔内脂肪　54-6, 64, 66-7, 69, 141-3, 165-6, 169, 186, 232, 329, 333, 353, 405
副甲状腺ホルモン　258
複合糖質　254
副腎皮質刺激ホルモン　308, 403
副腎皮質刺激ホルモン放出ホルモン　375
腹部肥満　16, 50, 70-1, 137-9, 143, 145-50, 152, 165, 174, 185, 256, 277, 359, 430
不整脈　176
ブラジル　20, 255, 296, 302
フラミンガムリスクスコア　167, 176
フランス　31, 223, 238, 241, 296, 302, 387, 404, 406, 429-30, 435

フレームシフト　→変異
プログラミング　368
プロゲステロン　183, 189, 191
分析疫学　8, 13, 23, 32, 46
ペアワイズマッチング　→マッチング
ヘイウッドケース　94
閉経　31, 58, 62, 87, 89, 181-5, 188, 191, 240-1, 253-4, 259, 331, 355, 389, 435, 449-50
米国医学研究所　313, 370
米国国立衛生研究所　14, 56, 208, 261, 314
米国科学アカデミー　370, 374
米国がん協会　202, 241, 299
米国行政管理予算局　315
米国国勢調査標準職業分類　320
米国国立睡眠財団　294
米国国立精神保健研究所疫学的抑うつ尺度　333
米国疾病管理予防センター　8, 13, 204, 221, 277, 298, 366, 382
米国統計局　314
米国農業省による健康的食事の指標　104
ベイズ推定法　437
閉塞性睡眠時無呼吸　150, 169, 304
併存的妥当性　→妥当性
並列抵抗モデル　→モデル
ベック抑うつ尺度　332
ベトナム　315
ヘム鉄　89
ベラルーシ共和国　373
ペルオキシソーム増殖因子活性化受容体-γ　409
変異
　サイレンス—　403
　フレームシフト　420-3
　マイクロサテライト　406-7
　ミスセンス—　402-3, 407
辺縁調節系　295
変形性関節症　304
変動係数　55, 61, 84
扁平上皮がん　185-7, 191
飽和脂肪酸　24, 86-7, 95, 104, 252, 267-9, 384-5, 427, 429, 435
ポーションサイズ　6, 79-82, 92, 101, 265-7
北米系インディアン　423
北米肥満学会　67
保険制度　241, 243
ホジキンリンパ腫　187, 241
歩数計　40, 115, 118-21, 129, 280, 286
母乳栄養　6, 366, 373, 375
ホメオスタシス　93, 294, 328
ポルトガル　296
ホルモン補充療法　191

マ 行

マイクロサテライト　→変異

マイノリティ　17, 314-5, 322, 330
マクロ環境　25
マッチング　27, 37-8, 165, 229, 347-8, 413, 427
　頻度—　37
　ペアワイズ—　37
　過剰—　38
豆類　88
マルチパス法　79
マルチレベル解析　25, 279
マレーシア　19
慢性疾患　3-7, 23, 27-8, 31-2, 36, 39, 44, 56, 60, 68, 71, 81-3, 90, 96, 103, 105-6, 130, 162, 170, 175, 177, 201-3, 209, 212-3, 216, 219-20, 222, 233, 237-8, 243, 267, 276, 283-4, 287, 289, 365, 367-8, 370, 373, 383, 388-9, 393, 411, 416, 424, 439
慢性腎臓病　137, 143, 151
慢性ストレッサー　331
慢性閉塞性肺疾患　38, 60, 201
未熟児　372, 375
ミスセンス変異　→変異
密度法　52, 54, 61-2, 69, 100
南アフリカ共和国　19
ミネソタ余暇身体活動質問票　124, 126
民族　8, 15-7, 27-8, 31, 37, 42, 45, 54, 57, 63-4, 66, 68, 71, 82, 146-7, 153, 209, 223, 229, 267, 277, 298, 313-7, 319-20, 322, 324-6, 328, 330, 346-8, 354, 373, 381, 391, 403, 409, 413, 415-6, 423-4, 427
無作為番号ダイアル法　14
無作為化比較試験　35
無酸素運動　113
メキシコ系アメリカ人　14-5, 65, 146-7, 315, 319, 405
メタアナリシス　31, 46, 64, 162, 164, 168, 175, 184-5, 187, 204-6, 253-4, 284-5, 347, 370, 372-3, 408-12, 414-5, 431, 448, 450
メタボリックシンドローム　16, 31, 50, 54-5, 68, 128, 137-41, 143-53, 165, 211, 296, 357, 359, 429, 445
メディケア　318
メディケイド　318
メトフォルミン　436
面接者バイアス　→バイアス
モデル
　遺伝子環境交互作用の—　423（概念—）, 424-5（統計—）
　因果—　44, 316
　インスリン抵抗性の—　353（Bergman's minimal—による）, 354（恒常性—による）
　回帰—による総エネルギー摂取量の調整　98-9, 106
　共分散構造—（構造方程式モデリング，理論—・測定—・構造—を含む）　334-5
　交互作用の—　40-1（乗法—）, 44（加法—）
　疾患リスクの統計—　69-71
　職業性ストレス—　329

測定機器の—（型）　55（DXA の）, 120（加速度センサーの—）
体脂肪推定—（直列抵抗—，並列抵抗—）　56（BIA の予測—）, 57
体組成—　61-2（多区画—9, 50, 61, 69, 71, 2 区画—50）
統計—（回帰—, ロジスティック—, ハザード—）　38-40, 43, 100, 129, 148, 151, 165-7, 174, 190, 192, 212, 242, 260, 287（ランダム効果—）, 287（混合—）, 288（ランダム切片—）, 323, 413, 437, 448
肥満の疫学—　5-7
フード—　82
—マウス，動物—　304（食餌性肥満—マウス）, 372, 375, 400, 406, 416
劣性—　411

ヤ　行

有酸素運動　113, 130, 285, 289
有病率　23, 31, 146-8, 152, 203, 237-8, 240-3, 279, 313, 315, 331, 333, 357, 365-6, 388, 423
遊離脂肪酸　139
養子研究　404
予測的適応応答　368
予備酸素摂取量　121
予防可能分画　43
予防戦略　35, 182, 243-4, 374

ラ　行

ライフコースアプローチ　367-8, 373
ライフコース SEP　319
ライフコースモデル　6
ライフステージ　6, 368, 373
ラヴォアジエ　5
ランダム効果モデル　→モデル
ランダム切片モデル　→モデル
リグナン　88
リコペン　94
リノール酸　86-7, 430
リノレン酸　87
リバウンド　284
リポタンパク質　429
緑黄色野菜　88
るいそう　19, 175
歴史的コホート　369, 447
レジスチン　5, 139-40, 432
レプチン　5, 30, 62, 66, 139-40, 143-4, 151, 184-5, 189, 192, 295, 304, 308, 345, 348, 355-7, 359, 372, 400-2, 404-5, 414-5, 450
レム睡眠　307
連鎖不均衡　407
ロジスティック回帰モデル　→モデル

欧文索引

αリノレン酸 87
χ^2 検定 413

A・B

Adventist Health Study 207, 257
Aerobics Center Longitudinal Study (ACLS) 122, 170, 214, 283, 289
Alameda Community Health Study 205
American Cancer Society Cancer Prevention Study 205
area-based socioeconomic measures (ABSMs) 318
Asia Pacific Cohort Studies 162, 168, 172-3
Atherosclerosis Risk in Communities Study (ARIC) 28, 151, 204
Atkins 食 254
atrial fibrillation (AF) 162, 176
Baecke 身体活動質問票 124
Baltimore Longitudinal Study of Aging 263, 346, 349
Bardet-Biedl 症候群 404
Behavioral Risk Factor Surveillance System (BRFSS) 13, 223, 277, 325
Bergman's minimal モデル 354
Bland-Altman 散布図 65, 68
Bogalusa Heart Study 28, 382, 388

C

Canada Fitness Survey 207
Cancer Prevention Study (CPS) 202, 241
cardiovascular disease (CVD) 24, 139, 161, 328
Cardiovascular Health Study 145, 358
Center for Epidemiologic Studies Depression Scale (CES-D) 333
Centers for Disease Control and Prevention (CDC) 8, 13, 221, 277, 366, 382
Chicago Western Electric Company Study 60
chronic kidney disease (CKD) 137, 143, 151
chronic obstructive pulmonary disease (COPD) 38, 60, 201
Circulatory Risk in Communities Study (CIRCS) 448
Cohen の主観的ストレス尺度 330
computed tomography (CT) 5, 50
congestive heart failure (CHF) 161
Continuing Survey of Food Intakes by Individuals (CSFII) 266
Coronary Artery Risk Development in Young Adults (CARDIA) 28, 82, 122, 256, 281, 353, 383
coronary heart disease (CHD) 24, 36, 59, 96, 161, 206

C-reactive protein (CRP) 140

D・E・F

Developmental Origins of Health and Disease (DOHaD) 368
Diagnostic and Statistical Manual of Mental Disorders (DSM-VI) 332
Diverse Populations Collaboration 162, 206
Dortmund Nutritional and Anthropometric Longitudinally Designed Study (DONALD) 384
dual-energy x-ray absorptiometry (DXA) 5, 31, 50, 356, 367, 384
European Prospective Investigation into Cancer and Nutrition (EPIC) 31, 79
Expert Panel on Detection, Evaluation, and Treatment of High Blood Cholesterol in Adults (ATP III) 138
false discovery rate (FDR) 412, 437
fat mass (FM) 50, 57
fat-free mass (FFM) 50
Fels Longitudinal Study 69
food frequency questionnaire (FFQ) 78, 123, 267, 298, 385, 392
Framingham Heart Study 28, 30, 88, 142, 168, 174, 176, 205, 215, 411
Framingham Offspring Study 17, 88, 145, 429
FTO 遺伝子 411, 431

G・H

genome-wide association (GWA) 400, 431
geographic information system (GIS) 327
gestational diabetes mellitus (GDM) 371
Girls Health Enrichment Multisite Studies (GEMS) 387
glycemic index (GI) 254, 384
glycemic load (GL) 41, 229, 255, 384
Godin 質問票 124
Growing Up Today Study (GUTS) 373, 383
Hardy-Weinberg 平衡 413
Harvard Alumni Study 207
HDL コレステロール 36, 55, 62, 65, 67, 89, 93, 129, 137-9, 144, 286, 452
Health Maintenance Organization (HMO) 242
Health Professionals' Follow-up Study (HPFS) 28, 65, 85, 129, 145, 166, 207, 265, 280
Health, Aging and Body Composition Study (Health ABC) 30, 54, 118, 166
health-related quality of life (HRQOL) 219

Heckler 報告　314
HIV 感染　19-20
homeostasis model assessment of insulin resistance (HOMA-IR)　150
Honolulu Heart Study　60, 212
hormone replacement therapy (HRT)　191
Human Obesity Gene Map　405, 407
hypothalamic-pituitary-adrenal (HPA)　329, 359

I・J・K

IGF 結合タンパク　184
Institute of Medicine (IOM)　313, 370
Insulin Resistance Atherosclerosis Study (IRAS)　255
International Agency for Research on Cancer (IARC)　182, 241
International Diabetes Federation (IDF)　68, 139
International Obesity Task Force (IOTF)　17, 366, 382
Iowa Women's Health Study　60, 170, 173, 211, 213
Japan Atherosclerosis Longitudinal Study (JALS)　448
Japan Collaborative Cohort Study (JACC)　449
Johns Hopkins Precursors Study　149
Johns Hopkins Sibling Study　167
KINDLE 調査法　222, 230
Koch　4, 44
Korea Medical Insurance Corporation Study (KMIC)　164
Korean Cancer Prevention Study (KCPS)　164

L・M

Lavoisier　5
LDL コレステロール　86, 254, 264
LEARN 食　254
leisure-time physical activity (LTPA)　124
linkage disequilibrium (LD)　407
Lipid Research Clinics Mortality Follow-up Study (LRC)　122
Lipid Research Clinics Study　170, 214
logarithm of the odds　405
magnetic resonance imaging (MRI)　5, 50
Malmö Diet and Cancer Study　57
Malmo Preventive Study　358
Mauritius Non-communicable Disease Study　355
Medical Expenditure Panel Survey　241
Mental Component Summary (MCS)　221
metabolic equivalent task (MET)　113
Mexico City Diabetes Study　355
Moving to Opportunity for Fair Housing (MTO)　321
MRI　5, 9, 50, 54, 66, 71, 141
Multiethnic Cohort Study (MCS)　31
Multi-Ethnic Study of Atherosclerosis (MESA)　28
myocardial infarction (MI)　165

N

National Cholesterol Education Program (NCEP)　16, 68, 138
National Growth and Health Study (NGHS)　387
National Health and Nutrition Examination Survey (NHANES)　8, 13, 25, 42, 55, 78, 138, 174, 204-5, 240, 268, 280, 303, 314, 381, 397
National Health Interview Survey (NHIS)　15, 238, 241, 315
National Heart, Lung, and Blood Institute (NHLBI) Twin Study　404
National Institutes of Health (NIH)　208, 244, 261
National Longitudinal Study of Adolescent Health (Add Health)　17, 230, 386
National Longitudinal Study of Youth　391
National Population Health Sruvey　223
National Weight Control Registry　347
Ni-Hon-San 研究　24
NIPPON DATA 80　451-2
nonalcoholic fatty liver disease (NAFLD)　152, 186
nonalcoholic steatohepatitis (NASH)　186
nonexercise activity thermogenesis (NEAT)　114
Normative Aging Study　353
Northwick Park Heart Study　69
Nurses' Health Study (NHS)　28, 37, 59, 85, 124, 143, 165, 202, 223, 229, 256, 280, 295, 303-5, 307, 389, 427, 457

O・P・Q

obstructive sleep apnea (OSA)　150
Office of Management and Budget (OMB)　315
Ornish 食　254
PEAPOD　367
phenylketonurea (PKU)　423
Physical Component Summary (PCS)　221
Physicians' Health Study　173, 207, 265, 173
polycystic ovary syndrome (PCOS)　137, 150
Pooling Project of Prospective Studies of Diet and Cancer　31
population attributable fraction (PAF)　192
population attributable risk (PAR)　35, 43, 192, 240
Prader-Willi Syndrome　403
Project Viva　370, 372-3
PS 比　427, 430
quality of life (QOL)　219, 221, 223, 237, 391
Quebec Family Study　67, 304, 346, 349, 429
Quebec Overfeeding Study　432
Quetelet　3, 5, 61
Quetelet 指数　5

R・S

Rancho Bernardo Study　353, 355-7

Rand Medical Outcomes Study 220
relative risk(RR) 27, 38, 58, 143, 202, 357, 389
respiratory quotient(RQ) 345
resting metabolic rate(RMR) 84, 114, 345
Rotterdam Study 211
San Antonio Heart Study 353
San Luis Valley Diabetes Study 353
Seasonal Variation of Blood Cholesterol Study 128
Shanghai Women's Health Study 93, 211
Sibutramine Trial on Obesity Reduction and Maintenance(STORM) 284
single-nucleotide polymorphism(SNP) 406, 429
Sleep Heart Health Study 150, 299, 306
Sleep in America Poll 306
socioeconomic position(SEP) 313, 318
socioeconomic status(SES) 16, 42, 210, 220, 266, 303, 318
structural equation modeling(SEM) 288, 334
Structured Clinical Interview for DSM-IV(SCID) 333
subcutaneous fat tissue(SAT) 141
sudden cardiac death(SCD) 162

T・V・W

Tecumseh Community Health Study Questionnaire 126
Transmission Disequilibrium Test(TDT) 407
visceral adipose tissue(VAT) 141
visual analogue scale(VAS) 222
VO_{2max} 113, 119, 121-2
waist circumference(WC) 50, 138, 166
waist-to-hip ratio(WHR) 57, 138, 165, 184, 210, 218
weight cycling 60, 397
Whitehall II Study 330
Wisconsin Sleep Cohort Study 304, 306
Women's Health Initiative Observational Cohort(WHI) 31, 36, 165, 209, 253, 353
World Health Organization(WHO) 14, 64, 138, 219, 221, 243, 313, 366, 445

Y・Z

Yale Physical Activity Survey 126
years of life loss(YLL) 200, 214
Zone食 254
Zurich Cohort Study 302, 305

招待著者一覧

GARY G. BENNETT　Department of Society, Human Development and Health, Harvard School of Public Health, Boston, Massachusetts

故 EUGENIA E. CALLE　Department of Epidemiology and Surveillance Research, American Cancer Society, Atlanta, Georgia

GRAHAM A. COLDITZ　Siteman Cancer Center, Washington University School of Medicine, St. Lois, Missouri

DUSTIN T. DUNCAN　Center for Community-Based Research, Dana-Farber Cancer Institute, Boston, Massachusetts

ALISON E. FIELD　Children's Hospital Boston, Division of Adolescent Medicine, Harvard Medical School, Boston, Massachusetts

MATTHEW W. GILLMAN　Department of Ambulatory Care and Prevention, Harvard Medical School and Harvard Pilgrim Health Care, Boston, Massachusetts

ICHIRO KAWACHI　Department of Society, Human Development and Health, Harvard School of Public Health, Boston, Massachusetts

DANIEL KIM　Department of Society, Human Development and Health, Harvard School of Public Health, Boston, Massachusetts

SANJAY R. PATEL　Division of Pulmonary, Critical Care and Sleep Medicine, University Hospital and Case Western Reserve University, Cleveland, Ohio

Y. CLAIRE WANG　Department of Health Policy and Management, Columbia Mailman School of Public Health, New York

KATHLEEN Y. WOLIN　Center for Community-Based research, Dana-Farber Cancer Institute, Boston, Massachusetts

訳者一覧 （担当章順，＊は監訳者）

＊小林 身哉　Miya KOBAYASHI　　金城学院大学生活環境学部教授，1

＊八谷 　寛　Hiroshi YATSUYA　　名古屋大学大学院医学系研究科准教授，2・3・4

　近藤 高明　Takaaki KONDO　　名古屋大学医学部保健学科教授，5・21

　今村 文昭　Fumiaki IMAMURA　　ハーバード公衆衛生大学院リサーチフェロー，6・11・12・13

　大塚 　礼　Rei OTSUKA　　国立長寿医療研究センター予防開発部予防栄養研究室長，6・14

　鈴木 貞夫　Sadao SUZUKI　　名古屋市立大学大学院医学研究科公衆衛生学教授，7・15

　豊嶋 英明　Hideaki TOYOSHIMA　　JA愛知厚生連安城更生病院健康管理センター所長，8・10

　松下 邦洋　Kunihiro MATSUSHITA　　ジョンズ・ホプキンス・ブルームバーグ公衆衛生大学院ポストドクトラルフェロー，9

　村田千代栄　Chiyoe MURATA　　浜松医科大学医学部健康社会医学講座助教，16・17

＊小林 邦彦　Kunihiko KOBAYASHI　　中部大学生命健康科学部教授，18

　吉田 穂波　Honami YOSHIDA　　ハーバード公衆衛生大学院リサーチフェロー，19

　和田 恵子　Keiko WADA　　岐阜大学大学院医学系研究科疫学・予防医学助教，20・22

《監訳者紹介》

小林身哉　Miya KOBAYASHI
1945 年生
1973 年　北海道大学大学院薬学研究科修了
現　在　金城学院大学生活環境学部食環境栄養学科教授，薬学博士

八谷　寛　Hiroshi YATSUYA
1970 年生
1996 年　名古屋大学医学部医学科卒業
現　在　名古屋大学大学院医学系研究科公衆衛生学 / 医学ネットワーク管理学准教授，医学博士

小林邦彦　Kunihiko KOBAYASHI
1942 年生
1967 年　東京大学大学院理学系研究科（修士課程）修了
現　在　中部大学生命健康科学部作業療法学科教授，名古屋大学名誉教授，薬学博士

肥満の疫学

2010 年 10 月 1 日　初版第 1 刷発行

定価はカバーに表示しています

監訳者　小　林　身　哉
　　　　八　谷　　　寛
　　　　小　林　邦　彦

発行者　石　井　三　記

発行所　財団法人　名古屋大学出版会
〒 464-0814　名古屋市千種区不老町 1 名古屋大学構内
電話 (052) 781-5027 / FAX (052) 781-0697

ⓒ Miya KOBAYASHI, et al., 2010　　Printed in Japan
印刷・製本　㈱クイックス　　ISBN978-4-8158-0644-6
乱丁・落丁はお取替えいたします。

Ⓡ〈日本複写権センター委託出版物〉
本書の全部または一部を無断で複写複製（コピー）することは，著作権法上での例外を除き，禁じられています。本書からの複写を希望される場合は，必ず事前に日本複写権センター（03-3401-2382）の許諾を受けてください。

堀田饒監修
糖尿病と血管障害に関する研究会編
糖尿病
―予防と治療のストラテジー―

B5判・336頁・本体5,000円

糖尿病人口は急速に増えており，今後も増加の一途をたどることが予想される。本書は，日常診療において十分な対応ができるよう，最新の知見をふまえ，合併症に重点をおきつつ糖尿病の予防と治療の実際，医療経済と治療の最前線まで丁寧に解説，糖尿病に関わる医療関係者に必要十分な一冊とした。

古池保雄監修　野田明子他編
基礎からの睡眠医学

B5判・460頁・本体5,800円

もはや現代の"国民病"といわれ，24時間型・高齢社会のなかで増加する睡眠障害。その臨床に必須の睡眠医学について，基礎知識から各検査法および症状・診断・治療まで，最新の知見を踏まえつつ，わかりやすく解説する。医師，コ・メディカル，保健学系・医学系学生必携の書。

井口昭久編
これからの老年学［第二版］
―サイエンスから介護まで―

B5判・354頁・本体3,800円

老化のメカニズムに始まり，疾病，医療，看護，介護，福祉まで，高齢者に関わる問題をトータルに，きめ細かく解説する。介護保険等，近年の制度変更の詳しい内容も盛り込み，医学生・看護学生だけでなく，ケアマネジャーなどの介護福祉関連の職業を志す人も対象とした最良の入門書。

浜島信之著
多変量解析による臨床研究
［第三版］

A5判・248頁・本体4,800円

治療効果などの判定に用いられる多変量解析の中心的手法，比例ハザードモデルとロジスティックモデルに焦点をあて解説。この第3版では臨床研究に使用され始めた「landmark法」「メタアナリシス」等，最新の知見と解析手法を盛り込み，臨床家・疫学者に必要十分の1冊に仕上げた。

中島泉編
免疫実験法ハンドブック

B5判・376頁・本体7,600円

免疫学の歴史と主要概念を総覧するとともに，実験に必要な基礎的技法から，発展と生命科学への応用，臨床までの手技を，現場で実地に活用できるよう具体的に詳述。基礎医学・生命科学研究に携わる全ての学生・研究者，臨床現場で免疫学的知見を必要とする医師・臨床検査技師などに必携の書。

社本幹博監修　越川卓・横井豊治編
新版　細胞診断学入門
―臨床検査技師・細胞検査士をめざす人のために―

B5判・302頁・本体6,000円

細胞の見方や，検体処理・染色法等の手技，各種疾病の特徴など，カラー写真や図表を多用して丁寧に解説。分子生物学の応用に関する章を設け，ますます高度化してゆくこれからの細胞診に不可欠な知識も盛り込む。一冊で細胞診のすべてが把握できるよう編まれた好評テキストの新版。

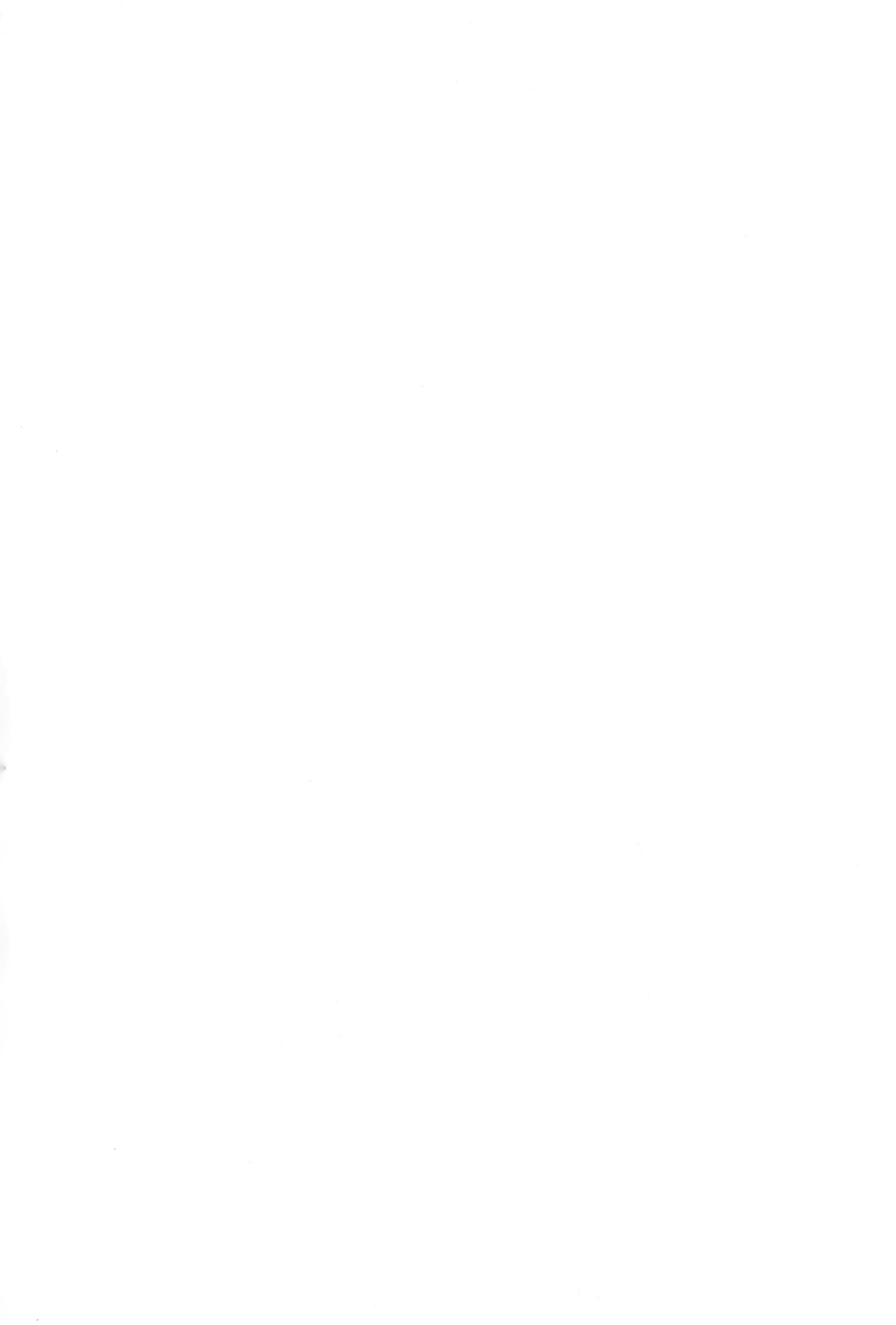